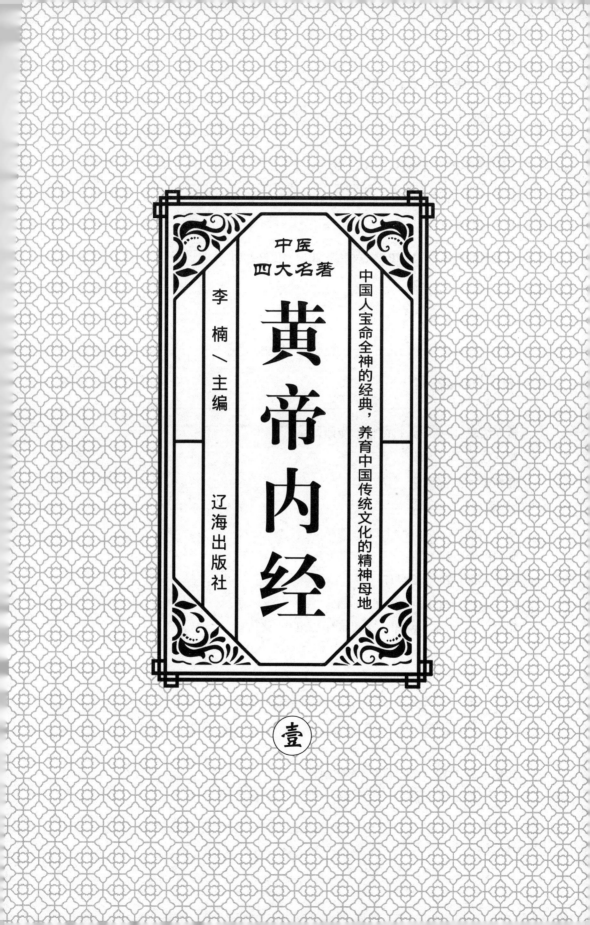

中医
四大名著

李 楠／主编

黄帝内经

辽海出版社

中国人宝命全神的经典，养育中国传统文化的精神母地

壹

图书在版编目(CIP)数据

中医四大名著/ 李楠主编.-沈阳:辽海出版社,
2014.12(文化百科)
　　ISBN 978－7－5451－3262－5

　　Ⅰ.①中… Ⅱ.①李…Ⅲ.①中国医药学–古籍–汇编
Ⅳ.①R2-52

　　中国版本图书馆 CIP 数据核字(2014)第 262991 号

中医四大名著

责任编辑:段扬华　柳海松　冷厚诚
责任校对:顾　季
装帧设计:马寄萍
出 版 者:辽海出版社
地　　　址:沈阳市和平区十一纬路 29 号
邮政编码:110003
电　　话:024-23284473
E－mail:dyh550912@163.com
印 刷 者:北京一鑫印务有限责任公司
发 行 者:辽海出版社
开　　本:787mm×1092mm　　1/16
印　　张:80
字　　数:1280 千字
出版时间:2015 年 1 月第 1 版
印刷时间:2015 年 1 月第 1 次印刷
定　　价:498.00 元

《中医四大名著》编委会

前　言

中医是以我国汉族劳动人民创造的传统医学为主的医学，所以也称为汉医，是研究人体生理、病理以及疾病的诊断和防治等的一门学科。它承载着我国古代人民同疾病作斗争的经验和理论知识，是在古代朴素的唯物论和自发的辨证法思想指导下，通过长期医疗实践逐步形成并发展而成的医学理论体系。

中医在研究方法上，以整体观、相似观为主导思想，以脏腑经络的生理、病理为基础，以辨证论治为诊疗依据，具有朴素的系统论、控制论、分析论和信息论内容。中医是中华民族的宝贵财富，为中华民族的繁衍昌盛作出了巨大贡献。

中医学以阴阳五行作为理论基础，将人体看成是气、形、神的统一体，通过望、闻、问、切四诊合参的方法，探求病因、病性、病位，分析病机及人体内五脏六腑、经络关节、气血津液的变化，判断邪正消长，进而得出病名，归纳出证型，以辨证论治原则，制定治法，使用中药、针灸、推拿、按摩、拔罐、气功、食疗等多种治疗手段，使人体达到阴阳调和而康复。

中医产生于原始社会，春秋战国时期中医理论就已经基本形成，后来又出现了许多医学著作。特别是以被称为"中医四大名著"为代表的古代中医著作，更是极大地推动了中医的发展。"中医四大名著"既是中国人宝命全神的经典，也是养育中国传统文化的精神母地。关于"中医四大名著"的说法有很多，而我们则选取了最具代表性的、影响巨大的《黄帝内经》《伤寒论》《金匮要略》和《温病条辨》四大中医著作进行介绍。

《黄帝内经》分为《灵枢》《素问》两部分，是我国最早的医学典籍之一，是我国劳动人民长期与疾病进行斗争的经验总结。成书亦非一时，作者也亦非一人。起源于轩辕黄帝，代代口耳相传，经医家、医学理论家联合增补发展创作，一般认为成书于春秋战国时期。

本著作在以黄帝、岐伯、雷公对话、问答的形式阐述病机病理的同时，主张不治已病、而治未病，同时主张养生、摄生、益寿、延年。本著作是研究人的生理学、病理学、诊断学、治疗原则和药物学的医学巨著，在理论上建立了中医学上的"阴阳五行学说""脉象学说""藏象学说"等。

本著作也有人认为是汉代医家所著，是借用道家阴阳、五行、养身学说以及天文历法等内容，运用皇宫大内保存的历代医学方面的资料以及当时人们在健康与医学实践上的经验、教训的总结，从整体观上来论述医学，呈现了"自然——生物——心理——社会的"整体医学模式"，积极倡导重视预防及非医学技术干预的养身延年之术。

本著作介绍及论证了从生活习惯干预到心理干预、从经络原理到经络治病术、从疾病的诊断治疗以及相关人体解剖、生理病理到使用药物原则及注意事项等内容,是文献可考证的我国现存最早的、影响最大的一部医学著作,所以被称为"医之始祖"。全书内容丰富广博,被誉为"综合性百科全书"。

《伤寒论》是一部阐述外感热病治疗规律的专著。全书共10卷,是东汉著名医学家张仲景撰于公元3世纪初。原著名为《伤寒杂病论》,但在流传的过程中,经后人整理编纂,将其中外感热病内容结集为《伤寒论》。

伤寒在我国古代是对热性病的通称,并不是某一疾病的专门病名。古人常把疾病的诱因当作病原,所谓"人之伤放寒者则为热病",意思是说凡人受了风冷,就会患发热的病。认为一切发热的病,都是因受冷发生的,所以通称"伤寒",因此"伤寒"二字包括多种流行性热病。

该书总结了前人的医学成就和丰富的实践经验,集汉代以前医学之大成,并结合自己的临床经验,系统地阐述了多种外感疾病及杂病的辨证论治,理法、方药俱全,在中医发展史上具有划时代的意义和承前启后的作用,对中医学的发展作出了重要贡献。本书不仅为诊治外感疾病提出了辨证纲领和治疗方法,也为中医临床各科提供了辨证论治的规范,从而奠定了辨证论治的基础,因此被后世医家奉为经典。

此著作突出成就之一是确立了六经辨证体系,就是运用四诊八纲,对伤寒各阶段的辨脉、审证、论治、立方、用药规律等,以条文的形式作了较全面的阐述;对伤寒六经病各立主证治法,归纳总结了不同的病程阶段和症候类型的证治经验,论析主次分明,条理清晰,有机地将理、法、方、药加以融会,示人以证治要领。

此著作另一突出成就是对中医方剂学的重大贡献。书中记载的方剂,大多疗效可靠,切合临床实际,一千多年来经历代医家的反复应用,屡试有效。由于张仲景博采或个人拟制的方剂,精于选药,讲究配伍,主治明确,效验卓著,后世誉之为"众方之祖",尊之为"经方"。

《金匮要略》是张仲景著述的另一部医学经典著作,是我国现存最早的一部诊治杂病的中医专著,撰于3世纪初。

本书所述病证以内科杂病为主,兼有部分外科、妇产科等病证,是我国现存最早的一部诊治杂病的专著,是张仲景创造辨证理论的代表作。古今医家对此书推崇备至,称之为"方书之祖""医方之经",奉为治疗杂病的典范,是后世方剂学发展的重要依据。书名"金匮",言其重要和珍贵之意;"要略",言其简明扼要之意,表明本书内容精要,价值珍贵,应当慎重保藏和应用。

《温病条辨》为清代著名中医学家吴瑭多年温病学术研究和临床总结的力作。全书以三焦辨证为主干,前后贯穿,释解温病全过程辨治,同时参照东汉著名医学家张仲景六经辨证、金代医学家刘河间温热病机、清代叶天士叶天士卫气营血辨证及明末清初传染病学家吴又可《温疫论》等诸说,析理至微,病机甚明,而治之有方。

例如,书中归纳温病清络、清营、育阴等治法,实是叶天士散存于医案中之清热养阴诸法的总结提高;而分银翘散作辛凉平剂、桑菊饮作辛凉轻剂、白虎汤为辛凉重剂,使气分病变遣方用药层次清晰、条理井然。叶天士之验方,在吴瑭手中一经化裁,便成桑菊饮、清宫汤、连梅汤等诸名方。足知吴瑭此书,不是仅仅为纂集而撰,实是经心用意,为学术理论升华之作,是著名的中医经典。

目　　录

上篇　《素问》解读

卷一

卷二

卷三

卷四

卷五

卷六

卷七

卷八

卷九

卷十

卷十一

卷十二

卷十三

卷十四

卷十五

卷十六

下篇 《灵枢》解读

卷一

卷二

卷三

卷四

卷九

卷十

卷十一

卷十二

卷十三

上篇 《素问》解读

上古天真论篇第一

【原文】 昔在黄帝,生而神灵,弱而能言,幼而徇齐,长而敦敏,成而登天。

适问于天师曰:余闻上古之人,春秋皆度百岁,而动作不衰;今时之人,年半百而动作皆衰者,时世异耶? 人将失之耶?

岐伯对曰:上古之人,其知道者,法于阴阳,和于术数;食饮有节,起居有常,不妄作劳,故能形与神俱,而尽终其天年,度百岁乃去。今时之人不然也,以酒为浆,以妄为常,醉以入房,以欲竭其精,以耗散其真;不知持满,不时御神,务快其心;逆于生乐,起居无节,故半百而衰也。

夫上古圣人之教下也,皆谓之:虚邪贼风,避之有时;恬淡虚无,真气从之,精神内守,病安从来。是以志闲而少欲,心安而不惧,形劳而不倦;气从以顺,各从其欲,皆得所愿。故美其食,任其服,乐其俗,高下不相慕,其民故曰朴。是以嗜欲不能劳其目,淫邪不能惑其心,愚、智、贤、不肖,不惧于物,故合于道。所以能年皆度百岁而动作不衰者,以其德全不危也。

帝曰:人年老而无子者,材力尽耶? 将天数然也?

岐伯曰:女子七岁,肾气盛,齿更发长;二七而天癸至,任脉通,太冲脉盛,月事以时下,故有子;三七,肾气平均,故真牙生而长极;四七,筋骨坚,发长极,身体盛壮;五七阳明脉衰,面始焦,发始堕;六七,三阳脉衰于上,面皆焦,发始白;七七,任脉虚,太冲脉衰少,天癸竭,地道不通,故形坏而无子也。

丈夫八岁,肾气实,发长齿更;二八,肾气盛,天癸至,精气溢泻,阴阳和,故能有子;三八,肾气平均,筋骨劲强,故真牙生而长极;四八,筋骨隆盛,肌肉满壮;五八,肾气衰,发堕齿槁;六八,阳气衰竭于上,面焦,发鬓颁白;七八,肝气衰,筋不能动;八八,天癸竭,精少,肾脏衰,形体皆极,则齿发去。肾者主水,受五脏六腑之精而藏之,故五脏盛乃能泻。今五脏皆衰,筋骨解堕,天癸尽矣,故发鬓白,身体重,行步不正,而无子耳。

帝曰:有其年已老而有子者何也? 岐伯曰:此其天寿过度,气脉常通,而肾气有余也。此虽有子,男不过尽八八,女不过尽七七,而天地之精气皆竭矣。

帝曰:夫道者,年皆百数,能有子乎? 岐伯曰:夫道者,能却老而全形,身年虽寿,能生子也。

黄帝曰:余闻上古有真人者,提挈天地,把握阴阳,呼吸精气,独立守神,肌肉若一,故能寿敝天地,无有终时,此其道生。

中古之时,有至人者,淳德全道,和于阴阳,调于四时,去世离俗,积精全神,游行天地之间,视听八达之外,此盖益其寿命而强者也,亦归于真人。

其次有圣人者,处天地之和,从八风之理,适嗜欲于世俗之间,无恚嗔之心,行不欲离于世,被服章,举不欲观于俗,外不劳形于事,内无思想之患,以恬愉为务,以自得为功,形体不敝,精神不散,亦可以百数。

其次有贤人者,法则天地,象似日月,辨列星辰,逆从阴阳,分别四时,将从上古,合同于道,亦可使益寿而有极时。

【解读】 古代轩辕黄帝,生来就很聪明。幼小时善于言辞,少年时对事物理解特别敏捷。长大以后,既敦厚淳朴又勤奋努力,一进成年就登上了天子之位。

他向岐伯问道:我听说上古时候的人,年龄都能超过百岁,行动劳作也不显衰老;现在的人,年龄刚至半百,而行动劳作就都衰弱无力了,这是由于时代不同所造成的呢,还是因为今天的人们不会养生所造成的呢?

岐伯回答:上古时代的人,一般都懂得养生的道理,效法阴阳,明白术数,饮食有一定节制,作息有一定规律,不妄事操劳,所以能够做到形体与精神两相吻合,活到寿命应该终了的时候,度过百岁才离去。现在的人就不是这样了:把酒当做水饮,好逸恶劳。酒醉了还行房事,纵情色欲,因而竭尽了精气,散失了元真;不知道保持精气充沛、蓄养精神的重要,只顾一时快心;背离了养生的真正乐趣,作息没有一定规律,所以到50岁便衰老了。

古代深懂养生之道的人在教导普通人的时候,总是要讲:对虚邪贼风等致病因素,应及时避开;心情要清静安闲,排除杂念妄想,以使真气顺畅,精神守持于内,这样,疾病就无从发生。因此,人们就可以心志安闲,少有欲望,情绪安定而没有焦虑,形体劳作而不使疲倦;真气因而调顺,各人都能随其所欲,从而满足自己的愿望。所以人们无论吃什么食物都觉得甘美,随便穿什么衣服也都感到满意,喜爱自己的风俗习尚,社会地位无论高低都不相倾慕,所以这些人称得上朴实无华。因而任何不正当的嗜欲都不会引起他们的注目,任何淫乱邪僻的事物也都不能惑乱他们的心志。无论愚笨的还是聪明的,能力大的还是能力小的,都不因外界事物的变化而动心焦虑,所以符合养生之道。他们之所以能够年龄超过百岁而行动劳作不显得衰老,正是由于领会和掌握了修身养性的方法而身体不被内外邪气干扰危害所致。

黄帝说:人在年纪老的时候,就不能生育子女,是由于精力衰竭了呢,还是受自然规律的限定呢?

岐伯说:女子到了七岁,肾气在这个时候盛旺起来,乳齿更换,头发开始茂盛;十四岁时,天癸产生,任脉通畅,太冲脉旺盛,月经按时来潮,这时具备了生育子女的能力;二十一岁时,肾气充满,真牙生出,牙齿就长全了;二十八岁时,筋骨强健有力,头发的生长达到最茂盛的阶段,此时身体最为强壮;三十五岁时,阳明经脉气血逐渐衰弱,面部开始憔悴,头发也开始脱落;四十二岁时,三阳经脉气血衰弱,面部憔悴无华,头发开始变白;四十九岁时,任脉气血虚弱,太冲脉的气血也衰少了,天癸枯竭,月经断绝,所以形体衰老,失去了生育能力。

男子八岁时,肾气盛,头发长长,牙齿更换;到了十六岁时,天癸发育成熟,精气充满,于是男女交合,因兹有子;到了二十四岁,肾气平和,筋骨坚强,智齿生长,身体也长得够高了;到了三十二岁,筋骨粗壮,肌肉充实;到了四十岁,肾气衰落下来,头发初脱,牙齿干枯;到了四十八岁,上体阳明经气衰竭,面色憔悴,发鬓半白;到了五十六岁,肝气衰,筋脉迟,导致手足运动难能自如;到了六十四岁,天癸枯竭,精气少,肾脏衰,形体精神都感到病苦,所以齿发脱落。就人体而言,五脏中肾脏主水,它接受五脏六腑的精华加以贮存,只有脏腑旺盛,肾脏才有精气排泄。现在年岁大了,五脏皆衰,筋骨无力,天癸竭尽,所以发鬓白,体沉重,行步不正,再不能生育子女了。

黄帝说:有的人年纪老了,仍能生育,是什么道理呢?岐伯说:这是他天赋的精力超过常人,气血经脉保持畅通、肾气有余的缘故。这种人虽有生育能力,但男子一般不超过六十四岁,女子一般不超过四十九岁,精气便枯竭了。

黄帝说:掌握养生之道的人,年龄都可以达到一百岁左右,还能生育吗?岐伯说:掌握养生之道的人,能防止衰老而保全形体,虽然年高,也能生育子女。

黄帝说:我听说上古时代有称为真人的人,掌握了天地阴阳变化的规律,能够调节呼吸,吸收精纯的清气,超然独处,令精神守持于内,锻炼身体使筋骨肌肉与整个身体达到高度的协调,所以他的寿命同于天地而没有终了的时候,这是他修道养生的结果。

中古时代有称为至人的,道德淳朴,养生方法完备,能够契合于阴阳的变化,适应于四时气候的更迭变迁,避开世俗的纷杂,聚精会神,悠游一己于天地之间,其所见所闻,能够广达八方荒远之外,而这正是他延长寿命而使身体强健的方法,这种人也属于真人一类。

其次有称为圣人的,安然自处于天地的平和之中,顺从着八风的变化规律,欲望、嗜好正确得当,侧身于世俗尘居之中,却没有世俗的恚怒嗔怨之心,行为并不打算脱离社会,但一切举动又不仿效俗习,在外不使形体被事务所劳,在内不使思想有过重负担,以恬静快乐为本务,以悠然自得为目的,所以他的形体毫不衰老,精神也不耗散,年寿就可以达到百数之限。

其次有称为贤人的,能效法天地,取象日月,辨识星辰的位置,逆从阴阳的变化,根据四时气候的不同来调养身体,他是要追随上古真人而合于养生之道,这样确也可增寿,但有终尽的时候。

四气调神大论篇第二

【原文】 春三月,此谓发陈。天地俱生,万物以荣。夜卧早起,广步于庭,被发缓形,以使志生;生而勿杀,予而勿夺,赏而勿罚,此春气之应,养生之道也。逆之则伤肝,夏为寒变,奉长者少。

夏三月,此谓蕃秀。天地气交,万物华实。夜卧早起,无厌于日,使志无怒,使华英成秀,使气得泄,若所爱在外,此夏气之应,养长之道也。逆之则伤心,秋为痎疟,奉收者少,冬至重病。

秋三月,此谓容平。天气以急,地气以明。早卧早起,与鸡俱兴,使志安宁,以缓秋刑;收敛神气,使秋气平,无外其志,使肺气清,此秋气之应,养收之道也。逆之则伤肺,冬为飧泄,奉藏者少。

冬三月，此谓闭藏。水冰地坼，无扰乎阳。早卧晚起，必待日光。使志若伏若匿，若有私意，若已有得。去寒就温，无泄皮肤，使气亟夺，此冬气之应，养藏之道也。逆之则伤肾，春为痿厥，奉生者少。

天气，清净光明者也，藏德不止，故不下也。天阴则日月不明，邪害空窍。阳气者闭塞，地气者冒明，云雾不精，则上应白露不下。交通不表，万物命故不施；不施则名木多死；恶气不发，风雨不节；白露不下，则菀槁不荣。贼风数至，暴雨数起，天地四时不相保，与道相失，则未央绝灭。唯圣人从之，故身无奇病，万物不失，生气不竭。

逆春气，则少阳不生，肝气内变。逆夏气，则太阳不长，心气内洞。逆秋气，则太阴不收，肺气焦满。逆冬气，则少阴不藏，肾气独沉。夫四时阴阳者，万物之根本也。所以圣人春夏养阳，秋冬养阴，以从其根，故与万物沉浮于生长之门。逆其根，则伐其本，坏其真矣。故阴阳四时者，万物之终始也，死生之本也。逆之则灾害生，从之则苛疾不起，是谓得道。道者，圣人行之，愚者佩之。从阴阳则生，逆之则死，从之则治，逆之则乱。反顺为逆，是谓内格。

是故圣人不治已病治未病，不治已乱治未乱，此之谓也。夫病已成而后药之，乱已成而后治之，譬犹渴而穿井，斗而铸锥，不亦晚乎！

【解读】 春天的三个月，所谓的就是推陈出新、万物复苏的季节。天地间俱显出勃勃生机，草木得以繁荣。人们应当入夜而眠，早早起床，到庭院里散步，披散头发，舒张形体，使神志随着春天生气而勃发；提倡生长不要扼杀，提倡给予不要剥夺，提倡奖赏不要惩罚，这正是春天生长之气所要求的正确呼应，人体养生的必由之路。违背这个道理就会伤肝，到了夏天，就要得寒变之病，供给夏季盛长的物质基础也就差了。

夏季的三个月，谓之蕃秀，是自然界万物繁茂秀美的时令。此时，天气下降，地气上腾，天地之气相交，植物开花结实，长势旺盛。人们应该在夜晚睡眠，早早起身，不要厌恶长日，情志应保持愉快，切勿发怒，要使精神之英华适应夏气以成其秀美，使气机宣畅，通泄自如，精神外向，对外界事物有浓厚的兴趣，这是适应夏季的气候，保护长养之气的方法。如果违逆了夏长之气，就会损伤心脏，使提供给秋收之气的条件不足，到秋天容易发生疟疾，冬天再次发生疾病。

秋季的三个月，是所谓收容平藏、万物成熟的季节。此时天气劲急，地气清明。应该早卧早起，鸡叫起床，使神志保持安定，藉以舒缓三秋的萧杀；精神要内守，使秋气得以和平，不使意志外驰，而令肺气清匀，这是对秋天"收养"的呼应。如果违背了这个方法，肺会受伤，到了冬天，就要生完谷不化的飧泄病，供给冬天潜藏之气的能力也就差了。

冬天的三个月，谓之闭藏，是生机潜伏，万物蛰藏的时令。当此时节，水寒成冰，大地龟裂，不要轻易地扰动阳气。人应该早睡晚起，待到日光照耀时起床才好。要使神志深藏于内，安静自若，好像有个人的隐秘，严守而不外泄，又像得到了渴望得到的东西，把它密藏起来一样。要躲避寒冷，求取温暖，不要使皮肤开泄而令阳气不断地损失，这是适应冬季的气候而保养人体闭藏机能的方法。违逆了冬令的闭藏之气，就要损伤肾脏，使提供给春生之气的条件不足，春天就会发生痿厥之疾。

天气，是清净光明的，蕴藏其德，运行不止，由于天不暴露自己的光明德泽，所以永远保持它内蕴的力量而不会下泄。如果天气阴霾晦暗，就会出现日月昏暗，阴霾邪气侵害山川。阳气闭塞不通，大地昏蒙不明，云雾弥漫，日色无光，相应的雨露不能下降。天地之气不交，万物的生命就不能绵延；生命不能绵延，自然界高大的树木也会死亡。恶劣的气候发作，则风雨无时；雨露当降而不降，草木不得滋润，生机郁塞，茂盛的禾苗也会枯槁不荣。贼风频频而至，暴雨不时而作，天地四时的变化失去了秩序，违背了正常的规律，致使万物的生命未及一半就夭折了。只有圣人能适应自然变化，注重养生之道，所以身无大病，因不背离自然万物的发展规律，而生机不会潜绝。

与春气相违，少阳之气就不能生，从而使肝气内郁而生病变。与夏气相违，太阳之气就不能长，就会心气中空。与秋气相违，太阴之气就不能收，就会使肺气躁闷。与冬气相违，少阴之气不能藏，就会使肾气消沉而功能衰减。可见四时阴阳，是万物生长的根本。所以圣人春夏保养心肝之阳，秋冬保养肺肾之阴，以从其根本，因此要与万物一起沉浮于生长之门。如果违反了这个根本，便会摧残本元，损坏其真实的存在。所以说四时阴阳，是万物的终始，死生的本源。违反了它，就要发生灾害；顺从着它，就不会得重病，这样才可说为养生真谛。这种养生之道只有圣人奉行之，愚人却不照着去做。要知道，顺阴阳就生，逆阴阳就死；顺从它就得治平，违反它就会混乱。

不顺而违逆它，诚所谓从内部格杀自己！

所以圣人如果有病不等病已经发生再去治疗，而是治疗在疾病发生之前，如同不等到乱事已经发生再去治理，而是治理在它发生之前。如果疾病已发生，然后再去治疗，乱子已经形成，然后再去治理，那就如同临渴而掘井，战乱发生了再去制造兵器，那不是已经太晚了吗？

生气通天论篇第三

【原文】 黄帝曰：夫自古通天者，生之本，本于阴阳。天地之间，六合之内，其气九州、九窍、五藏、十二节，皆通乎天气。其生五，其气三。数犯此者，则邪气伤人，此寿命之本也。

苍天之气，清净则志意治。顺之则阳气固，虽有贼邪弗能害也，此因时之序。故圣人传精神，服天气而通神明。失之则内闭九窍，外壅肌肉，卫气散解，此谓自伤，气之削也。

阳气者，若天与日，失其所，则折寿而不彰。故天运当以日光明，是故阳因而上，卫外者也。

因于寒，欲如运枢，起居如惊，神气乃浮。因于暑，汗，烦则喘喝，静则多言，体若燔炭，汗出而散。因于湿，首如裹，湿热不攘，大筋緛短，小筋弛长，緛短为拘，弛长为痿。因于气，为肿。四维相代，阳气乃竭。

阳气者，烦劳则张，精绝，辟积于夏，使人煎厥。目盲不可以视，耳闭不可以听，溃溃乎若坏都，汩汩乎不可止。

阳气者，大怒则形气绝，而血菀于上，使人薄厥。有伤于筋，纵，其若不容。汗出偏沮，使人偏枯。汗出见湿，乃生痤痱。高粱之变，足生大丁，受如持虚。劳汗当风，寒薄为皶，郁乃痤。

阳气者，精则养神，柔则养筋。开阖不得，寒气从之，乃生大偻。陷脉为瘘，留连肉腠。俞气化薄，传为善畏，及为惊骇。营气不从，逆于肉理，乃生痈肿。魄汗未尽，形弱而气烁，穴俞以闭，发为风疟。

故风者，百病之始也，清静则肉腠闭拒，虽有大风苛毒，弗之能害，此因时之序也。故病久则传化，上下不并，良医弗为。故阳畜积病死，而阳气当隔，隔者当写，不亟正治，粗乃败之。

故阳气者，一日而主外：平旦人气生，日中而阳气隆，日西而阳气已虚，气门乃闭。是故暮而收拒，无扰筋骨，无见雾露。反此三时，形乃困薄。

岐伯曰：阴者，藏精而起亟也；阳者，卫外而为固也。阴不胜其阳，则脉流薄疾，并乃狂。阳不胜其阴，则五脏气争，九窍不通。是以圣人陈阴阳，筋脉和同，骨髓坚固，气血皆从。如是则内外调和，邪不能害，耳目聪明，气立如故。

风客淫气，精乃亡，邪伤肝也。因而饱食，筋脉横解，肠澼为痔。因而大饮，则气逆。因而强力，肾气乃伤，高骨乃坏。

凡阴阳之要，阳密乃固。两者不和，若春无秋，若冬无夏。因而和之，是谓圣度。故阳强不能密，阴气乃绝；阴平阳秘，精神乃治；阴阳离决，精气乃绝。

因于露风，乃生寒热。是以春伤于风，邪气留连，乃为洞泄。夏伤于暑，秋为痎疟。秋伤于湿，上逆而咳，发为痿厥。冬伤于寒，春必温病。四时之气，更伤五脏。

阴之所生，本在五味；阴之五宫，伤在五味。是故味过于酸，肝气以津，脾气乃绝；味过于咸，大骨气劳，短肌，心气抑；味过于甘，心气喘满，色黑，肾气不衡；味过于苦，脾气不濡，胃气乃厚；味过于辛，筋脉沮弛，精神乃央。是故谨和五味，骨正筋柔，气血以流，腠理以密，如是则骨气以精。谨道如法，长有天命。

【解读】 黄帝说：自古以来，都以通于天气为生命的根本，而这个根本不外天之阴阳。天地之间，六合之内，大如九州之域，小的如人的九窍、五脏、十二节，都与天气相通。天气衍生五行，阴阳之气又依盛衰消长而各分为三。如果经常违背阴阳五行的变化规律，那么邪气就会伤害人的身体。因此，适应这个规律是寿命得以延续的根本。

苍天之气清净，人的精神就相应地通畅平和。顺应天气的变化，就会阳气固密，虽有贼风邪气，也不能加害于人，这是适应时序阴阳变化的结果。所以圣人能够专心致志，顺应天气，而通达阴阳变化之理。如果违逆了适应天气的原则，就会内使九窍不通，外使肌肉壅塞，卫气涣散不固，这是由于人们不能适应自然变化所致，称为自伤，阳气会因此而受到削弱。

人身上的阳气，如同天上的太阳一样重要，假若阳气失却了正常的位次而不能发挥其重要作用，人就会减损寿命或夭折，生命机能亦暗弱不足。所以天体的正常运行，是因太阳的光明普照而显现出来，而人的阳气也应在上在外，并起到保护身体、抵御外邪的作用。

因于寒，阳气应如门轴在门臼中运转一样活动于体内，若起居猝急，扰动阳气，则易使神气外越。因于暑，则汗多烦躁，喝喝而喘，安静时多言多语，若身体发高热，则像炭火烧灼一样，一经出汗，热邪就能散去。因于湿，头部像有物蒙裹一样沉重，若湿热相兼而不得排除，则伤害大小诸筋，而出现短缩或弛纵，短缩的造成拘挛，弛纵的造成痿弱。因于风，可致浮肿。以上四种邪气维系缠绵不离，相互更代伤人，就会使阳气倾竭。

在人体烦劳过度时，此时的阳气就会亢盛而外张，使阴精逐渐耗竭。如此多次重复，阳愈盛而阴愈亏，到夏季暑热之时，便易使人发生煎厥病。发作的时候眼睛昏蒙看不见东西，耳朵闭塞听不到声音，昏乱之势就像都城崩毁、急流奔泻一样不可收拾。

人的阳气，在大怒时就会上逆，血随气升而瘀积于上，与身体其它部位阻隔不通，使人发生薄厥。若伤及诸筋，使筋弛纵不收，而不能随意运动。经常半身出汗，可以演变为半身不遂。出汗的时候，遇到湿邪阻遏就容易发生小的疮疖和痱子。经常吃肥肉精米厚味，足以导致发生疔疮，患病很容易，就像以空的容器接受东西一样。在劳动汗出时遇到风寒之邪，迫聚于皮腠形成粉刺，郁积化热而成疮疖。

人的阳气，既能养神而使精神慧爽，又能养筋而使诸筋柔韧。汗孔的开闭调节失常，寒气就会随之侵入，损伤阳气，以致筋失所养，造成身体俯曲不伸。寒气深陷脉中，留连肉腠之间，气血不通而郁积，久而成为疮瘘。从腧穴侵入的寒气内传而迫及五脏，损伤神志，就会出现恐惧和惊骇的症象。由于寒气的稽留，营气不能顺利地运行，阻逆于肌肉之间，就会发生痈肿。汗出未止的时候，形体与阳气都受到一定的削弱，若风寒内侵，腧穴闭阻，就会发生风疟。

因此说，风是引起各种疾病的起始原因，而只要人体保持精神的安定和劳逸适度等养生的原则，那么，肌肉腠理就会密闭而有抗拒外邪的能力，虽有大风苛毒的侵染，也不能伤害，这正是循着时序的变化规律保养生气的结果。因此，病久而不愈，邪留于体内，则会内传并进一步演变，到了上下不通、阴阳阻隔的时候，虽有良医，也无能为力了。所以阳气蓄积，郁阻不通时，也会致死。对于这种阳气蓄积、阻隔不通者，应采用通泻的方法治疗。如不迅速正确施治，而被粗疏的医生所误，就会导致死亡。

人身的阳气，白天主司体表：清晨的时候，阳气开始活跃，并趋向于外；中午时，阳气达到最旺盛的阶段；太阳偏西时，体表的阳气逐渐虚少，汗孔也开始闭合。所以到了晚上，阳气收敛，拒守于内，这时不要扰动筋骨，也不要接近雾露。如果违反了一天之内这三个时间的阳气活动规律，形体就会被邪气侵扰则困乏而衰薄。

岐伯说：阴是藏精于内不断地扶持阳气的；阳是卫护于外使体表固密的。如果阴不胜阳，阳气亢盛，就会使血脉流动迫促，若再受热邪，阳气更盛就会发为狂症。如果阳不胜阴，阴气亢盛，就会使五脏之气不调，以致九窍不通。所以圣人使阴阳平衡，无所偏胜，从而达到筋脉调和，骨髓坚固，血气畅顺。这样，则会内外调和，邪气不能侵害，耳目聪明，气机正常运行。

风邪侵犯人体，伤及阳气，并逐步侵入内脏，阴精也就日渐消亡，这是由于邪气伤肝所致。若饮食过饱，阻碍升降之机，会发生筋脉弛纵、肠澼及痔疮等病症。若饮酒过量，会造成气机上逆。若过度用力，会损伤肾气，腰部脊骨也会受到损伤。

大凡阴阳的关键，以阳气的致密最为重要。阳气致密，阴气就能固守于内。阴阳二者不协调，就像一年之中，只有春天而没有秋天，只有冬天而没有夏天一样。因此，阴阳的协调配合，相互为用，是维持正常生理状态的最高标准。所以阳气亢盛，不能固密，阴气就会竭绝；阴气和平，阳气固密，人的精神才会正常；如果阴阳分离决绝，人的精气就会随之而竭绝。

由于雾露风寒之邪的侵犯，就会发生寒热。春天伤于风邪，留而不去，会发生急骤的泄泻。夏天伤于暑邪，到秋天会发生疟疾病。秋天伤于湿邪，邪气上逆，会发生咳嗽，并且可能发展为痿厥病。冬天伤于寒气，到来年的春天，就要发生温病。四时的邪气，交替伤害人的五脏。

阴精的产生，来源于饮食中的五味；储藏阴精的五脏，也会因五味而受到伤害。过食酸味，会使肝气淫溢而亢盛，从而导致脾气的衰竭；过食咸味，会使骨骼损伤，肌肉短缩，心气抑郁；过食甜味，会使心气满闷，气逆作喘，颜面发黑，肾气失于平衡；过食苦味，会使脾气过燥而不濡润，从而使胃气壅滞；过食辛味，会使筋脉败坏，发生弛纵，精神受损。因此谨慎地调和五味，会使骨骼强健,筋脉柔和,气血通畅,腠理致密,这样,骨气就精强有力。所以重视养生之道,并且依照正确的方法加以实行,就会长期保有天赋的生命力。

金匮真言论篇第四

【原文】 黄帝问曰:天有八风,经有五风,何谓?

岐伯对曰:八风发邪,以为经风,触五脏,邪气发病。所谓得四时之胜者,春胜长夏,长夏胜冬,冬胜夏,夏胜秋,秋胜春,所谓四时之胜也。

东风生于春,病在肝,俞在颈项。南风生于夏,病在心,俞在胸胁。西风生于秋,病在肺,俞在肩背。北风生于冬,病在肾,俞在腰股。中央为土,病在脾,俞在脊。

故春气者,病在头;夏气者,病在脏;秋气者,病在肩背;冬气者,病在四支。

故春善病鼽衄,仲夏善病胸胁,长夏善病洞泄寒中,秋善病风疟,冬善病痹厥。

故冬不按跃,春不病颈项,仲夏不病胸胁,长夏不病洞泄寒中,秋不病风疟,冬不病痹厥,飧泄而汗出也。

夫精者,身之本也,故藏于精者,春不病温。夏暑汗不出者,秋成风疟。此平人脉法也。

故曰:阴中有阴,阳中有阳。平旦至日中,天之阳,阳中之阳也;日中至黄昏,天之阳,阳中之阴也;合夜至鸡鸣,天之阴,阴中之阴也;鸡鸣至平旦,天之阴,阴中之阳也。故人亦应之。

夫言人之阴阳,则外为阳,内为阴。言人身之阴阳,则背为阳,腹为阴。言人身之脏腑中阴阳,则脏者为阴,腑者为阳,肝、心、脾、肺、肾五脏皆为阴,胆、胃、大肠、小肠、膀胱三焦六腑皆为阳。所以欲知阴中之阴、阳中之阳者何也?为冬病在阴,夏病在阳,春病在阴,秋病在阳,皆视其所在,为施针石也。故背为阳,阳中之阳,心也;背为阳,阳中之阴,肺也;腹为阴,阴中之阴,肾也;腹为阴,阴中之阳,肝也;腹为阴,阴中之至阴,脾也。此皆阴阳表里内外雌雄相输应也,故以应天之阴阳也。

帝曰:五脏应四时,各有收受乎?

岐伯曰:有。东方青色,入通于肝,开窍于目,藏精于肝,其病发惊骇,其味酸,其类草木,其畜鸡,其谷麦,其应四时,上为岁星,是以春气在头也,其音角,其数八,是以知病之在筋也,其臭臊。

南方赤色,入通于心,开窍于耳,藏精于心,故病在五脏,其味苦,其类火,其畜羊,其谷黍,其应四时,上为荧惑星,是以知病之在脉也,其音徵,其数七,其臭焦。

中央黄色,入通于脾,开窍于口,藏精于脾,故病在舌本,其味甘,其类土,其畜牛,其谷稷,其应四时,上为镇星,是以知病之在肉也,其音宫,其数五,其臭香。

西方白色,入通于肺,开窍于鼻,藏精于肺,故病在背,其味辛,其类金,其畜马,其谷稻,其应四时,上为太白星,是以知病之在皮毛也,其音商,其数九,其臭腥。

北方黑色,入通于肾,开窍于二阴,藏精于肾,故病在溪,其味咸,其类水,其畜彘,其谷豆,其应四时,上为辰星,是以知病之在骨也,其音羽,其数六,其臭腐。

故善为脉者,谨察五脏六腑,一逆一从,阴阳表里,雌雄之纪,藏之心意,合心于精,非其人勿教,非其真勿授,是谓得道。

【解读】 黄帝问道:自然界中有八风,人的经脉病变又有五风的说法,这是怎么回事呢?

岐伯答说:自然界中的八风是外部的致病邪气,它侵犯经脉,产生经脉的风病,风邪还会继续循经脉而侵害五脏,使五脏发生病变。一年的四个季节中,有相克的关系,如春胜长夏,长夏胜冬,冬胜夏,夏胜秋,冬胜春,某个季节出现了克制它的季节气候,这就是所谓的四时相胜。

东风生于春季,病多发生在肝,肝的经气输注于颈项。南风生于夏季,病多发生于心,心的经气输注于胸胁。西风生于秋季,病多发生在肺,肺的经气输注于肩背。北风生于冬季,病多发生在肾,肾的经气输注于腰股。长夏季节和中央的方位属于土,病多发生在脾,脾的经气输注于脊。

所以春季邪气伤人,多病在头部;夏季邪气伤人,多病在心;秋季邪气伤人,多病在肩背;冬季邪气伤人,多病在四肢。

所以春天多发生鼽衄,夏天多发生在胸胁方面的疾患,长夏季多发生洞泄等里寒证,秋天多发生风疟,冬天多发生痹厥。

所以若冬天不进行按跷等扰动阳气的活动,来年春天就不会发生鼽衄和颈项部位的疾病,夏天就不会发生胸胁的疾患,长夏季节就不会发生洞泄一类的里寒病,秋天就不会发生风疟病,冬天也不会发生痹厥、飨泄、汗出过多等病症。

精,是人身体中的根本,所以阴精内藏而不妄泄,春天就不会得温热病。夏暑阳盛,如果不能排汗散热,到秋天就会酿成风疟病。这是诊察普通人四时发病的一般规律。

所以说,在阴阳之中,还各有阴阳。白昼属阳,平旦到中午,为阳中之阳;中午到黄昏,则属阳中之阴;黑夜属阴,合夜到鸡鸣,为阴中之阴;鸡鸣到平旦,则属阴中之阳。因此,人的情况也与此相应。

就人体阴阳而论,外部属阳,内部属阴。就身体的部位来分阴阳,则背为阳,腹为阴。从脏腑的阴阳划分来说,则脏属阴,腑属阳;肝、心、脾、肺、肾五脏都属阴,胆、胃、大肠、小肠、膀胱、三焦六腑都属阳。了解阴阳之中复有阴阳的道理是什么呢?这是要分析四时疾病的在阴在阳,以作为治疗的依据。如冬病在阴,夏病在阳,春病在阴,秋病在阳,都要根据疾病的部位采施用针刺和砭石的疗法。此外,背为阳,阳中之阳为心,阳中之阴为肺;腹为阴,阴之阴为肾,阴中之阳为肝,阴中的至阴为脾。以上这些都是人体阴阳表里、内外雌雄相互联系又相互对应的例证,所以人与自然界的阴阳是相应的。

黄帝说:五脏除与四时相应外,它们各自还有相类的事物可以归纳起来吗?

岐伯说:有。比如东方属青色,与肝相通,肝开窍于目,精气内藏于肝,发病常表现为惊骇,在五味为酸,与草木同类,在五畜为鸡,在五谷为麦,与四时中的春季相应,在天体为岁星,春天阳气上升,所以其气在头,在五音为角,其成数为八,因肝主筋,所以它的疾病多发生在筋,在嗅味为臊。

南方属赤色,与心相通,心开窍于耳,精气内藏于心,在五味为苦,与火同类,在五畜为羊,在五谷为黍,与四时中的夏季相应,在天体为荧惑星,它的疾病多发生在脉和五脏,在五音为徵,其成数为七,在嗅味为焦。

中央属黄色,与脾相通,脾开窍于口,精气内藏于脾,在五味为甘,与土同类,在五畜为牛,在五谷为稷,与四时中的长夏相应,在天体为镇星,它的疾病多发生在舌根和肌肉,在五音为宫,其生数为五,在嗅味为香。

西方属白色,与肺相通,肺开窍于鼻,精气内藏于肺,在五味为辛,与金同类,在五畜为马,在五谷为稻,与四时中的秋季相应,在天体为太白星,它的疾病多发生在背部和皮毛,在五音为商,其成数为九,在嗅味为腥。

北方属黑色,与肾相同,肾开窍于前后二阴,精气内藏于肾,在五味为咸,与水同类,在五畜为彘,在五谷为豆,与四时中的冬季相应,在天体为辰星,它的疾病多发生在溪和骨,在五音为羽,其成数为六,其嗅味为腐。

所以善于诊脉的医生,能够谨慎细心地审察五脏六腑内的变化,了解其顺逆的情况,把阴阳、表里、雌雄的对应和联系,纲目分明地加以归纳,并把这些精深的道理,深深地牢记在心中。这些理论,至为宝贵,对于那些不是真心实意地学习而又不具备一定条件的人,切勿轻意传授,这才是爱护和珍视保护这门学问的正确态度。

· 卷二 ·

阴阳应象大论篇第五

【原文】 黄帝曰:阴阳者,天地之道也,万物之纲纪,变化之父母,生杀之本始,神明之府也。治病必求于本,故积阳为天,积阴为地。阴静阳躁,阳生阴长,阳杀阴藏。阳化气,阴成形。寒极生热,热极生寒。寒气生浊,热气生清。清气在下,则生飨泄;浊气在上,则生䐜胀。此阴阳反作,病之逆从也。

故清阳为天,浊阴为地。地气上为云,天气下为雨;雨出地气,云出天气。故清阳出上窍,浊阴出下窍;清阳发腠理,浊阴走五脏;清阳实四支,浊阴归六腑。

水为阴,火为阳。阳为气,阴为味。味归形,形归气,气归精,精归化。精食气,形食味,化生精,气生形。味伤形,气伤精,精化为气,气伤于味。

阴味出下窍,阳气出上窍。味厚者为阴,薄为阴之阳;气厚者为阳,薄为阳之阴。味厚则泄,薄则通;气薄则发泄,厚则发热。壮火之气衰,少火之气壮;壮火食气,气食少火;壮火散气,少火生气。气味辛甘发散为阳,酸苦涌泄为阴。

阴胜则阳病,阳胜则阴病。阳胜则热,阴胜则寒。重寒则热,重热则寒。寒伤形,热伤气;气伤痛,形伤肿。故先痛而后肿者,气伤形也;先肿而后痛者,形伤气也。风胜则动,热胜则肿,燥胜则干,寒胜则浮,湿胜则濡泻。

天有四时五行,以生长收藏,以生寒暑燥湿风。人有五脏化五气,以生喜怒悲忧恐。故喜怒伤气,寒暑伤形;暴怒伤阴,暴喜伤阳。厥气上行,满脉去形。喜怒不节,寒暑过度,生乃不固。故重阴必阳,重阳必阴。故曰:冬伤于寒,春必温病;春伤于风,夏生飧泄;夏伤于暑,秋必痎疟;秋伤于湿,冬生咳嗽。

帝曰:余闻上古圣人,论理人形,列别脏腑,端络经脉,会通六合,各从其经;气穴所发,各有处名;溪谷属骨,皆有所起;分部逆从,各有条理;四时阴阳,尽有经纪。外内之应,皆有表里,其信然乎?

岐伯对曰:东方生风,风生木,木生酸,酸生肝,肝生筋,筋生心,肝主目。其在天为玄,在人为道,在地为化。化生五味,道生智,玄生神。神在天为风,在地为木,在体为筋,在脏为肝,在色为苍,在音为角,在声为呼,在变动为握,在窍为目,在味为酸,在志为怒。怒伤肝,悲胜怒;风伤筋,燥胜风;酸伤筋,辛胜酸。

南方生热,热生火,火生苦,苦生心,心生血,血生脾,心主舌。其在天为热,在地为火,在体为脉,在脏为心,在色为赤,在音为徵,在声为笑,在变动为忧,在窍为舌,在味为苦,在志为喜。喜伤心,恐胜喜;热伤气,寒胜热;苦伤气,咸胜苦。

中央生湿,湿生土,土生甘,甘生脾,脾生肉,肉生肺,脾主口。其在天为湿,在地为土,在体为肉,在脏为脾,在色为黄,在音为宫,在声为歌,在变动为哕,在窍为口,在味为甘,在志为思。思伤脾,怒胜思;湿伤肉,风胜湿;甘伤肉,酸胜甘。

西方生燥,燥生金,金生辛,辛生肺,肺生皮毛,皮毛生肾,肺主鼻。其在天为燥,在地为金,在体为皮毛,在脏为肺,在色为白,在音为商,在声为哭,在变动为咳,在窍为鼻,在味为辛,在志为忧。忧伤肺,喜胜忧;热伤皮毛,寒胜热;辛伤皮毛,苦胜辛。

北方生寒,寒生水,水生咸,咸生肾,肾生骨髓,髓生肝,肾主耳。其在天为寒,在地为水,在体为骨,在脏为肾,在色为黑,在音为羽,在声为呻,在变动为栗,在窍为耳,在味为咸,在志为恐。恐伤肾,思胜恐;寒伤血,燥胜寒;咸伤血,甘胜咸。

故曰:天地者,万物之上下也;阴阳者,血气之男女也;左右者,阴阳之道路也;水火者,阴阳之征兆也;阴阳者,万物之能始也。故曰:阴在内,阳之守也;阳在外,阴之使也。

帝曰:法阴阳奈何?

岐伯曰:阳胜则身热,腠理闭,喘粗为之俯仰,汗不出而热,齿干以烦冤,腹满死,能冬不能夏。阴胜则身寒,汗出,身常清,数栗而寒,寒则厥,厥则腹满死,能夏不能冬。此阴阳更胜之变,病之形能也。

帝曰:调此二者奈何?

岐伯曰:能知七损八益,则二者可调;不知用此,则早衰之节也。年四十,而阴气自半也,起居衰矣。年五十,体重,耳目不聪明矣。年六十,阴痿,气大衰,九窍不利,下虚上实,涕泣俱出矣。故曰:知之则强,不知则老,故同出而名异耳。智者察同,愚者察异;愚者不足,智者有余,有余则耳目聪明,身体轻强,老者复壮,壮者益治,是以圣人为无为之事,乐恬憺之能,从欲快志于虚无之守,故寿命无穷,与天地终,此圣人之治身也。

天不足西北,故西北方阴也,而人右耳目不如左明也。地不满东南,故东南方阳也,而人左手足不如右强也。

帝曰:何以然?

岐伯曰:东方阳也,阳者其精并于上,并于上则上明而下虚,故使耳目聪明而手足不便也。西方阴也,阴者其精并于下,并于下则下盛而上虚,故其耳目不聪明而手足便也。故俱感于邪,其在上则右甚,在下则左甚,此天地阴阳所不能全也,故邪居之。

故天有精,地有形;天有八纪,地有五里,故能为万物之父母。清阳上天,浊阴归地,是故天地之动静,神明为之纲纪,故能以生长收藏,终而复始。惟圣人上配天以养头,下象地以养足,中傍人事以养五脏。天气通于肺,地气通于嗌,风气通于肝,雷气通于心,谷气通于脾,雨气通于肾。六经为川,肠胃为海,九窍为水注之气。以天地为之阴阳,阳之汗,以天地之雨名之;阳之气,以天地之疾风名之。暴气象雷,逆气象阳,故治不法天之纪,不用地之理,则灾害至矣。

故邪风之至,疾如风雨,故善治者治皮毛,其次治肌肤,其次治筋脉,其次治六腑,其次治五脏。治五脏者,半死半生也。故天之邪气,感则害人五脏;水谷之寒热,感则害于六腑;地之湿气,感则害皮肉筋脉。

故善用针者,从阴引阳,从阳引阴,以右治左,以左治右,以我知彼,以表知里,以观过与不及之理,见微得过,用之不殆。

善诊者,察色按脉,先别阴阳;审清浊而知部分,视喘息,听音声而知所苦,观权衡规矩,而知病所主;按尺寸,观浮沉滑涩,而知病所生。以治无过,以诊则不失矣。

故曰:病之始起也,可刺而已;其盛,可待衰而已。故因其轻而扬之,因其重而减之,因其衰而彰之。

形不足者,温之以气;精不足者,补之以味。

其高者,因而越之;其下者,引而竭之;中满者,泻之于内。其有邪者,渍形以为汗;其在皮者,汗而发之;其慓悍者,按而收之;其实者,散而泻之。审其阴阳,以别柔刚,阳病治阴,阴病治阳,定其血气,各守其乡。血实宜决之,气虚宜掣引之。

【解读】 黄帝道:阴阳是天地间宇宙中的一般规律,是一切事物的纲记,万物变化的起源,生长毁灭的根本,有很大道理在这其中。凡医治疾病,必须求得病情变化的根本,而道理也不外乎阴阳二字。拿自然界变化来比喻,清阳之气聚于上,而成为天;浊阴之气积于下,而成为地。阴是比较静止的,阳是比较躁动的;阳主生成,阴主成长;阳主肃杀,阴主收藏。阳能化生力量,阴能构成形体。寒到极点会生热,热到极点会生寒;寒气能产生浊阴,热气能产生清阳。清阳之气居下而不升,就会发生泄泻之病;浊阴之气居上而不降,就会发生胀满之病。这就是阴阳的正常和反常变化,因此疾病也就有逆证和顺证的分别。

所以大自然的清阳之气上升为天,浊阴之气下降为地。地气蒸发上升为云,天气凝聚下降为雨;雨是地气上升之云转变而成的,云是由天气蒸发水气而成的。人体的变化也是这样,清阳之气出于上窍,浊阴之气出于下窍;清阳发泄于腠理,浊阴内注于五脏;清阳充实于四肢,浊阴内走于六腑。

水火分为阴阳,则水属阴,火属阳。人体的功能属阳,饮食物属阴。饮食物可以滋养形体,而形体的生成又须仰赖气化的功能。功能是由精所产生的,就是精可以化生功能。而精又是由气化而产生的,所以形体的滋养全靠饮食物。饮食物经过生化作用而产生精,再经过气化作用滋养形体。如果饮食不节,反能损伤形体;机能活动太过,亦可以使精气耗伤;精可以产生功能,但功能也可以因为饮食的不节而受损伤。

味属于阴,所以趋向下窍;气属于阳,所以趋向上窍。味厚的属纯阴,味薄的属于阴中之阳;气厚的属纯阳,气薄的属于阳中之阴。味厚的有泻下作用,味薄的有疏通作用;气薄的能向外发泄,气厚的能助阳生热。阳气太过,能使元气衰弱;阳气正常,能使元气旺盛。因为过度亢奋的阳气,会损害元气,而元气却依赖正常的阳气,所以过度亢盛的阳气,能耗散元气;正常的阳气,能增强元气。凡气味辛甘而有发散功用的,属于阳;气味酸苦而有涌泄功用的,属于阴。

人体的阴阳是相对平衡的,如果阴气发生了偏胜,则阳气受损而为病;如果阳气发生了偏胜,则阴气耗损而为病。阳偏胜则表现为热性病症,阴偏胜则表现为寒性病症。寒到极点,会表现热象;热到极点,会表现寒象。寒能伤形体,热能伤气分。气分受伤,可以产生疼痛;形体受伤,可以发生肿胀。所以先痛而后肿的,是气分先伤而后及于形体;先肿而后痛的,是形体先病而后及于气分。

风邪太过,则能发生痉挛动摇;热邪太过,则能发生红肿;燥气太过,则能发生干枯;寒气太过,则能发生浮肿;湿气太过,则能发生濡泻。

大自然的变化,有春、夏、秋、冬四时的交替,有木、火、土、金、水五行的变化,因此,产生了寒、暑、燥、湿、风的气候。它影响了自然界的万物,形成了生、长、化、收、藏的规律。人有肝、心、脾、肺、肾五脏,五脏之气化生五志,产生了喜、怒、悲、忧、恐五种不同的情志活动。喜怒等情志变化,可以伤气;寒暑外侵,可以伤形。突然大怒,会损伤阴气;突然大喜,会损伤阳气;气逆上行,充满经脉,则神气浮越,离去形体了,所以喜怒不加以节制,寒暑不善于调适,生命就不能牢固。阴极可以转化为阳,阳极可以转化为阴,所以冬季受了寒气的伤害,春天就容易发生温病;春天受了风气的伤害,夏季就容易发生飧泄;夏季受了暑气的伤害,秋天就容易发生疟疾;秋季受了湿气的伤害,冬天就容易发生咳嗽。

黄帝问道:我听说上古时代的圣人,讲求人体的形态,分辨内在的脏腑,了解经脉的分布,交会、贯通有六合,各依其经之循行路线;气穴之处,各有名称;肌肉空隙以及关节,各有其起点;分属部位的或逆或顺,各有条理;与天之四时阴阳,都有经纬纪纲;外面的环境与人体内部的互相关联,都有表与里。这些说法都正确吗?

岐伯回答说:东方应春,阳升而日暖风和,草木生发,木气能生酸味,酸味能滋养肝气,肝气又能滋养于筋,筋膜柔和则又能生养于心,肝气关联于目。它在自然界是深远微妙而无穷的,在人能够知道自然界变化的道理,在地为生化万物。大地有生化,所以能产生一切生物;人能知道自然界变化的道理,就能产生一切智慧。宇宙间的深远微妙,是变化莫测的:变化在天空中为风气,在地面上为木气,在人体为筋,在五脏为肝,在五色为苍,在五音为角,在五声为呼,在病变的表现为握,在七窍为目,在五味为酸,在情志的变动为怒。怒气能伤肝,悲能够抑制怒;风气能伤筋,燥能够抑制风;过食酸味能伤筋,辛味能抑制酸味。

南方应夏,阳气盛而生热,热甚则生火,火气能产生苦味,苦味能滋长心气,心气能化生血气,血气充足,则又能生脾,心气关联于舌。它的变化在天为热气,在地为火气,在人体为血脉,在五脏为心,在五色为赤,在五音为徵,在五声为笑,在病变的表现为忧,在窍为舌,在五味为苦,在情志的变动为喜。喜能伤心,以恐惧抑制喜;热能伤气,以寒气抑制热;苦能伤气,咸味能抑制苦味。

中央应长夏,长夏生湿,湿与土气相应,土气能产生甘味,甘味能滋养脾气,脾气能滋养肌肉,肌肉丰满,则又能养肺,脾气关联于口。它的变化在天为湿气,在地为土气,在人体为肌肉,在五脏为脾,在五色为黄,在五音为宫,在五声为歌,在病变的表现为哕,在窍为口,在五味为甘,在情志的变动为思。思虑伤脾,以怒气抑制思虑;湿气能伤肌肉,以风气抑制湿气;甘味能伤肌肉,酸味能抑制甘味。

西方应秋,秋天气急而生燥,燥与金气相应,金能产生辛味,辛味能滋养肺气,肺气能滋养皮毛,皮毛润泽则又能养肾,肺气关联于鼻。它的变化在天为燥气,在地为金气,在人体为皮毛,在五脏为肺,在五色为白,在五音为商,在五声为哭,在病变的表现为咳,在窍为鼻,在五味为辛,在情志的变动为忧。忧能伤肺,以喜抑制忧;热能伤皮毛,寒能抑制热;辛味能伤皮毛,苦味能抑制辛味。

北方应冬,冬天生寒,寒气与水气相应,水气能产生咸味,咸味能滋养肾气,肾气能滋长骨髓,骨髓充实,则又能养肝,肾气关联于耳。它的变化在天为寒气,在地为水气,在人体为骨髓,在五脏为肾,在五色为黑,在五音为羽,在五声为呻,在病变的表现为战栗,在窍为耳,在五味为咸,在情志的变动为恐。恐能伤肾,思能够抑制恐;寒能伤血,燥(湿)能够抑制寒;咸味能伤血,甘味能抑制咸味。

所以说:天地是在万物的上下;阴阳如血气与男女之相对待;左右为阴阳运行不息的道路;水性寒,火性热,是阴阳的象征;阴阳的变化,是万物生成的原始能力。所以说:阴阳是互相为用的,阴在内,为阳之镇守;阳在外,为阴之役使。

黄帝道:阴阳的法则怎样运用于医学上呢?

岐伯回答说:如阳气太过,则身体发热,腠理紧闭,气粗喘促,呼吸困难,身体亦为之俯仰摆动,无汗发热,牙齿干燥,烦闷,如见腹部胀满,是死症,这是属于阳性之病,所以冬天尚能支持,夏天就不能耐受了。阴气胜则身发寒而汗多,或身体常觉冷而不时战栗发寒,甚至手足厥逆,如见手足厥逆而腹部胀满的,是死症,这是属于阴胜的病,所以夏天尚能支持,冬天就不能耐受了。这就是阴阳互相胜负变化所表现的病态。

黄帝问道:调摄阴阳的办法怎样?

岐伯说:如果懂得了七损八益的养生之道,则人身的阴阳就可以调摄;如其不懂得这些道理,就会发生早衰现象。一般的人,年到四十,阴气已经自然的衰减一半了,其起居动作,亦渐渐衰退;到了五十岁,身体觉得沉重,耳目也不够聪明了;到了六十岁,阴气萎弱,肾气大衰,九窍不能通利,出现下虚上实的现象,会常常流着眼泪鼻涕。所以说:知道调摄的人身体就强健,不知道调摄的人身体就容易衰老;本来是同样的身体,结果却出现了强弱不同的两种情况。懂得养生之道的人，能够注意共有的健康本能；不懂得养生之道的人，只知道强弱的异形。不善于调摄的人，常感不足，而重视调摄的人，就常能有余；有余则耳目聪明，身体轻强，即使已经年老，亦可以身体强壮，当然本来强壮的就更好了。所以圣人不做勉强的事情，不胡思乱想，有乐观愉快的旨趣，常使心旷神怡，保持着宁静的生活，所以能够寿命无穷，尽享天年。这是圣人保养身体的方法。

天气是不足于西北方的，所以西北方属阴，而人的右耳目也不及左边的聪明；地气是不足于东南方的，所以东南方属阳，而人的左手足也不及右边的强。

黄帝问道，这是什么道理？

岐伯说：东方属阳，阳性向上，所以人体的精气集合于上部，集合于上部则上部聪明而下部虚弱，所以使耳目聪明，而手足不便利；西方属阴，阴性向下，所以人体的精气集合于下部，集合于下部则下部强盛而上部虚弱，所以耳目不聪明而手足便利。如虽左右同样受了外邪，但在上部则身体的右侧较重，在下部则身体的左侧较重，这是天地阴阳之所不能全，而人身亦有阴阳左右之不同，所以邪气就能乘虚而居留了。

所以天有精气，地有形体；天有八节之纲纪，地有五方的道理，因此天地是万物生长的根本。无形的清阳上升于天，有形的浊阴下归于地，所以天地的运动与静止，是由阴阳的神妙变化为纲纪，而能使万物春生、夏长、秋收、冬藏，终而复始，循环不休。懂得这些道理的人，他把人体上部的头来比天，下部的足来比地，中部的五脏来比人事以调养身体。天的轻清之气通于肺，地的水谷之气通于嗌，风木之气通于肝，雷火之气通于心，溪谷之气通于脾，雨水之气通于肾。六经犹如河流，肠胃犹如大海，上下九窍以水津之气贯注。如以天地来比类人体的阴阳，则阳气发泄的汗，像天的下雨；人身的阳气，像天地的疾风；人的暴怒之气，像天有雷霆；逆上之气，象阳热的火，所以调养身体而不取法于自然的道理，那么疾病就要发生了。

所以外感致病因素伤害人体，急如疾风暴雨。善于治的医生，于邪在皮毛的时候，就给予治疗；技术较差的，至邪在肌肤才治疗；更差的，至邪在筋脉才治疗；又其差的，至邪在六腑才治疗；又更差的，至邪在五脏才治疗。假如病邪传入到五脏，就非常严重，这时治疗的效果，只有半死半生了。

所以自然界中的邪气，侵袭了人体就能伤害五脏；饮食之或寒或热，就会损害人的六腑；地之湿气，感受了就能损害皮肉筋脉。

所以善于运用针法的，病在阳从阴以诱导之，病在阴从阳以诱导之；取右边以治疗左边的病，取左边以治疗右边的病；以自己的正常状态来比较病人的异常状态，以在表的症状了解里面的病变，并且判断太过或不及，就能在疾病初起的时候，便知道病邪之所在，此时进行治疗，不致使病情发展到危险的地步了。

所以善于诊治的医生，通过诊察病人的色泽和脉搏，先辨别病症的属阴属阳，审察五色的浮泽或重浊，而知道病的部位；观察呼吸，听病人发出的声音，可以得知所患的病苦；诊察四时色脉的正常是否，来分析为何脏何腑的病；诊察寸口的脉，从它的浮、沉、滑、涩，来了解疾病所产生之原因。这样在诊断上就不会有差错，治疗也没有过失了。

所以说：病在初起的时候，可用刺法而愈；及其病势正盛，必须待其稍为衰退，然后刺之而愈。所以病轻的，使用发散轻扬之法治之；病重的，使用削减之法治之；其气血衰弱的，应用补益之法治之。

形体虚弱的，当以温补其气；精气不足的，当补之以厚味。

如病在上的，可用吐法；病在下的，可用疏导之法；病在中为胀满的，可用泻下之法；其邪在外表，可用汤药浸渍以使出汗；邪在皮肤，可用发汗，使其外泄；病势急暴的，可用按得其状，以制伏之；实症，则用散法或泻法。观察病的在阴在阳，以辨别其刚柔，阳病应当治阴，阴病应当治阳；确定病邪在气在血，更防其血病再伤及气，气病再伤及血，所以血实宜用泻血法，气虚宜用导引法。

阴阳离合论篇第六

【原文】 黄帝问曰：余闻天为阳、地为阴，日为阳、月为阴，大小月三百六十日成一岁，人亦应之。今三阴三阳，不应阴阳，其故何也？

岐伯对曰：阴阳者，数之可十，推之可百，数之可千，推之可万，万之大不可胜数，然其要一也。

天覆地载,万物方生未出地者,命曰阴处,名曰阴中之阴;则出地者,命曰阴中之阳。阳予之正,阴为之主。故生因春,长因夏,收因秋,藏因冬,失常则天地四塞。阴阳之变,其在人者,亦数之可数。

帝曰:愿闻三阴三阳之离合也。

岐伯曰:圣人南面而立,前曰广明,后曰太冲。太冲之地,名曰少阴;少阴之上,名曰太阳。太阳根起于至阴,结于命门,名曰阴中之阳;中身而上,名曰广明;广明之下,名曰太阴;太阴之前,名曰阳明。阳明根起于厉兑,名曰阴中之阳;厥阴之表,名曰少阳;少阳根起于窍阴,名曰阴中之少阳。是故三阳之离合也,太阳为开,阳明为阖,少阳为枢。三经者,不得相失也,搏而勿浮,命曰一阳。

帝曰:愿闻三阴。

岐伯曰:外者为阳,内者为阴,然则中为阴,其冲在下,名曰太阴,太阴根起于隐白,名曰阴中之阴。太阴之后,名曰少阴,少阴根起于涌泉,名曰阴中之少阴。少阴之前,名曰厥阴,厥阴根起于大敦,阴之绝阳,名曰阴之绝阴。是故三阴之离合也,太阴为开,厥阴为阖,少阴为枢。三经者,不得相失也,搏而勿沉,名曰一阴。

阴阳𩐹𩐹,积传为一周,气里形表而为相成也。

【解读】 黄帝问道:我听说天属阳、地属阴,日属阳,月属阴,大月和小月合起来是三百六十天而成为一年,人体也与此相应。如今听说人体的三阴三阳,和天地阴阳之数不相符合,这是什么道理呢?

岐伯回答说:天地阴阳的范围极其广泛,在具体运用时,经过进一步推演,则可以由十到百,由百到千,由千到万,再演绎下去,甚至是数不尽的,然而其总的原则仍不外乎对立统一的阴阳道理。

天地之间,万物初生,未长出地面的时候,叫做居于阴处,称之为阴中之阴;若已长出地面的,就叫做阴中之阳。有阳气,万物才能生长;有阴气,万物才能成形。所以万物的发生,因于春气的温暖;万物的盛长,因于夏气的炎热;万物的收成,因于秋气的清凉;万物的闭藏,因于冬气的寒冷。如果四时阴阳失序,气候无常,天地间的生长收藏的变化就要失去正常。这种阴阳变化的道理,在人来说,也是有一定的规律,并且可以推测而知的。

黄帝说:我愿意听你讲讲三阴三阳的离合情况。

岐伯说:圣人面向南方站立,前方名叫广明,后方名叫太冲;行于太冲部位的经脉,叫做少阴;在少阴经上面的经脉,名叫太阳。太阳经的下端起于足小趾外侧的至阴穴,其上端结于睛明穴,因太阳为少阴之表,故称为阴中之阳。再以人身上下而言,上半身属阳,称为广明,广明之下称为太阴;太阴前面的经脉,名叫阳明。阳明经的下端起于足大趾侧次趾之端的厉兑穴,因阳明是阴之表,故称为阴中之阳。厥阴为里,少阳为表,故厥阴经之表为少阳经。少阳经下端起于窍阴穴,因少阳居厥阴之表,故称为阴中之少阳。因此,三阳经的离合,分开来说,太阳主表为开,阳明主里为阖,少阳介于表里之间为枢。但三者之间,不是各自为政,而是相互紧密联系着的,所以合起来称为一阳。

黄帝说:愿意再听你讲讲三阴的离合情况。

岐伯说:在外的为阳,在内的为阴,所以在里的经脉称为阴经,行于少阴经前面的称为太阴,太阴经的根起于足大趾之端的隐白穴,称为阴中之阴。太阴的后面,称为少阴,少阴经的根起于足心的涌泉穴,称为阴中之少阴。少阴的前面,称为厥阴,厥阴经的根起于足大趾之端的大敦穴,由于两阴相合而无阳,厥阴又位于最里,所以称之为阴之绝阴。因此,三阴经之离合,分开来说,太阴为三阴之表为开,厥阴为主阴之里为阖,少阴位于太、厥表里之间为枢。但三者之间,不是各自为政,而是相互协调紧密联系着的,所以合起来称为一阴。

阴阳之气,运行不息,递相传注于全身,气运于里,形立于表,这就是阴阳离合、表里相成的缘故。

阴阳别论篇第七

【原文】 黄帝问曰:人有四经,十二从,何谓?

岐伯曰:四经应四时,十二从应十二月,十二月应十二脉。

脉有阴阳,知阳者知阴,知阴者知阳。凡阳有五,五五二十五阳。所谓阴者,真脏也,见则必败,败者必死也。所谓阳者,胃脘之阳也。别于阳者,知病处也;别于阴者,知死生之期。三阳在头,三阴在手,所谓一也。别于阳者,知病忌时;别于阴者,知死生之期。谨熟阴阳,无与众谋。

所谓阴阳者,去者为阴,至者为阳;静者为阴,动者为阳;迟者为阴,数者为阳。凡持真脏之脉者,肝至悬绝急,十八日死;心至悬绝,九日死;肺至悬绝,十二日死;肾至悬绝,七日死;脾至悬绝,四日死。

曰:二阳之病发心脾,有不得隐曲,女子不月,其传为风消,其传为息贲者,死不治。

曰:三阳为病发寒热,下为痈肿,及为痿厥腨痛,其传为索泽,其传为颓疝。

曰:一阳发病,少气,善咳,善泄,其传为心掣,其传为隔。

二阳一阴发病,主惊骇背痛,善噫,善欠,名曰风厥。

二阴一阳发病,善胀,心满,善气。

三阳三阴发病,为偏枯痿易,四支不举。

鼓一阳曰钩,鼓一阴曰毛,鼓阳胜急曰弦,鼓阳至而绝曰石,阴阳相过曰溜。

阴争于内,阳扰于外,魄汗未藏,四逆而起,起则熏肺,使人喘鸣。阴之所生,和本曰和。是故刚与刚,阳气破散,阴气乃消亡,淖则刚柔不和,经气乃绝。

死阴之属,不过三日而死;生阳之属,不过四日而已。所谓生阳、死阴者,肝之心,谓之生阳;心之肺,谓之死阴;肺之肾,谓之重阴;肾之脾,谓之辟阴,死不治。

结阳者,肿四肢;结阴者,便血一升,再结二升,三结三升。阴阳结斜,多阴少阳曰石水,少腹肿;二阳结谓之消;三阳结谓之隔;三阴结谓之水;一阴一阳结谓之喉痹。

阴搏阳别谓之有子。阴虚,肠辟死。阳加于阴谓之汗;阴虚阳搏谓之崩。

三阴俱搏,二十日夜半死。二阴俱搏,十三日夕时死。一阴俱搏,十日死。三阳俱搏且鼓,三日死。三阴三阳俱搏,心腹满,发尽,不得隐曲,五日死。二阳俱搏,其病温,死不治,不过十日死。

【解读】 黄帝问道:人有四经十二从,这是什么意思?

岐伯回答说:四经,是指与四时相应的正常脉象。十二从,是指与十二月相应的十二经脉。

脉有阴阳之分,知道什么是阳脉,就可以知道什么是阴脉;知道什么是阴脉,就能知道什么是阳脉。阳脉有五种,但五时之中五脏的阳脉各不相同,因此成为二十五种阳脉。所谓阴脉,就是五脏真气呈败露之象的真脏脉,倘若这种败象显现了出来,那人就一定要死了。所谓阳脉,就是有胃气的冲和之脉。在临症时能够察辨阳脉,就能知道病变的具体部位;能够察辨真脏脉,就能判断死亡的日期。要了解三阳经的虚实,必须诊察人迎;要了解三阴经的虚实,必须诊察寸口。但是,这二者是统一不可分割的。能够辨别阳脉,就能弄清疾病与时令气候的宜忌关系。能够辨别真脏脉,就能确定患者的死期。只要谨慎、准确、熟练地掌握察辨阴阳脉的方法,在临症时就不致于犹豫不决而和别人商量了。

凡诊得无胃气的真藏脉,例如:肝脉来的形象,如一线孤悬,似断似绝,或者来得弦急而硬,十八当死;心脉来时,孤悬断绝,九日当死;肺脉来时,孤悬断绝,十二日当死;肾脉来时,孤悬断绝,七日当死;脾脉来时,孤悬断绝,四日当死。

一般地说,胃肠有病,就会发生严重的心脾病,患者经常感到大小便困难,若是女子,就会月经不调乃至闭经不来。如果病久传变,或者身体发热消瘦,或者喘息气逆,那就无法治疗了。

一般地说,太阳经发病,多有寒热的症状,或者下部发生痈肿,或者两足痿弱无力而逆冷,腿肚酸痛。若病久传化,或为皮肤干燥而不润泽,或变为颓疝。

一般地说:少阳经发病,生发之气即减少,或易患咳嗽,或易患泄泻。若病久传变,或为心虚掣痛,或为饮食不下,隔塞不通。

阳明与厥阴发病,主病惊骇、背痛,常常嗳气、呵欠,名曰风厥。少阴和少阳发病,腹部作胀,心下满闷,时欲叹气。太阳和太阴发病,则为半身不遂的偏枯症,或者变易常用而痿弱无力,或者四肢不能举动。

脉中有微阳之气鼓动的,其脉来时有力,去时力衰,叫做钩脉;脉来搏动无力轻柔如毛的,叫做毛脉;脉来鼓动有力而引急,如按琴瑟的弦,叫做弦脉;脉来有力而沉,浮取如绝,叫做石脉;阴阳之气来去和缓的,叫做溜脉。

阴阳失去平衡,以致阴气争盛于内;阳气扰乱于外,汗出不止,四肢厥冷,下厥上逆,浮阳熏肺,发生喘鸣。

阴之所以能生化，由于阴阳的平衡，是谓正常。如果以刚与刚，则阳气破散，阴气亦必随之消亡；倘若阴气独盛，则寒湿偏胜，亦为刚柔不和，经脉气血亦致败绝。

属于死阴的病，不过三日就要死；属于生阳的病，不过四天就会痊愈。所谓生阳、死阴，例如肝病传心，为木生火，得其生气，叫做生阳；心病传肺，为火克金，金被火消亡，叫做死阴；肺病传肾，以阴传阴，无阳之候，叫做重阴；肾病传脾，水反侮土，叫做辟阴，是不治的死症。

邪气郁结于阳经，四肢就会浮肿；邪气郁结于阴经，就会大便出血，初结一升，再结二升，三结三升，逐渐加重。阴经阳经都郁结了，而阴经的郁结重些，就会发生石水之病，少腹肿胀。邪气郁结于胃和大肠的，就会发生消渴病。邪气郁结于膀胱和小肠的，就会发生大小便不通的隔症。邪气郁结于脾肺的，就会发生水肿的病。邪气郁结于厥阴少阳两经的，就会发生喉痹之病。

阴脉搏动有力，与阳脉有明显的区别，这是怀孕的现象。阴阳脉(尺脉、寸脉)俱虚而患痢疾的，是为死征。阳脉加倍于阴脉，当有汗出；阴脉虚而阳脉搏击，火迫血行，在妇人为血崩。

三阴(指手太阴肺、足太阴脾)之脉，俱搏击于指下，大约到二十天半夜时死亡。二阴(指手少阴心、足少阴肾)之脉俱搏击于指下，大约到十三天傍晚时死亡。一阴(指手厥阴心包络、足厥阴肝)之脉俱搏击于指下，大约十天就要死亡。三阳(指足太阳膀胱、手太阳小肠)之脉俱搏击于指下，而鼓动过甚的，三天就要死亡。三阴三阳之脉俱搏，心腹胀满，阴阳之气发泄已尽，大小便不通，则五日死。三阳(指足阳明胃、手阳明大肠)之脉俱搏击于指下，患有温病的，无法治疗，不过十日就要死了。

·卷三·

灵兰秘典论篇第八

【原文】 黄帝问曰:愿闻十二脏之相使,贵贱何如?

岐伯对曰:悉乎哉问也! 请遂言之。心者,君主之官,神明出焉。肺者,相傅之官,治节出焉。肝者,将军之官,谋虑出焉。胆者,中正之官,决断出焉。膻中者,臣使之官,喜乐出焉。脾胃者,仓廪之官,五味出焉。大肠者,传道之官,变化出焉。小肠者,受盛之官,化物出焉。肾者,作强之官,伎巧出焉。三焦者,决渎之官,水道出焉。膀胱者,州都之官,津液藏焉,气化则能出矣。凡此十二官者,不得相失也。故主明则下安,以此养生则寿,殁世不殆。以为天下则大昌。主不明则十二官危,使道闭塞而不通,形乃大伤。以此养生则殃;以为天下者,其宗大危,戒之戒之!

至道在微,变化无穷,孰知其原! 窈乎哉! 肖者瞿瞿,孰知其要! 闵闵之当,孰者为良! 恍惚之数,生于毫氂,起于度量,千之万之,可以益大,推之大之,其形乃制。

黄帝曰:善哉! 余闻精光之道,大圣之业。而宣明大道,非斋戒择吉日,不敢受也。黄帝乃择吉日良兆,而藏灵兰之室,以传保焉。

【解读】 黄帝问道:想听你讲讲十二个脏器之间相互为用的关系,它们之间有无主次地位的分别?

岐伯回答说:问得真详细呀! 请让我尽量地告诉您。心,在人体中的重要性就好比是君主,人们的聪明智慧都是从心那里生发出来的。肺,好像宰相一样,主一身之气,人体内外上下的活动,都需要肺来调节。肝,犹如智勇兼备的将军,谋虑就是从肝那里来的。胆,犹如中正之官,具有决断的能力,是清虚的脏器;膻中,它包藏在心脏的外面,犹如贴近君主的内臣,君主的喜乐都由它来表达。脾、胃,犹如仓廪之官,受纳运化水谷五味,以供养全身。大肠,好似运输官员,主管输送,使水谷糟粕变化成形而排出。小肠,称为受盛之官,其功能是在接受脾、胃已消化的食物以后,进一步起到分化作用。肾,是为作强之官,它是精力的源泉,能产生出智慧和技巧来。三焦,是为决渎之官,功主调通水道。膀胱,是为州都之官,是水液聚会之所,经过气化作用而把尿液排出体外。以上十二个脏器的作用不能不相协调。当然,君主是最主要的,君主贤明则群下安定,这是根本的法则。依照这个道理来养生,就能够长寿,终其一身都不会有什么大的疾病。若按照这个道理来治理天下,国家必能繁荣昌盛。倘若君主不贤明,则十二官就要受到祸害。而各个脏器的活动一旦失去联系,形体就会受到伤害。如果以此方法来养生,形体必然遭受灾殃;倘若以此方法来治理天下,则难保宗庙社稷,这是应该谨慎再谨慎的啊!

至深的道理是微渺难测的，其变化也没有穷尽，谁能清楚地知道它的本源！实在是困难得很呀！有学问的人勤勤恳恳地探讨研究，可是谁能知道它的要妙之处！那些道理暗昧难明，就像被遮蔽着，怎能了解到它的精华是什么！那似有若无的数量，是产生于毫跻的微小数目，而毫跻也是起于更小的度量，只不过把它们千万倍地积累扩大，推衍增益，才演变成了形形色色的世界。

黄帝说：好啊！我听到了精纯明彻的道理，这真是大圣人建立事业的基础。对于这宣畅明白的宏大理论，如果不专心修省而选择吉祥的日子，实在不敢接受它。于是，黄帝就选择有良好预兆的吉日，把这些著作珍藏在灵台兰室保存起来，以便流传后世。

六节脏象论篇第九

【原文】 黄帝问曰：余闻天以六六之节，以成一岁，人以九九制会，计人亦有三百六十五节，以为天地，久矣。不知其所谓也？

岐伯对曰：昭乎哉问也！请遂言之。夫六六之节、九九制会者，所以正天之度，气之数也。天度者，所以制日月之行也。气数者，所以纪化生之用也。天为阳，地为阴；日为阳，月为阴，行有分纪，周有道理。日行一度，月行十三度而有奇焉，故大小月三百六十五日而成岁，积气余而盈闰矣。立端于始，表正于中，推余于终，而天度毕矣。

帝曰：余已闻天度矣，愿闻气数何以合之？

岐伯曰：天以六六为节，地以九九制会；天有十日，日六竟而周甲，甲六复而终岁，三百六十日法也。夫自古通天者，生之本，本于阴阳，其气九州九窍，皆通乎天气。故其生五，其气三。三而成天，三而成地，三而成人，三而三之，合则为九，九分为九野，九野为九脏，故形脏四、神脏五，合为九脏以应之也。

帝曰：余已闻六六九九之会也，夫子言积气盈闰，愿闻何为气？请夫子发蒙解惑焉！

岐伯曰：此上帝所秘，先师传之也。

帝曰：请遂闻之。

岐伯曰：五日谓之候，三候谓之气，六气谓之时，四时谓之岁，而各从其主治焉。五运相袭，而皆治之，终期之日，周而复始；时立气布，如环无端，候亦同法。故曰：不知年之所加，气之盛衰，虚实之所起，不可以为工矣。

帝曰：五运之始，如环无端，其太过不及何如？

岐伯曰：五气更立，各有所胜，盛虚之变，此其常也。

帝曰：平气何如？

岐伯曰：无过者也。

帝曰：太过不及奈何？

岐伯曰：在经有也。

帝曰：何谓所胜？

岐伯曰：春胜长夏，长夏胜冬；冬胜夏，夏胜秋，秋胜春。所谓得五行时之胜，各以其气命其脏。

帝曰：何以知其胜？

岐伯曰：求其至也，皆归始春，未至而至，此谓太过，则薄所不胜，而乘所胜也，命曰气淫。不分邪僻内生，工不能禁。至而不至，此谓不及，则所胜妄行，而所生受病，所不胜薄之也，命曰气迫。所谓求其至者，气至之时也。谨候其时，气可与期。失时反候，五治不分，邪僻内生，工不能禁也。

帝曰：有不袭乎？

岐伯曰：苍天之气，不得无常也。气之不袭，是谓非常，非常则变矣。

帝曰：非常而变奈何？

岐伯曰：变至则病，所胜则微，所不胜则甚，因而重感于邪则死矣。故非其时则微，当其时则甚也。

帝曰：善。余闻气合而有形，因变以正名。天地之运，阴阳之化，其于万物，孰少孰多，可得闻乎？

岐伯曰:悉乎哉问也! 天至广不可度,地至大不可量,大神灵问,请陈其方。草生五色,五色之变,不可胜视;草生五味,五味之美,不可胜极。嗜欲不同,各有所通,天食人以五气,地食人以五味。五气入鼻,藏于心肺,上使五色修明,音声能彰;五味入口,藏于肠胃,味有所藏,以养五气,气和而生,津液相成,神乃自生。

帝曰:脏象何如?

岐伯曰:心者,生之本神之变也;其华在面,其充在血脉,为阳中之太阳,通于夏气。肺者,气之本,魄之处也;其华在毛,其充在皮,为阳中之太阴,通于秋气。肾者,主蛰,封藏之本,精之处也;其华在发,其充在骨,为阴中之少阴,通于冬气。肝者,罢极之本,魂之居也;其华在爪,其充在筋,以生血气,其味酸,其色苍,此为阳中之少阳,通于春气。脾、胃、大肠、小肠、三焦、膀胱者,仓廪之本,营之居也,名曰器,能化糟粕,转味而入出者也;其华在唇四白,其充在肌,其味甘,其色黄,此至阴之类,通于土气。凡十一脏,取决于胆也。

故人迎一盛病在少阳,二盛病在太阳,三盛病在阳明,四盛以上为格阳;寸口一盛病在厥阴,二盛病在少阴,三盛病在太阴,四盛以上为关阴。人迎与寸口俱盛四倍以上为关格,关格之脉赢,不能极于天地之精气,则死矣。

【解读】 黄帝问道:我听说天以六个甲子日合成为一年,人以九窍九脏和地之九州九野相配合,人体也有三六五节与天地相通应,这种天地人相配合的说法已经传流很久了,但不知这是什么道理?

岐伯回答说:问得真高明啊! 请让我尽量的讲一讲。六六之节和九九之会,是确定天度和气数的。天度是计算日月行程迟速的,气数是标明万物生化程序的。天属阳,地属阴;日属阳,月属阴。日月运行在天体上有一定的部位,万物生化的循环也有一定的规律。每昼夜太阳运行周天一度,月球运行周天十三度有余,所以有大月小月,累计三百六十五日为一年,而余气积累,则形成闰月。首先确定一年节气的开始,再用圭表测量日影的长短变化,校正一年里的时令节气,然后再推算余闰,这样,天度便可以完全计算出来了。

黄帝说:我已经明白了天度,还想知道气数是怎样与天度配合的?

岐伯说:天以六六为制,地以九九之数,配合天道的准度,天有十干,代表十日,十干循环六次而成一个周甲,周甲重复六次而一年终了,这是三百六十日的计算方法。自古以来,都以通于天气而为生命的根本,而这个根本不外天之阴阳。地的九州、人的九窍,都与天气相通,天衍生五行,而阴阳又依盛衰消长而各分为三。三气合而成天,三气合而成地,三气合而成人,三三而合成九气,在地分为九野,在人体分为九脏,形脏四,神脏五,合成九脏,以应天气。

黄帝说:我已经明白了六六九九配合的道理。先生说气的盈余积累成为闰月,我想听您讲一下什么是气? 请您来启发我的蒙昧,解释我的疑惑!

岐伯说:这是上帝秘而不宣的理论,先师传授给我的。

黄帝说:就请全部讲给我听。

岐伯说:五日称为候,三候称为气,六气称为时,四时称为岁,一年四时,各随其五行的配合而分别当旺。木、火、土、金、水五行随时间的变化而递相承袭,各有当旺之时,到一年终结时,再从头开始循环。一年分立四时,四时分布节气,逐步推移,如环无端,节气中再分候,也是这样的推移下去。所以说,不知当年客气加临、气的盛衰、虚实的起因等情况,就不能做个好医生。

黄帝说:五行的推移,周而复始,如环无端,它的太过与不及是怎样的呢?

岐伯说:五行之气更迭主时,互有胜克,从而有盛衰的变化,这是正常的现象。

黄帝说:平气是怎样的呢?

岐伯说:这是没有太过和不及。

黄帝说:太过和不及的情况怎样呢?

岐伯说:这些情况在经书中已有记载。

黄帝说:什么叫做所胜?

岐伯说:春胜长夏,长夏胜冬,冬胜夏,夏胜秋,秋胜春,这就是时令根据五行规律而互相胜负的情况。同时,时令又依其五行之气的属性来分别影响各脏气。

黄帝问道:怎样才能知道它们的所胜呢?

岐伯说:推求脏气到来的时间,皆以立春为标准。如果时令未到而相应的脏气先到,就称为太过。太过就要侵犯原先自己所不胜的气,而凌侮自己所能胜的气,这样的情况叫做气淫。如果时令已到而相应的脏气未到,就称为不及。不及则自己所胜之气便会因无制约而妄行,自己所生之气便会因无所养而受病,自己所不胜之气也会乘隙而来相迫,这种情况叫做气迫。所谓求其至,就是在脏气来到的时候,谨慎地观察与其相应的时令,看脏气是否与时令相合。假如脏气与时令不合,且与五行之间的对应关系也无从分辨,那就表明邪僻之气已经生成,如是,则连医生也无能为力。

黄帝说:五行之气有不相承袭的吗?

岐伯说:天的五行之气,在四时中的分布不能没有常规。如果五行之气不按规律依次相承,就是反常的现象,反常就会使人发生病变。如在某一时令出现的反常气候,为当旺之气之所胜者,则其病轻微;若为当旺之气之所不胜者,则其病深重;而若同时感受其他邪气,就会造成死亡。所以反常气候的出现,不在其所克制的某气当旺之时令,病就轻微;若恰在其所克制的某气当旺之时令发病,则病深重。

黄帝说道:讲得好!我听说天地阴阳之气化合而成形体,又因不同的形态变化而确定万物的名称。天地的气运和阴阳的变化,对于万物所起的作用哪个多哪个少,你可以讲给我听听吗?

岐伯说:问得真详细呀!天无限广阔,不可以测度;地非常博大,也难以计量,您提出了这样一个广泛而深奥的问题,请允许我仅做一个大略的解答。草有五种不同的颜色,五种颜色的变化之多,人们难以看遍;草有五种不同的气味,五味的美妙适口,亦很难尝遍。人的嗜欲各不相同,对于色味各有其不同嗜好。天供给人们五气,地供给人们五味。五气由鼻吸入,贮藏在心肺,能使脸色明润,音声宏亮。五味由口而入,藏在肠胃里,经过肠胃消化,吸收其精微以养五脏之气。五气和化,就有生机,再加上津液的作用,神气便会自然地旺盛起来。

黄帝说:脏象是怎样的呢?

岐伯说:心,是生命的根本,为神所居之处;其荣华表现于面部,其充养的组织在血脉,为阳中的太阳,与夏气相通。肺,是气的根本,为魄所居之处;其荣华表现在毫毛,其充养的组织在皮肤,是阳中的太阴,与秋气相通。肾主蛰伏,是封藏精气的根本,为精所居之处;其荣华表现在头发,其充养的组织在骨,为阴中之少阴,与冬气相通。肝,是罢极之本,为魂所居之处;其荣华表现在爪甲,其充养的组织在筋,可以生养血气,其味酸,其色苍青,为阳中之少阳,与春气相通。脾、胃、大肠、小肠、三焦、膀胱,是仓廪之本,为营气所居之处,因其功能象是盛贮食物的器皿,故称为器,它们能吸收水谷精微,化为糟粕,管理饮食五味的转化、吸收和排泄;其荣华在口唇四旁的白肉,其充养的组织在肌肉,其味甘,其色黄,属于至阴之类,与土气相通。以上十一脏功能的发挥,都取决于胆气的升发。

人迎脉大于平时一倍,病在少阳;大两倍,病在太阳;大三倍,病在阳明;大四倍以上,为阳气太过,阴无以通,是为格阳。寸口脉大于平时一倍,病在厥阴;大两倍,病在少阴;大三倍,病在太阴;大四倍以上,为阴气太过,阳无以交,是为关阴。若人迎脉与寸口脉俱大于常时四倍以上,为阴阳气俱盛,不得相荣,是为关格。关格之脉盈盛太过,标志着阴阳极亢,不再能够达于天地阴阳精气平调的生理状态,会很快死去。

五脏生成篇第十

【原文】 心之合,脉也,其荣,色也,其主肾也。肺之合,皮也,其荣,毛也,其主心也。肝之合,筋也,其荣,爪也,其主肺也。脾之合,肉也,其荣,唇也,其主肝也。肾之合,骨也,其荣,发也,其主脾也。

是故多食咸,则脉凝泣而变色;多食苦,则皮槁而毛拔;多食辛,则筋急而爪枯;多食酸,则肉胝腮而唇揭;多食甘,则骨痛而发落,此五味之所伤也。故心欲苦,肺欲辛,肝欲酸,脾欲甘,肾欲咸。此五味之所合也。

五脏之气,故色见青如草兹者死,黄如枳实者死,黑如炲者死,赤如衃血者死,白如枯骨者死。此五色之见死也。

青如翠羽者生,赤如鸡冠者生,黄如蟹腹者生,白如豕膏者生,黑如乌羽者生。此五色之见生也。

生于心,如以缟裹朱;生于肺,如以缟裹红;生于肝,如以缟裹绀;生于脾,如以缟裹栝楼实;生于肾，如以缟裹紫。此五脏所生之外荣也。

色味当五脏：白当肺、辛，赤当心、苦，青当肝、酸，黄当脾、甘，黑当肾、咸。故白当皮，赤当脉，青当筋，黄当肉，黑当骨。

诸脉者皆属于目，诸髓者皆属于脑，诸筋者皆属于节，诸血者皆属于心，诸气者皆属于肺，此四支八溪之朝夕也。

故人卧血归于肝，肝受血而能视，足受血而能步，掌受血而能握，指受血而能摄。卧出而风吹之，血凝于肤者为痹，凝于脉者为泣，凝于足者为厥。此三者，血行而不得反其空，故为痹厥也。人有大谷十二分，小豁三百五十四名，少十二俞，此皆卫气之所留止，邪气之所客也，针石缘而去之。

诊病之始，五决为纪。欲知其始，先建其母。所谓五决者，五脉也。是以头痛巅疾，下虚上实，过在足少阴、巨阳，甚则入肾。徇蒙招尤，目冥耳聋，下实上虚，过在足少阳、厥阴，甚则入肝。腹满䐜胀，支鬲胠胁，下厥上冒，过在足太阴、阳明。咳嗽上气，厥在胸中，过在手阳明、太阴。心烦头痛，病在鬲中，过在手巨阳、少阴。

夫脉之小、大、滑、涩、浮、沉，可以指别。五脏之象，可以类推。五脏相音，可以意识。五色微诊，可以目察。能合脉色，可以万全。赤，脉之至也，喘而坚，诊曰：有积气在中，时害于食，名曰心痹；得之外疾，思虑而心虚，故邪从之。白，脉之至也，喘而浮，上虚下实，惊，有积气在胸中，喘而虚，名曰肺痹，寒热，得之醉而使内也。青，脉之至也，长而左右弹，有积气在心下支胠，名曰肝痹；得之寒湿，与疝同法，腰痛足清头痛。黄，脉之至也，大而虚，有积气在腹中，有厥气，名曰厥疝，女子同法；得之疾使四支，汗出当风。黑，脉之至也，上坚而大，有积气在小腹与阴，名曰肾痹；得之沐浴清水而卧。

凡相五色之奇脉，面黄目青、面黄目赤、面黄目白、面黄目黑者，皆不死也；面青目赤、面赤目白、面青目黑、面黑目白、面赤目青者，皆死也。

【解读】 心脏的配合者是脉，荣华表现于面部色泽，它的制约者是肾。肺脏的配合者是皮，荣华表现于毛，它的制约者是心。肝脏的配合者是筋，荣华表现于爪甲，它的制约者是肺。脾脏相配合的是肉，荣华表现于唇，它的制约者是肝。肾脏配合者是骨，荣华表现于发，它的制约者是脾。

所以多吃咸味的东西，会使血脉凝滞，而面上无光；多吃苦味的东西，会使皮肤干燥而毛发脱落；多吃辛味的东西，会使筋拘挛而爪甲枯槁；多吃酸味的东西，会使肉坚厚而唇缩；多吃甜味的东西，会使骨骼发生疼痛而头发脱落。这是为五味偏食的情况。所以心喜欢苦味，肺喜欢辛味，肝喜欢酸味，脾喜欢甜味，肾喜欢咸味。这就是五味与五脏的和合谐调。

五脏之气，面色出现青如死草，枯暗无华的，为死症；出现黄如枳实的，为死症；出现黑如烟灰的，为死症；出现红如凝血的，为死症；出现白如枯骨的，为死症。这是五色中表现为死症的情况。

面色青如翠鸟的羽毛，主生；红如鸡冠的，主生；黄如蟹腹的，主生；白如猪脂的，主生；黑如乌鸦毛的，主生。这是五色中表现有生机而预后良好的情况。

心有生机，其面色就像细白的薄绢裹着朱砂；肺有生机，面色就像细白的薄绢裹着粉红色的丝绸；肝有生机，面色就像细白的薄绢裹着天青色的丝绸；脾有生机，面色就像细白的薄绢裹着栝蒌实；肾有生机，面色就像细白的薄绢裹着紫色的丝绸。这些都是五脏的生机显露于外的荣华。

色与五脏相合：白色配肺脏和辛味，赤色配心脏和苦味，青色配肝脏和酸味，黄色配脾脏和甜味，黑色肾脏和咸味。所以白色又合于皮，赤色又合于脉，青色又合于筋，黄色又合于肉，黑色又合于骨。

各条脉络，都属于目，而诸髓都属于脑，诸筋都属于骨节，诸血都属于心，诸气都属于肺。同时，气血的运行则朝夕来往，不离于四肢八溪的部位。

所以当人睡眠时，血归藏于肝，肝得血而濡养于目，则能视物；足得血之濡养，就能行走；手掌得血之濡，就能握物；手指得血之濡养，就能拿取。如果刚刚睡醒就外出受风，血液的循行就要凝滞，凝于肌肤的，发生痹证；凝于经脉的，发生气血运行的滞涩；凝于足部的，该部发生厥冷。这三种情况，都是由于气血的运行不能返回组织间隙的孔穴之处，所以造成痹厥等症。全身有大谷十二处，小溪三百五十四处，这里面减除了十二脏腑各自的俞穴数目。这些都是卫气留止的地方，也是邪气客居之所。治病时，可循着这些部位施以针石，以祛除邪气。

诊病的根本，要以五决为纲纪。想要了解疾病的关键，必先确定病变的原因。所谓五决，就是五脏之脉，以此诊病，即可决断病本的所在。比如头痛等巅顶部位的疾患，属于下虚上实的，病变在足少阴和足太阳经，病甚的可内传于肾；头晕眼花，身体摇动，目暗耳聋，属下实上虚的，病变在足少阳和足厥阴经，病甚的可内传于肝；腹满膜胀，支撑胸膈胁肋，属于下部逆气上犯的，病变在足太阴和足阳明经；咳嗽气喘，气机逆乱于胸中，病变在手阳明和手太阳经；心烦头痛，胸膈不适的，病变在手太阳和手少阴经。

脉搏的小、大、滑、涩、浮、沉等表象，可以凭手指来分别。五脏的气象，可以类推。察听五脏的音声反应，可以意会到很多。五色虽然精微，可以用眼来观察。在诊断中如能做到把气色与脉搏参合起来分析，就万无一失了。如果面上现出赤色，脉搏又坚，诊断为病气积聚在腹中，常常妨碍饮食，这种病叫做心痹；它的致病原因，是过于思虑，伤了心气，病邪乘虚而入。如果面上出现白色，同时脉搏又躁数浮，上虚下实，这是病气积聚在胸中，喘而且虚惊，这种病叫做肺痹；致病的原因，是由于寒热，并在醉后入房。如果面上出现青色，同时脉搏长而弦，并且左右弹指，这是病气积在心下，撑拄两胁，这种病叫做肝痹；致病原因是因为受了寒湿，所以病理机转和疝气一样，并有腰痛、足冷、头痛等症状。如果面上出现黄色，同时脉搏大而虚，这是病气积腹，自觉有逆气，这种病叫做厥疝；女子同样有这种情况，致病原因是由于四肢过劳，出汗后受了风的侵袭。如果面上出现黑色，同时下部脉坚而大，这是病气积在小腹和前阴，这种病叫做肾痹；它的致病原因，是用凉水沐浴后就睡觉。

大凡观察五色，面黄目青、面黄目赤、面黄目白、面黄目黑的，皆为不死，因面带黄色，是尚有土气；如见面青目赤、面赤目白、面青目黑、面黑目白、面赤目青的，皆为死亡之征象，因面无黄色，是土气已败。

五脏别论篇第十一

【原文】 黄帝问曰：余闻方士，或以脑髓为脏，或以肠胃为脏，或以为腑；敢问更相反，皆自谓是。不知其道，愿闻其说。

岐伯对曰：脑、髓、骨、脉、胆、女子胞，此六者，地气之所生也，皆藏于阴而象于地，故藏而不泻，名曰奇恒之府。夫胃、大肠、小肠、三焦、膀胱，此五者，天气之所生也，其气象天，故泻而不藏，此受五脏浊气，名曰传化之腑。此不能久留，输泻者也。魄门亦为五脏使，水谷不得久藏。所谓五脏者，藏精气而不泻也，故满而不能实。六府者，传化物而不藏，故实而不能满也。所以然者，水谷入口，则胃实而肠虚；食下，则肠实而胃虚，故曰实而不满、满而不实也。

帝曰：气口何以独为五脏主？

岐伯曰：胃者，水谷之海，六腑之大源也。五味入口，藏于胃，以养五脏气。气口亦太阴也，是以五脏六腑之气味，皆出于胃，变见于气口。故五气入鼻，藏于心肺。心肺有病，而鼻为之不利也。凡治病必察其下，适其脉，观其志意，与其病也。

拘于鬼神者，不可与言至德；恶于针石者，不可与言至巧；病不许治者，病必不治，治之无功矣。

【解读】 黄帝问道：我听说方士之中，有人以脑髓为脏，有人以肠胃为脏，也有的把这些都称为腑；如果向他们提出相反的意见，却又都坚持自己的看法。不知哪种理论是对的，希望你谈一谈这个问题。

岐伯答：脑、髓、骨、脉、胆和女子子宫，这六者，是感受地气而生的，都能藏精血，成象于地，所以能藏而不泄，这叫做"奇恒之腑"。胃、大肠、小肠、三焦、膀胱，这五者，是感受天气而生的，像天，所以是泻而不藏，它们受纳五脏浊气，叫做"传化之腑"。所以是不能把他们的的受纳物久藏，而须输送泻出的。肛门亦为五脏行使排泄之职，令水谷不得长久潴留人体。我们所说的五脏，是藏精而不泻的，因其充满，而不收受水谷，水谷充实。至于六腑呢，它的作用，是要把食物消化、吸收、输泻出去，所以虽然常常是充实的，却不能像五脏那样的被充满。食物入口以后，胃里虽实，肠子却是空的，等到食物下去，肠中就会充实，而胃里又空了，所以说"实而不满""满而不实"。

黄帝问道：为什么气口脉可以独主五脏的病变呢？

岐伯说：胃是水谷之海，六腑的源泉。凡是五味入口后，都储留在胃里，来荣养脏腑血气。气口也是手太阴肺经，所以五脏六腑之气味，都来源于胃，而其变化则表现在气口脉上。所以五气

（臊、焦、香、腥、腐）入鼻，进入肺里，而肺一有了病，鼻的功能也就差了。凡是在治疗疾病时，首先要问明病人的排泄情况，辨清脉搏，观察他的情志，以及病态如何。

过分拘泥于神鬼之说的人，就无须向他说明医疗理论；厌恶针石的人，就必须向他说明针石技巧；不愿接受不配合治疗的人，其病必然无法治好，勉强治了也绝难收效。

·卷四·

异法方宜论篇第十二

【原文】　黄帝问曰：医之治病也，一病而治各不同，皆愈，何也？

岐伯对曰：地势使然也。

故东方之域，天地之所始生也，鱼盐之地，海滨傍水，其民食鱼而嗜咸。皆安其处，美其食。鱼者使人热中，盐者胜血，故其民皆黑色踈理，其病皆为痈疡，其治宜砭石。故砭石者，亦从东方来。

西方者，金玉之域，沙石之处，天地之所收引也。其民陵居而多风，水土刚强；其民不衣而褐荐，其民华食而脂肥，故邪不能伤其形体，其病生于内，其治宜毒药。故毒药者，亦从西方来。

北方者，天地所闭藏之域也。其地高陵居，风寒冰冽。其民乐野处而乳食，脏寒生满病，其治宜灸焫。故灸焫者，亦从北方来。

南方者，天地之所长养，阳之所盛处也。其地下，水土弱，雾露之所聚也。其民嗜酸而食胕，故其民皆致理而赤色，其病挛痹，其治宜微针。故九针者，亦从南方来。

中央者，其地平以湿，天地所以生万物也众。其民食杂而不劳，故其病多痿厥寒热，其治宜导引按跻。故导引按跻者，亦从中央出也。

故圣人杂合以治，各得其所宜。故治所以异而病皆愈者，得病之情，知治之大体也。

【解读】　黄帝问道：医生治疗疾病，同病而采取各种不同的治疗方法，但结果都能痊愈，这是什么道理？

岐伯回答说：这是因为地理形势不同，而治法各有所宜的缘故。

例如东方得天地始生之气，气候温和，是出产鱼和盐的地方。由于地处海滨而接近于水，所以该地的人们多吃鱼类而喜欢咸味。他们安居在这个地方，以鱼盐为美食。但由于多吃鱼类，鱼性属火会使人热积于中；过多的吃盐，因为咸能走血，又会耗伤血液，所以该地的人们大都皮肤色黑，肌理松疏，该地多发痈疡之类的疾病。对其治疗，大都宜用砭石刺法。因此，砭石的治病方法，也是从东方传来的。

西方是出产金玉的地方，地处沙漠地带，具有自然界秋季收敛的气象。那地方都是依山而居，多风沙，水土性质刚强。当地居民不穿棉布，多使用毛布和草席；喜欢鲜美食物，而使人肥胖起来，虽然外邪不易侵犯他们的躯体，却很容易在内脏里发生疾病。在治疗上，就需用药物。因此说，药物疗法是从西方传来的。

北方地区，像自然界冬季闭藏的气象，地势高，人们住在山岭上边，周围环境是寒风席卷冰冻的大地。该地居民喜欢随时住在野地里，吃些牛羊乳汁，造成内脏受寒，易发胀满病，在治疗上，应该使用灸焫。因此说，灸焫疗法是从北方传来的。

南方地区，类似于自然界长养万物的夏季气候，是盛阳所在的地方。地势低洼，水土卑湿，雾露多。该地的居民喜欢吃酸类和腐臭的食品，人们的皮肤致密而带赤色。这里经常发生拘挛湿痹等病，在治疗上，应该使用微针。因此说，九针疗法是从南方传来的。

中央之地，地形平坦而多潮湿，物产丰富，所以人们的食物种类很多，生活比较安逸。这里发生的疾病，多是痿弱、厥逆、寒热等病，这些病的治疗，宜用导引按跻的方法。所以导引按跻的治法，是从中央地区推广出去的。

从以上情况来看，一个高明的医生，是能够将这许多治疗方法综合起来，根据具体情况，随机应变，灵活运用，使患者得到适宜治疗。所以治法尽管各有不同，而结果是疾病都能痊愈，这是由于医生能够了解病情，并掌握了治疗大体方法的缘故。

移精变气论篇第十三

【原文】 黄帝问曰：余闻古之治病，惟其移精变气，可祝由而已。今世治病，毒药治其内，针石治其外，或愈或不愈，何也？

岐伯对曰：往古人居禽兽之间，动作以避寒，阴居以避暑，内无眷慕之累，外无伸宦之形，此恬憺之世，邪不能深入也。故毒药不能治其内，针石不能治其外，故可移精祝由而已。当今之世不然，忧患缘其内，苦形伤其外，又失四时之从，逆寒暑之宜，贼风数至，虚邪朝夕，内至五脏骨髓，外伤空窍肌肤，所以小病必甚，大病必死，故祝由不能已也。

帝曰：善。余欲临病人，观死生，决嫌疑，欲知其要，如日月光，可得闻乎？

岐伯曰：色脉者，上帝之所贵也，先师之所传也。上古使僦贷季理色脉而通神明，合之金木水火土、四时、八风、六合，不离其常，变化相移，以观其妙，以知其要。欲知其要，则色脉是矣。色以应日，脉以应月。常求其要，则其要也。夫色之变化，以应四时之脉，此上帝之所贵，以合于神明也。所以远死而近生。生道以长，命曰圣王。中古之治，病至而治之汤液，十日，以去八风五痹之病，十日不已，治以草苏草荄之枝，本末为助，标本已得，邪气乃服。暮世之治病也则不然，治不本四时，不知日月，不审逆从。病形已成，乃欲微针治其外，汤液治其内，粗工凶凶，以为可攻，故病未已，新病复起。

帝曰：愿闻要道。

岐伯曰：治之要极，无失色脉，用之不惑，治之大则。逆从倒行，标本不得，亡神失国。去故就新，乃得真人。

帝曰：余闻其要于夫子矣，夫子言不离色脉，此余之所知也。

岐伯曰：治之极于一。

帝曰：何谓一？

岐伯曰：一者因得之。

帝曰：奈何？

岐伯曰：闭户塞牖，系之病者，数问其情，以从其意。得神者昌，失神者亡。

帝曰：善。

【解读】 黄帝问道：我听说古时治病，只要对病人移易精神和改变气的运行，用一种"祝由"的方法，病就可以好了。现在医病，要用药物治其内，针石治其外，疾病还是有好、有不好，这是什么缘故呢？

岐伯回答说：古时候的人们，生活简单，巢穴居处，在禽兽之间追逐生存，寒冷到了利用活动以除寒冷，暑热来了就到阴凉的地方避免暑气，在内没有眷恋美慕的情志牵挂，在外没有奔走求官的劳累形役，这是处在一个安静淡薄、不谋势利、精神内守的意境里，邪气是不可能深入侵犯的。所以既不须要药物治其内，也不须要针石治其外。即使有疾病的发生，亦只要对病人移易精神和改变气的运行，用一种"祝由"的方法，病就可以好了。现在的人就不同了，内则为忧患所牵累，外则为劳苦所形役，又不能顺从四时气候的变化，常常遭受到"虚邪贼风"的侵袭，正气先馁，外邪乘虚而客袭之，内犯五脏骨髓，外伤孔窍肌肤，这样轻病必重，重病必死，所以用祝由的方法就不能医好疾病了。

黄帝道：很好！我想要临诊病人，能够察其死生，决断疑惑，掌握要领，如同日月之光一样的心中明了，这种诊法可以讲给我听吗？

岐伯曰：在诊法上，色和脉的诊察方法，是上帝所珍重、先师所传授的。上古有位名医叫僦贷季，他研究色和脉的道理，通达神明，能够联系到金木水火土以及四时、八风、六合，从正常的规律和异常的变化，来综合分析，观察它的变化奥妙，从而知道其中的要领。我们如果要能懂得这些要领，就只有研究色脉。气色是像太阳而有阴晴，脉息是像月亮而有盈亏，从色脉中得其要领，正是诊病的重要关键。而气色的变化，与四时的脉象是相应的，这是上古帝王所十分珍重的，若能明白原理，心领神会，便可运用无穷。所以他能从这些观察中间，掌握情况，知道去回避死亡而达到生命的安全。要能够做到这样就可以长寿，而人们亦将称奉你为"圣王"了。中古时候的医生治病，多在疾病一发生就能及时治疗，先用汤液十天，以祛除"八风""五痹"的病邪。如果十天不愈，再用草药治疗。医生还能掌握病情，处理得当，所以邪气就被征服，疾病也就痊愈。至于后世的医生治病,就不是这样了。治病不能根据四时的变化,不知道阴阳色脉的关系,也不能够辨别病情的顺逆,等到疾病已经形成了,才想用微针治其外,汤液治其内。医术浅薄、工作粗枝大叶的医生,还认为可以用攻法,不知病已形成,非攻可愈,以致原来的疾病没有痊愈,又因为治疗的错误,产生了新的疾病。

黄帝道:我愿听听有关临证方面的重要道理。

岐伯说:诊治疾病极重要的关键在于不要搞错色脉,能够运用色脉而没有丝毫疑惑,这是临证诊治的最大原则。假使色脉的诊法不能掌握,则对病情的顺逆无从理解,而处理亦将有倒行逆施的危险。医生的认识与病情不能取得一致,这样去治病,会损害病人的精神,若用以治国,是要使国家灭亡的!因此幕世的医生,赶快去掉旧习的简陋知识,对崭新的色脉学问要钻研,努力进取,是可以达到上古真人的地步的。

黄帝道:我已听到你讲的这些重要道理,你说的主要精神是不离色脉,这是我已知道的。

岐伯说:诊治疾病的主要关键,还有一个。

黄帝道:是一个什么关键?

岐伯说:一个关键就是从病人的接触中问得病情。

黄帝道:怎样问法?

岐伯说:选择一个安静的环境,关好门窗,与病人取得密切联系,耐心细致的询问病情,务使病人毫无顾虑,尽情倾诉,从而得知其中的真情,并观察病人的神色。有神气的,预后良好;没有神气的,预后不良。

黄帝说:讲得很好。

汤液醪醴论篇第十四

【原文】 黄帝问曰:为五谷汤液及醪醴奈何?

岐伯对曰:必以稻米,炊之稻薪,稻米者完,稻薪者坚。

帝曰:何以然?

岐伯曰:此得天地之和,高下之宜,故能至完;伐取得时,故能至坚也。

帝曰:上古圣人作汤液醪醴,为而不用,何也?

岐伯曰:自古圣人之作汤液醪醴者,以为备耳,夫上古作汤液,故为而弗服也。中古之世,道德稍衰,邪气时至,服之万全。

帝曰:今之世不必已,何也?

岐伯曰:当今之世,必齐毒药攻其中,镵石、针艾治其外也。

帝曰:形弊血尽,而功不立者何?

岐伯曰:神不使也。

帝曰:何谓神不使?

岐伯曰:针石,道也。精神不进,志意不治,故病不可愈。今精坏神去,营卫不可复收,何者?嗜欲无穷,而忧患不止,精神弛坏,营泣卫除,故神去之而病不愈也。

帝曰:夫病之始生也,极微极精,必先入结于皮肤。今良工皆称曰病成,名曰逆,则针石不能治,良药不能及也。今良工皆得其法,守其数,亲戚兄弟远近,音声日闻于耳,五色日见于目,而病不愈者,亦何暇不早乎?

岐伯曰:病为本,工为标,标本不得,邪气不服,此之谓也。

帝曰:其有不从毫毛而生,五脏阳以竭也。津液充郭,其魄独居,精孤于内,气耗于外,形不可与衣相保,此四极急而动中,是气拒于内,而形施于外,治之奈何?

岐何曰:平治于权衡,去宛陈莝,微动四极,温衣,缪刺其处,以复其形。开鬼门,洁净府,精以时服,五阳已布,疏涤五脏。故精自生,形自盛,骨肉相保,巨气乃平。

帝曰:善。

【解读】 黄帝问道:用五谷来做成汤液及醪醴,应该怎样?

岐伯回答说:必须要用稻米作原料,以稻杆作燃料,因为稻米之气完备,稻杆又很坚劲。

黄帝问道:何以见得?

岐伯说:稻禀天地之和气,生长于高下适宜的地方,所以得气最完;收割在秋时,故其杆坚实。

黄帝道:上古时代有学问的医生,制成汤液和醪醴,但虽然制好,却备在那里不用,这是什么道理?

岐伯说:古代有学问的医生,他做好的汤液和醪醴,是以备万一的,因为上古太和之世,人们身心康泰,很少疾病,所以虽制成了汤液,还是放在那里不用的。到了中古时代,养生之道稍衰,人们的身心比较虚弱,因此外界邪气时常能够乘虚伤人,但只要服些汤液醪醴,病就可以好了。

黄帝道:现在的人,虽然服了汤液醪醴,而病不一定好,这是什么缘故呢?

岐伯说:现在的人和中古时代又不同了,一有疾病,必定要用药物内服,砭石、针灸外治,其病才能痊愈。

黄帝道:一个人病情发展到了形体弊坏、气血竭尽的地步,治疗就没有办法见效,这里有什么道理?

岐伯说:这是因为病人的神气已经不能发挥它的应有作用的关系。

黄帝道:什么叫做神气不能发生它的应有作用?

岐伯说:针石治病,这不过是一种方法而已。现在病人的神气已经散越,志意已经散乱,纵然有好的方法,神气不起应有作用,而病也不能好,况且病人的严重情况,是已经达到精神败坏、神气离去、营卫不可以再恢复的地步了。为什么病情会发展到这样地步的呢?由于不懂得养生之道,嗜好欲望没有穷尽,忧愁患难又没有止境,以致一个人的精气败坏,营血枯涩,卫气作用消失,所以神气失去应有的作用,对治疗上的方法已失却反应,当然它的病就不会好。

黄帝道:凡病初起,固然是精微难测,但大致情况,是必先侵袭于皮肤,即所谓表证。现在经过医生一看,都说是病已经成,而且发展和预后很不好,用针石不能治愈,吃汤药亦不能达到病所了。现在医生都懂得法度,操守术数,与病人像亲戚兄弟一样亲近,声音的变化每日都能听到,五色的变化每日都能看到,然而病却医不好,这是不是治疗得不早呢?

岐伯说:这是因为病人为本,医生为标,病人与医生不能很好合作,病邪就不能制服,道理就在这里。

黄帝道:有的病不是从外表毫毛而生的,是由于五脏的阳气衰竭,以致水气充满于皮肤,而阴气独盛,阴气独居于内,则阳气更耗于外,形体浮肿,不能穿着原来的衣服,四肢肿急而影响到内脏,这是阴气格拒于内,而水气弛张于外,对这种病的治疗方法怎样呢?

岐伯说:要平复水气,当根据病情,衡量轻重,驱除体内的积水,并叫病人四肢作些轻微运动,令阳气渐次宣行,穿衣服带温暖一些,助其肌表之阳,而阴凝易散。用缪刺方法,针刺肿处,去水以恢复原来的形态。用发汗和利小便的方法,开汗孔,泻膀胱,使阴精归于平复,五脏阳气输布,以疏通五脏的郁积。这样,精气自会生成,形体也强盛,骨骼与肌肉保持着常态,正气也就恢复正常了。

黄帝道:讲得很好。

玉版论要篇第十五

【原文】 黄帝问曰:余闻揆度、奇恒所指不同,用之奈何?

岐伯对曰:揆度者,度病之浅深也。奇恒者,言奇病也。请言道之至数。五色、脉变、揆度、奇恒,道在于一。神转不回,回则不转,乃失其机,至数之要,迫近以微。著之玉版,命曰合玉机。

容色见上下左右,各在其要。其色见浅者,汤液主治,十日已;其见深者必剂主治,二十一日已;其见大深者,醪酒主治,百日已;色夭面脱不治,百日尽已;脉短气绝死;病温虚甚死。

色见上下左右,各在其要。上为逆,下为从;女子右为逆,左为从;男子左为逆,右为从。易,重阳死,重阴死。阴阳反他,治在权衡相夺,奇恒事也,揆度事也。

搏脉痹躄,寒热之交。脉孤为消气,虚泄为夺血。孤为逆,虚为从。行奇恒之法,以太阴始。行所不胜曰逆,逆则死;行所胜曰从,从则活。八风四时之胜,终而复始,逆行一过,不复可数。论要毕矣。

【解读】 黄帝问道:我听说揆度、奇恒的诊法,运用的地方很多,而所指是不同的,究竟怎样运用呢?

岐伯回答说:一般来讲,揆度是用以衡量疾病的深浅,奇恒是辨别异于正常的疾病。请允许我从诊病的主要理数说起。五色、脉变、揆度、奇恒等，虽然所指不同，但道理只有一个，就是色脉之间有无神气。人体的气血随着四时的递迁，永远向前运转而不回折；如若回折了，就不能运转，就失却生机了！这个道理很重要，诊色脉是浅近的事，而微妙之处却在于察神机。把它记录在玉版上，可以与《玉机真藏论》合参的。

面容的五色变化，呈现在上下左右不同的部位，应分别其深浅顺逆之要领。如色见浅的，其病轻，可用五谷汤液调理，约十天就可以好了；其色见深的，病重，就必须服用药剂治疗，约二十一天才可恢复；如果其色过深，则其病更为严重，必定要用药酒治疗，须经过一百天左右，才能痊愈；假如神色枯槁，面容瘦削，就不能治愈，到一百天就要死了。除此以外，如脉气短促而阳气虚脱的，必死；温热病而正气虚极的，亦必死。

面色见于上下左右，必须辨别观察其要领。病色向上移的为逆，向下移的为顺；女子病色在右侧的为逆，在左侧的为顺；男子病色在左侧的为逆，在右侧的为顺。如果病色变更，倒顺为逆，那就是重阳、重阴了。重阳、重阴的预后不好，假如到了阴阳相反之际，应尽快衡量其病情，果断的采用适当的治法，使阴阳趋于平衡，这就在于揆度、奇恒的运用了。

脉象搏击于指下，是邪盛正衰之象，或为痹证，或为癫证，或为寒热之气交合为病。如脉见孤绝，是阳气损耗；如脉见虚弱，而又兼下泄，为阴血损伤。凡脉见孤绝，预后都不良；脉见虚弱，预后当好。在诊脉时运用奇恒之法，从手太阴经之寸口脉来研究。就所见之脉在四时、五行来说，不胜现象（如春见秋脉，夏见冬脉）为逆，预后不良；如所见之脉是所胜现象（如春见长夏脉，夏见秋脉），为顺，预后良好。至于八风、四时之间的相互胜复，是循环无端、终而复始的，假如四时气候失常，就不能用常理来推断了。至此，则揆度奇恒之要点都论述完了。

诊要经终论篇第十六

【原文】 黄帝问曰：诊要何如？

岐伯对曰：正月、二月，天气始方，地气始发，人气在肝；三月、四月，天气正方，地气定发，人气在脾；五月、六月，天气盛，地气高，人气在头；七月、八月，阴气始杀，人气在肺；九月、十月，阴气始冰，地气始闭，人气在心；十一月、十二月，冰复，地气合，人气在肾。

故春刺散俞，及与分理，血出而止，甚者传气间者环也。夏刺络俞，见血而止，尽气闭环，痛病必下。秋刺皮肤，循理，上下同法，神变而止。冬刺俞窍于分理，甚者直下，间者散下。春夏秋冬，各有所刺，法其所在。

春刺夏分，脉乱气微，入淫骨髓，病不能愈，令人不嗜食，又且少气。春刺秋分，筋挛逆气，环为咳嗽，病不愈，令人时惊，又且哭。春刺冬分，邪气著藏，令人胀，病不愈，又欲言语。

夏刺春分，病不愈，令人解堕。夏刺秋分，病不愈，令人心中欲无言，惕惕如人将捕之。夏刺冬分，病不愈，令人少气，时欲怒。

秋刺春分，病不已，令人惕然欲有所为，起而忘之。秋刺夏分，病不已，令人益嗜卧，又且善梦。秋刺冬分，病不已，令人洒洒时寒。

冬刺春分，病不已，令人欲卧不能眠，眠而有见。冬刺夏分，病不愈，气上，发为诸痹。冬刺秋风，病不已，令人善渴。

凡刺胸腹者，必避五脏。中心者，环死；中脾者，五日死；中肾者，七日死；中肺者，五日死；中鬲者，皆为伤中，其病虽愈，不过一岁必死。刺避五脏者，知逆从也。所谓从者，鬲与脾肾之处，不知者反之。刺胸腹者，必以布憿着之，乃从单布上刺，刺之不愈，复刺。刺针必肃，刺肿摇针，经刺勿摇，此刺之道也。

帝曰：愿闻十二经脉之终奈何？

岐伯曰：太阳之脉，其终也，戴眼，反折瘛疭，其色白，绝汗乃出，出则死矣。少阳终者，耳聋，百节皆纵，目睘绝系，绝系一日半死。其死也，色先青白，乃死矣。阳明终者，口目动作，善惊，妄言，色黄，其上下经盛，不仁则终矣。少阴终者，面黑，齿长而垢，腹胀闭，上下不通而终矣。太阴终者，腹胀闭不得息，善噫，善呕，呕则逆，逆则面赤，不逆则上下不通，不通则面黑，皮毛焦而终矣。厥阴终者，中热嗌干，善溺心烦，甚则舌卷，卵上缩而终矣。此十二经之所败也。

【解读】 黄帝问道：诊病的重要关键是什么？

岐伯回答说：重要点在于天、地、人相互之间的关系。如正月、二月，天气开始有一种升发的气象，地气也开始萌动，这时候的人气在肝；三月、四月，天气正当明盛，地气也正是华茂而欲结实，这时候的人气在脾；五月、六月，天气盛极，地气上升，这时候的人气在头部；七月、八月，阴气开始发生肃杀的现象，这时候的人气在肺；九月、十月，阴气渐盛，开始冰冻，地气也随着闭藏，这时候的人气在心；十一月、十二月，冰冻更甚而阳气伏藏，地气闭密，这时候的人气在肾。

所以，春天的刺法应刺经脉散腧穴，达于肌肉分理，一出血即止针，病情较重者应久留其针，待其气传布后再出针；病轻的则暂留其针，候经气循环一周，就可以出针，随即就好了。夏天的刺法应刺经络的腧穴，见血即止针，邪气一去，穴孔合闭起来，病也随之消除了。秋天的刺法应刺皮肤，先用手指循按肌肉的纹理，宣散气血，不论深浅皆同春夏行针一样见血即止，如果病人的面色变了，就马上止针。冬天的刺法，应该深取腧穴于分理之间，病重者可深刺进入，病轻者可左右上下随宜而刺。春夏秋冬四时各有相应的针刺方法，针刺的深浅也随之而异。

若春天误刺了夏天的部位，就会使脉乱而气微弱，邪气便会随之侵入骨髓之中，病便不能痊愈，使人不想吃饭，而且少气；春天误刺了秋天的部位，就会损伤肺气，发为筋挛气逆，咳嗽也会随之而来，疾病便不能痊愈，使人有时惊惧，有时哭泣；春天误刺了冬天的部位，邪气就会深居于内脏，使人胸腹胀满，病便不能痊愈，而且还爱多言语。

若夏天误刺了春天的部位，病不能愈，人也倦怠无力；夏天误刺了秋天的部位，病不能愈，令人心中不想说话，并且惕然不安，好像有人要来抓自己一般；夏天误刺了冬天的部位，病不能愈，使人气上逆，而且时常想要发泄愤怒。

秋天刺了春天的部位，伤了肝气，病不能愈，反而使人血气上逆，惕然不宁，且又善忘；秋天刺了夏天的部位，伤了心气，病不能愈，心气伤，火不生土，反而使人嗜卧，心不藏神，又且多梦；秋天刺了冬天的部位，伤了肾气，病不能愈，反使人肾不闭藏，血气内散，时时发冷。

若冬天误刺了春天的部位，病不能愈，使人发困而又无法入睡，睡眠时又常现幻象；冬天误刺了夏天的部位，病不能愈，使人气上逆，会发为痹症和麻木不仁的病；冬天误刺了秋天的部位，病不能愈，使人常常感到干渴。

凡于胸腹之间用针刺，必须注意避免刺伤五脏。假如中伤了心脏，经气环身一周便死；假如中伤了脾脏，五日便死；假如中伤了肾脏，七日便死；假如中伤了肺脏，五日便死；假如中伤了膈膜的，皆为伤中，当时病虽然似乎好些，但不过一年其人必死。刺胸腹注意避免中伤五脏，主要是要知道下针的逆从。所谓从，就是要明白膈和脾肾等处，应该避开；如不知其部位不能避开，就会刺伤五脏，那就是逆了。凡刺胸腹部位，应先用布巾覆盖其处，然后从单布上进刺。如果刺之不愈，可以再刺，这样就不会把五脏刺伤了。在用针刺治病的时候，必须注意安静严肃，以候其气；如刺脓肿的病，可以用摇针手法以出脓血；如刺经脉的病，就不要摇针。这是刺法的一般规矩。

黄帝问道：请你告诉我十二经气绝的情况是怎样的？

岐伯说：太阳经脉气绝时，病人便会两目上视，眼珠不能转动，身背反张，手足抽掣，面色发白，出绝汗，绝汗一出，就要死了。少阳经脉气绝时，病人便会耳聋，全身骨节松懈，两眼直视如惊，到了眼珠不转，一天半便要死亡了；临死时，脸上先见青色，接着又变为白色，然后便死去了。阳明经脉气绝时，病人便会口耳张大，时常惊怕，说话胡乱反常，面色发黄，其经脉上下循行部位都呈现出邪气亢盛的症状，进而发展为肌肤麻木不仁，这时生命就要终止了。少阴经脉气绝时，病人面色发黑，牙齿好像变得长了，并积满了牙垢，腹部胀闭，大小便不通，生命就走到尽头了。太阴经脉气绝时，腹部胀闭，呼吸不便，常欲嗳气，不断呕吐，呕吐则气上逆，气上逆则面赤；若气不上逆，则上下不通，上下不通则面黑，皮毛枯憔而绝。厥阴经脉气绝时，病人胸中发热，咽喉干燥，不时小便，心胸烦躁，渐至舌卷，睾丸上缩而死。这便是十二经脉气败绝时的症候。

· 卷五 ·

脉要精微论篇第十七

【原文】　黄帝问曰：诊法何如？

岐伯对曰：诊法常以平旦，阴气未动，阳气未散；饮食未进，经脉未盛；络脉调匀，气血未乱，故乃可诊有过之脉。

切脉动静而视精明,察五色,观五脏有余不足,六腑强弱,形之盛衰。以此参伍,决死生之分。

夫脉者,血之府也。长则气治,短则气病,数则烦心,大则病进,上盛则气高,下盛则气胀,代则气衰,细则气少,涩则心痛。浑浑革至如涌泉,病进而色弊,绵绵其去如弦绝,死。

夫精明五色者,气之华也。赤欲如白裹朱,不欲如赭;白欲如鹅羽,不欲如盐;青欲如苍璧之泽,不欲如蓝;黄欲如罗裹雄黄,不欲如黄土;黑欲如重漆色,不欲如地苍。五色精微象见矣,其寿不久也。夫精明者,所以视万物,别白黑,审短长。以长为短,以白为黑,如是则精衰矣。

五脏者,中之守也。中盛脏满,气胜伤恐者,声如从室中言,是中气之湿也。言而微,终日乃复言者,此夺气也。衣被不敛,言语善恶,不避亲疏者,此神明之乱也。仓廪不藏者,是门户不要也。水泉不止者,是膀胱不藏也。得守者生,失守者死。

夫五脏者,身之强也。头者,精明之府,头倾视深,精神将夺矣。背者,胸中之府,背曲肩随,府将坏矣。腰者,肾之府,转摇不能,肾将惫矣。膝者,筋之府,屈伸不能,行则偻附,筋将惫矣。骨者,髓之府,不能久立,行则振掉,骨将惫矣。得强则生,失强则死。

岐伯曰:反四时者,有余为精,不足为消。应太过,不足为精;应不足,有余为消。阴阳不相应,病名曰关格。

帝曰:脉其四时动奈何?知病之所在奈何?知病之所变奈何?知病乍在内奈何?知病乍在外奈何?请问此五者,可得闻乎?

岐伯曰:请言其与天运转大也。万物之外,六合之内,天地之变,阴阳之应,彼春之暖,为夏之暑;彼秋之忿,为冬之怒。四变之动,脉与之上下,以春应中规,夏应中矩,秋应中衡,冬应中权。是故冬至四十五日,阳气微上,阴气微下;夏至四十五日,阴气微上,阳气微下。阴阳有时,与脉为期,期而相失,知脉所分,分之有期,故知死时。微妙在脉,不可不察,察之有纪,从阴阳始,始之有经,从五行生,生之有度,四时为宜。补泻勿失,与天地如一,得一之情,以知死生。是故声合五音,色合五行,脉合阴阳。

是知阴盛则梦涉大水恐惧,阳盛则梦大火燔灼,阴阳俱盛则梦相杀毁伤;上盛则梦飞,下盛则梦堕;甚饱则梦予;甚饥则梦取;肝气盛则梦怒,肺气盛则梦哭;短虫多则梦聚众,长虫多则梦相击毁伤。

是故持脉有道,虚静为保。春日浮,如鱼之游在波;夏日在肤,泛泛乎万物有余;秋日下肤,蛰虫将去;冬日在骨,蛰虫周密,君子居室。故曰:知内者按而纪之,知外者终而始之。此六者,持脉之大法。

心脉搏坚而长,当病舌卷不能言;其耎而散者,当消环自已。肺脉搏坚而长,当病唾血;其耎而散者,当病灌汗,至今不复散发也。肝脉搏坚而长,色不青,当病坠若博,因血在胁下,令人喘逆;其耎而散,色泽者,当病溢饮。溢饮者,渴暴多饮,而易入肌皮肠胃之外也。胃脉搏坚而长,其色赤,当病折髀;其耎而散者,当病食痹。脾脉搏坚而长,其色黄,当病少气;其耎而散,色不泽者,当病足胻肿,若水状也。肾脉搏坚而长,其色黄而赤者,当病折腰;其耎而散者,当病少血,至今不复也。

帝曰:诊得心脉而急,此为何病?病形何如?

岐伯曰:病名心疝,少腹当有形也。

帝曰:何以言之?

岐伯曰:心为牡脏,小肠为之使,故曰少腹当有形也。

帝曰:诊得胃脉,病形何如?

岐伯曰:胃脉实则胀、虚则泄。

帝曰:病成而变何谓?

岐伯曰:风成为寒热,瘅成为消中,厥成为巅疾,久风为飧泄,脉风成为疠。病之变化,不可胜数。

帝曰:诸痈肿筋挛骨痛,此皆安生?

岐伯曰:此寒气之肿,八风之变也。

帝曰:治之奈何?

岐伯曰:此四时之病,以其胜治之愈也。

帝曰：有故病，五脏发动，因伤脉色，各何以知其久暴至之病乎？

岐伯曰：悉乎哉问也！徵其脉小色不夺者，新病也；徵其脉不夺，其色夺者，此久病也；徵其脉与五色俱夺者，此久病也；徵其脉与五色俱不夺者，新病也。肝与肾脉并至，其色苍赤，当病毁伤，不见血，已见血，湿若中水也。

尺内两傍，则季胁也。尺外以候肾，尺里以候腹。中附上，左外以候肝，内以候膈；右外以候胃，内以候脾。上附上，右外以候肺，内以候胸中；左外以候心，内以候膻中。前以候前，后以候后。上竟上者，胸喉中事也；下竟下者，少腹腰股膝胫足中事也。

粗大者，阴不足，阳有余，为热中也。来疾去徐，上实下虚，为厥巅疾。来徐去疾，上虚下实，为恶风也。故中恶风者，阳气受也。有脉俱沉细数者，少阴厥也。沉细数散者，寒热也。浮而散者，为眴仆。诸浮不躁者，皆在阳，则为热；其有躁者在手。诸细而沉者，皆在阴，则为骨痛；其有静者在足。数动一代者，病在阳之脉也，泄及便脓血。诸过者，切之涩者，阳气有余也；滑者，阴气有余也。阳气有余为身热无汗，阴气有余为多汗身寒，阴阳有余则无汗而寒。推则外之，内而不外，有心腹积也；推而内之，外而不内，身有热也；推而上之，上而不下，腰足清也；推而下之，下而不上，头项痛也。按之至骨，脉气少者，腰脊痛而身有痹也。

【解读】 黄帝问道：诊脉的方法是怎样的呢？

岐伯回答说：诊脉最好是在早晨进行，早晨阴气未曾扰动，阳气还没有耗散，又未进过饮食，经脉之气尚未亢盛；络脉之气也比较调和，气血也没有被扰乱，所以比较容易诊出有病的脉象。

在诊察病人脉搏动静变化的时候，还要看病人两眼的神气，观察面色光泽，从而分析病人的五脏是有余还是不足，六腑是强还是弱，形体是盛还是衰。将这些方面加以综合考察，来判别病人的死生之分。

脉是血液会聚的所在。长脉为气血流畅和平，故为气治；短脉为气不足，故为气病；数脉为热，热则心烦；大脉为邪气方张，病势正在向前发展；上部脉盛，为邪壅于上，可见呼吸急促，喘满之症；下部脉盛，是邪滞于下，可见胀满之病；代脉为元气衰弱；细脉，为正气衰少；涩脉为血少气滞，主心痛之症。脉来大而急速如泉水上涌者，为病势正在进展，且有危险；脉来隐约不现，微细无力，或如弓弦猝然断绝而去，为气血已绝，生机已断，故主死。

面部的五色，是内脏精气的外在表现。赤色应当像白绸裹着珠砂一样，红润而显露，不应当像赭石那样色赤而带紫；白色应当像鹅的羽毛那样白而光洁，不应当像盐的颜色那样白而杂暗；青色应当像苍璧一样青而润泽，不应当像青靛那样青而沉暗；黄色应当像罗纱裹着雄黄那样黄中透红，不应当像黄土一样黄而沉滞；黑色应当像重漆那样黑而明润，不应当像地苍那样枯暗如尘。倘若五色精微之象显现于外，那人的寿命便不长了。两眼精明，是用来观察万物、辨别黑白、审察长短的。如果长短不分，黑白颠倒，那就说明精气已经衰败了。

五脏的作用是藏精守内。如果腹中甚盛，脏气胀满，气胜而喘，善伤于恐，说话声音又重浊不清的，乃是中气被湿邪所蒙蔽的缘故。如果说话的声音低微，整天讲些翻来复去的重复之语，这是由于正气衰夺的缘故。如果病人不愿着衣盖被，言语错乱，不分亲疏远近，则是由于神气紊乱的缘故。如果肠胃不能藏纳水谷，大便失禁的，则是由于肾虚不能约束门户所致。如果小便失禁，则是由于膀胱不能闭藏津液所致。倘若五脏能够各自起到藏精守内的作用，虽病亦可以复生；倘若五脏不能藏精守内，病人则必死无疑。

五脏精气充足，为身体强健之本。头为精明之府，若见到头部低垂，目陷无光的，是精神将要衰败。背悬五脏，为胸中之府，若见到背弯曲而肩下垂的，是胸中脏气将要败坏。肾位居于腰，故腰为肾之府，若见到不能转侧摇动，是肾气将要衰惫。膝是筋会聚的地方，所以膝为筋之府，若屈伸不能，行路要曲身附物，这是筋的功能将要衰惫。骨为髓之府，不能久立，行则振颤摇摆，这是髓虚，骨的功能将要衰惫。若脏气能够恢复强健，则虽病可以复生；若脏气不能复强，则病情不能挽回，人也就死了。

岐伯说：人的脏腑若是与自然界四时相违反，则五脏的精气就会过盛，六腑的传化之物就会不足；如果脏腑与四时相应太过，五脏的精气也会不足；如果脏腑与四时相应不足，六腑的传化之物反而会有余。这些阴阳不相应合形成的疾病，病名叫做关格。

黄帝问道：脉应四时而动的情况如何？如何从诊脉知道病之所在？如何从诊脉知道病的变化？从诊脉知道病的忽然在内是怎样？从诊脉知道病的忽然在外是怎样？想请教这五个问题，

你能把其中的道理讲给我听吗?

岐伯说:请让我讲一下它们的变化与天气运转的关系吧。万物之外,六合之内,自然界的变化,阴阳的反应,如春天的气候暖和,发展为夏天的气候酷热;秋天的劲急之气,发展为冬天的杀厉之气。人的脉象也是随着四时的变迁而升降沉浮的,所以春脉之应像中规,夏脉之应像中矩,秋脉之应像中衡,冬脉之应像中权。因此冬至后45天,阳气微升,阴气微降;夏至后45天,阳气微降,阴气微升。阴阳的升降有一定的时间性,与脉象的变化相一致。倘若脉象和四时不相适应,就可以从脏象的变化知道病属何脏,再根据脏气的盛衰,推究出患者的死期。这其中的微妙都在脉象上,不可以不仔细地体察。体察脉象有其要领,必须从阴阳的辨别开始。阴阳亦有端绪,是借五行而产生的,它们的产生也有一定的法则,即以四时的变化为规律。因此,诊病时用补用泻,都不要背离这个规律。知道了这些道理,就能够预知死生了。所以说,听声音要合五音,看气色要合五行,诊脉象要参合阴阳。

由此可知,阴气盛,多梦见渡大水而恐惧;阳气盛,就会梦见大火焚烧;阴阳俱盛,就会梦见互相残杀;上部盛,就会梦见向上飞扬;下部盛,就会梦见向下坠落;吃得过饱,常会梦见给人东西;饥饿过度,就会梦见获取食物;肝气盛,会梦见自己发怒;肺气盛,会梦见自己悲哀;腹中短虫多,会梦见众人聚集;腹中长虫多,会梦见与人相斗受伤。

所以,诊脉是有一定法则的,其中心情宁静是最可贵的一条。春天脉象微浮,像鱼游波中一样;夏天脉充皮肤,浮泛非常,像万物充盛似的;秋天脉见微沉,似在肤下,像蛰虫将要入穴一样;冬天脉沉在骨,像蛰虫密藏洞穴、人们深居内室一般。所以说:要知道脉之在里怎样,必须深按才能得其要领;要知道脉之在表怎样,则要根据病情来推究致病的本源。这春、夏、秋、冬、内、外六点,乃是持脉所必须了解的大法。

心脉坚而长,搏击指下,为心经邪盛,火盛气浮,当病舌卷而不能言语;其脉软而散的,当病消渴,待其胃气来复,病自痊愈。肺脉坚而长,搏击指下,为火邪犯肺,当病痰中带血;其脉软而散的,为肺脉不足,当病汗出不止,在这种情况下,不可再用发散的方法治疗。肝脉坚而长,搏击指下,其面色当青,今反不青,知其病非由内生,当为跌坠或搏击所伤,因瘀血积于胁下,阻碍肺气升降,所以使人喘逆;如其脉软而散,加之面目颜色鲜泽的,当发溢饮病,溢饮病口渴暴饮,因水不化气,而水气容易流入肌肉皮肤之间、肠胃之外所引起。胃脉坚而长,搏击指下,面色赤,当病脾痛如折;如其脉软而散的,则胃气不足,当病食痹。脾脉坚而长,搏击指一,面部色黄,乃脾气不运,当病少气;如其脉软而散,面色不泽,为脾虚,不能运化水湿,当病足胫浮肿如水状。肾脉坚长,搏击指下,面部黄而带赤,是心脾之邪盛侵犯于肾,肾受邪伤,当病腰痛如折;如其脉软而散者,当病精血虚少,使身体不能恢复健康。

黄帝说:诊脉时,其心脉劲急,这是什么病?病的症状是怎样的呢?

岐伯说:这种病名叫心疝,少腹部位一定有形征出现。

黄帝说:这是什么道理呢?

岐伯说:心为阳脏,心与小肠为表里,今与病传于腑,小肠受之,为疝而痛,小肠居于少腹,所以少腹当有病形。

黄帝说:诊察到胃脉有病,会出现什么病变呢?

岐伯说:胃脉实则邪气有余,将出现腹胀满病;胃脉虚则胃气不足,将出现泄泻病。

黄帝说:疾病的形成及其发展变化又是怎样的呢?

岐伯说:因于风邪,可变为寒热病;瘅热既久,可成为消中病;气逆上而不已,可成为癫痫病;风气通于肝,风邪经久不愈,木邪侮土,可成为飧泄病;风邪客于脉,留而不去则成为疠风病。疾病的发展变化是不能够数清的。

黄帝说:各种痈肿、筋挛、骨痛的病变,是怎样产生的呢?

岐伯说:这都是因为寒气聚集和八风邪气侵犯人体后而发生的变化。

黄帝说:怎样进行治疗呢?

岐伯说:由于四时偏胜之邪气所引起的病变,根据五行相胜的规律确定治则去治疗就会痊愈。

黄帝说:有旧病从五脏发动,都会影响到脉色而发生变化,怎样区别它是久病还是新病呢?

岐伯说:问得真详细呀!这需要验看脉色:若脉小而气色不差的,乃是新病;若脉不差但气色已差的，便是旧病；若脉像和五色都差的，便是旧病；若脉象和五色都不差的，便是新病。肝脉和肾脉见了沉弦的现象，皮色呈现出苍赤色，这是由于跌扑损伤筋骨所致，不论见血与否，都要出现像水气病一样的淤血肿胀。

尺部的脉两旁是候季胁的。轻按尺部可以候肾，重按尺部可以候腹。尺的中部，轻按其左，可以候肝，重按可以候膈；轻按其右，可以候胃，重按可以候脾。尺的上部，轻按其右，可以候肺，重按可以候胸中；轻按左部，可以候心，重按可以候膻中。从臂内阴经之分，可以候腹；从臂外阴经之分，可以候背。上段之尽端，是候头项胸喉部疾病的；下段之尽端，是候少腹腰股膝胫足中部疾病的。

脉象洪大的，是由于阴精不足而阳有余，故发为热中之病。脉象来时急疾而去时徐缓，这是由于上部实而下部虚，气逆于上，多好发为癫仆一类的疾病。脉象来时徐缓而去时急疾，这是由于上部虚而下部实，多好发为疠风之病。患这种病的原因，是因为阳气虚而失去捍卫的功能，所以才感受邪气而发病。有两手脉均见沉细数的，沉细为肾之脉体，数为热，故发为少阴之阳厥；如见脉沉细数散，为阴血亏损，多发为阴虚阳亢之虚劳寒热病。脉浮而散，好发为眩晕仆倒之病。凡见浮脉而不躁急，其病在阳分，则出现发热的症状，病在足三阳经；如浮而躁急的，则病在手三阳经。凡见细脉而沉，其病在阴分，发为骨节疼痛，病在手三阴经；如果脉细沉而静，其病在足三阴经。发现数动而见一次歇止的脉象，是病在阳分，为阳热郁滞的脉象，可出现泄利或大便带脓血的疾病。诊察到各种有病的脉象而切按时，如见涩脉是阳气有余；滑脉，为阴气有余。阳热有余则身热而无汗；阴寒有余则多汗而身寒；阴气阳气均有余，则无汗而身寒。按脉浮取不见，沉取则脉沉迟不浮，是病在内而非在外，故知其心腹有积聚病。按脉沉取不显，浮则脉浮数不沉，是病在外而不在内，当有身发热之症。凡诊脉推求于上部，只见于上部，下部脉弱的，这是上实下虚，故出现腰足清冷之症。凡诊脉推求于下部，只见于下部，而上部脉弱的，这是上虚下实，故出现头项疼痛之症。若重按至骨，而脉气少的，是生阳之气不足，故可出现腰脊疼痛及身体痹证。

平人气象论篇第十八

【原文】 黄帝问曰：平人何如？

岐伯对曰：人一呼脉再动，一吸脉亦再动，呼吸定息；脉五动，闰以太息，命曰平人。平人者，不病也，常以不病调病人，医不病，故为病人平息以调之为法。

人一呼脉一动，一吸脉一动，曰少气。人一呼脉三动，一吸脉三动而躁，尺热曰病温，尺不热脉滑曰病风，脉涩曰痹。人一呼脉四动以上曰死，脉绝不至曰死，乍疏乍数曰死。

平人之常气禀于胃，胃者，平人之常气也。人无胃气曰逆，逆者死。春胃微弦曰平，弦多胃少曰肝病，但弦无胃曰死，胃而有毛曰秋病，毛甚曰今病。脏真散于肝，肝藏筋膜之气也。

夏胃微钩曰平，钩多胃少曰心病，但钩无胃曰死；胃而有石曰冬病，石甚曰今病。脏真通于心，心藏血脉之气也。长夏胃微耎弱曰平，弱多胃少曰脾病，但代无胃曰死；耎弱有石曰冬病，弱甚曰今病。脏真濡于脾，脾藏肌肉之气也。

秋胃微毛曰平，毛多胃少曰肺病，但毛无胃曰死；毛而有弦曰春病，弦甚曰今病。脏真高于肺，以行荣卫阴阳也。

冬胃微石曰平，石多胃少曰肾病，但石无胃曰死；石而有钩曰夏病，钩甚曰今病。脏真下于肾，肾藏骨髓之气也。

胃之大络，名曰虚里，贯鬲络肺，出于左乳下，其动应衣，脉宗气也。盛喘数绝者，则病在中；结而横，有积矣；绝不至，曰死。乳之下，其动应衣，宗气泄也。

欲知寸口太过与不及。寸口之脉中手短者，曰头痛。寸口脉中手长者，曰足胫痛。寸口脉中手促上击者，曰肩背病。寸口脉沉而坚者，曰病在中。寸口脉浮而盛者，曰病在外。寸口脉沉而弱，曰寒热及疝瘕、少腹痛。寸口脉沉而横，曰胁下有积，腹中有横积痛。寸口脉沉而喘，曰寒热。脉盛滑坚者，曰病在外，脉小实而坚者，病在内。脉小弱以涩，谓之久病。脉滑浮而疾者，谓之新病。脉急者，曰疝瘕少腹痛。脉滑曰风，脉涩曰痹。缓而滑曰热中，盛而紧曰胀。脉从阴阳，病易已；脉逆阴阳，病难已。脉得四时之顺，曰病无他；脉反四时及不间脏，曰难已。

臂多青脉，曰脱血。尺脉缓涩，谓之解㑊，安卧。脉盛，谓之脱血。尺涩脉滑，谓之多汗。

尽寒脉细,谓之后泄。脉尺粗常热者,谓之热中。

肝见庚辛死,心见壬癸死,脾见甲乙死,肺见丙丁死,肾见戊己死,是谓真脏见皆死。

颈脉动喘疾咳,曰水。目裹微肿,如卧蚕起之伏,曰水。溺黄赤,安卧者,黄疸。已食如饥者,胃疸。面肿曰风,足胫肿曰水,目黄者曰黄疸。妇人手少阴脉动甚者,妊子也。

脉有逆从四时,未有脏形,春夏而脉瘦,秋冬而脉浮大,命曰逆四时也。风热而脉静,泄而脱血脉实,病在中脉虚,病在外脉涩坚者,皆难治,命曰反四时也。

人以水谷为本,故人绝水谷则死,脉无胃气亦死。所谓无胃气者,但得真脏脉,不得胃气也。所谓脉不得胃气者,肝不弦,肾不石也。

太阳脉至,洪大以长;少阳脉至,乍数乍疏,乍短乍长;阳明脉至,浮大而短。

夫平心脉来,累累如连珠,如循琅玕,曰心平。夏以胃气为本。病心脉来,喘喘连属,其中微曲,曰心病。死心脉来,前曲后居,如操带钩,曰心死。

平肺脉来,厌厌聂聂,如落榆荚,曰肺平。秋以胃气为本。病肺脉来,不上不下,如循鸡羽,曰肺病。死肺脉来,如物之浮,如风吹毛,曰肺死。

平肝脉来,耎弱招招,如揭长竿末梢,曰肝平。春以胃气为本。病肝脉来,盈实而滑,如循长竿,曰肝病。死肝脉来,急益劲,如新张弓弦,曰肝死。

平脾脉来,和柔相离,如鸡践地,曰脾平。长夏以胃气为本。病脾脉来,实而盈散,如鸡举足,曰脾病。死脾脉来,锐坚如乌之喙,如鸟之距,如屋之漏,如水之流,曰脾死。

平肾脉来,喘喘累累如钩,按之而坚,曰肾平。冬以胃气为本。病肾脉来,如引葛,按之益坚,曰肾病。死肾脉来,发如夺索,辟辟如弹石,曰肾死。

【解读】 黄帝问道:正常人的脉象是怎样的呢?

岐伯回答说:人一呼脉跳动两次,一吸也跳动两次,呼吸之余,是为定息;若一息脉跳动五次,是因为有时呼吸较长以尽脉跳余数的缘故,这是平人的脉象。平人就是无病之人,通常以无病之人的呼吸为标准,来测候病人的呼吸至数及脉跳次数。医生无病,就可以用自己的呼吸来计算病人脉搏的至数,这是诊脉的法则。

如果一呼与一吸,脉各跳动一次,是正气衰少,叫做少气。如果一呼一吸脉各跳动三次而且急疾,尺之皮肤发热,乃是温病的表现;如尺肤不热,脉象滑,乃为感受风邪而发生的病变;如脉象涩,是为痹证。人一呼一吸脉跳动八次以上是精气衰夺的死脉;脉气断绝不至,亦是死脉;脉来忽迟忽数,为气血已乱,亦是死脉。

健康人的正气来源于胃,胃为水谷之海,乃人体气血生化之源,所以胃气为健康人之常气。人若没有胃气,就是危险的现象,甚者可造成死亡。

春天有胃气的脉应该是弦而柔和的微弦脉,乃是无病之平脉;如果弦象很明显而缺少柔和之胃气,为肝脏有病;脉见纯弦而无柔和之象的真脏脉,主死;若虽有胃气而兼见轻虚以浮的毛脉,是春见秋脉,故预测其到了秋天就要生病,如毛脉太甚,则木被金伤,现时就会发病。肝旺于春,春天脏真之气散于肝,以养筋膜,故肝藏筋膜之气。

夏天有胃气的脉应该是钩而柔和的微钩脉,乃是无病之平脉;如果钩象很明显而缺少柔和之胃气,为心脏有病;脉见纯钩而无柔和之象的真脏脉,主死;若虽有胃气而兼见沉象的石脉,是夏见冬脉,故预测其到了冬天就要生病;如石脉太甚,则火被水伤,现时就会发病。心旺于夏,故夏天脏真之气通于心,心主血脉,而心之所藏则是血脉之气。长夏有胃气的脉应该是微耎弱的脉,乃是无病之平脉,如果弱甚无力而缺少柔和之胃气,为脾脏有病;如果见无胃气的代脉,主死;若软弱脉中兼见沉石,是长夏见冬脉,这是火土气衰而水反侮的现象,故预测其到了冬天就要生病;如弱火甚,现时就会发病。脾旺于长夏,故长夏脏真之气濡养于脾,脾主肌肉,故脾藏肌肉之气。

秋天有胃气的脉应该是轻虚以浮而柔和的微毛脉,乃是无病之平脉;如果是脉见轻虚以浮而缺少柔和之胃气,为肺脏有病;如见纯毛脉而无胃气的真脏脉,就要死亡;若毛脉中兼见弦象,这是金气衰而木反侮的现象,故预测其到了春天就要生病;如弦脉太甚,现时就会发病。肺旺于秋而居上焦,故秋季脏真之气上藏于肺,肺主气而朝百脉,营行脉中,卫行脉外,皆自肺宣布,故肺主运行营卫阴阳之气。

冬天有胃气的脉应该是沉石而柔和的微石脉,乃是无病之平脉;如果脉见沉石而缺少柔和之胃气,为肾脏有病;如脉见纯石而不柔和的真脏脉,主死;若沉石脉中兼见钩脉,是水气衰而火反侮的现象，故预测其到了夏天就要生病；如钩脉太甚，现时就会发病。肾旺于冬而居人体的下焦，冬天脏真之气下藏于肾，肾主骨，故肾藏骨髓之气。

胃经的大络，名叫虚里，其络从胃贯膈而上络于肺，其脉出现于左乳下，搏动时手可以感觉得到，这是积于胸中的宗气鼓舞其脉跳动的结果。如果虚里脉搏动急数而兼有短时中断之象，这是中气不守的现象，是病在膻中的征候；如脉来迟而有歇止兼见长而坚位置横移的主有积滞，如脉断绝而不至，主死。如果虚里跳动甚剧而外见于衣，这是宗气失藏而外泄的现象。

切脉要知道寸口脉的太过和不及。寸口脉象应指而短，主头痛。寸口脉应指而长，主足胫痛。寸口脉应指急促而有力，上搏指下，主肩背痛。寸口脉沉而坚硬，主病在内。寸口脉浮而盛大，主病在外。寸口脉沉而弱，主寒热、疝瘕少腹疼痛。寸口脉沉而横居，主胁下有积病，或腹中有横积而疼痛。寸口脉沉而急促，主病寒热。脉盛大滑而坚，主病在外。脉小实而坚，主病在内。脉小弱而涩，是为久病。脉来滑利浮而疾数，是为新病。脉来紧急，主疝瘕少腹疼痛。脉来滑利，主病风。脉来涩滞，主痹证。脉来缓而滑利，为脾胃有热，主病热中。脉来盛紧，为寒气痞满，主胀病。脉与病之阴阳相一致，如阳病见阳脉，阴病见阴脉，病易愈；脉与病之阴阳相反，如阳病见阴脉，阴病见阳脉，病难愈。脉与四时相应为顺，如春弦、夏钩、秋毛、冬石，即使患病，亦无什么危险；如脉与四时相反，及不间脏而传变的，病难愈。

臂多青脉，乃血少脉空，乃由于失血。尺脉缓而脉象涩，主气血不足，多为倦怠懒惰，但欲安卧。尺脉发热而脉象盛大，是火盛于内，主脱血。尺脉涩而脉象滑，阳气有余于内，故为多汗。尺脉寒而脉象细，阴寒之气盛于内，故为泄泻。脉见粗大而尺肤常热的，阳盛于内，为热中。

肝的真脏脉出现，至庚辛日死；心的真脏脉出现，至壬癸日死；脾的真脏脉出现，至甲乙日死；肺的真脏脉出现，至丙丁日死；肾的真脏脉出现，至戊己日死。这是说的真脏脉见，均主死亡。

颈部之脉搏动甚，且气喘咳嗽，主水病。眼睑浮肿如卧蚕之状，也是水病。小便颜色黄赤，而且嗜卧，是黄疸病。饮食后很快又觉得饥饿，是胃疸病。风为阳邪，上先受之，面部浮肿，为风邪引起的风水病。水湿为阴邪，下先受之，足胫肿，是水湿引起的水肿病。眼白睛发黄，是黄疸病。妇人手少阴心脉搏动明显，是怀孕的征象。

脉与四时有相适应，也有不相适应的，如果脉搏不见本脏脉的正常脉象，春夏而不见弦、洪，而反见沉、涩；秋冬而不见毛、石，而反见浮大，这都是与四时相反的脉象。风热为阳邪脉应浮大，今反沉静；泄利脱血，津血受伤，脉应虚细，今反实大；病在内，脉应有力，乃正气尚盛足以抗邪，今反脉虚；病在外，脉应浮滑，乃邪气仍在于表，今反见脉涩坚，脉证相反，都是难治之病，这就叫做"反四时"。

人依靠水谷的营养而生存，所以人断绝水谷后，就要死亡；胃气化生于水谷，如脉无胃气也要死亡。所谓无胃气的脉，就是单见真脏脉而不见柔和的胃气脉。所谓不得胃气的脉，就是肝脉见不到微弦脉、肾脉见不到微石脉等。

太阳主时，脉来洪大而长；少阳主时，脉来不定，忽快忽慢，忽长忽短；阳明主时，脉来浮大而短。

正常的心脉来时，圆润像珠子一样，相贯而至，又像按抚琅玕美玉一样的柔滑，这是心脏的平脉。夏天以胃气为本，脉当柔和而微钩。如果脉来时，喘急促，连串急数之中，带有微曲之象，这是心的病脉。将死的心脉来时，脉前曲回，后则端直，如摸到革带之钩一样的坚硬，全无和缓之意，这是心的死脉。

正常的肺脉来时，轻虚而浮，像榆荚下落一样的轻浮和缓，这是肺的平脉。秋天以胃气为本，脉当柔和而微毛。有病的肺脉来时，不上不下，如抚摩鸡毛一样，这是肺的病脉。将死的肺脉来时，轻浮而无根，如物之飘浮，如风吹毛一样，飘忽不定，散动无根，这是肺的死脉。

正常的肝脉来时，柔软而弦长，如竿竿之末梢一样的柔软摆动，这是肝的平脉。春天以胃气为本，脉当柔和而微弦。有病的肝脉来时，弦长硬满而滑利，如以手摸长竿一样的长而不软，这是肝的病脉。将死的肝脉来时，弦急而坚劲，如新张弓弦一样紧绷而强劲，这是肝的死脉。

正常的脾脉来时，从容和缓，至数匀净分明，好像鸡足缓缓落地一样的轻缓而从容不迫，这是脾的平脉。长夏以胃气为本，脉当和缓。有病的脾脉来时，充实硬满而急数，如鸡举足一样急疾，这是脾的病脉。将死的脾脉来时，或锐坚而无柔和之气，如乌之嘴，鸟之爪那样坚硬而锐，或时动复止而无规律，或脉去而不至，如屋之漏水点滴无伦，或如水之流逝，去而不返，这是脾的死脉。

正常的肾脉来时,沉石滑利连续不断而又有曲回之象,按之坚实,有如心之钩脉这是肾的平脉。冬天以胃气为本,脉当柔软而微石。有病的肾脉来时,坚搏牵连如牵引葛藤一样,愈按愈坚硬,这是肾的病脉。将死的肾脉来时,像夺索一般,长而坚硬劲急,或坚实如以指弹石,这是肾的死脉。

·卷六·

玉机真脏论篇第十九

【原文】 黄帝问曰:春脉如弦,何如而弦?

岐伯对曰:春脉者肝也,东方木也,万物之所以始生也。故其气来,冥弱轻虚而滑,端直以长,故曰弦。反此者病。

帝曰:何如而反?

岐伯曰:其气来实而强,此谓太过,病在外;其气来不实而微,此谓不及,病在中。

帝曰:春脉太过与不及,其病皆何如?

岐伯曰:太过则令人善忘,忽忽眩冒而巅疾;其不及,则令人胸痛引背,下则两胁胠满。

帝曰:善。夏脉如钩,何如而钩?

岐伯曰:夏脉者心也,南方火也,万物之所以盛长也,故其气来盛去衰,故曰钩。反此者病。

帝曰:何如而反?

岐伯曰:其气来盛去亦盛,此谓太过,病在外;其气来不盛去反盛,此谓不及,病在中。

帝曰:夏脉太过与不及,其病皆何如?

岐伯曰:太过则令人身热而肤痛,为浸淫;其不及,则令人烦心,上见咳唾,下为气泄。

帝曰:善。秋脉如浮,何如而浮?

岐伯曰:秋脉者肺也,西方金也,万物之所以收成也,故其气来,轻虚以浮,来急去散,故曰浮。反此者病。

帝曰:何如而反?

岐伯曰:其气来,毛而中央坚,两傍虚,此谓太过,病在外;其气来,毛而微,此谓不及,病在中。

帝曰:秋脉太过与不及,其病皆何如?

岐伯曰:太过则令人逆气,而背痛愠愠然;其不及,则令人喘,呼吸少气而咳,上气见血,下闻病音。

帝曰:善。冬脉如营,何如而营?

岐伯曰:冬脉者肾也,北方水也,万物之所以合藏也,故其气来沉以搏,故曰营。反此者病。

帝曰:何如而反?

岐伯曰:其气来如弹石者,此谓太过,病在外;其去如数者,此谓不及,病在中。

帝曰:冬脉太过与不及,其病皆何如?

岐伯曰:太过则令人解㑊,脊脉痛而少气,不欲言;其不及,则令人心悬如病饥,眇中清,脊中痛,少腹满,小便变。

帝曰:善。

帝曰:四时之序,逆从之变异也,然脾脉独何主?

岐伯曰:脾脉者土也,孤脏以灌四傍者也。

帝曰:然则脾善恶,可得见之乎?

岐伯曰:善者不可得见,恶者可见。

帝曰:恶者何如可见?

岐伯曰:其来如水之流者,此谓太过,病在外;如鸟之喙者,此谓不及,病在中。

帝曰:夫子言脾为孤脏,中央土以灌四傍,其太过与不及,其病皆何如?

岐伯曰:太过则令人四支不举;其不及则令人九窍不通,名曰重强。

帝瞿然而起,再拜稽首曰:善。吾得脉之大要,天下至数,《五色》《脉变》,《揆度》《奇恒》,道在于一,神转不回,回则不转,乃失其机,至数之要,迫近以微,著之玉版,藏之藏府,每旦读之,名曰《玉机》。

五脏受气于其所生,传之于其所胜,气舍于其所生,死于其所不胜。病之且死,必先传行,至其所不胜,病乃死,此言气之逆行也,故死。肝受气于心,传之于脾,气舍于肾,至肺而死。心受气于脾,传之于肺,气舍于肝,至肾而死。脾受气于肺,传之于肾,气舍于心,至肝而死。肺受气于肾,传之于肝,气舍于脾,至心而死。肾受气于肝,传之于心,气舍于肺,至脾而死。此皆逆死也。一日一夜五分之,此所以占死生之早暮也。

黄帝曰:五脏相通,移皆有次。五脏有病,则各传其所胜。不治,法三月,若六月,若三日,若六日,传五脏而当死,是顺传所胜之次。故曰:别于阳者,知病从来;别于阴者,知死生之期,言知至其所困而死。

是故风者百病之长也。今风寒客于人,使人毫毛毕直,皮肤闭而为热,当是之时,可汗而发也。或痹不仁肿痛,当是之时,可汤熨及火灸刺而去之。弗治,病人舍于肺,名曰肺痹,发咳上气。弗治,肺即传而行之肝,病名曰肝痹,一名曰厥,胁痛,出食,当是之时,可按若刺耳。弗治,肝传之脾,病名曰脾风,发瘅,腹中热,烦心,出黄,当此之时,可按、可药、可浴。弗治,脾传之肾,病名曰疝瘕,少腹冤热而痛,出白,一名曰蛊,当此之时,可按、可药。弗治,肾传之心,病筋脉相引而急,病名曰瘛,当此之时,可灸、可药。弗治,满十日,法当死。肾因传之心,心即复反传而行之肺,发寒热,法当三岁死,此病之次也。

然其卒发者,不必治于传,或其传化有不以次。不以次入者,忧恐悲喜怒,令不得以其次,故令人有大病矣。因而喜大虚则肾气乘矣,怒则肝气乘矣,悲则肺气乘矣,恐则脾气乘矣,忧则心气乘矣,此其道也。故病有五,五五二十五变,及其传化。传,乘之名也。

大骨枯槁,大肉陷下,胸中气满,喘息不便,其气动形,期六月死;真脏脉见,乃予之期日。大骨枯槁,大肉陷下,胸中气满,喘息不便,内痛引肩项,期一月死;真脏见,乃予之期日。大骨枯槁,大肉陷下,胸中气满,喘息不便,内痛引肩项,身热,脱肉䐃破;真脏见,十月之内死。大骨枯槁,大肉陷下,肩髓内消,动作益衰,真脏来见,期一岁死;见其真脏,乃予之期日。大骨枯槁,大肉陷下,胸中气满,腹内痛,心中不便,肩项身热,䐃破脱肉,目眶陷,真脏见,目不见人,立死;其见人者,至其所不胜之时则死。

急虚身中卒至,五脏绝闭,脉道不通,气不往来,譬于堕溺,不可为期。其脉绝不来,若人一息五六至,其形肉不脱,真脏虽不见,犹死也。

真肝脉至,中外急,如循刀刃,责责然,如按琴瑟弦,色青白不泽,毛折乃死。真心脉至,坚而搏,如循薏苡子,累累然,色赤黑不泽,毛折乃死。真肺脉至,大而虚,如以毛羽中人肤,色白赤不泽,毛折乃死。真肾脉至,搏而绝,如指弹石,辟辟然,色黑黄不泽,毛折乃死。真脾脉至,弱而乍数乍踈,色黄青不泽,毛折乃死。诸真脏脉见者,皆死不治也。

黄帝曰:见真脏曰死,何也?

岐伯曰:五脏者,皆禀气于胃,胃者五脏之本也;脏气者,不能自致于手太阴,必因于胃气,乃至于手太阴也。故五脏各以其时,自为而至于手太阴也。故邪气胜者,精气衰也。故病甚者,胃气不能与之俱至于手太阴,故真脏之气独见。独见者,病胜脏也,故曰死。

帝曰:善。

黄帝曰:凡治病,察其形气色泽,脉之盛衰,病之新故,乃治之,无后其时。形气相得,谓之可治;色泽以浮,谓之易已;脉从四时,谓之可治;脉弱以滑,是有胃气,命曰易治,取之以时。形气相失,谓之难治;色夭不泽,谓之难已;脉实以坚,谓之益甚;脉逆四时,为不可治。必察四难,而明告之。

所谓逆四时者,春得肺脉,夏得肾脉,秋得心脉,冬得脾脉,其至皆悬绝沉涩者,命曰逆四时。未有脏形,于春夏而脉沉涩,秋冬而脉浮大,名曰逆四时也。

病热脉静;泄而脉大;脱血而脉实;病在中,脉实坚;病在外,脉不实坚者,皆难治。

黄帝曰:余闻虚实以决死生,愿闻其情。

岐伯曰:五实死,五虚死。

帝曰:愿闻五实五虚。

岐伯曰:脉盛、皮热、腹胀、前后不通、闷瞀,此谓五实。脉细、皮寒、气少、泄利前后、饮食不入,此谓五虚。

帝曰:其时有生者,何也?

岐伯曰:浆粥入胃,泄注止,则虚者活;身汗得后利,则实者活。此其候也。

【解读】 黄帝问道:春时的脉象如弦,怎样才算弦?

岐伯回答说:春脉主应肝脏,属东方之木。在这个季节里,万物开始生长,因此脉气来时,软弱轻虚而滑,端直而长,所以叫做弦。假如违反了这种现象,就是病脉。

黄帝道:怎样才称反呢?

岐伯说:其脉气来,应指实而有力,这叫做太过,主病在外;如脉来不实而微弱,这叫做不及,主病在里。

黄帝道:春脉太过与不及,发生的病变怎样?

岐伯说:太过会使人记忆力衰退,精神恍惚,头昏而两目视物眩转,而发生巅顶疾病;其不及会使人胸部作痛,牵连背部,往下则两侧胁肋部位胀满。

黄帝道:讲得对!夏时的脉象如钩,怎样才算钩?

岐伯说:夏脉主应心脏,属南方之火,在这个季节里,万物生长茂盛,因此脉气来时充盛,去时轻微,犹如钩之形象,所以叫做钩脉。假如违反了这种现象,就是病脉。

黄帝道:怎样才称反呢?

岐伯说:其脉气来盛去亦盛,这叫做太过,主病在外;如脉气来时不盛,去时反充盛有余,这叫做不及,主病在里。

黄帝道:夏脉太过与不及,发生的病变怎样?

岐伯说:太过会使人身体发热,皮肤痛,热邪侵淫成疮;不及会使人心虚作烦,上部出现咳唾涎沫,下部出现矢气下泄。

黄帝道:讲得对!秋天的脉象如浮,怎样才算浮?

岐伯说:秋脉主应肺脏,属西方之金,在这个季节里,万物收成,因此脉气来时轻虚以浮,来急去散,所以叫做浮。假如违反了这种现象,就是病脉。

黄帝道:怎样才称反呢?

岐伯说:其脉气来浮软而中央坚、两傍虚,这叫做太过,主病在外;其脉气来浮软而微,这叫做不及,主病在里。

黄帝道:秋脉太过与不及,发生的病变怎样?

岐伯说:太过会使人气逆,背部作痛,愠愠然郁闷而不舒畅;其不及会使人呼吸短气,咳嗽气喘,气上逆而出血,喉间有喘息声音。

黄帝道:讲得对!冬时的脉象如营,怎样才算营?

岐伯说:冬脉主应肾脏,属北方之水,在这个季节里,万物闭藏,因此脉气来时沉而搏手,所以叫做营。假如违反了这种现象,就是病脉。

黄帝道:怎样才称反呢?

岐伯说:其脉来如弹石一般坚硬,这叫做太过,主病在外;如脉去虚数,这叫做不及,主病在里。

黄帝道:冬脉太过与不及,发生的病变怎样?

岐伯说:太过会使人精神不振,身体懈怠,脊骨疼痛,气短,懒于说话;不及则使人心如悬,如同腹中饥饿之状,季胁下空软部位清冷,脊骨作痛,少腹胀满,小便变常。

黄帝道:讲得对!

黄帝道:春夏秋冬四时的脉象,有逆有从,其变化各异,但独未论及脾脉,究竟脾脉主何时令?

岐伯说:脾脉属土,位居中央为孤脏,以灌溉四旁。

黄帝道:脾脉的正常与异常可以得见吗?

岐伯说:正常的脾脉不可能见到,有病的脾脉是可以见到的。

黄帝道:有病的脾脉怎样?

岐伯说:其来如水之流散,这叫做太过,主病在外;其来坚锐如鸟之喙,这叫做不及,主病在中。

黄帝道:先生说脾为孤脏,位居中央属土,以灌溉四旁,它的太过和不及各发生些什么病变?

岐伯说:太过会使人四肢不能举动,不及则使人九窍不通,名叫重强。

黄帝惊悟肃然起立,行个礼道:很好! 我懂得诊脉的要领了,这是天下极其重要的道理。《五色》《脉变》《揆度》《奇恒》等书,阐述的道理都是一致的,总的精神在于一个"神"字。神的功用运转不息,向前而不能回却,倘若回而不转,就失掉它的生机了。极其重要的道理,往往迹象不显而近于微妙,把它著录在玉版上面,藏于枢要内府,每天早上诵读,称它为《玉机》。

　　五脏疾病的传变,是受病气于其所生之脏,传于其所胜之脏,病气留舍于生我之脏,死于我所不胜之脏。当病到将要死的时候,必先传行于相克之脏,病者乃死。这是病气的逆传,所以会死亡。例如,肝受病气于心脏,而又传行于脾脏,其病气留舍于肾脏,传到肺脏而死。心受病气于脾脏,传行于肺脏,病气留舍于肝脏,传到肾脏而死。脾受病气于肺脏,传行于肾脏,病气留舍于心脏,传到肝脏而死。肺受病气于肾脏,传行于肝脏,病气留舍于脾脏,传到心脏而死。肾受病气于肝脏,传行于心脏,病气留舍于肺脏,传到脾脏而死。凡此都是病气之逆传,所以死。以一日一夜划分为五个阶段,分属五脏,就可以推测死候的早晚时间。

　　黄帝道:五脏是相互通连的,病气的转移,都有一定的次序。假如五脏有病,则各传其所胜;若不能掌握治病的时机,那么三个月或六个月,或三天,或六天,传遍五脏就当死了,这是相克的顺传次序。所以说:能辨别三阳的,可以知道病从何经而来;能辨别三阴的,可以知道病的死生日期,这就是说,知道他至其所不胜而死。

　　风为六淫之首,所以说它是百病之长。风寒中人,使人毫毛直竖,皮肤闭而发热,在这个时候,可用发汗的方法治疗;至风寒入于经络,发生麻痹不仁或肿痛等症状,此时可用汤熨(热敷)及火罐、艾灸、针刺等方法来祛散。如果不及时治疗,病气内传于肺,叫做肺痹,发生咳嗽上气的症状;不及时治疗,就会传行于肝,叫做肝痹,又叫做肝厥,发生胁痛、吐食的症状,在这个时候,可用按摩或者针刺等方法;如不及时治疗,就会传行于脾,叫做脾风,发生黄疸,腹中热,烦心,小便黄色等症状,在这个时候,可用按摩、药物或热汤沐浴等方法;如再不治,就会传行于肾,叫做疝瘕,少腹烦热疼痛,小便色白而混浊,又叫做蛊病,在这个时候,可用按摩,或用药物;如再不治,病即由肾传心,发生筋脉牵引拘挛,叫做瘛病,在这个时候,可用灸法,或用药物;如再不治,十日之后,当要死亡。倘若病邪由肾传心,心又复反传于肺脏,发为寒热,法当三日即死,这是疾病传行的一般次序。

　　假如骤然暴发的病,就不必根据这个相传的次序而治。有些病不依这个次序传变的,如忧、恐、悲、喜、怒情志之病,病邪就不能依照这个次序相传而使人生大病了。如因喜极伤心,心虚则肾气相乘;或因大怒,则肝气乘脾;或因悲伤,则肺气乘肝;或因惊恐,则肾气内虚,脾气乘肾;或因大忧,则肺气内虚,心气乘肺。这是五志激动,使病邪不依次序传变的道理。所以病虽有五,及其传化,就有五五二十五变。所谓传化,就是相乘的名称。

　　大骨软弱,大肉瘦削,胸中气满,呼吸困难,呼吸时身体振动,为期六个月就要死亡;见了真脏脉,就可以预知死日。大骨软弱,大肉瘦削,胸中气满,呼吸困难,胸中疼痛,牵引肩项,为期一个月就要死亡;见了真脏脉,就可以预知死日。大骨软弱,大肉瘦削,胸中气满,呼吸困难,胸中疼痛,上引肩项,全身发热,脱肉破䐃,真脏脉现,十个月之内就要死亡。大骨软弱,大肉瘦削,两肩下垂,骨髓内消,动作衰颓,真脏脉未出现,为期一年死亡,若见到真脏脉,就可以预知死日。大骨软弱,大肉瘦削,胸中气满,腹中痛,心中郁闷不舒,肩项身上俱热,破䐃脱肉,目眶下陷,真脏脉出现,精脱目不见人,立即死亡;如尚能见人,是精未全脱,到了它所不胜之时,便死亡了。

　　如果正气暴虚,外邪陡然中人,仓卒获病,五脏气机闭塞,周身脉道不通,气不往来,譬如从高堕下,或落水淹溺一样,猝然的病变,就无法预测死期了。其脉息绝而不至,或跳动异常疾数,一呼脉来五、六至,虽然形肉不脱,真脏不见,仍然要死亡的。

　　肝脏之真脏脉至,中外劲急,如同按在刀口上一样的锋利,或如按在琴弦上一样硬直,面部显青白颜色而不润泽,毫毛枯焦,就要死亡。心脏的真脏脉至,坚硬而搏手,如循薏苡子那样短而圆实,面部显赤黑颜色而不润泽,毫毛枯焦乃死。肺脏的真脏脉至,大而空虚,好像毛羽着人皮肤一般地轻虚,面部显白赤颜色而不润泽,毫毛枯焦,就要死亡。肾脏的真脏脉至,搏手若转索欲断,或如以指弹石一样坚实,面部显黑黄颜色而不润泽,毫毛枯焦,就要死亡。脾脏的真脏脉至,软弱无力,快慢不匀,面部显黄青颜色而不润泽,毫毛枯焦,就要死亡。凡是见到五脏真脏脉,皆为不治的死候。

　　黄帝道:见到真脏脉象就要死亡,是什么道理?

岐伯说：五脏的营养，都赖于胃腑水谷之精微，因此胃是五脏的根本。故五脏之脉气，不能自行到达于手太阴寸口，必须赖借胃气的敷布，才能达于手太阴。所以五脏之气能够在其所主之时，出现于手太阴寸口，就是有了胃气。如果邪气胜，必定使精气衰。所以病气严重时，胃气就不能与五脏之气一齐到达手太阴，而为某一脏真脏脉象单独出现，真脏独见，是邪气胜而脏气伤，所以说是要死亡的。

黄帝道：讲得对！

黄帝道：大凡治病，必先诊察形体盛衰，气之强弱，色之润枯，脉之虚实，病之新久，然后及时治疗，不能错过时机。病人形气相称，是可治之症；面色光润鲜明，病亦易愈；脉搏与四时相适应，亦为可治；脉来弱而流利，是有胃气的现象，病亦易治，必须抓紧时间，进行治疗。形气不相称，此谓难治；面色枯槁，没有光泽，病亦难愈；脉实而坚，病必加重；脉与四时相逆，为不可治。必须审察这四种难治之证，清楚地告诉病家。

所谓脉与四时相逆，是春见到肺脉，夏见到肾脉，秋见到心脉，冬见到脾脉，其脉皆悬绝无根，或沉涩不起，这就叫做逆四时。如五脏脉气不能随着时令表现于外，在春夏的时令反见沉涩的脉象，秋冬的时令反见浮大的脉象，这也叫做逆四时。

热病脉宜洪大而反静；泄泻脉应小而反大；脱血脉应虚而反实；病在中而脉不实坚；病在外而脉反实坚。这些都是症脉相反，皆为难治。

黄帝道：我听说根据虚实的病情可以预决死生，希望告诉我其中道理。

岐伯说：五实死，五虚亦死。

黄帝道：请问什么叫做五实、五虚？

岐伯说：脉盛是心受邪盛，皮热是肺受邪盛，腹胀是脾受邪盛，二便不通是肾受邪盛，闷瞀是肝受邪盛，这叫做五实。脉细是心气不足，皮寒是肺气不足，气少是肝气不足，泄利前后是肾气不足，饮食不入是脾气不足，这叫做五虚。

黄帝道：五实、五虚，有时亦有痊愈的，又是什么道理？

岐伯说：能够吃些粥浆，慢慢地胃气恢复，大便泄泻停止，则虚者也可以痊愈。如若原来身热无汗的，而现在得汗；原来二便不通的，而现在大小便通利了，则实者也可以痊愈。这就是五虚、五实能够痊愈的机转。

三部九候论篇第二十

【原文】 黄帝问曰：余闻九针于夫子，众多博大，不可胜数。余愿闻要道，以属子孙，传之后世，著之骨髓，藏之肝肺，歃血而受，不敢妄泄，令合天道，必有终始，上应天光星辰历纪，下副四时五行。贵贱更立，冬阴夏阳，以人应之奈何？愿闻其方。

岐伯对曰：妙乎哉问也！此天地之至数。

帝曰：愿闻天地之至数，合于人形血气，通决死生，为之奈何？

岐伯曰：天地之至数，始于一，终于九焉。一者天，二者地，三者人。因而三之，三三者九，以应九野。故人有三部，部有三候，以决死生，以处百病，以调虚实，而除邪疾。

帝曰：何谓三部？

岐伯曰：有下部，有中部，有上部。部各为三候，三候者，有天有地有人也。必指而导之，乃以为真。上部天，两额之动脉；上部地，两颊之动脉；上部人，耳前之动脉。中部天，手太阴也；中部地，手阳明也；中部人，手少阴也。下部天，足厥阴也；下部地，足少阴也；下部人，足太阴也。故下部之天以候肝，地以候肾，人以候脾胃之气。

帝曰：中部之候奈何？

岐伯曰：亦有天，亦有地，亦有人。天以候肺，地以候胸中之气，人以候心。

帝曰：上部以何候之？

岐伯曰：亦有天，亦有地，亦有人。天以候头角之气，地以候口齿之气，人以候耳目之气。三部者，各有天，各有地，各有人。三而成天，三而成地，三而成人。三而三之，合则为九。九分为九野，九野为九脏。故神脏五，形脏四，合为九脏。五脏已败，其色必夭，夭必死矣。

帝曰：以候奈何？

岐伯曰:必先度其形之肥瘦,以调其气之虚实,实则泻之,虚则补之。必先去其血脉,而后调之,无问其病,以平为期。

帝曰:决死生奈何?

岐伯曰:形盛脉细,少气不足以息者危。形瘦脉大,胸中多气者死。形气相得者生;参伍不调者病;三部九候皆相失者死;上下左右之脉相应如参舂者,病甚;上下左右相失不可数者死;中部之候虽独调,与众脏相失者死;中部之候相减者死;目内陷者死。

帝曰:何以知病之所在?

岐伯曰:察九候独小者病,独大者病,独疾者病,独迟者病,独热者病,独寒者病,独陷下者病。以左手足上,上去踝五寸按之,庶右手足当踝而弹之,其应过五寸以上,蠕蠕然者,不病;其应疾,中手浑浑然者病;中手徐徐然者病;其应上不能至五寸,弹之不应者死。是以脱肉、身不去者死,中部乍疏乍数者死。其脉代而钩者,病在络脉。九候之相应也,上下若一,不得相失。一候后则病,二候后则病甚,三候后则病危。所谓后者,应不俱也。察其腑脏,以知死生之期。必先知经脉,然后知病脉,真脏脉见者,胜死。足太阳气绝者,其足不可屈伸,死必戴眼。

帝曰:冬阴夏阳奈何?

岐伯曰:九候之脉,皆沉细悬绝者为阴,主冬,故以夜半死。盛躁喘数者为阳,主夏,故以日中死。是故寒热病者,以平旦死;热中及热病者,以日中死;病风者,以日夕死;病水者,以夜半死。其脉乍疏乍数、乍迟乍疾者,日乘四季死。形肉已脱,九候虽调,犹死。七诊虽见,九候皆从者,不死。所言不死者,风气之病及经月之病,似七诊之病而非也,故言不死。若有七诊之病,其脉候亦败者死矣,必发哕噫。必审问其所始病,与今之所方病,而后各切循其脉,视其经络浮沉,以上下逆从循之。其脉疾者,不病;其脉迟者,病;脉不往来者,死;皮肤著者,死。

帝曰:其可治者奈何?

岐伯曰:经病者,治其经;孙络病者,治其孙络血;血病身有痛者,治其经络。其病者在奇邪,奇邪之脉,则缪刺之。留瘦不移,节而刺之。上实下虚,切而从之,索其结络脉,刺出其血,以见通之。瞳子高者,太阳不足。戴眼者,太阳已绝。此决死生之要,不可不察也。

【解读】 黄帝问道:我听先生讲了九针道理后,觉得丰富广博,不可尽述。我想了解其中的主要道理,以嘱咐子孙,传于后世,铭心刻骨,永志不忘,并严守誓言,不敢妄泄。如何使这些道理符合于天体运行的规律,有始有终,上应于日月星辰周历天度之标志,下符合四时五行阴阳盛衰的变化,人是怎样适应这些自然规律的呢?希望你讲解这方面的道理。

岐伯回答说:问得多好啊!这是天地间至为深奥的道理。

黄帝道:我愿闻天地的至数,与人的形体气血相通,以决断死生,是怎样一回事?

岐伯说:天地的至数,开始于一,终止于九。一奇数为阳,代表天;二偶数为阴,代表地;人生天地之间,故以三代表人。天地人合而为三,三三为九,以应九野之数。所以人有三部,每部各有三候,可以用它来决断死生,处理百病,从而调治虚买,祛除病邪。

黄帝道:什么叫做三部呢?

岐伯说:有下部,有中部,有上部。每部各有三候,所谓三候,是以天、地、人来代表的。必须有老师的当面指导,方能懂得部候准确之处。上部天,即两额太阳穴处动脉;上部地,即两颊大迎穴处动脉;上部人,即耳前耳门穴处动脉。中部天,即两手太阴肺口、经渠穴处动脉;中部地,即两手阳明经合谷处动脉;中部人,即两手少阴经神门处动脉。下部天,即足厥阴经五里穴或太冲穴处动脉;下部地,即足少阴经太溪穴处动脉;下部人,即足太阴经箕门穴处动脉。故而下部之可以天候肝脏之病变,下部之地可以候肾脏之病变,下部之人可以候脾胃之病变。

黄帝道:中部之候怎样?

岐伯说:中部亦有天、地、人三候。中部之天可以候肺脏之病变,中部之地可以候胸中之病变,中部之人可以候心脏之病变。

黄帝道:上部之候又怎样?

岐伯说:上部也有天、地、人三候。上部之天可以候头角之病变,上部之地可以候口齿之病变,上部之人可以候耳目之病变。三部之中,各有天,各有地,各有人。三候为天,三候为地,三候为人,三三相乘,合为九候。脉之九候,以应地之九野,地之九野,以应人之九脏。所以人有肝、肺、心、脾、肾五神脏和膀胱、胃、大肠、小肠四形脏,合为九脏。若五脏已败,必见神色枯槁,枯槁者是病情危重,乃至死亡征象。

黄帝道:诊察的方法怎样?

岐伯说:必先度量病人的身形肥瘦,了解它的正气虚实,实证用泻法,虚证用补法。但必先去除血脉中的凝滞,而后调补气血的不足。不论治疗什么病,都是以达到气血平调为准则。

黄帝道:怎样决断死生?

岐伯说:形体盛,脉反细,气短,呼吸困难,危险;如形体瘦弱,脉反大,胸中喘满而多气的是死亡之症。一般而论,形体与脉一致的主生;若脉来三五不调者主病;三部九候之脉与疾病完全不相适应的,主死;上下左右之脉,相应鼓指如春杵捣谷,参差不齐,病必严重;若见上下左右之脉相差甚大,而又息数错乱不可计数的,是死亡征候;中部之脉虽然独自调匀,而与其他众脏不相协调的,也是死候;中部之脉衰减,与其他各部不相协调的,也是死候;目内陷的为正气衰竭现象,也是死候。

黄帝道:怎样知道病的部位呢?

岐伯说:从诊察九候脉的异常变化,就能知病变部位。九候之中,有一部独小,或独大,或独疾,或独迟,或独热,或独寒,或独陷下(沉伏),均是有病的现象。以左手加于病人的左足上,距离内踝五寸处按着,以右手指在病人足内踝上弹之,医者之左手即有振动的感觉,如其振动的范围超过五寸以上,蠕蠕而动,为正常现象;如其振动急剧而大,应手快速而浑乱不清的,为病态;若振动微弱,应手迟缓,应为病态;如若振动不能上及五寸,用较大的力量弹之,仍没有反应,是为死候。身体极度消瘦,体弱不能行动,是死亡之征。中部之脉或快或慢,无规律,为气脉败乱之兆,亦为死征。如脉代而钩,为病在络脉。九候之脉,应相互适应,上下如一,不应该有参差。如九候之中有一候不一致,就是病态;二候不一致,则病重;三候不一致,则病必危险。所谓不一致,就是九候之间,脉动的不相适应。诊察病邪所在之脏腑,以知死生的时间。临症诊察,必先知道正常之脉,然后才能知道有病之脉,若见到真脏脉象胜己的时间,便要死亡。足太阳经脉气绝,则两足不能屈伸,死亡之时必目睛上视。

黄帝道:冬为阴,夏为阳,脉象与之相应如何?

岐伯说:九候的脉象,都是沉细悬绝的,为阴,冬令死于阴气极盛之夜半;如脉盛大躁动喘而疾数的,为阳,主夏令,所以死于阳气旺盛之日中。寒热交作的病,死于阴阳交会的平旦之时。热中及热病,死于日中阳极之时。病风死于傍晚阳衰之时;病水死于夜半阴极之时。其脉象忽疏忽数,忽迟忽急,乃脾气内绝,死于辰戌丑未之时,也就是平旦、日中、日夕、夜半、日乘四季的时候。若形坏肉脱,虽九候协调,犹是死亡的征象。假使七诊之脉虽然出现,而九候都顺于四时的,就不一定是死候。所说不死的病,指新感风病,或月经之病,虽则类似七诊之病脉,而实不相同,所以说不是死候。若七诊出现,其脉候有败坏现象的,这是死征,死的时候,必发呃逆等证候。所以治病之时,必须详细询问它的起病情形和现在症状,然后按各部分,切其脉搏,以观察其经络的浮沉,以及上下逆顺。如其脉来流利的,不病;脉来迟缓的,是病;脉不往来的,是死候;久病肉脱,皮肤干枯着于筋骨的,亦是死候。

黄帝道:那些可治的病,应怎样治疗呢?

岐伯说:病在经的,刺其经;病在孙络的,刺其孙络使它出血;血病而有身痛症状的,则治其经与络。若病邪留在大络,则用右病刺左、左病刺右的缪刺法治之。若邪气久留不移,当于四肢八溪之间、骨节交会之处刺之。上实下虚,当切按其脉,而探索其脉络郁结的所在,刺出其血,以通其气。如目上视的,是太阳经气不足。目上视而又定直不动的,是太阳经气已绝。这是判断死生的要诀,不可不认真研究。

· 卷七 ·

经脉别论篇第二十一

【原文】 黄帝问曰:人之居处、动静、勇怯,脉亦为之变乎?

岐白对曰:凡人之惊恐恚劳动静,皆为变也。是以夜行则喘出于肾,淫气病肺。有所堕恐,喘出于肝,淫气害脾。有所惊恐,喘出于肺,淫气伤心。度水跌仆,喘出于肾与骨。当是之对,勇者气行则已,怯者则着而为疾也。故曰:诊病之道,观人勇怯、骨肉、皮肤,能知其情,以为诊法也。

故饮食饱甚,汗出于胃;惊而夺精,汗出于心;持重远行,汗出于肾;疾走恐惧,汗出于肝;摇体劳苦,汗出于脾。故春秋冬夏,四时阴阳,生病起于过用,此为常也。

食气入胃,散精于肝,淫气于筋。食气入胃,浊气归心,淫精于脉;脉气流经,经气归于肺;肺朝百脉,输精于皮毛;毛脉合精,行气于腑;腑精神明,留于四脏,气归于权衡;权衡以平,气口成寸,以决死生。

饮入于胃,游溢精气,上输于脾;脾气散精,上归于肺;通调水道,下输膀胱;水精四布,五经并行,合于四时五脏阴阳,揆度以为常也。

太阳脏独至,厥喘虚气逆,是阴不足、阳有余也,表里当俱泻,取之下俞。阳明脏独至,是阳气重并也,当泻阳补阴,取之下俞。少阳脏独至,是厥气也,跻前卒大,取之下俞。少阳独至者,一阳之过也。太阴脏搏者,用心省真,五脉气少,胃气不平,三阴也,宜治其下俞,补阳泻阴。一阳独啸,少阳厥也,阳并于上,四脉争张,气归于肾,宜治其经络,泻阳补阴。一阴至,厥阴之治也,真虚㾓心,厥气留薄,发为白汗,调食和药,治在下俞。

帝曰:太阳脏何象?

岐伯曰:象三阳而浮也。

帝曰:少阳脏何象?

岐伯曰:象一阳也。一阳脏者,滑而不实也。

帝曰:阳明脏何象?

岐伯曰:象大浮也。太阴脏搏,言伏鼓也;二阴搏至,肾沉不浮也。

【解读】 黄帝问道:人们的居住环境、活动或安静、勇敢或怯懦有所不同,其经脉血气也随着起变化吗?

岐伯回答说:人在惊恐、忿怒、劳累、活动或安静的情况下,经脉血气都要受到影响而发生变化。所以夜间远行劳累,就会扰动肾气,使肾气不能闭藏而外泄,则气喘出于肾脏,其偏胜之气,就会侵犯肺脏。若因坠堕而受到恐吓,就会扰动肝气,而喘出于肝,其偏胜之气就会侵犯脾脏。或有所惊恐,惊则神越气乱,扰动肺气,喘出于肺,其偏胜之气就会侵犯心脏。渡水而跌仆,跌仆伤骨,肾主骨,水湿之气通于肾,致肾气和骨气受到扰动,气喘出于肾和骨。在这种情况下,身体强盛的人,气血畅行,不会出现什么病变;怯弱的人,气血留滞,就会发生病变。所以说:诊察疾病,观察病人的勇怯及骨骼、肌肉、皮肤的变化,便能了解病情,并以此作为诊病的方法。

所以说,在饮食过饱的时候,则食气蒸发而汗出于胃;惊则神气浮越,则心气受伤而汗出于心;负重而远行的时候,则骨劳气越,肾气受伤而汗出于肾;疾走而恐惧的时候,由于疾走伤筋,恐惧伤魂,则肝气受伤而汗出于肝;劳力过度的时候,由于脾主肌肉四肢,则脾气受伤而汗出于脾。因此,春、夏、秋、冬四季阴阳的变化都有其常度,人在这些变化中所以发生疾病,就是因为对身体的劳用过度所致,这是通常的道理。

五谷入胃,其所化生的一部分精微之气输散到肝脏,再由肝将此精微之气滋养于筋。五谷入胃,其所化生的精微之气,注入于心,再由心将此精气滋养于血脉;血气流行在经脉之中,到达于肺,肺又将血气输送到全身百脉中去,最后把精气输送到皮毛;皮毛和经脉的精气汇合,又还流归入于脉,脉中精微之气,通过不断变化,周流于四脏。这些正常的生理活动,都要取决于气血阴阳的平衡。气血阴阳平衡,则表现在气口的脉搏变化上,气口的脉搏,可以判断疾病的死生。

水液入胃以后,游溢布散其精气,上行输送于脾,经脾对精微的布散转输,上归于肺,肺主清肃而主治节,肺气运行,通调水道,下输于膀胱。如此则水精四布,外而布散于皮毛,内而灌输于五脏之经脉,并能合于四时寒暑的变易和五脏阴阳的变化,作出适当的调节,这就是经脉的正常生理现象。

太阳经脉偏盛,则发生厥逆、喘息、虚气上逆等症状,这是阴不足而阳有余,表里两经俱当用泻法,取足太阳经的束骨穴和足少阴经的太溪穴。阳明经脉偏盛,是太阳、少阳之气重并于阳明,当用泻阳补阴的治疗方法,当泻足阳明经的陷谷穴,补太阴经的太白穴。少阳经脉偏盛,是厥气上逆,所以阳跻脉前的少阳脉猝然盛大,当取足少阳经的临泣穴。少阳经脉偏盛而独至,就是少阳太过。太阴经脉鼓搏有力,应当细心的省察是否真脏脉至,若五脏之脉均气少,胃气又不平和,这是足太阴脾太过的缘过,应当用补阳泻阴的治疗方法,补足阳明之陷谷穴,泻足太阴之太白穴。

二阴经脉独盛,是少阴厥气上逆,而阳气并越于上,心、肝、脾、肺四脏受其影响,四脏之脉争张于外,病的根源在于肾,应治其表里的经络,泻足太阳经的经穴昆仑、络穴飞扬,补足少阴的经穴复溜、络穴大钟。一阴经脉偏盛,是厥阴所主,出现真气虚弱,心中瘦痛不适的症状,厥气留于经脉与正气相搏而发为白汗,应该注意饮食调养和药物的治疗,如用针刺,当取厥阴经下部的太冲穴,以泻其邪。

黄帝说:太阳经的脉象是怎样的呢?

岐伯说:其脉象似三阳之气浮盛于外,所以脉浮。

黄帝说:少阳经的脉象是怎样的呢?

岐伯说:其脉象似一阳之气初生,滑而不实。

黄帝说:阳明经的脉象是怎样的呢?

岐伯说:其脉象大而浮。太阴经的脉象搏动,虽沉伏而指下仍搏击有力;少阴经的脉象搏动,是沉而不浮。

脏气法时论篇第二十二

【原文】 黄帝问曰:合人形以法四时五行而治,何如而从?何如而逆?得失之意,愿闻其事。

岐伯对曰:五行者,金、木、水、火、土也,更贵更贱以知死生,以决成败,而定五脏之气、闲甚之时、死生之期也。

帝曰:愿卒闻之。

岐伯曰:肝主春,足厥阴、少阳主治,其日甲乙;肝苦急,急食甘以缓之。

心主夏,手少阴、太阳主治,其日丙丁;心苦缓,急食酸以收之。

脾主长夏,足太阴、阳明主治,其日戊己;脾苦湿,急食苦以燥之。

肺主秋,手太阴、阳明主治,其日庚辛;肺苦气上逆,急食苦以泄之。

肾主冬,足少阴、太阳主治,其日壬癸;肾苦燥,急食辛以润之,开腠理,致津液,通气也。

病在肝,愈于夏;夏不愈,甚于秋;秋不死,持于冬,起于春,禁当风。肝病者,愈在丙丁;丙丁不愈,加于庚辛;庚辛不死,持于壬癸,起于甲乙。肝病者,平旦慧,下晡甚,夜半静。肝欲散,急食辛以散之,用辛补之,酸泻之。

病在心,愈在长夏;长夏不愈,甚于冬;冬不死,持于春,起于夏,禁温食热衣。心病者,愈在戊己;戊己不愈,加于壬癸;壬癸不死,持于甲乙,起于丙丁。心病者,日中慧,夜半甚,平旦静。心欲软,急食咸以软之,用咸补之,甘泻之。

病在脾,愈在秋;秋不愈,甚于春;春不死,持于夏,起于长夏,禁温食饱食、湿地濡衣。脾病者,愈在庚辛;庚辛不愈,加于甲乙;甲乙不死,持于丙丁,起于戊己。脾病者,日昳慧,日出甚,下晡静。脾欲缓,急食甘以缓之,用苦泻之,甘补之。

病在肺,愈在冬;冬不愈,甚于夏;夏不死,持于长夏,起于秋,禁寒饮食寒衣。肺病者,愈在壬癸;壬癸不愈,加于丙丁;丙丁不死,持于戊己,起于庚辛。肺病者,下晡慧,日中甚,夜半静。肺欲收,急食酸以收之,用酸补之,辛泻之。

病在肾,愈在春;春不愈,甚于长夏;长夏不死,持于秋,起于冬,禁犯焠㶸热食温炙衣。肾病者,愈在甲乙;甲乙不愈,甚于戊己;戊己不死,持于庚辛,起于壬癸。肾病者,夜半慧,四季甚,下晡静。肾欲坚,急食苦以坚之,用苦补之,咸泻之。

夫邪气之客于身也,以胜相加,至其所生而愈,至其所不胜而甚,至于所生而持,自得其位而起。必先定五脏之脉,乃可言闲甚之时,死生之期也。

肝病者,两胁下痛引少腹,令人善怒;虚则目䀮䀮无所见,耳无所闻,善恐,如人将捕之。取其经,厥阴与少阳。气逆则头痛,耳聋不聪,颊肿,取血者。

心病者,胸中痛,胁支满,胁下痛,膺背肩甲间痛,两臂内痛;虚则胸腹大,胁下与腰相引而痛。取其经,少阴、太阳、舌下血者。其变病,刺郄中血者。

脾病者,身重,善肌,肉痿,足不收行,善瘈,脚下痛;虚则腹满肠鸣,飧泄食不化。取其经,太阴、阳明、少阴血者。

肺病者,喘咳逆气,肩背痛,汗出,尻阴股膝、髀腨胻足皆痛;虚则少气不能报息,耳聋嗌干。

取其经，太阴、足太阳之外厥阴内血者。

肾病者，腹大胫肿，喘咳身重，寝汗出，憎风；虚则胸中痛，大腹、小腹痛，清厥，意不乐。取其经，少阴、太阳血者。

肝色青，宜食甘，粳米、牛肉、枣、葵皆甘。心色赤，宜食酸，小豆、犬肉、李、韭皆酸。肺色白，宜食苦，麦、羊肉、杏、薤皆苦。脾色黄，宜食咸，大豆、豕肉、栗、藿皆咸。肾色黑，宜食辛，黄黍、鸡肉、桃、葱皆辛。辛散，酸收，甘缓，苦坚，咸软。

毒药攻邪，五谷为养，五果为助，五畜为益，五菜为充。气味合而服之，以补精益气。此五者，有辛、酸、甘、苦、咸，各有所利，或散、或收、或缓、或急、或坚、或软，四时五脏，病随五味所宜也。

【解读】　黄帝问道：结合人体五脏之气的具体情况，取法四时五行的生克制化规律，作为救治疾病的法则，怎样是从？怎样是逆呢？我想了解治法中的从逆和得失是怎么一回事。

岐伯回答说：五行就是金、木、水、火、土，配合时令气候，有衰旺胜克的变化，从这些变化中可以测知疾病的死生，分析医疗的成败，并能确定五脏之气的盛衰、疾病轻重的时间，以及死生的日期。

黄帝说：我想听你详尽地讲一讲。

岐伯说：肝属木，旺于春，肝与胆为表里，春天是足厥阴肝和足少阳胆主治的时间；甲乙属木，足少阳胆主甲木，足厥阴肝主乙木，所以肝胆旺日为甲乙；肝在志为怒，怒则气急，甘味能缓急，故宜急食甘以缓之。

心属火，旺于夏，心与小肠为表里，夏天是手少阴心和手太阳小肠主治的时间；丙丁属火，手少阴心主丁火，手太阳小肠主丙火，所以心与小肠的旺日为丙丁；心在志为喜，喜则气缓，心气过缓则心气虚而散，酸味能收敛，故宜急食酸以收之。

脾属土，旺于长夏（六月），脾与胃为表里，长夏是足太阴脾和足阳明胃主治的时间；戊己属土，足太阴脾主己土，足阳明胃主戊土，所以脾与胃的旺日为戊己；脾性恶湿，湿盛则伤脾，苦味能燥湿，故宜急食苦以燥之。

肺属金，旺于秋，肺与大肠为表里，秋天是手太阴肺和手阳明大肠主治的时间；庚辛属金，手太阴肺主辛金，手阳明大肠主庚金，所以肺与大肠的旺日为庚辛；肺主气，其性清肃，若气上逆则肺病，苦味能泄，故宜急食苦以泄之。

肾属水，旺于冬，肾与膀胱为表里，冬天是足少阴肾与足太阳膀胱主治的时间；壬癸属水，足少阴肾主癸水，足太阳膀胱主壬水，所以肾与膀胱的旺日为壬癸；肾为水脏，喜润而恶燥，故宜急食辛以润之，如此可以开发腠理，运行津液，宣通五脏之气。

肝脏有病，在夏季当愈；若至夏季不愈，到秋季病情就要加重；如秋季不死，至冬季病情就会维持稳定不变状态，到来年春季，病即好转。因风气通于肝，故肝病最禁忌受风。有肝病的人，愈于丙丁日；如果丙丁日不愈，到庚辛日病就加重；如果庚辛日不死，到壬癸日病情就会维持稳定不变状态，到了甲乙日病即好转。患肝病的人，在早晨的时候精神清爽，傍晚的时候病就加重，到半夜时便安静下来。肝木性喜条达而恶抑郁，故肝病急用辛味以散之，若需要补以辛味补之，若需要泻以酸味泻之。

心脏有病，愈于长夏；若至长夏不愈，到了冬季病情就会加重；如果在冬季不死，到了明年的春季病情就会维持稳定不变状态，到了夏季病即好转。心有病的人应禁忌温热食物，衣服也不能穿得太暖。有心病的人，愈于戊己日；如果戊己日不愈，到壬癸日病就加重；如果在壬癸日不死，到甲乙日病情就会维持稳定不变状态，到丙丁日病即好转。心脏有病的人，在中午的时候神情爽慧，半夜时病就加重，早晨时便安静了。心病欲柔软，宜急食咸味以软之，需要补则以咸味补之，若需要泻以甘味泻之。

脾脏有病，愈于秋季；若至秋季不愈，到春季病就加重；如果在春季不死，到夏季病情就会维持稳定不变状态，到长夏的时间病即好转。脾病应禁忌吃温热性食物及饮食过饱、居湿地、穿湿衣等。脾有病的人，愈于庚辛日；如果在庚辛日不愈，到甲乙日加重；如果在甲乙日不死，到丙丁日病情就会维持稳定不变状态，到了戊己日病即好转。脾有病的人，在午后的时间精神清爽，日出时病就加重，傍晚时便安静了。脾脏病需要缓和，甘能缓中，故宜急食甘以缓之，需要泻则用苦味药泻脾，以甘味补脾。

肺脏有病，愈于冬季；若至冬季不愈，到夏季病就加重；如果在夏季不死，至长夏时病情就会维持稳定不变状态,到了秋季病即好转。肺有病应禁忌寒冷饮食及穿得太单薄。肺有病的人,愈于壬癸日;如果在壬癸日不愈,到丙丁日病就加重;如果在丙丁日不死,到戊己日病情就会维持稳定不变状态,到了庚辛日病即好转。肺有病的人,傍晚的时候精神爽慧,到中午时病就加重,到半夜时便安静了。肺气欲收敛,宜急食酸味以收敛,需要补的用酸味补肺,需要泻的用辛味泻肺。

肾脏有病,愈于春季;若至春季不愈,到长夏时病就加重;如果在长夏不死,到秋季病情就会维持稳定不变状态,到冬季病即好转。肾病禁食炙烤过热的食物和穿经火烘烤过的衣服。肾有病的人,愈于甲乙日;如果在甲乙日不愈,到戊己日病就加重;如果在戊己日不死,到庚辛日病情就会维持稳定不变状态,到壬癸日病即好转。肾有病的人,在半夜的时候精神爽慧,在一日当中辰、戌、丑、未四个时辰病情加重,在傍晚时便安静了。肾主闭藏,其气欲坚,需要补的宜急食苦味以坚之,用苦味补之,需要泻的用咸味泻之。

凡是邪气侵袭人体,都是以胜相加,病至其所生之时而愈,至其所不胜之时而甚,至其所生之时而病情稳定不变,至其自旺之时而病情好转。但必须先明确五脏之平脉,然后始能推测疾病的轻重时间及死生的日期。

肝脏有病,则两胁下疼痛牵引少腹,使人多怒,这是肝气实的症状;如果肝气虚,则出现两目昏花而视物不明,两耳也听不见声音,多恐惧,好像有人要逮捕他一样。治疗时,取用厥阴肝经和少阳胆经的经穴。如肝气上逆,则头痛、耳聋而听觉失灵、颊肿,应取厥阴、少阳经脉,刺出其血。

心脏有病,则出现胸中痛,胁部支撑胀满,胁下痛,胸膺部、背部及肩胛间疼痛,两臂内侧疼痛,这是心实的症状。心虚,则出现胸腹部胀大,胁下和腰部牵引作痛。治疗时,取少阴心经和太阳小肠经的经穴,并刺舌下之脉以出其血。如病情有变化,与初起不同,刺委中穴出血。

脾脏有病,则出现身体沉重,易饥,肌肉痿软无力,两足弛缓不收,行走时容易抽搐,脚下疼痛,这是脾实的症状。脾虚则腹部胀满,肠鸣,泄下而食物不化。治疗时,取太阴脾经、阳明胃经和少阴肾经的经穴,刺出其血。

肺脏有病,则喘咳气逆,肩背部疼痛,出汗,尻、阴、股、膝、髀骨、腨肠、脐、足等部皆疼痛,这是肺实的症状。如果肺虚,就出现少气,呼吸困难而难于接续,耳聋,咽干。治疗时,取太阴肺经的经穴,更取足太阳经的外侧及足厥阴内侧,即足少阴肾经的经穴,刺出其血。

肾脏有病,则腹部胀大,胫部浮肿,气喘,咳嗽,身体沉重,睡后出汗,恶风,这是肾实的症状。如果肾虚,就出现胸中疼痛,大腹和小腹疼痛,四肢厥冷,心中不乐。治疗时,取足少阴肾经和足太阳膀胱经的经穴,刺出其血。

肝合青色,宜食甘味,粳米、牛肉、枣、葵菜都是属于味甘的。心合赤色,宜食酸味,小豆、犬肉、李、韭都是属于酸味的。肺合白色,宜食苦味,小麦、羊肉、杏、薤都是属于苦味的。脾合黄色,宜食咸味,大豆、猪肉、栗、藿都是属于咸味的。肾合黑色,宜食辛味,黄黍、鸡肉、桃、葱都是属于辛味的。五味的功用:辛味能发散,酸味能收敛,甘味能缓急,苦味能坚燥,咸味能软坚。

凡毒药都是可用来攻逐病邪,五谷用以充养五脏之气,五果帮助五谷以营养人体,五畜用以补益五脏,五菜用以充养脏腑。气味和合而服食,可以补益精气。这五类食物,各有辛、酸、甘、苦、咸的不同气味,各有利于某一脏气,或散,或收,或缓,或急,或坚,或软等,在运用的时候,要根据春、夏、秋、冬四时和五脏之气的偏盛偏衰及五味等具体情况,各随其所宜而用之。

宣明五气篇第二十三

【原文】 五味所入:酸入肝,辛入肺,苦入心,咸入肾,甘入脾。是谓五入。

五气所病:心为噫,肺为咳,肝为语,脾为吞,肾为欠、为嚏,胃为气逆、为哕、为恐,大肠、小肠为泄,下焦溢为水,膀胱不利为癃、不约为遗溺,胆为怒。是谓五病。

五精所并:精气并于心则喜,并于肺则悲,并于肝则忧,并于脾则畏,并于肾则恐。是谓五并,虚而相并者也。

五脏所恶:心恶热,肺恶寒,肝恶风,脾恶湿,肾恶燥。是谓五恶。

五脏化液:心为汗,肺为涕,肝为泪,脾为涎,肾为唾。是谓五液。

五味所禁:辛走气,气病无多食辛;咸走血,血病无多食咸;苦走骨,骨病无多食苦;甘走肉,肉病无多食甘;酸走筋,筋病无多食酸。是谓五禁,无令多食。

五病所发:阴病发于骨,阳病发于血,阴病发于肉,阳病发于冬,阴病发于夏,是谓五发。

五邪所乱:邪入于阳则狂,邪入于阴则痹,搏阳则为巅疾,搏阴则为瘖,阳入之阴则静,阴出之阳则怒。是谓五乱。

五邪所见:春得秋脉,夏得冬脉,长夏得春脉,秋得夏脉,冬得长夏脉,名曰阴出之阳,病善怒,不治。是谓五邪。皆同命,死不治。

五脏所藏:心藏神,肺藏魄,肝藏魂,脾藏意,肾藏志。是谓五脏所藏。

五脏所主:心主脉,肺主皮,肝主筋,脾主肉,肾主骨。是谓五主。

五劳所伤:久视伤血,久卧伤气,久坐伤肉,久立伤骨,久行伤筋。是谓五劳所伤。

五脉应象:肝脉弦,心脉钩,脾脉代,肺脉毛,肾脉石。是谓五脏之脉。

【解读】 五种味道所入的部位:酸入肝,辛入肺,苦入心,咸入肾,甘入脾,这就是所说的五入。

五脏之气失调后所发生的病变:心气失调则嗳气;肺气失调则咳嗽;肝气失调则多言;脾气失调则吞酸;肾气失调则为呵欠、喷嚏;胃气失调则为气逆为哕,或有恐惧感;大肠、小肠病则不能泌别清浊,传送糟粕,而为泄泻;下焦不能通调水道,则水液泛溢于皮肤而为水肿;膀胱之气化不利,则为癃闭,不能约制,则为遗尿;胆气失调则易发怒。这是五脏之气失调而发生的病变。

五脏之精气相并所发生的疾病:精气并于心则喜,精气并于肺则悲,精气并于肝则忧,精气并于脾则畏,精气并于肾则恐。这就是所说的五并,都是由于五脏乘虚相并所致。

五脏化生的液体:心之液化为汗,肺之液化为涕,肝之液化为泪,脾之液化为涎,肾之液化为唾。这是五脏化生的五液。

五味所禁:辛味走气,气病不可多食辛味;咸味走血,血病不可多食咸味;苦味走骨,骨病不可多食苦味;甜味走肉,肉病不可多食甜味;酸味走筋,筋病不可多食酸味。这就是五味的禁忌,不可使之多食。

五种病的发生:阴病发生于骨,阳病发生于血,阴病发生于肉,阳病发生于冬,阴病发生于夏。这是五病所发。

五邪所乱:邪入于阳分,则阳偏胜,而发为狂病;邪入于阴分,则阴偏胜,而发为痹病;邪搏于阳则阳气受伤而发为巅疾,邪搏于阴则阴气受伤,而发为音哑之疾;邪由阳而入于阴,则从阴而为静;邪由阴而出于阳,则从阳而为怒。这就是所谓五乱。

五脏克贼之邪所表现的脉象:春天见到秋天的毛脉,是金克木;夏天见到冬天的石脉,是水克火;长夏见到春天的弦脉,是木克土;秋天见到夏天的洪脉,是火克金;冬天见到长夏的濡缓脉,是土克水。这就是所谓的五邪脉。其预后相同,都属于不治的死证。

五种过度的疲劳可以伤耗五脏的精气:如久视则劳于精气而伤血,久卧则阳气不伸而伤气,久坐则血脉灌输不畅而伤肉,久立则劳于肾及腰、膝、胫等而伤骨,久行则劳于筋脉而伤筋。这就是五劳所伤。

五脏应四时的脉象:肝脉应春,端直而长,其脉象弦;心脉应夏,来盛去衰,其脉象钩;脾旺于长夏,其脉奕弱,随长夏而更代;肺脉应秋,轻虚而浮,其脉象毛;肾脉应冬,其脉沉坚象石。这就是所谓的应于四时的五脏平脉。

血气形志篇第二十四

【原文】 夫人之常数,太阳常多血少气,少阳常少血多气,阳明常多气多血,少阴常少血多气,厥阴常多血少气,太阴常多气少血,此天之常数。

足太阳与少阴为表里,少阳与厥阴为表里,阳明与太阴为表里,是为足阴阳也。手太阳与少阴为表里,少阳与心主为表里,阳明与太阴为表里,是为手之阴阳也。今知手足阴阳所苦。凡治病必先去其血,乃去其所苦,伺之所欲,然后泻有余,补不足。

欲知背俞,先度其两乳间,中折之,更以他草度去半已,即以两隅相拄也。乃举以度其背,令其一隅居上,齐脊大椎,两隅在下。当其下隅者,肺之俞也。复下一度,心之俞也。复下一度,左角肝之俞也,右角脾之俞也。复下一度,肾之俞也。是谓五脏之俞,灸刺之度也。

形乐志苦,病生于脉,治之以灸刺。形乐志乐,病生于肉,治之以针石。形苦志乐,病生于筋,治之以熨引。形苦志苦，病生于咽嗌，治之以百药。形数惊恐，经络不通，病生于不仁，治之以按摩醪药。是谓五形志也。

刺阳明，出血气；刺太阳，出血恶气；刺少阳，出气恶血；刺太阴，出气恶血；刺少阴，出气恶血；刺厥阴，出血恶气也。

【解读】 人身各经气血多少，是有一定常数的。如太阳经常多血少气，少阳经常少血多气，阳明经常多气多血，少阴经常少血多气，厥阴经常多血少气，太阴经常多气少血，这是先天禀赋之常数。

足太阳膀胱经与足少阴肾经为表里，足少阳胆经与足厥阴肝经为表里，足阳明胃经与足太阴脾经为表里，这是足三阳经和足三阴经之间的表里配合关系。手太阳小肠经和手太阴心经为表里，手少阳三焦经与手厥阴心包经为表里，手阳明大肠经与手太阴肺经为表里，这是手三阳经和手三阴经之间的表里配合关系。现已知道，疾病发生在手足阴阳十二经脉的那一经，其治疗方法，血脉雍盛的，必须先刺出其血，以减轻其病苦；再诊察其所欲，根据病情的虚实，然后泻其有余之实邪，补其不足之虚。

要想知道背部五脏俞穴的位置，先用草一根，度量两乳之间的距离，再从正中对折；另以一草与前草同样长度，折掉一半之后，拿来支撑第一根草的两头，就成了一个三角形，然后用它量病人的背部，使其一个角朝上，和脊背部大椎穴相平，另外两个角在下，其下边左右两个角所指的部位，就是肺俞穴所在。再把上角移下一度，放在两肺俞连线的中点，则其下左右两角的位置是心俞的部位。再移下一度，左角是肝俞，右角是脾俞。再移下一度，左右两角是肾俞。这就是五脏俞穴的部位，为刺灸取穴的法度。

形体安逸但精神苦闷的人，病多发生在经脉，治疗时宜用针灸。形体安逸而精神也愉快的人，病多发生在肌肉，治疗时宜用针刺或砭石。形体劳苦但精神很愉快的人，病多发生在筋，治疗时宜用热熨或导引法。形体劳苦，而精神又很苦恼的人，病多发生在咽喉部，治疗时宜用药物。屡受惊恐的人，经络因气机紊乱而不通畅，病多为麻木不仁，治疗时宜用按摩和药酒。以上是形体和精神方面发生的五种类型的疾病。

刺阳明经，可以出血出气；刺太阳经，可以出血，而不宜伤气；刺少阳经，只宜出气，不宜出血；刺太阴经，只宜出气，不宜出血；刺少阴经，只宜出气，不宜出血；刺厥阴经，只宜出血，不宜伤气。

·卷八·

宝命全形论篇第二十五

【原文】 黄帝问曰：天覆地载，万物悉备，莫贵于人。人以天地之气生，四时之法成。君王众庶，尽欲全形，形之疾病，莫知其情，留淫日深，著于骨髓，心私虑之。余欲针除其疾病，为之奈何？

岐伯对曰：夫盐之味咸者，其气令器津泄；弦绝者，其音嘶败；木敷者，其叶发；病深者，其声哕。人有此三者，是谓坏府，毒药无治，短针无取，此皆绝皮伤肉，血气争黑。

帝曰：余念其痛，心为之乱惑，反甚其病，不可更代，百姓闻之，以为残贼，为之奈何？

岐伯曰：夫人生于地，悬命于天，天地合气，命之曰人。人能应四时者，天地为之父母。知万物者，谓之天子。天有阴阳，人有十二节；天有寒暑，人有虚实。能经天地阴阳之化者，不失四时；知十二节之理者，圣智不能欺也。能存八动之变，五胜更立；能达虚实之数者，独出独入，呿吟至微，秋毫在目。

帝曰：人生有形，不离阴阳。天地合气，别为九野，分为四时，月有大小，日有短长，万物并至，不可胜量，虚实呿吟，敢问其方？

岐伯曰：木得金而伐，火得水而灭，土得木而达，金得火而缺，水得土而绝。万物尽然，不可胜竭。故针有悬布天下者五，黔首共余食，莫知之也。一曰治神，二曰知养身，三曰知毒药为真，四曰制砭石小大，五曰知腑脏血气之诊。五法俱立，各有所先。今未世之刺也，虚者实之，满者泄之，此皆众工所共知也。若夫法天则地，随应而动，和之者若响，随之者若影，道无鬼神，独来独往。

帝曰：愿闻其道。

岐伯曰：凡刺之真，必先治神，五脏已定，九候已备，后乃存针；众脉不见，众凶弗闻，外内相得，无以形先，可玩往来，乃施于人。人有虚实，五虚勿近，五实勿远，至其当发，间不容瞚。手动若务，针耀而匀，静意视义，观适之变，是谓冥冥，莫知其形，见其乌乌，见其稷稷，从见其飞，不知其谁，伏如横弩，起如发机。

帝曰：何如而虚？何如而实？

岐伯曰：刺虚者须其实，刺实者须其虚；经气已至，慎守勿失。深浅在志，远近若一，如临深渊，手如握虎，神无营于众物。

【解读】 黄帝问道：天地之间，万物俱备，没有一样东西比人更宝贵了。人依靠天地之大气和水谷之精气生存，并随着四时生长收藏的规律而生活着，上至君主，下至平民，任何人都愿意保全形体的健康，但是往往有了病，却因病轻而难于察知，让病邪稽留，逐渐发展，日益深沉，乃至深入骨髓，我为之甚感忧虑。我要想解除他们的痛苦，应该怎样办才好？

岐伯回答说：比如盐味是咸的，当贮藏在器具中的时候，看到渗出水来，这就是盐气外泄；比如琴弦将要断的时候，就会发出嘶败的声音；内部已溃的树木，其枝叶好像很繁茂，实际上外盛中空，极容易萎谢；人在疾病深重的时候，就会产生呃逆。人要是有了这样的现象，说明内脏已有严重破坏，药物和针灸都失去治疗作用，因为皮肤肌肉受伤败坏，血气枯槁，就很难挽回了。

黄帝：我很同情病人的痛苦，但思想上有些慌乱疑惑，因治疗不当反使病势加重，又没有更好的方法来替代，人们看起来将要认为我残忍粗暴，究竟怎么办好呢？

岐伯说：一个人的生活，和自然界是密切相关联的。人能适应四时变迁，则自然界的一切，都成为他生命的泉源；能够知道万物生长收藏之道理的人，就有条件承受和运用万物。所以天有阴阳，人有十二经脉；天有寒暑，人有虚实盛衰。能够顺应天地阴阳的变化，不违背四时的规律，了解十二经脉的道理，就能明达事理，不会被疾病现象弄糊涂了。掌握八风的演变，五行的衰旺，通达病人虚实的变化，就一定能有独到的见解，哪怕病人的呵欠呻吟极微小的动态，也能够明察秋毫，洞明底细。

黄帝道：人生而有形体，离不开阴阳的变化。天地二气相合，从经纬上来讲，可以分为九野，从气候上来讲，可以分为四时，月行有小大，日行有短长，这都是阴阳消长变化的体现。天地间万物的生长变化更是不可胜数，根据患者微细呵欠及呻吟，就能判断出疾病的虚实变化。请问运用什么方法，能够提纲挈领，来加以认识和处理呢？

岐伯说：可根据五行变化的道理来分析：木遇到金，就能折伐；火受到水，就能熄灭；土被木殖，就能疏松；金遇到火，就能熔化；水遇到土，就能遏止。这种变化，万物都是一样，不胜枚举。所以用针刺来治疗疾病，能够嘉惠天下人民的，有五大关键，但人们都弃余不顾，不懂得这些道理。所谓五大关键：一是要精神专一，二是要了解养身之道，三是要熟悉药物真正的性能，四要注意制取砭石的大小，五是要懂得脏腑血气的诊断方法。能够懂得这五项要道，就可以掌握缓急先后。近世运用针刺，一般的用补法治虚，泻法治满，这是大家都知道的。若能按照天地阴阳的道理，随机应变，那么疗效就能更好，如响之应，如影随形。医学的道理并没有什么神秘，只要懂得这些道理，就能运用自如了。

黄帝道：希望听你讲讲用针的道理。

岐伯说：凡用针的关键，必先集中思想，了解五脏的虚实、三部九候脉象的变化，然后下针；还要注意有没有真脏脉出现，五脏有无败绝现象，外形与内脏是否协调，不能单独以外形为依据，更要熟悉经脉血气往来的情况，才可施针于病人。病人有虚实之分，见到五虚，不可草率于下针治疗；见到五实，不可轻易放弃针刺治疗，应该要掌握针刺的时机，不然在瞬息之间就会错过机会。针刺时手的动作要专一协调，针要洁净而均匀，平心静意，看适当的时间，观察针气所达到的变化。那血气之变化虽不可见，而气至之时，好像乌一样集合；气盛之时，好像稷一样繁茂。气之往来，正如见鸟之飞翔，而无从摸摸它形迹的起落。所以用针之法，当气未至的时候，应该留针候气，正如横弩之待发；气应的时候，则当迅速起针，正如弩箭之疾出。

黄帝道：怎样治疗虚症？怎样治疗实症？

岐伯说：刺虚症须用补法，刺实症须用泻法；当针下感到经气至，则应慎重掌握，不失时机地运用补泻方法。针刺无论深浅，全在灵活掌握，取穴无论远近，候针取气的道理是一致的。针刺时都必须精神专一，好像面临万丈深渊，小心谨慎，又好像手中捉着猛虎那样坚定有力，全神贯

注,不为其他事物所分心。

八正神明论篇第二十六

【原文】 黄帝问曰:用针之服,必有法则焉,今何法何则?

岐伯对曰:法天则地,合以天光。

帝曰:愿卒闻之。

岐伯曰:凡刺之法,必候日月星辰、四时八正之气,气定乃刺之。是故天温日明,则人血淖液,而卫气浮,故血易泻,气易行;天寒日阴,则人血凝泣,而卫气沉,月始生则血气始精,卫气始行;月郭满,则血气实,肌肉坚;月郭空,则肌肉减,经络虚,卫气去,形独居。是以因天时而调血气也。是以天寒无刺,天温无疑,月生无泻,月满无补,月郭空无治。是谓得时而调之。因天之序,盛虚之时,移光定位,正立而待之。故日月生而泻,是谓脏虚;月满而补,血气扬溢,络有留血,命曰重实;月郭空而治,是谓乱经。阴阳相错,真邪不别,沉以留止,外虚内乱,淫邪乃起。

帝曰:星辰八正何候?

岐伯曰:星辰者,所以制日月之行也。八正者,所以候八风之虚邪,以时至者也。四时者,所以分春秋冬夏之气所在,以时调之也,八正之虚邪而避之勿犯也。以身之虚而逢天之虚,两虚相感,其气至骨,入则伤五脏。工候救之,弗能伤也。故曰:天忌不可不知也。

帝曰:善。其法星辰者,余闻之矣,愿闻法往古者。

岐伯曰:法往古者,先知《针经》也。验于来今者,先知日之寒温、月之虚盛,以候气之浮沉,而调之于身,观其立有验也。观其冥冥者,言形气荣卫之不形于外,而工独知之,以日之寒温,月之虚盛,四时气之浮沉,参伍相合而调之,工常先见之,然而不形于外,故曰观于冥冥焉。通于无穷者,可以传于后世也,是故工之所以异也,然而不形见于外,故俱不能见也。视之无形,尝之无味,故谓冥冥,若神仿佛。

虚邪者,八正之虚邪气也。正邪者,身形若用力,汗出腠理开,逢虚风。其中人也微,故莫知其情,莫见其形。上工救其萌芽,必先见三部九候之气,尽调不败而救之,故曰上工。下工救其已成,救其已败。救其已成者,言不知三部九候之相失,因病而败之也。知其所在者,知诊三部九候之病脉处而治之,故曰守其门户焉,莫知其情,而见邪形也。

帝曰:余闻补泻,未得其意。

岐伯曰:泻必用方。方者,以气方盛也,以月方满也,以日方温也,以身方定也,以息方吸而内针,乃复候其方吸而转针,乃复候其方呼而徐引针,故曰泻必用方,其气而行焉。补必用员。员者,行也;行者,移也,刺必中其荣,复以吸排针也。故员与方,非针也。故养神者,必知形之肥瘦,营卫血气之盛衰。血气者,人之神,不可不谨养。

帝曰:妙乎哉论也!合人形于阴阳四时,虚实之应,冥冥之期,其非夫子,孰能通之!然夫子数言形与神,何谓形?何谓神?愿卒闻之。

岐伯曰:请言形。形乎形,目冥冥,问其所病,索之于经,慧然在前,按之不得,不知其情,故曰形。

帝曰:何谓神?

岐伯曰:请言神。神乎神,耳不闻,目明心开而志先,慧然独悟,口弗能言,俱视独见,适若昏,昭然独明,若风吹云,故曰神。三部九候为之原,九针之论,不必存也。

【解读】 黄帝问道:用针的技术,必然有它一定的方法准则,究竟有什么方法、什么准则呢?

岐伯回答说:要在一切自然现象的演变中去体会。

黄帝道:愿详尽的了解一下。

岐伯说:凡针刺之法,必须观察日月星辰盈亏消长及四时八正之气候变化,方可运用针刺方法。所以气候温和、日色晴朗时,则人的血液流行滑润,而卫气浮于表,血容易泻,气容易行;气候寒冷、天气阴霾时,则人的血行也滞涩不畅,而卫气沉于里。月亮初生的时候,血气开始流利,卫气开始畅行;月正圆的时候,则人体血气充实,肌肉坚实;月黑无光的时候,肌肉减弱,经络空虚,卫气衰减,形体独居。所以要顺着天时而调血气。因此天气寒冷,不要针刺;天气温和,不要迟疑;月亮初生的时候,不可用泻法;月亮正圆的时候,不可用补法;月黑无光的时候,不要针刺。这

所谓顺着天时而调治气血的法则。因天体运行有一定顺序，故月亮有盈亏盛虚，观察日影的
，可以定四时八正之气。所以说：月牙初生时而泻，就会使内脏虚弱；月正圆时而补，使血气
盈于表，以致络脉中血液留滞，这叫做重实；月黑无光的时候用针刺，就会扰乱经气，叫做乱经。
样的治法必然引起阴阳相错，真气与邪气不分，使病变反而深入，致卫外的阳气虚竭，内守的阴
紊乱，淫邪就要发生了。

黄帝道：星辰八正观察些什么？

岐伯说：观察星辰的方位，可以定出日月循行的度数。观察八节常气的交替，可以测出异常
八方之风是什么时候来的、是怎样为害于人的。观察四时，可以分别春夏秋冬正常气候之所在，
以便随时序来调养，可以避免八方不正之气候，不受其侵犯。假如虚弱的体质，再遭受自然界虚
邪贼风的侵袭，两虚相感，邪气就可以侵犯筋骨；再深入一步，就可以伤害五脏。懂得气候变化治
病的医生，就能及时挽救病人，不致于受到严重的伤害。所以说天时的宜忌，不可不知。

黄帝道：讲得好！关于取法于星辰的道理，我已经知道了，希望你讲讲怎样效法于前人？

岐伯说：要取法和运用前人的学术，先要懂得《针经》。要想把古人的经验验证于现在，必先
要知道日之寒温、月之盈亏以及四时气候的浮沉，而用以调治于病人，就可以看到这种方法是确
实有效的。所谓观察其冥冥，就是说营卫气血的变化虽不显露于外，而医生却能懂得从日之寒
温、月之盈亏以及四时气候之浮沉等，进行综合分析，做出判断，然后进行调治。因此医生对于疾
病每有先见之明，然而疾病并未显露于外，所以说这是观察于冥冥。能够运用这种方法，通达各
种事理，他的经验就可以流传于后世。这是学识经验丰富的医生不同于一般人的地方。因为病
情并不显露在表面，所以一般人都不容易发现，看不到形迹，尝不出味道，所以叫做冥冥，好像神
灵一般。

虚邪，就是四时八节的虚邪贼风。正邪，就是人在劳累时汗出腠理开偶而遭受的虚风。正邪
伤人轻微，没有明显的感觉，也无明显病状表现，所以一般医生观察不出病情。技术高明的医生，
在疾病初、起，三部九候之脉气都调和而未败坏之时，就给以早期救治，所以称为"上工"。"下
工"临证，是要等疾病已经形成，甚或至于恶化阶段，才进行治疗。所以说下工要等到病成阶段才
能治疗，是因为不懂得三部九候的相得相失，致使疾病发展而恶化了。要明了疾病之所在，必须
从三部九候的脉象中详细诊察，知道疾病的变化，才能进行早期治疗。所以说掌握三部九候，好
像守门户一样的重要，虽然外表尚未见到病情，而医者已经知道疾病的形迹了。

黄帝道：我听说针刺有补、泻二法，我不懂得它的意义。

岐伯说：泻法必须掌握一个"方"字。所谓"方"，就是正气方盛、月亮方满、天气方温和、身心
方稳定的时候，并且要在病人吸气的时候进针，再等到他吸气的时候转针，还要等他呼气的时候
慢慢的拔出针来。所以说泻必用方，才能发挥泻的作用，使邪气泄去而正气运行。补法必须掌握
一个"圆"字。所谓"圆"，就是行气。行气就是导移其气以至病所，刺必要中其荣穴，还要在病人
吸气时拔针。所谓"圆"与"方"，并不是指针的形状。一个技术高超有修养的医生，必须明了病
人形体的肥瘦，营卫血气的盛衰。因为血气是人之神的物质基础，不可不谨慎的保养。

黄帝道：多么奥妙的论述啊！把人身变化和阴阳四时虚实联系起来，这是非常微妙的结合，
要不是先生，谁能够弄得懂呢！然而先生屡次说到形和神，究竟什么叫形？什么叫神？请你详尽
的讲一讲。

岐伯说：请让我先讲形。所谓形，就是反映于外的体征。体表只能察之概况，但只要问明发
病的原因，再仔细诊察经脉变化，则病情就清楚的摆在面前。要是按寻之仍不可得，那么便不容
易知道他的病情了。因外部有形迹可察，所以叫做形。

黄帝道：什么叫神？

岐伯说：请让我再讲神。所谓神，就是望而知之。耳朵虽然没有听到病人的主诉，但通过望
诊，眼中就明了它的变化，亦已心中有数，先得出这一疾病的概念。这种心领神会的迅速独悟，不
能用言语来形容，有如观察一个东西，大家没有看到，但他能运用望诊，就能够独自看到；有如在
黑暗之中，大家都很昏黑，但他能运用望诊，就能够昭然独明，好像风吹云散，所以叫做神。诊病
时，若以三部九候为之本原，就不必拘守九针的理论了。

离合真邪论篇第二十七

【原文】 黄帝问曰:余闻九针九篇,夫子乃因而九之,九九八十一篇,余尽通其意矣。经言气之盛衰,左右倾移,以上调下,以左调右,有余不足,补泻于荥输,余知之矣。此皆营卫之倾移,虚实之所生,非邪气从外入于经也。余愿闻邪气之在经也,其病人何如?取之奈何?

岐伯对曰:夫圣人之起度数,必应于天地,故天有宿度,地有经水,人有经脉。天地温和,则经水安静;天寒地冻,则经水凝泣;天暑地热,则经水沸溢;卒风暴起,则经水波涌而陇起。夫邪之入于脉也,寒则血凝泣,暑则气淖泽,虚邪因而入客,亦如经水之得风也。经之动脉,甚至也亦时陇起,其行于脉中循循然。其至寸口中手也,时大时小,大则邪至,小则平。其行无常处,在阴与阳,不可为度。从而察之,三部九候,卒然逢之,早遏其路。吸则内针,无令气忤;静以久留,无令邪布;吸则转针,以得气为故。候呼引针,呼尽乃去,大气皆出,故命曰泻。

帝曰:不足者补之,奈何?

岐伯曰:必先扪而循之,切而散之,推而按之,弹而怒之,抓而下之,通而取之,外引其门,以闭其神。呼尽内针,静以久留,以气至为故。如待所贵,不知日暮,其气以至,适而自护。候吸引针,气不得出,各在其处,推阖其门,令神气存,大气留止,故命曰补。

帝曰:候气奈何?

岐伯曰:夫邪去络入于经也,舍于血脉之中,其寒温未相得,如涌波之起也,时来时去,故不常在。故曰方其来也,必按而止之,止而取之,无逢其冲而泻之。真气者,经气也。经气太虚,故曰其来不可逢,此之谓也。故曰候邪不审,大气已过,泻之则真气脱,脱则不复,邪气复至,而病益蓄,故曰其往不可追,此之谓也。不可挂以发者,待邪之至时,而发针泻矣,若先若后者,血气已尽,其病不可下,故曰知其可取如发机。不知其取如扣椎,故曰知机道者不可挂以发,不知机者扣之不发,此之谓也。

帝曰:补泻奈何?

岐伯曰:此攻邪也。疾出以去盛血,而复其真气。此邪新客,溶溶未有定处也,推之则前,引之则止,逆而刺之,温血也。刺出其血,其病立已。

帝曰:善。然真邪以合,波陇不起,候之奈何?

岐伯曰:审扪循三部九候之盛虚而调之。察其左右上下相失及相减者,审其病脏以期之。不知三部者,阴阳不别,天地不分,地以候地,天以候天,人以候人,调之中府,以定三部。故曰刺不知三部九候病脉之处,虽有大过且至,工不能禁也。诛罚无过,命曰大惑,反乱大经,真不可复,用实为虚,以邪为真,用针无义,反为气贼,夺人正气,以从为逆,营卫散乱,真气已失,邪独内著,绝人长命,予人天殃。不知三部九候,故不能久长。因不知合之四时五行,因加相胜,释邪攻正,绝人长命。邪之新客来也,未有定处,推之则前,引之则止,逢而泻之,其病立已。

【解读】 黄帝问道:我听说九针有九篇文章,而先生又从九篇上加以发挥,演绎成为九九八十一篇,我已经完全领会它的精神了。《针经》上说的气之盛衰,左右偏胜,取上以调下,取左以调右,有余不足,在荥输之间进行补泻,我亦懂得了。这些变化,都是由于营卫的偏胜、气血虚实而形成的,并不是邪气从侵入经脉而发生的病变。我现在希望知道邪气侵入经脉之时,病人的症状怎样?又怎样来治疗?

岐伯回答说:一个有修养的医生,在制定治疗法则时,必定体察于自然的变化。如天有宿度,地有江河,人有经脉,其间是互相影响,可以比类而论的。如天地之气温和,则江河之水安静平稳;天气寒冷,则水冰地冻,江河之水凝涩不流;天气酷热,则江河之水沸腾扬溢;要是暴风骤起,则使江河之水波涛汹涌。因此病邪侵入了经脉,寒则使血行滞涩,热则使血气滑润流利;要是虚邪贼风的侵入,也就像江河之水遇到暴风一样,经脉的搏动,则出现波涌隆起的现象。虽然血气同样依次在经脉中流动,但在寸口处按脉,指下就感到时大时小,大即表示病邪盛,小即表示病邪退。邪气运行,没有一定的位置,或在阴经或在阳经,就应该更进一步,用三部九候的方法检查。一旦察之邪气所在,应及早治疗,以阻止它的发展。治疗时应在吸气时进针,进针时勿使气逆,进针后要留针静候其气,不让病邪扩散;当吸气时转捻其针,以得气为目的;然后等病人呼气的时候,慢慢地起针,呼气尽时,将针取出。这样,大邪之气尽随针外泄,所以叫做泻。

黄帝道:不足之虚症怎样用补法?

岐伯说:首先用手抚摸穴位,然后以指按压穴位,再用手指揉按穴位周围肌肤,进而用手指弹其穴位,令脉络怒张,左手按闭孔穴,不让正气外泄。进针方法,是在病人呼气将尽时进针,静候其气,稍久留针,以得气为目的。进针候气,要像等待贵客一样,忘掉时间的早晚。当得气时,要好好守护,等病人吸气时候,拔出其针,那么气就不致外出了;出针以后,应在其孔穴上揉按,使针孔关闭,真气存内,大经之气留于营卫而不泄,这便叫做补。

黄帝道:对邪气怎样诊候呢?

岐伯说:当邪气从络脉而进入经脉,留舍于血脉之中,这时邪正相争,或寒或温,真邪尚未相合,所以脉气波动,忽起忽伏,时来时去,无有定处。所以说诊候邪气方来,必须按而止之,阻止它的发展,用针泻之,但不要正当邪气冲突,遽用泻法。因为真气就是经脉之气,邪气冲突,真气大虚,这时而用泻法,反使经气大虚,所以说气虚的时候不可用泻,就是指此而言。因此,诊候邪气而不能审慎,当大邪之气已经过去,而用泻法,则反使真气虚脱;真气虚脱,则不能恢复,而邪气益甚,那病就更加重了。所以说,邪气已经随经而去,不可再用泻法,就是指此而言。阻止邪气,使用泻法,是间不容发的事,须待邪气初到的时候,随即下针去泻。在邪至之前,或在邪去之后用泻法,都是不适时的,非但不能去邪,反使血气受伤,病就不容易退了。所以说,懂得用针的,像拨动弩机一样机智灵活;不善于用针的,就像敲击木椎顽钝不灵了。所以说,识得机宜的,一霎那时毫不迟疑;不知机宜的,纵然时机已到,亦不会下针,就是指此而言。

黄帝道:怎样进行补泻呢?

岐伯说:应以攻邪为主。应该及时刺出盛血,以恢复正气。因为病邪刚刚侵入,流动未有定处,推之则前进,引之则留止,逆其气而泻之,以出其毒血。血出之后,病就立即会好。

黄帝道:讲得好!假如到了病邪和真气并合以后,脉气不现波动,那么怎样诊察呢?

岐伯说:仔细审察三部九候的盛衰虚实而调治。检查的方法,在它左右上下各部分,观察有无不相称或特别减弱的地方,就可以知道病在哪一脏腑,待其气至而刺之。假如不懂得三部九候,则阴阳不能辨别,上下也不能分清,更不知道从下部脉以诊察下,从上部脉以诊察上,从中部脉以诊察中,结合胃气多少有无来决定疾病在哪一部。所以说,针刺而不知三部九候以了解病脉之处,则虽然有大邪为害,这个医生也没有办法来加以事先防止的。如果诛罚无过,不当泻而泻之,这就叫做"大惑",反而扰乱脏腑经脉,使真气不能恢复,把实症当作虚症,把邪气当作真气,用针毫无道理,反助邪气为害,剥夺病人正气,使顺症变成逆症,使病人营卫散乱,真气散失,邪气独存于内,断送病人的性命,给人家带来莫大的祸殃。这种不知三部九候的医生,是不能够久长的。因为不知配合四时五行因加相性的道理,会放过了邪气,伤害了正气,以致断绝病人性命。病邪新侵入人体,没有定着一处,推它就向前,引它就阻止,迎其气而泻之,其病是立刻可以好的。

通评虚实论篇第二十八

【原文】 黄帝问曰:何谓虚实?

岐伯对曰:邪气盛则实,精气夺则虚。

帝曰:虚实何如?

岐伯曰:气虚者,肺虚也;气逆者,足寒也。非其时则生,当其时则死。余脏皆如此。

帝曰:何谓重实?

岐伯曰:所谓重实者,言大热病,气热,脉满,是谓重实。

帝曰:经络俱实何如?何以治之?

岐伯曰:经络皆实,是寸脉急而尺缓也,皆当治之。故曰滑则从、涩则逆也。夫虚实者,皆从其物类始,故五脏骨肉滑利,可以长久也。

帝曰:络气不足,经气有余,何如?

岐伯曰:络气不足、经气有余者,脉口热而尺寒也,秋冬为逆,春夏为从,治主病者。

帝曰:经虚络满何如?

岐伯曰:经虚络满者,尺热满,脉口寒涩也,此春夏死、秋冬生也。

帝曰:治此者奈何?

岐伯曰:络满经虚,灸阴刺阳;经满络虚,刺阴灸阳。

帝曰:何谓重虚?

岐伯曰:脉气上虚尺虚,是谓重虚。

帝曰:何以治之?

岐伯曰:所谓气虚者,言无常也;尺虚者,行步框然;脉虚者,不象阴也。如此者,滑则生,涩则死也。

帝曰:寒气暴上,脉满而实,何如?

岐伯曰:实而滑则生,实而逆则死。

帝曰:脉实满,手足寒,头热,何如?

岐伯曰:春秋则生,冬夏则死。脉浮而涩,涩而身有热者死。

帝曰:其形尽满何如?

岐伯曰:其形尽满者,脉急大坚,尺涩而不应也,如是者,故从则生,逆则死。

帝曰:何谓从则生,逆则死?

岐伯曰:所谓从者,手足温也;所谓逆者,手足寒也。

帝曰:乳子而病热,脉悬小者何如?

岐伯曰:手足温则生,寒则死。

帝曰:乳子中风热,喘鸣肩息者,脉何如?

岐伯曰:喘鸣肩息者,脉实大也,缓则生,急则死。

帝曰:肠澼便血,何如?

岐伯曰:身热则死,寒则生。

帝曰:肠澼下白沫,何如?

岐伯曰:脉沉则生,脉浮则死。

帝曰:肠澼下脓血,何如?

岐伯曰:脉悬绝则死,滑大则生。

帝曰:肠澼之属,身不热,脉不悬绝,何如?

岐伯曰:滑大者曰生,悬涩者曰死,以脏期之。

帝曰:癫疾何如?

岐伯曰:脉搏大滑,久自已;脉小坚急,死不治。

帝曰:癫疾之脉,虚实何如?

岐伯曰:虚则可治,实则死。

帝曰:消瘅虚实何如?

岐伯曰:脉实大,病久可治;脉悬小坚,病久不可治。

帝曰:形度,骨度,脉度,筋度,何以知其度也?

帝曰:春亟治经络,夏亟治经俞,秋亟治六腑,冬则闭塞。闭塞者,用药而少针石也。所谓少针石者,非痈疽之谓也,痈疽不得顷时回。痈不知所,按之不应手,乍来乍已,刺手太阴傍三痏,与缨脉各二。掖痈大热,刺足少阳五,刺而热不止,刺手心主三,刺手太阴经络者、大骨之会各三。暴痈筋緛,随分而痛,魄汗不尽,胞气不足,治在经俞。

腹暴满,按之不下,取手太阳经络者,胃之募也,少阴俞去脊椎三寸傍五,用员利针。霍乱,刺俞傍五,足阳明及上傍三。刺痫惊脉五,针手太阴各五,刺经太阳五,刺手少阴经络傍者一,足阳明一,上踝五寸刺三针。

凡治消瘅、仆击、偏枯、痿厥、气满发逆,肥贵人则高梁之疾也。隔塞,闭绝,上下不通,则暴忧之疾也。暴厥而聋,偏塞闭不通,内气暴薄也。不从内,外中风之病,故瘦留著也。蹠跛,寒风湿之病也。

黄帝曰:黄疸、暴痛、癫疾、厥狂,久逆之所生也。五脏不平,六腑闭塞之所生也。头痛耳鸣,九窍不利,肠胃之所生也。

【解读】 黄帝问道:什么叫虚实?

岐伯回答说:所谓虚实,是指邪气和正气相比较而言的。如邪气方盛,是为实证;若精气不足,就为虚证了。

黄帝道：虚实变化的情况怎样？

岐伯说：以肺脏为例：肺主气，气虚的，是属于肺脏先虚；气逆的，上实下虚，两足必寒。肺虚若不在相克的时令，其人可生；若遇克贼之时，其人就要死亡。其他各脏的虚实情况亦可类推。

黄帝道：什么叫重实？

岐伯说：所谓重实，如大热病人，邪气甚热，而脉象又盛满，内外俱实，便叫重实。

黄帝道：经络俱实是怎样情况？用什么方法治疗？

岐伯说：所谓经络俱实，是指寸口脉急而尺肤弛缓，经和络都应该治疗。所以说：凡是滑利的就有生机为顺，涩滞的缺少生机为逆。因为一般所谓虚实，人与物类相似，如万物有生气则滑利，万物欲死则枯涩。若一个人的五脏骨肉滑利，是精气充足，生气旺盛，便可以长寿。

黄帝道：络气不足、经气有余的情况怎样？

岐伯说：所谓络气不足、经气有余，是指寸口脉滑而尺肤却寒。秋冬之时见这样现象的为逆，在春夏之时就为顺了，治疗必须结合时令。

黄帝道：经虚络满的情况怎样？

岐伯说：所谓经虚络满，是指尺肤热而盛满，而寸口脉象迟而涩滞。这种现象，在春夏则死，在秋冬则生。

黄帝道：这两种病情应怎样治疗呢？

岐伯说：络满经虚，灸阴刺阳；经满络虚，刺阴灸阳。

黄帝道：什么叫重虚？

岐伯说：脉虚，气虚，尺虚，称为重虚。

黄帝道：怎样辨别呢？

岐伯说：所谓气虚，是由于精气虚夺，而语言低微，不能接续；所谓尺虚，是尺肤脆弱，而行动怯弱无力；所谓脉虚，是阴血虚少，不似有阴的脉象。所有上面这些现象的病人，可以总的说一句，脉象滑利的，虽病可生；要是脉象涩滞，就要死亡了。

黄帝道：有一种病证，寒气骤然上逆，脉象盛满而实，它的预后怎样呢？

岐伯说：脉实而有滑利之象的生；脉实而涩滞，这是逆象，主死。

黄帝道：有一种病证，脉象实满，手足寒冷、头部热的预后又怎样呢？

岐伯说：这种病人，在春秋之时可生，若在冬夏便要死了。又一种脉象浮而涩，脉涩而身有发热的，亦死。

黄帝道：身形肿满的将会怎样呢？

岐伯说：所谓身形肿满的脉象急而大坚，而尺肤却涩滞，与脉不相适应。像这样的病情，从则生，逆则死。

黄帝道：什么叫从则生，逆则死？

岐伯说：所谓从，就是手足温暖；所谓逆，就是手足寒冷。

黄帝道：乳子而患热病，脉象悬小，它的预后怎样？

岐伯说：手足温暖的可生，若手足厥冷，就要死亡。

黄帝道：乳子而感受风热，出现喘息有声、张口抬肩症状，它的脉象怎样？

岐伯说：感受风热而喘息有声，张口抬肩的，脉象应该实大。如实大中具有缓和之气的，尚有胃气，可生；要是实大而弦急，是胃气已绝，就要死亡。

黄帝道：赤痢的变化怎样？

岐伯说：痢兼发热的，则死；身寒不发热的，则生。

黄帝道：痢疾而下白沫的变化怎样？

岐伯说：脉沉则生，脉浮则死。

黄帝道：痢疾而下脓血的怎样？

岐伯说：脉悬绝者死，滑大者生。

黄帝道：痢疾病，身不发热，脉搏也不悬绝，预后如何？

岐伯说：脉搏滑大者生，脉搏悬涩者死。五脏病各以相克的时日而预测死期。

黄帝道：癫疾的预后怎样？

岐伯说：脉来搏而大滑，其病慢慢的会自己痊愈；要是脉象小而坚急，是不治的死证。

黄帝道:癫疾脉象虚实变化怎样?

岐伯说:脉虚的可治,脉实的主死。

黄帝道:消渴病脉象的虚实怎样?

岐伯说:脉见实大,病虽长久,可以治愈;假如脉象悬小而坚,病拖长了,那就不可治疗。

黄帝道:形度,骨度,脉度,筋度,怎样才测量得出来呢?

黄帝道:春季治病多取各经的络穴;夏季治病多取各经的俞穴;秋季治病多取六腑的合穴;冬季主闭藏,人体的阳气也闭藏在内,治病应多用药品,少用针刺砭石。但所谓少用针石,不包括痈疽等病在内;若是痈疽等病,是一刻也不可徘徊迟疑的。

痈毒初起,不知它发在何处,摸又摸不出,时有疼痛,此时可针刺手太阳经穴三次,和颈部左右各二次。生腋痈的病人,高热,应该针足少阳经穴五次;针过以后,热仍然不退,可针手厥阴心包经穴三次,针手太阴经的络穴和大骨之会各三次。急性的痈肿,筋肉挛缩,随着痈肿的发展而疼痛加剧,痛得厉害,汗出不止,这是由于膀胱经气不足,应该刺其经的俞穴。

腹部突然胀满,按之不减,应取手太阳经的络穴,即胃的募穴和脊椎两旁三寸的少阴肾俞穴各刺五次,用员利针。霍乱,应针肾俞旁志室穴五次,和足阳明胃俞与胃仓穴各三次。治疗惊风,要针五经上的穴位,取手太阴的经穴各五次,太阳的经穴各五次,手少阴通里穴傍的手太阳经支正穴一次,足阳明经之解溪穴一次,足踝上五寸的少阴经筑宾穴三次。

凡诊治消瘅、仆击、偏枯、痿厥、气粗急发喘逆等病,如肥胖权贵人患这种病,则是由于偏嗜肉食厚味所造成的。凡是郁结不舒,气粗上下不通,都是暴怒或忧郁所引起的。突然厥逆,不知人事,耳聋,大小便不通,都是因为情志骤然激荡,阳气上迫所致。有的病不从内发,而由于外中风邪,因风邪留恋不去,伏而为热,消烁肌肉,着于肌肉筋骨之间。有的两脚偏跛,是由于风寒湿侵袭而成的疾病。

黄帝道:黄疸、骤然的剧痛、癫疾、厥狂等证,是由于经脉之气,久逆于上而不下行所产生的。五脏不和,是六腑闭塞不通所造成的。头痛耳鸣,九窍不利,是肠胃的病变所引起的。

太阴阳明论篇第二十九

【原文】 黄帝问曰:太阴阳明为表里,脾胃脉也,生病而异者何也?岐伯对曰:阴阳异位,更虚更实,更逆更从,或从内,或从外,所从不同,故病异名也。

帝曰:愿闻其异状也。岐伯曰:阳者,天气也,主外;阴者,地气也,主内。故阳道实,阴道虚。故犯贼风虚邪者,阳受之;食饮不节,起居不时者,阴受之。阳受之则入六腑,阴受之则入五脏。入六腑,则身热,不时卧,上为喘呼;入五脏,则䐜满闭塞,下为飧泄,久为肠澼。故喉主天气,咽主地气。故阳受风气,阴受湿气。故阴气从足上行至头,而下行循臂至指端;阳气从手上行至头,而下行至足。故曰:阳病者,上行极而下;阴病者,下行极而上。故伤于风者,上先受之;伤于湿者,下先受之。

帝曰:脾病而四支不用何也?岐伯曰:四支皆禀气于胃,而不得至经,必因于脾,乃得禀也。今脾病不能为胃行其津液,四支不得禀水谷气,气日以衰,脉道不利,筋骨肌肉皆无气以生,故不用焉。

帝曰:脾不主时何也?岐伯曰:脾者土也,治中央,常以四时长四脏,各十八日寄治,不得独主于时也。脾脏者常著胃土之精也,土者生万物而法天地。故上下至头足,不得主时也。

帝曰:脾与胃以膜相连耳,而能为之行其津液,何也?岐伯曰:足太阴者,三阴也,其脉贯胃、属脾、络嗌,故太阴为之行气于三阴。阳明者,表也。五脏六腑之海也,亦为之行气于三阳。脏腑各因其经而受气于阳明,故为胃行其津液。四支不得禀水谷气,日以益衰,阴道不利,筋骨肌肉无气以生,故不用焉。

【解读】 黄帝问道:太阴、阳明两经,互为表里,是脾胃所属的经脉,而所生的疾病不同,是什么道理?岐伯回答说:太阴属阴经,阳明属阳经,两经循行的部位不同,四时的虚实顺逆不同,病或从内生,或从外入,发病原因也有差异,所以病名也就不同。

黄帝道:我想知道它们不同的情况。岐伯说:人身的阳气,犹如天气,主卫护于外;阴气,犹如地气,主营养于内。所以阳气性刚多实,阴气性柔易虚。凡是贼风虚邪伤人,外表阳气先受侵害;

饮食起居失调，内在阴气先受损伤。阳分受邪，往往传入六腑；阴气受病，每多累及五脏。邪入六腑，可见发热不得安卧，气上逆而喘促；邪入五脏，则见脘腹胀满，闭塞不通，在下为大便泄泻，病久而产生痛疾。所以喉司呼吸而通天气，咽吞饮食而连地气。因此阳经易受风邪，阴经易感湿邪。手足三阴经脉之气，从足上行至头，再向下沿臂膊到达指端；手足三阳经脉之气，从手上行至头，再向下行到足。所以说，阳经的病邪，先上行至极点，再向下行；阴经的病邪，先下行至极点，再向上行。故风邪为病，上部首先感受；湿邪成疾，下部首先侵害。

黄帝道：脾痛会引起四肢功能丧失，这是什么道理？岐伯说：四肢都要承受胃中水谷精气以濡养，但胃中精气不能直接到达四肢经脉，必须依赖脾气的转输，才能营养四肢。如今脾有病不能为胃输送水谷精气，四肢失去营养，则经气日渐衰减，经脉不能畅通，筋骨肌肉都得不到濡养，因此四肢便丧失正常的功能了。

黄帝道：脾脏不能主旺一个时季，是什么道理？岐伯说：脾在五行中属土，主管中央之位，分旺于四时以长养四脏，在四季之末各寄旺十八日，故脾不单独主旺于一个时季。由于脾脏经常为胃土转输水谷精气，譬如天地养育万物一样，无时或缺的。所以它能从上到下，从头到足，输送水谷之精于全身各部分，而不专主旺于一个时季。

黄帝道：脾与胃仅以一膜相连，而脾能为胃转输津液，这是什么道理？岐伯说：足太阴脾经，属三阴，它的经脉贯通到胃，连属于脾，环绕咽喉，故脾能把胃中水谷之精气输送到手足三阴经；足阳明胃经，为脾经之表，是供给五脏六腑营养之处，故胃也能将太阴之气输送到手足三阳经。五脏六腑各通过脾经以接受胃中的精气，所以说脾能为胃运行津液。如四肢得不到水谷精气的滋养，经气便日趋衰减，脉道不通，筋骨肌肉都失却营养，因而也就丧失正常的功用了。

阳明脉解篇第三十

【原文】 黄帝问曰：足阳明之脉病，恶人与火，闻木音，则惕然而惊，钟鼓不为动。闻木音而惊，何也？愿闻其故。岐伯对曰：阳明者，胃脉也；胃者，土也，故闻木音而惊者，土恶木也。帝曰：善。其恶火何也？岐伯曰：阳明主肉，其脉血气盛，邪客之则热，热甚则恶火。

帝曰：其恶人何也？岐伯曰：阳明厥则喘而惋，惋则恶人。帝曰：或喘而死者，或喘而生者，何也？岐伯曰：厥逆连脏则死，连经则生。

帝曰：善。病甚则弃衣而走，登高而歌，或至不食数日，逾垣上屋，所上之处，皆非其素所能也，病反能者何也？岐伯曰：四支者，诸阳之本也。阳盛则四支实，实则能登高也。

帝曰：其弃衣而走者何也？岐伯曰：热盛于身，故弃衣欲走也。

帝曰：其妄言骂詈，不避亲疏而歌者，何也？岐伯曰：阳盛则使人妄言骂詈，不避亲疏，而不欲食；不欲食，故妄走也。

【解读】 黄帝问道：足阳明的经脉发生病变，恶见人与火，听到木器响动的声音就受惊，但听到敲打钟鼓的声音却不为惊动。为什么听到木音就惊惕？我希望听听其中道理。岐伯回答说：足阳明是胃的经脉，属土。之所以听到木音而惊惕，是因为土恶木克的缘故。

黄帝道：好！那么恶火是为什么呢？岐伯说：足阳明经主肌肉，其经脉多血多气，外邪侵袭则发热，热甚所以恶火。黄帝道：其恶人是何道理？岐伯说：足阳明经气上逆，则呼吸喘促，心中郁闷，所以不喜欢见人。黄帝道：有的阳明厥逆喘促而死，有的虽喘促而不死，这是为什么呢？岐伯说：经气厥逆若累及于内脏，则病深重而死；若仅连及外在的经脉，则病轻浅可生。

黄帝道：好！有的阳明病重之时，病人把衣服脱掉乱跑乱跳，登上高处狂叫唱歌，或者数日不进饮食，并能够越墙上屋，而所登之处，都是其平素所不能的，有了病反能够上去，这是什么原因？岐伯说：四肢是阳气的根本。阳气盛则四肢充实，所以能够登高。

黄帝道：其不穿衣服而乱跑，是为什么？岐伯说：身热过于亢盛，所以不要穿衣服而到处乱跑。

黄帝道：其胡言乱语骂人，不避亲疏而随便唱歌，是什么道理？岐伯说：阳热亢盛而扰动心神，故使其神志失常，胡言乱语，斥骂别人，不避亲疏，并且不知道吃饭；不知道吃饭，所以便到处乱跑。

热论篇第三十一

【原文】 黄帝问目:今夫热病者,皆伤寒之类也,或愈或死,其死皆以六、七日之间。其愈皆以十日以上者何也? 不知其解,愿闻其故。

岐伯对曰:巨阳者,诸阳之属也。其脉连于风府,故为诸阳主气也。人之伤于寒也,则为病热,热虽甚不死;其两感于寒而病者,必不免于死。

帝曰:愿闻其状。岐伯曰:伤寒一日,巨阳受之,故头项痛,腰脊强。二日阳明受之,阳明主肉,其脉挟鼻,络于目,故身热,目疼而鼻干,不得卧也。三日少阳受之,少阳主胆,其脉循胁络于耳,故胸胁痛而耳聋;三阳经络皆受其病,而未入于脏者,故可汗而已。四日太阴受之,太阴脉布胃中,络于嗌,故腹满而嗌干。五日少阴受之,少阴脉贯肾,络于肺,系舌本,故口燥舌干而渴。六日厥阴受之,厥阴脉循阴器而络于肝,故烦满而囊缩。三阴三阳、五脏六腑皆受病,营卫不行,五脏不通,则死矣。

其不两感于寒者,七日巨阳病衰,头痛少愈;八日阳明病衰,身热少愈;九日少阳病衰,耳聋微闻;十日太阴病衰,腹减如故,则思饮食;十一日少阴病衰,渴止不满,舌干已而嚏;十二日厥阴病衰,囊纵,少腹微下,大气皆去,病日已矣。帝曰:治之奈何? 岐伯曰:治之各通其脏脉,病日衰已矣。其未满三日者,可汗而已;其满三日者,可泄而已。

帝曰:热病已愈,时有所遗者,何也? 岐伯曰:诸遗者,热甚而强食之,故有所遗也。若此者,皆病已衰,而热有所藏,因其谷气相薄,两热相合,故有所遗也。帝曰:善。治遗奈何? 岐伯曰:视其虚实,调其逆从,可使必已矣。帝曰:病热当何禁之? 岐伯曰:病热少愈,食肉则复,多食则遗,此其禁也。

帝曰:其病两感于寒者,其脉应与其病形何如? 岐伯曰:两感于寒者,病一日,则巨阳与少阴俱病,则头痛,口干而烦满;二日则阳明与太阴俱病,则腹满,身热,不欲食,谵言;三日则少阳与厥阴俱病,则耳聋,囊缩而厥。水浆不入,不知人,六日死。帝曰:五脏已伤,六腑不通,营卫不行,如是之后,三日乃死,何也? 岐伯曰:阳明者,十二经脉之长也。其血气盛,故不知人。三日其气乃尽,故死矣。

凡病伤寒而成温者,先夏至日者为病温,后夏至日者为病暑。暑当与汗皆出,勿止。

【解读】 黄帝问道:现在所说的外感发热的疾病,都属于伤寒一类,其中有的痊愈,有的死亡,死亡的往往在六、七日之间,痊愈的都在十日以上,这是什么道理呢? 我不知如何解释,想听听其中的道理。

岐伯回答说:太阳经为六经之长,统摄阳分,故诸阳皆隶属于太阳。太阳的经脉连于风府,与督脉、阳维相会,循行于巅背之表,所以太阳为诸阳主气,主一身之表。人感受寒邪以后,就要发热,发热虽重,一般不会死亡;如果阴阳二经表里同时感受寒邪而发病,就难免于死亡了。

黄帝说:我想知道伤寒的症状。岐伯说:伤寒病一日,为太阳经感受寒邪,足太阳经脉从头下项,挟脊抵腰中,所以头项痛,腰脊强直不舒。二日阳明经受病,阳明主肌肉,足阳明经眿挟鼻络于目,下行入腹,所以身热目痛而鼻干,不能安卧。三日少阳经受病,少阳主骨,足少阳经脉,循胁肋而上络于耳,所以胸胁痛而耳聋;若三阳经络皆受病,尚未入里入阴的,都可以发汗而愈。四日太阴经受病,足太阴经脉散布于胃中,上络于咽,所以腹中胀满而咽干。五日少阴经受病,足少阴经脉贯肾,络肺,上系舌本,所以口燥舌干而渴。六日厥阴经受病,足厥阴经脉环阴器而络于肝,所以烦闷而阴囊收缩。如果三阴三阳经脉和五脏六腑均受病,以致营卫不能运行,五脏之气不通,人就要死亡了。

如果病不是阴阳表里两感于寒邪的,则第七日太阳病衰,头痛稍愈;八日阳明病衰,身热稍退;九日少阳病衰,耳聋将逐渐能听到声音;十日太阴病衰,腹满已消,恢复正常,而欲饮食;十一日少阴病衰,口不渴,不胀满,舌不干,能打喷嚏;十二日厥阴病衰,阴囊松弛,渐从少腹下垂。至此,大邪之气已去,病也逐渐痊愈。黄帝说:怎么治疗呢? 岐伯说:治疗时,应根据病在何脏何经,分别予以施治,病将日渐衰退而愈。对这类病的治疗原则,一般病未满三日,而邪犹在表的,可发汗而愈;病已满三日,邪已入里的,可以泻下而愈。

黄帝说：热病已经痊愈，常有余邪不尽，是什么原因呢？岐伯说：凡是余邪不尽的，都是因为在发热较重的时候强进饮食，所以有余热遗留。像这样的病，都是病势虽然已经衰退，但尚有余热蕴藏于内，如勉强病人进食，则必因饮食不化而生热，与残存的余热相薄，则两热相合，又重新发热，所以有余热不尽的情况出现。黄帝说：好。怎样治疗余热不尽呢？岐伯说：应诊察病的虚实，或补或泻，予以适当的治疗，可使其病痊愈。黄帝说：发热的病人在护理上有什么禁忌呢？岐伯说：当病人热势稍衰的时候，吃了肉食，病即复发；如果饮食过多，则出现余热不尽，这都是热病所应当禁忌的。

黄帝说：表里同伤于寒邪的两感证，其脉和症状是怎样的呢？岐伯说：阴阳两经表里同时感受寒邪的两感证，第一日为太阳与少阴两经同时受病，其症状既有太阳的头痛，又有少阴的口干和烦闷；二日为阳明与太阴两经同时受病，其症状既有阳明的身热谵言妄语，又有太阴的腹满不欲食；三日为少阳与厥阴两经同时受病，其症状既有少阳之耳聋，又有厥阴的阴囊收缩和四肢发冷。如果病势发展至水浆不入、神昏不知人的程度，到第六天便死亡了。

黄帝说：病已发展至五脏已伤，六腑不通，营卫不行，像这样的病，要三天以后死亡，是什么道理呢？岐伯说：阳明为十二经之长，此经脉的气血最盛，所以病人容易神识昏迷。三天以后，阳明的气血已经竭尽，所以就要死亡。

大凡伤于寒邪而成为温热病的，病发于夏至日以前的就称之为温病，病发于夏至日以后的就称之为暑病。暑病汗出，可使暑热从汗散泄，所以暑病汗出，不要制止。

刺热篇第三十二

【原文】　肝热病者，小便先黄，腹痛多卧．身热。热争则狂言及惊，胁满痛，手足躁，不得安卧；庚辛甚，甲乙大汗，气逆则庚辛死。刺足厥阴、少阳。其逆则头痛员员，脉引冲头也。

心热病者，先不乐，数日乃热。热争则卒心痛，烦闷善呕，头痛面赤，无汗；壬癸甚，丙丁大汗，气逆则壬癸死。刺手少阴、太阳。

脾热病者，先头重，颊痛，烦心，颜青，欲呕，身热。热争则腰痛，不可用俯仰，腹满泄，两颔痛；甲乙甚，戊己大汗，气逆则甲乙死。刺足太阴、阳明。

肺热病者，先淅然厥，起毫毛，恶风寒，舌上黄，身热。热争则喘咳，痛走胸膺背，不得太息，头痛不堪，汗出而寒；丙丁甚，庚辛大汗，气逆则丙丁死。刺手太阴、阳明，出血如大豆，立已。

肾热病者，先腰痛胻疫，苦渴数饮，身热。热争则项痛而强，胻寒且疫，足下热，不欲言，其逆则项痛员员澹澹然；戊己甚，壬癸大汗，气逆则戊己死。刺足少阴、太阳。诸汗者，至其所胜日汗出也。

肝热病者，左颊先赤；心热病者，颜先赤；脾热病者，鼻先赤；肺热病者，右颊先赤；肾热病者，颐先赤。病虽未发，见赤色者刺之，名曰治未病。热病从部所起者，至期而已；其刺之反者，三周而已；重逆则死。诸当汗者，至其所胜日，汗大出也。

诸治热病，以饮之寒水，乃刺之；必寒衣之，居止寒处，身寒而止也。

热病先胸胁痛，手足躁，刺足少阳，补足太阴，病甚者为五十九刺。热病始手臂痛者，刺手阳明太阴而汗出止。热病始于头首者，刺项太阳而汗出止。热病始于足胫者，刺足阳明而汗出止。热病先身重骨痛，耳聋好瞑，刺足少阴，病甚为五十九刺。热病先眩冒而热，胸胁满，刺足少阴、少阳。

太阳之脉，色荣颧骨，热病也。荣未夭，日今且得汗，待时而已。与厥阴脉争见者，死期不过三日，其热病内连肾，少阳之脉色也。少阳之脉，色荣颊前，热病也，荣未交，日今且得汗，待时而已。与少阴脉争见者，死期不过三日。

热病气穴：三椎下间主胸中热，四椎下间主膈中热，五椎下间主肝热，六椎下间主脾热，七椎下间主肾热，荣在骶也。项上三椎，陷者中也。颊下逆颧为大瘕，下牙车为腹满，颧后为胁痛，颊上者膈上也。

【解读】　肝脏发生热病，先出现小便黄，腹痛，多卧，身发热。当热邪入脏，与正气相争时，则狂言惊骇，胁部满痛，手足躁扰不得安卧；逢到庚辛日，则因木受金克而病重；若逢甲乙日木旺时，便大汗出而热退；若邪气胜脏，将在庚辛日死亡。治疗时，应刺足厥阴肝和足少阳胆经。若肝气上逆，则见头痛眩晕，这是因热邪循肝脉上冲于头所致。

心脏发生热病，先觉得心中不愉快，数天以后始发热。当热邪入脏与正气相争时，则突然心痛，烦闷，时呕，头痛，面赤，无汗；逢到壬癸日，则因火受水克而病重；若逢丙丁日火旺时，便大汗出而热退；若邪气胜脏，病更严重，将在壬癸日死亡。治疗时，应刺手少阴心和手太阳小肠经。

脾脏发生热病，先感觉头重，面颊痛，心烦，额部发青，欲呕，身热。当热邪入脏与正气相争时，则腰痛不可以俯仰，腹部胀满而泄泻，两颌部疼痛；逢到甲乙日木旺时，则因土受木克而病重；若逢戊己日土旺时，便大汗出而热退；若邪气胜脏，病更严重，就会在甲乙日死亡。治疗时，刺足太阴脾和足阳明胃经。

肺脏发生热病，先感到体表渐渐然寒冷，毫毛竖立，畏恶风寒，舌上发黄，全身发热。当热邪入脏，与正气相争时，则气喘咳嗽，疼痛走窜于胸膺背部，不能太息，头痛的很厉害，汗出而恶寒；逢丙丁日火旺时，则因金受火克而病重；若逢庚辛日金旺时，便大汗出而热退；若邪气胜脏，病更严重，就会在丙丁日死亡。治疗时，刺手太阴肺和手阳明大肠经，刺出其血如大豆样大，则热邪去而经脉和，病可立愈。

肾脏发生热病，先觉腰痛和小腿发痠，口渴的很厉害，频频饮水，全身发热。当邪入脏，与正气相争时，则项痛而强直，小腿寒冷痠痛，足心发热，不欲言语。如果肾气上递，则项痛头眩晕而摇动不定；逢到戊己日土旺时，则因水受土克而病重；若逢壬癸日水旺时，便大汗出而热退；若邪气胜脏，病更严重，就会在戊己日死亡。治疗时，刺足少阴肾和足太阳膀胱经。

以上所说的诸脏之大汗出，都是到了各脏气旺之日，正胜邪却，即大汗出而热退病愈。

肝脏发生热病，左颊部先见赤色；心脏发生热病，额部先见赤色；脾脏发生热病，鼻部先见赤色；肺脏发生热病，右颊部先见赤色；肾脏发生热病，颐部先见赤色。病虽然还没有发作，但面部已有赤色出现，就应予以刺治，这叫做"治未病"。热病只在五脏色部所在出现赤色，并未见到其他症状的，为病尚轻浅，若予以及时治疗，则至其当旺之日，病即可愈；若治疗不当，应泻反补，应补反泻，就会延长病程，需通过三次当旺之日，始能病愈；若一再误治，势必使病情恶化而造成死亡。诸脏热病应当汗出的，都是至其当旺之日，大汗出而病愈。

凡治疗热病，应在喝些清凉的饮料，以解里热之后，再进行针刺，并且要病人衣服穿的单薄些，居住于凉爽的地方，以解除表热，如此使表里热退身凉而病愈。

热病先出现胸胁痛，手足躁扰不安的，是邪在足少阳经，应刺足少阳经以泻阳分之邪，补足太阴经以培补脾土，病重的就用"五十九刺"的方法。热病先手臂痛的，是病在上而发于阳，刺手阳明、太阴二经之穴，汗出则热止。热病开始发于头部的，是太阳为病，刺足太阳经项部的穴位，汗出则热止。热病开始发于足胫部的，是病发于阳而始于下，刺足阳明经穴，汗出则热止。热病先出现身体重，骨节痛，耳聋，昏倦嗜睡的，是发于少阴的热病，刺足少阴经之穴，病重的用"五十九刺"的方法。热病先出现头眩晕昏冒而后发热，胸胁满的，是病发于少阳，并将传入少阴，使阴阳枢机失常，应刺足少阴和足少阳二经，使邪从枢转而外出。

太阳经脉之病，赤色出现于颧骨部的，这是热病。若色泽尚未暗晦，病尚轻浅，至其当旺之时，可以得汗出而病愈；若同时又见少阴经的脉证，此为木盛水衰的死证，死期不过三日，这是因为热病已连于肾。少阳经脉之病，赤色出现于面颊的前方，这是少阳经脉热病。若色泽尚未暗晦，是病邪尚浅，至其当旺之时，可以得汗出而病愈；若同时又见少阴脉色现于颊部，是母胜其子的死证，其死期不过三日。

治疗热病的气穴：第三脊椎下方主治胸中的热病，第四脊椎下方主治膈中的热病，第五脊椎下方主治肝热病，第六脊椎下方主治脾热病，第七脊椎下方主治肾热病。治疗热病，既取穴于上，以泻阳邪，当再取穴于下，以补阴气，在下取穴在尾骶骨处。项部第三椎以下凹陷处的中央部位是大椎穴，由此向下便是脊椎的开始。诊察面部之色，可以推知腹部疾病，如颊部赤色由下向上到颧骨部，为有"大瘕泄"病；见赤色自颊下行至颊车部，为腹部胀满；赤色见于颧骨后侧，为胁痛；赤色见于颊上，为病在膈上。

评热病论篇第三十三

【原文】　黄帝问曰：有病温者，汗出辄复热，而脉躁疾，不为汗衰，狂言不能食，病名为何？岐伯对曰：病名阴阳交，交者死也。帝曰：愿闻其说。岐伯曰：人所以汗出者，皆生于谷，谷生于精。

黄帝内经

五七

今邪气交争于骨肉而得汗者,是邪却而精胜也。精胜,则当能食而不复热。复热者,邪气也。汗者,精气也。今汗出而辄复热者,是邪胜也。不能食者,精无俾也。病而留者,其寿可立而倾也。且夫《热论》曰:汗出而脉尚躁盛者死。今脉不与汗应,此不能其病也,其死明矣。狂言者,是失志,失志者死。今见三死,不见一生,虽愈必死也。

帝曰:有病身热,汗出烦满,烦满不为汗解,此为何病?岐伯曰:汗出而身热者,风也;汗出而烦满不解者,厥也,病名曰风厥。帝曰:愿卒闻之。岐伯曰:巨阳主气,故先受邪,少阴与其为表里也,得热则上从之,从之则厥也。帝曰:治之奈何?岐伯曰:表里刺之,饮之服汤。

帝曰:劳风为病何如?岐伯曰:劳风法在肺下。其为病也,使人强上冥视,唾出若涕,恶风而振寒,此为劳风之病。帝曰:治之奈何?岐伯曰:以救俯仰。巨阳引精者三日,中年者五日,不精者七日。咳出青黄涕,其状如脓,大如弹丸,从口中若鼻中出;不出则伤肺,伤肺则死也。

帝曰:有病肾风者,面胕痝然壅,害于言,可刺否?岐伯曰:虚不当刺。不当刺而刺,后五日其气必至。帝曰:其至何如?岐伯曰:至必少气时热,时热从胸背上至头,汗出,手热,口干苦渴,小便黄,目下肿,腹中鸣,身重难以行,月事不来,烦而不能食,不能正偃,正偃则咳,病名曰风水,论在《刺法》中。

帝曰:愿闻其说。岐伯曰:邪之所凑,其气必虚。阴虚者阳必凑之,故少气时热而汗出也。小便黄者,少腹中有热也。不能正偃者,胃中不和也。正偃则咳甚,上迫肺也。诸有水气者,微肿先见于目下也。帝曰:何以言?岐伯曰:水者阴也,目下亦阴也。腹者至阴之所居,故水在腹者,必使目下肿也。真气上逆,故口苦舌干,卧不得正偃,正偃则咳出清水也。诸水病者,故不得卧,卧则惊,惊则咳甚也。腹中鸣者,病本于胃也。薄脾则烦不能食,食不下者,胃脘隔也。身重难以行者,胃脉在足也。月事不来者,胞脉闭也。胞脉者属心而络于胞中。今气上迫肺,心气不得下通,故月事不来也。帝曰:善。

【解读】 黄帝问道:有的温热病患者,汗出以后,随即又发热,脉象急疾躁动,其病势不仅没有因汗出而衰减,反而出现言语狂乱、不进饮食等症状,这叫什么病?岐伯回答说:这种病叫阴阳交,阴阳交是死症。黄帝说:我想听听其中的道理。岐伯说:人所以能够出汗,是依赖于水谷所化生的精气,水谷之精气旺盛,便能胜过邪气而汗出。现在邪气与正气交争于骨肉之间,能够得到汗出的是邪气退而精气胜,精气胜的应当能进饮食而不再发热。复发热是邪气尚留,汗出是精气胜邪,现在汗出后又复发热,是邪气胜过精气。不进饮食,则精气得不到继续补益,邪热又逗留不去,这样发展下去,病人的生命就会立即发生危险。《热论》中也曾说:汗出而脉仍躁盛,是死证。现在其脉象不与汗出相应,是精气已经不能胜过邪气,死亡的征象已是很明显的了。况且狂言乱语是神志失常,神志失常是死证。现在已出现了三种死证,却没有一点生机,病虽可能因汗出而暂时减轻,但终究是要死亡的。

黄帝说:有的病全身发热,汗出,烦闷,其烦闷并不因汗出而缓解,这是什么病呢?岐伯说:汗出而全身发热,是因感受了风邪;烦闷不解,是由于下气上逆所致,病名叫风厥。黄帝说:希望你能详尽地讲给我听。岐伯说:太阳为诸阳主气,主人一身之表,所以太阳首先感受风邪的侵袭。少阴与太阳相为表里,表病则里必应之,少阴受太阳发热的影响,其气亦从之而上逆,上逆便成为厥。黄帝说:怎么治疗呢?岐伯说:治疗时应并刺太阳、少阴表里两经,即刺太阳以泻风热之邪,刺少阴以降上逆之气,并内服汤药。

黄帝说:劳风的病情是怎样的呢?岐伯说:劳风的受邪部位常在肺下,其发病的症状,使人头项强直,头目昏眩而视物不清,唾出粘痰似涕,恶风而寒栗,这就是劳风病的发病情况。黄帝说:怎样治疗呢?岐伯说:首先应使其胸中通畅,俯仰自如。肾精充盛的青年人,太阳之气能引肾精外布,则水能济火,经适当治疗,可三日而愈;中年人精气稍衰,须五日可愈;老年人精气已衰,水不济火,须七日始愈。这种病人,咳出青黄色粘痰,其状似脓,凝结成块,大小如弹丸,应使痰从口中或鼻中排出,如果不能咳出,就要伤其肺,肺伤则死。

黄帝说:有患肾风的人,面部浮肿,目下壅起,妨害言语,这种病可以用针刺治疗吗?岐伯说:虚证不能用刺。如果不应当刺而误刺,必伤其真气,使其脏气虚,五天以后,则病气复至而病势加重。黄帝说:病气至时情况怎样呢?岐伯说:病气至时,病人必感到少气,时发热,时常觉得热从胸背上至头,汗出手热,口中干渴,小便色黄,目下浮肿,腹中鸣响,身体沉重,行动困难;如患者是妇女则月经闭止,心烦而不能饮食,不能仰卧,仰卧就咳嗽的很厉害。此病叫风水,在《刺法》中有所论述。

　　黄帝说：我想听听其中的道理。岐伯说：邪气之所以能够侵犯人体，是由于其正气先虚。肾脏属阴，风邪属阳。肾阴不足，风阳便乘虚侵入，所以呼吸少气，时时发热而汗出。小便色黄，是因为腹中有热。不能仰卧，是因为水气上乘于胃，而胃中不和。仰卧则咳嗽加剧，是因为水气上迫于肺。凡是有水气病的，目下部先出现微肿。黄帝说：为什么？岐伯说：水是属阴的，目下也是属阴的部位，腹部也是至阴所在之处，所以腹中有水的，必使目下部位微肿。水邪之气上泛凌心，迫使脏真心火之气上逆，所以口苦咽干，不能仰卧，仰卧则水气上逆而咳出清水。凡是有水气病的人，都因水气上乘于胃而不能卧，卧则水气上凌于心而惊，逆于肺则咳嗽加剧。腹中鸣响，是胃肠中有水气窜动，其病本在于胃。若水迫于脾，则心烦不能食。饮食不进，是水气阻隔于胃脘。身体沉重而行动困难，是因为胃的经脉下行于足部，水气随经下流所致。妇女月经不来，是因为水气阻滞，胞脉闭塞不通的缘故。胞脉属于心而下络于胞中，现水气上迫于肺，使心气不得下通，所以胞脉闭而月经不来。黄帝说：说得好。

逆调论篇第三十四

　　【原文】　黄帝问曰：人身非常温也，非常热也，为之热而烦满者，何也？岐伯对曰：阴气少而阳气胜，故热而烦满也。

　　帝曰：人身非衣寒也，中非有寒气也，寒从中生者何？岐伯曰：是人多痹气也，阳气少，阴气多，故身寒如从水中出。

　　帝曰：人有四支热，逢风寒如炙如火者，何也？岐伯曰：是人者，阴气虚，阳气盛；四支者，阳也。两阳相得，而阴气虚少，少水不能灭盛火，而阳独治。独治者，不能生长也，独胜而止耳。逢风而如炙如火者，是人当肉烁也。

　　帝曰：人有身寒，汤火不能热，厚衣不能温，然不冻栗，是为何病？岐伯曰：是人者，素肾气胜，以水为事，太阳气衰，肾脂枯不长，一水不能胜两火。肾者水也，而生于骨，肾不生，则髓不能满，故寒甚至骨也。所以不能冻栗者，肝一阳也，心二阳也，肾孤脏也，一水不能胜二火，故不能冻栗。病名曰骨痹，是人当挛节也。

　　帝曰：人之肉苛者，虽近衣絮，犹尚苛也，是谓何疾？岐伯曰：营气虚，卫气实也。营气虚则不仁，卫气虚则不用。营卫俱虚，则不仁且不用，肉如故也，人身与志不相有，曰死。

　　帝曰：人有逆气，不得卧而息有音者；有不得卧而息无音者；有起居如故而息有音者；有得卧，行而喘者；有不得卧，不能行而喘者；有不得卧，卧而喘者；皆何脏使然？愿闻其故。岐伯曰：不得卧而息有音者，是阳明之逆也。足三阳者下行，今逆而上行，故息有音也。阳明者，胃脉也；胃者，六腑之海，其气亦下行。阳明逆，不得从其道，故不得卧也。《下经》曰"胃不和则卧不安"，此之谓也。夫起居如故而息有音者，此肺之络脉逆也；络脉不得随经上下，故留经而不行。络脉之病人也微，故起居如故而息有音也。夫不得卧，卧则喘者，是水气之客也。夫水者，循津液而流也。肾者，水脏，主津液，主卧与喘也。帝曰：善。

　　【解读】　黄帝问道：有的病人，四肢发热，遇到风寒，热得更加厉害，如同炙于火上一般，这是什么原因呢？岐伯回答说：这是由于阴气少而阳气胜，所以发热而烦闷。

　　黄帝说：有的人穿的衣服并不单薄，也没有为寒邪所中，却总觉得寒气从内而生，这是什么原因呢？岐伯说：是由于这种人多痹气，阳气少而阴气多，所以经常感觉身体发冷，像从冷水中出来一样。

　　黄帝说：有的人四肢发热，一遇到风寒，便觉得身如热火熏炙一样，这是什么原因呢？岐伯说：这种人多因素体阴虚而阳气盛。四肢属阳，风邪也属阳，属阳的四肢感受属阳的风邪，是两阳相并，则阳气更加充盛。阳气益盛则阴气日益虚少，致衰少的阴气不能熄灭旺盛的阳火，形成了阳气独旺的局面。现阳气独旺，便不能生长，因阳气独胜而生机停止。所以这种四肢热逢风而热得如炙如火的，其人必然肌肉逐渐消瘦。

　　黄帝说：有的人身体寒凉，虽近汤火不能使之热，多穿衣服也不能使之温，但却不恶寒战栗，这是什么病呢？岐伯说：这种人平素即肾水之气盛，又经常接近水湿，致水寒之气偏盛，而太阳之阳气偏衰，太阳之阳气衰，则肾脂枯竭不长。肾是水脏，主生长骨髓，肾脂不生则骨髓不能充满，故寒冷至骨。其所以不能战栗,是因为肝是一阳,心是二阳,一个独阴的肾水,胜不过心肝二阳之火,所以虽寒冷,但不战栗。这种病叫"骨痹",病人必骨节拘挛。

黄帝说:有的人皮肉麻木沉重,虽穿上棉衣,仍然如故,这是什么病呢?岐伯说:这是由于营气虚而卫气虚所致。营气虚弱则皮肉麻木不仁,卫气虚弱则肢体不能举动。营气与卫气俱虚,则既麻木不仁,又不能举动,所以皮肉更加麻木沉重。若人的形体与内脏的神志不能相互为用,就要死亡。

黄帝说:人病气逆,有的不能安卧而呼吸有声;有的不能安卧而呼吸无声;有的起居如常而呼吸有声;有的能够安卧,行动则气喘;有的不能安卧,也不能行动而气喘;有的不能安卧,卧则气喘。是哪些脏腑发病,使之这样呢?我想知道是什么缘故。岐伯说:不能安卧而呼吸有声的,是阳明经脉之气上逆。足三阳的经脉,从头到足,都是下行的,现在足阳明经脉之气上逆而行,所以呼吸不利而有声。阳明是胃脉,胃是六腑之海,胃气亦以下行为顺,若阳明经脉之气逆,胃气便不得循常道而下行,所以不能平卧。《下经》曾说"胃不和则卧不安",就是这个意思。若起居如常而呼吸有声的,这是由于肺之络脉不顺,络脉不能随着经脉之气上下,故其气留滞于经脉而不行于络脉。但络脉生病是比较轻微的,所以虽呼吸不利有声,但起居如常。若不能安卧,卧则气喘的,是由于水气侵犯所致。水气是循着津液流行的道路而流动的。肾是水脏,主持津液,如肾病不能主水,水气上逆而犯肺,则人即不能平卧而气喘。黄帝说:好。

·卷十·

疟论篇第三十五

【原文】 黄帝问曰:夫痎疟皆生于风,其蓄作有时者何也?岐伯对曰:疟之始发也,先起于毫毛,伸欠乃作,寒栗鼓颔,腰脊俱痛,寒去则内外皆热,头痛如破,渴欲冷饮。

帝曰:何气使然?愿闻其道。岐伯曰:阴阳上下交争,虚实更作,阴阳相移也。阳并于阴,则阴实而阳虚,阳明虚则寒栗鼓颔也;巨阳虚,则腰背头项痛;三阳俱虚,则阴气胜,阴气胜则骨寒而痛;寒生于内,故中外皆寒。阳盛而外热,阴虚则内热,外内皆热则喘而渴,故欲冷饮也。

此皆得之夏伤于暑,热气盛,藏于皮肤之内,肠胃之外,此荣气之所舍也。此令人汗空疏,腠理开,因得秋气,汗出遇风,及得之以浴,水气舍于皮肤之内,与卫气并居。卫气者,昼日行于阳,夜行于阴,此气得阳而外出,得阴而内薄,内外相薄,是以日作。

帝曰:其间日而作者,何也?岐伯曰:其气之舍深,内薄于阴,阳气独发,阴邪内著,阴与阳争不得出,是以间日而作也。

帝曰:善。其作日晏与其日早者,何气使然?岐伯曰:邪气客于风府,循膂而下,卫气一日一夜大会于风府,其明日日下一节,故其作也晏,此先客于脊背也。每至于风府,则腠理开,腠理开则邪气入,邪气入则病作,以此日作稍益晏也。其出于风府,日下一节,二十五日下至骶骨;二十六日入于脊内,注于伏膂之脉;其气上行,九日出于缺盆之中。其气日高,故作日益早也。其间日发者,由邪气内薄于五脏,横连募原也。其道远,其气深,其行迟,不能与卫气俱行,不得皆出,故间日乃作也。

帝曰:夫子言卫气每至于风府,腠理乃发,发则邪气入,入则病作。今卫气日下一节,其气之发也,不当风府,其日作者奈何?岐伯曰:此邪气客于头项,循膂而下者也,故虚实不同,邪中异所,则不得当其风府也。故邪中于头项者,气至头项而病;中于背者,气至背而病;中于腰脊者,气至腰脊而病;中于手足者,气至手足而病。卫气之所在,与邪气相合,则病作。故风无常府,卫气之所发,必开其腠理,邪气之所合,则其府也。

帝曰:善。夫风之与疟也,相似同类,而风独常在,疟得有时而休者,何也?岐伯曰:风气留其处,故常在;疟气随经络沉以内薄,故卫气应乃作。

帝曰:疟先寒而后热者,何也?岐伯曰:夏伤于大暑,其汗大出,腠理开发,因遇夏气凄沧之水寒,藏于腠理皮肤之中,秋伤于风,则病成矣。夫寒者,阴气也;风者,阳气也。先伤于寒而后伤于风,故先寒而后热也,病以时作,名曰寒疟。

帝曰:先热而后寒者,何也!岐伯曰:此先伤于风,而后伤于寒,故先热而后寒也,亦以时作,名曰温疟。

其但热而不寒者，阴气先绝，阳气独发，则少气烦冤，手足热而欲呕，名曰瘅疟。

帝曰：夫经言有余者泻之，不足者补之。今热为有余，寒为不足。夫疟者之寒，汤火不能温也，及其热，冰水不能寒也，此皆有余不足之类。当此之时，良工不能止，必须其自衰乃刺之，其故何也？愿闻其说。

岐伯曰：经言无刺熇熇之热，无刺浑浑之脉，无刺漉漉之汗，故为其病逆，未可治也。夫疟之始发也，阳气并于阴，当是之时，阳虚而阴盛，外无气，故先寒傈也；阴气逆极，则复出之阳，阳与阴复并于外，则阴虚而阳实，故先热而渴。夫疟气者，并于阳则阳胜，并于阴则阴胜；阴胜则寒，阳胜则热。疟者，风寒之气不常也，病极则复。至病之发也，如火之热，如风雨不可当也。故经言曰：方其盛时必毁，因其衰也，事必大昌，此之谓也。夫疟之未发也，阴天并阳，阳未并阴，因而调之，真气得安，邪气乃亡。故工不能治其已发，为其气逆也。

帝曰：善。攻之奈何？早晏何如？岐伯曰：疟之且发也，阴阳之且移也，必从四末始也。阳已伤，阴从之，故先其时坚束其处，令邪气不得入，阴气不得出，审候见之，在孙络盛坚而血者，皆取之，此真往而未得并者也。

帝曰：疟不发，其应何如？岐伯曰：疟气者，必更盛更虚。当气之所在也，病在阳，则热而脉躁；在阴，则寒而脉静；极则阴阳俱衰，卫气相离，故病得休；卫气集，则复病也。

帝曰：时有间二日或至数日发，或渴或不渴，其故何也？岐伯曰：其间日者，邪气与卫气客于六府，而有时相失，不能相得，故休数日乃作也。疟者，阴阳更胜也，或甚或不甚，故或渴或不渴。

帝曰：论言夏伤于暑，秋必病疟。今疟不必应者何也？岐伯曰：此应四时者也。其病异形者，反四时也。其以秋病者寒甚，以冬病者寒不甚，以春病者恶风，以夏病者多汗。

帝曰：夫病温疟与寒疟，而皆安舍，舍于何脏？岐伯曰：温疟者，得之冬中于风寒，气藏于骨髓之中，至春则阳气大发，邪气不能自出，因遇大暑，脑髓烁，肌肉消，腠理发泄，或有所用力，邪气与汗皆出。此病藏于肾，其气先从内出之于外也。如是者，阴虚而阳盛，阳盛则热矣，衰则气复反入，入则阳虚，阳虚则寒矣，故先热而后寒，名曰温疟。

帝曰：瘅疟何如？岐伯曰：瘅疟者，肺素有热，气盛于身，厥逆上冲，中气实而不外泄，因有所用力，腠理开，风寒舍于皮肤之内，分肉之间而发，发则阳气盛，阳气盛而不衰，则病矣。其气不及于阴，故但热而不寒，气内藏于心，而外舍于分肉之间，令人消烁脱肉，故命曰瘅疟。帝曰：善。

【解读】 黄帝问道：一般说来，疟疾都由于感受了风邪而引起，它的休作有一定时间，这是什么道理？岐伯回答说：疟疾开始发作的时候，先起于毫毛竖立，继而四体不舒，欲得引伸，呵欠连连，乃至寒冷发抖，下颔鼓动，腰脊疼痛；及至寒冷过去，便全身内外发热，头痛有如破裂，口喝喜欢冷饮。

黄帝道：这是什么原因引起的？请说明它的道理。岐伯说：这是由于阴阳上下相争，虚实交替而作，阴阳虚实相互移易转化的关系。阳气并入于阴分，使阴气实而阳气虚，阳明经气虚，就寒冷发抖乃至两颔鼓动；太阳经气虚，便腰背头项疼痛；三阳经气都虚，则阴气更胜，阴气胜则骨节寒冷而疼痛，寒从内生，所以内外都觉寒冷。如阳气并入阳分，则阳气实而阴气虚。阳主外，阳盛就发生外热；阴主内，阴虚就发生内热，因此外内都发热，热甚的时候就气喘口渴，所以喜欢冷饮。

这都是由于夏天伤于暑气，热气过盛，并留藏于皮肤之内、肠胃之外，亦即营气居留的所在。由于暑热内伏，使人汗孔疏松，腠理开泄，一遇秋凉，汗出而感受风邪，或者由于洗澡时感受水气，风邪水气停留于皮肤之内，与卫气相合并居于卫气流行的所在；而卫气白天行于阳分，夜里行于阴分，邪气也随之循行于阳分时则外出，循行于阴分时则内搏，阴阳内外相搏，所以每日发作。

黄帝道：疟疾有隔日发作的，为什么？岐伯说：因为邪气舍留之处较深，向内迫近于阴分，致使阳气独行于外，而阴分之邪留着于里，阴与阳相争而不能即出，所以隔一天才发作一次。

黄帝道：讲得好！疟疾发作的时间，有逐日推迟，或逐日提前的，是什么缘故？岐伯说：邪气从风府穴侵入之后，循脊骨逐日逐节下移，卫气是一昼夜会于风府，而邪气却每日向下移行一节，所以其发作时间也就一天迟一天，这是由于邪气先侵袭于脊骨的关系。每当卫气会于风府时，则腠理开发，腠理开发则邪气侵入，邪气侵入与卫气交争，病就发作，因邪气日下一节，所以发病时间就日益推迟了。这种邪气侵袭风府，逐日下移一节而发病的，约经二十五日，邪气下行至骶骨；二十六日，又入于脊内，而流注于伏冲脉；再沿冲脉上行，至九日上至于缺盆之中。因为邪气日见上升，所以发病的时间也就一天早一天。至于隔一天发病一次的，是因为邪气内迫于五脏，横连于膜原，它所行走的道路较远，邪气深藏，循行迟缓，不能和卫气并行，邪气与卫气不得同时皆出，所以隔一天才能发作一次。

黄帝道：您说卫气每至于风府时，腠理开发，邪气乘机袭入，邪气入则病发作。现在又说卫气与邪气相遇的部位每日下行一节，那么发病时，邪气就并不恰在于风府，而能每日发作一次，是何道理？岐伯说：以上是指邪气侵入于头项，循着脊骨而下者说的。但人体各部分的虚实不同，而邪气侵犯的部位也不一样，所以邪气所侵，不一定都在风府穴处。例如：邪中于头项的，卫气行至头项而病发；邪中于背部的，卫气行至背部而病发；邪中于腰脊的，卫气行至腰脊而病发；邪中于手足的，卫气行至手足而病发；凡卫气所行之处，和邪气相合，那病就发作。所以说风邪侵袭人体没有一定的部位，只要卫气与之相应，腠理开发，邪气得以凑合，这就是邪气袭入的地方，也就是发病的所在。

黄帝道：讲得好！风病和疟疾相似而同属一类，为什么风病的症状持续常在，而疟疾却发作有休止呢？岐伯说：风邪为病是稽留于所中之处，所以症状持续常在；疟邪则是随着经络循行，深入体内，必需与卫气相遇，病才发作。

黄帝道：疟疾发作有先寒而后热的，为什么？岐伯说：夏天感受了严重的暑气，因而汗大出，腠理开泄，再遇着寒凉水湿之气，便留藏在腠理皮肤之中，到秋天又伤了风邪，就成为疟疾了。所以水寒，是一种阴气，风邪是一种阳气。先伤于水寒之气，后伤于风邪，所以先寒而后热，病的发作有一定的时间，这名叫寒疟。

黄帝道：有一种先热而后寒的，为什么？岐伯说：这是先伤于风邪，后伤于水寒之气，所以先热而后寒，发作也有一定的时间，这名叫温疟。

还有一种只发热而不恶寒的，这是由于病人的阴气先亏损于内，因此阳气独旺于外，病发作时，出现少气烦闷，手足发热，要想呕吐，这名叫瘅疟。

黄帝道：医经上说有余的应当泻，不足的应当补。今发热是有余，发冷是不足。而疟疾的寒冷，虽然用热水或向火，亦不能使之温暖，及至发热，即使用冰水，也不能使之凉爽。这些寒热都是有余不足之类。但当其发冷、发热的时候，良医也无法制止，必须待其病势自行衰退之后，才可以施用刺法治疗，这是什么缘故？请你告诉我。

岐伯说：医经上说过，有高热时不能刺，脉搏纷乱时不能刺，汗出不止时不能刺，因为这正当邪盛气逆的时候，所以未可立即治疗。疟疾刚开始发作，阳气并于阴，此时阳虚而阴盛，外表阳气虚，所以先寒冷发栗；至阴气逆乱已极，势必复出于阳分，于是阳气与阴气相并于外，此时阴分虚而阳分实，所以先热而口渴。因为疟疾并于阳分，则阳气胜，并于阴分，则阴气胜；阴气胜则发寒，阳气胜则发热。由于疟疾感受的风寒之气变化无常，所以其发作至阴阳之气俱逆极时，则寒热休止，停一段时间，又重复发作。当其病发作的时候，像火一样的猛烈，如狂风暴雨一样迅不可当。所以医经上说：当邪气盛极的时候，不可攻邪，攻之则正气也必然受伤，应该乘邪气衰退的时候而攻之，必然获得成功，便是这个意思。因此治疗疟疾，应在未发的时候，阴气尚未并于阳分，阳气尚未并于阴分，便进行适当的治疗，则正气不致于受伤，而邪气可以消灭。所以医生不能在疟疾发作的时候进行治疗，就是因为此时正当正气和邪气交争逆乱的缘故。

黄帝道：讲得好！疟疾究竟怎样治疗？时间的早晚应如何掌握？岐伯说：疟疾将发，正是阴阳将要相移之时，它必从四肢开始。若阳气已被邪伤，则阴分也必将受到邪气的影响，所以只有在未发病之先，以索牢缚其四肢末端，使邪气不得入，阴气不得出，两者不能相移；牢缚以后，审察络脉的情况，见其孙络充实而郁血的部分，都要刺出其血，这是当真气尚未与邪气相并之前的一种"迎而夺之"的治法。

黄帝道：疟疾在不发作的时候，它的情况应该怎样？岐伯说：疟气留舍于人体，必然使阴阳虚实，更替而作。当邪气所在的地方是阳分，则发热而脉搏躁急；病在阴分，则发冷而脉搏较静；病到极期，则阴阳二气都已衰惫，卫气和邪气互相分离，病就暂时休止；若卫气和邪气再相遇合，则病又发作了。

黄帝道：有些疟疾隔二日，或甚至隔数日发作一次，发作时有的口渴，有的不渴，是什么缘故？岐伯说：其所以隔几天再发作，是因为邪气与卫气相会于风府的时间不一致，有时不能相遇，不得皆出，所以停几天才发作。疟疾发病，是由于阴阳更替相胜，但其中程度上也有轻重的不同，所以有的口渴,有的不渴。

黄帝道:医经上说夏伤于暑,秋必病疟,而有些疟疾,并不是这样,是什么道理?岐伯说:夏伤于暑,秋必病疟,这是指和四时发病规律相应的而言。亦有些疟疾形症不同,与四时发病规律相反的。如发于秋天的,寒冷较重;发于冬天的,寒冷较轻;发于春天的,多恶风;发于夏天的,汗出得很多。

黄帝道:有病温疟和寒疟,邪气如何侵入?逗留在哪一脏?岐伯说:温疟是由于冬天感受风寒,邪气留藏在骨髓之中,虽到春天阳气生发活泼的时候,邪气仍不能自行外出,乃至夏天,因夏热炽盛,使人精神倦怠,脑髓消烁,肌肉消瘦,腠理发泄,皮肤空疏,或由于劳力过甚,邪气才乘虚与汗一齐外出。这种病原是伏藏于肾,故其发作时,是邪气从内而出于外。这样的病,阴气先虚,而阳气偏盛,阳盛就发热,热极之时,则邪气又回入于阴,邪入于阴则阳气又虚,阳气虚便出现寒冷,所以这种病疟是先热而后寒,名叫温疟。

黄帝道:瘅疟的情况怎样?岐伯说:瘅疟是由于肺脏素来有热,肺气壅盛,气逆而上冲,以致胸中气实,不能发泄,适因劳力之后,腠理开泄,风寒之邪便乘机侵袭于皮肤之内、肌肉之间而发病,发病则阳气偏盛,阳气盛而不见衰减,于是病就但热不寒了。为什么不寒?因邪气不入于阴分,所以但热而不恶寒。这种病邪内伏于心脏,而外出则留连于肌肉之间,能使人肌肉瘦削,所以名叫瘅疟。黄帝道:讲得好!

刺疟篇第三十六

【原文】 足太阳之疟,令人腰痛头重,寒从背起,先寒后热,熇熇暍暍然,热止汗出,难已,刺郄中出血。

足少阳之疟,令人身体解㑊,寒不甚,热不甚,恶见人,见人心惕惕然,热多,汗出甚.刺足少阳。

足阳明之疟,令人先寒,洒淅洒淅,寒甚久乃热,热去汗出,喜见日月光火气,乃快然.刺足阳明跗上。

足太阴之疟,令人不乐,好太息,不嗜食,多寒热汗出,病至则善呕,呕已乃衰,即取之。

足少阴之疟,令人呕吐甚,多寒热,热多寒少,欲闭户牖而处,其病难已。

足厥阴之疟,令人腰痛,少腹满,小便不利,如癃状,非癃也。数便,意恐惧,气不足,腹中悒悒,刺足厥阴。

肺疟者,令人心寒,寒甚热,热间善惊,如有所见者,刺手太阴、阳明。

心疟者,令人烦心甚,欲得清水,反寒多,不甚热,刺手少阴。

肝疟者,令人色苍苍然太息,其状若死者,刺足厥阴见血。

脾疟者,令人寒,腹中痛,热则肠中鸣,鸣已汗出,刺足太阴。

肾疟者,令人洒洒然,腰脊痛宛转,大便难,目眴眴然,手足寒,刺足太阳、少阴。

胃疟者,令人且病也,善饥而不能食,食而支满腹大,刺足阳明、太阴横脉出血。

疟发身疗热,刺跗上动脉,开其空,出其血,立寒;疟方欲寒,刺手阳明太阴,足阳明太阴。疟脉满大急,刺背俞,用中针傍五胠俞各一,适肥瘦,出其血也。疟脉小实急,灸胫少阴,刺指井。疟脉满大急,刺背俞,用五胠俞、背俞各一,适行至于血也。

疟脉缓大虚,便宜用药,不宜用针。凡治疟,先发如食顷,乃可以治,过之则失时也。诸疟而脉不见,刺十指间出血,血去必已;先视身之赤如小豆者,尽取之。十二疟者,其发各不同时,察其病形,以知其何脉之病也。先其发时如食顷而刺之,一刺则衰,二刺则知,三刺则已;不已,刺舌下两脉出血;不已,刺郄中盛经出血,又刺项已下侠脊者,必已。舌下两脉者,廉泉也。

刺疟者,必先问其病之所先发者,先刺之。先头痛及重者,先刺头上及两额、两眉间出血。先项背痛者,先刺之。先腰脊痛者,先刺郄中出血。先手臂痛者,先刺手少阴、阳明十指间。先足胫瘦痛者,先刺足阳明十指间出血。风疟,疟发则汗出恶风,刺三阳经背俞之血者。骺疫痛甚,按之不可,名曰胕髓病,以镵针针绝骨出血,立已。身体小痛,刺至阴。诸阴之井,无出血,间日一刺。疟不渴,间日而作,刺足太阳;渴而间日作,刺足少阳;温疟汗不出,为五十九刺。

【解读】 足太阳经的疟疾,使人腰痛、头痛,寒冷从脊背部而起,先寒后热,热势炽盛,热止汗出。这种疟疾很难治愈,治疗方法是针刺委中穴出血。

足少阳经的疟疾，使人身体倦怠，发冷发热均不太厉害，怕见人，见人便感到恐惧，发热的时间比较长，汗出得也多。治疗方法是针刺足少阳经。

足阳明经的疟疾，使人先感到寒冷，寒冷得很厉害，冷好久以后才发热，热一退，汗便出，这种病人喜欢见日月之光、火焰，见到这些才觉得舒服。治疗方法是针刺足阳明经足背上的冲阳穴。

足太阴经的疟疾，使人闷闷不乐，经常叹气，不想吃东西，寒热多发，汗出也多，病发作时就呕吐，呕吐后病势便好些。治疗方法是针刺足太阴经的公孙穴。

足少阴经的疟疾，使人呕吐得十分厉害，寒热多发，热多而寒少，总喜欢紧闭着门窗呆在屋子里，这种病不易痊愈。

足厥阴经的疟疾，使人腰痛，少腹胀满，小便不利，似乎癃病而实非癃病，只是小便次数多而不爽，病人心中似很恐惧，气不足，腹中很不畅快。治疗方法是针刺足厥阴的太冲穴。

肺疟这种病，使人心里感到发冷，冷到极点又发热，发热的时候容易发惊，像见了什么可恐惧的事物一般。治疗方法是针刺手太阴、手阳明两经的列缺、合谷两穴。

心疟这种病，使人心里烦热得很厉害，总想喝冷水，但反而感觉寒多，不太热。治疗方法是针刺手少阴经的神门穴。

肝疟这种病，使人面色苍青，经常叹息，其形状如同死人一般。治疗方法是针刺足厥阴经的太冲穴出血。

脾疟这种病，使人冷得痛苦，肚腹疼痛，待到转热，脾气行而又使人感到肠中鸣响，肠中鸣响过后汗出。治疗方法是针刺足太阴经的商丘穴。

肾疟这种病，使人洒渐寒冷，腰脊疼痛，转侧艰难，大便困难，目视弦动不明，手足发冷。治疗方法是针刺足太阳、足少阴两经。

胃疟这种病，发病时使人常感饥饿，但又不能吃东西，吃了东西腹部便会胀满而膨大。治疗方法是针刺足阳明、足太阴两经横行的络脉出血。

治疗疟疾，在刚要发热的时候，刺其背上的动脉，开其孔穴，刺出其血，可立即热退身凉；如疟疾刚要发冷的时候，可刺手阳明、太阴和足阳明、太阴的俞穴。如疟疾病人的脉搏满大而急，刺背部的俞穴，用中等针按五胠俞各取一穴，并根据病人形体的胖瘦，确定针刺出血的多少。如疟疾病人的脉搏小实而急的，灸足胫部的少阴经穴，并刺足趾端的井穴。如疟疾病人的脉搏满大而急，刺背部俞穴，取五胠俞、背俞各一穴，并根据病人体质，刺之出血。

如疟疾病人的脉搏缓大而虚的，就应该用药治疗，不宜用针刺。大凡治疗疟疾，应在病没有发作之前约一顿饭的时候，予以治疗，过了这个时间，就会失去时机。凡疟疾病人脉沉伏不见的，急刺十指间出血，血出病必愈；若先见皮肤上发出像赤小豆色的红点，应都用针刺去。上述十二种疟疾，其发作各有不同的时间，应观察病人的症状，从而了解病属于哪一经脉。如在没有发作以前约一顿饭的时候就给以针刺，刺一次病势衰减，刺二次病就显著好转，刺三次病即痊愈；如不愈，可刺舌下两脉出血；如再不愈，可取委中血盛的经络，刺出其血，并刺项部以下挟脊两旁的经穴，这样，病一定会痊愈。上面所说的舌下两脉，就是指的廉泉穴。

凡刺疟疾，必须首先问明病人发作时最先感觉的部分，先予针刺。若先发是头痛、头重的，便先刺头上及两额两眉间出血。先发是颈项背痛的，便先刺颈项和背部。先发是腰脊痛的，便先刺委中出血。先发是手臂痛的，便先刺手经阴阳十指间的孔穴。先发是足胫酸的，便先刺足经阴阳十指间的孔穴。风疟之病发作时，汗出怕风，应刺太阳经背部的腧穴出血。小腿酸痛得厉害，以致于接触不得的，其病名叫做胕髓病，用镵针刺绝骨穴出血，其病立时可止住。身体觉得微痛的，刺阴经的井穴，不可出血，应隔一天刺一次。疟疾口不渴而隔日发作的，刺足太阳经；若口渴而隔日发作的，刺足少阳经。温疟而汗不出的，用五十九刺的方法施治。

气厥论篇第三十七

【原文】 黄帝问曰：五脏六腑，寒热相移者何？岐伯曰：肾移寒于肝，痈肿，少气。脾移寒于肝，痈肿，筋挛。肝移寒于心，狂，隔中。心移寒于肺，肺消，肺消者饮一溲二，死不治。肺移寒于肾，为涌水；涌水者，按腹不坚，水气客于大肠，疾行则鸣濯濯，如囊裹浆，水之病也。

脾移热于肝，则为惊衄。肝移热于心，则死。心移热于肺，传为鬲消。肺移热于肾，传为柔痉。肾移热于脾,传为虚,肠澼死,不可治。脾移热于膀胱,则癃溺血。膀胱移热于小肠,鬲肠不便,上为口糜。小肠移热于大肠,为虙瘕,为沉。大肠移热于胃,善食而瘦,又谓之食亦。胃移热于胆,亦曰食亦。胆移热于脑,则辛频鼻渊;鼻渊者,浊涕下不止也,传为衄衊瞑目。故得之气厥也。

【解读】 黄帝问道:五脏六腑的寒热相互转移的情况是怎样的呢?岐伯说:肾将寒移至肝,会生痈肿和少气的病。脾移寒于肝,会生痈肿和痉挛的病。肝移寒于心,会生狂症和心气不通的病。心移寒于肺,会形成肺消,肺消病的症状,是饮水一份,小便为尿两份,这种病是死症,尚无法可治。肺移寒于肾,成涌水,涌水病的症状,是病人的腹下部,按之不坚硬,但因水气侵犯大肠,走得快时,可以听到肠中濯濯的水声,像皮囊里裹着浆水一样,这种病,是水气形成的。

脾移热于肝,会发生惊恐和鼻血的病。肝移热于心,会导致死亡。心移热于肺,日久传变,会成为膈消的病。肺移热于肾,日久传变,会成为柔痓的病。肾移热于脾,日久便传变为虚损,会形成肠澼的病,无法治疗。脾移热于膀胱,就会尿血。膀胱移热于小肠,由于隔塞生热,大便不通,热气上行,从而导致口疮糜烂。小肠移热于大肠,则会热结不散,成为伏瘕,或为痔疮。大肠移热于胃,会多吃饭却反消瘦,叫做食亦,即虽能吃而身体懈惰。胃移热于胆,也叫做食亦。胆移热于脑,鼻梁内则会觉得辛辣成为鼻渊,所谓鼻渊,即恶浊的鼻涕下流不止,日久传变,就会鼻中出血,目暗不明,这就是胆逆热气上行的缘故了。

咳论篇第三十八

【原文】 黄帝问曰:肺之令人咳,何也?岐伯对曰:五脏六腑皆令人咳,非独肺也。帝曰:愿闻其状。岐伯曰:皮毛者,肺之合也;皮毛先受邪气,邪气以从其合也。其寒饮食入胃,从肺脉上至于肺则肺寒,肺寒则外内合邪,因而客之,则为肺咳。五脏各以其时受病,非其时,各传以与之。人与天地相参,故五脏各以治时,感于寒则受病,微则为咳,甚则为泄、为痛。乘秋则肺先受邪,乘春则肝先受之,乘夏则心先受之,乘至阴则脾先受之,乘冬则肾先受之。

帝曰:何以异之?岐伯曰:肺咳之状,咳而喘,息有音,甚则唾血。心咳之状,咳则心痛,喉中介介如梗状,甚则咽肿喉痹。肝咳之状,咳则两胁下痛,甚则不可以转,转则两胠下满。脾咳之状,咳则右胁下痛、阴阴引肩背,甚则不可以动,动则咳剧。肾咳之状,咳则腰背相引而痛,甚则咳涎。帝曰:六府之咳奈何?安所受病?岐伯曰:五脏之久咳,乃移于六府。脾咳不已,则胃受之,胃咳之状,咳而呕,呕甚则长虫出。肝咳不已,则胆受之,胆咳之状,咳呕胆汁。肺咳不已,则大肠受之,大肠咳状,咳而遗失。心咳不已,则小肠受之,小肠咳状,咳而失气,气与咳俱失。肾咳不已,则膀胱受之,膀胱咳状,咳而遗溺。久咳不已,则三焦受之,三焦咳状,咳而腹满,不欲食饮。此皆聚于胃,关于肺,使人多涕唾,而面浮肿气逆也。

帝曰:治之奈何!岐伯曰:治脏者,治其俞;治腑者,治其合;浮肿者,治其经。帝曰:善。

【解读】 黄帝问:肺脏能使人咳嗽,这是为什么?岐伯说:五脏六腑都能使人咳嗽,不只是肺脏。黄帝说:很想听你讲讲其具体情况。岐伯说:皮毛属表,和肺是相配合的,皮毛感受了寒气,寒气就会侵入肺脏。比如喝了冷水,吃了冷的食物,寒气入胃,从肺脉注入肺,肺也会因此受寒,如此,外内的寒邪互相结合,停留在肺脏,就会造成肺咳。至于五脏的咳嗽,是五脏各在所主的时令受病,并不是肺在它所主之时受病,是五脏的病传给肺的。人是和天地相参合的,所以五脏各在它所主的时令中受寒邪侵袭,得了病,轻微的,只是咳嗽;严重的,则会寒气入里,造成泄泻、腹痛。一般而言,秋天的时候,是肺先受邪,春天的时候是肝先受邪,夏天的时候是心先受邪,季夏的时候是脾先受邪,而冬天的时候是肾先受邪。

黄帝问:那么这些咳嗽又如何分别呢?岐伯说:肺咳的症状,咳嗽时,喘息有声音,严重时,还会咯血。心咳的症状,咳嗽时,感到心痛,喉头像有东西梗塞,严重时咽喉就会肿痛闭塞。肝咳的症状,咳嗽时,两胁会疼痛,如果很严重,行走都会很困难;此时如若行走,则会造成两脚浮肿。脾咳的症状,咳嗽时,右胁痛,阴阴然痛牵连肩背,严重了便不能动弹,一动弹就咳得更厉害。肾咳的症状,咳嗽的时候,腰背互相牵扯痛,严重了就要咳出黏沫来。

黄帝问道:六腑咳嗽的症状是怎样的?又是怎样受病的呢?岐伯说:五脏咳嗽,日久不愈,就会转移到六腑。例如脾咳久不见好,胃就要受病;胃咳的症状,咳而呕吐,严重时,也可能呕出蛔虫。肝咳，久不见好，则胆就要受病；胆咳的症状，咳嗽起来，可吐出苦汁。肺咳久不见好，大肠就要受病；大肠咳的症状，咳嗽时，大便便会失禁。心咳久不见好，则小肠就要受病；小肠咳的症状是咳嗽放屁，常常是咳嗽和放屁并作。肾咳久不见好，则膀胱就要受病；膀胱咳的症状，在咳嗽时，小便会失禁。上述各种咳嗽，如果经久不愈，三焦则要受病；三焦咳的症状，是咳嗽时，肚肠发满，不想吃东西。这些咳嗽，无论是哪一脏腑的病变所致，其寒邪都聚积于胃，联属于肺，使人多吐稠痰，面目浮肿，气逆。

　　黄帝问：既然这样，那么又该如何治疗呢？岐伯说：治疗五脏的咳嗽，要取俞穴；治疗六腑的咳嗽，要取合穴；凡是由于咳嗽而致浮肿的，要取经穴。黄帝道：说得很有道理！

·卷十一·

举痛论篇第三十九

　　【原文】 黄帝问曰：余闻善言天者，必有验于人；善言古者，必有合于今；善言人者，必有厌于己。如此，则道不惑而要数极，所谓明也。今余问于夫子，令言而可知，视而可见，扪而可得。今验于己而发蒙解惑，可得而闻乎？

　　岐伯再拜稽首对曰：何道之问也？帝曰：愿闻人之五脏卒痛，何气使然？岐伯对曰：经脉流行不止，环周不休，寒入经而稽迟，泣而不行，客于脉外则血少，客于脉中则气不通，故卒然而痛。

　　帝曰：其痛或卒然而止者，或痛甚不休者，或痛甚不可按者，或按之而痛止者，或按之无益者，或喘动应手者，或心与背相引而痛者，或胁肋与少腹相引而痛者，或腹痛引阴股者，或痛宿昔而成积者，或卒然痛死不知人，有少间复生者，或痛而呕者，或腹痛而后泄者，或痛而闭不通者。凡此诸痛，各不同形，别之奈何？

　　岐伯曰：寒气客于脉外则脉寒，脉寒则缩踡，缩踡则脉绌急，绌急则外引小络，故卒然而痛，得炅则痛立止；因重中于寒，则痛久矣。

　　寒气客于经脉之中，与炅气相薄则脉满，满则痛而不可按也。寒气稽留，炅气从上，则脉充大而血气乱，故痛甚不可按也。

　　寒气客于肠胃之间，膜原之下，血不得散，小络急引，故痛，按之则血气散，故按之痛止。

　　寒气客于侠脊之脉，则深按之不能及，故按之无益也。

　　寒气客于冲脉，冲脉起于关元，随腹直上，寒气客则脉不通，脉不通则气因之，故揣动应手矣。

　　寒气客于背俞之脉，则脉泣，脉泣则血虚，血虚则痛，其俞注于心，故相引而痛。按之则热气至，热气至则痛止矣。

　　寒气客于厥阴之脉，厥阴之脉者，络阴器，系于肝，寒气客于脉中，则血泣脉急，故胁肋与少腹相引痛矣。

　　厥气客于阴股，寒气上及少腹，血泣在下相引，故腹痛引阴股。

　　寒气客于小肠膜原之间，络血之中，血泣不得注于大经，血气稽留不得行，故宿昔而成积矣。

　　寒气客于五脏，厥逆上泄，阴气竭，阳气未入，故卒然痛死不知人，气复反，则生矣。

　　寒气客于肠胃，厥逆上出，故痛而呕也。

　　寒气客于小肠，小肠不得成聚，故后泄腹痛矣。

　　热气留于小肠，肠中痛，瘅热焦渴，则坚干不得出，故痛而闭不通矣。

　　帝曰：所谓言而可知者。视而可见奈何？岐伯曰：五脏六腑，固尽有部，视其五色，黄赤为热，白为寒，青黑为痛，此所谓视而可见者也。

　　帝曰：扪而可得奈何？岐伯曰：视其主病之脉，坚而血及陷下者，皆可扪而得也。

　　帝曰：善。余知百病生于气也。怒则气上，喜则气缓，悲则气消，恐则气下，寒则气收，炅则气泄，惊则气乱，劳则气耗，思则气结，九气不同，何病之生？岐伯曰：怒则气逆，甚则呕血及飧泄，故气上矣。喜则气和志达，营卫通利，故气缓矣。悲则心系急，肺布叶举，而上焦不通，营卫不散，热气在中，故气消矣。恐则精却，却则上焦闭，闭则气还，还则下焦胀，故气不行矣。寒则腠理闭，气不行，故气收矣。炅则腠理开，营卫通，汗大泄，故气泄。惊则心无所倚，神无所归，虑无所定，故气乱矣。劳则喘息汗出，外内皆越，故气耗矣。思则心有所存，神有所归，正气留而不行，故气结矣。

【解读】 黄帝问道:我听说善于谈论天道的,必能把天道验证于人;善于谈论古今的,必能把古事与现在联系起来;善于谈论别人的,必能与自己相结合。这样,对于医学道理,才可无所疑惑,而得其真理,也才算是透彻地明白了。现在我要问你的是那言而可知、视而可见、扪而可得的诊法,使我有所体验,启发蒙昧,解除疑惑,能够听听你的见解吗?

岐伯再拜叩头问:你要问哪些道理? 黄帝说:我希望听听五脏突然作痛,是什么邪气致使的?岐伯回答说:人身经脉中的气血,周流全身,循环不息,寒气侵入经脉,经血就会留滞,凝涩而不畅通。假如寒邪侵袭在经脉之外,血液必然会减少;若侵入脉中,则脉气不通,就会突然作痛。

黄帝道:有的痛忽然自止;有的剧痛却不能止;有的痛得厉害,甚至不能揉按;有的当揉按痛后就可止住;有的虽加揉按,亦无效果;有的痛处跳动应手;有的在痛时心与背相牵引作痛;有的胁肋和少腹牵引作痛;有的腹痛牵引大腿内侧;有疼痛日久不愈而成小肠气积的;有突然剧痛,就像死了一样,不省人事,少停片刻,才能苏醒;有又痛又呕吐的;有腹痛而又泄泻的;有痛而胸闷不舒畅的。所有这些疼痛,表现各不相同,如何加以区别呢?

岐伯说:寒气侵犯到脉外,则脉便会受寒,脉受寒则会收缩,收缩则脉象缱连一样屈曲着,因而牵引在外的细小脉络,就会忽然间发生疼痛,但只要受热,疼痛就会立止;假如再受寒气侵袭,则痛就不易消解了。

寒气侵犯到经脉之中,与经脉里的热气相互交迫,经脉就会满盛,满盛则实,所以就会痛得厉害而不能休止。寒气一旦停留,热气便会跟随而来,冷热相搏,则经脉充溢满大,气血混乱于中,就会痛得厉害不能触按。

寒邪停留于脉中,人体本身的热气则随之而上,与寒邪相搏,使经脉充满,气血运行紊乱,故疼痛剧烈而不可触按。

寒邪侵袭于肠胃之间,膜原之下,以致血气凝涩而不散,细小的络脉拘急牵引,所以疼痛;如果以手按揉,则血气散行,故按之疼痛停止。

寒邪侵袭于侠脊之脉,由于邪侵的部位较深,按揉难以达到病所,故按揉也无济于事。

寒邪侵袭于冲脉之中,冲脉是从小腹关元穴开始,循腹上行,如因寒气侵入则冲脉不通,脉不通则气因之鼓脉欲通,故腹痛而跳动应手。

寒邪袭于背俞足太阳之脉,则血脉流行滞涩,脉涩则血虚,血虚则疼痛,因足太阳脉背俞与心相连,故心与背相引而痛,按揉能使热气来复,热气来复则寒邪消散,故疼痛即可停止。

寒邪侵袭于足厥阴之脉,足厥阴之脉循股阴入毛中,环阴器抵少腹,布胁肋而属于肝,寒邪侵入于脉中,则血凝涩而脉紧急,故胁肋与少腹牵引作痛。

寒厥之气客于阴股,寒气上行少腹,气血凝涩,上下牵引,故腹痛引阴股。

寒邪侵袭于小肠膜原之间、络血之中,使络血凝涩不能流注于大的经脉,血气留止不能畅行,故日久便可结成积聚。

寒邪侵袭于五脏,迫使五脏之气逆而上行,以致脏气上越外泄,阴气竭于内,阳气不得入,阴阳暂时相离,故突然疼痛昏死,不知人事;如果阳气复返,阴阳相接,则可以苏醒。

寒邪侵袭于肠胃,迫使肠胃之气逆而上行,故出现疼痛而呕吐。

寒邪复袭于小肠,小肠为受盛之腑,因寒而阳气不化,水谷不得停留,故泄泻而腹痛。

寒气侵入到小肠,小肠失其受盛作用,水谷不得停留,所以就后泄而腹痛了。热气蓄留于小肠,肠中要发生疼痛,并且发热干渴,大便坚硬不得出,所以就会疼痛而大便闭结不通。

黄帝问:以上病情,是通过问可以了解到的。那么通过目视可以了解病情吗? 岐伯说:五脏六腑,在面部各有所属的部位,观察面部的五色,黄色和赤色为热,白色为寒,青色和黑色为痛,这就是视而可见的道理。

黄帝问:通过扪摸就可了解病情吗? 岐伯说:这要看主病的脉象。坚实的,是邪盛;陷下的,是不足,这些是可用手扪切而知的。

黄帝说:讲得很有道理! 我听说许多疾病都是由于气的影响而发生的。如暴怒则气上逆,大喜则气缓散,悲哀则气消散,恐惧则气下陷,遇寒则气收聚,受热则气外泄,过惊则气混乱,过劳则气耗损,思虑则气郁结,这九样气的变化,各不相同,各又导致什么病呢? 岐伯说:大怒则气上逆,严重的,可以引起呕血和飧泄,所以说是"气逆"。高兴气就和顺,营卫之气通利,所以说是"气缓"。悲哀过甚则心系急,肺叶胀起,上焦不通,营卫之气不散,热气郁结在部内,所以说是"气消"。恐惧就会使精气衰退，精气衰退就要使上焦闭塞，上焦不通，还于下焦，气郁下焦，就会胀满，所以说是"气下"。寒冷之气，能使腠理闭塞，营卫之气不得流行，所以说是"气收"。热则腠理开发，营卫之气过于疏泄，汗大出，所以说是"气泄"。过忧则心悸如无依靠，神气无所归宿，心中疑虑不安，所以说是"气乱"。过劳则喘息汗出，里外都发越消耗，所以说是"气耗"。思虑过多心就要受伤，精神呆滞，气就会凝滞而不能运行，所以说是"气结"。

腹中论篇第四十

【原文】 黄帝问曰：有病心腹满，旦食则不能暮食，此为何病？岐伯对曰：名为鼓胀。帝曰：治之奈何？岐伯曰：治之以鸡矢醴，一剂知，二剂已。帝曰：其时有复发者，何也？岐伯曰：此饮食不节，故时有病也。虽然其病且已，时故当病，气聚于腹也。

帝曰：有病胸胁支满者，妨于食，病至则先闻腥臊，臭，出清液，先唾血，四支清，目眩，时时前后血，病名为何？何以得之？岐伯曰：病名血枯，此得之年少时，有所大脱血；若醉入房中，气竭肝伤，故月事衰少不来也。帝曰：治之奈何？复以何术？岐伯曰：以四乌鲗骨一藘茹，二物并合之，丸以雀卵，大如小豆；以五丸为后饭，饮以鲍鱼汁，利肠中及伤肝也。

帝曰：病有少腹盛，上下左右皆有根，此为何病？可治不？岐伯曰：病名曰伏梁。帝曰：伏梁何因而得之？岐伯曰：裹大脓血，居肠胃之外，不可治，治之每切按之致死。帝曰：何以然？岐伯曰：此下则因阴，必下脓血，上则迫胃脘，生鬲，使胃脘内痈。此久病也，难治。居齐上为逆，居齐下为从，勿动亟夺。论在刺法中。

帝曰：人有身体髀股䯒皆肿，环脐而痛，是为何病？岐伯曰：病名伏梁，此风根也。其气溢于大肠，而著于肓，肓之原在脐下，故环脐而痛也。不可动之，动之为水溺涩之病。

帝曰：夫子数言热中、消中，不可服高梁、芳草、石药，石药发瘨，芳草发狂。夫热中、消中者，皆富贵人也，今禁高梁，是不合其心；禁芳草、石药，是病不愈，愿闻其说。岐伯曰：夫芳草之气美，石药之气悍，二者其气急疾坚劲，故非缓心和人，不可以服此二者。帝曰：不可以服此二者，何以然？岐伯曰：夫热气慓悍，药气亦然，二者相遇，恐内伤脾。脾者土也，而恶木，服此药者，至甲乙日更论。

帝曰：善。有病膺肿颈痛，胸满腹胀，此为何病？何以得之？岐伯曰：名厥逆。帝曰：治之奈何？岐伯曰：灸之则瘖，石之则狂，须其气并，乃可治也。帝曰：何以然？岐伯曰：阳气重上，有余于上，灸之则阳气入阴，入则瘖；石之则阳气虚，虚则狂。须其气并而治之，可使全也。

帝曰：善。何以知怀子之且生也？岐伯曰：身有病而无邪脉也。

帝曰：病热而有所痛者，何也？岐伯曰：病热者，阳脉也。以三阳之动也，人迎一盛少阳，二盛太阳，三盛阳明。入阴也，夫阳入于阴，故病在头与腹，乃膜胀而头痛也。帝曰：善。

【解读】 黄帝问道：有一种心腹胀满的病，早晨吃了饭晚上就不能再吃，这是什么病呢？岐伯回答说：这叫鼓胀病。黄帝说：如何治疗？岐伯说：可用鸡矢醴来治疗，一剂就能见效，两剂病就好了。黄帝说：这种病有时还会复发是什么原因呢？岐伯说：这是因为饮食不注意，所以病有时复发。这种情况多是正当疾病将要痊愈时，而又复伤于饮食，使邪气复聚于腹中，因此鼓胀就会再发。

黄帝说：有一种胸胁胀满的病，妨碍饮食，发病时先闻到腥臊的气味，鼻流清涕，先唾血，四肢清冷，头目眩晕，时常大小便出血，这种病叫什么名字？是什么原因引起的？岐伯说：这种病的名字叫血枯，得病的原因是在少年的时候患过大的失血病，使内脏有所损伤；或者是醉后肆行房事，使肾气竭，肝血伤，所以月经闭止而不来。黄帝说：怎样治疗呢？要用什么方法使其恢复？岐伯说：用四份乌贼骨，一份藘茹，二药混合，以雀卵为丸，制成如小豆大的丸药，每次服五丸，饭前服药，饮以鲍鱼汁。这个方法可以通利肠道，补益损伤的肝脏。

黄帝说：病有少腹坚硬盛满，上下左右都有根蒂，这是什么病呢？可以治疗吗？岐伯说：病名叫伏梁。黄帝说：伏梁病是什么原因引起的？岐伯说：小腹部裹藏着大量脓血，居于肠胃之外，不可能治愈的。在诊治时，不宜重按，每因重按而致死。黄帝说：为什么会这样呢？岐伯说：此下为小腹及二阴，按摩则使脓血下出；此上是胃脘部，按摩则上迫胃脘，能使横膈与胃脘之间发生内痈此为根深蒂固的久病，故难治疗。一般地说，这种病生在脐上的为逆症，生在脐下的为顺症，切不可急切按摩,以使其下夺。关于本病的治法,在《刺法》中有所论述。

　　黄帝说:有人身体髀、股、骭等部位都发肿,且环绕脐部疼痛,这是什么病呢？岐伯说:病的名字叫伏梁,这是由于宿受风寒所致。风寒之气充溢于大肠而留着于肓,肓的根源在脐下气海,所以绕脐而痛。这种病不可用攻下的方法治疗,如果误用攻下,就会发生小便涩滞不利的病。

　　黄帝说:先生屡次说患热中、消中病的,不能吃肥甘厚味,也不能吃芳香药草和金石药,因为金石药物能使人发癫,芳草药物能使人发狂。患热中、消中病的,多是富贵之人,现在如禁止他们吃肥甘厚味,则不适合他们的心理;不使用芳草石药,又治不好他们的病,这种情况如何处理呢？我愿意听听你的意见。岐伯说:芳草之气多香窜,石药之气多猛悍,这两类药物的性能都是疾坚劲的,若非性情和缓的人,不可以服用这两类药物。黄帝说:不可以服用这两类药物,是什么道理呢？岐伯说:因为这种人平素嗜食肥甘而生内热,热气本身是悍的,药物的性能也是这样,两者遇在一起,恐怕会损伤人的脾气。脾属土而恶木,所以服用这类药物,在甲日和乙日肝木主令时,病情就会更加严重。

　　黄帝说:好。有人患膺肿颈痛,胸满腹胀,这是什么病呢？是什么原因引起的？岐伯说:病名叫厥逆。黄帝说:怎样治疗呢？岐伯说:这种病如果用灸法便会失音,用针刺就会发狂,必须等到阴阳之气上下相合,才能进行治疗。黄帝说:为什么呢？岐伯说:上本为阳,阳气又逆于上,重阳在上,则有余于上,若再用灸法,是以火济火,阳极乘阴,阴不能上承,故发生失音;若用砭石针刺,阳气随刺外泄则虚,神失其守,故发生神志失常的狂证;必须在阳气从上下降,阴气从下上升,阴阳二气交并以后再进行治疗,才可以获得痊愈。

　　黄帝说:好。妇女怀孕且要生产是如何知道的呢？岐伯说:其身体似有某些病的征候,但不见有病脉,就可以诊为妊娠。

　　黄帝说:有病发热而兼有疼痛的是什么原因呢？岐伯说:阳脉是主热证的,外感发热是三阳受邪,故三阳脉动甚。若人迎大一倍于寸口是病在少阳;大两倍于寸口,是病在太阳;大三倍于寸口,是病在阳明。三阳既毕,则传入于三阴。病在三阳,则发热头痛,今传入于三阴,故又出现腹部胀满,所以病人有腹胀和头痛的症状。黄帝说:好。

刺腰痛篇第四十一

　　【原文】　足太阳脉令人腰痛,引项脊尻背如重状,刺其郄中太阳正经出血,春无见血。

　　少阳令人腰痛,如以针刺其皮中,循循然不可以俯仰,不可以顾,刺少阳成骨之端出血,成骨在膝外廉之骨独起者,夏无见血。

　　阳明令人腰痛,不可以顾,顾如有见者,善悲,刺阳明于骨行前三痏,上下和之出血,秋无见血。

　　足少阴令人腰痛,痛引脊内廉,刺少阴于内踝上二痏,春无见血;出血太多,不可复也。

　　厥阴之脉,令人腰痛,腰中如张弓弩弦,刺厥阴之脉,在腨踵鱼腹之外,循之累累然,乃刺之;其病令人善言,默默然不慧,刺之三痏。

　　解脉令人腰痛,痛引肩,目䀮䀮然,时遗溲,刺解脉,在膝筋肉分间郄外廉之横脉出血,血变而止。

　　解脉令人腰痛如引带,常如折腰状,善恐,刺解脉,在郄中结络如黍米,刺之血射以黑,见赤血而已。

　　同阴之脉令人腰痛,痛如小锤居其中,怫然肿,刺同阴之脉,在外踝上绝骨之端,为三痏。

　　阳维之脉令人腰痛,痛上怫然肿,刺阳维之脉,脉与太阳合腨下间,去地一尺所。

　　衡络之脉令人腰痛,不可以俯仰,仰则恐仆,得之举重伤腰,衡络绝,恶血归之。刺之生郄阳筋之间,上郄数寸衡居,为二痏出血。

　　会阴之脉令人腰痛,痛上漯漯然,汗干令人欲饮,饮已欲走,刺直阳之脉上三痏,在矫上郄下五寸横居,视其盛者出血。

　　飞阳之脉令人腰痛,痛上怫怫然,甚则悲以恐,刺飞阳之脉,在内踝上五寸,少阴之前,与阴维之会。

　　昌阳之脉令人腰痛,痛为膺,目䀮䀮然,甚则反折,舌卷不能言,刺内筋为二痏,在内课上大筋前,太阴后上踝二寸所。

散脉,令人腰痛而热,热甚生烦,腰下如有横木居其中,甚则遗溲,刺散脉,在膝前骨肉分间,络外廉束脉,为三痏。

肉里之脉令人腰痛,不可以咳,咳则筋缩急,刺肉里之脉为二痏,在太阳之外,少阳绝骨之后。

腰痛侠脊而痛至头几几然,目䀮䀮欲僵仆,刺足太阳郄中出血。腰痛上寒,刺足太阳、阳明;上热,刺足厥阴;不可以俯仰,刺足少阳;中热而喘,刺足少阴,刺郄中出血。

腰痛,上寒不可顾,刺足阳明;上热,刺足厥阴;不可以俯仰,刺足少阳;中热而喘,刺足少阴,刺郄中出血。

腰痛上寒不可顾,刺足阳明;上热,刺足太阴;中热而喘,刺足少阴。大便难,刺足少阴。少腹满,刺足厥阴。如折不可以俯仰,不可举,刺足太阳。引脊内廉,刺足少阴。

腰痛引少腹控䏚,不可以仰。刺腰尻交者,两髁胛上。以月生死为痏数,发针立已,左取右,右取左。

【解读】 足太阳经脉发病使人腰痛,痛时牵引项脊尻背,好像担负着沉重的东西一样,治疗时应刺其合穴委中,即在委中穴处刺出其恶血,若在春季不要刺出其血。

足少阳经脉发病使人腰痛,痛如用针刺于皮肤中,逐渐加重不能前后俯仰,并且不能左右回顾,治疗时应刺足少阳经在成骨的起点出血,成骨即膝外侧高骨突起处,若在夏季则不要刺出其血。

阳明经脉发病而使人腰痛,颈项不能转动回顾,如果回顾则神乱目花犹如妄见怪异,并且容易悲伤,治疗时应刺足阳明经在胫骨前的足三里穴三次,并配合上、下巨虚穴刺出其血,秋季则不要刺出其血。

足少阴脉发病使人腰痛,痛时牵引到脊骨的内侧,治疗时应刺足少阴经在内踝上的复溜穴两次,若在春季则不要刺出其血;如果出血太多,就会导致肾气损伤而不易恢复。

厥阴经脉发病使人腰痛,腰部强急如新张的弓弩弦一样,治疗时应刺足厥阴的经脉,其部位在腿肚和足跟之间鱼腹之外的蠡沟穴处,摸之有结络累累然不平者,就用针刺之;如果病人多言语或沉默抑郁不爽,可以针刺三次。

解脉发病使人腰痛,痛时会牵引到肩部,眼睛视物不清,时常遗尿,治疗时应取解脉在膝后大筋分肉间(委中穴)外侧的委阳穴处,有血络横见,紫黑盛满,要刺出其血直到血色由紫变红才停止。

解脉发病使人腰痛,好像有带子牵引一样,常好像腰部被折断一样,并且时常有恐惧的感觉,治疗时应刺解脉,在郄中有络脉结滞如黍米者,刺之则有黑色血液射出,等到血色变红时即停止。

同阴之脉发病使人腰痛,痛时胀闷沉重,好像有小锤在里面敲击,病处突然肿胀,治疗时应刺同阴之脉,在外踝上绝骨之端的阳辅穴处,针三次。

阳维脉发病使人腰痛,痛并立即肿胀。治疗时应刺阳维脉,穴位在阳维脉与足太阳膀胱经相合的小腿肚子上,距离足底一尺处(应为阳维脉与足少阳胆经的交会穴——阳交穴)。

衡络之脉发病使人腰痛,不可以前俯和后仰,后仰则恐怕跌倒,这种病大多因为用力举重伤及腰部,使横络阻绝不通,瘀血滞在里。治疗时应刺委阳大筋间上行数寸处的殷门穴,视其血络横居盛满者针刺二次,令其出血。

会阴之脉发病使人腰痛,痛则汗出,汗止则欲饮水,并表现着行动不安的状态,治疗时应刺直阳之脉上三次,其部位在阳跻申脉穴上、足太阳郄中穴下五寸的承筋穴处,视其左右有络脉横居、血络盛满的,刺出其血。

昌阳之脉发病使人腰痛,疼痛牵引胸膺部,眼睛视物昏花,严重时腰背向后反折,舌卷短不能言语,治疗时应取筋内侧的复溜穴刺二次,其穴在内踝上大筋的前面,足太阴经的后面,内踝上二寸处。

散脉发病使人腰痛而发热,热甚则生心烦,腰下好像有一块横木梗阻其中,甚至会发生遗尿,治疗时应刺散脉下俞之巨虚上廉和巨虚下廉,其穴在膝前外侧骨肉分间,看到有青筋缠束的脉络,即用针刺三次。

肉里之脉发病使人腰痛,痛得不能咳嗽,咳嗽则筋脉拘急挛缩,治疗时应刺肉里之脉二次,其穴在足太阳的外前方,足少阳绝骨之端的后面。

腰痛挟脊背而痛,上连头部拘强不舒,眼睛昏花,好像要跌倒,治疗时应刺足太阳经的委中穴出血。

腰痛时有寒冷感觉的，应刺足太阳经和足阳明经，以散阳分之阴邪；有热感觉的，应刺足厥阴经，以去阴中之风热；腰痛不能俯仰的，应刺足少阳经，以转枢机关；若内热而喘促的，应刺足少阴经，以壮水制火，并刺委中的血络出血。

腰痛时，感觉上部寒冷，头项强急不能回顾的，应刺足阳明；感觉上部火热的，应刺足太阴经；感觉内里发热兼有气喘的，应刺足少阴经。大便困难的，应刺足少阴经。少腹胀满的，应刺足厥阴经。腰痛有如折断一样不可前后俯仰，不能举动的，应刺足太阳经。腰痛牵引脊骨内侧的，应刺足少阴经。

腰痛时牵引少腹，引动季胁之下，不能后仰，治疗时应刺腰尻交处的下髎穴，其部位在两踝骨下挟脊两旁的坚肉处，针刺时以月亮的盈缺计算针刺的次数，针后会立即见效，并采用左痛刺右侧、右痛刺左侧的方法。

· 卷十二 ·

风论篇第四十二

【原文】 黄帝问曰：风之伤人也，或为寒热，或为热中，或为寒中，或为疠风，或为偏枯，或为风也。其病各异，其名不同，或内至五脏六腑，不知其解，愿闻其说。

岐伯对曰：风气藏于皮肤之间，内不得通，外不得泄；风者善行而数变，腠理开则洒然寒，闭则热而闷，其寒也则衰食饮，其热也则消肌肉，故使人怢慄而不能食，名曰寒热。

风气与阳明入胃，循脉而上至目内眦，其人肥则风气不得外泄，则为热中而目黄；人瘦，则外泄而寒，则为寒中而泣出。

风气与太阳俱入，行诸脉俞，散于分肉之间，与卫气相干，其道不利，故使肌肉愤膜而有疡；卫气有所凝而不行，故其肉有不仁也。疠者，有营气热胕，其气不清，故使其鼻柱坏而色败，皮肤疡溃。风寒客于脉而不去，名曰疠风，或名曰寒热。

以春甲乙伤于风者为肝风，以夏丙丁伤于风者为心风，以季夏戊己伤于邪者为脾风，以秋庚辛中于邪者为肺风，以冬壬癸中于邪者为肾风。

风中五脏六腑之俞，亦为脏腑之风，各入其门户所中，则为偏风；风气循风府而上，则为脑风；风入系头，则为目风眼寒；饮酒中风，则为漏风；入房汗出中风，则为内风；新沐中风，则为首风；久风入中，则为肠风，飧泄；外在腠理，则为泄风。故风者百病之长也，至其变化，乃为他病也，无常方，然致有风气也。

帝曰：五脏风之形状不同者何？愿闻其诊及其病能。

岐伯曰：肺风之状，多汗恶风，色皏然白，时咳短气，昼日则差，暮则甚，诊在眉上，其色白。心风之状，多汗，恶风，焦绝，善怒吓，赤色，病甚则言不可快，诊在口，其色赤。肝风之状，多汗恶风，善悲，色微苍，嗌干善怒，时憎女子，诊在目下，其色青。脾风之状，多汗恶风，身体怠惰，四支不欲动，色薄微黄，不嗜食，诊在鼻上，其色黄。肾风之状，多汗恶风，面痝然浮肿，脊痛不能正立，其色焱，隐曲不利，诊在肌上，其色黑。胃风之状，颈多汗恶风，食饮不下，鬲塞不通，腹善满，失衣则䐜胀，食寒则泄，诊形瘦而腹大。首风之状，头面多汗恶风，当先风一日则病甚，头痛不可以出内，至其风日，则病少愈。漏风之状，或多汗，常不可单衣，食则汗出，甚则身汗，喘息恶风，衣常濡，口干善渴，不能劳事。泄风之状，多汗，汗出泄衣上，口中干上渍，其风不能劳事，身体尽痛则寒。

帝曰：善。

【解读】 黄帝问道：风邪侵犯人体，或引起寒热病，或成为热中病，或成为寒中病，或引起疠风病，或引起偏枯病，或成为其他风病。由于病变表现不同，所以病名也不一样，甚至侵入到五脏六腑，我不知如何解释，愿听你谈谈其中的道理。

岐伯说：风邪侵犯人体常常留滞于皮肤之中，使腠理开合失常，经脉不能通调于内，卫气不能发泄于外；然而风邪来去迅速，变化多端，若使腠理开张则阳气外泄而洒浙恶寒，若使腠理闭塞则阳气内郁而身热烦闷，恶寒则引起饮食减少，发热则会使肌肉消瘦，所以使人振寒而不能饮食，这种病称为寒热病。

风邪由阳明经入胃，循经脉上行到目内眦，假如病人身体肥胖，腠理致密，则风邪不能向外发泄，稽留体内郁而化热，形成热中病，症见目珠发黄；假如病人身体瘦弱，腠理疏松，则阳气外泄而感到畏寒，形成寒中病，症见眼泪自出。

风邪由太阳经侵入，遍行太阳经脉及其腧穴，散布在分肉之间，与卫气相搏结，使卫气运行的道路不通利，所以肌肉肿胀高起而产生疮疡；若卫气凝涩而不能运行，则肌肉麻木不知痛痒。疠风病是营气因热而腐坏，血气污浊不清所致，所以使鼻柱蚀坏而皮色衰败，皮肤生疮溃烂。病因是风寒侵入经脉稽留不去，病名叫疠风。

在春季或甲日、乙日感受风邪的，形成肝风；在夏季或丙日、丁日感受风邪的，形成心风；在长夏或戊日、己日感受风邪的，形成脾风；在秋季或庚日、辛日感受风邪的，形成肺风；在冬季或壬日、癸日感受风邪的，形成肾风。

风邪侵入五脏六腑的俞穴，沿经内传，也可成为五脏六腑的风病。俞穴是机体与外界相通的门户，若风邪从其血气衰弱场所入侵，或左或右，偏着于一处，则成为偏风病。

风邪由风府穴上行入脑，就成为脑风病；风邪侵入头部累及目系，就成为目风病，两眼畏惧风寒；饮酒之后感受风邪，成为漏风病；行房汗出时感受风邪，成为内风病；刚洗过头时感受风邪，成为首风病；风邪久留不去，内犯肠胃，则形成肠风或飧泄病；风邪停留于腠理，则成为泄风病。所以，风邪是引起多种疾病的首要因素。致于它侵入人体后产生变化，能引起其他各种疾病，就没有一定常规了，但其病因都是风邪入侵。

黄帝问道：五脏风证的临床表现有何不同？希望你讲讲诊断要点和病态表现。

岐伯回答道：肺风的症状，是多汗恶风，面色淡白，不时咳嗽气短，白天减轻，傍晚加重，诊查时要注意眉上部位，往往眉间可出现白色。心风的症状，是多汗恶风，唇舌焦燥，容易发怒，面色发红，病重则言语謇涩，诊察时要注意舌部，往往舌质可呈现红色。肝风的症状，是多汗恶风，常悲伤，面色微青，咽喉干燥，易发怒，有时厌恶女性，诊察时要注意目下，往往眼圈可发青色。脾风的症状，是多汗恶风，身体疲倦，四肢懒于活动，面色微微发黄，食欲不振，诊察时要注意鼻尖部，往往鼻尖可出现黄色。肾风的症状，是多汗恶风，颜面瘫然而肿，腰脊痛不能直立，面色黑如煤烟灰，小便不利，诊察时要注意颐部，往往颐部可出现黑色。胃风的症状，是颈部多汗，恶风，吞咽饮食困难，隔塞不通，腹部易作胀满，如少穿衣，腹即膜胀；如吃了寒凉的食物，就发生泄泻，诊察时可见形体瘦削而腹部胀大。首风的症状，是头痛，面部多汗，恶风，每当起风的前一日病情就加重，以至头痛得不敢离开室内，待到起风的当日，则痛热稍轻。漏风的症状，是汗多，不能少穿衣服，进食即汗出，甚至是自汗出，喘息恶风，衣服常被汗浸湿，口干易渴，不耐劳动。泄风的症状，是多汗，汗出湿衣，口中干燥，上半身汗出如水渍一样，不耐劳动，周身疼痛发冷。

黄帝道：讲得好！

痹论篇第四十三

【原文】 黄帝问曰：痹之安生？岐伯对曰：风寒湿三气杂至，合而为痹也。其风气胜者为行痹，寒气胜者为痛痹，湿气胜者为著痹也。

帝曰：其有五者何也？岐伯曰：以冬遇此者为骨痹，以春遇此者为筋痹，以夏遇此者为脉痹，以至阴遇此者为肌痹，以秋遇此者为皮痹。

帝曰：内舍五脏六腑，何气使然？岐伯曰：五脏皆有合，病久而不去者，内舍于其合也。故骨痹不已，复感于邪，内舍肾；筋痹不已，复感于邪，内舍于肝；脉痹不已，复感于邪，内舍于心；肌痹不已，复感于邪，内舍于脾；皮痹不已，复感于邪，内舍于肺。所谓痹者，各以其时重感于风寒湿之气也。

凡痹之客五脏者：肺痹者，烦满喘而呕；心痹者，脉不通，烦则心下鼓，暴上气而喘，嗌干善噫，厥气上则恐；肝痹者，夜卧则惊，多饮数小便，上为引如怀；肾痹者，善胀，尻以代踵，脊以代头；脾痹者，四支解堕，发咳呕汁，上为大塞；肠痹者，数饮而出不得，中气喘争，时发飧泄；胞痹者，少腹膀胱按之内痛，若沃以汤，涩于小便，上为清涕。

阴气者，静则神藏，躁则消亡。饮食自倍，肠胃乃伤。淫气喘息，痹聚在肺；淫气忧思，痹聚在心；淫气遗溺，痹聚在肾；淫气乏竭，痹聚在肝；淫气肌绝，痹聚在脾。

诸痹不已,亦益内也。其风气胜者,其人易已也。

帝曰:痹,其时有死者,或疼久者,或易已者,其故何也? 岐伯曰:其人脏者死,其留连筋骨间者疼久,其留皮肤间者易已。

帝曰:其客于六腑者何也? 岐伯曰:此亦其食饮居处,为其病本也。六腑亦各有俞,风寒湿气中其俞,而食饮应之,循俞而入,各舍其府也。

帝曰:以针治之奈何? 岐伯曰:五脏有俞,六腑有合,循脉之分,各有所发,各随其过,则病瘳也。

帝曰:营卫之气,亦令人痹乎? 岐伯曰:营者,水谷之精气也,和调于五脏,洒陈于六腑,乃能入于脉也。故循脉上下,贯五脏,络六腑也。卫者,水谷之悍气也,其气慓疾滑利,不能入于脉也,故循皮肤之中,分肉之间,熏于肓膜,散于胸腹。逆其气则病,从其气则愈。不与风寒湿气合,故不为痹。

帝曰:善。痹,或痛,或不痛,或不仁,或寒,或热,或燥,或湿,其故何也? 岐伯曰:痛者,寒气多也,有寒,故痛也。其不痛不仁者,病久入深,营卫之行涩,经络时疏,故不通,皮肤不营.故为不仁。其寒者,阳气少,阴气多,与病相益,故寒也。其热者,阳气多,阴气少,病气胜,阳遭阴,故为痹热。其多汗而濡者,此其逢湿甚也,阳气少,阴气盛,两气相感,故汗出而濡也。

帝曰:夫痹之为病,不痛何也? 岐伯曰:痹在于骨则重,在于脉则血凝而不流,在于筋则屈不伸,在于肉则不仁,在于皮则寒,故具此五者则不痛也。凡痹之类,逢寒则虫,逢热则纵。

帝曰:善。

【解读】 黄帝问道:痹病是怎样产生的呢? 岐伯回答说:是由风、寒、湿三种邪气杂合伤人而形成痹病的。其中风邪偏胜的叫行痹,寒邪偏胜的叫痛痹,湿邪偏胜的叫做痹。

黄帝问道:痹病又可分为五种,为什么? 岐伯说:在冬天得病的称为骨痹;在春天得病的称为筋痹;在夏天得病的称为脉痹;在长夏得病的称为肌痹;在秋天得病的称为皮痹。

黄帝问道:痹病的病邪有内舍于五脏六腑的,是什么气使它这样呢? 岐伯回答说:五脏与筋、脉、肉、皮、骨是内外相应的,病邪久留于体表而不去,就会侵入它所相应的内脏。所以骨痹不愈,又感受了邪气,就内藏于肾;筋痹不愈,又感受了邪气,就内藏于肝;脉痹不愈,又感受了邪气,就内藏于心;肌痹不愈,又感受了邪气,就内藏于脾;皮痹不愈,又感受了邪气,就内藏于肺。因此说,各种痹病,皆是在所主季节里感受风、寒、湿三气所造成的。

痹病侵入到五脏,症状各有不同。肺痹的症状是烦闷而满,喘息而呕;心痹的症状是血脉不通,烦则心上下鼓动,暴气上冲而喘,嗌喉干燥,经常嗳气,逆气上乘于心,便产生恐惧;肝痹的症状是夜眠多惊,好饮水,小便频仍,上引小腹,腹部膨满如怀孕的状况;肾痹的症状是腹部容易胀满,骨萎弱不能行走,行动时以尻着地,身蜷不能伸直,脊高于头;脾痹的症状是四肢倦怠无力,咳嗽,呕吐清涎,甚至胸膈上闭塞;肠痹的症状是常常喝水而又小便困难,中气喘而急迫,有时要发生飧泄;胞痹的症状是手按少腹内有痛感,好像灌了热肠一样,小便涩滞,上部鼻流清涕。

五脏的阴气,安静则精神内藏,躁动则易于耗散,若饮食过多,肠胃便会受到损伤。淫邪之气引起呼吸喘促的,是痹聚在肺;淫邪之气引起忧思的,是痹聚在心;淫邪之气引起遗尿的,是痹聚在肾;淫邪之气引起疲乏口渴的,是痹聚在肝;淫邪之气引起肌肉消瘦的,是痹聚在脾。

总之,各种痹病日久不愈,病变就会进一步向内深入,其中风邪偏盛的容易痊愈。

黄帝问道:患了痹病后,有的死亡,有的疼痛经久不愈,有的容易痊愈,这是什么缘故? 岐伯说:痹邪内犯到五脏则死,痹邪稽留在筋骨间的则疼久难愈,痹邪停留在皮肤间的容易痊愈。

黄帝问道:痹邪侵犯六腑是何原因? 岐伯说:这也是以饮食不节、起居失度为导致腑痹的根本原因。六腑也各有俞穴,风寒湿邪在外侵及它的俞穴,而内有饮食所伤的病理基础与之相应,于是病邪就循着俞穴入里,留滞在相应的腑。

黄帝问道:怎样用针刺治疗呢? 岐伯说:五脏各有输穴可取,六腑各有合穴可取,循着经脉所行的部位,各有发病的征兆可察,根据病邪所在的部位,取相应的输穴或合穴进行针刺,病就可以痊愈了。

黄帝问道:营气和卫气也会使人发生痹病吗? 岐伯说:营是水谷所化的精气,平和地协调于五脏,输布于六腑,然后进入脉中,循着经脉上下,贯通五脏,联络六腑。卫是水谷所化成的悍气,它急速滑利,不能进入脉中,而循行于皮肤之中,腠理之间,上熏蒸于肓膜,下散布于胸腹。如果营卫二气失却正常的平和协调,就会生病,但只要顺其气,病就会好。总之,营卫之气,不和风寒湿三气相合,是不会发生痹病的。

黄帝说道:讲得好。痹病有痛的,有不痛的,有肌肤麻木不知痛痒的,有发寒的,有发热的,有皮肤干燥的,有皮肤湿润的,这是什么原因呢?岐伯说:痛是寒气偏多,有寒气所以疼痛。其不痛而麻木不仁的,是由于日子久了,病邪深入,营卫之气的运行不流畅,以致经络有时空虚,所以不痛;皮肤失却营养,所以麻木不仁。发寒的,是由于阳气少、阴气多,阴气与病气互相结合而加剧,所以寒多。发热的,是由于阳气多、阴气少,阳气与病气相结合而加剧,阳气遭遇阴气,而阴气不能胜阳气,所以为痹热。有多汗而湿润的,是感受湿气太甚,体内阳气不足,阴气有余,阴气和阳气相感,所以汗出而湿润。

黄帝问道:痹病有不痛的,是什么原因呢?岐伯说:痹在骨的身重,痹在脉的则血涩滞不畅,痹在筋的则屈而不伸,痹在肌肉的则麻木不仁,痹在皮肤的则发寒。如若有这五种症状的痹病,便不会有疼痛的感觉。大凡痹病之类,遇到寒气则挛急,遇到热气则弛缓。

黄帝道:讲得好!

痿论篇第四十四

【原文】 黄帝问曰:五脏使人痿何也?岐伯对曰:肺主身之皮毛,心主身之血脉,肝主身之筋膜,脾主身之肌肉,肾主身之骨髓。故肺热叶焦,则皮毛虚弱急薄,著则生痿躄也。心气热,则下脉厥而上,上则下脉虚,虚则生脉痿,枢折挈胫纵而不任地也。肝气热,则胆泄口苦,筋膜干,筋膜干则筋急而挛,发为筋痿。脾气热,则胃干而渴,肌肉不仁,发为肉痿。肾气热,则腰脊不举,骨枯而髓减,发为骨痿。

帝曰:何以得之?岐伯曰:肺者,脏之长也,为心之盖也。有所失亡,所求不得,则发肺鸣,鸣则肺热叶焦,故曰:五脏因肺热叶焦,发为痿躄,此之谓也。悲哀太甚,则胞络绝,胞络绝,则阳气内动,发则心下崩,数溲血也。故《本病》曰:大经空虚,发为肌痹,传为脉痿。思想无穷,所愿不得,意淫于外,入房太甚,宗筋弛纵,发为筋痿,及为白淫。故《下经》曰:筋痿者,生于肝,使内也。有渐于湿,以水为事,若有所留,居处相湿,肌肉濡渍,痹而不仁,发为肉痿。故《下经》曰:肉痿者,得之湿地也。有所远行劳倦,逢大热而渴,渴则阳气内伐,内伐则热舍于肾。肾者水脏也,今水不胜火,则骨枯而髓虚,故足不任身,发为骨痿。故《下经》曰:骨痿者,生于大热也。

帝曰:何以别之?岐伯曰:肺热,者色白而毛败;心热者,色赤而络脉溢;肝热者,色苍而爪枯;脾热者,色黄而肉蠕动;肾热者,色黑而齿槁。

帝曰:如夫子言可矣,论言治痿者独取阳明,何也?岐伯曰:阳明者,五脏六腑之海,主润宗筋,宗筋主束骨而利机关也。冲脉者,经脉之海也,主渗灌溪谷,与阳明合于宗筋,阳明揔宗筋之会,会于气街,而阳明为之长,皆属于带脉,而络于督脉。故阳明虚,则宗筋纵,带脉不引,故足痿不用也。

帝曰:治之奈何?岐伯曰:各补其荥,而通其俞,调其虚实,和其逆顺;筋、脉、骨、肉,各以其时受月,则病已矣。帝曰:善。

【解读】 黄帝问道:五脏都能使人发生痿病,这是什么道理呢?岐伯回答说:肺主全身皮毛,心主全身血脉,肝主全身筋膜,脾主全身肌肉,肾主全身骨髓。所以肺脏有热,灼伤津液,则枯焦,皮毛也呈虚弱、干枯不润的状态,热邪不去,则变生痿躄;心脏有热,可使气血上逆,气血上逆就会引起在下的血脉空虚,血脉空虚就会变生脉痿,使关节如折而不能提举,足胫弛缓而不能着地行路;肝脏有热,可使胆汁外溢而口苦,筋膜失养而干枯,以至筋脉挛缩拘急,变生筋痿;脾有邪热,则灼耗胃津而口渴,肌肉失养而麻木不仁,变生不知痛痒的肉痿;肾有邪热,热灼精枯,致使髓减骨枯,腰脊不能举动,变生骨痿。

黄帝问道:痿证是怎样引起的?岐伯说:肺是诸脏之长,又是心脏的华盖。遇有失意的事情,或个人要求得不到满足,则使肺气郁而不畅,于是出现喘息有声,进而则气都化热,使肺叶枯焦,精气因此而不能敷布于周身,五脏都是因肺热叶焦得不到营养而发生痿躄的,说的就是这个道理。如果悲哀过度,就会因气机郁结而使心包络隔绝不通,心包络隔绝不通则导致阳气在内妄动,逼迫心血下崩,于是屡次小便出血。所以《本病》中说:"大经脉空虚,发生肌痹,进一步传变为脉痿。"如果无穷尽地胡思乱想而欲望又不能达到,或意念受外界影响而惑乱,房事不加节制,这些都可致使宗筋弛缓，形成筋痿或白浊、白带之类疾患。所以《下经》中说：筋痿之病发生于肝，是由于房事太过内伤精气所致。有的人日渐感受湿邪，如从事于水湿环境中的工作，水湿滞留体内，或居处潮湿，肌肉受湿邪浸渍，导致了湿邪痹阻而肌肉麻木不仁，最终则发展为肉痿。所以《下经》中说："肉痿是久居湿地引起的。"如果长途跋涉，劳累太甚，又逢炎热天气而口渴，于是阳气化热内扰，内扰的邪热侵入肾脏，肾为水脏，如水不胜火，灼耗阴精，就会骨枯髓空，致使两足不能支持身体，形成骨痿。所以《下经》中说："骨痿是由于大热所致。"

黄帝问道：用什么办法可以鉴别这五种痿证呢？岐伯说：肺有热的痿，面色白而毛发衰败；心有热的痿，面色红而浅表血络充盈显现；肝有热的痿，面色青而爪甲枯槁；脾有热的痿，面色黄而肌肉蠕动；肾有热的痿，面色黑而牙齿枯槁。

黄帝道：先生以上所说是合宜的。医书中说治痿应独取阳明，这是什么道理呢？岐伯说：阳明是五脏六腑营养的源泉，能濡养宗筋，宗筋主管约束骨节，使关节运动灵活。冲脉为十二经气血汇聚之处，输送气血以渗透灌溉分肉肌腠，与足阳明经会合于宗筋，阴经阳经都总会于宗筋，再会合于足阳明经的气街穴，故阳明经是它们的统领，诸经又都连属于带脉，系络于督脉。所以阳明经气血不足则宗筋失养而弛缓，带脉也不能收引诸脉，就使两足痿弱不用了。

黄帝问道：怎样治疗呢？岐伯说：调补各经的荥穴，疏通各经的输穴，以调机体之虚实和气血之逆顺；无论筋脉骨肉的病变，只要在其所合之脏当旺的月份进行治疗，病就会痊愈。黄帝道：很对！

厥论篇第四十五

【原文】 黄帝问曰：厥之寒热者，何也？岐伯对曰：阳气衰于下，则为寒厥；阴气衰于下，则为热厥。

帝曰：热厥之为热也，必起于足下者，何也？岐伯曰：阳气起于足五指之表，阴脉者，集于足下，而聚于足心，故阳气胜则足下热也。

帝曰：寒厥之为寒也，必从五指而上于膝者，何也？岐伯曰：阴气起于五指之里，集于膝下而聚于膝上，故阴气胜，则从五指至膝上寒，其寒也，不从外，皆从内也。

帝曰：寒厥何失而然也？岐伯曰：前阴者，宗筋之所聚，太阴阳明之所合也。春夏则阳气多而阴气少，秋冬则阴气盛而阳气衰。此人者质壮，以秋冬夺于所用，下气上争不能复，精气溢下，邪气因从之而上也。气因于中，阳气衰，不能渗营其经络，阳气日损，阴气独在，故手足为之寒也。

帝曰：热厥何如而然也？岐伯曰：酒入于胃，则络脉满而经脉虚。脾主为胃行其津液者也，阴气虚则阳气入，阳气入则胃不和，胃不和则精气竭，精气竭则不营其四支也。此人必数醉若饱以入房，气聚于脾中不得散，酒气与谷气相薄，热盛于中，故热遍于身，内热而溺赤也。夫酒气盛而慓悍，肾气有衰，阳气独胜，故手足为之热也。

帝曰：厥或令人腹满，或令人暴不知人，或至半日，远至一日乃知人者，何也？岐伯曰：阴气盛于上则下虚，下虚则腹胀满；阳气盛于上则下气重上，而邪气逆，逆则阳气乱，阳气乱则不知人也。

帝曰：善。愿闻六经脉之厥状病能也。

岐伯曰：巨阳之厥，则肿首头重，足不能行，发为眴仆。阳明之厥，则癫疾欲走呼，腹满不得卧，面赤而热，妄见而妄言。少阳之厥，则暴聋颊肿而热，胁痛，胻不可以运。太阴之厥，则腹满膜胀，后不利，于欲食，食则呕，不得卧。少阴之厥，则口干溺赤，腹满心痛。厥阴之厥，则少腹肿痛，腹胀，泾溲不利，好卧屈膝，阴缩肿，胻内热。盛则泻之，虚则补之，不盛不虚，以经取之。

太阴厥逆，胻急挛，心痛引腹，治主病者。少阴厥逆，虚满呕变，下泄清，治主病者。厥阴厥逆，挛腰痛，虚满前闭，谵言，治主病者。三阴俱逆，不得前后，使人手足寒，三日死。太阳厥逆，僵仆，呕血善衄，治主病者。少阳厥逆，机关不利，机关不利者，腰不可以行，项不可以顾，发肠痈，不可治，惊者死。阳明厥逆，喘咳身热，善惊衄呕血。

手太阴厥逆，虚满而咳，善呕沫，治主病者。手心主少阴厥逆，心痛引喉，身热死，不可治。手太阳厥逆，耳聋泣出，项不可以顾，腰不可以俯仰，治主病者；手阳明、少阳厥逆，发喉痹，嗌肿，痉，治主病者。

【解读】 黄帝问道：厥证有寒有热，是怎样形成的呢？岐伯答道：阳气衰竭于下，发为寒厥；阴气衰竭于下，发为热厥。

黄帝问道:热厥证的发热,一般从足底开始,这是什么道理? 岐伯答道:阳经之气循行于足五趾的外侧端,汇集于足底而聚汇到足心,所以若阴经之气衰竭于下而阳经之气偏胜,就会导致足底发热。

黄帝问道:寒厥证的厥冷,一般从足五趾渐至膝部,这是什么道理? 岐伯答道:阴经之气起于足五趾的内侧端,汇集于膝下后,上聚于膝部。所以若阳经之气衰竭于下而阴经之气偏胜,就会导致从足五趾至膝部的厥冷。这种厥冷,不是由于外寒的侵入,而是由于内里的阳虚所致。

黄帝问道:寒厥是损耗了何种精气而形成的? 岐伯说:前阴是许多经脉聚汇之处,也是足太阴和足阳明经脉会合之处。一般来说,人体在春夏季节是阳气偏多而阴气偏少,秋冬季节是阴气偏盛而阳气偏衰。有些人自恃体质强壮,在秋冬阳气偏衰的季节纵欲、过劳,使肾中精气耗损,精气亏虚于下而与上焦之气相争亦不能迅速恢复,精气不断溢泄于下,元阳亦随之而虚,阳虚生内寒,阴寒之邪随从上争之气而上逆,便为寒厥。邪气停聚于中焦,使胃气虚衰,不能化生水谷精微以渗灌营养经络,以致阳气日益亏损,阴寒之气独胜于内,所以手足厥冷。

岐伯说:酒入于胃,能使经络中血液充满,而经脉反见空虚。脾的功能,是帮助胃来输送津液的,若饮酒过度,脾无所输而阴气虚;阴气虚则阳气实,阳气实则胃气不和,胃气不和则水谷之精气衰减,而精气一旦衰减,就难以营养四肢了。这种病人,一定是由于经常酒醉,饱食后行房,肾气太虚,命门无以资脾,所以气聚而不宣散。酒气与谷气两相搏结,酝酿成热,热是从内里起来的,所以全身发热,小便色赤。酒色盛而性烈,肾气日渐衰退,而阳气独胜于内,所以便手足发热。

黄帝问道:厥病有的使人腹满,有的使人突然不知人事,或者半天甚至一天才能清醒过来,这是什么道理呢? 岐伯说:阴气偏盛于上,则下部必然会虚,下部虚,则腹部就容易胀满;阳气偏盛于上,阴气也会并行于上,而邪气是逆行的,邪气上逆,则阳气紊乱,阳气紊乱,则会突然不省人事。

黄帝说道:讲得好。我想听你讲讲六经厥病的症状。

岐伯说:太阳经的厥病,上为头肿发重,下为足不能行动,发为眼花昏倒;阳明经的厥病,则发为癫疾,狂走呼叫,腹部胀满,不能安卧,面红发热,神志不清,妄见妄言;少阴经的厥病,突然耳聋,颊部肿而发热,胁疼痛,两腿不能运动;太阴经的厥病,肚腹胀满,大便不爽,不想进食,食则呕吐,不能安卧;少阴经的厥病,口干,小便赤色,腹满,心痛;厥阴经的厥病,小腹肿痛,大腹胀满,二便不利,喜欢屈膝而睡,前阴萎缩而肿,足股内侧发热。对于这些厥病,实症用泻法,虚症用补法;本经自生病,不是受他经虚实症影响的,就采用针刺所经的本经俞穴的方法予以治疗。

足太阴经的经气厥逆,小腿拘急痉挛,心痛牵引腹部,当取主病的本经喻穴治疗。足少阴经的经气厥逆,腹部虚满,呕逆,大便泄泻清稀,当取主病的本经腧穴治疗。足厥阴经的经气厥逆,腰部拘挛疼痛,腹部虚满,小便不通,胡言乱语,当取主病的本经腧穴治疗。若足三阴经都发生厥逆,身体僵直跌倒,呕血,容易鼻出血,当取主病的本经腧穴治疗。足少阳经的经气厥逆,关节活动不灵,关节不利则腰部不能活动,颈项不能回顾,如果伴发肠痈,就为不可治的危证;如若发惊,就会死亡。足阳明经的经气厥逆,喘促咳嗽,身发热,容易惊骇,鼻出血,呕血。

手太阴厥逆,胸腹虚满,咳嗽,常常呕出痰水,应当治其主病之经;手心主包络和手少阴厥逆,心痛连及咽喉,如身体发热,为不可治的死症;手太阳经厥逆,耳聋,眼流泪,头项不能向后回顾,腰不能前后俯仰,应当治其主病之经;手阳明和手少阳厥逆,发为喉痹,咽肿,颈项强直,应当治其主病之经。

· 卷十三 ·

病能论篇第四十六

【原文】 黄帝问曰:人病胃脘痈者,诊当何如? 岐伯对曰:诊此者,当候胃脉,其脉当沉细,沉细者气逆,逆者人迎甚盛,甚盛则热。人迎者,胃脉也,逆而盛,则热聚于胃口而不行,故胃脘为痈也。

帝曰:善。人有卧而有所不安者何也? 岐伯曰:脏有所伤,及精有所之寄则安,故人不能悬其病也。

帝曰：人之不得偃卧者，何也？岐伯曰：肺者，脏之盖也，肺气盛则脉大，脉大则不得偃卧。论在《奇恒阴阳》中。

帝曰：有病厥者，诊右脉沉而紧，左脉浮而迟，不然病主安在？岐伯曰：冬诊之，右脉固当沉紧，此应四时；左脉浮而迟，此逆四时。在左当主病在肾，颇关在肺，当腰痛。

帝曰：何以言之？岐伯曰：少阴脉贯肾络肺，今得肺脉，肾为之病，故肾为腰痛之病也。

帝曰：善。有病颈痛者，或石治之，或针灸治之，而皆已，其真安在？岐伯曰：此同名异等者也。夫痈气之息者，宜以针开除去之；夫气盛血聚者，宜石而泻之。此所谓同病异治也。

帝曰：有病怒狂者，此病安生？岐伯曰：生于阳也。帝曰：阳何以使人狂？岐伯曰：阳气者，因暴折而难决，故善怒也，病名曰阳厥。帝曰：何以知之？岐伯曰：阳明者常动，巨阳、少阳不动，不动而动大疾，此其候也。帝曰：治之奈何？岐伯曰：夺其食即已。夫食入于阴，长气于阳，故夺其食即已。使之服以生铁洛为饮，夫生铁洛者，下气疾也。

帝曰：善。有病身热解堕，汗出如浴，恶风少气，此为何病？岐伯曰：病名曰酒风。帝曰：治之奈何？岐伯曰：以泽泻、术各十分，麋衔五分，合以三指撮为后饭。

所谓深之细者，其中手如针也，摩之切之，聚者坚也；博者大也。《上经》者，言气之通天地；《下经》者言病之变化也；《金匮》者，决死生也；《揆度》者，切度之也；《奇恒》者，言奇病也。所谓奇者，使奇病不得以四时死也；恒者，得以四时死也，所谓揆者，方切求之也，言切求其脉理也；度者，得其病处，以四时度之也。

【解读】　黄帝问：有人患了胃脘痛的病，应怎样诊断？岐伯答说：诊断这种病，应当先检查人的胃脉，其胃脉必然沉细，沉细就说明胃气上逆，上逆则人迎部跳动过甚，跳动过甚就表明有热。人迎是胃的动脉，由于胃脉沉涩，出现气逆现象，而人迎跳动又盛，这就说明是热聚结在胃口而不得散发，所以胃脘发生痈肿。

黄帝说：讲得好！又有人睡眠得不到不安定，这是什么缘故？岐伯说：这是因为五脏有所损伤，或情绪过于偏激。如果不能消除这两种原因，睡眠是得不到安宁的。

黄帝说：又有人不能仰卧，这是什么缘故？岐伯说：肺脏位居最高，覆盖着各个器官，如肺内邪气充盛，那么络脉就胀大，肺的络脉胀大，人就不能仰卧了。古代《奇恒阴阳》篇里已有这样的论述。

黄帝说：有患厥病的，诊得右脉沉而紧，左脉浮而迟，不知主病在何处？岐伯说：因为是冬天诊察其脉象，右脉本来应当沉紧，这是和四时相应的正常脉象；左脉浮迟，则是逆四时的反常脉象。今病脉现于左手，又是冬季，所以当主病在肾；浮迟为肺脉，所以与肺脏关联；腰为肾之府，故当有腰痛的症状。黄帝说：为什么这样说呢？岐伯说：少阴的经脉贯肾络于肺，现于冬季肾脉部位诊得了浮迟的肺脉，是肾气不足的表现，虽与肺有关，但主要是肾病，故肾病当主为腰痛。

黄帝说：好。有患颈痛病的，或用砭石治疗，或用针灸治疗，都能治好，其治愈的道理何在？岐伯说：这是因为病名虽同而程度有所不同的缘故。颈痛属于气滞不行的，宜用针刺开导以除去其病；若是气盛壅滞而血液结聚的，宜用砭石以泻其瘀血，这就是所谓同病异治。

黄帝说：有患怒狂病的，这种病是怎样发生的呢？岐伯说：阳气因为受到突然强烈的刺激，郁而不畅，气厥而上逆，因而使人善怒发狂。由于此病为阳气厥逆所生，故名"阳厥"。黄帝说：怎样知道是阳气受病呢？岐伯说：在正常的情况下，足阳明经脉是常动不休的，太阳、少阳经脉是不甚搏动的，现在不甚搏动的太阳、少阳经脉也搏动得大而急疾，这就是病生于阳气的征象。黄帝说：如何治疗呢？岐伯说：病人禁止饮食就可以好了。因为饮食经过脾的运化，能够助长阳气，所以禁止病人的饮食，使过盛的阳气得以衰少，病就可以痊愈。同时，再给以生铁洛煎水服之，因为生铁洛有降气开结的作用。

黄帝说：好。有患者全身发热，腰体懈怠无力，汗出多得像洗澡一样，怕风，呼吸短而不畅，这是什么病呢？岐伯说：病名叫酒风。黄帝说：如何治疗呢？岐伯说：用泽泻和白术各十分，麋衔五分，合研为末，每次服三指撮，在饭前服下。

所谓沉伏而脉细小的脉，应手像针一样，推之、按之，脉气聚而不散，是坚脉；阴阳搏结，是大脉。《上经》是讲自然界与人体活动关系的；《下经》是讲疾病变化的；《金匮》是讲诊断疾病，决定死生的；《揆度》是讲切按脉象以判断疾病的；《奇恒》是讲分析异常之病的。"奇"就是不受四时季节的影响而致死亡；"恒"就是随着四时气候变化而致死亡；"揆"就是切按其脉而求它的致病原因；"度"就是以诊断所得，结合四时逆顺，分析治法、死生。

奇病论篇第四十七

【原文】 黄帝问曰:人有重身,九月而喑,此为何也? 岐伯对曰:胞之络脉绝也。帝曰:何以言之? 岐伯曰:胞络者,系于肾,少阴之脉,贯肾系舌本,故不能言。帝曰:治之奈何? 岐伯曰:无治也,当十月复。《刺法》曰:无损不足,益有余,以成其病,然后调之。所谓无损不足者,身羸瘦,无用镵石也;无益其有余者,腹中有形而泄之,泄之则精出而病独擅中,故曰病成也。

帝曰:病胁下满,气逆,二、三岁不已,是为何病? 岐伯曰:病名曰息积,此不妨于食,不可灸刺,积为导引服药,药不能独治也。

帝曰:人有尺脉数甚,筋急而见,此为何病? 岐伯曰:此所谓疹筋,是人腹必急,白色黑色见,则病甚。

帝曰:人有病头痛以数岁不已,此安得之,名为何病? 岐伯曰:当有所犯大寒,内至骨髓,髓者以脑为主,脑逆,故令头痛,齿亦痛,病名曰厥逆。帝曰:善。

帝曰:有病口甘者,病名为何? 何以得之? 岐伯曰:此五气之溢也,名曰脾瘅。夫五味入口,藏于胃,脾为之行其精气,津液在脾,故令人口甘也。此肥美之所发也。此人必数食甘美而多肥也。肥者令人内热,甘者令人中满,故其气上溢,转为消渴。治之以兰,除陈气也。

帝曰:有病口苦,取阳陵泉,口苦者,病名为何? 何以得之? 岐伯曰:病名曰胆瘅。夫肝者,中之将也,取决于胆,咽为之使。此人者,数谋虑不决,故胆虚,气上溢,而口为之苦。治之以胆募、俞。治在《阴阳十二官相使》中。

帝曰:有癃者,一日数十溲,此不足也。身热如炭,颈膺如格,人迎躁盛,喘息,气逆,此有余也。太阴脉微细如发者,此不足也,其病安在? 名为何病? 岐伯曰:病在太阴,其盛在胃,颇在肺,病名曰厥,死不治,此所谓得五有余、二不足也。帝曰:何谓五有余、二不足? 岐伯曰:所谓五有余者,五病之气有余也;二不足者,亦病气之不足也。今外得五有余,内得二不足,此其身不表不里,亦正死明矣。

帝曰:人生而有病癫疾者,病名曰何? 安所得之? 岐伯曰:病名为胎病。此得之在母腹中时,其母有所大惊,气上而不下,精气并居,故令子发为癫疾也。

帝曰:有病痝然如有水状,切其脉大紧,身无痛者,形不瘦,不能食,食少,名为何病? 岐伯曰:病生在肾,名为肾风。肾风而不能食,善惊,惊已,心气痿者死。帝曰:善。

【解读】 黄帝问道:有的妇女在怀孕时九个月而不能说话的,这是什么缘故呢? 岐伯回答说:这是因为胞中的络脉被胎儿压迫着,阻绝不通所致。黄帝说:为什么这样说呢? 岐伯说:胞宫的络脉系于肾脏,而足少阴肾脉贯肾上系于舌本,今胞宫的络脉受阻,肾脉亦不能上通于舌,舌本失养,故不能言语。黄帝说:如何治疗呢? 岐伯说:不需要治疗,待至十月分娩之后,胞络通,声音就会自然恢复。《刺法》上说:正气不足的不可用泻法,邪气有余的不可用补法,以免因误治而造成疾病。所谓"无损不足",就是怀孕九月而身体衰弱的,不可再用针石治疗以伤其正气。所谓"无益有余",就是说腹中已经怀孕而又妄用泻法,用泻法则精气耗伤,使病邪独据于中,正虚邪实,所以说疾病形成了。

黄帝说:有病胁下胀满,气逆喘促,二、三年不好的,是什么疾病呢? 岐伯说:病名叫息积,这种病在胁下而不在胃,所以不妨碍饮食,治疗时切不可用艾灸和针刺,必须逐渐地用导引法疏通气血,并结合药物慢慢调治,若单靠药物也是不能治愈的。

黄帝说:人有尺部脉搏跳动数疾,筋脉拘急外现的,这是什么病? 岐伯说:这就是所谓疹筋病,此人腹部必然拘急,如果面部见到或白或黑的颜色,病情则更加严重。

黄帝说:有人患头痛已经多年不愈这是怎么得的? 叫做什么病呢? 岐伯说:此人当受过严重的寒邪侵犯,寒气向内侵入骨髓,脑为髓之主,寒气由骨髓上逆于脑,所以使人头痛;齿为骨之余,故牙齿也痛。病由寒邪上逆所致,所以病名叫做"厥逆"。黄帝说:好。

黄帝问:有的病人嘴里发甜,是什么病? 又是怎样得的? 岐伯说:这是土气的泛溢,叫做脾瘅。一般说来,食物进入嘴里,贮藏于胃,再由脾脏运化,输送所化精气于各个器官。现在脾脏失其正常功能,津液停留在脾,所以令人嘴里觉有甜味,这是饮食过于肥美所诱发的。患这种病的人,大都是经常吃甘美厚味造成的。肥厚能够使人内里生热,甜味能够使人胸部满闷,所以脾气向上泛溢，并可以转为消渴的病。应该以兰草治疗，兰草的功能，能够排除陈积蓄热之气。

黄帝说：有的病人，嘴里发苦，应取足少阳胆经的阳陵泉治疗，口苦是什么病？怎么得的？岐伯说：这叫做胆瘅。肝是将军之官，其功能取决于胆，咽喉受它的支配。患胆瘅的人，因为经常思虑不断，情绪苦闷，所以胆失却正常的功能，胆汁向上泛溢，因此嘴里发苦。治疗时，刺胆募、胆俞二穴。它的治疗原则，载在《阴阳十二官相使》里。

黄帝说：有患癃病的，一天要解数十次小便，这是正气不足的现象。同时又有身热如炭火，咽喉与胸膺之间有格塞不通的感觉，人迎脉躁动急数，呼吸喘促，肺气上逆，这又是邪气有余的现象。寸口脉微细如头发，这也是正气不足的表现。这种病的原因究竟在哪里？叫做什么病呢？岐伯说：此病是太阴脾脏不足，热邪炽盛在胃，症状却偏重在肺，病的名字叫厥，属于不能治的死证。这就是所谓"五有余、二不足"的证候。黄帝说：什么叫"五有余、二不足"呢？岐伯说：所谓"五有余"，就是身热如炭、喘息、气逆等五种病气有余的证候。所谓"二不足"，就是癃一日数十溲，脉微细如发两种正气不足证候。现在患者外见五有余，内见二不足，这种病既不能依有余而攻其表，又不能从不足而补其里，所以说是必死无疑了。

黄帝说：人出生以后就患有癫痫病的，病的名字叫什么？是怎样得的呢？岐伯说：病的名字叫胎病。这种病是胎儿在母腹中得的，由于其母曾受到很大的惊恐，气逆于上而不下，精也随而上逆，精气并聚不散，影响及胎儿，故其子生下来就患癫痫病。

黄帝说：面目浮肿，像有水状，切按脉搏大而且紧，身体没有痛处，形体也不消瘦，但不能吃饭，或者吃得很少，这种病叫什么呢？岐伯说：这种病发生在肾脏，名叫肾风。肾风病人到了不能吃饭、常常惊恐的阶段，若惊后心气不能恢复，心肾俱败，神气消亡，而为死证。黄帝说：说的对。

大奇论篇第四十八

【原文】　肝满、肾满、肺满皆实，即为肿。肺之雍，喘而两胠满。肝雍，两胠满，卧则惊，不得小便；肾雍，脚下至少腹满，胫有大小，髀胻大跛，易偏枯。

心脉满大，痫瘛筋挛。肝脉小急，痫瘛筋挛。肝脉骛暴，有所惊骇，脉不至若瘖，不治自已。

肾脉小急，肝脉小急，心脉小急，不鼓皆为瘕。

肾、肝并沉为石水，并浮为风水，并虚为死，并小弦欲惊。

肾脉大急沉，肝脉大急沉，皆为疝。

心脉搏滑急为心疝；肺脉沉搏为肺疝。

三阳急为瘕，三阴急为疝，二阴急为痫厥，二阳急为惊。

脾脉外鼓沉，为肠澼，下血，血温身热者死。心肝澼亦下血，二脏同病者，可治。其脉小沉涩为肠澼，其身热者死，热见七日死。

胃脉沉鼓涩，胃外鼓大，心脉小坚急，皆鬲偏枯，男子发左，女子发右，不瘖舌转，可治，三十日起；其从者瘖，三岁起；年不满二十者，三岁死。

脉至而搏，血衄身热者死，脉来悬钩浮为常脉。

脉至如喘，名曰暴厥。暴厥者，不知与人言。脉至如数，使人暴惊，三、四日自已。

脉至浮合，浮合如数，一息十至以上，是经气予不足也，微见九十日死。脉至如火薪然，是心精之予夺也，草干而死。脉至如散叶，是肝气予虚也，木叶落而死。脉至如省客，省客者，脉塞而鼓，是肾气予不足也，悬去枣华而死。脉至如丸泥，是胃精予不足也，榆荚落而死。脉至如横格，是胆气予不足也，禾熟而死。脉至如弦缕，是胞精予不足也，病善言，下霜而死，不言可治。脉至如交漆，交漆者，左右傍至也，微见三十日死。脉至如涌泉，浮鼓肌中，太阳气予不足也，少气，味韭英而死。脉至如颓土之状，按之不得，是肌气予不足也，五色先见黑，白垒发死。脉至如悬雍，悬雍者，浮揣切之益大，是十二俞之予不足也，水凝而死。脉至如偃刀，偃刀者，浮之小急，按之坚大急，五藏菀熟，寒热独并于肾也，如此其人不得坐，立春而死。脉至如丸滑不直手，不直手者，按之不可得也，是大肠气予不足也，枣叶生而死。脉至如华者，令人善恐，不欲坐卧，行立常听，是小肠气予不足也，季秋而死。

【解读】　肝脉、肾脉、肺脉都是实象的，可发生痈肿。肺痈，喘促，两胁胀满；肝痈，两胁胀满，睡眠时会惊骇不安，小便不通；肾痈，从胁下至小腹胀满，两侧胫部大小不一样，髀部和胫部有变化，走路身体不平衡，容易发展成为偏枯的病。

心脉满而大，说明体内热甚，会出现癫痫、手足搐搦、筋脉拘挛的现象。

肝脉小而紧，说明肝脏虚寒，也会出现癫痫、手足搐搦、筋脉拘挛的现象。如肝脉迅急，突然受到惊骇，脉搏一时按不到，并且失音，有受惊气逆的现象，不必治疗，气平就会自然痊愈的。

肾、肝、心三脉细小而急疾，指下浮取鼓击不明显，是气血积聚在腹中，皆当发为瘕病。

肾脉和肝脉均见沉脉，为石水病；均见浮脉，为风水病；均见虚脉，为死证；均见小而兼弦之脉，将要发生惊病。

肾脉沉大急疾，肝脉沉大急疾，均为疝病。

心脉搏动急疾流利，为心疝；肺脉沉而搏击于指下，为肺疝。

太阳之脉急疾，是受寒血凝为瘕；太阴之脉急疾，是受寒气聚为疝；少阴之脉急疾，是邪乘心肾，发为痈厥；阳明之脉急疾，是木邪乘胃，发为惊骇。

脾脉浮动，而又见沉象的为痈疾，时间长了自然会好的。肝脉小而缓的痈疾，容易治疗。肾脉小搏而沉又兼便血的痈疾，如血温于内，而身体发热的，是死症。心脉、肝脉小而沉涩的痈疾，如果二脏同病，木火相生，就可以治疗；假如身体发热，就可以致人死之；发热太甚的，过七天就会死亡。

胃脉沉涩，或者浮动而大，以及心脉小急，全是气血不通的征象，都可发为偏枯的病。如果男子发病在左侧，女子发病在右侧，说话不失音、舌头动转灵活，就可以治疗，且大约经过三十天就能恢复。如果男子发病在右侧，女子发病在左侧，说话发不出声音，那么大约需要三年才能恢复。如果年龄不满二十岁，正在发育的时候，大约三年后就会死亡。

脉来搏指，大而有力，流鼻血、身体发热的，就有死亡的危险。脉来如悬空无根，呈现微钩而浮之象的，这是衄血应有的脉象。

脉来喘急，突然昏厥，不能言语的，名叫暴厥。脉来如热盛之数，得之暴受惊吓，经过三四天就会自行恢复。

脉来如浮波之合，像热盛时的数脉一样急疾，一呼一息跳动十次以上，这是经脉之气均已不足的现象，从开始见到这种脉象起，经过九十天就要死亡。脉来如新燃之火，临势很盛，这是心脏的精气已经虚失，至秋末冬初野草干枯的时候就要死亡。脉来如散落的树叶，浮泛无根，这是肝脏精气虚极，至深秋树木落叶时就要死亡。脉来如访问之客，或去或来，或停止不动，或搏动鼓指，这是肾脏的精气不足，在初夏枣花开落的时候，火旺枣败，就会死亡。脉来如泥丸，坚强短涩，这是胃腑精气不足，在春末夏初榆荚枯落的时候就要死亡。脉来如有横木在指下，长而坚硬，这是胆的精气不足，到秋后谷类成熟的时候，金旺木败，就要死亡。脉来紧急如弦，细小如缕，是胞脉的精气不足，若患者反多言语，是真阴亏损而虚阳外现，在下霜时，阳气虚败，就会死亡；若患者静而不言，则可以治疗。脉来如交漆，缠绵不清，左右旁至，为阴阳偏败，从开始见到这种脉象起三十日就会死亡。脉来如泉水上涌，浮而有力，鼓动于肌肉中，这是足太阳膀胱的精气不足，症状是呼吸气短，到春天尝到新韭菜的时候就要死亡。脉来如倾颓的腐土，虚大无力，重按则无，这是脾脏精气不足，若面部先见到五色中的黑色，是土败水侮的现象，到春天白蔂发生的时候，木旺土衰，就要死亡。脉来如悬雍之上大下小，浮取揣摩则愈觉其大，按之益大，与筋骨相离，这是十二俞的精气不足，十二俞均属足太阳膀胱经，故在冬季结冰的时候，阴盛阳绝，就要死亡。脉来如仰卧的刀口，浮取小而急疾，重按坚大而急疾，这是五脏郁热形成的寒热交并于肾脏，这样的病人仅能睡卧，不能坐起，至立春阳盛阴衰时就要死亡。脉来如弹丸，短小而滑，按之无根，这是大肠的精气不足，在初夏枣树生叶的时候，火旺金衰，就要死亡。脉来如草木之花，轻浮柔弱，其人易发惊恐，坐卧不宁，内心多疑，所以不论行走或站立时，经常偷听别人的谈话，这是小肠的精气不足，到秋末阴盛阳衰的季节就要死亡。

脉解篇第四十九

【原文】　太阳所谓肿腰椎痛者，正月太阳寅，寅，太阳也，正月阳气出在上，而阴气盛，阳未得自次也，故肿腰椎痛也。病偏虚为跛者，正月阳气冻解地气而出也，所谓偏虚者，冬寒颇有不足者，故偏虚为跛也。所谓强上引背者，阳气大上而争，故强上也。所谓耳鸣者，阳气万物盛上而跃,故耳鸣也。所谓甚则狂巅疾者,阳尽在上,而阴气从下,下虚上实,故狂巅疾也。所谓浮为聋者,皆在气也。所谓入中为瘖者,阳盛已衰故为瘖也。内夺而厥,则为瘖俳,此肾虚也,少阴不至者,厥也。

少阳所谓心胁痛者,言少阳盛也,盛者,心之所表也,九月阳气尽而阴气盛,故心胁痛也。所谓不可反侧者,阴气藏物也,物藏则不动,故不可反侧也。所谓甚则跃者,九月万物尽衰,草木毕落而堕,则气去阳而之阴,气盛而阳之下长,故谓跃。

阳明所谓洒洒振寒者,阳明者午也,五月盛阳之阴也,阳盛而阴气加之,故洒洒振寒也。所谓胫肿而股不收者,是五月盛阳之阴也,阳者,衰于五月,而一阴气上,与阳始争,故胫肿而股不收也。所谓上喘而为水者,阴气下而复上,上则邪客于脏腑间,故为水也。所谓胸痛少气者,水气在脏腑也,水者阴气电,阴气在中,故胸痛少气也。所谓甚则厥,恶人与火,闻木音则惕然而惊者,阳气与阴气相薄,水火相恶,故惕然而惊也。所谓欲独闭户牖而处者,阴阳相薄也,阳尽而阴盛,故欲独闭户牖而居。所谓病至则欲乘高而歌,弃衣而走者,阴阳复争,而外并于阳,故使之弃衣而走也。所谓客孙脉则头痛鼻鼽腹肿者,阳明并于上,上者则其孙络太阴,故头痛鼻鼽腹肿也。

太阴所谓病胀者,太阴子也,十一月万物气皆藏于中,故曰病胀。所谓上走心为噫者,阴盛而上走于阳明,阳明络属心,故曰上走心为噫也。所谓食则呕者,物盛满而上溢,故呕也。所谓得后与气则快然如衰者,十二月阴气下衰,而阳气且出,故曰得后与气则快然如衰也。

少阴所谓腰痛者,少阴者,肾也,十月万物阳气皆伤,故腰痛也。所谓呕咳上气喘者,阴气在下,阳气在上,诸阳气浮,无所依从。故呕咳上气喘也。所谓色色不能久立久坐,起则目䀮䀮无所见者,万物阴阳不定未有主也,秋气始至,微霜始下,而方杀万物,阴阳内夺,故目䀮䀮无所见也。所谓少气善怒者,阳气不治,阳气不治,则阳气不得出,肝气当治而未得,故善怒,善怒者,名曰煎厥。所谓恐如人将捕之者,秋气万物未有毕去,阴气少,阳气入,阴阳相薄,故恐也。所谓恶闻食臭者,胃无气,故恶闻食臭也。所谓面黑如地色者,秋气内夺,故变于色也。所谓咳则有血者,阳脉伤也,阳气未盛于上而脉满,满则咳,故血见于鼻。

厥阴所谓癞疝,妇人少腹肿者,厥阴者,辰也,三月阳中之阴,邪在中,故曰癞疝少腹肿也。所谓腰脊痛不可以俯仰者,三月一振,荣华万物,俯而不仰也。

所谓颓癃疝肤胀者,日阴亦盛而脉胀不通,故曰颓癃疝也。所谓甚则嗌干热中者,阴阳相薄而热,故嗌干也。

【解读】 太阳经有所谓腰肿和臀部疼痛的,是因为正月属于太阳,而月建在寅,正月是阳气升发的季节,但阴寒之气尚盛,阳气未能依正常规律,逐渐旺盛,当旺不旺,病及于经,故发生腰肿和臀部疼痛。病有阳气不足而发为偏枯跛足的,是因为正月里阳气促使冰冻解散,地气从下上出,由于寒冬的影响,阳气颇感不足,若阳气偏虚于足太阳经一侧,则发生偏枯跛足的症状。所谓颈项强急而牵引背部的,是因为阳气剧烈地上升而争引,影响于足太阳经脉,所以发生颈项强急。所谓出现耳鸣症状的,是因为阳气过盛,好像万物向上盛长而活跃,盛阳循经上逆,故出现耳鸣。所谓阳邪亢盛发生狂病癫痫的,是因为阳气尽在上部,阴气却在下面,下虚而上实,所以发生狂病和癫痫病。所谓逆气上浮而致耳聋的,是因为气分失调。所谓阳气进入内部不能言语的,是因为阳气盛极而衰,故不能言语。若房事不节内夺肾精,精气耗散而厥逆,就会发生瘖俳病,这是因为肾虚,少阴经的精气不至而发生厥逆。

少阳所以发生心胁痛的症状,是因少阳属九月,月建在戌,少阳脉散络心包,为心之表,九月阳气将尽,阴气方盛,邪气循经而病,所以心胁部发生疼痛。所谓不能侧身转动,是因为九月阴气盛,万物皆潜藏而不动,少阳经气应之,所以不能转侧。所谓甚则跳跃,是因为九月万物衰败,草木尽落而坠地,人身的阳气也由表入里,阴气旺盛在上部,阳气向下而生长,活动于两足,所以容易发生跳跃的状态。

阳明经有所谓洒洒振寒的症状,是因为阳明旺于五月,月建在午,五月是阳极而阴生的时候,人体也是一样,阴气加于盛阳之上,故令人洒洒然寒栗。所谓足胫浮肿而腿弛缓不收,是因为五月阳盛极而阴生,阳气始衰,在下初生之一阴,向上与阳气相争,致使阳明经脉不和,故发生足胫浮肿而两腿弛缓不收的症状。所谓因水肿而致喘息的,是由于土不制水,阴气自下而上,居于脏腑之间,水气不化,故为水肿之病,水气上犯肺脏,所以出现喘息的症状。所谓胸部疼痛呼吸少气的,也是由于水气停留于脏腑之间,水液属于阴气,停留于脏腑,上逆于心肺,所以出现胸痛少气的症状。所谓病甚则厥逆，厌恶见人与火光，听到木击的声音则惊惕不已，这是由于阳气与阴气相争，水火不相协调，所以发生惊惕一类的症状。所谓想关闭门窗而独居的，是由于阴气与阳气相争，阳气衰而阴气盛，阴主静，所以病人喜欢关闭门窗而独居。所谓发病则登高处而歌唱，抛弃衣服而奔走的，是由于阴阳之气反复相争，而外并于阳经使阳气盛，阳主热而主动，热盛于上，所以病人喜欢登高而歌；热盛于外，所以弃衣而走。所谓客于孙脉则头痛、鼻塞和腹部肿胀的，是由于阳明经的邪气上逆，若逆于本经的细小络脉，就出现头痛鼻塞的症状，若逆于太阴脾经，就出现腹部肿胀的症状。

太阴经脉有所谓病腹胀的，是因为太阴为阴中之至阴，应于十一月，月建在子，此时阴气最盛，万物皆闭藏于中，人气亦然，阴邪循经入腹，所以发生腹胀的症状。所谓上走于心而为嗳气的，是因为阴邪盛，阴邪循脾经上走于阳明胃经，足阳明之正上通于心，心主嗳气，所以说上走于心就会发生嗳气。所谓食入则呕吐的，是因为脾病，食物不能运化，胃中盛满而上溢，所以发生呕吐的症状。所谓得到大便和矢气就觉得爽快而病减的，是因为十二月阴气盛极而下衰，阳气初生，人体也是一样，腹中阴邪得以下行，所以腹胀嗳气的病人得到大便或矢气后，就觉得爽快，就像病减轻了似的。

少阴有所谓腰痛的，是因为足少阴经应在十月，月建在申，十月阴气初生，万物肃杀，阳气被抑制，腰为肾之府，故出现腰痛的症状。所谓呕吐、咳嗽、上气喘息的，是因为阴气盛于下，阳气浮越于上而无所依附，少阴脉从肾上贯肝膈入肺中，故出现呕吐、咳嗽、上气喘息的症状。所谓身体衰弱不能久立，久坐起则眼花撩乱视物不清的，是因为七月秋气始至，微霜始降，阴阳交替尚无定局，万物因受肃杀之气而衰退，人体阴阳之气衰夺，故不能久立，久坐乍起则两目视物不清。所谓少阴善怒的，是因为秋天阳气下降，失去调气作用少阳经阳气不得外出，阳气郁滞在内，肝气郁结不得疏泄，不能约束其所管，故容易发怒，怒则气逆而厥，叫做"煎厥"。所谓恐惧不安好像被人捉捕一样，是因为秋天阴气始生，万物尚未尽衰，人体应之，阴气少，阳气入，阴阳交争，循经入肾，故恐惧如人将捕之。所谓厌恶食物气味的，是因为肾火不足，不能温养化源，致使胃气虚弱，消化功能已失故不欲进食而厌恶食物的气味。所谓面色发黑如地色的，是因为秋天肃杀之气耗散内脏精华，精气内夺而肾虚，故面色变黑。所谓咳嗽则出血的，是上焦阳脉损伤，阳气未盛于上，血液充斥于脉管，上部脉满则肺气不利，故咳嗽，络脉伤则血见于鼻。

厥阴经脉为病有所谓癫疝，及妇女少腹肿的，是因为厥阴应于三月，月建在辰，三月阳气方长，阴气尚存，阴邪积聚于中，循厥阴肝经发病，故发生阴囊肿大疼痛及妇女少腹肿的症状。所谓腰脊痛不能俯仰的，是因为三月阳气振发，万物荣华繁茂，然尚有余寒，人体应之，故出现腰脊疼痛而不能俯仰的症状。所谓有癫癃疝、肤支肿胀的，也是因为阴邪旺盛，以致厥阴经脉胀闭不通，故发生前阴肿痛、小便不利以及肤胀等病。

所谓病甚则咽干热中的，是因为三月阴阳相争而阳气胜，阳胜产生内热，热邪循厥阴肝经上逆入喉，故出现咽喉干燥的症状。

·卷十四·

刺要论篇第五十

【原文】 黄帝问曰：愿闻刺要。岐伯对曰：病有浮沉，刺有浅深，各至其理，无过其道。过则内伤，不及则生外壅，壅则邪从之。浅深不得，反为大贼，内动五脏，后生大病。故曰：病有在毫毛腠理者，有在皮肤者，有在肌肉者，有在脉者，有在筋者，有在骨者，有在髓者。

是故刺毫毛腠理无伤皮，皮伤则内动肺，肺动则秋病温疟，沂沂然寒粟。

刺皮无伤肉，肉伤则内动脾，脾动则七十二日四季之月，病腹胀烦，不嗜食。

刺肉无伤脉，脉伤则内动心，心动则夏病心痛。

刺脉无伤筋，筋伤则内动肝，肝动则春病热而筋弛。

刺筋无伤骨，骨伤则内动肾，肾动则冬病胀，腰痛。

刺骨无伤髓，髓伤则销铄胻酸，体解㑊然不去矣。

【解读】 黄帝问道：我想了解针刺方面的要领。岐伯回答说：疾病有在表在里的区别，刺法有浅刺深刺的不同,病在表应当浅刺,病在里应当深刺,各应到达一定的部位(疾病所在),而不能违背这一法度。刺得太深,就会损伤内脏;刺得太浅,不仅达不到病处,而且反使在表的气血壅滞,给病邪以可乘之机。因此,针刺深浅不当,反会给人体带来很大的危害,使五脏功能紊乱,继而发生严重的疾病。所以说:疾病的部位有在毫毛腠理的,有在皮肤的,有在肌肉的,有在脉的,有在筋的,有在骨的,有在髓的。

因此,该刺毫毛腠理的,不要伤及皮肤,若皮肤受伤,就会影响肺脏的正常功能,肺脏功能扰乱后,以致到秋天时,易患温疟病,发生恶寒战栗的症状。

该刺皮肤的,不要伤及肌肉,若肌肉受伤,就会影响脾脏的正常功能,以致在每一季节的最后十八天中,发生腹胀烦满、不思饮食的病症。

该刺肌肉的,不要伤及血脉,若血脉受伤,就会影响心脏的正常功能,以致到夏天时,易患心痛的病症。

该刺血脉的,不要伤及筋脉,若筋脉受伤,就会影响肝脏的正常功能,以致到秋天时,易患热性病,发生筋脉弛缓的症状。

该刺筋的,不要伤及骨,若骨受伤,就会影响肾脏的正常功能,以致到冬天时,易患腹胀、腰痛的病症。

该刺骨的,不要伤及骨髓,若骨髓被损伤而髓便日渐消减,不能充养骨骼,就会导致身体枯瘦、足胫发酸、肢体懈怠、无力举动的病症。

刺齐论篇第五十一

【原文】 黄帝问曰:愿闻刺浅深之分。岐伯对曰:刺骨者无伤筋,刺筋者无伤肉,刺肉者无伤脉,刺脉者无伤皮,刺皮者无伤肉,刺肉者无伤筋,刺筋者无伤骨。

帝曰:余未知其所谓,愿闻其解。岐伯曰:刺骨无伤筋者,针至筋而去,不及骨也;刺筋无伤肉者,至肉而去,不及筋也;刺肉无伤脉者,至脉而去,不及肉也;刺脉无伤皮者,至皮而去,不及脉也;所谓刺皮无伤肉者,病在皮中,针入皮中,无伤肉也;刺肉无伤筋者,过肉中筋也;刺筋无伤骨者,过筋中骨也。此之谓反也。

【解读】 黄帝问道:我想了解针刺深浅的不同要求。岐伯回答说:针刺骨,就不要损伤筋;针刺筋,就不要损伤肌肉;针刺肌肉,就不要损伤脉;针刺脉,就不要损伤皮肤(以上四句指的是,应该深刺,则不能浅刺);针刺皮肤,则不要伤及肌肉;针刺肌肉,则不要伤及筋;针刺筋,则不要伤及骨(以上三句指的是,应该浅刺,则不能深刺)。

黄帝说:我不明白其中的道理,希望能听听对此的解释。岐伯说:所谓刺骨不要伤害筋,是说需刺骨的,不可在仅刺到筋而未达骨的深度时,就停针或拔出;刺不要伤害肌肉,是说需刺至筋的,不可在仅刺到肌肉而未达筋的深度时,就停针或拔出;刺肌肉不要伤害脉,是说需刺至肌肉深部的,不可在仅刺到脉而未达肌肉深部时,就停针或拔去;刺脉不要伤害皮肤,是说需刺至脉的,不可在仅刺到皮肤而未达脉的深度时,就停针拔去;所谓针刺皮肤不要伤及肌肉,是说病在皮肤之中,针就刺至皮肤,不要深刺伤及肌肉;刺肌肉不要伤及筋,是说针只能刺至肌肉,太过就会伤及筋;刺筋不要伤及骨,是说针只能刺至筋,太过就会伤及骨。以上这些,是说若针刺深浅不当,就会带来不良后果。

刺禁论篇第五十二

【原文】 黄帝问曰:愿闻禁数。岐伯对曰:脏有要害,不可不察。肝生于左,肺藏于右,心部于表,肾治于里,脾为之使,胃为之市。膈肓之上,中有父母;七节之傍,中有小心。从之有福,逆之有咎。

刺中心,一日死,其动为噫。刺中肝,五日死,其动为语。刺中肾,六日死,其动为嚏。刺中肺,三日死,其动为咳。刺中脾,十日死,其动为吞。刺中胆,一日半死,其动为呕。

刺跗上,中大脉,血出不止,死。刺面,中溜脉,不幸为盲。刺头,中脑户,入脑立死。刺舌下,中脉太过，血出不止为喑。刺足下布络，中脉，血不出为肿。刺郄中大脉，令人仆脱色。刺气街，中脉，血不出为肿鼠仆。刺脊间，中髓为伛。刺乳上，中乳房，为肿根蚀。刺缺盆，中内陷，气泄，令人喘咳逆。刺手鱼腹内陷，为肿。

无刺大醉，令人气乱。无刺大怒，令人气逆。无刺大劳人，无刺新饱人，无刺大饥人，无刺大渴人，无刺大惊人。

刺阴股，中大脉，血出不止，死。刺客主人内陷，中脉，为内漏为聋。刺膝髌，出液，为跛。刺臂太阴脉，出血多，立死。刺足少阴脉，重虚出血，为舌难以言。刺膺中陷，中肺，为喘逆仰息。刺肘中内陷，气归之，为不屈伸。刺阴股下三寸内陷，令人遗溺。刺掖下胁间内陷，令人咳。刺少腹，中膀胱，溺出，令人少腹满。刺腨肠内陷，为肿。刺匡上陷骨中脉，为漏为盲。刺关节中液出，不得屈伸。

【解读】黄帝问道：我想了解人体禁刺的部位。岐伯回答说：五脏各有其要害之处，不可不注意。肝生在左边，肺长在右边，心脏调节着外表，肾脏管理着体内，脾脏具有运化输送水谷精华以营养各个脏器的功能，胃腑犹如集市一般容纳着水谷，膈肓上面有维持生命的心肺两脏；第七椎旁，里面有心包络。这些地方，在针刺治疗时必须小心，遵循着法则就有疗效，反之就要发生灾祸。

若误刺中心脏，大约一日即死，其变态是出现嗳气的症状。若误刺中肝脏，大约五日即死，其变态是出现自言自语的症状。若误刺中肾脏，大约六日就要死亡，其变态是出现打喷嚏的症状。若误刺中肺脏，大约三日就要死亡，其变态是出现咳嗽的症状。若误刺中脾脏，大约十日即死，其变态是出现吞咽的症状。若误刺中胆，大约一日半即死，其变态是出现呕吐不止的症状。

刺足面上误伤大血管，便会流血不止而死亡。刺面部误伤溜脉，会使人蒙受眼睛失明的不幸。刺头部误伤脑户穴，马上便会死亡。刺舌下廉泉穴若误刺过深，便会出血不止，以致失音不能说话。误刺伤了足下散布的络脉，血流不出来，则局部发肿。刺委中穴太深误伤大脉，会使人晕倒，面色泛白。刺气街穴误伤血脉，血流不出来，鼠蹊部就会肿胀。刺脊骨间隙误伤脊髓，便会发生伛偻背曲的症状。刺乳中穴伤及乳房，便会肿胀起来，生成蚀疮。刺缺盆穴中央太深，致使肺气外泄，会使人喘息咳逆，呼吸困难。刺手上鱼腹太深，会使人局部肿胀。

不要针刺饮酒大醉的人，否则会使气血紊乱。不要针刺正值勃然大怒的人，否则会使气机上逆。此外，对过度疲劳、刚刚饱食、过分饥饿、极度口渴、方受极大惊吓的人，皆不可以针刺。

刺大腿内侧的穴位，误伤了大血管，若出血不止，便会死亡。刺上关穴太深，误伤了经脉，可使耳内化脓或致耳聋。刺膝髌部，若误伤以致流出液体，会使人发生跛足。刺手太阴经脉，若误伤出血过多，则立即死亡。刺足少阴经脉，误伤出血，可使肾气更虚，以致舌体失养转动不利而语言困难。针刺胸膺部太深，伤及肺脏，就会发生气喘上逆、仰面呼吸的症状。针刺肘弯处太深，气便结聚于局部而不行，以致手臂不能屈伸。针刺大腿内侧下三寸处太深，使人遗尿。针刺腋下胁肋间太深，使人咳嗽。针刺少腹太深，误伤膀胱，使小便漏出流入腹腔，以致少腹胀满。针刺小腿肚太深，会使局部肿胀。针刺眼眶而深陷骨间，伤及脉络，就会造成流泪不止，甚至失明。针刺关节，误伤以致液体外流，则关节不能屈伸。

刺志论篇第五十三

【原文】黄帝问曰：愿闻虚实之要。岐伯对曰：气实形实，气虚形虚，此其常也，反此者病。谷盛气盛，谷虚气虚，此其常也，反此者病。脉实血实，脉虚血虚，此其常也，反此者病。

帝曰：如何而反？岐伯曰：气虚身热，此谓反也；谷入多而气少，此谓反也；谷不入而气多，此谓反也；脉盛血少，此谓反也；脉少血多，此谓反也。

气盛身寒，得之伤寒；气虚身热，得之伤暑。谷入多而气少者，得之有所脱血，湿居下也。谷入少而气多者，邪在胃及与肺也。脉小血多者，饮中热也；脉大血少者，脉有风气，水浆不入，此之谓也。

夫实者，气入也；虚者，气出也。气实者热也，气虚者寒也。入实者，左手开针空也；入虚者，左手闭针空也。

【解读】黄帝问道：我想听听有关虚实的道理。岐伯回答说：气充实的，形体就壮实；气不足的，形体就虚弱，这是正常生理状态，若与此相反的，就是病态。纳谷多的气盛，纳谷少的气虚，这是正常现象，若与此相反的，就是病态。脉搏大而有力的，是血液充盛；脉搏小而细弱的，是血液不足，这是正常现象，若与此相反的，就是病态。

黄帝又问：反常现象是怎样的？岐伯说：气盛而身体反觉寒冷，气虚而身体反感发热的，是反常现象；饮食虽多而气不足，饮食不进而气反盛的，都是反常现象；脉搏盛而血反少，脉搏小而血反多的，也是反常现象。

气旺盛而身寒冷，是受了寒邪的伤害；气不足而身发热，是受了暑热的伤害。饮食虽多而气反少的，是由于失血或湿邪聚居于下部之故；饮食虽少而气反盛的，是由于邪气在胃和肺。脉搏小而血多，是由于病留饮而中焦有热；脉搏大而血少，是由于风邪侵入脉中且汤水不进之故。这些就是形成虚实反常的机理。

大凡实证，是由于邪气亢盛侵入人体；虚证，是由于人体正气外泄。气实的多表现为热象；气虚的多表现为寒象。针刺治疗实证，出针后，左手不要按闭针孔，使邪气外泄；治疗虚证，出针后，左手随即闭合针孔，使正气不得外散。

针解篇第五十四

【原文】 黄帝问曰：愿闻九针之解、虚实之道。岐伯对曰：刺虚则实之者，针下热也，气实乃热也；满而泄之者，针下寒也，气虚乃寒也。菀陈则除之者，出恶血也。邪胜则虚之者，出针勿按；徐而疾则实者，徐出针而疾按之；疾而徐则虚者，疾出针而徐按之。言实与虚者，寒温气多少也。若无若有者，疾不可知也。察后与先者，知病先后也。为虚与实者，工勿失其法。若得若失者，离其法也。虚实之要，九针最妙者，为其各有所宜也。补泻之时者，与气开阖相合也。九针之名，各不同形者，针穷其所当补泻也。

刺实须其虚者，留针阴气隆至，乃去针也；刺虚须其实者，阳气隆至，针下热，乃去针也。经气已至，守勿失者，勿变更也。深浅在志者，知病之内外也；近远如一者，深浅其候等也。如临深渊者，不敢堕也；手如握虎者，欲其壮也；神无营于众物者，静志观病人，无左右视也。义无邪下者，欲端以正也。必正其神者，欲瞻病人目制其神，令气易行也。所谓三里者，下膝三寸也。所谓跗之者，举膝分易见也。巨虚者，跷足骱行独陷者。下廉者，陷下者也。

帝曰：余闻九针，上应天地四时阴阳，愿闻其方，令可传于后世，以为常也。岐伯曰：夫一天、二地、三人、四时、五音、六律、七星、八风、九野，身形亦应之。针各有所宜，故曰九针。人皮应天，人肉应地，人脉应人，人筋应时，人声应音，人阴阳合气应律，人齿面目应星，人出入气应风，人九窍三百六十五络应野。故一针皮，二针肉，三针脉，四针筋，五针骨，六针调阴阳，七针益精，八针除风，九针通九窍，除三百六十五节气，此之谓各有所主也。人心意应八风，人气应天，人发齿耳目五声应五音六律，人阴阳脉血气应地，人肝目应之九。

【解读】 黄帝问道：想请你讲讲关于九针的解释，和虚实补泻的道理与方法。岐伯回答说：针治虚症，应当用补法，要使针下有热感，因为只有正气充实，针下才会有热感；针治实症，应当用泻法，要使针下有凉感，因为只有邪气衰弱，针下才会出现凉感。血分有郁积已久的邪气，应当放出恶血。针刺邪盛的病人，出针以后不要按闭针孔，使邪气得以外泄；所谓徐而疾则实，是说慢慢地出针，出针后则迅速按闭针孔，这样，正气便不致外泄；所谓疾而徐则虚，是说迅速地出针，出针后不按闭针孔，这样，可以使邪气得以外散。这里所说的虚与实，是指气至之时针下凉感和热感的多少而言，若凉感或热感似有似无，那么疾病的虚实便很难判定了。审察疾病的先后，是要认识病的标与本。辨识疾病的为虚为实，医生不能违背虚实补泻的针法。倘若得失无定，实症而误用补法，虚症而误用泻法，这便是违背了正确的治法。运用虚实的主要关键，是要灵活运用九针，因为九针能适应各种不同的病症。掌握补泻的时间，用针应与气的开阖相配合。所谓九针，是说针有九种名称，形状各不相同，这九针是根据或补或泻而发挥其作用的。

针刺实证须用泻法，下针后应留针，待针下出现明显的寒凉之感时，即可出针；针刺虚证要达到补气的目的，待针下出现明显的温热之感时，即可出针。经气已经到来，应谨慎守候不要失去，不要变更手法。决定针刺的深浅，就要先察明疾病部位的在内在外，针刺虽有深浅之分，但候气之法都是相同的。行针时，应似面临深渊、不敢跌落那样谨慎小心。持针时，应像握虎之势那样坚定有力。思想不要分散于其他事情，应该专心致志观察病人，不可左顾右盼。针刺手法要正确，端正直下，不可歪斜。下针后，务必注视病人的双目来控制其精神活动，使经气运行通畅。三里穴，在膝下外侧三寸之处。跗上穴，在足背上，举膝易见之处。巨虚穴，在跷足时小腿外侧肌肉凹陷之处。下廉穴，在小腿外侧肌肉凹陷处的下方。

黄帝问道：我听说九针与天地四时阴阳相应合，想请你讲讲其中的道理，使之流传后世，作为治病的法则。岐伯说：一天、二地、三人、四时、五音、六律、七星、八风、九野，人的形体也与之相应合。针的式样是适应各种不同的病症而制成的，所以有九针之名。如人的皮肤如同覆盖万物的天；人的肌肉如同厚载万物的地；脉的盛衰如同人的壮老；筋在各部功用不同，如同四时气候各异；人的声音如同自然界的五音；人的脏腑阴阳类似高低有节的六律；人的牙齿面目如同天上的星辰一样排列有序；人的呼吸如同自然界里的风一样；人的九窍、三百六十五络分布全身，如同九野一样。所以第一种针刺皮，第二种针刺肌肉，第三种针刺脉，第四种针刺筋，第五种针刺骨，第六种针调和阴阳，第七种针补益精气，第八种针驱除风邪，第九种针疏通九窍，以应三百六十五节之气，这就是说九针各有自己的功用。人的心意，如同八风一样变幻无常；人的正气，像天一样运行不息；人的发齿耳目，像五音六律一样有条不紊；人的血气阴阳经脉，如同生化万物的地气一样；人的脏肝精气通于两目，目又通于九窍，所以肝目又和九之数相应。

长刺节论篇第五十五

【原文】 刺家不诊，听病者言。在头，头疾痛，为藏针之，刺至骨病已，上无伤骨肉及皮，皮者道也。

阳刺，人一傍四处，治寒热。深专者刺大脏，迫脏刺背，背俞也，刺之迫脏，脏会，腹中寒热去而止。与刺之要，发针而浅出血。

治腐肿者，刺腐上，视痈小大深浅刺，刺大者多血，小者深之，必端内针为故止。

病在少腹有积，刺皮䯏以下，至少腹而止；刺侠脊两傍四椎间，刺两髂髎季胁肋间，导腹中气热下已。

病在少腹，腹痛不得大小便，病名曰疝，得之寒。刺少腹两股间，刺腰髁骨间，刺而多之，尽炅病已。

病在筋，筋挛节痛，不可以行，名曰筋痹。刺筋上为故，刺分肉间，不可中骨也。病起筋炅，病已止。

病在肌肤，肌肤尽痛，名曰肌痹，伤于寒湿。刺大分、小分，多发针而深之，以热为故。无伤筋骨，伤筋骨，痈发若变。诸分尽热，病已止。

病在骨，骨重不可举，骨髓酸痛，寒气至，名曰骨痹。深者刺，无伤脉肉为故。其道大分、小分，骨热病已止。

病在诸阳脉，且寒且热，诸分且寒且热，名曰狂。刺之虚脉，视分尽热，病已止。病初发，岁一发，不治月一发，不治月四五发，名曰癫病。刺诸分诸脉，其无寒者，以针调之，病已止。

病风且寒且热，炅汗出，一日数过，先刺诸分理络脉；汗出且寒且热，三日一刺，百日而已。

病大风，骨节重，须眉堕，名曰大风。刺肌肉为故，汗出百日，刺骨髓，汗出百日，凡二百日，须眉生而止针。

【解读】 精通针术的医家，在没有诊脉之时，还需听取病人的自诉。病在头部，且头痛剧烈，可以用针刺治疗(在头部取穴)，刺至骨部，病就能痊愈。但针刺深浅须恰当，不要损伤骨肉与皮肤，虽然皮肤为针刺出入必经之路，仍应注意勿使其受损。

阳刺之法，是中间直刺一针，左右斜刺四针，以治疗寒热的疾患。若病邪深入专攻内脏，当刺五脏的募穴；邪气进迫五脏，当刺背部的五脏俞穴，邪气迫脏而针刺背俞，是因为背俞是脏气聚会的地方。待腹中寒热消除之后，针刺就可以停止。针刺的要领，是出针时使其稍微出一点血。

治疗痈肿，应刺痈肿的部位，并根据其大小，决定针刺的深浅。刺大的痈肿，宜多出血；对小的深部痈肿要深刺，一定要端直进针，以达到病所为止。

病在少腹而有积聚，应针刺腹部皮肉丰厚之处以下的部位，向下直到少腹为止；再针第四椎间两旁的穴位和髂骨两侧的居髎穴，以及季胁肋间的穴位，以引导腹中热气下行，则病可以痊愈。

病在少腹,腹痛且大小便不通,病名叫做疝,是受寒所致。应针刺少腹到两大腿内侧间以及腰部和髁骨间的穴位,针刺穴位要多,到少腹部都出现热感,病就痊愈了。

　　病在筋,筋脉拘挛,关节疼痛,不能行动,病名为筋痹。应针刺在患病的筋上,由于筋脉在分肉之间,与骨相连,所以针从分肉间刺入,应注意不能刺伤骨。待有病的筋脉出现热感,说明病已痊愈,可以停止针刺。

　　病在肌肤,周身肌肤疼痛,病名为肌痹,这是被寒湿之邪侵犯所致。应针刺大小肌肉会合之处,取穴要多,进针要深,以局部产生热感为度。不要伤及筋骨,若损伤了筋骨,就会引起痈肿或其他病变。待各肌肉会合之处都出现热感,说明病已痊愈,可以停止针刺。

　　病在骨,肢体沉重不能抬举,骨髓深处感到酸痛,局部寒冷,病名为骨痹。治疗时应深刺,以不伤血脉肌肉为度。针刺的道路在大小分肉之间,待骨部感到发热,说明病已痊愈,可以停止针刺。

　　病在手足三阳经脉,出现或寒或热的症状,同时各分肉之间也有或寒或热的感觉,这叫狂病。针刺用泻法,使阳脉的邪气外泄,观察各处分肉,若全部出现热感,说明病已痊愈,应该停止针刺。有一种病,初起每年发作一次;若不治疗,则变为每月发作一次;若仍不治疗,则每月发作三、四次,这叫做癫病。治疗时应针刺各大小分肉以及各部经脉,若没有寒冷的症状,可用针刺调治,直到病愈为止。

　　风邪如果侵袭人体,出现或寒或热的症状,热则汗出,一日发作数次,应首先针刺各分肉腠理及络脉;若依然汗出且或寒或热,可以三天针刺一次,治疗一百天,疾病就痊愈了。

　　病因大风侵袭,如果出现骨节沉重,胡须眉毛脱落,病名为大风。应针刺肌肉,使之出汗;连续治疗一百天后,再针刺骨髓,仍使之出汗,也治疗一百天,总计治疗二百天,直到胡须眉毛重新生长,方可停止针刺。

·卷十五·

皮部论篇第五十六

　　【原文】 黄帝问曰:余闻皮有分部,脉有经纪,筋有结络,骨有度量。其所生病各异,别其分部,左右上下,阴阳所在,病之始终,愿闻其道。

　　岐伯对曰:欲知皮部以经脉为纪者,诸经皆然。阳明之阳,名曰害蜚,上下同法。视其部中有浮络者,皆阳明之络也。其色多青则痛,多黑则痹,黄赤则热,多白则寒,五色皆见,则寒热也。络盛则入客于经,阳主外,阴主内。

　　少阳之阳,名曰枢持,上下同法。视其部中有浮络者,皆少阳之络也。络盛则入客于经。故在阳者主内,在阴者主出以渗于内,诸经皆然。

　　太阳之阳,名曰关枢,上下同法。视其部中有浮络者,皆太阳之络也。络盛则入客于经。

　　少阴之阴,名曰枢儒,上下同法。视其部中有浮络者,皆少阴之络也。络盛则入客于经,其入经也,从阳部注于经;其出者,从阴内注于骨。

　　心主之阴,名曰害肩,上下同法。视其部中有浮络者,皆心主之络也。络盛则入客于经。

　　太阴之阴,名曰关蛰,上下同法。视其部中有浮络者,皆太阴之络也。络盛则入客于经。凡十二经络脉者,皮之部也。

　　是故百病之始生也,必先于皮毛,邪中之则腠理开,开则入客于络脉,留而不去,传入于经;留而不去,传入于腑,廪于肠胃。邪之始入于皮也,泝然起毫毛,开腠理;其入于络也,则络脉盛色变;其入客于经也,则感虚乃陷下。其留于筋骨之间,寒多则筋挛骨痛;热多则筋弛骨消,肉烁䐃破,毛直而败。

　　帝曰:夫子言皮之十二部,其生病皆何如?岐伯曰:皮者,脉之部也,邪客于皮,则腠理开,开则邪入客于络脉;络脉满则注于经脉;经脉满则入舍于腑脏也。故皮者有分部,不与,而生大病也。帝曰:善!

　　【解读】 黄帝问道:听说人的皮肤有十二经分属部位,脉络的分布纵横有序,筋有结聚连络,骨有长短大小,其所发生的疾病各不相同,而辨别其皮肤的左右上下、阴阳的所在,就可知道疾病的开始和预后,我想听听其中的道理。

岐伯回答说:要知道皮肤的分属部位,它是以经脉循行部位为纲纪的,各经都是如此。阳明经的阳名叫"害蜚",手、足阳明经的诊法是一样的,诊它上下分属部位所浮现的络脉,都是属于阳明的络,它的络脉之色多青的,则病痛;多黑的则病痹;色黄赤的病属热;色白的病属寒;若五色兼见,则是寒热错杂的病;若络脉的邪气盛,就会向内传入于经。因为络脉在外属阳,经脉在内属阴,凡外邪的侵入,一般是由络传经:由表传里的。

少阳经的阳,名叫"枢持",手、足少阳经的诊法是一样的,诊察它上下分属部位所浮现的络脉,都是属于少阳的络。络脉的邪气盛,就会向内传入于经,所以邪在阳分主内传入经,邪在阴分主外出或涌入于内,各经的内外出入都是如此。

太阳经的阳名叫"关枢",手、足太阳经的诊法是一样的,诊察它上下分属部位所浮现的络脉,都是属于太阳的络。在络脉的邪气盛,就会向内传入于经。

少阴经的阴,名叫"枢儒",手、足少阴经的诊法是一样的,诊察它上下分属部位所浮现的络脉,都是属于少阴的络。络脉的邪气盛,就会向内传入于经,邪气传入于经,是先从属阳的络脉注入于经,然后从属阴的经脉出而向内注于骨部。

厥阴经的阴络,名叫"害肩",手、足厥阴经的诊法是一样的,诊察它上下分属部位所浮现的络,都是属于厥阴的络。络脉的邪气盛,就会向内传入于经脉。

太阴经的阴,名叫"关蛰",手、足太阴经的诊法是一样的,诊察它上下分属部位所浮现的络,都是属太阴的络。络脉的邪气盛,就会向内传入于本经。以上所述这十二经之络脉的各个分部,也就是分属于皮肤的各个分部。

因此,百病的发生,必先从皮毛开始,病邪中于皮毛;则腠理开,腠理开则病邪侵入络脉;留而不去,就向内传入于经脉;若再留而不去,就传入于腑,聚积于肠胃。病邪开始侵犯皮毛时,使人恶寒而毫毛直起,腠理开泄;病邪侵入络脉,则络脉盛满,其色变异常;病邪侵入经脉,是由于经气虚而病邪乃得陷入;病邪留连于筋骨之间,若寒邪盛时则筋挛急骨节疼痛,热邪盛时则筋弛缓,骨软无力,皮肉败坏,毛发枯槁。

黄帝说:您所说的皮之十二部,发生的病都是怎样的呢?岐伯说:皮肤是络脉分属的部位。邪气侵入于皮肤则腠理开泄,腠理开泄则病邪侵入于络脉;络脉的邪气盛,则内注于经脉;经脉的邪气满盛则入舍于腑脏。所以说皮肤有十二经脉分属的部位,若见到病变而不预为治疗,邪气将内传于腑脏而生大病。黄帝说:好。

经络论篇第五十七

【原文】 黄帝问曰:夫络脉之见也,其五色各异,青黄赤白黑不同,其故何也?岐伯对曰:经有常色,而络无常变也。

帝曰:经之常色何如?岐伯曰:心赤、肺白、肝青、脾黄、肾黑,皆亦应其经脉之色也。

帝曰:络之阴阳,亦应其经乎?岐伯曰:阴络之色应其经,阳络之色变无常,随四时而行也。寒多则凝泣,凝泣则青黑;热多则淖泽,淖泽则黄赤。此皆常色,谓之无病。五色具见者,谓之寒热。帝曰:善。

【解读】 黄帝问道:络脉显露在外面,有五色各不相同,有青、黄、赤、白、黑的不同,这是什么缘故呢?

岐伯回答说:经脉的颜色经常不变,而络脉则没有常色,常随四时之气变而变。

黄帝说:经脉的常色是怎样的呢?岐伯说:心主赤,肺主白,肝主青,脾主黄,肾主黑,这些都是与其所属经脉的常色相应的。

黄帝说:阴络与阳络,也与其经脉的主色相应吗?岐伯说:阴络的颜色与其经脉相应,阳络的颜色则变化无常,它是随着四时的变化而变化的。寒气多时则气血运行迟滞,因而多出现青黑之色;热气多时则气血运行滑利,因而多出现黄赤的颜色。这都是正常的,是无病的表现。如果是五色全部显露,那就是过寒过热所引起的变化,是疾病的表现。黄帝说:好。

气穴论篇第五十八

【原文】 黄帝问曰:余闻气穴三百六十五,以应一岁,未知其所,愿卒闻之。岐伯稽首再拜对曰:窘乎哉问也! 其非圣帝,孰能穷其道焉? 因请溢意尽言其处。帝捧手逡巡而却曰:夫子之开余道也,目未见其处,耳未闻其数,而目以明,耳以聪矣。岐伯曰:此所谓"圣人易语,良马易御"也。帝曰:余非圣人之易语也。世言真数开人意,今余所访问者真数,发蒙解惑,未足以论也。然余愿闻夫子溢志尽言其处,令解其意,请藏之金匮,不敢复出。

岐伯再拜而起曰:臣请言之。背与心相控而痛,所治天突与十椎及上纪。上纪者,胃脘也;下纪者,关元也。背胸邪系阴阳左右,如此其病前后痛涩,胸胁痛,而不得息,不得卧,上气短气偏痛,脉满起,斜出尻脉,络胸胁,支心贯鬲,上肩加天突,斜下肩交十椎下。

脏俞五十穴,腑俞七十二穴,热俞五十九穴,水俞五十七穴。头上五行行五,五五二十五穴。中膂两傍各五,凡十穴。大椎上两傍各一,凡二穴。目瞳子浮白二穴,两髀厌分中二穴,犊鼻二穴,耳中多所闻二穴,眉本二穴,完骨二穴,项中央一穴,枕骨二穴,上关二穴,大迎二穴,下关二穴,天柱二穴,巨虚上下廉四穴,曲牙二穴,天突一穴,天府二穴,天牖二穴,扶突二穴,天窗二穴,肩解二穴,关元一穴,委阳二穴,肩贞二穴,瘖门一穴,齐一穴,胸俞十二穴,背俞二穴,膺俞十二穴,分肉二穴,踝上横二穴,阴阳跷四穴。水俞在诸分,热俞在气穴,寒热俞在两骸厌中二穴;大禁二十五,在天府下五寸。凡三百六十五穴,针之所由行也。

帝曰:余已知气穴之处,游针之居,愿闻孙络谿谷,亦有所应乎? 岐伯曰:孙络三百六十五穴会,亦以应一岁。以溢奇邪,以通营卫,营卫稽留,卫散营溢,气竭血著,外为发热,内为少气,疾泻无怠,以通营卫,见而泻之,无问所会。

帝曰:善,愿闻谿谷之会也。岐伯曰:肉之大会为谷,肉之小会为谿,肉分之间,谿谷之会,以行营卫,以会大气,邪溢气壅,脉热肉败,营卫不行,必将为脓,内销骨髓,外破大䐃,留于节凑,必将为败。积寒留舍,营卫不居,卷肉缩筋,肋肘不得伸,内为骨痹,外为不仁,命曰不足,大寒留於谿谷也。谿谷三百六十五穴会,亦应一岁。其小痹淫溢,循脉往来,微针所及,与法相同。

帝乃辟左右而起,再拜曰:今日发蒙解惑,藏之金匮,不敢复出。乃藏之金兰之室,署曰"气穴所在"。岐伯曰:孙络之脉别经者,其血盛而当泻者,亦三百六十五脉,并注于络,传注十二络脉,非独十四络脉也,内解泻于中者十脉。

【解读】 黄帝问道:我听说人的身体上的气穴有三百六十五个,和一年的天数是一样的。但不知其所在的部位,我想听你详尽地讲讲。岐伯再次鞠躬回答说:你所提出的这个问题太重要了,若不是圣帝,谁能穷究这些深奥的道理呢? 因此请允许我将气穴的部位都一一讲出来。黄帝拱手谦逊退让地说:先生对我讲解的道理,使我很受启发,虽然我尚未看到其具体部位,未听到其具体的数字,然而已经使我耳聪目明地领会了。岐伯说:你领会的如此深刻,这真是所谓"圣人易语,良马易御"啊! 黄帝说道:我并不是易语的圣人,世人说气穴之理可以开阔人的意识,现在我向你所询问的是气穴的数理,主要是开发蒙昧和解除疑惑,还谈不到什么深奥的理论。然而我希望听先生将气穴的部位尽情地全都讲出来,使我能了解它的意义,并藏于金匮之中,不敢轻易传授于人。

岐伯再拜而起说:我现在就说吧! 背部与心胸互相牵引而痛,其治疗方法应取任脉的天突穴和督脉的中枢穴,以及上纪下纪。上纪就是胃脘部的中脘穴,下纪就是关元穴。盖背在后为阳,胸在前为阴,经脉斜系于阴阳左右,因此其病前胸和后背相引而痹涩,胸胁痛得不敢呼吸,不能仰卧,上气喘息,呼吸短促,或一侧偏痛。若经脉的邪气盛满则溢于络,此络从尻脉开始斜出,络胸胁部,支心贯穿横膈,上肩而至天突,再斜下肩交于背部第十椎节之下,所以取此处穴位治疗。

五脏各有井荥俞经合五俞,五五二十五,左右共五十穴;六腑各有井荥俞原经合六俞,六六三十六,左右共七十二穴;治热病的有五十九穴,治诸水病的有五十七穴。在头部有五行,每行五穴,五五二十五穴。五脏在背部脊椎两傍各有五穴,二五共十穴。大椎上两傍各有一穴,左右共二穴。瞳子髎、浮白左右共四穴。环跳二穴,犊鼻二穴,听宫二穴,攒竹二穴,完骨二穴,风府一穴,枕骨二穴,上关二穴,大迎二穴,下关二穴,天柱二穴,上巨虚、下巨虚、左右共四穴,颊车二穴,天突一穴,天府二穴,天牖二穴,扶突二穴,天窗二穴,肩井二穴,关元一穴,委阳二穴,肩贞二穴,痞门一穴,神阙一穴,胸腧左右共十二穴,大杼二穴,膂俞左右共十二穴,分肉二穴,交信、跗阳左右共四穴,照海、申脉左右共四穴。治诸水病的五十七穴,皆在诸经的分肉之间;治热病的五十九穴,皆在经气聚会之处;治寒热之俞穴,在两膝关节的外侧,为足少阳胆经的阳关左右共二穴。大禁之穴是天府下五寸处的五里穴。以上凡三百六十五穴,都是针刺的部位。

黄帝说道:我已经知道气穴的部位,即是施行针刺的处所,还想听听孙络与溪谷是否也与一岁相应呢?岐伯说:孙络与三百六十五穴相会以应一岁,若邪气客于孙络,溢注于络脉而不入于经就会产生奇痛。孙络是外通于皮毛,内通于经脉以通行营卫,若邪客之则营卫稽留,卫气外散,营血满溢,若卫气散尽,营血留滞,外则发热,内则少气,因此治疗时应迅速针刺用泻法,以通畅营卫。凡是见到有营卫稽留之处,即泻之,不必问其是否是穴会之处。

黄帝说:好。好想听听溪谷之会合是怎样的。岐伯说:较大的肌肉与肌肉会合的部位叫谷,较小的肌肉与肌肉会合的部位叫溪。分肉之间,溪谷会合的部位,能通行营卫,会合宗气。若邪气溢满,正气壅滞,则脉发热,肌肉败坏,营卫不能畅行,必将郁热腐肉成脓,内则销烁骨髓,外则可溃大肉。若邪留连于关节肌腠,必使髓液皆溃为脓,而使筋骨败坏。若寒邪所客,积留而不去,则营卫不能正常运行,以致筋脉肌肉卷缩,肘肘不得伸展,内则发生骨痹,外则肌肤麻木不仁这是不足的症候,乃由寒邪留连溪谷所致。溪谷与三百六十五穴相会合,以应一岁。若是邪在皮毛孙络的小痹,则邪气随脉往来无定,用微针即可治疗,方法与刺孙络是一样的。

黄帝乃避退左右起身再次拜说道:今天承你启发,已解除了我的疑惑,应把它藏于金匮之中,不敢轻易拿出传人。于是将它藏于金兰之室,题名叫做"气穴所在"。岐伯说:孙络之脉是属于经脉支别的,其血盛而当泻的,也是与三百六十五脉相同,若邪气侵入孙络,同样是传注于络脉,复注于十二脉络,那就不是单独十四络脉的范围了。若骨解之中经络受邪,亦随时能够向内注泻于五脏之脉的。

气府论篇第五十九

【原文】足太阳脉气所发者,七十八穴:两眉头各一,入发至项三寸半,傍五,相去三寸;其浮气在皮中者,凡五行,行五,五五二十五;项中大筋两傍各一,风府两傍各一,侠背以下至尻尾二十一节,十五间各一,五脏之俞各五,六腑之俞各六,委中以下至足小指傍各六俞。

足少阳脉气所发者六十二穴:两角上各二,直目上发际内各五,耳前角上各一,耳前角下各一,锐发下各一,客主人各一,耳后陷中各一,下关各一,耳下牙车之后各一,缺盆各一,掖下三寸,胁下至胠八间各一,髀枢中傍各一,膝以下至足小指次指各六俞。

足阳明脉气所发者六十八穴:额颅发际傍各三,面鼽骨空各一,大迎之骨空各一,人迎各一,缺盆外骨空各一,膺中骨间各一,侠鸠尾之外,当乳下三寸,侠胃脘各五,侠齐广三寸各三,下脐二寸侠之各三,气街动脉各一,伏菟上各一,三里以下至足中指各八俞,分之所在穴空。

手太阳脉气所发者三十六穴:目内眦各一,目外各一,鼽骨下各一,耳郭上各一,耳中各一,巨骨穴各一,曲掖上骨穴各一,柱骨上陷者各一,上天窗四寸各一,肩解各一,肩解下三寸各一,肘以下至手小指本各六俞。

手阳明脉气所发者二十二穴:鼻空外廉、项上各二;大迎骨空各一;柱骨之会各一,髃骨之会各一,肘以下至手大指,次指本各六俞。

手少阳脉气所发者三十二穴:鼽骨下各一,眉后各一,角上各一,下完骨后各一,项中足太阳之前各一,侠扶突各一,肩贞各一,肩贞下三寸分间各一,肘以下至手小指、次指本各六俞。

督脉气所发者二十八穴:项中央二,发际后中八,面中三,大椎以下至尻尾及傍十五穴。至骶下凡二十一节,脊椎法也。

任脉之气所发者二十八穴:喉中央二,膺中骨陷中各一,鸠尾下三寸,胃脘五寸。胃脘以下至横骨六寸半一,腹脉法也。下阴别一,目下各一,下唇一,龂交一。

冲脉气所发者二十二穴:侠鸠尾外各半寸至脐一,侠脐下傍各五分至横骨寸一,腹脉法也。

足少阴舌下,厥阴毛中急脉各一,手少阴各一,阴阳跷各一,手足诸鱼际脉气所发者。凡三百六十五穴也。

【解读】足太阳膀胱经脉气所发的有七十八个俞穴:在眉头的陷中左右各有一穴;自眉头直

上入发际，当发际正中至前顶穴，有神庭、上星、囟会三穴，计长三寸五分；其左右分次两行和外两行，共为五行，自中行至外两行相去各为二寸，其浮于头部的脉气，运行在头皮中的有五行，即中行、次两行和外两行，每行五穴，共五行，五五二十五穴；下行至项中的大筋两傍左右各有一穴，即风池穴；在风府穴的两傍左右各有一穴；侠脊自上而下至骶尾骨有二十一节，其中十五个椎间左右各有一穴；五脏肺、心、肝、脾、肾的俞穴，在左右各有一穴；六腑三焦、胆、胃、大小肠、膀胱的俞穴，左右各有一穴；自委中以下至足中趾傍左右各有井、荥、俞、原、经、合六个俞穴。

足少阳胆经脉气所发的有六十二穴：头两角上各有二穴；两目瞳孔直上的发际内各有五穴；两耳前角上各有一穴；两耳前角下各有一穴；两耳前的锐发下各有一穴；上关左右各有一穴；两耳后的陷凹中各有一穴；下关左右各有一穴；两耳下牙车之后各有一穴；缺盆左右各有一穴；腋下三寸，从胁下至胠，八肋之间左右各有一穴；髀枢中左右各有一穴；膝以下至足第四趾的小趾侧各有井、荥、俞、原、经、合六穴。

足阳明胃经脉气所发的有六十八穴；额颅发际旁各有三穴；颧骨骨空中间各有一穴；大迎穴在下颌角前之骨空陷中，左右各有一穴；在结喉之旁的人迎，左右各有一穴；缺盆外的骨空陷中左右各有一穴；膺中的骨空陷中左右各有一穴；侠鸠尾之外，乳下三寸，侠胃脘左右各有五穴；侠脐横开三寸左右各有三穴；脐下二寸左右各有三穴；气冲在动脉跳动处左右各有一穴；在伏菟上左右各有一穴；足三里以下到足中趾内间，左右各有八个俞穴。以上每个穴都有它一定的空穴。

手太阳小肠经脉气所发的有三十六穴：目内眦各有一穴；目外侧各有一穴；颧髎下各有一穴；耳廓上各有一穴；耳中珠子旁各有一穴；巨骨穴左右各一；曲腋上各有一穴；柱骨上陷中各有一穴；两天窗穴之上四寸各有一穴；肩解部各有一穴；肩解部之下三穴处各有一穴；肘部以下至小指端的爪甲根部各有井、荥、俞、原、经、合六穴。

手阳明大肠经脉气所发的有二十二穴：鼻孔的外侧各有一穴；项部左右各有一穴；大迎穴在下颌骨空间左右各有一穴；柱骨之会左右各有一穴；髃骨之会左右各有一穴；肘部以下至食指端的爪甲根部左右各有井、荥、俞、原、经、合六穴。

手少阳三焦经脉气所发的有三十二穴：颧骨下各有一穴；眉后各有一穴；耳前角上各有一穴；耳后完骨后下各有一穴；项中足太阳经之前各有一穴；侠扶突之外侧各有一穴；肩贞穴左右各一；在肩贞穴之下三寸分肉之间各有三穴；肘部以下至手无名指之端爪甲根部各有井、荥、俞、原、经、合穴。

督脉之经气所发的有二十八穴：项中央有二穴；前发际向后中行有八穴；面部的中央从鼻至唇有三穴；自大椎以下至尻尾傍有十五穴。自大椎至尾骨共二十一节，这是脊椎穴位的计算方法。

任脉之经气所发的有二十八穴：喉部中行有二穴；胸膺中行之骨陷中有六穴；自蔽骨至上脘是三寸，上脘至脐中是五寸，脐中至横骨是六寸半，计十四寸半，每寸一穴，计十四穴，这是腹部取穴的方法。自曲骨向下至前后阴之间有会阴穴；两目之下各有一穴；下唇下各有一穴；上齿缝有一穴。

冲脉之经气所发的有二十二穴：侠鸠尾傍开五分向下至脐一寸一穴，左右共十二穴；自脐傍开五分向下至横骨一寸一穴，左右共十穴。这是腹脉取穴的方法。

足少阴肾经脉气所发的舌下有二穴；肝足厥阴在毛际中左右各有一急脉穴；心手少阴经左右各有一穴；阴跷、阳跷左右有一穴；四肢手足赤白肉分，鱼际之处，是脉气所发的部位。以上共计三百六十五穴。

· 卷十六 ·

骨空论篇第六十

【原文】 黄帝问曰：余闻风者百病之始也，以针治之奈何？岐伯对曰：风从外入，令人振寒，汗出，头痛，身重，恶寒，治在风府，调其阴阳。不足则补，有余则泻。

大风颈项痛，刺风府。风府在上椎。大风汗出，灸譩譆。譩譆在背下侠脊傍三寸所，摸之令病者呼譩譆，譩譆应手。

从风憎风,刺眉头。失枕在肩上横骨间。折使榆臂,齐肘正,灸脊中。眇络季胁引少腹而痛胀,刺谚谵。

腰痛,不可以转摇,急引阴卵,刺八髎与痛上。八髎在腰尻分间。

鼠瘘寒热,还刺寒府。寒府在附膝外解营。取膝上外者使之拜,取足心者使之跪。

任脉者,起于中极之下,以上毛际,循腹里,上关元,至咽喉,上颐循面入目。冲脉者,起于气街,并少阴之经,侠脐上行,至胸中而散。任脉为病,男子内结七疝,女子带下瘕聚。冲脉为病,逆气里急。

督脉为病,脊强反折。督脉者,起于少腹以下骨中央,女子入系廷孔。其孔,溺孔之端也。其络循阴器,合篡间,绕篡后,别绕臀至少阴,与巨阳中络者,合少阴上股内后廉,贯脊属肾;与太阳起于目内眦,上额,交巅上,入络脑,还出别下项,循肩髆内,侠脊抵腰中,入循膂,络肾。其男子循茎下至篡,与女子等。其少腹直上者,贯脐中央,上贯心,入喉,上颐环唇,上系两目之下中央。此生病,从少腹上冲心而痛,不得前后,为冲疝,其女子不孕,癃,痔,遗溺,嗌干。督脉生病督脉,治在骨上,甚者在脐下营。

其上气有音者,治其喉中央,在缺盆中者。其病上冲喉者治其渐,渐者,上侠颐也。

蹇膝伸不屈,治其楗。坐而膝痛,治其机。立而暑解,治其骸关。膝痛,痛及拇指,治其腘。坐而膝痛如物隐者,治其关。膝痛不可屈伸,治其背内。连骱若折,治阳明中俞髎。若别,治巨阳少阴荥。淫泺胫痠,不能久立,治少阳之维,在外上五寸。

辅骨上横骨下为楗。侠髋为机,膝解为骸关,侠膝之骨为连骸,骸下为辅,辅上为腘,腘上为关。头横骨为枕。

水俞五十七穴者,尻上五行,行五;伏兔上两行,行五;左右各一行,行五;踝上各一行,行六穴。髓空在脑后三分,在颅际锐骨之下,一在断基下,一在项后中复骨下,一在脊骨上空在风府上。脊骨下空,在尻骨下空。数髓空在面侠鼻,或骨空在口下当两肩。两髆骨空在髆中之阳,臂骨空在臂阳,去踝四寸,两骨空之间。股骨上空在股阳,出上膝四寸。骱骨空在辅骨之上端。股际骨空在毛中动下。尻骨空在髀骨之后相去四寸。扁骨有渗理,凑无髓孔,易髓无空。

灸寒热之法,先灸项大椎,以年为壮数;次灸橛骨,以年为壮数。视背俞陷者灸之,举臂肩上陷者灸之,两季胁之间灸之,外踝上绝骨之端灸之,足小指次指间灸之,腨下陷脉灸之,外踝后灸之,缺盆骨上切之坚痛如筋者灸之,膺中陷骨间灸之,掌束骨下灸之,脐下关元三寸灸之,毛际动脉灸之,膝下三寸分间灸之,足阳明跗上动脉灸之,巅上一灸之。犬所啮之处灸之三壮,即以犬伤病法灸之。凡当灸二十九处。伤食灸之,不已者,必视其经之过于阳者,数刺其俞而药之。

【解读】 黄帝问道:我听说风邪是许多疾病的起始原因,怎样能用针法来治疗呢?岐伯回答说:风邪从外侵入,使人寒战、出汗、头痛、身体发重、怕冷。治疗用风府穴,以调和其阴阳。正气不足就用补法,邪气有余就用泻法。

若感受风邪较重而颈项疼痛,刺风府穴。风府穴在椎骨第一节的上面。若感受风邪较重而汗出,灸谚谵穴。谚谵穴在背部第六椎下两旁距脊各三寸之处,用手指按振,使病人感觉疼痛而呼出"噫嘻"之声,谚谵穴应在手指下痛处。

见风就怕的病人,刺眉头攒竹穴。失枕而肩上横骨之间的肌肉强痛,应当使病人曲臂,取两肘尖相合在一处的姿势,然后在肩胛骨上端引一直线,正当脊部中央的部位,给以灸治。从眇络季胁牵引到少腹而痛胀的,刺谚谵穴。

腰痛而不可以转侧动摇,痛而筋脉挛急,下引睾丸,刺八髎穴与疼痛的地方。八髎穴在腰尻骨间孔隙中。

瘰疬发寒热,刺寒府穴。寒府在膝上外侧骨与骨之间的孔穴中。凡取膝上外侧的孔穴,使患者弯腰,成一种拜的体位;取足心涌泉穴时,使患者作跪的体位。

任脉经起源于中极穴的下面,上行经过毛际再到腹部,再上行通过关元穴到咽喉,又上行至颐,循行于面部而入于目中。冲脉经起源于气街穴,与足少阴经相并,侠齐左右上行,到胸中而散。任脉经发生病变,在男子则腹内结为七疝,在女子则有带下和瘕聚之类疾病。冲脉经发生病变,则气逆上冲,腹中拘急疼痛。

督脉发生了病变,会引起脊柱强硬反折的症状。督脉起于小腹之下的横骨中央,在女子则入内系于廷孔。廷孔就是尿道的外端。从这里分出的络脉,循着阴户会合于会阴部,再分绕于肛门的后面,再分歧别行绕臀部,到足少阴经与足太阳经中的络脉,与足少阴经相合上行经股内后面,贯穿脊柱,连属于肾脏;与足太阳经共起于日内眦,上行至额部,左右交会于巅项,内入联络于脑,复返还出脑,分别左右经项下行,循行于脊膂内,侠脊抵达腰中,入内循膂络于肾。其在男子,则循阴茎,下至会阴,与女子相同。其从少腹直上的,穿过脐中央,再上贯心脏,入于喉,上行到颐并环绕口唇,再上行系于两目中央之下。督脉发生病变,症状是气从少腹上冲心而痛,大小便不通,称为冲疝,其在女子,则不能怀孕,或为小便不利、痔疾、遗尿、咽喉干燥等症。总之,督脉生病治督脉,轻者治横骨上的曲骨穴,重者则治在脐下的阴交穴。

病人气逆于上而呼吸有声音的,治疗取其喉部中央的天突穴,此穴在两缺盆的中间。病人气逆上冲于咽喉的,治疗取其大迎穴,大迎穴在面部两旁夹颐之处。

膝关节能伸不能屈,治疗取其股部的经穴。坐下而膝痛,治疗取其环跳穴。站立时膝关节热痛,治疗取其膝关节处的经穴。膝痛,疼痛牵引到拇趾,治疗取其膝弯处的委中穴。坐下而膝痛如有东西隐伏其中的,治疗取其承扶穴。膝痛而不能屈伸活动,治疗取其背部足太阳经的俞穴。如疼痛连及骺骨像折断似的,治疗取其阳明经中的俞髎三里穴;或者别取太阳经的荥穴通谷、少阴经的荥穴然谷。浸渍水湿之邪日久而胫骨酸痛无力,不能久立,治取少阳经的别络光明穴,穴在外踝上五寸。

辅骨之上、腰横骨之下叫"楗"。髋骨两侧环跳穴处叫"机"。膝部的骨缝叫"骸关"。侠膝两旁的高骨叫"连骸"。连骸下面叫"辅骨"。辅骨上面的膝弯叫"腘"。腘之上就是"骸关"。头后项部的横骨叫"枕骨"。

治疗水病的俞穴有五十七个:尻骨上有五行,每行各五穴;伏兔上方有两行,每行各五穴;其左右又各有一行,每行各五穴;足内踝上各一行,每行各六穴。髓穴在脑后分为三处,都在颅骨边际锐骨的下面:一处在龈基的下面,一处在项后正中的复骨下面,一处在脊骨上空在风府穴的上面,脊骨下空在尻骨下面孔穴中。又有几个髓空在面部侠鼻两旁,或有骨空在口唇下方与两肩相平的部位。两肩髆骨空在肩髆中的外侧。臂骨的骨空在臂骨的外侧,离开手腕四寸,在尺、桡两骨的空隙之间。股骨上面的骨空在胜骨外侧膝上四寸的地方。骺骨的骨空在辅骨的上端。股际的骨空在阴毛中的动脉下面。尻骨的骨空在髀骨的后面距离四寸的地方。扁骨有血脉渗灌的纹理聚合,没有直通骨髓的孔穴,骨髓通过渗灌的纹理内外交流,所以没有骨空。

灸治寒热症的方法,首先要灸项后的大椎穴,根据病人年龄决定艾灸的壮数;其次灸尾骨的尾闾穴,也是以年龄为艾灸的壮数。观察背部有凹陷的地方用灸法,上举手臂在肩上有凹陷的地方(肩髎)用灸法,两侧的季胁之间(京门)用灸法,足外踝上正取绝骨穴处用灸法,足小趾与次趾之间(侠谿)用灸法,腨下凹陷处的经脉(承山)用灸法,外踝后方(昆仑)用灸法,缺盆骨上方按之坚硬如筋而疼痛的地方用灸法,胸膺中的骨间凹陷处(天突)用灸法,手腕部的横骨之下(大陵)用灸法,脐下三寸的关元穴用灸法,阴毛边缘的动脉跳动处(气冲)用灸法,膝下三寸的两筋间(三里)用灸法,足阳明经所行足跗上的动脉(冲阳)处用灸法,头巅顶上(百会)亦用灸法。被犬咬伤的,先在被咬处灸三壮,再按常规的治伤病法灸治。以上灸治寒热症的部位共二十九处。因于伤食而使用灸法,病仍不愈的,必须仔细观察其由于阳邪过盛,经脉移行到络脉的地方,多刺其俞穴,同时再用药物调治。

水热穴论篇第六十一

【原文】 黄帝问曰:少阴何以主肾?肾何以主水?岐伯对曰:肾者,至阴也;至阴者,盛水也。肺者,太阴也。少阴者,冬脉也。故其本在肾,其末在肺,皆积水也。帝曰:肾何以能聚水而生病?岐伯曰:肾者,胃之关也,关门不利,故聚水而从其类也。上下溢于皮肤,故为胕肿。胕肿者,聚水而生病也。帝曰:诸水皆生于肾乎?岐伯曰:肾者,牝脏也。地气上者属于肾,而生水液也,故曰至阴。勇而劳甚,则肾汗出,肾汗出逢于风,内不得入于脏腑,外不得越于皮肤,客于玄府,行于皮里,传为胕肿。本之于肾,名曰风水。所谓玄府者,汗空也。

帝曰:水俞五十七处者,是何主也?岐伯曰:肾俞五十七穴积阴之所聚也,水所从出入也。尻上五行行五者,此肾俞。故水病下为胕肿大腹,上为喘呼,不得卧者,标本俱病。故肺为喘呼,肾为水肿,肺为逆不得卧,分为相输俱受者,水气之所留也。伏兔上各二行行五者,此肾之街也,三阴之所交结于脚也。踝上各一行行六者,此肾脉之下行也,名曰太冲。凡五十七穴者,皆脏之阴络,水之所客也。

帝曰:春取络脉分肉,何也? 岐伯曰:春者木始治,肝气始生,肝气急,其风疾,经脉常深,其气少,不能深入,故取络脉分肉间。

帝曰:夏取盛经分腠,何也? 岐伯曰:夏者火始治,心气始长,脉瘦气弱,阳气留溢,热熏分腠,内至于经,故取盛经分腠绝肤而病去者,邪居浅也。所谓盛经者,阳脉也。

帝曰:秋取经俞,何也? 岐伯曰:秋者金始治,肺将收杀,金将胜火。阳气在合,阴气初胜,湿气及体,阴气未盛,未能深入,故取俞以泻阴邪,取合以虚阳邪。阳气始衰,故取于合。

帝曰:冬取井荥,何也? 岐伯曰:冬者水始治,肾方闭,阳气衰少,阴气坚盛,巨阳伏沉,阳脉乃去,故取井以下阴逆,取荥以实阳气。故曰:冬取井荥,春不鼽衄。此之谓也。

帝曰:夫子言治热病五十九俞,余论其意,未能领别其处,愿闻其处,因闻其意。岐伯曰:头上五行行五者,以越诸阳之热逆也。大杼、膺俞、缺盆、背俞,此八者,以泻胸中之热也;气街、三里、巨虚上下廉,此八者,以泻胃中之热也。云门、髃骨、委中、髓空,此八者,以泻四肢之热也。五脏俞傍五,此十者,以泻五脏之热也。凡此五十九穴者,皆热之左右也。

帝曰:人伤于寒而传为热,何也? 岐伯曰:夫寒盛,则生热也。

【解读】 黄帝问道:少阴为什么主肾?肾又为什么主水?岐伯回答说:肾属于至阴之脏,至阴属水,所以肾是主水的脏器。肺属于太阴。肾脉属于少阴,是旺于冬令的经脉。所以水之根本在肾,水之标末在肺,肺肾两脏都能积聚水液而为病。黄帝又问道:肾为什么能够积聚水液而生病?岐伯说:肾是胃的关门,关门不通畅,水液就要停留相聚而生病了。其水液在人体上下泛溢于皮肤,所以形成浮肿。浮肿的成因,就是水液积聚而生的病。黄帝又问道:各种水病都是由于肾而生成的吗?岐伯说:肾脏在下属阴。凡是由下而上蒸腾的地气都属于肾,因气化而生成的水液,所以叫做“至阴”。呈勇力而劳动(或房劳)太过,则汗出于肾;出汗时遇到风邪,风邪从开泄之腠理侵入,汗孔骤闭,汗出不尽,向内不能入于脏腑,向外也不得排泄于皮肤,于是逗留在玄府之中、皮肤之内,最后形成浮肿病。此病之本在于肾,病名叫“风水”。所谓玄府,就是汗孔。

黄帝问道:治疗水病的俞穴有五十七个,它们属哪脏所主?岐伯说:肾俞五十七个穴位,是阴气所积聚的地方,也是水液从此出入的地方。尻骨之上有五行,每行五个穴位,这些是肾的俞穴。所以水病表现在下部则为浮肿、腹部胀大,表现在上部则为呼吸喘急、不能平卧,这是肺与肾标本同病。所以肺病表现为呼吸喘急,肾病表现为水肿;肺病还表现为气逆,不得平卧。肺病与肾病的表现各不相同,但二者之间相互输应、相互影响着。之所以肺肾都发生了病变,是由于水气停留于两脏的缘故。伏兔上方各有两行,每行五个穴位,这里是肾气循行的重要道路和肝、脾经交结在脚上。足内踝上方各有一行,每行六个穴位,这是肾的经脉下行于脚的部分,名叫太冲。以上共五十七个穴位,都隐藏在人体下部或较深部的络脉之中,也是水液容易停聚的地方。

黄帝问道:春天针刺,取络脉分肉之间,是什么道理?岐伯说:春天木气开始当令,在人体,肝气开始发生;肝气的特性是急躁,如变动的风一样很迅疾,但是肝的经脉往往藏于深部,而风气刚发生,尚不太剧烈,不能深入经脉,所以只要浅刺络脉分肉之间就行了。

黄帝问道:夏天针刺,取盛经分腠之间,是什么道理?岐伯说:夏天火气开始当令,心气开始生长壮大;如果脉形瘦小而搏动气势较弱,是阳气充裕流溢于体表,热气熏蒸于分肉腠理,向内影响于经脉,所以针刺应当取盛经分腠。针刺不要过深只要透过皮肤而病就可痊愈,是因为邪气居于浅表部位的缘故。所谓盛经,是指丰满充足的阳脉。

黄帝问道:秋天针刺,要取经穴和输穴,是什么道理?岐伯说:秋天金气开始当令,肺气开始收敛肃杀,金气渐旺逐步胜过衰退着的火气。阳气在经脉的合穴,阴气初生,遇湿邪侵犯人体,但由于阴气未至太盛,不能助湿邪深入,所以针刺取阴经的“输”穴以泻阴湿之邪,取阳经的“合”穴以泻阳热之邪。由于阳气开始衰退而阴气未至太盛,所以不取“经”穴而取“合”穴。

黄帝说:冬天针刺,要取“井”穴和“荥”穴,是什么道理?岐伯说:冬天水气开始当令,肾气开始闭藏,阳气已经衰少,阴气更加坚盛,太阳之气伏沉于下,阳脉也相随沉伏,所以针刺要取阳经的“井”穴以抑降其阴逆之气,取阴经的“荥”穴以充实不足之阳气。因此说“冬取井荥,春不鼽衄”,就是这个道理。

黄帝道:先生说过治疗热病的五十九个俞穴,我已经知道其大概,但还不知道这些俞穴的部位，请告诉我它们的部位，并说明这些俞穴在治疗上的作用。岐伯说：头上有五行，每行五个穴位，能泄越诸阳经上逆的热邪。大杼、膺俞、缺盆、背俞这八个穴位，可以泻除胸中的热邪。气街、三里、上巨虚和下巨虚这八个穴位，可以泻除胃中的热邪。云门、肩髃、委中、髓空这八个穴位，可以泻除四肢的热邪。五脏的俞穴两傍各有五穴，这十个穴位，可以泻除五脏的热邪。以上共五十九个穴位，都是治疗热病的俞穴。

黄帝说：人感受了寒邪反而会传变为热病，这是什么原因？岐伯说：寒气盛极，就会郁而发热。

·卷十七·

调经论篇第六十二

【原文】 黄帝问曰：余闻刺法言，有余泻之，不足补之。何谓有余？何谓不足？岐伯对曰：有余有五，不足亦有五，帝欲何问？帝曰：愿尽闻之。岐伯曰：神，有余有不足；气，有余有不足；血，有余有不足；形，有余有不足；志，有余有不足。凡此十者，其气不等也。

帝曰：人有精、气、津液、四支、九窍、五脏、十六部、三百六十五节，乃生百病；百病之生，皆有虚实。今夫子言有余有五，不足亦有五，何以生之乎？岐伯曰：皆生于五脏也。夫心藏神，肺藏气，肝藏血，脾藏肉，肾藏志，而此成形。志意通，内连骨髓，而成身形五脏。五脏之道，皆出于经隧，以行血气，血气不和，百病乃变化而生，是故守经隧焉。

帝曰：神有余不足何如？岐伯曰：神有余则笑不休，神不足则悲。血气未并，五脏安定。邪客于形，洒淅起于毫毛，未入于经络也，故命曰神之微。帝曰：补泻奈何？岐伯曰：神有余，则泻其小络之血，出血勿之深斥，无中其大经，神气乃平；神不足者，视其虚络，按而致之，刺而利之，无出其血，无泄其气，以通其经，神气乃平。帝曰：刺微奈何？岐伯曰：按摩勿释，著针勿斥，移气于不足，神气乃得复。

帝曰：善！有余不足奈何？岐伯曰：气有余则喘咳上气，不足则息利少气。血气未并，五脏安定，皮肤微病，命曰白气微泄。帝曰：补泻奈何？岐伯曰：气有余，则泻其经隧，无伤其经，无出其血，无泄其气；不足，则补其经隧，无出其气。帝曰：刺微奈何？岐伯曰：按摩勿释，出针视之曰，我将深之，适人必革，精气自伏，邪气散乱，无所休息，气泄腠理，真气乃相得。

帝曰：善！血有余不足奈何？岐伯曰：血有余则怒，不足则恐。血气未并，五脏安定，孙络水溢，则经有留血。帝曰：补泻奈何？岐伯曰：血有余，则泻其盛经出其血；不足，则视其虚经内针其脉中，久留而视；脉大，疾出其针，无令血泄。帝曰：刺留血奈何？岐伯曰：视其血络，刺出其血，无令恶血得入于经，以成其疾。

帝曰：善！形有余不足奈何？岐伯曰：形有余则腹胀，泾溲不利，不足则四支不用。血气未并，五脏安定，肌肉蠕动，命曰微风。帝曰：补泻奈何？岐伯曰：形有余则泻其阳经，不足则补其阳络。帝曰：刺微奈何？岐伯曰：取分肉间，无中其经，无伤其络，卫气得复，邪气乃索。

帝曰：善！志有余不足奈何？岐伯曰：志有余则腹胀飧泄，不足则厥。血气未并，五脏安定，骨节有动。帝曰：补泻奈何？岐伯曰：志有余则泻然筋血者，不足则补其复溜。帝曰：刺未并奈何？岐伯曰：即取之，无中其经，邪所乃能立虚。

帝曰：善！余已闻虚实之形，不知其何以生！岐伯曰：气血以并，阴阳相倾，气乱于卫，血逆于经，血气离居，一实一虚。血并于阴，气并于阳，故为惊狂；血并于阳，气并于阴，乃为炅中；血并于上，气并于下，心烦惋善怒；血并于下，气并于上，乱而喜忘。帝曰：血并于阴，气并于阳，如是血气离居，何者为实？何者为虚？岐伯曰：血气者，喜温而恶寒，寒则涩不能流，温则消而去之，是故气之所并为血虚，血之所并为气虚。

帝曰：人之所有者，血与气耳。夫子乃言血并为虚，气并为虚，是无实乎？岐伯曰：有者为实，无者为虚，故气并则无血，血并则无气。今血与气相失，故为虚焉。络之与孙脉，俱输于经，血与气并，则为实焉。血之与气并走于上，则为大厥，厥则暴死；气复反则生，不反则死。

帝曰：实者何道从来？虚者何道从去？虚实之要，愿闻其故。岐伯曰：夫阴与阳，皆有俞会。阳注于阴，阴满之外，阴阳匀平，以充其形，九候若一，命曰平人。夫邪之生也，或生于阴，或生于阳。其生于阳者,得之风雨寒暑;其生于阴者,得之饮食居处,阴阳喜怒。

帝曰:风雨之伤人奈何?岐伯曰:风雨之伤人也,先客于皮肤,传入于孙脉,孙脉满则传入于络脉,络脉满则输于大经脉。血气与邪并客于分腠之间,其脉坚大,故曰实。实者外坚充满,不可按之,按之则痛。帝曰:寒湿之伤人奈何?岐伯曰:寒湿之中人也,皮肤不收,肌肉坚紧,营血涩,卫气去,故曰虚。虚者,聂辟气不足,按之则气足以温之,故快然而不痛。

帝曰:善!阴之生实奈何?岐伯曰:喜怒不节,则阴气上逆,上逆则下虚,下虚则阳气走之,故曰实矣。帝曰:阴之生虚奈何?岐伯曰:喜则气下,悲则气消,消则脉虚空;因寒饮食,寒气熏满,则血涩气去,故曰虚矣。

帝曰:经言阳虚则外寒,阴虚则内热,阳盛则外热,阴盛则内寒,余已闻之矣,不知其所由然也。岐伯曰:阳受气于上焦,以温皮肤分肉之间,今寒气在外,则上焦不通,上焦不通,则寒气独留于外,故寒慄。帝曰:阴虚生内热奈何?岐伯曰:有所劳倦,形气衰少,谷气不盛,上焦不行,下脘不通,胃气热,热气熏胸中,故内热。帝曰:阳盛生外热奈何?岐伯曰:上焦不通利,则皮肤致密,腠理闭塞,玄府不通,卫气不得泄越,故外热。帝曰:阴盛生内寒奈何?岐伯曰:厥气上逆,寒气积于胸中而不泻,不泻则温气去,寒独留,则血凝涩,凝则脉不通,其脉盛大以涩,故中寒。

帝曰:阴与阳并,血气以并,病形以成,刺之奈何?岐伯曰:刺此者,取之经隧,取血于营,取气于卫,用形哉,因四时多少高下。帝曰:血气以并,病形以成,阴阳相倾,补泻奈何?岐伯曰:泻实者气盛乃内针,针与气俱内,以开其门,如利其户;针与气俱出,精气不伤,邪气乃下,外门不闭,以出其疾,摇大其道,如利其路,是谓大泻,必切而出,大气乃屈。帝曰:补虚奈何?岐伯曰:持针勿置,以定其意,候呼内针,气出针入,针空四塞,精无从去,方实而疾出针,气入针出,热不得还,闭塞其门,邪气布散,精气乃得存。动气候时,近气不失,远气乃来,是谓追之。

帝曰:夫子言虚实者有十,生于五脏,五脏五脉耳。夫十二经脉,皆生其病,今夫子独言五脏,夫十二经脉者,皆络三百六十五节,节有病,必被经脉,经脉之病,皆有虚实,何以合之?岐伯曰:五脏者,故得六腑与为表里,经络支节,各生虚实,其病所居,随而调之。病在脉,调之血;病在血,调之络;病在气,调之卫;病在肉,调之分肉;病在筋,调之筋;病在骨,调之骨;燔针劫刺其下及与急者;病在骨,焠针药熨;病不知所痛,两跷为上;身形有痛,九候莫病,则缪刺之;痛在于左而右脉病者,巨刺之。必谨察其九候,针道备矣。

【解读】 黄帝问道:我听《刺法》上说道,病属有余的要用泻法,不足的要用补法。但怎样是有余呢,怎样又是不足呢?岐伯回答说:病属有余的有五种,不足的也有五种,你要问的是哪一种呢?黄帝说:我希望你能全部讲给我听。岐伯说:神有有余,有不足;气有有余,有不足;血有有余,有不足;形有有余,有不足;志有有余,有不足。凡此十种,其气各不相等。

黄帝说:人有精、气、津液、四肢、九窍、五脏、十六部、三百六十五节,而发生百病。但百病的发生,都有虚实的不同。现在先生说病属有余的有五种,病属不足的也有五种,是怎样发生的呢?岐伯说:五种有余不足,都是生于五脏。心藏神,肺藏气,肝藏血,脾藏肉,肾藏志,由五脏所藏之神、气、血、肉、志,组成了人的形体。但必须保持志意达通,内与骨髓联系,始能使身形与五脏成为一个整体。五脏相互联系的道路都是经脉,通过经脉以运行血气,人若血气不和,就会变化而发生各种疾病。所以诊断和治疗均以经脉为依据。

黄帝说:神有余和神不足会什么症状呢?岐伯说:神有余的则喜笑不止,神不足的则悲哀。若病邪尚未与气血相并,五脏安定之时,还未见或笑或悲的现象,此时邪气仅客于形体之肤表,病人觉得寒粟起于毫毛,尚未侵入经络,乃属神病微邪,所以叫做"神之微"。黄帝说:怎样进行补泻呢?岐伯说:神有余的应刺其小络使之出血,但不要向里深推其针,不要刺中大经,神气自会平复。神不足的其络必虚,应在其虚络处,先用手按摩,使气血实于虚络,再以针刺之,以疏利其气血,但不要使之出血,也不要使气外泄,只疏通其经,神气就可以平复。黄帝说:怎样刺微邪呢?岐伯说:按摩的时间要久一些,针刺时不要向里深推,使气移于不足之处,神气就可以平复。

黄帝说:好。气有余和气不足会出现什么症状呢?岐伯说:气有余的则喘咳气上逆,气不足的则呼吸虽然通利,但气息短少。若邪气尚未与气血相并,五脏安定之时,有邪气侵袭,则邪气仅客于皮肤,而发生皮腠微病,使肺气微泄,病情尚轻,所以叫做"白气微泄"。黄帝说:怎样进行补泻呢?岐伯说:气有余的应当泻其经隧,但不要伤其经脉,不要使之出血,不要使其气泄。气不足的则应补其经隧,不要使其出气。黄帝说:怎样刺其微邪呢?岐伯说:先用按摩,时间要久一些,然后拿出针来给病人看,并说"我要深刺",但在刺时还是适中病处即止,这样可使其精气深注于内,邪气散乱于外,而无所留,邪气从腠理外泄,则真气通达,恢复正常。

黄帝说:好。血有余和不足会出现什么症状呢? 岐伯说:血有余的则发怒,血不足则恐惧。若邪气尚未与气血相并,五脏安定之时,有邪气侵袭,则邪气仅客于孙络,孙络盛满外溢,则流于经脉,经脉就会有血液留滞。黄帝说:怎样进行补泻呢? 岐伯说:血有余的应泻其充盛的经脉,以出其血。血不足的应察其经脉之虚者补之,刺中其经脉后,久留其针而观察之,待气至而脉转大时,即迅速出针,但不要使其出血。黄帝说:刺留血时应当怎样呢? 岐伯说:诊察其血络有留血的,刺出其血,使恶血不得入于经脉而形成其他疾病。

黄帝说:好。形有余和形不足会出现什么症状呢? 岐伯说:形有余的则腹胀满,大小便不利,形不足的则四肢不能运动。若邪气尚未与气血相并,五脏安定之时,有邪气侵袭,则邪气仅客于肌肉,使肌肉有蠕动的感觉,这叫做"微风"。黄帝说:怎样进行补泻呢? 岐伯说:形有余应当泻足阳明的经脉,使邪气从内外泻,形不足的应当补足阳明的络脉,使气血得以内聚。黄帝说:怎样刺微风呢? 岐伯说:应当刺其分肉之间,不要刺中经脉,也不要伤其络脉,使卫气得以恢复,则邪气就可以消散。

黄帝说:好。志有余和志不足会出现什么症状呢? 岐伯说:志有余的则腹胀飧泄,志不足的则手足厥冷。若邪气尚未与气血相并,五脏安定之时,有邪气侵袭,则邪气仅客于骨,使骨节间如有物震动的感觉。黄帝说:怎样进行补泻呢? 岐伯说:志有余的应泻然谷以出其血,志不足的则应补复溜穴。黄帝说:当邪气尚未与气血相并,邪气仅客于骨时,应当怎样刺呢? 岐伯说:应当在骨节有鼓动处立即刺治,但不要中其经脉,邪气便会自然去了。

黄帝说:好。关于虚实的症状我已经知道了,但还不了解它是怎样发生的。岐伯说:虚实的发生,是由于邪气与气血相并,阴阳间失去协调而有所偏倾,致气乱于卫,血逆于经,血气各离其所,便形成一虚一实的现象。如血并于阴,气并于阳,则发生惊狂;血并于阳,气并于阴,则发生热中;血并于上,气并于下,则发生心中烦闷而易怒;血并于下,气并于上,则发生精神散乱而善忘。

黄帝说:血并于阴,气并于阳,像这样血气各离其所的病证,怎样是实,怎样是虚呢? 岐伯说:血和气都是喜温暖而恶寒冷的,因为寒冷则气血滞涩而流行不畅,温暖则可使滞涩的气血消散流行。所以气所并之处血少而为血虚,血所并之处气少而为气虚。黄帝说:人身的重要物质是血和气。现在先生说血并的是虚,气并的也是虚,难道没有实吗? 岐伯说:多余的就是实,缺乏的就是虚。所以气并之处则血少,为气实血虚,血并之处则气少,血和气各离其所不能相济而为虚。人身络脉和孙脉的气血均输注于经脉,如果血与气相并,就成为实了。譬如血与气并,循经上逆,就会发生"大厥"病,使人突然昏厥如同暴死。这种病如果气血能得以及时下行,则可以生;如果气血壅于上而不能下行,就要死亡。

黄帝说:实是通过什么渠道来的? 虚又是通过什么渠道去的? 形成虚和实的道理,希望能听你讲一讲。岐伯说:阴经和阳经都有俞有会,以互相沟通。如阳经的气血灌注于阴经,阴经的气血盛满则充溢于外,能这样运行不已,保持阴阳平调,形体得到充足的气血滋养,九候的脉象也表现一致,这就是正常的人。凡邪气伤人而发生的病变,有发生于阴的内脏,或发生于属阳的体表。病生于阳经在表的,都是感受了风雨寒暑邪气的侵袭;病生于阴经在里的,都是由于饮食不节、起居失常、房事过度、喜怒无常所致。

黄帝说:风雨之邪伤人是怎样的呢? 岐伯说:风雨之邪伤人,是先侵入皮肤,由皮肤而传入于孙脉,孙脉满则传入于络脉,络脉满则输注于大经脉。血气与邪气并聚于分肉腠理之间,其脉必坚实而大,所以叫做实证。实证受邪部位的表面多坚实充满,不可触按,按之则痛。黄帝说:寒湿之邪伤人是怎样的呢? 岐伯说:寒湿邪气伤人,使人皮肤失却收缩功能,肌肉坚紧,营血滞涩,卫气离去,所以叫做虚证。虚证多见皮肤松弛而有皱折,卫气不足,营血滞涩等,按摩可以致气,使气足能温煦营血,故按摩则卫气充实,营血畅行,便觉得爽快而不疼痛了。

黄帝说:好。阴分所发生的实证是怎样的呢? 岐伯说:人若喜怒不加节制,则使阴气上逆,阴气逆于上则必虚于下,阴虚者阳必凑之,所以叫做实证。黄帝说:阴分所发生的虚证是怎样的呢? 岐伯说:人若过度喜乐则气易下陷,过度悲哀则气易消散,气消散则血行迟缓,脉道空虚;若再吃寒凉饮食,寒气充满于内,血行滞涩而气耗,所以叫做虚证。

黄帝说:医经上所说的阳虚则生外寒,阴虚则生内热,阳盛则生外热,阴盛则生内寒,我已听说过了，但不知是什么原因产生的。岐伯说：诸阳之气，均承受于上焦，以温煦皮肤分肉之间，现寒气侵袭于外，使上焦不能宣通，阳气不能充分外达以温煦皮肤分肉，如此则寒气独留于肌表，因而发生恶寒战栗。黄帝说：阴虚则生内热是怎样的呢？岐伯说：过度劳倦则伤脾，脾虚不能运化，必形气衰少，也不能转输水谷的精微，这样上焦即不能宣发五谷气味，下脘也不能化水谷之精，胃气郁而生热，热气上熏于胸中，因而发生内热。黄帝说：阳盛则生外热是怎样的呢？岐伯说：若上焦不通利，可使皮肤致密，腠理闭塞，汗孔不通，如此则卫气不得发泄越，郁而发热，所以发生外热。黄帝说：阴盛则生内寒是怎样的呢？岐伯说：若寒厥之气上逆，寒气积于胸中而不下泄，寒气不泻，则阳气必受耗伤，阳气耗伤，则寒气独留，寒性凝敛，营血滞涩，脉行不畅，其脉搏必见盛大而涩，所以成为内寒。

黄帝说：阴与阳相并，气与血相并，疾病已经形成时，怎样进行刺治呢？岐伯说：刺治这种疾病，应取其经脉，病在营分的，刺治其血；病在卫分的，刺治其气，同时还要根据病人形体的肥瘦高矮，四时气候的寒热温凉，决定针刺次数的多少，取穴部位的高下。黄帝说：血气和邪气已并，病已形成，阴阳失去平衡的，刺治时应怎样应用补法和泻法呢？岐伯说：泻实证时，应在气盛的时候进针，即在病人吸气时进针，使针与气同时内入，刺其俞穴以开邪出之门户，并在病人呼气时出针，使针与气同时外出，这样可使精气不伤，邪气得以外泄；在针刺时还要使针孔不要闭塞，以排泄邪气，应摇大其针孔，而通利邪出之道路，这叫做"大泻"，出针时先以左手轻轻切按针孔周围，然后迅速出针，这样亢盛的邪气就可穷尽。黄帝说：怎样补虚呢？岐伯说：以手持针，不要立即刺入，先安定其神气，待病人呼气时进针，即气出针入，针刺入后不要摇动，使针孔周围紧密与针体连接，使精气无隙外泄，当气至而针下时，迅速出针，但要在病人吸气时出针，气入针出，使针下所致的热气不能内还，出针后立即按闭针孔使精气得以保存。针刺候气时，要耐心等待，必俟其气至而充实，始可出针，这样可使已至之气不致散失，远处未至之气可以导来，这叫做补法。

黄帝说：先生所说的虚证和实证共有十种，都是发生于五脏，但五脏只有五条经脉，而十二经脉，每经都能发生疾病，先生为什么只单独谈了五脏？况且十二经脉又都联络三百六十五节，节有病也必然波及到经脉，经脉所发生的疾病，又都有虚实，这些虚证和实证，又怎样和五脏的虚证和实证相结合呢？岐伯说：五脏和六腑，本有其表里关系；经络和肢节，各有其所发生的虚证和实证，应根据其病变所在，随其病情的虚实变化，给予适当的调治。如病在脉，可以调治其血；病在血，可以调治其络脉；病在气分，可以调治其卫气；病在肌肉，可以调治其分肉间；病在筋，可以调治其筋；病在骨，可以调治其骨；病在筋，亦可用燔针劫刺其病处，与其筋脉挛急之处；病在骨，亦可用焠针和药熨病处；病不知疼痛，可以刺阳跷阴跷二脉；身有疼痛，而九候之脉没有病象，则用缪刺法治之；如果疼痛在左侧，而右脉有病象，则用巨刺法治之。总之，必须详审地诊察九候的脉象，根据病情，运用针刺进行调治，只有这样，针刺的技术才算完备。

·卷十八·

缪刺论篇第六十三

【原文】 黄帝问曰：余闻缪刺，未得其意。何谓缪刺？岐伯对曰：夫邪之客于形也，必先舍于皮毛；留而不去，入舍于孙脉；留而不去，入舍于络脉；留而不去，入舍于经脉；内连五脏，散于肠胃，阴阳俱感，五脏乃伤。此邪之从皮毛而入，极于五脏之次也。如此，则治其经焉。今邪客于皮毛，入舍于孙络，留而不去，闭塞不通，不得入于经，流溢于大络，而生奇病也。夫邪客大络者，左注右，右注左，上下左右，与经相干，而布于四末，其气无常处，不入于经俞，命曰缪刺。

帝曰：愿闻缪刺，以左取右，以右取左，奈何？其与巨刺，何以别之？岐伯曰：邪客于经，左盛则右病，右盛则左病；亦有移易者，左痛未已而右脉先病。如此者，必巨刺之，必中其经，非络脉也。故络病者，其痛与经脉缪处，故命曰缪刺。

帝曰：愿闻缪刺奈何？取之何如？岐伯曰：邪客于足少阴之络，令人卒心痛，暴胀，胸胁支满，无积者，刺然骨之前出血，如食顷而已；不已，左取右，右取左；病新发者，取五日，已。

邪客于手少阳之络，令人喉痹舌卷，口干心烦，臂外廉痛，手不及头。刺手中指次指爪甲上，去端如韭叶，各一痏。壮者立已，老者有顷已。左取右，右取左，此新病，数日已。

邪客于足厥阴之络,令人卒疝暴痛。刺足大指爪甲上,与肉交者,各一痏。男子立已,女子有顷已。

邪客于足太阳之络,令人头项肩痛。刺足小指爪甲上,与肉交者,各一痏,立已;不已,刺外踝下三痏,左取右,右取左,如食顷已。

邪客于手阳明之络,令人气满,胸中喘息,而支胠胸中热,刺手大指、次指爪甲上,去端如韭叶,各一痏,左取右,右取左,如食顷已。

邪客于臂掌之间,不可得屈。刺其踝后,先以指按之痛,乃刺之,以月死生为数,月生一日一痏,二日二痏,十五日十五痏,十六日十四痏。

邪气客于足阳跷之脉,令人目痛从内眦始,刺外踝之下半寸所各二痏,左刺右,右刺左,如行十里顷而已。

人有所堕坠,恶血留内,腹中满胀,不得前后,先饮利药。此上伤厥阴之脉,下伤少阴之络,刺足内踝之下,然骨之前血脉出血,刺足跗上动脉;不已,刺三毛上各一痏,见血立已,左刺右,右刺左。善悲惊不乐,刺如右方。

邪客于手阳明之络,令人耳聋,时不闻音。刺手大指、次指爪甲上,去端如韭叶,各一痏,立闻;不已,刺中指爪甲上,与肉交者,立闻。其不时闻者,不可刺也。耳中生风者,亦刺之如此数,左刺右,右刺左。

凡痹往来,行无常处者,在分肉间痛而刺之,以月死生为数,用针者随气盛衰,以为痏数,针过其日数则脱气,不及日数则气不泻。左刺右,右刺左,病已,止;不已,复刺之如法。月生一日一痏,二日二痏,渐多之;十五日十五痏,十六日十四痏,渐少之。

邪客于足阳明之经,令人鼽衄,上齿寒。刺中指、次指爪甲上与肉交者,各一痏。左刺右,右刺左。

邪客于足少阳之络,令人胁痛不得息,咳而汗出。刺足小指、次指爪甲上,与肉交者,各一痏,不得息立已,汗出立止,咳者温衣饮食,一日已。左刺右,右刺左,病立已;不已,复刺如法。

邪客于足少阳之络,令人嗌痛,不可内食,无故善怒,气上走贲上。刺足下中央之脉,各三痏,凡六刺,立已。左刺右,右刺左。

嗌中肿,不能内唾,时不能出唾者,缪刺然骨之前,出血立已。左刺右,右刺左。

邪客于足太阴之络,令人腰痛,引少腹控䏚,不可以仰息。刺腰尻之,解,两胂之上是腰俞,以月死生为痏数,发针立已。左刺右,右刺左。

邪客于足太阳之络,令人拘挛背急,引胁而痛。刺之从项始数脊椎侠脊,疾按之应手如痛,刺之傍三痏,立已。

邪客于足少阳之络,令人留于枢中痛,髀不可举。刺枢中以毫针,寒则久留针,以月死生为数,立已。

治诸经刺之,所过者不病,则缪刺之。

耳聋,刺手阳明;不已,刺其通脉出耳前者。

齿龋,刺手阳明;不已,刺其脉入齿中,立已。

邪客于五脏之间,其病也,脉引而痛,时来时止。视其病,缪刺之于手足爪甲上。视其脉,出其血,间日一刺;一刺不已,五刺已。

缪传引上齿,齿唇寒痛,视其手背脉血者去之,足阳明中指爪甲上一痏,手大指、次指爪甲上各一痏,立已。左取右,右取左。

邪客于手足少阴太阴足阳明之络,此五络皆会于耳中,上络左角,五络俱竭,令人身脉皆动,而形无知也,其状若尸,或曰尸厥。刺其足大指内侧爪甲上,去端如韭叶,后刺足心,后刺足中指爪甲上各一痏,后刺手大指内侧,去端如韭叶,后刺手心主,少阴锐骨之端,各一痏,立已;不已,以竹管吹其两耳,鬄其左角之发,方一寸,燔治,饮以美酒一杯;不能饮者,灌之,立已。

凡刺之数,先视其经脉,切而从之,审其虚实而调之。不调者,经刺之;有痛而经不病者,缪刺之。因视其皮部有血络者尽取之,此缪刺之数也。

【解读】 黄帝问道:我听说有一种"缪刺",但不知道它的意思是什么,究竟什么叫缪刺?岐伯回答说:大凡病邪侵袭人体,必须首先侵入皮毛;如果逗留不去的话,就进入孙脉;再逗留不去,就进入络脉;如还是逗留不去,就进入经脉,并向内延及五脏,流散到肠胃。这时表里都受到邪气侵袭,五脏就要受伤。这是邪气从皮毛而入,最终影响到五脏的次序。像这样,就要治疗其经穴了。如邪气从皮毛侵入,进入孙、络后就逗留而不去,由于络脉闭塞不通,邪气不得入于经脉,于是就流溢于大络之中,从而生成一些异常疾病。邪气侵入大络后,在左边的就流窜到右边,在右边的就流窜到左边,或上或下,或左或右,但只影响到络脉而不能进入经脉之中,从而随大络流布到四肢;邪气流窜无一定地方,也不能进入经脉俞穴,所以病气在右而症见于左,病气在左而症见于右。必须右痛刺左,左痛刺右,才能中邪,这种刺法就叫做"缪刺"。

黄帝道:我想听听缪刺法左病右取、右病左取的道理是怎样的? 它和巨刺法怎么区别? 岐伯说:邪气侵袭到经脉,如果左边经气较盛则影响到右边经脉,或右边经气较盛则影响到左边经脉;但也有左右相互转移的,如左边疼痛尚未好,而右边经脉已开始有病,像这样,就必须用巨刺法了。但是运用巨刺必定要邪气中于经脉,邪气留脉决不能运用,因为它不是络脉的病变。因为络病的病痛部位与经脉所在部位不同,因此称为"缪刺"。

黄帝道:我想知道缪刺怎样进行,怎样用于治疗病人? 岐伯说:邪气侵入足少阴经的络脉,使人突然发生心痛,腹胀大,胸胁部胀满但并无积聚,针刺然谷穴出些血,大约过一顿饭的工夫,病情就可以缓解;如尚未好,左病则刺右边,右病则刺左边。新近发生的病,针刺五天就可痊愈。

邪气侵入手少阳经的络脉,使人发生咽喉疼痛痹塞,舌卷,口干,心中烦闷,手臂外侧疼痛,抬手不能至头,针刺手小指侧的次指指甲上方,距离指甲如韭菜叶宽那样远处的关冲穴,各刺一针。壮年人马上就见缓解,老年人稍待一会儿也就好了。左病则刺右边,右病则刺左边。如果是新近发生的病,几天就可痊愈。

邪气侵袭足厥阴经的络脉,使人突然发生疝气,剧烈疼痛,针刺足大趾爪甲上与皮肉交接处的大敦穴,左右各刺一针。男子立刻缓解,女子则稍待一会儿也就好了。左病则刺右边,右病则刺左边。

邪气侵袭足太阳经的络脉,使人发生头项肩部疼痛,针刺足小趾爪甲上与皮肉交接处的至阴穴,各刺一针,立刻就缓解。如若不缓解,再刺外踝下的金门穴三针,大约一顿饭的工夫也就好了。左病则刺右边,右病则刺左边。

邪气侵袭手阳明经的络脉,使人发生胸中气满,喘息而胁肋部撑胀,胸中发热,针刺手大指侧的次指指甲上方,距离指甲如韭菜叶宽那样远处的商阳穴,各刺一针。左病则刺右边,右病则刺左边,大约一顿饭的工夫就好了。

邪气侵入手厥阴经的络脉,使人发生臂掌之间疼痛,不能弯曲,针刺手腕后方,先以手指按压,找到痛处,再针刺。根据月亮的圆缺确定针刺的次数,例如月亮开始生光,初一刺一针,初二刺二针,以后逐日加一针,直到十五日加到十五针,十六日又减为十四针,以后逐日减一针。

邪气侵入足部的阳跷脉,使人发生眼睛疼痛,从内眦开始,针刺外踝下面约半寸处的申脉穴,各刺一针。左病则刺右边,右病则刺左边,大约如人步行十里路的工夫就可以好了。

人由于堕坠跌伤,瘀血停留体内,使人发生腹部胀满,大小便不通,要先服通便导瘀的药物。这是由于坠跌,上面伤了厥阴经脉,下面伤了少阴经的络脉。针刺取其足内踝之下、然骨之前的血脉,刺出其血,再刺足背上动脉处的冲阳穴;如果病不缓解,再刺足大趾三毛处的大敦穴各一针,出血后病立即就缓解。左病则刺右边,右病则刺左边。假如有好悲伤或惊恐不乐的现象,刺法同上。

邪气侵入手阳明经的络脉,使人耳聋,间断性失去听觉,针刺手大指侧的次指指甲上方,距离指甲如韭菜叶宽那样远处的商阳穴各一针,立刻就可以恢复听觉;如不见效,再刺中指爪甲上与皮肉交接处的中冲穴,马上就可听到声音。如果是完全失去听力的,就不可用针刺治疗了。假如耳中鸣响,如有风声,也采取上述方法进行针刺治疗。左病则刺右边,右病则刺左边。

凡是痹证疼痛走窜,无固定地方的,就随疼痛所在而刺其分肉之间,根据月亮盈亏变化确定针刺的次数。凡有用针刺治疗的,都要随着人体在月周期中气血的盛衰情况来确定用针的次数,如果用针次数超过其相应的日数,就会损耗人的正气,如果达不到相应的日数,邪气又不得泻除。左病则刺右边,右病则刺左边。病好了,就不要再刺;若还没有痊愈,按上述方法再刺。月亮新生的初一刺一针,初二刺二针,逐日加多,十五日加至十五针;十六日又减至十四针,逐日减少一针。

邪气侵入足阳明经的络脉,使人发生鼻塞,衄血,上齿寒冷,针刺足中趾侧的次趾爪甲上方与皮肉交接处的厉兑穴,各刺一针。左病则刺右边,右病则刺左边。

邪气侵入足少阳经的络脉,使人胁痛而呼吸不畅,咳嗽而汗出,针刺足小趾侧的次趾爪甲上方与皮肉交接处的窍阴穴,各刺一针,呼吸不畅马上就缓解,出汗也就很快停止了;如果有咳嗽的要嘱其注意衣服饮食的温暖,这样一天就可好了。左病则刺右边,右病则刺左边,疾病很快就可痊愈;如果仍未痊愈,按上述方法再刺。

邪气侵入足少阴经的络脉,使人咽喉疼痛,不能进饮食,往往无故发怒,气上逆直至贲门之上,针刺足心的涌泉穴,左右各三针,共六针,可立刻缓解。左病则刺右边,右病则刺左边。如果咽喉肿起而疼痛,不能进饮食,想咯吐痰涎又不能咯出来,针刺然骨前面的然谷穴,使之出血,很快就好。左病则刺右边,右病则刺左边。

邪气侵入足太阴经的络脉,使人腰痛连及少腹,牵引至胁下,不能挺胸呼吸,针刺腰尻部的骨缝当中脊两旁肌肉上的下髎穴,这是腰部的俞穴,根据月亮圆缺确定用针的次数,出针后马上就好了。左病则刺右边,右病则刺左边。

邪气侵入足太阳经的络脉,使人背部拘急,牵引胁肋部疼痛,针刺应从项部开始沿着脊骨两傍向下按压,在病人感到疼痛处周围针刺三针,病立刻就好。

邪气侵入足少阳经的络脉,使人环跳部疼痛,腿股不能举动,以毫针刺其环跳穴,有寒的可留针久一些,根据月亮盈亏的情况确定针刺的次数,很快就好。

治疗各经疾病用针刺的方法,如果经脉所经过的部位未见病变,就应用缪刺法。

耳聋针刺手阳明经商阳穴,如果不好,再刺其经脉走向耳前的听宫穴。

蛀牙病刺手阳明经的商阳穴,如果不好,再刺其走入齿中的经络,很快就见效。

邪气侵入到五脏之间,其病变表现为经脉牵引作痛,时痛时止,根据其病的情况,在其手足爪甲上进行缪刺法,择有血液郁滞的络脉,刺出其血,隔日刺一次,一次不见好,连刺五次就可好了。

阳明经脉有病气交错感传而牵引上齿,出现唇齿寒冷疼痛,可视其手背上经脉有郁血的地方针刺出血,再在足阳明中趾爪甲上刺一针,在手大指侧的次指爪甲上的商阳穴各刺一针,很快就好了。左病则刺右边,右病则刺左边。

邪气侵入到手少阴、手太阴、足少阴、足太阴和足阳明的络脉,这五经的络脉都聚会于耳中,并上绕左耳上面的额角。假如由于邪气侵袭而致此五络的真气全部衰竭,就会使经脉都振动,而形体失去知觉,就像死尸一样,有人把它叫做"尸厥"。这时应当针刺其足大趾内侧爪甲上距离爪甲有韭菜叶宽那么远处的隐白穴,然后再刺足心的涌泉穴,再刺足中趾爪甲上的厉兑穴,各刺一针;然后再刺手大指内侧距离爪甲有韭菜叶宽那么远处的少商穴,再刺手少阴经在掌后锐骨端的神门穴,各刺一针,当立刻清醒。如仍不好,就用竹管吹病人二耳之中,并把病人左边头角上的头发剃下来,取一方寸左右,烧制为末,用好酒一杯冲服;如因失去知觉而不能饮服,就把药酒灌下去,很快就可恢复过来。

大凡刺治的方法,先要根据所病的经脉,切按推寻,详审其虚实而进行调治;如果经络不调,先采用经刺的方法;如果有病痛而经脉没有病变,再采用缪刺的方法,要看其皮部是否有郁血的络脉,如有应全部把郁血刺出。以上就是缪刺的方法。

四时刺逆从论篇第六十四

【原文】 厥阴有余,病阴痹;不足,病生热痹;滑则病狐疝风;涩则病少腹积气。

少阴有余,病皮痹隐轸;不足,病肺痹;滑则病肺风疝;涩则病溲血。

太阴有余,病肉痹寒中;不足,病脾痹;滑则病脾风疝;涩则病积心腹时满。

阳明有余,病脉痹,身时热;不足,病心痹;滑则病心风疝;涩则病积时善惊。

太阳有余,病骨痹身重;不足病肾痹;滑则病肾风疝;涩则病积善时巅疾。

少阳有余,病筋痹胁满;不足病肝痹;滑则病肝风疝;涩则病积时筋急目痛。

是故春气在经脉,夏气在孙络,长夏气在肌肉,秋气在皮肤,冬气在骨髓中。

帝曰:余愿闻其故。岐伯曰:春者,天气始开,地气始泄,冻解冰释,水行经通,故人气在脉。夏者,经满气溢,入孙络受血,皮肤充实。长夏者,经络皆盛,内溢肌中。秋者,天气始收,理闭塞,皮肤引急。冬者盖藏,血气在中,内著骨髓,通于五脏。是故邪气者,常随四时之气血而人客也,至其变化不可为度,然必从其经气,辟除其邪,除其邪则乱气不生。

帝曰：逆四时而生乱气奈何？岐伯曰：春刺络脉，血气外溢，令人少气；春刺肌肉，血气环逆，令人上气；春刺筋骨，血气内著，令人腹胀。夏刺经脉，血气乃竭，令人解㑊；夏刺肌肉，血气内却，令人善恐；夏刺筋骨，血气上逆，令人善怒。秋刺经脉，血气上逆，令人善忘；秋刺络脉，气不外行，令人卧不欲动；秋刺筋骨，血气内散，令人寒慄。冬刺经脉，血气皆脱，令人目不明；冬刺络脉，内气外泄，留为大痹；冬刺肌肉，阳气竭绝，令人善忘。凡此四时刺者，大逆之病，不可不从也；反之，则生乱气相淫病焉。故刺不知四时之经，病之所生，以从为逆，正气内乱，与精相薄。必审九候，正气不乱，精气不转。帝曰：善。

刺五脏，中心一日死，其动为噫；中肝五日死，其动为语；中肺三日死，其动为咳；中肾六日死，其动为嚏欠；中脾十日死，其动为吞。刺伤人五脏必死，其动，则依其脏之所变候知其死也。

【解读】 如果厥阴之气过盛，就会发生阴痹的现象；不足则会发生热痹；气血过于滑利则患狐疝风；气血运行涩滞则形成少腹中有积气。

少阴之气有余，可以发生皮痹和隐疹；不足则发生肺痹；气血过于滑利则患肺风疝；气血运行涩滞则病积聚和尿血。

太阴之气有余，可以发生肉痹和寒中；不足则发生脾痹；气血过于滑利则患脾风疝；气血运行涩滞则病积聚和心腹胀满。

阳明之气有余，可以发生脉痹，身体有时发热；不足则发生心痹；气血过于滑利则患心风疝；气血运行涩滞则病积聚和不时惊恐。

太阳之气有余，可以发生骨痹、身体沉重；不足则发生肾痹；气血过于滑利则患肾风疝；气血运行涩滞则病积聚，且不时发生巅顶部疾病。

少阳之气有余，可以发生筋痹和胁肋满闷；不足则发生肝痹；气血过于滑利则患肝风疝；气血涩滞则病积聚，有时发生筋脉拘急和眼目疼痛等。

所以春天人的气血在经脉，夏天人的气血在孙络，长夏人的气血在肌肉，秋天人的气血在皮肤，冬天人的气血在骨髓中。

黄帝说：我想听听其中的道理。岐伯说：春季，天之阳气开始启动，地之阴气也开始发泄，冬天的并冰冻时逐渐融化解释，水道通行，所以人的气血也集中在经脉中流行。夏季，经脉中气血充满而流溢于孙络，孙络接受了气血，皮肤也变得充实了。长夏，经脉和络脉中的气血都很旺盛，所以能充分地灌溉润泽于肌肉之中。秋季，天气开始收敛，腠理随之而闭塞，皮肤也收缩紧密起来了。冬季主闭藏，人身的气血收藏在内，聚集于骨髓，并内通于五脏。所以邪气也往往随着四时气血的变化而侵入人体相应的部位，若待其发生了变化，那就难以预测了；但必须顺应四时经气的变化及早进行调治，驱除侵入的邪气，那么气血就不致变化逆乱了。

黄帝道：针刺违反了四时而导致气血逆乱是怎样的？岐伯说：春天刺络脉，会使血气向外散溢，使人发生少气无力；春天刺肌肉，会使血气循环逆乱，使人发生上气咳喘；春天刺筋骨，会使血气留著在内，使人发生腹胀。夏天刺经脉，会使血气衰竭，使人疲倦懈惰；夏天刺肌肉，会使血气却弱于内，使人易于恐惧；夏天刺筋骨，会使血气上逆，使人易于发怒。秋天刺经脉，会使血气上逆，使人易于忘事；秋天刺络脉，但人体气血正值内敛而不能外行，所以使人阳气不足而嗜卧懒动；秋天刺筋骨，会使血气耗散于内，使人发生寒战。冬天刺经脉，会使血气虚脱，使人发生目视不明；冬天刺络脉，则收敛在内的真气外泄，体内血行不畅而成"大痹"；冬天刺肌肉，会使阳气竭绝于外，使人易于忘事。以上这些四时的刺法，都将严重地违背四时变化而导致疾病发生，所以不能不注意顺应四时变化而施刺；否则就会产生逆乱之气，扰乱人体生理功能而生病的呀！所以针刺不懂得四时经气的盛衰和疾病之所以产生的道理，不是顺应四时而是违背四时变化，从而导致正气逆乱于内，邪气便与精气相结聚了。一定要仔细审察九候的脉象，这样进行针刺，正气就不会逆乱，邪气也不会与精气相结聚了。黄帝说：讲得好！

如果针刺误中了五脏，刺中心脏一天就要死亡，其变动的症状为噫气；刺中肝脏五天就要死亡，其变动的症状为多语；刺中肺脏三天就要死亡，其变动的症状为咳嗽；刺中肾脏六天就要死亡，其变动的症状为喷嚏和呵欠；刺中脾脏十天就要死亡，其变动的症状为吞咽之状等。刺伤了人的五脏，必致死亡，其变动的症状也随所伤之脏而又各不相同，所以可以根据它来测知死亡的日期。

标本病传论篇第六十五

【原文】 黄帝问曰:病有标本,刺有逆从奈何?岐伯对曰:凡刺之方,必别阴阳,前后相应,逆从得施,标本相移,故曰:有其在标而求之于标,有其在本而求之于本,有其在本而求之于标,有其在标而求之于本。故治有取标而得者,有取本而得者,有逆取而得者,有从取而得者。故知逆与从,正行无问;知标本者,万举万当;不知标本,是谓妄行。

夫阴阳逆从,标本之为道也,小而大,言一而知百病之害。少而多,浅而博,可以言一而知百也。以浅而知深,察近而知远,言标与本,易而勿及。

治反为逆,治得为从。先病而后逆者治其本;先逆而后病者治其本;先寒而后生病者治其本;先病而后生寒者治其本;先热而后生病者治其本;先热而后生中满者治其标;先病而后泄者治其本;先泄而后生他病者治其本;必且调之,乃治其他病;先病而后生中满者治其标;先中满而后烦心者治其本。人有客气,有同气。大小不利治其标,小大利治其本。病发而有余,本而标之,先治其本,后治其标;病发而不足,标而本之,先治其标,后治其本。谨察间甚,以意调之,间者并行,甚者独行。先小大不利而后生病者治其本。

夫病传者,心病先心痛,一日而咳;三日胁支痛;五日闭塞不通,身痛体重;三日不已,死,冬夜半,夏日中。

肺病喘咳,三日而胁支满痛;一日身重体痛;五日而胀;十日不已,死,冬日入,夏日出。

肝病头目眩,胁支满,三日体重身痛;五日而胀;三日腰脊少腹痛,胫瘦;三日不已死,冬日入,夏早食。

脾病身痛体重,一日而胀;二日少腹腰脊痛胫竣;三日背胕筋痛,小便闭;五日身体重;六日不已,死,冬夜半后,夏日昳。

膀胱病小便闭,五日少腹胀,腰脊痛,骺疫;一日腹胀;一日身体痛;二日不已,死,冬鸡鸣,夏下晡。

诸病以次相传,如是者,皆有死期,不可刺;间一脏止,及至三四脏者,乃可刺也。

【解读】 黄帝问道:疾病有标和本的区别,刺法有逆和从的不同,这是怎么回事呢?岐伯回答说:大凡针刺的准则,必须辨别其阴阳属性,联系其前后关系,恰当地运用逆治和从治,灵活地处理治疗中的标本先后关系。所以说有的病在标就治标,有的病在本就治本,有的病在本却治标,有的病在标却治本。在治疗上,有治标而缓解的,有治本而见效的,有逆治而痊愈的,有从治而成功的。所以懂得了逆治和从治的原则,便能进行正确的治疗而不必疑虑;知道了标本之间的轻重缓急,治疗时就能万举万当;如果不知标本,那就是盲目行事了。

关于阴阳、逆从、标本的道理,看起来很小,而应用的价值却很大,所以谈一个阴阳标本逆从的道理,就可以知道许多疾病的利害关系;由少可以推多,执简可以驭繁,所以一句话可以概括许多事物的道理。从浅显入手可以推知深微,观察目前的现象可以了解它的过去和未来。不过,讲标本的道理是容易的,可运用起来就比较难了。

迎着病邪而泻的方法就是"逆"治,顺应经气而补的方法就是"从"治。先患某病而后发生气血逆乱的,先治其本;先气血逆乱而后生病的,先治其本。先有寒而后生病的,先治其本;先有病而后生寒的,先治其本,先有热而后生病的,先治其本;先有热而后生中满腹胀的,先治其标。先有某病而后发生泄泻的,先治其本;先有泄泻而后发生其他疾病的,先治其本。必须先把泄泻调治好,然后再治其他病。先患某病而后发生中满腹胀的,先治其标;先患中满腹胀而后出现烦心的,先治其本。人体疾病过程中有邪气和正气的相互作用,凡是出现了大小便不利的,先通利大小便以治其标;大小便通利则治其本病。疾病发作表现为邪气有余,就用"本而标之"的治法,即先祛邪以治其本,后调理气血、恢复生理功能以治其标;疾病发作表现为正气不足,就用"标而本之"的治法,即先固护正气防止虚脱以治其标,后祛除邪气以治其本。总之,必须谨慎地观察疾病的轻重深浅和缓解期与发作期中标本缓急的不同,用心调理。凡病轻的,或缓解期,可以标本同治;凡病重的,或发作期,应当采用专一的治本或治标的方法。另外,如果先有大小便不利而后并发其他疾病的,应当先治其本病。

大凡疾病的传变,心病先发心痛,过一日病传于肺而咳嗽;再过三日病传于肝而胁肋胀痛;再过五日病传于脾而大便闭塞不通、身体疼痛沉重;再过三日不愈,就要死亡:冬天死于半夜,夏天死于中午。

肺病先发喘咳,三日不好则病传于肝,则胁肋胀满疼痛;再过一日病邪传脾,则身体沉重疼痛;再过五日病邪传胃,则发生腹胀;再过十日不愈,就要死亡:冬天死于日落之时,夏天死于日出之时。

肝病则先头痛目眩,胁肋胀满,三日后病传于脾而身体沉重疼痛;再过五日病传于胃,产生腹胀;再过三日病传于肾,产生腰脊少腹疼痛,腿胫发酸;再过三日不愈,就要死亡:冬天死于日落之时,夏天死于吃早饭的时候。

脾病则先身体沉重疼痛,一日后病邪传入于胃,发生腹胀;再过二日病邪传于肾,发生少腹腰脊疼痛,腿胫发酸;再过三日病邪入膀胱,发生背脊筋骨间疼痛,小便不通;再过十日不愈,就要死亡:冬天死于申时之后,夏天死于寅时之后。

肾病则先少腹腰脊疼痛,腿胫发酸,三日后病邪传入膀胱,发生背脊筋骨疼痛,小便不通;再过三日病邪传入于胃,产生腹胀;再过三日病邪传于肝,发生两胁胀痛;再过三日不愈,就要死亡:冬天死于天亮,夏天死于黄昏。

胃病则先腹部胀满,五日后病邪传于肾,发生少腹腰脊疼痛,腿胫发酸;再过三日病邪传入膀胱,发生背脊筋骨疼痛,小便不通;再过五日病邪传于脾,则身体沉重;再过六日不愈,就要死亡:冬天死于半夜之后,夏天死于午后。

膀胱发病则先小便不通,五日后病邪传于肾,发生少腹胀满,腰脊疼痛,腿胫发酸;再过一日病邪传入于胃,发生腹胀;再过一日病邪传于脾,发生身体疼痛;再过二日不愈,就要死亡:冬天死于半夜后,夏天死于下午。

各种疾病按次序这样相传,正如上面所说的一样,都有一定的死期,不可以用针刺治疗;假如是间脏相传就不易再传下去,即使传过三脏、四脏,还是可以用针刺治疗的。

·卷十九·

天元纪大论篇第六十六

【原文】 黄帝问曰:天有五行,御五位,以生寒、暑、燥、湿、风;人有五脏,化五气,以生喜、怒、思、忧、恐。论言五运相袭而皆治之,终期之日,周而复始,余已知之矣,愿闻其与三阴三阳之候奈何合之?

鬼臾区稽首再拜对曰:昭乎哉问也! 夫五运阴阳者,天地之道也,万物之纲纪,变化之父母,生杀之本始,神明之府也,可不通乎! 故物生谓之化,物极谓之变,阴阳不测谓之神,神用无方谓之圣。夫变化之为用也,在天为玄,在人为道,在地为化,化生五味,道生智,玄生神。神在天为风,在地为木;在天为热,在地为火;在天为湿,在地为土;在天为燥,在地为金;在天为寒,在地为水。故在天为气,在地成形,形气相感而化生万物矣。然天地者,万物之上下也;左右者,阴阳之道路也;水火者,阴阳之征兆也;金木者,生成之终始也。气有多少,形有盛衰,上下相召,而损益彰矣。

帝曰:愿闻五运之主时也何如? 鬼臾区曰:五气运行,各终期日,非独主时也。帝曰:请闻其所谓也。鬼臾区曰:臣积考《太始天元册》文曰:太虚寥廓,肇基化元,万物姿始,五运终天,布气真灵,总统坤元,九星悬朗,七曜周旋,曰阴曰阳,曰柔曰刚,幽显既位,寒暑弛张,生生化化,品物咸章。臣斯十世,此之谓也。

帝曰:善。何谓气有多少,形有盛衰? 鬼臾区曰:阴阳之气各有多少,故曰三阴三阳也;形有盛衰,谓五行之治,各有太过不及也。故其始也,有余而往,不足随之,不足而往,有余从之,知迎知随,气可与期。应天为天符,承岁为岁直,三合为治。

帝曰:上下相召奈何? 鬼臾区曰:寒暑燥湿风火,天之阴阳也,三阴三阳上奉之;木火土金水火,地之阴阳也,生长化收藏下应之。天以阳生阴长,地以阳杀阴藏。天有阴阳,地亦有阴阳。木火土金水火,地之阴阳也,生长化收藏。故阳中有阴,阴中有阳。所以欲知天地之阴阳者,应天之气,动而不息,故五岁而右迁,应地之气,静而守位;故六菁而环会,动静相召,上下相临,阴阳相

一○四

错,而变由生也。

帝曰:上下周纪,其有数乎?鬼臾区曰:天以六为节,地为五为制。周天气者,六期为一备;终地纪者,五岁为一周。君火以明,相火以位,五六相合,而七百二十气为一纪,凡三十岁;千四百四十气,凡六十岁而为一周,不及太过,斯皆见矣。

帝曰:夫子之言,上终天气,下毕地纪,可谓悉矣。余愿闻而藏之,上以治民,下以治身,使百姓昭著,上下和亲,德泽下流,子孙无忧,传之后世,无有终时,可得闻乎?鬼臾区曰:至数之机,迫迮以微,其来可见,其往可追,敬之者昌,慢之者亡。无道行私,必得天殃。谨奉天道,请言真要。

帝曰:善言始者,必会于将,善言近者,必知其远。是则至数极而道不惑,所谓明矣。愿夫子推而次之,令有条理,简而不匮,久而不绝,易用难忘,为之纲纪。至数之要,愿尽闻之。鬼臾区曰:昭乎哉问!明乎哉道!如鼓之应桴,响之应声也。臣闻之:甲己之岁,土运统之;乙庚之岁,金运统之;丙辛之岁,水运统之;丁壬之岁,木运统之;戊癸之岁,火运统之。

帝曰:其于三阴三阳,合之奈何?鬼臾区曰:子午之岁,上见少阴;丑未之岁,上见太阴;寅申之岁,上见少阳;卯酉之岁,上见阳明;辰戌之岁,上见太阳;巳亥之岁,上见厥阴。少阴所谓标也,厥阴所谓终也。厥阴之上,风气主之;少阴之上,热气主之;太阴之上,湿气主之;少阳之上,相火主之;阳明之上,燥气主之;太阳之上,寒气主之。所谓本也,是谓六元。帝曰:光乎哉道!明乎哉论!请著之玉版,藏之金匮,署曰《天元纪》。

【解读】 黄帝问道:天有木、火、土、金、水五行,临治于东、西、南、北、中五个方位,从而产生寒、暑、燥、湿、风等气候变化;人有五脏生五志之气,从而产生喜、怒、思、忧、恐等情志变化。经论所谓五运递相因袭,各有一定的主治季节,到了一年终结之时,又重新开始的情况,我已经知道了,还想再听听五运和三阴三阳的结合是怎样的呢?

鬼臾区再次跪拜回答说:你提这个问题很高明啊!五运和阴阳是自然界变化的一般规律,是自然万物的一个总纲,是事物发展变化的基础和生长毁灭的根本,是宇宙间无穷尽的变化所在,这些道理哪能不通晓呢?因而事物的开始发生叫做"化",发展到极点叫做"变",难以探测的阴阳变化叫做"神",能够掌握和运用这种变化无边的原则的人叫做"圣"。阴阳变化的作用,在宇宙空间,则表现为深远无穷,在人则表现为认识事物的自然规律,在地则表现为万物的生化。物质的生化而产生五味,认识了自然规律而产生智慧,在深远的宇宙空间,产生无穷尽的变化。神明的作用,在天为风,在地为木;在天为热,在地为火;在天为湿,在地为土;在天为燥,在地为金;在天为寒,在地为水。所以在天为无形之气,在地为有形之质,形和气互相感召,就能变化和产生万物。天复于上,地载于下,所以天地是万物的上下;阳升于左,阴降于右,所以左右为阴阳的道路;水属阴,火属阳,所以水火是阴阳的象征;万物发生于春属木,成实于秋属金,所以金木是生成的终始。阴阳之气并不是一成不变的,它有多少的不同,有形物质在发展过程中也有旺盛和衰老的区别,在上之气和在下之质互相感召,事物太过和不及的形象就都显露出来了。

黄帝说:我想听听关于五运分主四时是怎样的呢?鬼臾区说:五运各能主一年,不是单独只主四时。黄帝说:请你把其中的道理讲给我听听。鬼臾区说:臣久已考查过《太始天元册》,文中说:广阔无边的天空,是物质生化之本元的基础,万物资生的开始。五运行于天道,终而复始,布施天地真元之气,概括大地生化的本元;九星悬照天空,七曜按周天之度旋转,于是万物有阴阳的不断变化,有柔刚的不同性质;幽暗和显明按一定的位次出现,寒冷和暑热按一定的季节往来。这些生生不息之机,变化无穷之道,宇宙万物的不同形象,都表现出来了。我家研究这些道理已有十世,就是这个意思。

黄帝说:好。什么叫气有多少,形有盛衰呢?鬼臾区说:阴气和阳气各有多少的不同,厥阴为一阴,少阴为二阴,太阴为三阴,少阳为一阳,阳明为二阳,太阳为三阳,所以叫作三阴三阳。形有盛衰,指天干所主的运气,各有太过不及的区别。例如开始是太过的阳年过后,随之而来的是不及的阴年;不及的阴年过后,从之而来的是太过的阳年。只要明白了迎之而至的是属于什么气,随之而至的是属于什么气,对一年中运气的盛衰情况,就可以预先知道。凡一年的中运之气与司天之气相符的,属于"天符"之年;一年的中运之气与岁支的五行相同的,属于"岁直"之年;一年的中运之气与司天之气及年支的五行均相合的,属于"三合"之年。

黄帝说:天气和地气互相感召是怎样的呢?鬼臾区说:寒、暑、燥、湿、风、火,是天的阴阳,三阴三阳上承之;木、火、土、金、水、火,是地的阴阳,生长化收藏下应之。上半年天气主之,春夏为天之阴阳，主生主长；下半年地气主之，秋冬为地之阴阳，主杀主藏。天气有阴阳，地气也有阴阳。因此说，阳中有阴，阴中有阳。所以要想知道天地阴阳的变化情况，就要了解，五行应于天干而为五运，常动而不息，故五年之间，自东向西，每运转换一次；六气应于地支，为三阴三阳，其运行较迟，各守其位，故六年而环周一次。由于动和静互相感召，天气和地气互相加临，阴气和阳气互相交错，而运气的变化就发生了。

黄帝说：天气和地气，循环周旋，有没有定数呢？鬼臾区说：司天之气，以六为节；司地之气，以五为制。司天之气，六年循环一周，谓之一备；司地之气，五年循环一周，谓之一周。主运之气的火运，君火是有名而不主令，相火代君宣化火令。六气和五运互相结合，七百二十气，谓之一纪，共三十年；一千四百四十气，共六十年而成为一周，在这六十年中，气和运的太过和不及，都可以出现了。

黄帝说：先生所谈论的，上则终尽天气，下则穷究地理，可以说是很详尽了。我想在听后把它保存下来，上以调治百姓的疾苦，下以保养自己的身体，并使百姓也都明白这些道理，上下和睦亲爱，德泽广泛流行，并能传之于子孙后世，使他们不必发生忧患，并且没有终了的时候，可以再听你谈谈吗？鬼臾区说：气运结合的机理，很是切近而深切，它来的时候，可以看得见；它去的时候，是可以追溯的。遵从这些规律，就能繁荣昌盛；违背这些规律，就要损折天亡；不遵守这些规律，而只按个人的意志去行事，必然要遇到天然的灾殃。现在请让我根据自然规律讲讲其中的至理要道。

黄帝说：凡是善于谈论事理的起始，也必能领会其终结，善于谈论近的，也必然就知道远的。这样，气运的至数虽很深远，而其中的道理并不至被迷惑，这就是所谓明了的意思。请先生把这些道理，进一步加以推演，使它更有条理，简明而又不贫乏，永远相传而不至于绝亡，容易掌握而不会忘记，使其能提纲挈领，至理扼要，我想听你详细地讲讲。鬼臾区说：你说的道理很明白，提的问题也很高明啊！好像鼓槌击在鼓上的应声，又像发出声音立即得到回响一样。臣听说过，凡是甲己年都是土运治理，乙庚年都是金运治理，丙辛年都是水运治理，丁壬年都是木运治理，戊癸年都是火运治理。

黄帝说：三阴三阳与六气是怎样相合的呢？鬼臾区说：子午年是少阴司天，丑未年是太阴司天，寅申年是少阳司天，卯酉年是阳明司天，辰戌年是太阳司天，巳亥年是厥阴司天。地支十二，始于子，终于亥；子是少阴司天，亥是厥阴司天，所以按这个顺序排列，少阴是起首，厥阴是终结。厥阴司天，风气主令；少阴司天，热气主令；太阴司天，湿气主令；少阳司天，相火主令；阳明司天，燥气主令；太阳司天，寒气主令。这就是三阴三阳的本元，所以叫做六元。黄帝说：你的论述很伟大，也很高明啊！我将把它刻在玉版上，藏在金匮里，题上名字，叫做《天元纪》。

五运行大论篇第六十七

【原文】　黄帝坐明堂，始正天纲，临观八极，考建五常，请天师而问之曰：论言天地之动静，神明为之纪；阴阳之升降，寒暑彰其兆。余闻五运之数于夫子，夫子之所言，正五气之各主岁尔，首甲定运，余因论之。鬼臾区曰：土主甲己，金主乙庚，水主丙辛，木主丁壬，火主戊癸。子午之上，少阴主之；丑未之上，太阴主之；寅申之上，少阳主之；卯酉之上，阳明主之；辰戌之上，太阳主之；巳亥之上，厥阴主之。不合阴阳，其故何也？

岐伯曰：是明道也，此天地之阴阳也。夫数之可数者，人中之阴阳也，然所合，数之可得者也。夫阴阳者，数之可十，推之可百；数之可千，推之可万。天地阴阳者，不以数推，以象之谓也。

帝曰：愿闻其所始也。岐伯曰：昭乎哉问也！臣览《太始天元册》文，丹天之气，经于牛女戊分；黅天之气，经于心尾己分；苍天之气，经于危室柳鬼；素天之气，经于亢氐昴毕；玄天之气，经于张翼娄胃。所谓戊己分者，奎壁角轸，则天地之门户也。夫候之所始，道之所生，不可不通也。

帝曰：善。论言天地者，万物之上下，左右者，阴阳之道路，未知其所谓也。岐伯曰：所谓上下者，岁上下见阴阳之所在也。左右者，诸上见厥阴，左少阴，右太阳；见少阴，左太阴，右厥阴；见太阴，左少阳，右少阴；见少阳，左阳明，右太阴；见阳明，左太阳，右少阳；见太阳，左厥阴，右阳明。所谓面北而命其位，言其见也。

帝曰：何谓下？岐伯曰：厥阴在上，则少阳在下，左阳明，右太阴；少阴在上，则阳明在下，左太阳,右少阳;太阴在上,则太阳在下,左厥阴,右阳明;少阳在上,则厥阴在下,左少阴,右太阳;阳明在上,则少阴在下,左太阴,右厥阴;太阳在上,则太阴在下,左少阳,右少阴。所谓面南而命其位,言其见也。上下相遘,寒暑相临,气相得则和,不相得则病。

帝曰:气相得而病者何也?岐伯曰:以下临上不当位也。

帝曰:动静何如?岐伯曰:上者右行,下者左行,左右周天,余而复会也。帝曰:余闻鬼臾区曰:应地者静。今夫子乃言下者左行,不知其所谓也,愿闻何以生之乎?岐伯曰:天地动静,五行迁复,虽鬼臾区其上候而已,犹不能遍明。夫变化之用,天垂象,地成形,七曜纬虚,五行丽地。地者,所以载生成之形类也;虚者,所以列应天之精气也。形精之动,犹根本之与枝叶也,仰观其象,虽远可知也。

帝曰:地之为下否乎?岐伯曰:地为人之下,太虚之中者也。帝曰:冯乎?岐伯曰:大气举之也。燥以干之,暑以蒸之,风以动之,湿以润之,寒以坚之,火以温之。故风寒在下,燥热在上,湿气在中,火游行其间,寒暑六入,故令虚而化生也;故燥胜则地干,暑胜则地热,风胜则地动,湿胜则地泥,寒胜则地裂,火胜则地固矣。

帝曰:天地之气,何以候之?岐伯曰:天地之气,胜复之作,不形于诊也。《脉法》曰:天地之变,无以脉诊。此之谓也。

帝曰:间气何如?岐伯曰:随气所在,期于左右。帝曰:期之奈何?岐伯曰:从其气则和,违其气则病,不当其位者病,迭移其位者病,失守其位者危,尺寸反者死,阴阳交者死。先立其年,以知其气,左右应见,然后乃可以言死生之逆顺。

帝曰:寒暑燥湿风火,在人合之奈何?其于万物何以生化?岐伯曰:东方生风,风生木,木生酸,酸生肝,肝生筋,筋生心。其在天为玄,在人为道,在地为化。化生五味,道生智,玄生神,化生气。神在天为风,在地为木,在体为筋,在气为柔,在脏为肝。其性为暄,其德为和,其用为动,其色为苍,其化为荣,其虫毛,其政为散,其令宣发,其变摧拉,其眚为陨,其味为酸,其志为怒。怒伤肝,悲胜怒;风伤肝,燥胜风;酸伤筋,辛胜酸。

南方生热,热生火,火生苦,苦生心,心生血,血生脾。其在天为热,在地为火,在体为脉,在气为息,在脏为心。其性为暑,其德为显,其用为躁,其色为赤,其化为茂,其虫羽,其政为明,其令郁蒸,其变炎烁,其眚燔焫,其味为苦,其志为喜。喜伤心,恐胜喜;热伤气,寒胜热;苦伤气,咸胜苦。

中央生湿,湿生土,土生甘,甘生脾,脾生肉,肉生肺。其在天为湿,在地为土,在体为肉,在气为充,在脏为脾。其性静兼,其德为濡,其用为化,其色为黄,其化为盈,其虫倮,其政为谧,其令云雨,其变动注,其眚淫溃,其味为甘,其志为思。思伤脾,怒胜思;湿伤肉,风胜湿;甘伤脾,酸胜甘。

西方生燥,燥生金,金生辛,辛生肺,肺生皮毛,皮毛生肾。其在天为燥,在地为金,在体为皮毛,在气为成,在脏为肺。其性为凉,其德为清,其用为固,其色为白,其化为敛,其虫介,其政为劲,其令雾露,其变肃杀,其眚苍落,其味为辛,其志为忧。忧伤肺,喜胜忧;热伤皮毛,寒胜热;辛伤皮毛,苦胜辛。

北方生寒,寒生水,水生咸,咸生肾,肾生骨髓,髓生肝。其在天为寒,在地为水,在体为骨,在气为坚,在脏为肾。其性为凛,其德为寒,其用为藏,其色为黑,其化为肃,其虫鳞,其政为静,其令霰雪,其变凝冽,其眚冰雹,其味为咸,其志为恐。恐伤肾,思胜恐;寒伤血,燥胜寒;咸伤血,甘胜咸。五气更立,各有所先,非其位则邪,当其位则正。

帝曰:病生之变何如?岐伯曰:气相得则微,不相得则甚。帝曰:主岁何如?岐伯曰:气有余,则制己所胜而侮所不胜;其不及,则己所不胜侮而乘之,己所胜轻而侮之。侮反受邪,侮而受邪,寡于畏也。帝曰:善。

【解读】 黄帝坐在明堂里,开始厘正天之纲纪,考建五常运行的常理,乃向天师岐伯请问道:在以前的医论中曾经言道,天地的动静,是以自然界中变化莫测的物象为纲纪;阴阳升降,是以寒暑的更换,显示它的征兆。我也听先生讲过五运的规律,先生所讲的仅是五运之气各主一岁。关于六十甲子,从甲年开始定运的问题,我又与鬼臾区进一步加以讨论。鬼臾区说,土运主甲己年,金运主乙庚年,水运主丙辛年,木运主丁壬年,火运主戊癸年。子午年是少阴司天,辰戌年是太阳司天,巳亥年是厥阴司天。这些,与以前所论的阴阳不怎么符合,是什么道理呢?

岐伯说:它是阐明其中的道理的,这里指的是天地运气的阴阳变化。关于阴阳之数,可以数的,是人身中的阴阳,因而合乎可以数得出的阴阳之数。至于阴阳的变化,若进一步推演之,可以从十而至百,由千而及万,所以天地阴阳的变化,不能用数字去类推,只能从自然物象的变化中去推求。

黄帝说:我想听听运气学说是怎样创始的。岐伯说:你提这个问题是很高明的啊!我曾看到《太始天元册》文记载,赤色的天气,经过牛、女二宿及西北方的戊分;黄色的天气,经过心、尾二宿及东南方的己分;青色的天气,经过危、室二宿与柳、鬼二宿之间;白色的天气,经过亢、氐二宿与昴、毕二宿之间;黑色的天气,经过张、翼二宿与娄、胃二宿之间。所谓戊分,即奎、壁二宿所在处;己分,即角、轸二宿所在处。奎、壁正当秋分时,日渐短,气渐寒;角、轸正当春分时,日渐长,气渐暖,所以是天地阴阳的门户。这是推演气候的开始,自然规律的所在,不可以不通。

黄帝说:好。在《天元纪大论》中曾说:天地是万物的上下,左右是阴阳的道路,不知道是什么意思。岐伯说:这里所说的"上下",指的是从该年的司天在泉,以见阴阳所在的位置。所说的"左右",指的是司天的左右间气,凡是厥阴司天,左间是少阴,右间是太阳;少阴司天,左间是太阴,右问的厥阴;太阴司天,左间是少阳,右间是少阴;少阳司天,左间是阳明,右间是太阴;阳明司天,左间是太阳,右间是少阳;太阳司天,左间是厥阴,右间是阳明。这里说的左右,是面向北方所见的位置。

黄帝说:什么叫做下(在泉)?岐伯说:厥阴司天,则少阳在泉,在泉的左间是阳明,右间是太阴;少阴司天则阳明在泉,在泉的左间是太阳,右间是少阳;太阴司天则太阳在泉,在泉的左间是厥阴,右间是阳明;少阳司天则厥阴在泉,在泉的左间是少阴,右间是太阳;阳明司天则少阴在泉,在泉的左间是太阴,右间是厥阴;太阳司天则太阴在泉,在泉的左间是少阳,右间是少阴。这里说的左右是面向南方所见的位置。客气和主气互相交感,客主之六气互相加临,若客主之气相得的就属平和,不相得的就要生病。

黄帝说:客主之气相得而生病的是什么原因呢?岐伯说:气相得指的气生主气。若主气生客气,是上下颠倒,叫做下临上,仍属不当其位,所以也要生病。

黄帝说:天地的动静是怎样的呢?岐伯说:天在上,自东而西是向右运行;地在下,自西而东是向左运行。左行和右行,当一年的时间,经周天三百六十五度及其余数四分度之一,而复会于原来的位置。黄帝说:我听到鬼臾区说:应地之气是静止而不动的。现在先生乃说"下者左行",不明白你的意思,我想听听是什么道理。岐伯说:天地的运动和静止,五行的递迁和往复,鬼臾区虽然知道了天的运行情况,但是没有全面的了解。关于天地变化的作用,天显示的是日月二十八宿等星象,地形成了有形的物质;日月五星围绕在太空之中,五行附着在大地之上。所以地载运各类有形的物质。太空布列受天之精气的星象。地之形质与天之精气的运动,就像根本和枝叶的关系。虽然距离很远,但通过对形象的观察,仍然可以晓得它们的情况。

黄帝说:大地是不是在下面呢?岐伯说:应该说大地是在人的下面,在太空的中间。黄帝说:它在太空中间依靠的是什么呢?岐伯说:是空间的大气把它举起来的。燥气使它干燥,暑气使它蒸发,风气使它动荡,湿气使它滋润,寒气使它坚实,火气使它温暖。所以风寒在于下,燥热在于上,湿气在于中,火气游行于中间。一年之内,风寒暑湿燥火六气下临于大地。由于它感受了六气的影响而才化生为万物。所以燥气太过地就干燥,暑气太过地就炽热,风气太过地就动荡,湿气太过地就泥泞,寒气太过地就坼裂,火气太过地就坚固。

黄帝说:司天在泉之气,对人的影响,从脉上怎样观察呢?岐伯说:司天和在泉之气,胜气和复气的发作,不表现于脉搏上。《脉法》上说:司天在泉之气的变化,不能根据脉象进行诊察,就是这个意思。

黄帝说:间气的反应怎样呢?岐伯说:可以随着每年间气应于左右手的脉搏去测知。黄帝说:怎样测知呢?岐伯说:脉气与岁气相应的就平和,脉气与岁气相逆的就生病。相应之脉不当其位而见于他位的要生病,左右脉互移其位的要生病。相应之脉位反见于克贼脉象的,病情危重;两手尺脉和寸脉相反的,就要死亡;左右手互相交见的,也要死亡。首先要确立每年的运气,以测知岁气与脉象相应的正常情况,明确左右间气应当出现的位置,然后才可以预测人的生死和病情的逆顺。

黄帝说:寒暑燥湿风火六气,与人体是怎样应合的呢?对于万物的生化,又有什么关系呢?岐伯说:东方应春而生风,春风能使木类生长,木类生酸味,酸味滋养肝脏,肝滋养筋膜,肝气输于筋膜,其气又能滋养心脏。六气在天为深远无边,在人为认识事物的变化规律,在地为万物的生化。生化然后能生成五味,认识了事物的规律,然后能生成智慧,深远无边的宇宙,生成变化莫测的神,变化而生成万物之气机。神的变化,具体表现为:在天应在风,在地应在木,在人体应在筋,在气应在柔和,在脏应在肝。其性为温暖,其德为平和,其功用为动,其色为青,其生化为繁荣,其虫为毛虫,其政为升散,其令为宣布舒发,其变动为摧折败坏,其灾为陨落,其味为酸,其情志为怒。怒能伤肝,悲哀能抑制怒气;风气能伤肝,燥气能克制风气;酸味能伤筋,辛味能克制酸味。

南方应夏而生热,热盛则生火,火能生苦味,苦味入心,滋养心脏,心能生血,心气通过血以滋养脾脏。变化莫测的神,其具体表现为:在天应在热,在地应在火,在人体应在脉,在气应在阳气生长,在脏应在心。其性为暑热,其德为显现物象,其功用为躁动,其色为赤,其生化为茂盛,其虫为羽虫,其政为明显,其令为热盛,其变动为炎热灼烁,其灾为燔灼焚烧,其味为苦,其情志为喜。喜能伤心,恐惧能抑制喜气;热能伤气,寒能克制热气;苦味能伤气,咸味能克制苦味。

中央应长夏而生湿,湿能生土,土能生甘味,甘味入脾,能滋养脾脏,脾能滋肌肉,脾气通过肌肉而滋养肺脏。变化莫测的神,其具体表现为:在天应于湿,在地应于土,在人体应于肉,在气应于物体充盈,在脏应于脾。其性安静能兼化万物,其德为濡润,其功用为化生,其色黄,其生化为万物盈满,其虫为保虫,其政为安静,其令为布化云雨,其变动为久雨不止,其灾为湿雨土崩,其味为甘,其情志为思。思能伤脾,忧怒能抑制思虑;湿能伤肌肉,风能克制湿气;甘味能伤脾,酸味能克制甘味。

西方应秋而生燥,燥能生金,金能生辛味,辛味入肺而能滋养肺脏,肺能滋养皮毛,肺气通过皮毛而又能滋养肾脏。变化莫测的神,其具体表现为:在天应于燥,在地应于金,在人体应于皮毛,在气应于万物成熟,在脏应于肺。其性为清凉,其德为洁净,其功用为坚固,其色白,其生化为收敛,其虫为介虫,其政为刚劲切切,其令为雾霜,其变动为严酷摧残,其灾为青干而凋落,其味为辛,其情志为忧愁。忧能伤肺,喜能抑制忧愁;热能伤皮毛,寒能克制热气;辛味能伤皮毛,苦味能克制辛味。

北方应冬而生寒,寒能生水,水能生咸味,咸味入肾而能滋养肾脏,肾能滋养骨髓,肾气通过骨髓而能滋肝脏。变化莫测的神,其具体表现为:在天应于寒,在地应于水,在人体应于骨,在气应于物体坚实,在脏应于肾。其性为严凛,其德为寒冷,其功用为闭藏,其色黑,其生化为整肃,其虫为鳞虫,其政为平静,其令为霜雪,其变动为水冰气寒,其灾为冰雹,其味为咸,其情志为恐。恐能伤肾,思能抑制恐惧;寒能伤血,燥能克制寒气;咸味能伤血,甘味能克制咸味。

黄帝说:邪气致病所发生的变化是怎样的呢?岐伯说:来气与主时之方位相合,则病情轻微;来气与主时之方位不相合,则病情严重。黄帝说:五气主岁是怎样的呢?岐伯说:凡气有余,则能克制自己所能克制的气,而又能欺侮克制自己的气;气不足,则克制自己的气趁其不足而来欺侮,自己所能克制的气也轻蔑地欺侮自己。由于本气有余而进行欺侮或乘别气之不足而进行欺侮的,也往往要受邪,是因为它无所畏忌,而缺少防御的能力。黄帝说:好。

六微旨大论篇第六十八

【原文】 黄帝问曰:呜呼远哉!天之道也,如迎浮云,若视深渊。视深渊尚可测,迎浮云莫知其极。夫子数言,谨奉天道,余闻而藏之,心私异之,不知其所谓也。愿夫子溢志尽言其事,令终不灭,久而不绝,天之道可得闻乎?岐伯稽首再拜对曰:明乎哉问!天之道也,此因天之序,盛衰之时也。

帝曰:愿闻天道六六之节盛衰何也?岐伯曰:上下有位,左右有纪。故少阳之右,阳明治之;阳明之右,太阳治之;太阳之右,厥阴治之;厥阴之右,少阴治之;少阴之右,太阴治之;太阴之右,少阳治之。此所谓气之标,盖南面而待也。故曰:因天之序,盛衰之时,移光定位,正立而待之。此之谓也。少阳之上,火气治之,中见厥阴;阳明之上,燥气治之,中见太阴;太阳之上,寒气治之,中见少阴;厥阴之上,风气治之,中见少阳;少阴之上,热气治之,中见太阴;太阴之上,湿气治之,中见阳明。所谓本也,本之下,中之见也;见之下,气之标也。本标不同,气应异象。

帝曰:其有至而至,有至而不至,有至而太过,何也?岐伯曰:至而至者和;至而不至,来气不及也;未至而至,来气有余也。帝曰:至而不至,未至而至如何?岐伯曰:应则顺,否则逆,逆则变生,变则病。帝曰:善。请言其应。岐伯曰:物生其应也,气脉其应也。

帝曰：善。愿闻地理之应六节气位何如？岐伯曰：显明之右，君火之位也；君火之右，退行一步，相火治之；复行一步，土气治之；复行一步，金气治之；复行一步，水气治之；复行一步，木气治之；复行一步，君火治之。相火之下，水气承之；水位之下，土气承之；土位之下，风气承之；风位之下，金气承之；金位之下，火气承之；君火之下，阴精承之。帝曰：何也？岐伯曰：亢则害，承乃制，制则生化，外列盛衰，害则败乱，生化大病。

帝曰：盛衰何如？岐伯曰：非其位则邪，当其位则正，邪则变甚，正则微。帝曰：何谓当位？岐伯曰：木运临卯，火运临午，土运临四季，金运临酉，水运临子。所谓岁会，气之平也。帝曰：非其位何如？岐伯曰：岁不与会也。

帝曰：土运之岁，上见太阴；火运之岁，上见少阳、少阴；金运之岁，上见阳明；木运之岁，上见厥阴；水运之岁，上见太阳，奈何？岐伯曰：天与之会也，故《天元册》曰天符。

帝曰：天符岁会何如？岐伯曰：太一天符之会也。

帝曰：其贵贱何如？岐伯曰：天符为执法，岁会为行令，太一天符为贵人。帝曰：邪之中也奈何？岐伯曰：中执法者，其病速而危；中行令者，其病徐而持；中贵人者，其病暴而死。帝曰：位之易也何如？岐伯曰：君位臣则顺，臣位君则逆。逆则其病近，其害速；顺则其病远，其害微。所谓二火也。

帝曰：善。愿闻其步何如？岐伯曰：所谓步者，六十度而有奇，故二十四步积盈百刻而成日也。

帝曰：六气应五行之变何如？岐伯曰：位有终始，气有初中，上下不同，求之亦异也。帝曰：求之奈何？岐伯曰：天气始于甲，地气始于子，子甲相合，命曰岁立，谨候其时，气可与期。帝曰：愿闻其岁，六气始终，早晏何如？岐伯曰：明乎哉问也！甲子之岁，初之气，天数始于水下一刻，终于八十七刻半；二之气，始于八十七刻六分，终于七十五刻；三之气，始于七十六刻，终于六十二刻半；四之气，始于六十二刻六分，终于五十刻；五之气，始于五十一刻，终于三十七刻半；六之气，始于三十七刻六分，终于二十五刻。所谓初六，天之数也。

乙丑岁，初之气，天数始于二十六刻，终于一十二刻半；二之气，始于一十二刻六分，终于水下百刻；三之气，始于一刻，终于八十七刻半；四之气，始于八十七刻六分，终于七十五刻；五之气，始于七十六刻，终于六十二刻半；六之气，始于六十二刻六分，终于五十刻。所谓六二，天之数也。

丙寅岁，初之气，天数始于五十一刻，终于三十七刻半；二之气，始于三十七刻六分，终于二十五刻；三之气，始于二十六刻，终于一十二刻半；四之气，始于一十二刻六分，终于水下百刻；五之气，始于一刻，终于八十七刻半；六之气，始于八十七刻六分，终于七十五刻。所谓六三，天之数也。

丁卯岁，初之气，天数始于七十六刻，终于六十二刻半；二之气，始于六十二刻六分，终于五十刻；三之气，始于五十一刻，终于三十七刻半；四之气，始于三十七刻六分，终于二十五刻；五之气，始于二十六刻，终于一十二刻半；六之气，始于一十二刻六分，终于水下百刻。所谓六四，天之数也。次戊辰岁，初之气复始于一刻，常如是无已，周而复始。

帝曰：愿闻其岁候何如？岐伯曰：悉乎哉问也！日行一周，天气始于一刻；日行再周，天气始于二十六刻；日行三周，天气始于五十一刻；日行四周，天气始于七十六刻；日行五周，天气复始于一刻，所谓一纪也。是故寅午戌岁气会同，卯未亥岁气会同，辰申子岁气会同，巳酉丑岁气会同，终而复始。

帝曰：愿闻其用也。岐伯曰：言天者求之本，言地者求之位，言人者求之气交。帝曰：何谓气交？岐伯曰：上下之位，气交之中，人之居也。故曰：天枢之上，天气主之；天枢之下，地气主之；气交之分，人气从之，万物由之。此之谓也。帝曰：何谓初中？岐伯曰：初凡三十度而有奇，中气同法。帝曰：初中何也？岐伯曰：所以分天地也。帝曰：愿卒闻之。岐伯曰：初者地气也，中者天气也。

帝曰：其升降何如？岐伯曰：气之升降，天地之更用也。帝曰：愿闻其用何如？岐伯曰：升已而降，降者谓天；降已而升，升者谓地。天气下降，气流于地；地气上升，气腾于天。故高下相召，升降相因，而变作矣。帝曰：善。寒湿相遘，燥热相临，风火相值，其有闻乎？岐伯曰：气有胜复，胜复之作，有德有化，有用有变，变则邪气居之。

帝曰：何谓邪乎？岐伯曰：夫物之生从于化，物之极由乎变，变化之相薄，成败之所由也。故气有往复,用有迟速,四者之有,而化而变,风之来也。帝曰:尽速往复,风所由生,而化而变,故因盛衰之变耳。成败有根有倚伏游乎何中也?岐伯曰:成败倚伏生乎动,动而不已,则变作矣。

帝曰:有期乎?岐伯曰:不生不化,静之期也。帝曰:不生化乎?歧伯曰:出入废则神机化灭,升降息则气立孤危,故非出入,则无以生长壮老已;非升降,则无以生长化收藏。是以升降出入,无器不有。故器者生化之宇,器散则分之,生化息矣。故无不出入,无不升降,化有小大,期有近远,四者之有,而贵常守,反常则灾害至矣。故曰:无形无患。此之谓也。帝曰:善。有不生不化乎?岐伯曰:悉乎哉问也!与道合同,惟真人也。帝曰:善。

【解读】 黄帝问道:天的规律非常深远呀!如同仰望空中的浮云,又像看望深渊一样。渊虽深还可以被测知,仰望浮云则不知它的终极之处。先生多次谈到,要小心谨慎地尊奉气象变化的自然规律,我听到以后,都怀记下来,但是心里独自有些疑惑,不明白说的是什么意思。请先生热情而详尽地讲讲其中的道理,使它永远地流传下去,久而不至灭绝。您可以把它的规律讲给我听吗?岐伯再次跪拜回答说:你提的问题很高明啊!这是由于运气秩序的变更,表现为自然气象盛衰变化的时位。

黄帝说:我想听听关于天道六六之节的盛衰情况是怎样的?岐伯说:六气司天在泉,有一定位置;左右间气,有一定的规则。所以少阳的右间,是阳明主治;阳明的右间,是太阳主治;太阳的右间,是厥阴主治;厥阴的右间,是少阴主治;少阴的右间,是太阴主治;太阴的右间,是少阳主治。这就是所说的六气之标,是面向南方而立的位置。所以说,要根据自然气象变化的顺序和盛衰的时间,及日影移动的刻度,确定位置,南面正立以进行观察,说的就是这个意思。少阳司天,火气主治,少阳与厥阴相表里,故厥阴为中见之气;阳明司天,燥气主治,阳明与太阴相表里,故太阴为中见之气;太阳司天,寒气主治,太阳与少阴相表里,故少阴为中见之气;厥阴司天,风气主治,厥阴与少阳相表里,故少阳为中见之气;少阴司天,热气主治,少阴与太阳相表里,故太阳为中见之气;太阴司天,湿气主治,太阴与阳明相表里,故阳明为中见之气。这就是所谓本元之气,本气之下,是中见之气;中见之下,是气之标。由于本和标不同,应之于脉则有差异,而病形也就不一样。

黄帝说:六气有时至而气亦至的,有时至而气不至的,有先时而气至太过的,这是为什么呢?岐伯说:时至而气亦至的,为和平之年;时至而气不至的,是应至之气有所不及;时未至而气已至,是应至之气有余。黄帝说:时至而气不至,时未至而气已至的会怎样呢?岐伯说:时与气相应的是顺,时与气不相应的是逆。逆就要发生反常的变化,反常的变化就是要生病。黄帝说:好,请你再讲讲其相应的情况。岐伯说:万物对六气的感应,表现于其生长的情况。六气对于人体的影响,从脉象上可以反映出来。

黄帝说:好。我想听你讲讲六气之应于地理位置是怎样的呢?岐伯说:显明正当春分之时,它的右边,为君火主治之位;君火的右边,再退行一步,为相火主治之位;再退行一步,为土气主治之位;再退行一步,为金气主治之位;再退行一步,为水气主治之位;再退行一步,为木气主治之位;再退行一步,为君火主治之位。六气各有相克之气,承于其下,以制约之。水能制火,相火的下面,水气承之;土能制水,水位的下面,土气承之;木能制土,土位的下面,风气承之;金能制木,风位之下,金气承之;火能制金,金位之下,火气承之;阴能制阳,君火的下面,阴精承之。黄帝说:这是什么原因呢?岐伯说:六气亢盛时就要为害,相承之气,可以制约它,递相制约才能维持正常的生化。在四时之气中表现为气盛者必衰,衰者必盛,若亢盛为害则生化之机毁败紊乱,必然发生大病。

黄帝说:气的盛衰是怎样的呢?岐伯说:不当其位的是邪气,恰当其位的是正气。邪气则变化很严重,正气则变化很轻微。黄帝说:怎样叫作恰当其位呢?岐伯说:例如木运遇到卯年,火运遇到午年,土运遇到辰、戌、丑、未年,金运遇到酉年,水运遇到子年,乃是中运之气与年支方位五行之气相同。所说的"岁会",为运气和平之年。

黄帝说:不当其位是怎样的呢?岐伯说:就是中运不与年支方位五行之气相会。黄帝说:土运之年,遇到太阴司天;火气之年,遇到少阳、少阴司天;金运之年,遇到阳明司天;木运之年,遇到厥阴司天;水运之年,遇到太阳司天是怎样的呢?岐伯说:这是中运与司天相会,所以《天元册》中叫作"天符"。

黄帝说:既是"天符",又是"岁会"的是怎样的呢?岐伯说:这叫作"太一天符"。

黄帝说:它们有什么贵贱的不同吗?岐伯说:天符好比执法,岁会好比行令,太一天符好比贵人。黄帝说：邪气中人发病时，三者有什么区别呢？岐伯说：中于执法之邪，发病快速而危重；中于行令之邪，发病缓慢而持久；中于贵人之邪，发病急剧而多死。黄帝说：主气客气位置互易时是怎样的呢？岐伯说：君位客气、居于臣位主气之上的为顺；臣位客气、居于君位主气之上的为逆。逆者发病快而急，顺者发病慢而轻。这里主要是指君火和相火说的。

黄帝说：好。我想听听关于六步的情况是怎样的？岐伯说：所谓"步"，就是指六十度有零的时间，每年是六步，所以在二十四步中，也就是四年内，积每年刻度的余数共为一百刻，就成为一日。

黄帝说：六气应于五行的变化是怎样的呢？岐伯说：每一气所占的位置，是有始有终的。一气中又分为初气和中气，由于天气和地气的不同，所以推求起来，也就有了差异。

黄帝说：怎样推求呢？岐伯说：天气始于天干之甲，地气始于地支之子，子和甲结合起来，就叫"岁立"。谨密地注意交气的时间，六气变化的情况，就可以推求出来。

黄帝说：我想听听关于每年六气的始终早晚是怎样的？岐伯说：你提这个问题是很高明的啊！甲子之年，初之气，天时的刻数，开始漏水下一刻，终于八十七刻五分；二之气，开始于八十七刻六分，终止于七十五刻；三之气，开始于七十六刻，终止于六十二刻五分；四之气，开始于六十二刻六分，终止于五十刻；五之气，开始于五十一刻，终止于三十七刻五分；六之气，开始于三十七刻六分，终止于二十五刻。这就是所说的第一个六步，天时终始的刻数。

乙丑之年，初之气，天时的刻数，开始于二十六刻，终止于十二刻五分；二之气，开始于十二刻六分，终止于漏水下至一百刻；三之气，开始于一刻，终止于八十七刻五分；四之气，开始于八十七刻六分，终止于七十五刻；五之气，开始于七十六刻，终止于六十二刻五分；六之气，开始于六十二刻六分，终止于五十刻。这就是所说的第二个六步，天时终始的刻数。

丙寅之年，初之气，天时的刻数开始于五十一刻，终止于三十七刻五分；二之气，开始于三十七刻六分，终止于二十五刻；三之气，开始于二十六刻，终止于十二刻五分；四之气，开始于十二刻六分，终止于漏水下至一百刻；五之气，开始于一刻，终止于八十七刻五分；六之气，开始于八十七刻六分，终止于七十五刻；这就是所说的第三个六步，天时终始的刻数。

丁卯之年，初之气，天时的刻数开始于七十六刻，终止于六十二刻五分；二之气，开始于六十二刻六分，终止于五十刻；三之气，开始于五十一刻，终止于三十七刻五分；四之气，开始于三十七刻六分，终止于二十五刻；五之气，开始于二十六刻，终止于十二刻五分；六之气，开始于十二刻六分，终止于漏水下至一百刻。这就是所说的第四个六步，天时终始的刻数。依次相推便是戊辰年，初之气，又开始于一刻，经常如此，没有终时，一周之后又重新开始。

黄帝说：我想听听每年的计算方法？岐伯说：你问的很详尽啊！太阳运行第一周时，天时开始于一刻；太阳运行于第二周时，天时开始于二十六刻；太阳运行于第三周时，天时开始于五十一刻；太阳运行于第四周时，天时开始于七十六刻；太阳运行于第五周时，天时又开始于一刻。天气四周大循环，就叫做"一纪"。所以寅、午、戌三年，岁时与六气会同；卯、未、亥三年，岁时与六气会同；辰、申、子三年，岁时与六气会同；巳、酉、丑三年，岁时与六气会同，周流不息，终而复始。

黄帝说：我想听听六步的运用。岐伯说：谈论天气的变化，当推求于六气的本元；谈论地气的变化，当推求于六气应五行之位；谈论人体的变化，当推求于气交。黄帝说：什么是气交呢？岐伯说：天气居于上位，地气居于下，上下交互于气交之中，为人类所居之处。所以说：天枢以上，天气主之；天枢以下，地气主之。在气交之处，人气顺从天地之气的变化，万物由此而生，就是这个意思。

黄帝说：什么是初气中气呢？岐伯说：初气占一气中的三十度有零。中气也是这样。黄帝说：为什么要分初气和中气呢？岐伯说：是为了区别天气与地气用事的时间。

黄帝说：我想听你详尽的讲讲。岐伯说：初气为地气用事，中气为天气用事。黄帝说：它们的升降是怎样的呢？岐伯说：气的升降，是天气和地气相互作用的结果。

黄帝说：我想听听它们的相互作用是怎样的。岐伯说：地气可以上升，但升到极点就要下降，而下降乃是天气的作用；天气可以下降，但降到极点就要上升，而上升乃是地气的作用。天气下降，其气乃流荡于地；地气上升，其气乃蒸腾于天。由于天气和地气的相互招引，上升和下降的相互为因，天气和地气才能不断地发生变化。

黄帝说：好。寒气与湿气相遇，燥气与热气相接，风气与火气相逢，会有一定的时间吗？岐伯说:六气都有太过的胜气和胜极而复的复气,胜气和复气的不断发作,使气有正常的功用,有生化的性能,有一定的作用,有异常的变化,异常变化就要产生邪气。

黄帝说:什么是邪气? 岐伯说:物体的新生,是从化而来;物体到极点,是由变而成。变和化的互相斗争与转化,乃是成败的根本原因。由于气有往来进退,作用有缓慢与迅速,有进退迟速,就产生了化和变,并发生了六气的变化。黄帝说:气有迟速进退,所以发生六气变化。有化有变,是由于气的盛衰变化所致。成和败相互为因,潜处于事物之中,是什么原因呢? 岐伯说:成败互因的关键在于运动。不断的运动,就会发生不断的变化。

黄帝说:运动有一定的时间吗? 岐伯说:不生不化,乃是相对稳定的时期。黄帝说:物有不生不化的吗? 岐伯说:物体的内部存有生生不息之机,名曰"神机";物体的外形依赖于气化的作用而存在,名曰"气立"。若出入的功能废止了,则"神机"毁灭;升降的作用停息了,则"气立"危亡。因此,没有出入,也就不会有发生、成长、壮实、衰老与灭亡;没有升降,也就不会有发生、成长、变化、收敛与闭藏。所以升降出入,是没有一种物体不具备的。因而物体就像是生化之器,若器物的形体不存在了,则升降出入也就要停止,生化之机也就停止了。因此说,任何物体,无不存有出入升降之机。不过化有大小的不同,时间有远近的区别,不管大小远近,贵在保持正常;如果反常,就要发生灾害。所以说离开了物体的形态,也就无所谓灾害,就是这个意思。黄帝说:好。有没有不生不化的呢? 岐伯说:你问的很详尽啊! 能够结合自然规律而适应其变化的,只有"真人"。黄帝说:好。

·卷二十·

气交变大论篇第六十九

【原文】 黄帝问曰:五运更治,上应天期;阴阳往复,寒暑迎随;真邪相薄,内外分离;六经波荡,五气倾移;太过不及,专胜兼并。愿言其始,而有常名,可得闻乎? 岐伯稽首再拜对曰:昭乎哉问也! 是明道也。此上帝所贵,先师传之,臣虽不敏,往闻其旨。

帝曰:余闻得其人不教,是谓失道;传非其人,慢泄天宝。余诚菲德,未足以受至道。然而众子哀其不终,愿夫子保于无穷,流于无极,余司其事,则而行之奈何? 岐伯曰:请遂言之也。《上经》曰:夫道者上知天文,下知地理,中知人事,可以长久,此之谓也。帝曰:何谓也? 岐伯曰:本气位也,位天者;天文也;位地者,地理也;通于人气之变化者,人事也。故太过者先天,不及者后天,所谓治化而人应之也。

帝曰:五运之化,太过何如? 岐伯曰:岁木太过,风气流行,脾土受邪。民病飧泄,食减,体重,烦冤,肠鸣,腹支满,上应岁星;甚则忽忽善怒,眩冒巅疾。化气不政,生气独治,云物飞动,草木不宁,甚而摇落,反胁痛而吐甚,冲阳绝者死不治,上应太白星。

岁火太过,炎暑流行,肺金受邪。民病疟,少气咳喘,血溢血泄注下,嗌燥耳聋,中热肩背热,上应荧惑星;甚则胸中痛,胁支满胁痛,膺背肩胛间痛,两臂内痛,身热骨痛而为浸淫。收气不行,长气独明,雨水霜寒,上应辰星。上临少阴少阳,火燔焫,冰泉涸,物焦槁,病反谵妄狂越,咳喘息鸣,下甚血溢泄不已,太渊绝者死不治,上应荧惑星。

岁土太过,雨湿流行,肾水受邪。民病腹痛,清厥意不乐,体重烦冤,上应镇星;甚则肌肉萎,足痿不收,行善瘈,脚下痛,饮发中满食减,四支不举。变生得位,脏气伏,化气独治之,泉涌河衍,涸泽生鱼,风雨大至,土崩溃,鳞见于陆,病腹满溏泄肠鸣,反下甚而太溪绝者死不治,上应岁星。

岁金太过,燥气流行,肝木受邪。民病两胁下少腹痛,目赤痛眦疡,耳无所闻。肃杀而甚,则体重烦冤,胸痛引背,两胁满且痛引少腹,上应太白星;甚则喘咳逆气,肩背痛,尻阴股膝髀腨胻足皆病,上应荧惑星。收气峻,生气下,草木敛,苍干凋陨,病反暴痛,胠胁不可反侧,咳逆甚而血溢,太冲绝者死不治,上应太白星。

岁水太过,寒气流行,邪害心火。民病身热烦心,躁悸,阴厥上下中寒,谵妄心痛,寒气早至,上应辰星;甚则腹大胫肿,喘咳,寝汗出憎风,大雨至,埃雾朦郁,上应镇星。上临太阳,则雨冰雪,霜不时降,温气变物,病反腹满肠鸣,溏泄食不化,渴而妄冒,神门绝者死不治,上应荧惑辰星。

帝曰:善。其不及何如? 岐伯曰:悉乎哉问也! 岁木不及,燥乃大行,生气失应,草木晚荣,肃杀而甚,则刚木辟著,悉萎苍干,上应太白星。民病中清,胠胁痛,少腹痛,肠鸣溏泄。凉雨时至,上应太白星,其谷苍。上临阳明,生气失政,草木再荣,化气乃急,上应太白、镇星,其主苍早。复则炎暑流火,湿性燥,柔草木焦槁,下体再生,华实齐化,病寒热疮疡痱胗痈痤,上应荧惑、太白,其谷白坚。白露早降,收杀气行,寒雨害物,虫食甘黄,脾土受邪,赤气后化,心气晚治,上胜肺金,白气乃屈,其谷不成,咳而鼽,上应荧惑、太白星。

岁火不及,寒乃大行,长政不用,物荣而下,凝惨而甚,则阳气不化,乃折荣美,上应辰星。民病胸中痛,胁支满,两胁痛,膺背肩胛间及两臂内痛,郁冒朦昧,心痛暴喑,胸腹大,胁下与腰背相引而痛,甚则屈不能伸,髋髀如别,上应荧惑、辰星,其谷丹。复则埃郁,大雨且至,黑气乃辱,病骛溏腹满,食饮不下,寒中肠鸣,泄注腹痛,暴挛痿痹,足不任身,上应镇星、辰星,玄谷不成。

岁土不及,风乃大行,化气不令,草木茂荣。飘扬而甚,秀而不实,上应岁星。民病飧泄霍乱,体重腹痛,筋骨繇复,肌肉瞤酸,善怒,藏气举事,蛰虫早附,咸病寒中,上应岁星、镇星,其谷龄。复则收政严峻,名木苍凋,胸胁暴痛,下引少腹,善太息,虫食甘黄,气客于脾,龄谷乃减,民食少失味,苍谷乃损,上应太白、岁星。上临厥阴,流水不冰,蛰虫来见,藏气不用,白乃不复,上应岁星,民乃康。

岁金不及,炎火乃行,生气乃用,长气专胜,庶物以茂,燥烁以行,上应荧惑星,民病肩背瞀重,鼽嚏血便注下,收气乃后,上应太白星,其谷坚芒。复则寒雨暴至,乃零冰雹霜雪杀物,阴厥且格,阳反上行,头脑户痛,延及囟顶发热,上应辰星,丹谷不成,民病口疮,甚则心痛。

风水不及,湿乃大行,长气反用,其化乃速,暑雨数至,上应镇星。民病腹满身重,濡泄寒疡流水,腰股痛发,腘腨股膝不便,烦冤,足痿,清厥,脚下痛,甚则跗肿,藏气不政,肾气不衡,上应辰星,其谷秬。上临太阴,则大寒数举,蛰虫早藏,地积坚冰,阳光不治,民病寒疾于下,甚则腹满浮肿,上应镇星,其主龄谷。复则大风暴发,草偃木零,生长不鲜,面色时变,筋骨并辟,肉瞤瘛,目视疏疏物疏璺,肌肉胗发,气并膈中,痛于心腹,黄气乃损,其谷不登,上应岁星、镇星。

帝曰:善。愿闻其时也。岐伯曰:悉哉问也!木不及春有鸣条律畅之化,则秋有雾露清凉之政,春有惨凄残贼之胜,则夏有炎暑燔烁之复,其眚东,其脏肝,其病内舍胠胁,外在关节。

火不及,夏有炳明光显之化,则冬有严肃霜寒之政,夏有惨凄凝冽之胜,则不时有埃昏大雨之复,其眚南,其脏心,其病内舍膺胁,外在经络。

土不及,四维有埃云润泽之化,则春有鸣条鼓拆之政,四维发振拉飘腾之变,则秋有肃杀霖霪之复,其眚四维,其脏脾,其病内舍心腹,外在肌肉四支。

金不及,夏有光显郁蒸之令,则冬有严凝整肃之应,夏有炎烁燔燎之变,则秋有冰雹霜雪之复,其眚西,其脏肺,其病内舍膺胁肩背,外在皮毛。

水不及,四维有湍润埃云之化,则不时有和风生发之应,四维发埃昏骤注之变,则不时有飘荡振拉之复,其眚北,其脏肾,其病内舍腰脊骨髓,外在谿谷踹膝。

夫五运之政,犹权衡也,高者抑之,下者举之,化者应之,变者复之,此生长化成收藏之理,气之常也,失常则天地四塞矣。故曰:天地之动静,神明为之纪,阴阳之往复,寒暑彰其兆,此之谓也。

帝曰:夫子之言五气之变,四时之应,可谓悉矣。夫气之动乱,触遇而作,发无常会,卒然灾合,何以期之?岐伯曰:夫气之动变,固不常在,而德化政令灾变,不同其候也。帝曰:何谓也?岐伯曰:东方生风,风生木,其德敷和,其化生荣,其政舒启,其令风,其变振发,其灾散落。南方生热,热生火,其德彰显,其化蕃茂,其政明曜,其令热,其变销烁,其灾燔炳。中央生湿,湿生土,其德溽蒸,其化丰备,其政安静,其令湿,其变骤注,其灾霖溃。西方生燥,燥生金,其德清洁,其化紧敛,其政劲切,其令燥,其变肃杀,其灾苍陨。北方生寒,寒生水,其德凄沧,其化清谧,其政凝肃,其令寒,其变栗冽,其灾冰雪霜雹。是以察其动也,有德有化,有政有令,有变有灾,而物由之,而人应之也。

帝曰:夫子之言岁候,其不及太过而上应五星。今夫德化政令,灾眚变易,非常而有也,卒然而动,其亦为之变乎?岐伯曰:承天而行之,故无妄动,无不应也。卒然而动者,气之交变也,其不应焉。故曰:应常不应卒。此之谓也。帝曰:其应奈何?岐伯曰:各从其气化也。

帝曰:其行之徐疾逆顺何如?岐伯曰:以道留久,逆守而小,是谓省下;以道而去,去而速来,曲而过之,是谓省遗过也;久留而环,或离或附,是谓议灾与其德也;应近则小,应远则大,芒而大倍常之一,其化甚;大常之二,其眚即发也;小常之一,其化减;小常之二,是谓临视,省下之过与其德也。德者福之,过者伐之,是以象之见也。高而远则小,下而近则大,故大则喜怒迩,小则祸福远。岁运太过,则运星北越,运气相得,则各行其道。故岁运太过,畏星失色而兼其母,不及则色兼其所不胜。肖者瞿瞿,莫知其妙;闵闵之当,孰者为良;妄行无征,示畏侯王。

帝曰:其灾应何如? 岐伯曰:亦各从其化也。故时至有盛衰,凌犯有逆顺,留守有多少,形见有善恶,宿属有胜负,征应有吉凶矣。

帝曰:其善恶何谓也? 岐伯曰:有喜有怒,有忧有丧,有泽有燥,此象之常也,必谨察之。帝曰:六者高下异乎? 岐伯曰:象见高下,其应一也,故人亦应之。

帝曰:善。其德化政令之动静损益皆何如? 岐伯曰:夫德化政令变,不能相加也;胜复盛衰,不能相多也;往来小大,不能相过也;用之升降,不能相无也。各从其动而复之耳。

帝曰:其病生何如? 岐伯曰:德化者气之祥,政令者气之章,变易者复之纪,灾眚者伤之始。气相胜者和,不相胜者病,重感于邪则甚也。

帝曰:善。所谓精光之论,大圣之业,宣明大道,通于无穷,究于无极也。余闻之,善言天者,必应于人,善言古者,必验于今,善言气者,必彰于物,善言应者,同天地之化,善言化言变者,通神明之理,非夫子孰能言至道欤! 乃择良兆而藏之灵室,每旦读之,命曰《气交变》,非斋戒不敢发,慎传也。

【解读】 黄帝问道:五运交替,与在天之六气相应,一周六步之内,阴阳往复,阳去阴来,寒一去暑亦就跟着来了,真气与邪气斗争,内外不得统一,六经的血气动荡不安,五脏的本气相互倾轧而转移。太过则一气独胜,不及则二气相并,我要知道它起始的原理和一般常规,是否能讲给我听? 岐伯说:你问得很好! 这是应该明白的道理,它一直是历代帝王所注意的问题,也是历代医师传授下来的,我的学问虽然很肤浅,但过去曾听老师讲过它的道理。

黄帝道,我听人家说,遇到适当的人而不教,就会使学术的相传受到影响,称为"失道";如传授给不适当的人,是轻视学术,不负责任的表现。我虽然没有很高的修养,不一定符合传授学术的要求;但是群众多疾病而天亡,是应同情的。要求先生为了保全群众的健康和学术的永远留传,只要先生讲出来,我一定按照规矩来做,你看怎样? 岐伯说:让我详细地讲给你听吧!《上经》说:研究医学之道的,要上知天文,下知地理,中知人事,他的学说才能保持长久。就是这个道理。黄帝又问,这是什么意思? 岐伯说,这是为了推求天、地、人三气的位置啊。求天位的,是天文;求地位的,是地理;通晓人气变化的,是人事。因而太过的气先天时而至,不及的气后天时而至,所以说,天地的运动有正常的变化,而人体的活动也随之起着相应的变化。

黄帝道:五运气化太过怎样? 岐伯说,木运太过,则风气流行,脾土受其侵害。人们多患消化不良性的泄泻,饮食减少,肢体沉重无力,烦闷抑郁,肠中鸣响,肚腹胀满,这是由于木气太过的缘故。在天上应木星光明,显示木气过于亢盛的征象;甚至会不时容易发怒,并出现头昏眼花等头部病症,这是土气无权、木气独胜的现象,好像天上的云在飞跑,地上的万物迅速运动,草木动摇不定,甚至树倒草僵。如病人的胁部疼痛,呕吐不止。若冲阳脉绝,多死亡而无法治疗。在天上应金星光明,这是显示木胜则金气制之。

火运太过,则暑热流行,肺受火邪。人们多患疟疾,呼吸少气,咳嗽气喘,吐血衄血,二便下血,水泻如注,咽喉干燥,耳聋,胸中热,肩背热。在天上应火星光明,显示火热之气过于亢盛的征象。在人体甚至会有胸中疼痛,胁下胀满,胁痛,胸背肩胛间等部位疼痛,两臂内侧疼痛,身热肤痛,而发生浸淫疮,这是金气不振、火气独盛的现象。火气过旺就会有雨冰霜寒的变化,这是火热之极、寒水来复的关系。在天上应水星光明,这是显示火盛则水气制之。如果遇到少阴或少阳司天的年份,火热之气更加亢盛,有如燃烧烤灼,以致水源干涸,植物焦枯。人们发病,多见谵语妄动,发狂越常,咳嗽气喘痰鸣,火气甚于下部则血从二便下泄不止。若太渊脉绝,多死亡而无法治疗。在天上应火星光明,这是火盛的表示。

土运太过,则雨湿之气流行,肾受湿邪。人们多病腹痛,四肢厥冷,情绪忧郁,身体困重而烦闷,这是土气太过所致。在天上应土星光明。甚至见肌肉枯萎,两足痿弱不能行动,抽掣挛痛,土病则不能克制水,以致水饮之邪积于体内而生胀满,饮食减少,四肢无力,不能举动。若遇土旺之时,水气无权,土气独旺,则湿令大行,因此泉水喷涌,河水高涨,本来干涸的池沼也会孳生鱼类了;若木气来复,风雨暴至,使堤岸崩溃,河水泛溢,陆地可出现鱼类。人们就会病肚腹胀满,大便溏泄,肠鸣,泄泻不止。而太溪脉绝,多死亡而无法治疗。在天上应木星光明。

金运太过,则燥气流行,邪气伤肝。人们多病两胁之下及少腹疼痛,目赤而痛,眼梢溃烂,耳朵听不到声音。燥金之气过于亢盛,就会身体重而烦闷,胸部疼痛并牵引及背部,两胁胀满,而痛势下连少腹,在天上应金星光明。甚则发生喘息咳嗽,呼吸困难,肩背疼痛,尻、阴、股、膝、髀、腨、胻、足等处都感疼痛的病症,在天上应火星光明。如金气突然亢盛,水气下降,在草木则生气收敛,枝叶枯干凋落。在人们的疾病多见胁肋急剧疼痛,不能转动翻身,咳嗽气逆,甚至吐血衄血。若太冲脉绝,多死亡而无法治疗,在天上应金星光明。

水运太过,则寒气流行,邪气损害心。人们多患发热,心悸,烦躁,四肢逆冷,全身发冷,谵语妄动,心痛。寒气非时早至,在天上应水星光明。水邪亢盛则有腹水,足胫浮肿,气喘咳嗽,盗汗,怕风。土气来复则大雨下降,尘土飞扬如露一样的迷朦郁结,在天上应土星光明。如遇太阳寒水司天,则雨冰霜雪不时下降,湿气大盛,物变其形。人们多患腹中胀满,肠鸣便泻,食不化,渴而妄冒。如神门脉绝,多死亡而无法治疗。在天上应火星失明,水星光明。

黄帝道:很好。五运不及怎样? 岐伯说:问得真详细啊! 木运不及,燥气就会旺盛,生气与时令不相适应,草木不能当时生荣。萧杀之气亢盛,使劲硬的木受刑而碎裂如辟,本来柔嫩苍翠的枝叶变为萎弱干枯,在天上应金星光明。人们多患中气虚寒,胺胁部疼痛,少腹痛,腹中鸣响,大便溏泄。在气候方面是冷雨不时下降,在天上应金星光明,在五谷是青色的谷不能成熟。如遇阳明司天,金气抑木,木气失却了应有的生气,草木在夏秋再变繁荣,所以开花结实的过程非常急促,很早就凋谢,在天上应金、土二星光明。金气抑木,木起反应而生火,于是就会炎热如火,湿润的变为干燥,柔嫩脆弱的变为干枯焦槁,枝叶从根部重新生长,开花结实并见。在人体则炎热之气郁于皮毛,多病寒热、疮疡、痈疹、痈痤。在天上应金、火二星,在五谷则外强中干,秀而不实。白霜提早下降,秋收肃杀之气流行,寒雨非时,损害万物,味甘色黄之物多生虫蛀,所以稻谷没有收获。在人则脾土先受其邪,火气后起,所以心气亦继之亢盛。火气克金,金气乃得抑制,所以其谷物不能成熟,在疾病是咳嗽鼻窒。在天上应金星与火星。

火运不及,寒气就旺盛,夏天生长之气不能发挥作用,万物就缺乏向上茂盛的力量。阴寒凝滞之气过盛,则阳气不能生化,繁荣美丽的生机就受到摧折,在天上应水星光明。人们的疾病是胸中疼痛,胁部胀满,两胁疼痛,上胸部、背部、肩胛之间及两臂内侧都感疼痛,抑郁眩晕,头目不清,心痛,突然失音,胸腹肿大,胁下与腰背相互牵引而痛,甚则四肢痉屈不能伸展,髋骨与大腿之间不能活动自如。在天上应火星失明,水星光明,赤色的谷类不能成熟。火被水抑,火起反应则生土气来复,于是埃尘郁冒,大雨倾盆,水气受到抑制,故病见大便时时溏泄,腹中胀满,饮食不下,腹中寒冷鸣响,大便泄泻如注,腹中疼痛,两足急剧拘挛、萎缩麻木、不能行走。在天上应土星光明、水星失明,黑色之谷不能成熟。

土运不及,风气因而流行,土气失却生化之能力,风气旺盛,则草木茂盛繁荣。生化无能,则秀而不实,在天上应木星光明。人们的疾病多见消化不良的泄泻,上吐下泻的霍乱,身体重,腹中痛,筋骨动摇,肌肉跳动酸疼,时常容易发怒。寒水之气失制而旺,在虫类提早伏藏,在人都病寒泄中满,在天上应木星光明、土星失明,黄色的谷类不能成熟。木邪抑土,土起反应则生金,于是秋收之气当令,出现一派严肃峻烈之气,坚固的树木也不免要枝叶凋谢,所以胸胁急剧疼痛,波及少腹,常呼吸少气而太息。凡味甘色黄之物被虫蛀食,邪气客于脾土,人们多病饮食减少,食而无味。金气胜木,所以青色之谷受到损害,在天上应金星光亮、土星减明。如遇厥阴司天相火在泉,则流水不能结冰,本来早已冬眠的虫类,重新又活动起来。不及的土运,得在泉相火之助,所以寒水之气不致独旺,而土得火助木气不能克土,所以也没有金气的反应,而人们也就康健,在天上应木星正常。

金运不及,火气与木气就相应地旺盛,长夏之气专胜,所以万物因而茂盛,干燥烁热,在天上应火星光明。人们多患肩背闷重,鼻塞流涕,喷嚏,大便下血,泄泻如注。秋收之气不能及时而至,在天上应金星失明、火星光明,白色的谷类不能及时成熟。火邪抑金起反应而生水,于是寒雨之气突然而来,以致降落冰霜雹雪,杀害万物,阴气厥逆而格拒,使阳气反而上行,所以头后部疼痛,痛势连及头顶,发热。在天上应水星光明、火星失明,在谷类应红色之谷不能成熟。人们多病口腔生疮,甚至心痛。

水运不及,湿土之气因而大盛,水不制火,火气反而生旺。天气炎热,不时下雨,万物的生化很迅速，在天上应土星光明。人们多患腹胀，身体困重，大便溏泄，阴性疮疡脓水稀薄，腰股疼痛，下肢关节活动不利，烦闷抑郁，两脚萎弱厥冷，脚底疼痛，甚至足背浮肿。这是由于冬藏之气不能发挥作用，肾气不平衡，在天上应土星光明，水星失明，在谷类应黑黍不能成熟。如遇太阴司天，寒水在泉，则寒气时时侵袭，虫类很早就冬眠，地上的积水结成厚冰，阳气伏藏，不能发挥它温暖的作用，人们多患下半身的寒性疾病，甚至腹满浮肿。在天上应土星光明、水星失明，在谷类应黄色之稻成熟。土邪抑水而起反应则生风木，因而大风暴发，草类偃伏，树木凋零，生长的力量不能显著，面色时时改变，筋骨拘急疼痛，活动不利，肌肉跳动抽掣，两眼昏花，视觉不明或失常，物体视之若分裂，肌肉发出风疹，若邪气侵入胸膈之中，就有心腹疼痛。这是木气太过，土气受伤，属土的谷类没有收获，在天上应木星光明，土星失明。

黄帝说：很对。希望听你讲一讲五气与四时相应的关系。岐伯说：问得真详细啊！木运不及的，如果春天有和风使草木萌芽抽条的正常时令，那秋天也就有雾露润泽而凉爽的正常气候；如果春天反见寒冷惨凄霜冻残贼的秋天气候，那夏天就有特别炎热的反应。它的自然灾害在东方，在人体应在肝脏，其病所内在胠胁部，外在筋骨关节。

火运不及的，如果夏天有景色显明的正常气候，那冬天也就有严肃霜寒的正常时令；如果夏天反见萧条惨凄寒冻的冬天气候，那时常会有倾盆大雨的反应。它的自然灾害在南方，在人体应在心脏，其病所内在胸胁部，外在经络。

土运不及的，如果辰、戌、丑、未月有尘土飘扬和风细雨的正常时令，那春天也就有风和日暖的正常气候；如果辰、戌、丑、未月仅见狂风拔倒树木的变化，那秋天也就有久雨霜雪的反应。它的自然灾害在四隅，在人体应在脾脏，其病所内在心腹，外在肌肉四肢。

金运不及的，如果夏天有景色显明树木茂盛的正常时令，那冬天也就有冰冻寒冷的正常气候；如果夏天出现如火烧灼的过于炎热的气候，那秋天就会有冰雹霜雪的反应。它的自然灾害在西方，在人体应在肺脏，其病所内在胸胁肩背，外在皮毛。

水运不及的，辰、戌、丑、未月有尘砂荡扬而无暴雨的气候，则时常有和风生发的正常气候；如果辰、戌、丑、未月出现飞砂走石狂风暴雨的变化，则时时会有吹断的树木飘荡的反应。它的自然灾害在北方，在人体应在肾脏，其病所内在腰脊骨髓，外在肌肉之会与小腿膝弯等处。

总之，五运的作用，好似权衡之器，太过的加以抑制，不及的加以帮助；正常则和平，反常则必起反应，这是生长化收藏的道理，是四时气候应有的规律。如果失却了这些规律，天地之气不升不降，就是闭塞不通了。所以说：天地的动静，受自然力量的规律所控制，阴去阳来、阳去阴来的变化，可以从四时寒暑来显示出它的征兆，就是这个意思。

黄帝道：先生讲五气的变化与四时气候的相应，可以说很详尽了。既然气的动乱是互相遇合而发生的，发作又没有一定的时间，往往突然相遇而生灾害，怎样才能知道呢？岐伯说：五气的变动，固然不是经常存在的，然而它们的特性、生化的作用、治理的方法与表现，以及一定的损害作用和变异，都是各不相同的。

黄帝又问：有哪些不同呢？岐伯说：风是生于东方的，风能使木气旺盛。木的特性是柔和地散发，它的生化作用是滋生荣盛，它行使的职权是舒展阳气，宣通筋络，行时令是风，它的异常变化是发散太过而动荡不宁，它的灾害是摧残散落。热是生于南方的，热能使火气旺盛。火的特性是光明显著，它的生化作用是繁荣茂盛，它行使的职权是明亮光耀，行时令是热，它的异常变化是销烁煎熬，它的灾害作用是焚烧。湿是生于中央的，湿能使土气旺盛。土的特性是洋溢，它的生化作用是充实丰满，它行使的职权比较安静，行时令是湿，它的异演变化是急剧的暴雨，它的灾害是久雨不止，泥烂堤崩。燥是生于西方的，燥能使金气旺盛。金的特性是清洁凉爽，它的生化作用是紧缩收敛，它行使的职权是锐急的，行时令是干燥，它的异常变化是肃杀，它的灾害是干枯凋落。寒是生于北方的，寒能使水气旺盛。水的特性是寒冷的，它的生化作用是清静而安谧的，它行使的职权是凝固严厉的，行时令是寒冷，它的异常变化是剧烈的严寒和冰冻，它的灾害是冰雹霜雪。所以观察它的运动，分别它的特性、生化、权力、表现、变异、灾害，就可以知道万物因之而起的变化，以及人类因之而生的疾病了。

黄帝道：先生讲过五运的不及太过，与天上的五星相应。现在五运的德、化、政、令、灾害、变异，并不是按常规发生，而是突然的变化，天上的星星是不是也会随之变动呢？岐伯说：五星是随天的运动而运动的，所以它不会妄动，不存在不应的问题。突然而来的变动，是气相交合所起的偶然变化，与天运无关，所以五星不受影响。因此说：常规发生是相应的，突然发生是不相应的，就是这个意思。

黄帝又道：五星与天运正常相应的规律是怎样的？岐伯说：各从其天运之气的变化而变化。

黄帝问道：五星运行的徐缓迅速、逆行顺行是怎样的？岐伯说：五星在它的轨道上运行，如久延而不进，或逆行留守，其光芒变小，叫做"省下"；若在其轨道上去而速回，或屈曲而行的，称为"省遗过"；若久延不进而回环旋转，似去似来的，称为"议灾"或"议德"。气候的变化近则小，变化远则大。光芒大于正常一倍的，气化亢盛；大二倍的，灾害即至。小于正常一倍的，气化减退；小二倍的，称为"临视"。省察在下之过与德，有德的获得幸福，有过的会得灾害。所以五星之象，高而远的就小，低而近的就大；大则灾变近，小则灾变远。岁运太过的，主运之星就向北越出常道；运气相和，则五星各运行在经常的轨道上。所以岁运太过，被制之星就暗淡而兼母星的颜色；岁运不及，那运星就兼见所不胜的颜色。取法天地的人，看见了天的变化，如果尚不知道是什么道理，心里非常忧惧，不知道应该怎样才好，妄行猜测毫无征验，徒然使候王畏惧。

黄帝又道：其在灾害方面的应验怎样？岐伯说：也是各从其变化而变化的。所以时令有盛衰，侵犯有逆顺，留守时间有长短，所见的形象有好坏，星宿所属有胜负，征验所应有吉有凶了。

黄帝问：好坏怎样？岐伯说：有喜悦有愤怒，有忧愁有悲伤，有润泽有躁乱，这是星象变化所常见的，必须小心观察。

黄帝又道：星象的喜、怒、忧、丧、泽、躁六种现象，对星的高低有无关系？岐伯说：五星的形象虽有高下的不同，但其应于物候是一致的，所以人体也是这样相应的。

黄帝道：对。它们德、化、政、令的动静损益是怎样的？岐伯说：五气的德、化、政、令与灾变都是有一定规律而不能彼此相加的，胜负和盛衰不能随意增多的，往来大小不能随便超越的，升降作用不会互不存在的，这些都是从运动中所产生出来的。

黄帝道：它们与疾病发生的关系是怎样的？岐伯说：德化是五气正常的吉祥之兆，政令是五气的规则和表现形式，变易是产生胜气与复气的纲纪，灾祸是万物损伤的开始。大凡人的正气能抗拒邪气就和平无病，不能抗拒邪气就会生病，重复感受邪气病就更加严重了。

黄帝道：讲得好。这些正是所谓精深高明的理论，圣人的伟大事业，研究发扬它的道理，达到了无穷无尽的境界。我听说：善于谈论自然规律的，必定能应验于人；善于谈论古代的，必定皮肤验证于现在；善于谈论气化的，必定能通晓万物；善于谈论应变的，就会采取与天地同一的步骤；善于谈论化与变的，就会通达自然界变化莫测的道理。除非先生，还有谁能够说清楚这些至理要道呢？于是选择了一个好日子，把它藏在书室里，每天早晨取出来攻读，这篇文章称为《气交变》。黄帝非常珍重它，不随便取出来，不肯轻易传给他人。

五常政大论篇第七十

【原文】黄帝问曰：太虚寥廓，五运迴薄，衰盛不同，损益相从，愿闻平气何如而名？何如而纪也？岐伯对曰：昭乎哉问也！木曰敷和，火曰升明，土曰备化，金曰审平，水曰静顺。

帝曰：其不及奈何？岐伯曰：木曰委和，火曰伏明，土曰卑监，金曰从革，水曰涸流。帝曰：太过何谓？岐伯曰：木曰发生，火曰赫曦，土曰敦阜，金曰坚成，水曰流衍。

帝曰：三气之纪，愿闻其候。岐伯曰：悉乎哉问也！敷和之纪，木德周行，阳舒阴布，五化宣平，其气端，其性随，其用曲直，其化生荣，其类草木，其政发散，其候温和，其令风，其脏肝，肝其畏清，其主目，其谷麻，其果李，其实核，其应春，其虫毛，其畜犬，其色苍，其养筋，其病里急支满，其味酸，其音角，其物中坚，其数八。

升明之纪，正阳而治，德施周普，五化均衡，其气高，其性速，其用燔灼，其化蕃茂，其类火，其政明曜，其候炎暑，其令热，其脏心，心其畏寒，其主舌，其谷麦，其果杏，其实络，其应夏，其虫羽，其畜马，其色赤，其养血，其病瞤瘛，其味苦，其音徵，其物脉，其数七。

备化之纪，气协天休，德流四政，五化齐修。其气平，其性顺，其用高下，其化丰满，其类土，其政安静，其候溽蒸，其令湿，其脏脾，脾其畏风，其主口，其谷稷，其果枣，其实肉，其应长夏，其虫倮，其畜牛，其色黄，其养肉，其病否，其味甘，其音宫，其物肤，其数五。

审平之纪，收而不争，杀而无犯，五化宣明，其气洁，其性风，其用散落，其化坚敛，其类金，其政劲肃，其候清切，其令燥，其脏肺，肺其畏热，其主鼻，其谷稻，其果桃，其实壳，其应秋，其虫介，其畜鸡，其色白，其养皮毛，其病咳，其味辛，其音商，其物外坚，其数九。

静顺之纪，藏而勿害，治而善下，五化咸整，其气明，其性下，其用活衍，其化凝坚，其类水，其政流演，其候凝肃，其令寒，其脏肾，肾其畏湿，其主二阴，其谷豆，其果栗，其实濡，其应冬，其虫鳞，其畜彘，其色黑，其养骨髓，其病厥，其味咸，其音羽，其物濡，其数六。

故生而勿杀，长而勿罚，化而勿制，收而勿害，藏而勿抑，是谓平气。

委和之纪，是谓胜生。生气不政，化气乃扬，长气自平，收令乃早。凉雨时降，风云并兴，草木晚荣，苍干凋落，物秀而实，肤肉内充。其气敛，其用聚，其动软戾拘缓，其发惊骇，其脏肝，其果枣李，其实核壳，其谷稷稻，其味酸辛，其色白苍，其畜犬鸡，其虫毛介，其主雾露凄沧，其声角商。其病摇动注恐，从金化也，少角与判商同，上角与正角同，上商与正商同；其病支废痈肿疮疡，其甘虫邪伤肝也，上宫与正宫同。萧瑟肃杀，则炎赫沸腾，眚于三，所谓复也。其主飞蠹蛆雉，乃为雷霆。

伏明之纪，是谓胜长。长气不演，脏气反布，收气自政，化令乃衡；寒清数举，暑令乃薄。承化物生，生而不长，成实而稚，遇化已老。阳气屈伏，蛰虫早藏。其气郁，其用暴，其动彰伏变易。其发痛，其脏心，其果栗桃，其实络濡，其谷豆稻，其味苦咸，其色玄丹，其畜马彘，其虫羽鳞，其主冰雪霜寒，其声徵羽。其病昏惑悲忘，从水化也，少徵与少羽同，上商与正商同。邪伤心也，凝惨凛冽，则暴雨霖霆，眚于九。其主骤注雷霆震惊，沉雾淫雨。

卑监之纪，是谓减化。化气不令，生政独彰，长气整，雨乃愆，收气平，风寒并兴，草木荣美，秀而不实，成而枇也。其气散，其用静定，其动疡涌分溃痈肿。其发！需滞，其脏脾，其果李栗，其实濡核，其谷豆麻，其味酸甘，其色苍黄，其畜牛犬，其虫倮毛，其主飘怒振发，其声宫角，其病满否塞，从木化也，少宫与少角同，上宫与正宫同，上角与正角同。其病泄，邪伤脾也。振拉飘扬，则苍干散落，其眚四维，其主败折虎狼，清气乃用，生政乃辱。

从革之纪，是谓折收。收气乃后，生气乃扬，长化合德，火政乃宣，庶类经蕃。其气扬，其用躁切，其动铿禁瞀厥，其发咳喘，其脏肺，其果李杏，其实壳络，其谷麻麦，其味苦辛，其色白丹，其畜鸡羊，其虫介羽，其主明曜炎烁，其声商徵，其病嚏咳鼽衄，从火化也，少商与少徵同，上商与正商同，上角与正角同。邪伤肺也。炎光赫烈则冰雪霜雹，眚于七，其主鳞伏彘鼠，岁气早至，乃生大寒。

涸流之纪，是谓反阳。藏令不举，化气乃昌，长气宣布，蛰虫不藏，土润水泉减，草木条茂，荣秀满盛。其气滞，其用渗泄，其动坚止，其发燥槁，其脏肾，其果枣杏，其实濡肉，其谷黍稷，其味甘咸，其色黅玄，其畜彘牛，其虫鳞倮，其主埃郁昏翳，其声羽宫，其病痿厥坚下，从土化也，少羽与少宫同，上宫与正宫同，其病癃闷，邪伤肾也。埃昏骤雨，则振拉摧拔，眚于一，其主毛显狐貉，变化不藏。

故乘危而行，不速而至，暴虐无德，灾反及之，微者复微，甚者复甚，气之常也。

发生之纪，是谓启陈。土疏泄，苍气达，阳和布化，阴气乃随，生气淳化，万物以荣。其化生，其气美，其政散，其令条舒，其动掉眩巅疾，其德鸣靡启拆，其变振拉摧拔，其谷麻稻，其畜鸡犬，其果李桃，其色青黄白，其味酸甘辛，其象春，其经足厥阴少阳，其脏肝脾，其虫毛介，其物中坚外坚，其病怒。大角与上商同。上徵则其气逆，其病吐利。不务其德，则收气复，秋气劲切，甚则肃杀，清气大至，草木凋零，邪乃伤肝。

赫曦之纪，是谓蕃茂。阴气内化，阳气外荣，炎暑施化，物得以昌。其化长，其气高，其政动，其令明显，其动炎灼妄扰，其德暄暑郁蒸，其变炎烈沸腾，其谷麦豆，其畜羊彘，其果杏栗，其色赤白玄，其味苦辛咸，其象夏，其经手少阴太阳，手厥阴少阳，其脏心肺，其虫羽鳞，其物脉濡，其病笑疟疮疡血流狂妄目赤。上羽与正徵同，其收齐，其病痓，上徵而收气后也。暴烈其政，藏气乃复，时见凝惨，甚则雨水霜雹切寒，邪伤心也。

敦阜之纪，是谓广化。厚德清静，顺长以盈，至阴内实，物化充成，烟埃朦郁，见于厚土，大雨时行，湿气乃用，燥政乃辟，其化圆，其气丰，其政静，其令周备，其动濡积并稸，其德柔润重淖，其变震惊飘骤崩溃，其谷稷麻，其畜牛犬，其果枣李，其色黅玄苍，其味甘咸酸，其象长夏，其经足太阴阳明，其脏脾肾，其虫倮毛，其物肌核，其病腹满，四支不举，大风迅至，邪伤脾也。

坚成之纪，是谓收引。天气洁，地气明，阳气随，阴治化，燥行其政，物以司成，收气繁布，化洽不终。其化成，其气削，其政肃，其令锐切，其动暴折疡疰，其德雾露萧飚，其变肃杀雕零。其谷稻黍，其畜鸡马，其果桃杏，其色白青丹，其味辛酸苦，其象秋，其经手太阴阳明，其脏肺肝，其虫介羽，其物壳络，其病喘喝胸凭仰息。上徵与正商同，其生齐，其病咳。政暴变，则名木不荣，柔脆焦首，长气斯救，大火流，炎烁且至，蔓将槁，邪伤肺也。

流衍之纪，是谓封藏。寒司物化，天地严凝，藏政以布，长令不扬。其化凛，其气野，其政谧，其令流注，其动漂泄沃涌，其德凝惨寒雾，其变冰雪霜雹，其谷豆稷，其畜彘牛，其果栗枣，其色黑丹黔，其味咸苦甘，其象冬，其经足少阴太阳，其脏肾心，其虫鳞倮，其物濡满，其病胀，上羽而长气不化也。政过则化气大举，而埃昏气交，大雨时降，邪伤肾也。

故曰：不恒其德，则所胜来复，政恒其理，则所胜同化，此之谓也。

帝曰：天不足西北，左寒而右凉；地不满东南，右热而左温，其故何也？岐伯曰：阴阳之气，高下之理，太少之异也。东南方，阳也，阳者其精降于下，故右热而左温；西北方，阴也，阴者其精奉于上，故左寒而右凉。是以地有高下，气有湿凉；高者气寒，下者气热。故适寒凉者胀，之温热者疮，下之则胀已，汗之则疮已，此腠理开闭之常，太少之异耳。

帝曰：其于寿夭何如？岐伯曰：阴精所奉其人寿，阳精所降其人夭。帝曰：善。其病也，治之奈何？岐伯曰：西北之气散而寒之，东南之气收而温之，所谓同病异治也。故曰：气寒气凉，治以寒凉，行水渍之；气温气热，治以温热，强其内守，必同其气，可使平也，假者反之。帝曰：善。一州之气，生化寿夭不同，其故何也？岐伯曰：高下之理，地势使然也。崇高则阴气治之，污下则阳气治之，阳胜者先天，阴胜者后天，此地理之常，生化之道也。帝曰：其有寿夭乎？岐伯曰：高者其气寿，下者其气夭。地之小大异也，小者小异，大者大异。故治病者，必明天道地理，阴阳更胜，气之先后，人之寿夭，生化之期，乃可以知人之形气矣。

帝曰：善。其岁有不病，而脏气不应不用者，何也？岐伯曰：天气制之，气有所从也。帝曰：愿卒闻之。岐伯曰：少阳司天，火气下临，肺气上从，白起金用，草木眚，火见燔焫，革金且耗，大暑以行，咳嚏鼽衄鼻窒，曰疮疡，寒热胕肿，风行于地，尘沙飞扬，心痛胃脘痛，厥逆鬲不通，其主暴速。

阳明司天，燥气下临，肝气上从，苍起木用而立，土乃眚，凄沧数至，木伐草萎，胁痛目赤，掉振鼓栗，筋痿不能久立。暴热至，土乃暑，阳气郁发，小便变，寒热如疟，甚则心痛，火行于槁，流水不冰，蛰虫乃见。

太阳司天，寒气下临，心气上从，而火且明，丹起金乃眚，寒清时举，胜则水冰，火气高明，心热烦，嗌干善渴，鼽嚏，喜悲数欠，热气妄行，寒乃复，霜不时降，善忘，甚则心痛。土乃润，水丰衍，寒客至，沉阴化，湿气变物，水饮内稸，中满不食，皮䐜肉苛，筋脉不利，甚则胕肿，身后痈。

厥阴司天，风气下临，脾气上从，而土且隆，黄起，水乃眚，土用革，体重，肌肉萎，食减口爽，风行太虚，云物摇动，目转耳鸣。火纵其暴，地乃暑，大热消烁，赤沃下，蛰虫数见，流水不冰，其发机速。

少阴司天，热气下临，肺气上从，白起金用，草木眚，喘呕寒热，嚏鼽衄鼻窒，大暑流行，甚则疮疡燔灼，金烁石流。地乃燥清，凄沧数至，胁痛善太息，萧杀行，草木变。

太阴司天，湿气下临，肾气上从，黑起水变，埃冒云雨，胸中不利，阴痿气大衰，而不起不用。当其时，反腰脽痛，动转不便也，厥逆。地乃藏阴，大寒且至，蛰虫早附，心下否痛，地裂冰坚，少腹痛，时害于食，乘金则止水增，味乃咸，行水减也。

帝曰：岁有胎孕不育，治之不全，何气使然？岐伯曰：六气五类，有相胜制也；同者盛之，异者衰之，此天地之道，生化之常也。故厥阴司天，毛虫静，羽虫育，介虫不成；在泉，毛虫育，倮虫耗，羽虫不育。少阴司天，羽虫静，介虫育，毛虫不成；在泉，羽虫育，介虫耗不育。太阴司天，倮虫静，鳞虫育，羽虫不成；在泉，倮虫育，鳞虫不成。少阳司天，羽虫静，毛虫育，倮虫不成；在泉，羽虫育，介虫耗，毛虫不育。阳明司天，介虫静，羽虫育，介虫不成。在泉，介虫育，毛虫耗，羽虫不成。太阳司天，鳞虫静，倮虫育；在泉，鳞虫耗，倮虫不育。诸乘所不成之运，则甚也。故气主有所制，岁立有所生，地气制己胜，天气制胜己，天制色，地制形，五类衰盛，各随其气之所宜也。故有胎孕不育，治之不全，此气之常也，所谓中根也。根于外者亦五，故生化之别，有五气五味五色五类五宜也。帝曰：何谓也？岐伯曰：根于中者，命曰神机，神去则机息；根于外者，命曰气立，气止则化绝。故各有制，各有胜，各有生，各有成。故曰：不知年之所加，气之同异，不足以言生化，此之谓也。

帝曰：气始而生化，气散而有形，气布而蕃育，气终而象变，其政一也。然而五味所资，生化有薄厚，成熟有少多，始终不同，其故何也？岐伯曰：地气制之也，非天不生、地不长也。帝曰：愿闻其道。岐伯曰:寒热燥湿,不同其化也。故少阳在泉,寒毒不生,其味辛,其治苦酸,其谷苍丹;阳明在泉,湿毒不生,其味酸,其气湿,其治辛苦甘,其谷丹素;太阳在泉,热毒不生,其味苦,其治淡咸,其谷黔秬。化淳则咸守,气专则辛化而俱治。

故曰:补上下者从之,治上下者逆之,以所在寒热盛衰而调之。故曰:上取下取,内取外取,以求其过,能毒者以厚药,不胜毒者以薄药,此之谓也。气反者,病在上,取之下;病在下,取之上;病在中,旁取之。治热以寒,温而行之;治寒以热,凉而行之;治温以清,冷而行之;治清以温,热而行之。故消之削之,吐之下之,补之泻之,久新同法。

帝曰:病在中而不实不坚,且聚且散,奈何? 岐伯曰:悉乎哉问也! 无积者求其脏,虚则补之,药以祛之,食以随之,行水渍之,和其中外,可使毕已。

帝曰:有毒无毒服有约乎? 岐伯曰:病有久新,方有大小,有毒无毒,固宜常制矣。大毒治病,十去其六;常毒治病,十去其七;小毒治病,十去其八;无毒治病,十去其九。谷肉果菜食养尽之,无使过之,伤其正也。不尽,行复如法,必先岁气,无伐天和,无盛盛,无虚虚,而遗人夭殃;无致邪,无失正,绝人长命。

帝曰:其久病者,有气从不康,病去而瘠,奈何? 岐伯曰:昭乎哉圣人之问也! 化不可代,时不可违。夫经络以通,血气以从,复其不足,与众齐同,养之和之,静以待时,谨守其气,无使倾移,其形乃彰,生气以长,命曰圣王。故《大要》曰:无代化,无违时,必养必和,待其来复,此之谓也。帝曰:善。

【解读】 黄帝问道:宇宙深远广阔无边,五运循环生生不息。其中有盛衰的不同,随之而有损益的差别,请你告诉我五运中的平气,是怎样命名? 怎样定其标志的? 岐伯答道:你问得真有意义! 所谓平气,木称为"敷和",散布着温和之气,使万物荣华;火称为"升明",明朗而有盛长之气,使万物繁茂;土称为"备化",具备着生化万物之气,使万物具备形体;金称为"审平",发着宁静和平之气,使万物结实;水称为"静顺",有着寂静和顺之气,使万物归藏。

黄帝道:五运不及怎样? 岐伯说:如果不及,木称为"委和",无阳和之气,使万物委靡不振;火称为"伏明",少温暖之气,使万物暗淡无光;土称为"卑监",无生化之气,使万物萎弱无力;金称为"从革",无坚硬之气,使万物质松无弹力;水称为"涸流",无封藏之气,使万物干枯。

黄帝道:太过的怎样? 岐伯说:如果太过,木称为"发生",过早地散布温和之气,使万物提早发育;火称为"赫曦",散布着强烈的火气,使万物烈焰不安;土称为"敦阜",有着浓厚坚实之气,反使万物不能成形;金称为"坚成",有着强硬之气,使万物刚直;水称为"流衍",有溢满之气,使万物飘流不能归宿。

黄帝道:以上三气所标志的年份,请告诉我它们的不同情况。岐伯说:你所问的真精细极了! 敷和的年份,木的德性布达于四方上下,阳气舒畅,阴气散布,五行的气化都能发挥其正常的功能。其气正直,其性顺从万物,其作用如树木枝干的曲直自由伸展,其生化能使万物繁荣,其属类是草木,其权力是发散,其气候是温和,其权力的表现是风,应于人的内脏是肝;肝畏惧清凉的金气(金克木),肝开窍于目,所以主于目,在谷类是麻,果类是李,其所充实的是核,所应的时令是春,其所应的动物,在虫类是毛虫,在畜类是犬,其在颜色是苍,其所充养的是筋,如发病则为里急而胀满,其在五味是酸,在五音是角,在物体来说是属于中坚的一类,其五行成数是八。

升明的年份,南方火运正常行令,其德性普及四方,使五行气化平衡发展。其气上升,其性急速,其作用是燃烧,其在生化能使荣华茂盛,其属类是火,其权力是使光明显耀,其气候炎暑,其权力的表现是热,应于人体内脏是心;心畏惧寒冷的水气(水克火),心开窍于舌,所以主于舌,其在谷类是麦,果类是杏,其所充实的是络,所应的时令是夏,所应的动物,在虫类是羽虫,在畜类是马,其在颜色是赤,其所充养的是血,如发病则为身体抽搐掣动,其在五味是苦,在五音是徵,在物体来说属于络脉一类,其在五行成数是七。

备化的年份,天地的气化协调和平,其德怀流布于四方,使五行气化都能完善地发挥其作用。其气和平,其性和顺,其作用能高能下,其生化能使万物成熟丰满,其属类是土,其权力是使之安静,其气候是湿热交蒸,其权力的表现是湿,应于人体内脏是脾;脾畏惧风(木克土),脾开窍于口,所以主于口,其在谷类是稷,果类是枣,其所充实的是肉,其所应的时令是长夏,所应的动物,在虫类是倮虫,在畜类是牛,在颜色是黄,其充养的是肉,若发病则为痞塞,在五味是甘,在五音是宫,在物体来说是属于肌肤一类,在五行生数是五。

审平的年份，金的所化虽主收束，但无剥夺的现象，虽主肃杀，但无残害的情况，五行的气化都得宣畅清明。其气洁净，其性刚强，其作用是成熟散落，其生化能使万物结实收敛，其属类是金，其权力是为清劲严肃，其气候清凉，其权力的表现是燥，应于人体的内脏是肺；肺畏火热(火克金)，肺开窍于鼻，所以主于鼻，其在谷类是稻，果类是桃，所充实的是壳，其所应的时令是秋，所应的动物，在虫类是介虫，在畜类是鸡，在颜色是白，其充养的是皮毛，如发病则为咳嗽，在五味是辛，在五音是商，在物体来说是属于外面包裹的一类，在五行成数是九。

静顺的年份，藏气能纳藏而无害于万物，其德性平顺而下行，五行的气化都得完整。其气明静，其性向下，其作用为水流灌溉，其生化为凝固坚硬，其属类为水，其权力是流动不息，其气候严寒阴凝，其权力的表现是寒，应于人体的内脏是肾；肾怕湿土(土克水)，肾开窍于二阴，所以主于二阴，在谷类是豆，果类是栗，所充实的是液汁，其所应的时令是冬，其应于动物，在虫类是鳞虫，在畜类是猪，其颜色是黑，其充养的是骨髓，如发病则为厥，在五味是咸，在五音是羽，在物体来说是属于流动的液体一类，在五行成数是六。

所以生长化收藏的规律不容破坏，万物生时而不杀伤，长时而不削罚，化时而不制止，收时而不残害，藏时而不抑制，这就叫做平气。

委和的年份，称为胜生。生气不能很好的行使职权，化气于是发扬(土不畏木)，长气自然平静(木不能生火)，收令于是提早(金胜木)，而凉雨不时下降，风云经常起发，草木不能及时繁荣，并且易于干枯凋落，万物早秀早熟，皮肉充实。其气收敛，其作用拘束，不得曲直伸展，在人体的变动是筋络拘挛无力，或者易于惊骇，其应于内脏为肝，在果类是枣、李，所充实的是核和壳，在谷类是稷、稻，在五味是酸、辛，在颜色是白而苍，在畜类是犬和鸡，在虫类是毛虫介虫，所主的气候是雾露寒冷之气，在声音为角、商，若发生病变则摇动和恐惧，这是由于木运不及而从金化的关系。所以少角等同于判商。若逢厥阴风木司天，则不及的木运得司天之助，也可以成为平气，所以委和逢上角，则其气化可与正角相同。若逢阳明燥金司天，则木运更衰，顺从金气用事，而成为金之平气，所以逢上商便和正商相同。在人体可发生四肢痿弱、痈肿、疮疡、生虫等病，这是由于雅气伤肝的关系。如正当太阴湿土司天，因土不畏，亦能形成土气用事，而成为土之平气，所以逢上宫则和正宫相同。故委年的年份，起初是一片萧飔肃杀的景象，但随之则为火热蒸腾，其灾害应于三(东方)，这是由于金气克木，迫使火气前来报复。当火气来复，主多飞虫、蠹虫、蛆虫和雒，木郁火复，发为雷霆。

伏明的年份，称为胜长。长气不得发扬，藏气反见布散，收气也擅自行使职权，化气平定而不能发展，寒冷之气常现，暑热之气衰薄，万物虽承土的化气而生，但因火运不足，既生而不能成长，虽能结实，然而很小，及至生化的时候，已经衰老，阳气屈伏，蛰虫早藏。火气郁结，所以当其发作时，必然横暴，其变动每隐现多变，在人体病发为痛，其应于内脏为心，其在果类为栗和桃，其所充实的是络和液汁，在谷类为豆和稻，在五味是苦和咸，在颜色为玄和丹，在畜类为马和猪，在虫类是羽虫鳞虫，在气候主冰雪霜寒，在声音为微、羽，若发生病变则为精神昏乱，悲哀易忘，这是火运不及而从水化的关系。所以少微和少羽相同。若逢阳明燥金司天，因金不畏火，形成金气用事，而成为金之平气，所以伏明逢上商则与正商相同。故所发之病，是由于邪气伤心，火运衰，所以有阴凝惨淡、寒风凛冽的现象，但随之而暴雨淋漓不止，其灾害应于九(南方)，这是土气来复，以致暴雨下注，雷霆震惊，乌云蔽日，阴雨连绵。

卑监的年份，称为减化。土的化气不得其令，而木的生气独旺，长气自能完整如常，雨水不能及时下降，收气平定，风寒并起，草木虽繁荣美丽，但秀而不能成实，所成的只是空壳或不饱满的一类东西。其气散漫，其作用不足而过于静定，在人体的变动为病发疮疡，脓多、溃烂、痈肿，并发展为水气不行，其所应的内脏是脾，在果类是李和栗，所充实的是液汁和核，在谷类是豆和麻，在五味是酸、甘，在颜色是苍、黄，在畜类是牛和犬，在虫类是保虫毛虫，因木胜风动，有振动摧折之势，在声音为宫、角，在人体发病为胀满否塞不通，这是土运不及而从木化的关系。所以少宫和少角相同。若逢太阴湿土司天，虽土运不及，但得司天之助，也可成为平气，所以监逢上宫则和正宫相同。若逢厥阴风木司天，则土运更衰，顺从木气用事，而成为木之平气，所以逢上角则和正角相同。在发病来讲，消化不良的泄泻，是邪气伤脾的关系。王衰大胜，所以见风势振动，摧折飘扬的现象，随之而草木干枯凋落，其灾害应于中宫而通于四方。由于金气来复，所以又主败坏折伤，有如虎狼之势，清气发生作用，生气便被抑制而不能行使权力。

从革的年份，称为折收。收气不能及时，生气得以发扬，长气和化气合而相得，火于是得以施行其权力，万物繁盛。其气发扬，其作用急躁，在人体的变动发病为咳嗽失音、烦闷气逆，发展为咳嗽气喘，其所应的内脏是肺，在果类为李和杏，所充实的是壳和络，在谷类是麻和麦，在五味是苦与辛，在颜色为白和朱红，在畜类为鸡和羊，在虫类是介虫羽虫。因为金虚火胜，主有发光灼热之势，在声音为商、徵，在人体的病变为喷嚏、咳嗽、鼻塞流涕、衄血，这是因金运不及而从火化的关系。所以少商和少徵相同。若逢阳明燥金司天，则金运虽不及，得司天之助，也能变为平气，所以从革逢上商就和正商相同。若逢厥阴风木司天，因金运不及，木不畏金，亦能形成木气用事而成为木之平气，所以逢上角便和正角相同。其病变是由于邪气伤于肺脏。因金衰火旺，所以火势炎热，但随之见冰雪霜雹，其灾害应于七（西方）。这是水气来复，故主如鳞虫之伏藏，猪、鼠之阴沉，冬藏之气提早而至，于是发生大寒。

涸流的年份，称为反阳。藏气衰弱，不能行使其封藏的权力，化气因而昌盛，长气反见宣行而布达于四方，蛰虫应藏而不藏，土润泽而泉水减少，草木条达茂盛，万物繁荣秀丽而丰满。其气不得流畅，故其作用为暗中渗泄，其变动为症结不行，发病为干燥枯槁，其应内脏为肾，在果类为枣、杏，所充实的是汁液和肉，在谷类是黍和稷，在五味是甘、咸，在颜色是黄、黑，在畜类是猪、牛，在虫类是鳞虫倮虫，水运衰，土气用事，故主有尘土昏郁的现象，在声音为羽、宫，在人体的病变为痿厥和下部的瘕结，这是水运不及而从土化的关系。所以少羽和少宫相同。若逢土气司天，则水运更衰，顺从土气用事，所以涸流逢上宫与正宫相同。其病见大小便不畅或闭塞不通，是邪气伤于肾脏。因水运不及，故尘埃昏蔽，或骤然下雨，但随之反见大风振动，摧折倒拔，其灾害应于一（北方），这是木气来复，所以又见毛虫狐狢，善于变动而不主闭藏。

所以当运气不及的年份，所胜与所不胜之气，就乘其衰弱而行令，好像不速之客，不招自来，暴虐而毫无道德，结果反而它自己受到损害，这是受到报复的关系。凡施行暴虐轻微的所受到的报复也轻，厉害的所受到的报复也厉害，这种有胜必有复的情况，是运气中的一种常规。

发生的年份，称为启陈。土气疏松虚薄，草木之青气发荣，阳气温和布化于四方，阴气随阳气而动，生气淳厚，化生万物，万物因之而欣欣向荣。其变化为生发，万物得其气则秀丽，其权力为散布，其权力的表现为舒展畅达，其在人体的变动是眩晕和巅顶部的疾病，其正常的性能是风和日暖，使万物奢靡华丽，推陈出新，若变动为狂风振怒，把树木摧折拔倒，其在谷类为麻、稻，在畜类是鸡、犬，在果实为李、桃，在颜色为青、黄、白三色杂见，在五味为酸、甘、辛，其象征为春天，其在人体的经络是足厥阴足少阳，在内脏为肝、脾，在虫类为毛虫介虫，在物体属内外坚硬的一类，若发病则为怒。这是木运太过，是为太角，木太过则相当于金气司天，故太角与上商同。若逢上徵，正当火气司天，木运太过亦能生火，火性上逆，木旺克土，故病发气逆、吐泻。木气太过失去了正常的性能，则金之收气来复，以致发生秋令劲切的景象，甚则有肃杀之气，气候清凉，草木凋零，若为人们的病变，则邪气伤在肝脏。

赫曦的年份，称为蕃茂。少阴之气从内而化，阳气发扬在外，炎暑的气候施行，万物得以昌盛。其生化之气为成长，火气的性质是上升的，其权力为闪烁活动，其权力的表现为显露声色，其变动能使烧灼发热，并且因为过热而撩乱烦扰，其正常的性能是暑热郁郁蒸，其变化则为热度高张如烈火，其在谷类为麦、豆，在畜类为羊、猪，在果类为杏、栗，在颜色为赤、白、黑，在五味为苦、辛、咸，其象征为夏天，在人体的经脉为手少阴、手太阳和手厥阴、手少阳，在内脏为心、肺，在虫类为羽虫鳞虫，在人体属脉络和津液，在人体的病变是因为心气实则笑，伤于暑则疟疾、疮疡、失血、发狂、目赤。火运太过，若逢太阳寒水司天，水能胜火，适得其平，故赫曦逢上羽，则和正徵相同。水运既平，金不受克，所以收令得以正常，因水气司天，火受水制，所以在人发病为痓。若火运太过又逢火气司天，二火相合，则金气受伤，故逢上徵则收气不能及时行令。由于火运行令，过于暴烈，水之藏气来复，以致时见阴凝惨淡的景象，甚至雨水霜雹，转为寒冷，若见病变，多是邪气伤于心脏。

敦阜的年份，称为广化。其德性浑厚而清静，使万物顺时生长乃至充盈，土的至阴之气充实，则万物能生化而成形，土运太过，故见土气蒸腾如烟，笼罩于山丘之上，大雨常下，湿气用事，燥气退避。其化圆满，其气丰盛，其权力则为静，其权力的表现是周密而详备，其变动则湿气积聚，其性能柔润，使万物不断得到润泽，其变化则为暴雨骤至、雷霆震动、山崩堤溃，在谷类为稷、麻，在畜类为牛、犬，在果类为枣、李，在颜色为黄、黑、青，在五味是咸、酸，其象征为长夏，在人体的经脉是足太阴、足阳明，在内脏是脾、肾，在虫类是保虫毛虫，在物体属于人体肌肉和植物果核的一类，在病变为腹中胀满，四肢沉重，举动不便，由于土运太过，木气来复，所以大风迅速而来，其所见的疾病，多由邪气伤于脾脏。

坚成的年份，称为收引。天高气爽洁净，地气亦清静明朗，阳气跟随阴气的权力而生化，因为阳明燥金之气当权，于是万物都成熟，但金运太过，故秋收之气旺盛四布，以致长夏的化气未尽而顺从收气行令。其化是提早收成，其气是削伐，其权力过于严厉肃杀，它权力的表现是尖锐锋利而刚劲，其在人体之变动为强烈的折伤和疮疡、皮肤病，其正常的性能是散布雾露凉风。其变化则为肃杀凋零的景象，在谷类是稻、黍，在畜类是鸡、马，在果类是桃、杏，它的颜色是白、青、丹，它化生的五味是辛、酸、苦，其象征为秋天，在人体上相应的经脉是手太阴、手阳明，在内脏是肺与肝，化生的虫类是介虫羽虫，生成物体是属于皮壳和筋络的一类，如果发生病变，大都为气喘有声而呼吸困难。若遇金运太过而逢火气司天的年份，因为火能克金适得其平，所以说上徵与正商相同。金气得到抑制，则木气不受克制，生化就能正常行令，发生的病变为咳嗽。金运太过的年份剧变暴虐，各种树木受到影响，不能发荣，使得草类柔软脆弱都会焦头，但继之火气来复，好象夏天的气候前来相救，故炎热的天气又流行，蔓草被烧灼而渐至枯槁，人们发生的病变，多由邪气伤于肺脏。

流衍的年份，称为封藏。寒气执掌万物的变化，天地间严寒阴凝，闭藏之气行使其权力，火的生长之气不得发扬。其化是凛冽，其气则坚凝，其权力为安静，它权力的表现是流动灌注，其活动则或为漂浮，或为下泻，或为灌溉，或为外溢，其性能是阴凝惨淡、寒冷雾气，其气候的变化为冰雪霜雹，在谷类是豆、稷，在畜类是猪、牛，在果类为粟、枣，显露的颜色是黑、朱红与黄，化生的五味是咸、苦、甘，其象征为冬天，在人体相应的经脉是足少阴、足太阳，在内脏是肾和心，化生的虫类为鳞虫保虫，生成物体属充满液汁肌肉的一类，如果发生病变是胀。若逢水气司天，水运更太过，二水相合，火气更衰，故流衍更逢上羽，火生长之气更不能发挥作用。如果水行太过，则土气来复，而化气发动，以致地气上升，大雨不时下降，人们发生的病变，由于邪气伤于肾脏。

所以说太过的年份，其所行使的权力，失去了正常的性能，横施暴虐，而欺侮被我所胜者，但结果必有胜我者前来报复，若行使政令平和，合乎正常的规律，即使所胜的也能同化。以上说的就是这个意思。

黄帝问：天气不足于西北，北方寒而西方凉；地气不满于东南，南方热而东方温，这是什么缘故？岐伯道：天气有阴阳，地势有高低，其中都有太过与不及的差异。东南方属阳，阳气有余，阳精自上而下降，所以南方热而东方温。西北方属阴，阴气有余，阴精自下而上奉，所以北方寒而西方凉。因此，地势有高有低，气候有温有凉，地势高的气候寒凉，地势低下的气候温热。所以在西北寒凉的地方多胀病，在东南温热的地方多疮疡。胀病用下法则胀可消，疮疡用汗法则疮疡自愈。这是气候和地理影响人体腠理开闭的一般情况，无非是太过和不及的区别罢了。

黄帝道：天气寒热与地势高下对于人的寿夭，有什么关系？岐伯说：阴精上承的地方，阳气坚固，故其人长寿；阳精下降的地方，阳气常发泄而衰薄，故其人多夭。黄帝说：对。

黄帝问：若发生病变，应怎样处理？岐伯道：西方天气寒冷，其病多处寒而里热，应散其外寒，而凉其里热；东南方天气温热，因阳气处泄，故生内寒。所以应收敛其外泄的阳气，而温其内寒。这是所谓"同病异治"，即同样发病而治法不同。所以说，气候寒凉的地方，多内热，可用寒凉药治之，并可用汤液浸渍的方法；气候温热的地方，多内寒，可治以温热的方法，以加强内部阳气的固守。治法必须与该地的气候相同，才能使之平调，但必须辨别其相反的情况，如西北之人有假热之寒病，东南之人有假寒之热病，又当用相反的方法治疗。

黄帝道：对。但有地处一州，而生化寿夭各有不同，是什么缘故？岐伯道：虽同在一州，而地势高下不同，故生化寿夭的不同，是地势的不同所造成的。因为地势高的地方，属于阴气所治，地势低的地方，属于阳气所治。阳气盛的地方气候温热，万物生化往往先四时而早成，阴气盛的地方气候寒冷，万物常后于四时而晚成，这是地理的常规，而影响着生化迟早的规律。黄帝道：有没有寿和夭的分别呢？岐伯道：地势高的地方，阴气所治，故其人多寿；地势低下的地方，阳气多泄，故其人多夭。而地势高下相差有程度上的不同，相差小的其寿夭差别也小，相差大的其寿夭差别也大。所以治病必须懂得天道和地理，阴阳的相胜，气候的先后，人的寿夭，生化的时间，然后可以知道人体内外形气的病变了。

黄帝道:很对! 一岁之中,有应当病而不病,脏气应当相应而不相应,应当发生作用而不发生作用,这是什么道理呢? 岐伯道:这是由于受着天气的制约,人身脏气顺从于天气的关系。

黄帝道:请你详细告诉我。岐伯说:少阳相火司天的年份,火气下临于地,人身肺脏之气上从天气,燥金之气起而用事,地上的草木受灾,火热如烧灼,金气为之变革,且被消耗,火气太过故暑热流行,人们发生的病变如咳嗽,喷嚏,鼻涕,衄血,鼻塞不利,口疮,寒热,浮肿;少阳司天则厥阴在泉,故风气流行于地,沙尘飞扬,发生的病变为心痛,胃脘痛,厥逆,胸膈不通,其变化急暴快速。

阳明司天的年份,燥气下临于地,人身肝脏之气上从天气,风木之气起而用事,故脾土必受灾害,凄沧清冷之气常见,草木被克伐而枯萎,所以发病为胁痛,目赤,眩晕,动摇,战栗,筋萎不能久立;阳明司天则少阴君火在泉,故暴热至,地气变为暑热蒸腾,在人则阳气郁于内而发病,小便不正常,寒热往来如疟,甚致发生心痛。火气流行于冬令草木枯槁之时,气候不寒而流水不得结冰,蛰虫反外见而不藏。

太阳司天的年份,寒水之气下临于地,人身心脏之气上从天气,火气照耀显明,火热之气起而用事,则肺金必然受伤,寒冷之气非其时而出现,寒气太过则水结成冰,因火气被迫而应从天气,故发病为心热烦闷,咽喉干,常口渴,鼻涕,喷嚏,易于悲哀,时常呵欠,热气妄行于上,故寒气来报复于下,则寒霜不时下降,寒复则神气伤,发病为善忘,甚至心痛;太阳司天则太阴湿土在泉,土能制水,故土气滋润,水流丰盛,太阳司天则寒水之客气加临于三之气,赶阴在泉则湿土之气下加于终之气,水湿相合而从阴化,万物因寒湿而发生变化,应在人身的病则为水饮内蓄,腹中胀满,不能饮食,皮肤麻痹,肌肉不仁筋脉不利,甚至浮肿,背部生痛。

厥阴司天的年份,风木之气下临于地,人身脾脏之气上从天气,土气兴起而隆盛,湿土之气起而用事,于是水气必受损,土从木化而受其克制,其功用亦为之变易,人们发病的身体重,肌肉枯萎,饮食减少,口败无味,风气行于宇宙之间,云气与万物为之动摇,在人体之病变为目眩,耳鸣;厥阴司天则少阳相火在泉,风火相搏,故火气横行,地气便为暑热,在人体则见大热而消烁津液,血水下流,因气候温热,故蛰虫不藏而常见,流水不能成冰,其所发的病机急速。

少阴君火司天的年份,火热之气下临于地,人身肺脏之气上从天气,燥金之气起而用事,则草木必然受损,人们发病为气喘,呕吐,寒热,喷嚏,鼻涕,衄血,鼻塞不通,暑热流行,甚至病发疮疡,高热,暑热如火焰,有熔化金石之状;少阴司天则阳明燥气在泉,故地气干燥而清净,寒凉之气常至,在病变为胁痛,好叹息,肃杀之气行令,草木发生变化。

太阴司天的年份,湿气下临于地,人身肾脏之气上从天气,寒水之气起而用事,火气必然受损,人体发病为胸中不爽,阴痿,阳气大衰,不能振奋而失去作用,当土旺之时则感腰臀部疼痛,转动不便,或厥逆;太阴司天则太阳寒水在泉,故地气阴凝闭藏,大寒便至,蛰虫很早就伏藏,人们发病则心下痞塞而痛,若寒气太过则土地冻裂,冰冻坚硬,病发为少腹痛,常常妨害饮食,水气上乘肺金,则寒水外化,故少腹痛止,若水气增多,则口味觉咸,必使水气通行外泄,方可减退。

黄帝道:在同一年中,有的动物能胎孕繁殖,有的却不能生育,这是什么气使它这样的? 岐伯说:六气和五类动物之间,有相胜而制约的关系。若六气与动物的五行属性相同,则生育力就强盛;如果不同,生育力就衰退。这是自然规律,万物生化的常规。所以逢厥阴风木司天,毛虫不生育,亦不耗损,厥阴司天则少阳相火在泉,羽虫同地之气,故得以生育,火克金,故介虫不能生成;若厥阴在泉,毛虫同其气,则多生育,木克土,故保虫遭受损耗,羽虫静而不育。

少阴君火司天,羽虫同其气,故羽虫不生育,亦不耗损,少阴司天则阳明燥金在泉,介虫同地之气,故得以生育,金克木,故毛虫不能生成;少阴在泉,羽虫同其气,则多生育,火克金,故介虫遭受损耗且不得生育。

太阴湿土司天,保虫同其气,故保虫不生育,亦不耗损,太阴司天则太阳寒水在泉,鳞虫同地之气,故鳞虫多生育,水克火,故羽虫不能生成;太阴在泉,保虫同其气,则多生育,土克水,故鳞虫不能生成。

少阳相火司天,羽虫同其气,故羽虫不生育,亦不耗损,少阳司天则厥阴风木在泉,毛虫同地之气,故多生育,木克土,故鳞虫不能生成;少阳在泉,羽虫同其气,则多生育,火克金,故介虫遭受损耗,而毛虫静而不育。

阳明燥金司天,介虫同天之气,故介虫静而不生育,阳明司天则少阴君火在泉,羽虫同地之气,故多生育,火克金,故介虫不得生成;阳明在泉,介虫同其气,则多生育,金克木,故毛虫耗损,而羽虫不能生成。

太阳寒水司天,鳞虫同天之化,故鳞虫静而不生育,太阳司天则太阴湿土在泉,倮虫同地之气,故多生育;太阳在泉,鳞虫同其气,故多生育,水克火,故羽虫损耗,倮虫静而不育。

凡五运被六气所乘的时候,被克之年所应的虫类,则更不能孕育。所以六气所主的司天在泉,各有制约的作用。子甲相合,而岁运在中,秉五行而立,万物都有所生化,在泉之气制约我所胜者,司天之气制约岁气之胜我者,司天之气制色,在泉之气制形,五类动物的繁盛和衰微,各自随着天地六气的不同而相应。因此有胎孕和不育的分别,生化的情况也不能完全一致,这是运气的一种常度,因此称之为中根。在中根之外的六气,同样根据五行而施化,所以万物的生化有五气、五味、五色、五类的分别,随五运六气而各得其宜。

黄帝道:这是什么道理? 岐伯说:根于中的叫做神机,它是生化作用的主宰,所以神去则生化的机能也停止;根于外的叫做气立,假如没有六气在外,则生化也随之而断绝。故运各有制约,各有相胜,各有生,各有成。因此说,如果不知道当年的岁运和六气的加临,以及六气和岁运的异同,就不足以谈生化,说的就是这个意思。

黄帝道:万物开始受气而生化,气散而有形,气数布而蕃殖,气终的时候形象便发生变化,万物虽不同,但这种情况是一致的。然而如五谷的资生,生化有厚有薄,成熟有少有多,开始和结果也有不同,这是什么缘故呢? 岐伯说:这是由于受在泉之气所控制,故其生化非天气则不生,非地气则不长。

黄帝又道:请告诉我其中的道理。岐伯说:寒、热、燥、湿等气,其气化作用各有不同。故少阳相火在泉,则寒毒之物不生,火能克金,味辛的东西被克而不生,其所主之味是苦和酸,在谷类是属青和火红色的一类。阳明燥金在泉,则湿毒之物不生,味酸及属湿的东西都不生,其所主之味是辛、苦、甘,在谷类是属于火红和素色的一类。太阳寒水在泉,则热毒之物不生,凡苦味的东西都不生。其所主之味是淡和咸,在谷类属土黄和黑色一类。厥阴风木在泉,则清之物不生,凡甘味的东西都不生,其所主之味是酸、苦,在谷类是属于青和红色之类;厥阴在泉,则少阳司天,上阳下阴,木火相合,故其气化专一,其味纯正。少阴君火在泉,则寒毒之物不生,凡辛味的东西都不生,其所主之味是辛、苦、甘,在谷类是白色和火红色之类。太阴湿土在泉,燥毒之物不生,凡咸味及气热的东西都不生,其所主之味是甘和咸,在谷类是土黄和黑色之类;太阴在泉,是土居地位,所以其气化淳厚,足以制水,故咸味得以内守;其气专精而能生金,故辛味也得以生化,而与湿土同治。

所以说:因司在天泉之气不及而病不足的,用补法当顺其气,因太过而病有余的,治疗时当逆其气,根据其寒热盛衰进行调治。所以说:从上、下、内、外取治,总要探求致病的原因。凡体强能耐受毒药的就给以性味厚的药物,体弱而不能胜任毒药的就给以性味薄而和缓的药物。以上说的就是这个道理。若病气有相反的,如病在上的,治其下;病在下的,治其上;病在中的,治其四旁。治热病用寒药,而用温服的方法;治寒病用热药,而用凉服的方法;治温病用凉药,而用冷服的方法;治清冷的病用温药,而用热服的方法。故用消法通积滞,用削法攻坚积,用吐法治上部之实,用下法通下部之实,补法治虚证,泻法治实症,凡久病新病,都可根据这些原则进行治疗。

黄帝道:若病在内,不实也不坚硬,有时聚而有形,有时散而无形,那怎样治疗呢? 岐伯说:您问得真仔细! 这种病如果没有积滞的,应当从内脏方面去探求,虚的用补法,有邪的可先用药驱其邪,然后以饮食调养之,或用水渍法调和其内外,便可使病痊愈。

黄帝道:有毒药和无毒药,服用时有一定的规则吗? 岐伯说:病有新有久,处方有大有小,药物有毒无毒,服用时当然有一定的规则。凡用大毒之药,病去十分之六,不可再服;一般的毒药,病去十分之七,不可再服;小毒的药物,病去十分之八,不可再服;即使没有毒的药物,病去十分之九,也不必再服。以后就用谷类、肉类、果类、蔬菜等饮食调养,使邪去正复而病痊愈,不要用药过度,以免伤其正气。如果邪气未尽,再用药时仍如上法。必须首先知道该年的气候情况,不可违反天人相应的规律。不要实证用补使其重实,不要虚证误下使其重虚,而造成使人夭折生命的灾害。不要误补而使邪气更盛,不要误泻而损伤人体正气,断送了人的性命!

黄帝道:有久病的人,气机虽已调顺而身体不得康复,病虽去而形体依然瘦弱,应当怎样处理呢? 岐伯说:您所问的真精细啊! 要知道天地之气化是不可用人力来代行的,四时运行的规律是不可以违反的。若经络已经畅通,血气已经和顺,要恢复正气的不足,使与平常人一样,必须注意保养，协调阴阳，耐心等待天时，谨慎守护真气，不使有所消耗，它的形体就可以壮实，生气就可以长养，这就是圣王的法度。所以《大要》上说：不要以人力来代替天地之气化，不要违反四时的运行规律，必须善于调养，协调阴阳，等待真气的恢复，说的就是这个意思。黄帝道：讲得很对。

六元正纪大论篇第七十一

【原文】 黄帝问曰：六化六变，胜复淫治，甘苦辛咸酸淡先后，余知之矣。夫五运之化，或从五气，或逆天气，或从天气而逆地气，或从地气而逆天气，或相得，或不相得，余未能明其事。欲通天之纪，从地之理，和其运，调其化，使上下合德，无相夺伦，天地升降，不失其宜，五运宣行，勿乖其政，调之正味，从逆奈何？岐伯稽首再拜对曰：昭乎哉问也！此天地之纲纪，变化之渊源，非圣帝孰能穷其至理欤！臣虽不敏，请陈其道，令终不灭，久而不易。

帝曰：愿夫子推而次之，从其类序，分其部主，别其宗司，昭其气数，明其正化，可得闻乎？岐伯曰：先立其所以明其气，金木水火土，运行之数，寒暑燥湿风火，临御之化，则天道可见，民气可调，阴阳卷舒，近而无惑，数之可数者，请遂言之。

帝曰：太阳之政奈何？岐伯曰：辰戌之纪也。

太阳　太角　太阴　壬辰　壬戌　其运风，其化鸣紊启拆，其变振拉摧拔，其病眩掉目瞑。

太角　少徵　太宫　少商　太羽

太阳　太徵　太阴　戊辰　戊戌　同正徵。其运热，其化暄暑郁燠，其变炎烈沸腾，其病热郁。

太徵　少宫　太商　少羽　少角　太阳　太宫　太阴　甲辰岁会　甲戌岁会　其运阴埃，其化柔润重泽，其变震惊飘骤，其病湿下重。

太宫　少商　太羽　太角　少徵

太阳　太商　太阴　庚辰　庚戌　其运凉，其化雾露萧飋，其变肃杀凋零，其病燥背瞀胸满。

太商　少羽　少角　太徵　少宫　太阳　太羽　太阴　丙辰天符　丙戌天符　其运寒，其化凝惨凓冽，其变冰雪霜雹，其病大寒留于溪谷。

太羽　太角　少徵　太宫　少商

凡此太阳司天之政，气化运行先天，天气肃，地气静，寒临太虚，阳气不令，水土合德，上应辰星镇星。其谷玄黅，其政肃，其令徐。寒政大举，泽无阳焰，则火发待时。少阳中治，时雨乃涯，止极雨散，还于太阴，云朝北极，湿化乃布，泽流万物，寒敷于上，雷动于下，寒湿之气，持于气交。民病寒湿，发肌肉萎，足痿不收，濡泻血溢。初之气，地气迁，气乃大温，草乃早荣，民乃厉，温病乃作，身热头痛呕吐，肌腠疮疡。二之气，大凉反至，民乃惨，草乃遇寒，火气遂抑，民病气郁中满，寒乃始。三之气，天政布，寒气行，雨乃降，民病寒反热中，痈疽注下，心热瞀闷，不治者死。四之气，风湿交争，风化为雨，乃长乃化乃成，民病大热少气，肌肉萎，足痿，注下赤白。五之气，阳复化，草乃长，乃化乃成，民乃舒。终之气，地气正，湿令行，阴凝太虚，埃昏郊野，民乃惨凄，寒风以至，反者孕乃死。故岁宜苦以燥之温之，必折其郁气，先资其化源，抑其运气，扶其不胜，无使暴过而生其疾，食岁谷以全其真，避虚邪以安其正。适气同异，多少制之，同寒湿者燥热化，异寒湿者燥湿化，故同者多之，异者少之，用寒远寒，用凉远凉，用温远温，用热远热，食宜同法。有假者反常，反是者病，所谓时也。

帝曰：善。阳明之政奈何？岐伯曰：卯酉之纪也。

阳明　少角　少阴　清热胜复同，同正商。丁卯岁会　丁酉　其运风清热。

少角　太徵　少宫　太商　少羽

阳明　少徵　少阴　寒雨胜复同　同正商。癸卯　癸酉　其运热寒雨。

少徵　太宫　少商　太羽　太角

阳明　少宫　少阴　风凉胜复同。己卯　己酉　其运雨风凉。

少宫　太商　少羽　少角　太徵

阳明　少商　少阴　热寒胜复同，同正商。乙卯天符　乙酉岁会，太一天符　其运凉热寒。

阳明　少羽　少阴　雨风胜复同,辛卯少宫同。　辛酉　辛卯　其运寒雨风。

少羽　少角　太徵　太宫　太商

凡此阳明司天之政,气化运行后天,天气急,地气明,阳专其令,炎暑大行,物燥以坚,淳风乃治,风燥横运,流于气交,多阳少阴,云趋雨府,湿化乃敷。燥极而泽,其谷白丹,间谷命太者,其耗白甲品羽,金火合德,上应太白荧惑。其政切,其令暴,蛰虫乃见,流水不冰,民病咳嗌塞,寒热发暴,振瘭闷,清先而劲,毛虫乃死,热后而暴,介虫乃殃,其发躁,胜复之作,扰而大乱,清热之气,持于气交。初之气,地气迁,阴始凝,气始肃,水乃冰,寒雨化。其病中热胀,面目浮肿,善眠,鼽衄,嚏欠,呕,小便黄赤,甚则淋。二之气,阳乃布,民乃舒,物乃生荣,厉大至,民善暴死。三之气,天政布,凉乃行,燥热交合,燥极而泽,民病寒热。四之气,寒雨降,病暴仆,振栗谵妄,少气,嗌干引饮,及为心痛痈肿疮疡疟寒之疾,骨痿血便。五之气,春令反行,草乃生荣,民气和。终之气,阳气布,候反温,蛰虫来见,流水不冰,民乃康平,其病温。故食岁谷以安其气,食间谷以去其邪,岁宜以咸以苦以辛,汗之清之散之,安其运气,无使受邪,折其郁气,资其化源。以寒热轻重少多其制,同寒者多天化,同清者多地化,用凉远凉,用热远热,用寒远寒,用温远温,食宜同法。有假者反之,此其道也。反是者,乱天地之经,扰阴阳之纪也。

帝曰:善。少阳之政奈何? 岐伯曰:寅申之纪也。

少阳　太角　厥阴　壬寅　壬申　其运风鼓,其化鸣紊启坼,其变振拉摧拔,其病掉眩,支胁,惊骇。

太角　少徵　太宫　少商　太羽

少阳　太徵　厥阴　戊寅天符　戊申天符　其运暑,其化喧嚣郁燠,其变炎烈沸腾,其病上热郁,血溢,血泄,心痛。

太徵　少宫　太商　少羽　少角

少阳　太宫　厥阴　甲寅　甲申　其运阴雨,其化柔润重泽,其变震惊飘骤,其病体重,肘肿,痞饮。

太宫　少商　太羽　太角　少徵

少阳　太商　厥阴　庚寅　庚申　同正商。　其运凉,其化雾露清切,其变肃杀凋零,其病肩背胸中。

太商　少羽　少角　太徵　少宫

少阳　太羽　厥阴　丙寅　丙申　其运寒肃,其化凝惨凓冽,其变冰雪霜雹,其病寒,浮肿。

太羽　太角　少徵　太宫　少商

凡此少阳同天之政,气化运行先天,天气正,地气扰,风乃暴举,木偃沙飞,炎火乃流。阴行阳化,雨乃时应,火木同德,上应荧惑岁星,其谷丹苍,其政严,其令扰,故风热参布,云物沸腾,太阴横流,寒乃时至,凉雨并起。民病寒中,外发疮疡,内为泄满。故圣人遇之,和而不争,往复之作,民病寒热疟泄,聋瞑呕吐,上怫肿色变。初之气,地气迁,风胜乃摇,寒乃去,候乃大温,草木早荣。寒来不杀,温病乃起,其病气怫于上,血溢目赤,咳逆头痛。血崩胁满。肤腠中疮。二之气,火反郁,白埃四起,云趋雨府,风不胜湿,雨乃零,民乃康,其病热郁于上,咳逆呕吐,疮发于中,胸嗌不利,头痛身热,昏愦脓疮。三之气,天政布,炎暑至,少阳临上,雨乃涯,民病热中,聋瞑血溢,脓疮咳呕,鼽衄渴嚏欠,喉痹目赤,善暴死。四之气,凉乃至,炎暑间化,白露降,民气和平,其病满身重。五之气,阳乃去,寒乃来,雨乃降,气门乃闭,刚木早凋.民避寒邪,君子周密。终之气,地气正,风乃至,万物反生,霿雾以行,其病关闭不禁,心痛,阳气不藏而咳。抑其运气,赞所不胜,必折其郁气,先取化源,暴过不生,苛疾不起。故岁宜咸宜酸,渗之泄之,渍之发之,观气寒温以调其过,同风热者多寒化,异风热者少寒化,用热远热,用温远温,用寒远寒,用凉远凉,食宜同法,此其道也。有假者反之,反是者,病之阶也。

帝曰:善。太阴之政奈何? 岐伯曰:丑未之纪也。

太阴　少角　太阳　清热胜复同,同正宫。丁丑　丁未　其运风清热。

少角　太徵　少宫　太商　少羽

太阴　少徵　太阳　寒雨胜复同。癸丑　癸未　其运热寒雨。

少徵　太宫　少商　太羽　太角

太阴　少宫　太阳　风清胜复同，同正宫。己丑太一天符　己未太一天符　其运雨风清。
少宫　太商　少羽　少角　太徵
太阴　少商　太阳　热寒胜复同。乙丑　乙未　其运凉热寒。
少商　太羽　太角　少徵　太宫
太阴　少羽　太阳　雨风胜复同，同正宫。辛丑　辛未　其运寒雨风。
少羽　少角　太徵　少宫　太商

凡此太阴司天之政，气化运行后天，阴专其政，阳气退避，大风时起，天气下降，地气上腾，原野昏霜，白埃四起，云奔南极，寒雨数至，物成于差夏。民病寒湿，腹满，身䐜愤，胕肿，痞逆寒厥拘急。湿寒合德，黄黑埃昏，流行气交，上应镇星辰星，其政肃，其令寂，其谷龄玄。故阴凝于上，寒积于下，寒水胜火，则为冰雹，阳光不治，杀气乃行。故有余宜高，不及宜下，有余宜晚，不及宜早，土之利，气之化也，民气亦从之，间谷命其太也。初之气，地气迁，寒乃去，春气至，风乃来，生布万物以荣，民气条舒，风湿相薄，雨乃后。民病血溢，筋络拘强，关节不利，身重筋痿。二之气，大火正，物承化，民乃和，其病温厉大行，远近咸若，湿蒸相薄，雨时降。三之气，天政布，湿气降，地气腾，雨乃时降，寒乃随之。感于寒湿，则民病身重胕肿，胸腹满。四之气，畏火临，溽蒸化，地气腾，天气否隔，寒风晓暮，蒸热相薄，草木凝烟，湿化不流，则白露阴布，以成秋令。民病腠理热，血暴溢疟，心腹满热，胪胀，甚则胕肿。五之气，惨令已行，寒露下，霜乃早降，草木黄落，寒气及体，君子周密，民病皮腠。终之气，寒大举，湿大化，霜乃积，阴乃凝，水坚冰，阳光不治。感于寒，则病人关节禁固，腰䐡痛，寒湿推于气交而为疾也。必折其郁气，而取化源，益其岁气，无使邪胜，食岁谷以全其真，食间谷以保其精。故岁宜以苦燥之温之，甚者发之泄之。不发不泄，则湿气外溢，肉溃皮拆而水血交流。必赞其阳火，令御甚寒，从气异同，少多其判也，同寒者以热化，同湿者以燥化，异者少之，同者多之，用凉远凉，用寒远寒，用温远温，用热远热，食宜同法，假者反之，此其道也，反是者病也。

帝曰：善。少阴之政奈何？岐伯曰：子午之纪也。
少阴　太角　阳明　壬子　壬午　其运风鼓，其化鸣紊启拆，其变振拉摧拔，其病支满。
太角　少徵　太宫　少商　太羽
少阴　太徵　阳明　戊子天符　戊午太一天符　其运炎暑，其化暄曜郁燠，其变炎烈沸腾，其病上热血溢。
太徵　少宫　太商　少羽　少角
少阴　太宫　阳明　甲子　甲午　其运阴雨，其化柔润时雨，其变震惊飘骤，其病中满身重。
太宫　少商　太羽　太角　少徵
少阴　太商　阳明　庚子　庚午　同正商。　其运凉劲，其化雾露萧飐，其变肃杀凋零，其病下清。
太商　少羽　少角　太徵　少宫
少阴　太羽　阳明　丙子岁会　丙午　其运寒，其化凝惨凓冽，其变冰雪霜雹，其病寒下。
太羽　太角　少徵　太宫　少商

凡此少阴司天之政，气化运行先天，地气肃，天气明，寒交暑，热加燥，云驰雨府，湿化乃行，时雨乃降，金火合德，上应荧惑太白。其政明，其令切，其谷丹白。水火寒热持于气交而为病始也。热病生于上，清病生于下，寒热凌犯而争于中，民病咳喘，血溢血泄，鼽嚏，目赤，眦疡，寒厥入胃；心痛，腰痛，腹大，嗌干肿上。初之气，地气迁，燥将去，寒乃始，蛰复藏，水乃冰，霜复降，风乃至，阳气郁，民反周密，关节禁固，腰䐡痛，炎暑将起，中外疮疡。二之气，阳气布，风乃行，春气以正，万物应荣，寒气时至，民乃和，其病淋，目瞑目赤，气郁于上而热。三之气，天政布，大火行，庶类蕃鲜，寒气时至。民病气厥心痛，寒热更作，咳喘目赤。四之气，溽暑至，大雨时行，寒热互至。民病寒热，嗌干黄瘅，鼽衄饮发。五之气，畏火临，暑反至，阳乃化，万物乃生乃长荣，民乃康，其病温。终之气，燥令行，余火内格，肿于上，咳喘，甚则血溢。寒气数举则霿雾翳，病生皮腠，内舍于胁，下连少腹而作寒中，地将易也。必抑其运气，资其岁胜，折其郁发，先取化源，无使暴过而生其病也，食岁谷以全真气，食间谷以辟虚邪。岁宜咸以软之，而调其上，甚则以苦发之，以酸收之，而安其下，甚则以苦泄之，适气同异而多少之，同天气者以寒清化，同地气者以温热化，用热远热，用凉远凉，用温远温，用寒远寒，食宜同法。有假则反，此其道也，反是者病作矣。

帝曰:善。厥阴之政奈何? 岐伯曰:巳亥之纪也。

厥阴　少角　少阳　清热胜复同,同正角。丁巳天符　丁亥天符　其运风清热。

少角　太徵　少宫　太商　少羽

厥阴　少徵　少阳　寒雨胜复同。癸巳　癸亥　其运热寒雨。

少徵　太宫　少商　太羽　太角

厥阴　少宫　少阳　风清胜复同,同正角。己巳　己亥　其运雨风清。

少宫　太商　少羽　少角　太徵

厥阴　少商　少阳　热寒胜复同,同正角。乙巳　乙亥　其运凉热寒。

少商　太羽　太角　少徵　太宫

厥阴　少羽　少阳　雨风胜复同。辛巳　辛亥　其运寒雨风。

少羽　少角　太徵　少宫　太商

凡此厥阴司天之政,气化运行后天。诸同正岁,气化运行同天,天气扰地气正,风生高远,炎热从之,云趋雨府,湿化乃行,风火同德,上应岁星荧惑。其政挠,其令速,其谷苍丹,间谷言太者,其耗文角品羽。风燥火热,胜复更作,蛰虫来见,流水不冰,热病行于下,风病行于上,风燥胜复形于中。初之气,寒始肃,杀气方至,民病寒于右之下。二之气,寒不去,华雪水冰,杀气施化,霜乃降,名草上焦,寒雨数至,阳复化,民病热于中。三之气,天政布,风乃时举,民病泣出耳鸣掉眩。四之气,溽暑湿热相薄,争于左之上,民病黄瘅而为胕肿。五之气,燥湿更胜,沉阴乃布,寒气及体,负雨乃行。终之气,畏火司令,阳乃大化,蛰虫出见,流水不冰,地气大发,草乃生,人乃舒,其病温厉,必折其郁气,资其化源,赞其运气,无使邪胜。岁宜以辛调上,以咸调下,畏火之气,无妄犯之。用温远温,用热远热,用凉远凉,用寒远寒,食宜同法。有假反常,此之道也,反是者病。

帝曰:善。夫子之言可谓悉矣,然何以明其应乎? 岐伯曰:昭乎哉问也! 夫六气者,行有次,止有位,故常以正月朔日平旦视之,睹其位而知其所在矣。运有余,其至先;运不及,其至后,此天之道,气之常也。运非有余非不足,是谓正岁,其至当其时也。帝曰:胜复之气,其常在也。灾眚时至,候也奈何? 岐伯曰:非气化者,是谓灾也。

帝曰:天地之数,终始奈何? 岐伯曰:悉乎哉问也! 是明道也。数之始,起于上而终于下,岁半之前,天气主之,岁半之后,地气主之,上下交互,气交主之,岁纪毕矣。故曰位明,气月可知乎,所谓气也。帝曰:余司其事,则而行之,不合其数何也? 岐伯曰:气用有多少,化洽有盛衰,衰盛多少,同其化也。帝曰:愿闻同化何如? 岐伯曰:风温春化同,热曛昏火夏化同,胜与复同,燥清烟露秋化同,云雨昏暝埃长夏化同,寒气霜雪冰冬化同,此天地五运六气之化,更用盛衰之常也。

帝曰:五运行同天化者,命曰天符,余知之矣。愿闻同地化者何谓也? 岐伯曰:太过而同天化者三,不及而同天化者亦三,太过而同地化者三,不及而同地化者亦三。此凡二十四岁也。帝曰:愿闻其所谓。岐伯曰:甲辰、甲戌,太宫下加太阴,壬寅、壬申,太角下加厥阴,庚子、庚午,太商下加阳明,如是者三。癸巳、癸亥,少徵下加少阳,辛丑、辛未,少羽下加太阳,癸卯、癸酉,少徵下加少阴,如是者三。戊子、戊午,太徵上临少阴,戊寅、戊申,太徵上临少阳,丙辰、丙戌,太羽上临太阳,如是者三。丁巳、丁亥,少角上临厥阴,乙卯、乙酉,少商上临阳明,己丑、己未,少宫上临太阴,如是者三。除此二十四岁,则不加不临也。帝曰:加者何谓? 岐伯曰:太过而加同天符,不及而加同岁会也。帝曰:临者何谓? 岐伯曰:太过不及,皆曰天符,而变行有多少,病形有微甚,生死有早晏耳。

帝曰:夫子言用寒远寒,用热远热,余未知其然也,愿闻何谓远? 岐伯曰:热无犯热,寒无犯寒,从者和,逆者病,不可不敬畏而远之,所谓时兴六位也。帝曰:温凉中? 岐伯曰:司气以热,用热无犯,司气以寒,用寒无犯,司气以凉,用凉无犯,司气以温,用温无犯,间气同其主无犯,异其主则小犯之,是谓四畏,必谨察之。帝曰:善。其犯者何如? 岐伯曰:天气反时,则可依时,及胜其主则可犯,以平为期,而不可过,是谓邪气反胜者。故曰:无失天信,无逆气宜,无翼其胜,无赞其复,是谓至治。

帝曰:善。五运气行主岁之纪,其有常数乎? 岐伯曰:臣请次之。

甲子　甲午岁

上火少阴火　中太宫土运　下阳明金　热化二,雨化五,燥化四,所谓正化日也。其化上咸寒,中苦热,下酸热,所谓药食宜也。

乙丑　乙未岁

上太阴土　中少商金运　下太阳水　热化寒化胜复同，所谓邪气化日也。灾七宫。湿化五，清化四，寒化六，所谓正化日也。其化上苦热，中酸和，下甘热，所谓药食宜也。

丙寅　丙申岁

上少阳相火　中太羽水运　下厥阴木　火化二，寒化六，风化三，所谓正化日也。其化上咸寒，中咸温，下辛温，所谓药食宜也。

丁卯　丁酉岁

上阳明金　中少角木运　下少阴火　清化热化胜复同，所谓邪气化日也，灾三宫，燥化九，风化三，热化七，所谓正化日也。其化上苦小温，中辛和，下咸寒，所谓药食宜也。

戊辰　戊戌岁

上太阳水　中太徵火运　下太阴土　寒化六，热化七，湿化五，所谓正化日也。其化上苦温，中甘和，下甘温，所谓药食宜也。

己巳　己亥岁

上厥阴木　中少宫土运　下少阳相火，风化清化胜复同，所谓邪气化日也。灾五宫。风化三，湿化五，火化七，所谓正化日也。其化上辛凉，中甘和，下咸寒，所谓药食宜也。

庚午　庚子岁

上少阴火　中太商金运　下阳明金　热化七，清化九，燥化九，所谓正化日也。其化上咸寒，中辛温，下酸温，所谓药食宜也。

辛未　辛丑岁

上太阴土　中少羽水运　下太阳水　雨化风化胜复同，所谓邪气化日也。灾一宫，雨化五，寒化一，所谓正化日也。其化上苦热，中苦和，下苦热，所谓药食宜也。

壬申　壬寅岁

上少阳相　火中太角木运　下厥阴木　火化二，风化八，所谓正化日也。其化上咸寒，中酸和，下辛凉，所谓药食宜也。

癸酉　癸卯岁

上阳明金　中少徵火运　下少阴火　寒化雨化胜复同，所谓邪气化日也。灾九宫。燥化九，热化二，所谓正化日也。其化上苦小温，中咸温，下咸寒，所谓药食宜也。

甲戌　甲辰岁

上太阳水　中太宫土运　下太阴土　寒化六，湿化五，正化日也。其化上苦热，中苦温，下苦温，药食宜也。

乙亥　乙巳岁

上厥阴木　中少商金运　下少阳相火，热化寒化胜复同，邪气化日也。灾七宫，风化八，清化四，火化二，正化度也。其化上辛凉，中酸和，下咸寒，药食宜也。

丙子　丙午岁

上少阴火，中太羽水运，下阳明金，热化二，寒化六，清化四，正化度也。其化上咸寒，中咸热，下酸温，药食宜也。

丁丑　丁未岁

上太阴土　中少角木运　下太阳水　清化热化胜复同，邪气化度也。灾三宫，雨化五，风化三，寒化一，正化度也。其化上苦温，中辛温，下甘热，药食宜也。

戊寅　戊申岁

上少阳相火　中太徵火运　下厥阴木火化七，风化三，正化度也。其化上咸寒，中甘和，下辛凉，药食宜也。

己卯　己酉岁

上阳明金　中少宫土运　下少阴火　风化清化胜复同，邪气化度也。灾五宫。清化九，雨化五，热化七，正化度也。其化上苦小温，中甘和，下咸寒，药食宜也。

庚辰　庚戌岁

上太阳水　中太商金运　下太阴土　寒化一，清化九，雨化五，正化度也。其化上苦热，中辛温，下甘热，药食宜也。

辛巳　辛亥岁

上厥阴木　中少羽水运　下少阳相火　雨化风化胜复同，邪气化度也。灾一宫。风化三，寒化一，火化七，正化度也。其化上辛凉，中苦和，下咸寒，药食宜也。

壬午　壬子岁

上少阴火　中太角木运　下阳明金　热化二，风化八，清化四，正化度也。其化上咸寒，中酸凉，下酸温，药食宜也。

癸未　癸丑岁

上太阴土　中少徵火运　下太阳水　寒化雨化胜复同，邪气化度也。灾九宫。雨化五，火化二，寒化一，正化度也。其化上苦温，中咸温，下甘热，药食宜也。

甲申　甲寅岁

上少阳相火　中太宫土运　下厥阴木　火化二，雨化五，风化八，正化度也。其化上咸寒，中咸和，下辛凉，药食宜也。

乙酉　乙卯岁

上阳明金　中少商金运　下少阴火　热化寒化胜复同，邪气化度也。灾七宫。燥化四，清化四，热化二，正化度也。其化上苦小温，中苦和，下咸寒，药食宜也。

丙戌　丙辰岁

上太阳水　中太羽水运　下太阴土　寒化六，雨化五，正化度也。其化上苦热，中咸温，下甘热，药食宜也。

丁亥　丁巳岁

上厥阴木　中少角木运　下少阳相火　清化热化胜复同，邪气化度也。灾三宫。风化三，火化七，正化度也。其化上辛凉，中辛和，下咸寒，药食宜也。

戊子　戊午岁

上少阴火　中太徵火运　下阳明金　热化七，清化九，正化度也。其化上咸寒，中甘寒，下酸温，药食宜也。

己丑　己未岁

上太阴土　中少宫土运　下太阳水　风化清化胜复同，邪气化度也。灾五宫。雨化五，寒化一，正化度也。其化上苦热，中甘和，下甘热，药食宜也。

庚寅　庚申岁

上少阳相火　中太商金运　下厥阴木　火化七，清化九，风化三，正化度也。其化上咸寒，中辛温下辛凉，药食宜也。

辛卯　辛酉岁

上阳明金　中少羽水运　下少阴火　雨化风化胜复同，邪气化度也。灾一官。清化九，寒化一，热化七，正化度也。其化上苦小温，中苦和，下咸寒，药食宜也。

壬辰　壬戌岁

上太阳水　中太角木运　下太阴土　寒化六，风化八，雨化五，正化度也。其化上苦温，中酸和，下甘温，药食宜也。

癸巳　癸亥岁

上厥阴木　中少徵火运　下少阳相火　寒化雨化胜复同，邪气化度也。灾九宫。风亿八，火化二，正化度也。其化上辛凉，中咸和，下咸寒，药食宜也。

凡此定期之纪，胜复正化，皆有常数，不可不察。故知其要者一言而终，不知其要，流散无穷，此之谓也。

帝曰：善。五运之气，亦复岁乎？岐伯曰：郁极乃发，待时而作也。帝曰：请问其所谓也。岐伯曰：五常之气，太过不及，其发异也。帝曰：愿卒闻之。岐伯曰：太过者暴，不及者徐，暴者为病甚，徐者为病持。帝曰：太过不及，其数何如？岐伯曰：太过者其数成，不及者其数生，土常以生也。

帝曰：其发也何如？岐伯曰：土郁之发，岩谷震惊，雷殷气交，埃昏黄黑，化为白气，飘骤高深，击石飞空，洪水乃从，川流漫衍，田牧土驹。化气乃敷，善为时雨，始生始长，始化始成。故民病心腹胀，肠鸣而为数后，甚则心痛胁膜，呕吐，霍乱，饮发注下，肘肿身重。云奔雨府，霞拥朝阳，山泽埃昏,其乃发也,以其四气。云横天山,浮游生灭,怫之先兆也。

金郁之发,天洁地明,风清气切,大凉乃举,草树浮烟,燥气以行,霜雾数起,杀气来至,草木苍干,金乃有声。故民病咳逆,心胁满引少腹,善暴痛,不可反侧,干面尘色恶。山泽焦枯,土凝霜卤,怫乃发也,其气五。夜零白露,林莽声凄,怫之兆也。

水郁之发,阳气乃辟,阴气暴举,大寒乃至,川泽严凝,寒雾结为霜雪,甚则黄黑昏翳,流行气交,乃为霜杀,水乃见祥。故民病寒客心痛,腰脽痛,大关节不利,屈伸不便,善厥逆,痞坚腹满。阳光不治,空积沉阴,白埃昏暝,而乃发也。其气二火前后。太虚深玄,气犹麻散,微见而隐,色黑微黄,怫之先兆也。

木郁之发,太虚埃昏,云物以扰,大风乃至,屋发折木,木有变。故民病胃脘当心而痛,上支两胁,鬲咽不通,食饮不下,甚则耳鸣眩转,目不识人,善暴僵仆。太虚苍埃,天山一色,或气浊色,黄黑郁若,横云不起,雨而乃发也,其气无常。长川草偃,柔叶呈阴,松吟高山,虎啸岩岫,怫之先兆也。

火郁之女,太虚曛翳,大明不彰,炎火行,大暑至,山泽燔燎,材木流津,广厦腾烟,土浮霜卤,止水乃减,蔓草焦黄,风行惑言,湿化乃后。故民病少气,疮疡痈肿,胁腹胸背,面首四肢䐜愤,胪胀,疡痱,呕逆,瘛疭骨痛,节乃有动,注下温疟,腹中暴痛,血溢流注,精液乃少,目赤心热,甚则瞀闷懊侬,善暴死。刻终大温,汗濡玄府,其乃发也,其气四。动复则静,阳极反阴,湿令乃化乃成。华发水凝,山川冰雪,焰阳午泽,怫之先兆也。有怫之应而后报也,皆观其极而乃发也,木发无时,水随火也。谨候其时,病可与期,失时反岁,五气不行,生化收藏,政无恒也。

帝曰:水发而雹雪,土发而飘骤,木发而毁折,金发而清明,火发而曛昧,何气使然?岐伯曰:气有多少,发有微甚,微者当其气,甚者兼其下,征其下气而见可知也。

帝曰:善。五气之发,不当位者何也?岐伯曰:命其差。帝曰:差有数乎?岐伯曰:后皆三十度而有奇也。

帝曰:气至而先后者何?岐伯曰:运太过则其至先,运不及则其至后,此候之常也。帝曰:当时而至者何也?岐伯曰:非太过非不及,则至当时,非是者眚也。

帝曰:善。气有非时而化者何也?岐伯曰:太过者当其时,不及者归其己胜也。

帝曰:四时之气,至有早晏高下左右,其候何如?岐伯曰:行有逆顺,至有迟速,故太过者化先天,不及者化后天。

帝曰:愿闻其行何谓也?岐伯曰:春气西行,夏气北行,秋气东行,冬气南行,故春气始于下,秋气始于上,夏气始于中,冬气始于标;春气始于左,秋气始于右,冬气始于后,夏气始于前。此四时正化之常。故至高之地,冬气常在;至下之地,春气常在。必谨察之。帝曰:善。

黄帝问曰:五运六气之应见,六化之正、六变之纪何如?岐伯对曰:夫六气正纪,有化有变,有胜有复,有用有病,不同其候,帝欲乎?帝曰:愿尽闻之。岐伯曰:请遂言之。夫气之所至也,厥阴所至为和平,少阴所至为暄,太阴所至为埃溽,少阳所至为炎暑,阳明所至为清劲,太阳所至为寒氛:时化之常也。

厥阴所至为风府,为璺启;少阴所至为火府,为舒荣;太阴所至为雨府,为员盈;少阳所至为热府,为行出;阳明所至为司杀府,为庚苍;太阳所至为寒府,为归藏:司化之常也。

厥阴所至为生,为风摇;少阴所至为荣,为形见;太阴所至为化,为云雨;少阳所至为长,为鲜;阳明所至为收,为雾露;太阳所至为藏,为周密:气化之常也。

厥阴所至为风生,终为肃;少阴所至为热生,中为寒;太阴所至为湿生,终为注雨;少阳所至为火生,终为蒸溽;阳明所至为燥生,终为凉;太阳所至为寒生,中为温:德化之常也。

厥阴所至为毛化,少阴所至为羽化,太阴所至为倮化,少阳所至为羽毛,阳明所至为介化,太阳所至为鳞化:德化之常也。

厥阴所至为生化,少阴所至为荣化,太阴所至为濡化,少阳所至为茂化,阳明所至为坚化,太阳所至为藏化:布政之常也。

厥阴所至为飘怒大凉,少阴所至为大暄寒,太阴所至为雷霆骤注烈风,少阳所至为飘风燔燎,霜凝,阳明所至为散落温,太阳所至为寒雪冰雹白埃:气变之常也。

厥阴所至为挠动,为迎随;少阴所至为高明焰,为曛;太阴所至为沉阴,为白埃,为晦暝;少阳所至为光显,为彤云,为曛;阳明所至为烟埃,为霜,为劲切,为凄鸣;太阳所至为刚固,为坚芒,为立:令行之常也。

　　厥阴所至为里急；少阴所至为疡胗身热；太阴所至为积饮否隔；少阳所至为嚏呕，为疮疡；阳明所至为浮虚；太阳所至为屈伸不利：病之常也。

　　厥阴所至为支痛；少阴所至为惊惑，恶寒，战栗，谵妄；太阴所至为稸满；少阳所至为惊躁，瞀昧，暴病；阳明所至为鼽，尻阴股膝髀腨胻足病；太阳所至为腰痛：病之常也。

　　厥阴所至为緛戾；少阴所至为悲妄衄衊；太阴所至为中满、霍乱、吐下；少阳所至为喉痹，耳鸣呕涌；阳明所至皴揭；太阳所至为寝汗，痉：病之常也。

　　厥阴所至为胁痛呕泄；少阴所至为语笑；太阴所至为重胕肿；少阳所至为暴注，瞤瘛暴死；阳明所至为鼽嚏，太阳所至为流泄禁止：病之常也。

　　凡此十二变者，报德以德，报化以化，报政以政，报令以令，气高则高，气下则下，气后则后，气前则前，气中则中，气外则外，位之常也。故风胜则动，热胜则肿，燥胜则干，寒胜则浮，湿胜则濡泄，甚则水闭胕肿，随气所在，以言其变耳。

　　帝曰：愿闻其用也。岐伯曰：夫六气之用，各归不胜而为化，故太阴雨化，施于太阳；太阳寒化，施于少阴；少阴热化，施于阳明；阳明燥化，施于厥阴；厥阴风化，施于太阴。各命其所在以征之也。帝曰：自得其位何如？岐伯曰：自得其位，常化也。帝曰：愿闻所在也。岐伯曰：命其位而方月可知也。

　　帝曰：六位之气盈虚何如？岐伯曰：太少异也，太者之至徐而常，少者暴而亡。帝曰：天地之气盈虚何如？岐伯曰：天气不足，地气随之；地气不足，天气从之，运居其中而常先也。恶所不胜，归所同和，随运归从而生其病也。故上胜则天气降而下，下胜则地气迁而上，多少而差其分，微者小差，甚者大差，甚则位易气交，易则大变生而病作矣。《大要》曰：甚纪五分，微纪七分，其差可见。此之谓也。

　　帝曰：善。论言热无犯热，寒无犯寒。余欲不远寒，不远热奈何？岐伯曰：悉乎哉问也！发表不远热，攻里不远寒。帝曰：不发不攻而犯寒犯热何如？岐伯曰：寒热内贼，其病益甚。帝：愿闻无病者何如？岐伯曰：无者生之，有者甚之。帝曰：生者何如？岐伯曰：不远热则热至，不远寒则寒至；寒至则坚否腹满，痛急下利之病生矣；热至则身热，吐下霍乱，痈疽疮疡，瞀郁注下，瞤瘛肿胀，呕，鼽衄头痛，骨节变，肉痛，血溢血泄，淋闷之病生矣。帝曰：治之奈何？岐伯曰：时必顺之，犯者治以胜也。

　　黄帝问曰：妇人重身，毒之何如？岐伯曰：有故无殒，亦无殒也。帝曰：愿闻其故何谓也？岐伯曰：大积大聚，其可犯也。衰其太半而止，过者死。

　　帝曰：善。郁之甚者治之奈何？岐伯曰：木郁达之，火郁发之，土郁夺之，金郁泄之，水郁折之，然调其气，过者折之，以其畏也，所谓泻之。帝曰：假者何如？岐伯曰：有假其气，则无禁也。所谓主气不足，客气胜也。帝曰：至哉圣人之道！天地大化运行之节，临御之纪，阴阳之政，寒暑之令，非夫子孰能通之！请藏之灵兰之室，署曰六元正纪，非斋戒不敢示，慎传也。

　　【解读】　黄帝问道：六气的正常生化和异常变化，胜气复气等淫邪致病及其主治原则，甘苦辛咸酸淡诸气味所化的情况，我已经知道了。关于五运主岁的气化，或与司天之气相顺，或与司天之气相逆，或与司天之气相顺而与在泉之气相逆，或与在泉之气相顺而与司天之气相逆，或岁运与司天相生，或岁运与司天相制，我还未能完全明了其中的道理。我想通晓司天在泉的要领和道理，并据此以协调运气之所化，使上下之功德能相互应合，不致破坏正常的秩序，天地升降的正常规律，不失其宜，五运之气的布化运行，不致违背其应时的政令，根据运气的顺逆情况，调之以五味，应当怎样呢？岐伯再次跪拜回答道：这个问题提得很高明啊！这是有关天气和地气问题的一个总纲，是万物变化的本源，若非圣明之帝，谁能够穷尽这些至理要道呢！我对这个问题虽然领会不深，愿意讲述其中的道理，使它永远不至灭绝，能长期流传而不被更改。

　　黄帝说：希望先生把这些道理进一步推演，使其更加条理。根据干支的类属和一般的顺序，分析司天在泉等所主的部位，分别每年主岁之气与各步之气，明了司天岁运所属之气与数，及正化邪化的变化情况等，可以听你进一步讲述吗？岐伯说：首先要确立纪年的干支，以明了主岁之气与金木水火土五运值年之数，及寒暑燥湿风火六气司天在泉的气化，则自然界的变化规律，就可以被发现。人们可以根据这种规律调养身体，阴阳之气屈伸的道理，也就浅近易知，不被迷惑。关于它的一般理数可以加以推数的，我尽量讲给你听。

黄帝说：太阳寒水值年的施政情况是怎样的呢？岐伯说：太阳寒水施政在辰年与戌年。

壬辰年、壬戌年。太阳寒水司天，太阴湿土在泉。丁壬为木运，壬为阳年，故运为太角。木运之气为风，其正常气化为风声紊乱，物体启开，其反常变化为大风振撼摧毁折拔，其致病为头目旋晕，视物不明。

客运五步：初之运太角(客运与主运之气相同，气得正化)，二之运少徵，三之运太宫，四之运少商，终之运太羽。主运五步与客运相同，起于太角，终于太羽。

戊辰、戊戌年(运火虽太过，但为司天之寒水所克，则与火运平气相同)。太阳寒水司天，太阴湿土在泉。戊癸为火运，戊为阳年，故运为太徵。火运之气为热，其正常气化为温暑郁热，其反常变化为火炎沸腾，其致病为热邪都滞。

客运五步：初之运太徵，二之运少宫，三之运太商，四之运少羽，终之运太角。主运五步：初之运少角，二之运太徵，三之运少宫，四之运太商，终之运少羽。

甲辰年、甲戌年(此二年既是岁会，又是同天符)。太阳寒水司天，太阴湿土在泉。甲己为土运，甲为阳年，故运为太宫。土运之气为阴雨，其正常气化为柔软厚重润泽，其反常变化为风飘雨骤震撼惊骇，其致病为湿邪下重。

客运五步：初之运太宫，二之运少商，三之运太羽，四之运少角，终之运太徵。主运五步：初之运太角，二之运少徵，三之运太宫，四之运少商，终之运太羽。

庚辰年、庚戌年。太阳寒水司天，太阴湿土在泉。乙庚为金运，庚为阳年，故运为太商。金运之气为凉，其正常气化为雾露萧飓，其反常变化为肃杀雕零，其致病为津液干燥，胸背满闷。

客运五步：初之运太商，二之运少羽，三之运太角，四之运少徵，终之运太宫。主运五步：初之运少角，二之运太徵，三之运少宫，四之运太商，终之运少羽。

丙辰年、丙戌年(此二年均为天符)。太阳寒水司天，太阴湿土在泉。丙辛为水运，丙为阳年，故运为太羽。水运之气为寒冷肃杀，其正常气化为寒风溧冽，凝敛凄惨，其反常继冰雪霜雹，其致病为大寒留滞于筋肉关节空隙处。

客运五步：初之运太羽，二之运少角，三之运太徵，四之运少宫，终之运太商。主运五步：初之运太角，二之运少徵，三之运太宫。四之运少商，终之运太羽。

凡此辰戌年太阳司天之政，其气太过，先天时而至，太阳寒水司天，其气肃厉，太阴湿土在泉，其气沉静，寒水之气临于太空，阳气不得施令，水土二气相合，以为功德，上应于辰星与镇星之光较强。其在谷类，应于黑色与黄色者，其司天之政严肃，其在泉之令全徐缓。由于寒水之政大起，阳气不得伸张，湖泽中不见阳热的气焰升腾，火气则需等到其相应之时，方能舒发。主气少阳居中为三之气，因火气过胜，则应时之雨水穷尽不降，四之气，在泉用事，雨水止极而云散，气还于太阴主令之时，云会于北极雨府之处，湿气乃得布化，万物为之润泽，太阳寒气布于高空，少阴雷火动而在下，寒湿之气则持续于气交之中。人们易患寒湿病发作，肌肉痿弱，两足痿软不收，大便泄泻，血液外溢等症。初之气，主气为厥阴风木，客气为少阳相火，上年在泉之气迁移退位，温气大行，草木繁荣较早，人们易患疫疠病，温热病发作，身热，头痛，呕吐，肌肤疮疡等病。二之气，主气为少阴君火，客气为阳明燥金，故凉气反而大行，阳气不得舒发，人们感到凄惨，草木因遇到寒凉之气，也不易生长，火气受到抑制，人们易患气郁不舒，腹中胀满等病，寒气开始发生。三之气，主气为少阳相火，客气为太阳寒水，司天之气布其政令，寒气大行，雨乃降下。人们易患寒病于外，热反病于内，痈疽，下利如注，心热烦闷等病，热郁于内，易伤心神，若不急治，病多死亡。四之气，主气为太阴湿土，客气为厥阴风木，风湿二气，交争于气交，湿得风气乃化为雨，万物乃得盛长、化育、成熟，人们易患大热少气，肌肉萎弱，两足痿软，下利赤白等病。五之气，主气为阳明燥金，客气为少阴君火，阳气重新施化，草木之类又得盛长、化育而成熟，人们感到舒畅无病。终之气，主气为太阳寒水，客气为太阴湿土，在泉之气，得其正令，湿气大行，阴寒之气凝集太空，尘埃昏暗，笼罩郊野，人们感到凄惨，若寒风骤至，则土气不胜，脾不得长养，虽有妊娠，亦多主死而不能生。凡此太阳寒水司天之年，则火气郁而不行，宜食苦味以泻火，以燥治湿，以温治寒，必须折减其政郁之胜气，资助不胜之气的生化之源，抑制中运与天的太过之气，扶持被抑制的不胜之气，不要使运气猝暴太过而发生疾病，应当食用得岁气的谷类以保全真气，避免虚邪贼风以安定正气。根据中运与司天在泉阴阳五行之气的同异裁定药食性味的多少而制之，运与气寒湿相同者，用燥热之品以化之，运与气寒湿不同者，用燥湿之品以化之，所以运与气相同者，其气胜，可多用制其气之品,运与气不同者;其气微,可少用制其气之品。凡用寒性药品时,应避开寒气主令之时;用热性药品时,应避开热气主令之时;用凉性药品时,应避开凉气主令之时;用温性药品时,应避开温气主令之时;用饮食调养时,也应遵照这个原则,这是就一般情况而言。若气候有反常变化时,就不必拘守这一原则。若不遵守这些规律,就会导致疾病的发生。就是说要根据四时气候变化的具体情况,决定治疗原则。

黄帝说:好。阳明燥金值年的施政情况是怎样的呢? 岐伯说:阳明燥金施政在卯年与酉年。

丁卯年(为岁会)、丁酉年。阳明燥金司天,少阴君火在泉。丁壬为木运,丁为阴年,故运为少角。木运不及,则克我之金的清气乃为胜气,胜之后,则我生之火的热来复,此二年胜复之气相同。由于木运不及,司天之燥金胜之,则金兼木化,反得其政,故同金运平气。凡此二年,运气为风,胜气为清,复气为热。

客运五步:初之运少角(客运与主运之气相同,气得正化),二之运太徵,三之运少宫,四之运太商,终之运少羽。主运五步与客运相同,起于少角,终于少羽。

癸卯年,癸酉年(此二年俱为同岁会)。阳明燥金司天,少阴君火在泉。戊癸为火运,癸为阴年,故运少徵。火运不及,则克我之水的寒气乃为胜气,胜之后,则我生之土的雨气来复,此二年胜复之气相同。由于火运不及,无力克金,司天之金气得政,故同金运平气。凡此二年,运气为热,胜气为寒,复气为雨。

客运五步:初之运少徵,二之运太宫,三之运少商,四之运太羽,终之运少角。主运五步:初之运太角,二之运少徵,三之运太宫,四之运少商,终之运太羽。

己卯年、己酉年。阳明燥金司天,少阴君火在泉。甲己为土运,己为阴年,故运为少宫。土运不及,则克我之木的风气乃为胜气,胜气之后,则我生之金的凉气来复,此二年胜复之气相同。凡此二年,运气为雨,胜气为风,复气为凉。

客运五步:初之运少宫,二之运太商,三之运少羽,四之运太角,终之运少徵。主运五步:初之运少角,二之运太徵,三之运少宫,四之运太商,终之运少羽。

己卯年(为天符),己酉年(既是岁会,又是太一天符)。阳明燥金司天,少阴君火在泉。乙庚为金运,乙为阴年,故运为少商。金运不及则克我之火的热气乃为胜气,胜气之后则我生之水的寒气来复,此二年胜复之气相同。金运虽不及,但得司天之金气相助,故同金运平气。凡此二年,运气为凉,胜气为热,复气为寒。

客运五步:初之运少商,二之运太羽,三之运少角,四之运太徵,终之运少宫。主运五步:初之运太角,二之运少徵,三之运太宫,四之运少商,终之运太羽。

辛卯年、辛酉年。阳明燥金司天,少阴君火在泉。丙辛为水运,辛为阴年,故运为少羽。水运不及,则克我之土的雨气乃为胜气,胜气之后,则我生之木的风气来复,此二年胜复之气相同。凡此二年,运气为寒,胜气为雨,复气为风。

客运五步:初之运少羽,二之运太角,三之运少徵,四之运太宫,终之运少商。主运五步:初之运少角,二之运太徵,三之运少宫,四之运少商,终之运少羽。

凡此卯酉年阳明司天之政,其气不及,后天时而至,阳明燥金司天,其气急切,少阴君火在泉,其气盛明,金气不及,火气乘之,则阳气得专其令,炎暑之气大行,万物干燥而坚硬,金气不及则木无所畏,和风主治,风气与燥气相兼而流行于气交之内,使阳气多而阴气少,阳气盛极必衰,衰则阴气来复,当四之气主客二气,即太阴与太阳主令之时,云归于雨府,湿气敷布,干燥之气又变为润泽。其在谷类,应于白色与赤色者,间谷则为借间气太过而得成熟者,金气不及,火气乘之,损伤属金之白色甲类虫,待水气来复则损及属火之羽虫类,金气与火气相合,以为功德,上则应于太白星与荧惑星之光较强。其司天之政急切,其在泉之令狞暴,蛰虫不欲归藏,流水不得结冰。人们易患咳嗽,咽喉肿塞,寒热发作急暴,振动寒凛,大小便不通畅等病。如果燥金清凉之气早至而急切,则属木的毛虫类乃死,如在泉之热气后至而急暴,则属金的介虫类乃受灾殃。胜气与复气发作急暴,正常的气候,被扰乱而不定,司天之清气与在泉之热气,持续于气交之内。初之气,主气为厥阴风木,客气为太阴湿土,上年在泉之气迁移退位,阳明司天燥金用事,阴气开始凝集,天气肃厉,水乃结成冰,寒雨之气化。其发病为内热胀满,满目浮肿,善眠,鼻塞衄血,喷嚏呵欠,呕吐,小便黄赤,甚则淋沥不通。二之气,主气为少阴君火,客气为少阳相火,二火用事,阳气乃布,人们感到舒适,万物开始生长繁荣。若疫疠大行时,人们容易狞暴死亡。三之气,主气为少阳相火,客气为阳明燥金,司天之政乃布,凉气乃行,客气之燥气与主气之热气相互交合,燥气极则湿气复而润泽,人们易患寒热之病。四之气,主气为太阴湿土,客气为太阳寒水,水土气化,寒雨降下。发病为猝然仆倒,振动战栗,谵言妄语,少气,咽喉干燥而引饮,以及心痛,痈肿疮疡,疟疾寒冷,骨痿软,便血等病。五之气,主气为阳明燥金,客气为厥阴风木,秋行春令,草木又得生长而繁荣,人们也平和无病。终之气,主气为太阳寒水,客气为少阴君火,在泉之气用事,阳气敷布,气反温暖,蛰虫现于外面,流水不得结冰,人们也健康平安,阳气盛则易发温病。因而在阳明司天之年,应当食用得岁气的谷类以安定正气,食用得间气的谷类以去邪气,本年当用咸味、苦味、辛味的药物以汗之、清之、散之的方法进行治疗,安定其不及的运气,使其免受邪气的干犯,折减其致郁的胜气,资助其不胜之气的生化之源。根据寒热的轻重,决定方宜的多少,若中运与在泉之热气相同时,应多用与司天凉气相同之品;若中运与司天之凉气相同时,应多用与在泉热气相同之品。用凉药时,应避开凉气主令之时;用热药时,应避开热气主令之时;用寒药时,应避开寒气主令之时;用温药时,应避开温气主令之时;用饮食调养时,也应遵照这个原则,这是就一般情况而言。若气候有反常变化时,就不必拘守这一原则。这是指的自然变化之道,若违背了它,就会扰乱天地阴阳的自然规律。

黄帝说:好。少阳相火值年的施政是怎样的呢? 岐伯说:少阳相火施政在寅年与申年。

壬寅年、壬申年(此二年俱为同天符)。少阳相火司天,厥阴风木在泉。丁壬为木运,壬为阳年,故运为太角。木运之气为风气鼓动,其正常气化为风声窸乱,物体启开,其反常变化为大风振撼摧毁折拔,其致病为头目眩晕,两胁支撑,神魂惊骇。

客运五步:初之运太角(客运与主运之气相同,气得正化),二之运少徵,三之运太宫,四之运少商,终之运太羽。主运五步与客运相同,起于太角,终于太羽。

戊寅年、戊申年(此二年俱为天符)。少阳相火司天,厥阴风木在泉。戊癸为火运,戊为阳年,故运为太徵。火运之气为暑热,其正常气化为火盛热郁,其反常为火炎沸腾,其致病为热郁于上,热甚迫血妄行则血溢血泄,心痛。

客运五步:初之运太徵,二之运少宫,三之运太商,四之运少羽,终之运太角。主运五步:初之运少角,二之运太徵,三之运少宫,四之运太商,终之运少羽。

甲寅年、甲申年。少阳相火司天,厥阴风木在泉。甲己为土运,甲为阳年,故运为太宫。土运之气为阴雨,其正常气化为柔软厚重润泽。其反常变化为风飘雨骤震撼惊骇,其致病为身重浮肿,水饮痞满。

客运五步:初之运太宫,二之运少商,三之运太羽,四之运少角,终之运太徵。主运五步:初之运太角,二之运少徵,三之运太宫,四之运少商,终之运太羽。

庚寅年、庚申年。少阳相火司天,厥阴风木在泉。乙庚为金运,庚为阳年,故运为太商。金运虽太过,但被司天相火所克,故同金运平气。金运之气为凉,其正常气化为雾露清冷急切,其反常变化为肃杀雕零,其致病则发于肩背与胸中。

客运五步:初之运太商,二之运少羽,三之运太角,四之运少徵,终之运太宫。主运五步:初之运少角,二之运太徵,三之运少宫,四之运太商,终之运少羽。

丙寅年、丙申年。少阳相火司天,厥阴风木在泉。丙辛为水运,丙为阳年,故运为太羽。水运之气为寒,其正常气化为凝敛凄惨,寒风凛冽,其反常变化为冰雪霜雹,其致病为寒气浮肿。

客运五步:初之运太羽,二之运少角,三之运太徵,四之运少宫,终之运太商。主运五步:初之运太角,二之运少徵,三之运太宫,四之运少商,终之运太羽。

凡此寅申年少阳司天之政,其气太过,先天时而至,司天之气得其正化之位,厥阴风木在泉,其气扰动不宁,大风突然而起,草木卧倒,走石飞沙,少阳炎火之气为之流行,岁半之前,为君火相火与太阴湿土行令之时,阴气流行,阳气布化,雨乃应时而降,少阳司天为火,厥阴在泉为木,木火相生,故同为功德,上应于荧惑星与岁星之光较强。其在谷类应于赤色与青色者,其司天之政严厉,在泉之令扰动。所以司天之热与在泉之风相参而敷布,云物沸腾,流动不定,太阴湿土之气横行气交,寒气有时而至,则凉雨并起。人们易患寒病于内,外部发生疮疡,内为泄泻胀满等病。所以聪明圣智的人,遇到这种情况时,则调和而顺适之,不与之抗争。寒热之气,反复发作,人们易患疟疾,泄泻,耳聋,目.瞑,呕吐,上部气郁肿胀而颜色改变等痛。初之气,主气为厥阴风木,客气为少阴君火,上年在泉之气,迁移退位,风气胜时则摇动不宁,主客二气木火相生,寒气乃去,气候大温,草木早期繁荣。有时寒气虽来但不能行其杀伐之令,温热病发生,其发病为气郁于上,血液外溢,目赤、咳嗽气逆、头痛、血崩、胁部胀满、皮肤肌腠生疮等。二之气,主气为少阴君火,客气为太阴湿土,火气反为湿土之气郁遏而不发,白色云埃四起,云气归于雨府,风气若不胜湿土之气,则雨水降下,人们身体安康。其发病为热郁于上部,咳嗽气逆、呕吐、疮疡发生于内部、胸中与咽喉不利、头痛身热、神志昏愤不清、脓疮等。三之气,主气为少阳相火,客气亦为少阳相火,主客气同,司天之气施布政令,炎暑乃至,少阳相火上临,火气过甚,故雨水穷尽而不降。人们易患热病在内,耳聋目瞑、血外溢、脓疮、咳嗽、呕吐、鼻塞鼽衄、口渴、喷嚏呵欠、喉痹、目赤等病,往往突然死亡。四之气,主气为太阴湿土,客气为阳明燥金,阳明主令,凉气乃至,炎暑之气间时而化,白露降下,人们平和无殃,其发病为胀满身重。五之气,主气为阳明燥金,客气为太阳寒水,阳气乃去,寒气乃至,雨水乃降,由于阳气敛藏,气门乃闭,刚硬的树木早为雕零,人们应避开寒邪,通晓养生之道者,居处周密,以避寒气。终之气,主气为太阳寒水,客气为厥阴风木,在泉之气得其正化之位,风气乃至,万物反而有生发之势,雾气流行。由于气机外泄,故其发病为应关闭者反而不能禁固,心痛,阳气不得敛藏,咳嗽等。凡此少阳司天之年,必须抑制中运与司天的太过之气,赞助所不胜之气,折减其致郁的胜气,资助不胜之气的生化之源,则猝暴太过之气不能发生,重病可以不生。所以本岁当用咸味辛味及酸味药物,用渗泄水渍发散等方法进行治疗,观察气候的寒热变化,以调治其太过之邪气。若中运遇太角、太徵与岁气风热相同之年,应多用寒化之品;若中运遇太宫、太商、太羽与岁气风热不同之年,应少用寒化之品。用热性药品时,应避开热气主令之时;用温性药品时,应避开温气主令时;用寒性药品时,应避开寒气主令之时;用凉性药品时,应避开凉气主令之时;用饮食调养时,也应遵照这个原则,这乃是一般的规律。若气候有反常变化时,就不必拘守这一原则,否则就会导致疾病的发生。

黄帝说:好。太阴湿土值年的施政情况是怎样的呢?岐伯说:太阴湿土施政在丑年与未年。

丁丑年、丁未年。太阴湿土司天,太阳寒水在泉。丁壬为木运,丁为阴年,故运为少角。木运不及,则克我之金的清气乃为胜气,清气之后,则我生之火的热气来复,此二年胜复之气相同。木运不及,无力克土,司天之土气得政,故同土运平气。凡此二年,运气为风,胜气为清,复气为热。

客运五步:初之运少角(客运与主运之气相同,气得正化),二之运太徵,三之运少宫,四之运太商,终之运少羽。主运五步与客运相同,起于少角,终于少羽。

癸丑年、癸未年。太阴湿土司天,太阳寒水在泉。戊癸为火运,癸为阴年,故运为少徵。火运不及,则胜我之水的寒气乃为胜气,胜气之后,则我生之土的雨气来复,此二年胜复之气相同。凡此二年,运气为热,胜气为寒,复气为雨。

客运五步:初之运少徵,二之运太宫,三之运少商,四之运太羽。终之运少角。主运五步:初之运太角,二之运少徵,三之运太宫,四之运少商,终之运太羽。

己丑年、己未年(此二年俱为太乙天符)。太阴湿土司天,太阳寒水在泉。甲己为土运,己为阴年,故运为少宫。土运不及,则克我之木的风气乃为胜气,胜气之后,则我生之金的清气来复,此二年胜复之气相同。土运虽不及,但得司天土气之助,故同土运平气。凡此二年,运气为雨,胜气为风,复气为清。

客运五步:初之运少宫,二之运太商,三之运少羽,四之运太角,终之运少徵。主运五步:初之运少角,二之运太徵,三之运少宫,四之运太商,终之运少羽。

乙丑年、乙未年。太阴湿土司天,太阳寒水在泉。乙庚为金运,乙为阴年,故运为少商。金运不及,则克我之火的热气乃为胜气,胜气之后,则我生之水的寒气来复,此二年胜复之气相同。凡此二年,运气为凉,胜气为热,复气为寒。

客运五步:初之运少商,二之运太羽,三之运少角,四之运太徵,终之运少宫。主运五步:初之运太角,二之运少徵,三之运太宫,四之运少商,终之运太羽。

辛丑年、辛未年(此二年俱为同岁会),太阴湿土司天,太阳寒水在泉。丙辛为水运,辛为阴年,故运为少羽。水运不及,则克我之土的雨气乃为胜气,胜气之后,则我生之木的风气来复,此二年胜复之气相同。由于水运不及,司天之土气胜之,则土兼水化,反得其政,故同土运平气。凡此二年,运气为寒,胜气为雨,复气为风。

客运五步:初之运少羽,二之运太角,三之运少徵,四之运太宫,终之运少商。主运五步:初之运少角,二之运太徵,三之运少宫,四之运太商,终之运少羽。

凡此丑未年太阴司天之政，其气不及，后天时而至。太阴司天，太阳在泉，其气皆阴，故阴专其令，阳气退避，时常有大风兴起，司天之气下降于地，在泉之气上腾于天，原野雾气昏暗，白色云埃四起，云奔于南极雨府，由于太阴湿土与太阳寒水主令，故寒雨频频降下，万物成熟于夏末秋初。人们易患寒湿，腹部胀满，全身肿胀，浮肿，痞满气逆，寒气厥逆，筋脉拘急等病。湿气与寒气相合，以为功德，黄黑色尘埃昏暗，流行于气交之内，上则应于镇星与辰星之光较强。司天之政严肃，在泉之令寂静，其谷类应于黄色与黑色者。由于司天之阴气凝集于上，在泉之寒气积聚于下，寒水之气胜于火气，则为冰雹，阳光不得施治，阴寒肃杀之气乃行。所以对于谷物的种，太过年应在高地，不及年应在低地，在过年应晚，不及年应早，这不仅要看土地条件是否有利，而且要根据气化的情况而定，人们对于养生之道，也必须适应这些情况，间谷则借间气之太过而得以成熟。初之气，主气为厥阴风木，客气亦为厥阴风木，上年在泉之气，迁移退位，由于主客二气相同，则春得气化之正，风气乃来，生发之气布化，万物因而繁荣，人们感到条畅舒适，由于湿气为风气所迫，降雨较迟。人们易患血液外溢，筋络拘急强直，关节不利，身体沉重，筋脉痿软等病。二之气，主气为少阴君火，客气亦为少阴君火，主客二气相同，故火得气化之正，万物因而生化，人们也感到平和，其发病为温热与疫疠大行，远近的患者病皆相同。湿与热气相迫，雨水乃按时降下。三之气，主气为少阳相火，客气为太阴湿土，司天之气布化，湿气乃降，地气上升，雨水时常降下。寒气随之而来。如果感受湿热之邪，则人们易患身体沉重浮肿，胸腹胀满等病。四之气，主气为太阴湿土，客气为少阳相火，相火加临于主气之上，湿热合化，地气上升，与天气否隔不通，早晚俱有寒风吹来，热气与寒气相迫，烟雾凝集于草木之上，湿化之气不得流动，则白露阴布，成为秋令。五之气，主气为阳明燥金，客气亦为阳明燥金，凄惨寒凉之气已行，寒露降下，霜乃早降，草木萎黄雕落，寒气侵及人体，善于养生的人们应居处周密，人们易患皮肤与腠理等部位的疾病。终之气，主气为太阳寒水，客气亦为太阳寒水，寒气大起，湿气大化，霜乃聚积，阴气凝结，水结成坚冰，阳光不得施治。感受寒邪，则人们易患关节强急，活动不灵，腰部与臀部疼痛等病，乃是由于寒湿之气相持于气交所致。凡此太阴司天之年，必须折减其太郁的邪气，而取其不胜之气的生化之源，补益不及的岁气，不使邪气过胜，食用得岁气的谷类以保全真气，食用得间气的谷类以保养精气。所以本年宜用苦味的药物，用燥性以去湿，用温性以去寒，甚则用发泄的方法以去湿邪。如果不发不泄，湿气向外溢出，肌肉溃烂，皮肤破裂，则水血交相外流。必须赞助阳火之气，使其能抵御严寒，应根据岁运与岁气之属性的异同，以制定药物性味的多少。岁运与岁气同为寒性的，用热性之品；岁运与岁气同为湿性的，用燥性之品；运与气不同者，少用调和之品；相同的，多用调和之品。用凉性药品时，应避开凉气主令之时；用寒性药品时，应避开寒气主令之时；用温性药品时，应避开温气主令之时，用热性药品时，应避开热气主令之时；用饮食调养时，也应遵照这个原则，这乃是就一般情况而言。若气候有反常变化时，就不必拘守这一原则，这是一般的规律。若不遵守这些规律，就会导致疾病的发生。

黄帝说：好。少阴君火值年的施政情况是怎样的呢？岐伯说：少阴君火施政在子年与午年。

壬子年、壬午年。少阴君火司天，阳明燥金在泉；丁壬为木运，壬为阳年，故运为太角。木运之气为风气鼓动，其正常气化为风声窸乱，物体启开，其反常变化为大风振撼摧毁折拔，其致病为胁下支撑胀满。

客运五步：初之运太角（客运与主运之气相同，气得正化），二之运少徵，三之运太宫，四之运少商，终之运太羽。主运五步与客运相同，起于太角，终于太羽。

戊子年（天符年）、戊午年（太一天符年）。少阴君火司天，阳明燥金在泉。戊癸为火运，戊为阳年，故运为太徵。火运之气为火炎暑热，其正常气化为温暖光曜郁热，其反常变化为火炎沸腾，其致病为热在上部，血液外溢。

客运五步：初之运太徵、二之运少宫，三之运太商，四之运少羽，终之运太角。主运五步：初之运少角，二之运太徵，三之运少宫，四之运太商，终之运少羽。

甲子年、甲午年。少阴君火司天，阳明燥金在泉。甲己为土运，甲为阳年，故运为太宫。土运之气为阴雨，其正常气化为柔软厚重润泽，其反常变化为风飘雨骤震撼惊骇，其致病为腹中胀满，肢体沉重。

客运五步：初之运太宫，二之运少商，三之运太羽，四之运少角，终之运太徵。主运五步：初之运太角，二之运少徵，三之运太宫，四之运少商，终之运太羽。

庚子年、庚午年(此二年俱为同天符)。少阴君火司天,阳明燥金在泉。乙庚为金运,庚为阳年,故运为太商。金运虽在过,但被司天之火克,故同金运平气。金运之气为清凉急切,其正常气化为雾露萧瑟,其反常变化为肃杀雕零,其致病为清气在下。

客运五步:初之运太商,二之运少羽,三之运太角,四之运少徵,终之运太宫。主运五步:初之运少角,二之运太徵,三之运少宫,四之运太商,终之运少羽。

丙子年(岁会年)、丙午年。少阴君火司天,阳明燥金在泉。丙辛为水运,丙为阳年,故运为太羽。水运之气为寒冷,其正常气化为凝敛凄惨,寒风凛冽,其反常变化为冰雪霜雹,其致病为寒气在下。

客运五步:初之运太羽,二之运少角,三之运太徵,四之运少宫,终之运太商。主运五步:初之运太角,二之运少徵,三之运太宫,四之运少商,终之运太羽。

凡此子午年少阴司天之政,其气太过,先天时而至,少阴司天,阳明在泉,在泉之气肃杀,司天之气光明,初之气,客气之寒,与上年终气少阳之暑相交,司天之热与在泉之燥气相加,云驰于雨府,湿化之气乃得流行,雨乃应时而降,金之燥气与火之热气相合,以为功德,上则荧惑星与太白星之光较强。司天之政光明,在泉之气急切,其在谷类应于赤色与白色者。水之寒气与火之热气相持气交,为疾病发生的起因,热性病变发生在上部,凉性病变发生在下部,寒气与热气相互侵犯而争扰于中部,人们易患咳嗽气喘,血液上溢或下泄,鼻塞喷嚏,目赤,眼角疮痛,寒气厥逆入于胃部,心痛腰痛,腹部胀大,咽喉干燥,上部肿胀等病。初之气,主气为厥阴风木,客气为太阳寒水,上年在泉之气迁移退位,少阳之暑气将要退去,寒冷之气始至,蛰虫重又归藏,水结为冰,霜又降下,主气之风受客气之影响而凛冽寒冷,阳气因而被郁,不得宣发,人们反而居处周密,以避寒气,易患关节强硬,活动不灵,腰部与臀部疼痛等病,初气之后,炎暑之气即将发生,可致内部与外部疮痈之病。二之气,主气为少阴君火,客气为厥阴风木,阳气乃得舒布,风气乃得流行;春气属于正化之令,万物应当繁荣,寒气虽然有时而至,但因主客二气均属阳,所以人们仍然感到平和。其发病为小便淋沥,目视不清,两眼红赤,气郁于上部则可发生热病。三之气,主气为少阳相火,客气为少阴君火,司天之气布化,主客二气皆为火,所以大火流行,万物蕃盛而鲜明,寒气有时而至。人们易患气厥逆而心痛,寒热交替发作,咳嗽气喘,目赤等病。四之气,主气为太阴湿土,客气亦为太阴湿土,暑湿俱至,大雨时常降下,寒热交互而至。人们易患寒热,咽喉干燥,黄疸,鼻塞,衄血,水饮发作等病。五之气,主气为阳明燥金,客气为少阳相火,少阳之烈火降临,暑气反而又至,阳热之气生化,万物又出现生长繁荣景象,人们感到安康,其发病为温病。终之气,主气为太阳寒水,客气为阳明燥金,燥气流行,由于燥金之收敛,使五之气的余火隔拒于内,不得外泄,则肿于上部,咳嗽气喘,甚则血液外溢。若寒气时常发起,则雾气弥漫,其为病多发生于皮肤,雅气居于胁部,向下连及少腹而发生内部寒冷的病,至终气之末,则在泉之气将要改变。凡此少阴司天之年,必须抑制其太过的运气,资助岁气所胜之气,折减其郁而将发之气,先取所不胜之气的化源,不要使运气犷暴太过而发生疾病。食用得岁气的谷类以保全真气,食用得间气的谷类以避虚邪。本年宜用咸味以奥之,以调其上部,甚则用苦味以发之,用酸味以收之,以安其下部,甚则用苦味以泄之。应根据中运与岁气的同异,而制定用多或用少。中运与司天之气同为热者,用寒凉之品以化之;中运与在泉之气同为凉者,用温热之品以化之。用热性药物时,应避开热气主令之时;用凉性药物时,应避开凉气主令之时;用温性药物时,应避开温气主令之时;用寒性药物时,应避开寒气主令之时;用饮食调养时,也应遵照这个原则,这仅是就一般的情况而言。若气候有反常变化时,就不必拘守这一原则。这就是一般的规律,若不遵守这些规律,就会导致疾病的发生。

黄帝说:好。厥阴风木值年的施政情况是怎样的呢?岐伯说:厥阴风木值年在巳年与亥年。

丁巳年、丁亥年(此二年俱为天符年)。厥阴风木司天,少阳相火在泉。丁壬为木运,丁为阴年,故运为少角。木运不及,则克我之金的清气乃为胜气,胜气之后,则我生之火的热气来复,此二年胜复之气相同。凡此二年,运气为风,胜气为清,复气为热。

客运五步:初之运少角(客运与主运之气相同,气得正化),二之运太徵,三之运少宫,四之运太商,终之运少羽。主运五步与客运同,起于少角,终于少羽。

癸巳年、癸亥年(此二年俱为同岁会)。厥阴风木司天,少阳相火在泉。戊癸为火运,癸为阴年,故运为少徵。火运不及,则克我之水的寒气乃为胜气,胜气之后,则我生之土的雨气来复,此二年胜复之气相同。凡此二年,运气为热,胜气为寒,复气为雨。

客运五步：初之运少徵，二之运太宫，三之运少商，四之运太羽，终之运少角。主运五步：初之运太角，二之运少徵，三之运太宫，四之运少商，终之运太羽。

己巳年、己亥年。厥阴风木司天，少阳相火在泉。甲己为土运，己为阴土，故运为少宫。土运不及，则克我之木的风气乃为胜气，胜气之后，则我生之金的清气来复，此二年胜复之气相同。由于土运不及，司天之木气胜之，则木兼土化，反得其政，故同木运平气。凡此二年，运气为雨，胜气为风，复气为清。

客运五步：初之运少宫，二之运太商，三之运少羽，四之运太角，终之运少徵。主运五步：初之运少角，二之运太徵，三之运少宫，四之运太商，终之运少羽。

乙巳年、乙亥年。厥阴风木司天，少阳相火在泉。乙庚为金运，乙为阴年，故运为少商。金运不及，则克我之火的热气乃为胜气，胜气之后，则我生之水的寒气来复，此二年胜复之气相同。金运不及，无力克木，司天之木气反而得政，故同木运平气。凡此二年，运气为凉，胜气为热，复气为寒。

客运五步：初之运少商，二之运太羽，三之运少角，四之运太徵，终之运少宫。主运五步：初之运太角，二之运少徵，三之运太宫，四之运少商，终之运太羽。

辛巳年、辛亥年。厥阴风木司天，少阳相火在泉。丙辛为运，辛为阴年，故运为少羽。水运不及，则克我之土的雨气乃为胜气，胜气之后，则我生之木的风气来复，此二年胜复之气相同。凡此二年，运气为寒，胜气为雨，复气为风。

客运五步：初之运少羽，二之运太角，三之运少徵，四之运太宫，终之运少商。主运五步：初之运少角，二之运太徵，三之运少宫，四之运太商，终之运少羽。

凡此巳亥年厥阴司天之政，其气不及，后天时而至。上述所谓同正角诸岁，其气化情况，中运与司天之气相同，均为木运平气。厥阴司天，少阳在泉，司天之气扰动，在泉之气正化，司天之风气，生于高远之处，在泉之炎热自下而从之，云归于雨府，湿化之气流行，司天之风气与在泉之火气相合，以为功德，上则应于岁星与荧惑星之光较强。司天之政扰动，在泉之令迅速，其在谷类应于青色与赤色者，间谷则为借间气太过而得成熟者，易耗损具有纹角虫类及羽虫类动物。风气燥气，火气热气，互为胜复，交替发作，蛰虫出现，流水不能结冰，热病生于人之下部，风病生于人之上部，风气与燥气则互为胜复，见于人体中部。初之气，主气为厥阴风木，客气为阳明燥金，寒气开始严厉，杀伐之气方来。人们易患寒病于右侧下方。二之气，主气为少阴君火，客气为太阳寒水，所以寒冷之气不去，雪花飘，水成冰，杀伐之气施化，霜乃降下，草类上部干焦，寒冷的雨水时常降下，若阳气来复则人们易患内部热症。三之气，主气为少阳相火，客气为厥阴风木，司天之政布化，大风时起，人们易患两目流泪，耳鸣，头目眩晕等病。四之气，主气为太阴湿土，客气为少阴君火，暑湿湿热之气交争于司天之左间，人们易患黄疸病，以至于浮肿。五之气，主气为阳明燥金，客气为太阴湿土，燥气与湿气互有胜负，阴寒沉降之气乃得布化，寒气侵及人体，风雨流行。终之气，主气为太阳寒水，客气为少阳相火，由于少阳之烈火主令，阳气大化，蛰虫出现，流水不得结冰，地中阳气发泄，草类生长，人们也感到舒适，其发病则为温热疫疠。凡此厥阴司天之年，必须折减其致郁之气，资助不胜之气的生化之源，赞助其不及的运气，不要使邪气太胜。本年宜用辛味以调治司天之风邪，用咸味以调治在泉之火邪，少阳相火，其性尤烈，不可轻易触犯，应当慎重调治。用温性药时，应避开温气主令之时；用热性药物时，应避开热气主令之时；用凉性药物时，应避开凉气主令之时；用寒性药物时，应避开寒气主令之时；用饮食调养时，也应遵照这个原则，这仅是就一般的情况而言。若气候有反常变化时，就不必拘守这一原则。这就是一般的规律。若不遵守这些规律，就会导致疾病的发生。

黄帝说：好。先生讲的，可以说是很详尽了，然而怎样才能知道它是应或不应的？岐伯说：你提的问题很高明啊！关于六气的问题，其运行有一定的次序，其终止有一定的方位，所以通常在正月初一日平旦时进行观察，根据六气主时所在的位置，就可以知道其气是应或不应。中运太过的，其气先时而至，中运不及的，其气后时而至，这是自然气象的一般规律和六气的正常情况。若中运既非太过亦非不及的平气，谓之"正岁"，其气正当其时而至。黄帝说：胜气和复气是经常存在的，灾害的发生，怎样能够测知呢？岐伯说：不属正常气化的，就属于灾害。

黄帝说：司天在泉之气数的开始和终止是怎样的呢？岐伯说：你问的很详细啊！这是属于阐明气象变化规律的问题。司天在泉之数，开始于司天，终止于在泉，岁半以前，司天主其气，岁半以后,在泉主其气,天气地气相交之处,气交主其气,作为一年气数的纲领,乃尽于此。所以说司天在泉所主之方位既然明白了,六气之应于十二月,可以知道吗?就是六气分主六步的气数。黄帝说:我负责这件事情,并按照这些原则去运用它,有时与实际的气数不完全符合,是什么原因呢?岐伯说:岁气有太过不及的差别,四时主治的气化也有盛衰的不同,盛衰的多少与春、夏、长夏、秋、冬之气化相同。黄帝说:同化是怎样的?岐伯说:风温与春季之气化同,热曛昏火与夏季之气化同,胜气与复气的同化也是一样的,燥清烟露与秋季之气化同,云雨昏暝埃与长夏之气化同,寒气霜雪冰与冬季之气化同,这就是天地间五运六气之所化及运气互有胜衰的一般情况。

黄帝说:五运值年与司天之气同化的,叫作"天符",我已经知道了。我想听听五运与在泉之气同化是怎样的呢?岐伯说:岁运太过而与司天之气同化的有三,岁运不及而与司天之气同化的也有三,岁运太过而与在泉之气同化的有三,岁运不及而与在泉之气同化的也有三,属于这类情况的共有二十四年。黄帝说:请你把上述情况进一步加以说明。岐伯说:甲辰甲戌年中运太宫,为土运太过;下加太阴湿土在泉,壬寅壬申年中运太角,为木运太过;下加厥阴风木在泉,庚子庚午年中运太商,为金运太过;下加阳明燥金在泉,像这种情况的有三。癸巳癸亥年中运少徵,为火运不及;下加少阳相火在泉,辛丑辛未年中运少羽,为水运不及;下加太阳寒水在泉,癸卯癸酉年中运少徵,为火运不及;下加少阴君火在泉,像这种情况的也有三。戊子戊午年中运太徵,为火运太过,上临少阴君火司天,戊寅戊申年中运太徵,为火运太过,上临少阳相火司天,丙辰丙戌年中运太羽,为水运太过,上临太阳寒水司天,像这种情况的有三。丁巳丁亥年中运少角,为木运不及;上临厥阴风木司天,乙酉乙卯年中运少商,为金运不及;上临阳明燥金司天,己丑己未年中运少宫,为土运不及。上临太阴湿土司天,像这种情况的也有三。除此二十四年之外的,就是中运与司天在泉不加不临的年份。黄帝说:加是什么意思呢?岐伯说:岁运太过而与在泉相加的是"同天符",岁运不及而与在泉相加的是"同岁会"。黄帝说:临是什么意思呢?岐伯说:凡是岁运太过或不及与司天相临的,都叫做"天符"。由于运气变化有太过不及的不同,病情变化则有轻微与严重的差异,生死转归也有早晚的区别。

黄帝说:先生说"用寒远寒,用热远热",我不明白其所以然,还想听听怎样叫做"远"。岐伯说:用热性药品者不要触犯主时之热,用寒性药品者,不要触犯主时之寒,适从这一原则时,就可以平和;违背这一原则时,就能导致疾病,所以对主时之气不可不畏而忌之,这就是所说的应时而起的六步之气的方位。黄帝说:温凉之气,次于寒热,应当怎样呢?岐伯说:主时之气为热的,用热性药品时不可触;主时之气为寒的,用寒性药品时不可触犯;主时之气为凉的,用凉性药品时不可触犯;主时之气为温的,用温性药品时不可触犯。间气与主气相同的,不可触犯;间气与主气不同的,可以稍稍触犯之。由于寒热温凉四气,不可随意触犯,所以谓之"四畏",必须谨慎地加以考察。黄帝说:好。在什么情况下则可以触犯呢?岐伯说:天气与主时之气相反的,可以主时之气为依据;客气胜过主气的,则可以触犯之。以达到平衡协调为目的,而不可使之太过,这是指邪气胜过主气者而言。所以说不要误了气候的常时,不要违背了六气之所宜,不可帮助胜气,不可赞助复气,这才是最好的治疗原则。

黄帝说:好。五运之气的运行与主岁之年,有一定的规律吗?岐伯说:让我把它排列出来,讲给你听吧:

甲子年、甲午年:

上为少阴君火司天;中为太宫土运太过;下为阳明燥金在泉。司天之气数为热化二,中运之气数为雨化五,在泉之气数为燥化四,凡不出现胜气的,就是所谓正化日。其气化致病时,司天热化所致宜用咸寒,中运雨化所致宜用苦热,在泉燥化所致宜用酸温,这就是所谓适宜的药食性味。

乙丑年、乙未年:

上为太阴湿土司天;中为少商金运不及;下为太阳寒水在泉。金运不及,则可出现热化的胜气与寒化的复气,丑年与未年相同,凡出现胜气复气的,就是所谓邪化日。灾变发生在西方七宫。司天之气数为湿化五,中运之气数为清化四,在泉之气数为寒化六,若不出现胜气复气的,就是所谓正化日。其气化致病时,司天湿化所致宜用苦热,中运清化所致宜用酸和,在泉寒化所致宜用甘热,这就是所谓适宜的药食性味。

上为少阳相火司天;中为太羽水运太过;下为厥阴风木在泉。司天之气数为火化二,中运之气数为寒化六,在泉之气数为风化三,凡不出现胜气复气的,就是所谓正化日。其气化致病时,司天热化所致宜用咸寒，中运寒化所致宜用咸温，在泉风化所致宜用辛凉，这就是所谓适宜的药食性味。

丁卯年(属于岁会年)、丁酉年：

上为阳明燥金司天；中为少角木运不及；下为少阴君火在泉。木运不及，则可出现清化的胜气与热化的复气，卯年与酉年相同，凡出现胜气复气的，就是所谓邪化日。灾变发生在东方三宫。司天之气数为燥化九，中运之气数为风化三，在泉之气数为热化七，若不出现胜气复气的，就是所谓正化日。其气化致病时，司天燥化所致宜用苦小温，中运风化所致宜用辛和，在泉热化所致宜用咸寒，这就是所谓适宜的药食性味。

戊辰年、戊戌年：

上为太阳寒水司天；中为太徵火运太过；下为太阴湿土在泉。司天之气数为寒化六，中运之气数为热化七，在泉之气数为湿化五，凡不出现胜气复气的，就是所谓正化日。其气化致病时，司天寒化所致宜用苦温，中运热化所致宜用甘和，在泉湿化所致宜用甘温，这就是所谓适宜的药食性味。

己巳年、己亥年：

上为厥阴风木司天；中为少宫土运不及；下为少阳相火在泉。土运不及，则可出现风化的胜气与清化的复气，巳年与亥年相同，凡出现胜气复气的，就是所谓邪化日。灾变发生在中央五宫。司天之气数为风化三，中运之气数为湿化五，在泉之气数为火化七，若不出现胜气复气的，就是所谓正化日。其气化致病时，司天风化所致宜用辛凉，中运湿化所致宜用甘和，在泉火化所致宜用咸寒，这就是所谓适宜的药食性味。

庚午年、庚子年(二年俱同天符)：

上为少阴君火司天；中为太商金运太过；下为阳明燥金在泉。司天之气数为热化七，中运之气数为清化九，在泉之气数为燥化九，凡不出现胜气复气的，就是所谓正化日。其气化致病时，司天热化所致宜用咸寒，中运清化所致宜用辛温，在泉燥化所致宜用酸温，这就是所谓适宜的药食性味。

辛未年、辛丑年(二年俱为同岁会)：

上为太阴湿土司天；中为少羽水运不及；下为太阳寒水在泉。水运不及，则可出现雨化的胜气与风化的复气，未年与丑年相同，凡出现胜气复气的，就是所谓邪化日。灾变发生在北方一宫。司天之气数为雨化五，中运之气数为寒化一，在泉的气数为寒化一，若不出现胜气复气的，就是所谓正化日。其气化致病时，司天热化所致宜用苦热，中运寒化所致宜用苦和，在泉寒化所致宜用甘热，这就是所谓适宜的药食性味。

壬申年、壬寅年(二年俱为同天符)：

上为少阳相火司天；中为太角木运太过；下为厥阴风木在泉。司天之气数为火化二，中运之气数为风化八，在泉之气数亦为风化八，凡不出现胜气复气的，就是所谓正化日。其气化致病时，司天火化所致宜用咸寒，中运风化所致宜用酸和，在泉风化所致宜用辛凉，这就是所谓适宜的药食性味。

癸酉年、癸卯年(二年俱为同岁会)：

上为阳明燥金司天；中为少徵火运不及；下为少阴君火在泉，火运不及，则可出现寒化的胜气与雨化的复气，酉年与卯年相同，凡出现胜气复气的，就是所谓的邪化日。灾变发生在南方九宫。司天之气数燥化九，中运之气数为热化二，在泉之气数为热化二，凡不出现胜气复气的，就是所谓正化日。其气化致病时，司天燥化所致宜用苦小温，中运热化所致宜用咸温，在泉热化所致宜用咸寒，这就是所谓适宜的药食性味。

甲戌年、甲辰年(二年既是岁会，又是同天符)：

上为太阳寒水司天；中为太宫土运太过；下为太阴湿土在泉。司天之气数为寒化六，中运之气数为湿化五，在泉之气数亦为湿化五，凡不出现胜气复气的，就是所谓正化日。其气化致病时，司天寒化所致宜用苦热，中运湿化所致宜用苦温，在泉湿化所致宜用苦温，这就是所谓适宜的药食性味。

乙亥年、乙巳年：

上为厥阴风木司天；中为少商金运不及；下为少阴相火在泉。金运不及，则可出现热化的胜气与寒化的复气,亥年与巳年相同,凡出现胜气复气的,就是所谓邪化日。灾变发生在西方七宫。司天之气数为风化八,中运之气数为清化四,在泉之气数为火化二,若不出现胜气复气的,就是所谓正化日。其气化致病时,司天热化所致宜用凉,中运清化所致宜用酸和,在泉火化所致宜用咸寒,这就是所谓适宜的药食性味。

丙子年(为岁会年)、丙午年:

上为少阴君火司天;中为太羽水运太过;下为阳明燥金在泉。司天之气数为热化二,中运之气数为寒化六,在泉之气数为清化四,凡不出现胜气复气的,就是所谓正化日。其气化致病时,司天热化所致宜用咸寒,中运寒化所致宜用咸温,在泉清化所致宜酸温,这就是所谓适宜的药食性味。

丁丑年、丁未年:

上为太阴湿土司天;中为少角木运不及;下为太阳寒水在泉。木运不及,则可出现清化的胜气和热化的夏气,丑年与未年相同,凡出现胜气复气的,就是所谓邪化日。灾变发生在东方三宫。司天之气数为雨化五,中运之气数为风化三,在泉之气数为寒化一,若不出现胜气复气的,就是所谓正化日。其气化致病时,司天雨化所致宜用苦温,中运风化所致宜用辛和,在泉寒化所致宜用甘热,这就是所谓适宜的药食性味。

戊寅年、戊申年(二年俱为天符年):

上为少阳相火司天;中为太徵火运太过;下为厥阴风木在泉。司天之气数为火化七,中运之气数为火化七,在泉之气数为风化三,凡不出现胜气复气的,就是所谓正化日。其气化致病时,司天火化所致宜用咸寒,中运火化所致宜用甘和,在泉风化所致宜用辛凉,这就是所谓适宜的药食性味。

已卯年、已酉年:

上为阳明燥金司天;中为少宫土运不及;下为少阴君火在泉。土运不及,则可出现风化的胜气和清化的复气,卯年与酉年相同,凡出现胜气复气的,就是所谓邪化日。灾变发生在中央五宫。司天之气数为清化九,中运之气数为雨化五,在泉之气数为热化七,若不出现胜气复气的,就是所谓正化日。其气化致病时,司天清化所致宜用苦小温,中运雨化所致宜用甘和,在泉热化所致宜用咸寒,这就是所谓适宜的药食性味。

庚辰年、庚戌年:

上为太阳寒水司天;中为太商金运太过;下为太阴湿土在泉。司天之气数为寒化一,中运之气数为清化九,在泉之气数为雨化五,凡不出现胜气复气的,就是所谓正化日。其气化致病时,司天寒化所致宜用苦热,中运清化所致宜用辛温,在泉雨化所致宜用甘热,这就是所谓适宜的药食性味。

辛巳年、辛亥年:

上为厥阴风木司天;中为少羽水运不及;下为少阳相火在泉。水运不及,则可出现雨化的胜气与风化的复气,巳年与亥年相同,凡出现胜气复气的,就是所谓邪化日。灾变发生在北方一宫。司天之气数为风化三,中运之气数为寒化一,在泉之气数为火化七,若不出现胜气复气的,就是所谓正化日。其气化致病时,司天风化所致宜用辛凉,中运寒化所致宜用苦和,在泉火化所致宜用咸寒,这就是所谓适宜的药食性味。

壬午年、壬子年:

上为少阴君火司天;中为太角木运太过;下为阳明燥金在泉。司天之气数为热化二,中运之气数为风化八,在泉之气数为清化四,凡不出现胜气复气的,就是所谓正化日。其气化致病时,司天热化所致宜用咸寒,中运风化所致宜用酸和,在泉清化所致宜用酸温,这就是所谓适宜的药食性味。

癸未年、癸丑年:

上为太阴湿土司天;中为少徵火运不及;下为太阳寒水在泉。火运不及,则可出现寒化的胜气与雨化的复气,未年与丑年相同,凡出现胜气复气的,就是所谓邪化日。灾变发生在北方九宫。司天之气数为雨化五,中运之气数为火化二,在泉之气数为寒化一,若不出现胜气复气的,就是所谓正化日。其气化致病时,司天雨化所致宜用苦温,中运火化所致宜用咸温,在泉寒化所致宜用甘热,这就是所谓适宜的药食性味。

甲申年、甲寅年：

上为少阳相火司天；中为太宫土运太过；下为厥阴风木在泉。司天之气数为火化二，中运之气数为雨化五，在泉之气数为风化八，凡不出现胜气复气的，就是所谓正化日。其气化致病时，司天火化所致宜用咸寒，中运雨化所致宜用咸和，在泉风化所致宜用辛凉，这就是所谓适宜的药食性味。

乙酉年(为太一天符年)、乙卯年(为天符年)：

上为阳明燥金司天；中为少商金运不及；下为少阴君火在泉。金运不及，则可出现热化的胜气和寒化的复气，酉年与卯年相同，凡出现胜气复气的，就是所谓邪化日。灾变发生在西方七宫。司天之气数为燥化四，中运之气数为清化四，在泉之气数为热化二，若不出现胜气复气的，就是所谓正化日。其气化致病时，司天燥化所致宜用苦小温，中运清化所致宜用酸和，在泉热化所致宜用咸寒，这就是所谓适宜的药食性味。

丙戌年、丙辰年(二年俱为天符年)：

上为太阳寒水司天；中为太羽水运太过；下为太阴湿土在泉。司天之气数为寒化六，中运之气数为寒化六，在泉之气数为雨化五，凡不出现胜气复气的，就是所谓正化日。其气化致病时，司天寒化所致宜用苦热，中运寒化所致宜用咸温，在泉雨化所致宜用甘热，这就是所谓适宜的药食性味。

丁亥年、丁巳年(二年俱为天符年)：

上为厥阴风木司天；中为少角木运不及；下为少阳相火在泉。木运不及，则可出现清化的胜气和热化的复气，亥年与巳年相同，凡出现胜气复气的，就是所谓邪化日。灾变发生在东方三宫。司天之气数为风化三，中运之气数为风化三，在泉之气数为火化七，若不出现胜气复气的，就是所谓正化日。其气化致病时，司天风化所致宜用辛凉，中运风化所致宜用辛和，在泉火化所致宜用咸寒，这就是所谓适宜的药食性味。

戊子年(为天符年)、戊午年(为太一天符年)：

上为少阴君火司天；中为太徵火运太过；下为阳明燥金在泉。司天之气数为热化七，中运之气数为热化七，在泉之气数为清化九，凡不出现胜气复气的，就是所谓正化日。其气化致病时，司天热化所致宜用咸寒，中运热化所致宜用甘和，在泉清化所致宜用酸温，这就是所谓适宜的药食性味。

己丑年、己未年(二年俱为太一天符年)：

上为太阴湿土司天；中为少宫土运不及；下为太阳寒水在泉。土运不及，则可出现风化的胜气和清化的复气，丑年与未年相同，凡出现胜气复气的，就是所谓邪化日。灾变发生在中央五宫。司天之气数为雨化五，中运之气数为雨化五，在泉之气数为寒化一，若不出现胜气复气的，就是所谓正化日。其气化致病时，司天雨化所致宜用苦热，中运雨化所致宜用甘和，在泉寒化所致宜用甘热，这就是所谓适宜的药食性味。

庚寅年、庚申年：

上为少阳相火司天；中为太商金运太过；下为厥阴风木在泉。司天之气数为火化七，中运之气数为清化九，在泉之气数为风化三，凡不出现胜气复气的，就是所谓正化日。其气化致病时，司天火化所致宜用咸寒，中运清化所致宜用辛温，在泉风化所致宜用辛凉，这就是所谓适宜的药食性味。

辛卯年、辛酉年：

上为阳明燥金司天；中为少羽水运不及；下为少阴君火在泉。水运不及，则可出现雨化的胜气与风化的复气，卯年与酉年相同，凡出现胜气复气的，就是所谓邪化日。灾变发生在北方一宫。司天之气数为清化九，中运之气数为寒化一，在泉之气数为热化七，若不出现胜气复气的，就是所谓正化日。其气化致病时，司天清化所致宜用苦小温，中运寒化所致宜用苦和，在泉热化所致宜用咸寒，这就是所谓适宜的药食性味。

壬辰年、壬戌年：

上为太阳寒水司天；中为太角木运太过；下为太阴湿土在泉。司天之气数为寒化六，中运之气数为风化八，在泉之气数为雨化五，凡不出现胜气复气的，就是所谓正化日。其气化致病时，司天寒化所致宜用苦温，中运风化所致宜用酸和，在泉雨化所致宜用甘温，这就是所谓适宜的药食性味。

癸巳年、癸亥年(二年俱为同岁会年)：

上为厥阴风木司天；中为少徵火运不及；下为少阳相火在泉。火运不及，则可出现寒化的胜气与雨化的复气，巳年与亥年相同，凡出现胜气复气的，就是所谓邪化日。灾变发生在南方九宫。司天之气数为风化八，中运之气数为火化二，在泉之气数为火化二，若不出现胜气复气的，就是所谓正化日。其气化致病时，司天风化所致宜用辛凉，中运火化所致宜用咸温，在泉火化所致宜用咸寒，这就是所谓适宜的药食性味。

凡此五运六气之定期值年，胜气复气及正化邪化的不同变化，都有一定的规律可循，不可不加以考察。所以说，有关五运六气的问题，只要掌握了它的要领，一句话就可以结束；不能掌握它的要领，则漫无边际，就是这个意思。

黄帝说：好！五运之气也会有复气之年吗？岐伯说：五运之气都到极点，就要暴发，不过需要等待一定的时机才能发作。黄帝说：请问其中的道理是什么呢？岐伯说：五运之气的太过年和不及年，其复气的发作是不一样的。黄帝说：我想请你详尽地讲讲。岐伯说：太过者，发作急暴；不及者，发作徐缓；急暴者，致病严重；徐缓者，致病持续。黄帝说：太过与不及的气化之数是怎样的呢？岐伯说：气太过的，其气化之数为五行的成数；气不及的，其气化之数为五行的生数；惟有土运，不管太过不及，其气化之数，皆为生数。

黄帝说：五气郁而发作是怎样的呢？岐伯说：土气郁发而发作的情况是：山谷惊动，雷声震于气交，尘埃黄黑昏暗，湿气蒸发则化为白气，急风骤雨降于高山深谷，山崩石陷，撞击横飞，山洪暴发，大水随之而至，河流湖泊泛滥漫衍，土质破坏，水去之后，田土荒芜，只可牧畜而已。土郁发作，则土之化气得以敷布，喜降应时之雨，万物开始生长化成。湿气过胜则使人体水湿的运化受到影响，所以人们易患心腹部胀满，肠鸣，大便频数，甚则心痛，胁部胀满，呕吐霍乱，水饮发作，大便泄下如注，浮肿身重等病。云气奔向雨府，早霞映贯于朝阳之处，尘埃昏暗，山泽不清，这就是土郁开始发作的现象，发作时间多在四气之时。发现云雾横贯于天空与山谷，或聚或散，忽生忽灭，浮动不定，乃是土郁将发的先兆。

金气郁而发作的情况是：天气清爽，地气明净，风清凉，气急切，凉气大起，草木之上轻浮着云烟，燥所流行，时常有雾气弥漫，肃杀之气至，草木干枯雕落，发为秋声。燥气过胜则气化受到影响，所以人们易患咳嗽气逆，心与胁部胀满牵引少腹部，经常急剧疼痛，不能转动，咽喉干燥，面色如烟尘而难看等病。山泽干枯，地面凝聚着如霜一样的卤碱，这就是金郁开始发作的现象，发作时间多在五气之时。发现夜间降下白露，丛林深处风声凄凉，乃是金郁将发的先兆。

水气郁而发作的情况是，阳气退避，阴气骤起，大寒的气候乃至，川流湖泽，被严寒冻结，寒冷的雾气结为霜雪，甚则雾气黄黑昏暗遮避，流行于气交，而为霜雪肃杀之气，水乃预先发现某些征兆。所以人们易患寒气侵犯人体而心痛，腰部与臀部疼痛，大关节活动不灵，屈伸不便，多厥逆，腹部痞满坚硬等病。阳气不得主治，阴气聚积于空中，白埃昏暗，这就是水郁开始发作的现象，发作时间，多在君火与相火主时的前后。发现太空之气散乱如麻，深远昏暗，隐约可见，颜色黑而微黄，乃是水郁将发的先兆。

木气郁而发作的情况是，在空中尘埃昏暗，云物飘动，大风乃至，屋被刮坏，树木折断，草木之类发生变化。所以人们易患胃脘当心处疼痛，向上支撑两胁，咽喉鬲塞不通，食饮难以咽下，甚则耳鸣，头目眩晕旋转，两眼辨不清人物，多突然僵直仆倒等病。太空中尘埃苍茫，天空和山脉同样颜色，或呈现浊气，色黄黑郁滞不散，云虽横于空中，而雨水不降，这就是木郁开始发作的现象，发作的时间不固定。发现平野中的草皆低垂不起，柔软的树叶子皆背面翻转向外，高山之松，被风吹作响，虎叫于山崖峰峦之上，乃是木郁将发的先兆。

火气郁而发作的情况是：太空中有黄赤之气遮避，太阳光不甚明亮，火炎流行，大暑乃至，高山湖泽似被火炎烧燎一样，木材流出液汁，广大的厦屋烟气升腾，地面上浮现出霜卤样物质，不流动的水减少，蔓草类焦枯干黄，风热炽盛，人们言语惑乱，湿之化气，乃后期而至。所以人们易患少气，疮疡痈肿，胁腹胸背，头面四支，胀满而不舒适，生疮疡与痱子，呕逆，筋脉抽搐，骨节疼痛而抽动，泄泻不止，温疟，腹中急剧疼痛，血外溢流注不止，精液乃少，目赤，心中烦热，甚则昏晕烦闷懊憹等病，容易突然死亡。每日在百刻终尽之后，阳气来复，气候大温，汗湿汗孔，这就是火郁开始发作的现象，发作的时间，多在四气之时。事物动极则静，阳极则阴，热极之后，湿气乃化乃成。

花开之时又见水结成冰,山川出现冰雪,则火乃被郁,而于午时,见有阳热之气生于湖中,乃是火郁将发的先兆。

五气之郁,必有先兆,而后乃发生报复之气,都是在郁极的时候,开始发作,木郁的发作,没有固定的时间,水郁的发作,在君、相二火主时的前后。细心的观察时令,发病的情况是可以预测的,失于正常的时令及岁气运行的规律,则五行之气运行错乱,生长化收藏的政令,也就不正常了。

黄帝说:水郁而发为冰雪霜雹,土郁而发为飘雨,木郁而发为毁坏断折,金郁而发为清爽明净,火郁而发为热气黄赤昏暗,这是什么气造成的呢?岐伯说:六气有太过不及的不同,发作时有轻微和严重的差别。发作轻微的,只限于本气;发作严重的,则兼见其下承之气,预见其下承之气的变化,则气发的情况就可以知道了。黄帝说:好。五郁之气的发作,不在其应发之时,是什么道理呢?岐伯说:这属于时间上的差异。黄帝说:这种差异,有日数吗?岐伯说:差异都在应发时之后三十日有余。黄帝说:主时之气,来时有先后的不同,是什么原因呢?岐伯说:岁运太过,气先时而至;岁运不及,气后时而至,这属于正常的气候。黄帝说:岁运之气,正当应至之时而来的,属于什么呢?岐伯说:没有太过和不及,则正当其时而至,不这样就要发生灾害。

黄帝说:好。气有非其时而有其化的,是什么道理呢?岐伯说:太过者,其气化则正当其时;气不及的,其气化则归之于胜己者之所化。黄帝说:四时之气,来时有早晚高下左右的不同,怎样测知呢?岐伯说:气的运行有逆有顺,气之来至有快有慢。所以气太过的,气化先于天时;气不及的,气化后于天时。黄帝说:我想听听关于气的运行情况是怎样的呢?岐伯说:春气生于东而西行,夏气生于南而北行,秋气生于西而东行,冬气生于北而南行。所以春气自下而升于上,秋气自上而降于上,夏气万物生长,其气布化于中,冬气严于外表,而气始于标。春气在东,故始于左;秋气在西,故始于右;冬气在北,故始于后;夏气在南,故始于前。这就是四时正常气化的一般规律。所以高原地带,气候严寒,冬气常在;下洼地带,气候温和,春气常在。必须根据不同的时间地点,仔细地加以考察。黄帝说:好。

黄帝问道:五运六气变化应于所见的物象,其正常气化与反常的变化是怎样的呢?岐伯回答说:关于六气正常与反常的变化,有气化,有变化,有胜气,有复气,有作用,有病气,各有不同的情况,你想了解哪一方面的呢?黄帝说:我想听你详尽地讲讲。岐伯说:我尽量地讲给你听吧。关于六气之所至,厥阴风木之气至时,则为平和;少阴君火之气至时,则为温暖;太阴湿土之气至时,则为尘埃湿润;少阳相火之气至时,则为火炎暑热;阳明燥金之气至时,则为清凉刚劲;太阳寒水之气至时,则为寒冷气氛。这是四时正常气化的一般情况。

厥阴之气至为风化之府,为物体破裂而开发;少阴之气至为为火化之府,为万物舒发繁荣;太阴之气至为雨化之府,为物体充盈圆满;少阳之气至为热化之府,为气化尽现于外;阳明之气至为肃杀之府,为生发之气变更;太阳之气至为寒化之府,为阳气敛藏。这是六气司化的一般情况。

厥阴之气至,为万物发生,为和风飘荡;少阴之气至,为万物繁荣,为形象显现;太阴之气至,为万物化育,为湿化云雨;少阳之气至,为万物盛长,为蕃盛鲜明;阳明之气至为收敛,为雾露之气;太阳之气至为闭藏,为生机闭密。这是六气所化的一般情况。

厥阴之气至,为风气发生,厥阴之下,金气承之,故气终则肃杀;少阴之气至,为热气发生,少阴之中见为太阳,故其中为寒化;太阴之气至为湿气发生,太阴之下,风气承之,风来湿化,故气终则大雨如注;少阳之气至,为火气发生,相火之下,水气承之,故气终为湿热交蒸;阳明之气至为燥气发生,其气终则为凉;太阳之气至,为寒气发生,太阳之中见为少阴,故其中为温化。这是六气德化的一般情况。

厥阴之气至,为毛虫类化育;少阴之气至,为羽虫类化育;太阴之气至,为保虫类化育;少阳之气至,为有羽昆虫类化育;阳明之气至,为介虫类化育;太阳之气至,为鳞虫类化育。这是气化功德的一般情况。

厥阴之气至则万物生发,故为生化;少阴之气至则万物繁荣,故为荣化;太阴之气至则万物湿润,故为濡化;少阳之气至则万物茂盛,故为茂化;阳明之气至则万物坚实,故为坚化;太阳之气至则万物闭藏,故为藏化。这是六气施政的一般情况。

厥阴风木之气至,为旋风怒狂,风木亢盛则金气承而制之,其气大凉;少阴君火之气至,为气甚温暖,火气亢盛则阴精承而制之,其气寒冷;太阴湿土之气至为雷雨剧烈,湿土亢盛则风气承而制之,其气为狂风;少阳相火之气至,为旋风及火热燔燎;火气亢盛则水气承而制之,其气为霜凝;阳明燥金之气至,为物体散落,金气亢盛则火气承而制之,其气温暖;太阳寒水之气至,为寒雪冰雹,寒水亢盛则土气承而制之,其气为白色尘埃。这是六气变常的一般情况。

厥阴风木之气至,为物体扰动,为随风往来;少阴君火之气至,为火焰高明,为空中有黄赤之气色;太阴湿土之气至,为阴气沉滞,为白色埃尘,为晦暗不明;少阳相火之气至,为虹电等光显,为赤色之云,为空中有黄赤之色;阳明燥金之气至,为烟尘,为霜冻,为刚劲急切,为悽惨之声;太阳寒水之气至,为坚硬,为锋利,为挺立。这是六气行令的一般情况。

厥阴风木之气至而致病,为腹中拘急;少阴君火之气至而致病,为疮疡皮疹身热;太阴湿土之气至而致病,为水饮积聚,阻塞不通;少阳相火之气至而致病,为喷嚏呕吐,为疮疡;阳明燥金之气至而致病,为皮肤气肿;太阳寒水之气至而致病,为关节屈伸不利。这是六气致病的一般情况。

厥阴之气至而致病,为肝气不舒,胁部支撑疼痛;少阴之气至而致病,为心神不宁,易惊而惑乱,恶寒战慄,谵言妄语;太阴之气至而致病,为脾气不运,蓄积胀满;少阳之气至而致病,为胆气被伤,易惊、躁动不安,昏晕闷昧,常突然发病;阳明之气至而致病,为胃足阳明之经脉不适,鼻塞,尻阴股膝腨胻足等处发病;太阳之气至而致病,为膀胱足太阳之经脉不适,发为腰痛。这是六气致病的一般情况。

厥阴之气至而致病,为胁痛,呕吐泻利;少阴之气至而致病,为多言善笑;太阴之气至而致病,为身重浮肿;少阳之气至而致病;为急剧泻利不止,肌肉瞤筋脉抽搐,常突然死亡;阳明之气至而致病,为鼻塞喷嚏;太阳之气至而致病,为大便泻利,津液之窍道闭止不通。这是六气致病的一般情况。

凡此十二变者,六气作用为德者,那么万物以德回应它;六气作用为化者,那么万物以化回应它;六气作用为政者,那么万物以政回应它;六气作用为令者,那么万物以令回应它;气在上的则病位高;气在下的则病位低;气在后的则病位在后;气在前的则病位在前;气在中的则病位在中;气在外的则病位在外;这是六气致病之病位的一般情况。所以风气胜者则动而不宁,热气胜者则肿,燥气胜者则干,寒气胜者则虚浮,湿气胜者则湿泻,甚则水气闭滞而为浮肿。随着六气所在之处,以知其病变的情况。

黄帝说:我想听听六气的作用是怎样的。岐伯说:关于六气的作用,各自归之于被我克之气而以气化。所以太阴的雨化,作用于太阳;太阳的寒化,作用于少阴;少阴的热化,作用于阳明;阳明的燥化,作用于厥阴;厥阴的风化,作用于太阴。各随其所在的方位以显示其作用。黄帝说:六气自得其本位的,是怎样的呢? 岐伯说:六气自得其本位的,是正常的气化。黄帝说:我想听听六气本位的所在。岐伯说:确立了六气所居的位置,就可以知道它所主的方隅和时间了。

黄帝说:岁气六步之位的太过不及是怎样的呢? 岐伯说:太过和不及之气是不相同的,太过之气,来时缓慢而时间持续较长;不及之气,来时急骤而容易消失。黄帝说:司天与在泉之气的太过不及是怎样的呢? 岐伯说:司天之气不足时,在泉之气随之上迁;在泉之气不足时,司天之气从之下降,岁运之气居于中间;若在泉之气上迁则运气先上迁,司天之气下降则运气先下降,所以岁运之气的迁降,常在司天在泉之先。岁运不胜司天在泉之气时则相恶,岁运与司天在泉之气相和时,则同归其化,随着岁运与司天在泉之气所归从,而发生各种不同的病变。所以司天之气太过时,则天气下降;在泉之气太过时,则地气上迁。上迁下降的多少,随着天地之气胜之多少,存在着一定的差异,气微则差异小,气甚则差异大,甚则可以改变气交的时位,气交时位改变时则有大的变化,疾病就要发作。《大要》上说:差异大的有五分,差异小的有七分,这种差异就表现出来了,说的就是这个意思。

黄帝说:好。前面论述过用热品时,不要触犯主时之热;用寒品时,不要触犯主时之寒。我想不避热不避寒,应当怎样呢? 岐伯说:你问的很全面啊! 发表时可以不避热,攻里时可以不避寒。黄帝说:不发表不攻里而触犯了主时之寒热会怎样呢? 岐伯说:若寒热之气伤害于内,他的病就更加严重了。黄帝说:我想听听无病的人会怎样呢? 岐伯说:无病的人能够生病,有病的人会更加严重。黄帝说:生病的情况是怎样的呢? 岐伯说:不避热时则热至,不避寒时则寒至。寒至则发生腹部坚硬痞闷胀满,疼痛急剧,下利等病;热至则发生身热,呕吐下利,霍乱,痈疽疮疡,昏冒郁闷泄下,肌肉瞤动,筋脉抽搐,肿胀,呕吐,鼻塞衄血,头痛,骨节改变,肌肉疼痛,血外溢或下泄,小便淋沥,癃闭不通等病。黄帝说:应当怎样治疗呢? 岐伯说:主时之气,必须顺从之。触犯了主时之气时,可用相胜之气的药品加以治疗。

黄帝问道:妇女怀孕,若用毒药攻伐时,会怎样呢?岐伯回答说:只要有应攻伐的疾病存在,则母体不会受伤害,胎儿也不会受伤害。黄帝说:我想听听这是什么道理呢?岐伯说:身虽有妊,而有大积大聚这种病,是可以攻伐的,但是在积聚衰减一大半时,就要停止攻伐,攻伐太过了就要引起死亡。

黄帝说:好。郁病很严重的,应当怎样治疗呢?岐伯说:肝木郁的,应当舒畅条达之;心火郁的,应当发散之;脾土郁的,应当劫夺之;肺金郁的,应当渗泄之;肾水郁的,应当折抑之。这样去调整五脏的气机,凡气太过的,就要折服其气,因为太过则畏折,就是所谓泻法。黄帝说:假借之气致病,应当怎样治疗呢?岐伯说:如果主气不足而有假借之气时,就不必要遵守"用寒远寒,用热远热"等禁忌法则了。这就是所谓主气不足、客气胜之而有非时之气的意思。

黄帝说:圣人的要道真伟大呀!关于天地的变化,运行的节律,运用的纲领,阴阳的治化,寒署的号令,不是先生谁能通晓它!我想把它藏在灵兰室中,署名叫《六元正纪》,不经过洗心自戒,不敢随意将其展示,不是诚心实意的人,不可轻意传授给他。

刺法论篇第七十二

【原文】 黄帝问曰:升降不前,气交有变,即成暴郁,余已知之。如何预救生灵,可得却乎?岐伯稽首再拜对曰:昭乎哉问!臣闻夫子言:既明天元,须穷刺法,可以折郁扶运,补弱全真,泻盛蠲余,令除斯苦。帝曰:愿卒闻之。岐伯曰:升之不前,即有甚凶也。木欲升而天柱窒抑之,木欲发郁亦须待时,当刺足厥阴之井。火欲升而天蓬窒抑之,火欲发郁亦须待时,君火相火同刺包络之荥。土欲升而天冲窒抑之,土欲发郁亦须待时,当刺足太阴之俞。金欲升而天英窒抑之,金欲发郁亦须待时,当刺手太阴之经。水欲升而天芮窒抑之,水欲发郁亦须待时,当刺足少阴之合。

帝曰:升之不前,可以预备,愿闻其降,可以先防。岐伯曰:既明其升,必达其降也。升降之道,皆可先治也。木欲降而地晶窒抑之,降而不入,抑之郁发,散而可得位;降而郁发,暴如天间之待时也;降而不下,郁可速矣,降可折其所胜也,当刺手太阴之所出,刺手阳明之所入。火欲降而地玄窒抑之,降而不入,抑之郁发;散而可入,当折其所胜,可散其郁,当刺足少阴之所出,刺足太阳之所入。土欲降而地苍窒抑之,降而不下,抑之郁发;散而可入,当折其胜,可散其郁,当刺足厥阴之所出,刺足少阳之所入。金欲降而地彤窒抑之,降而不下,抑之郁发;散而可入,当折其胜,可散其郁,当刺心包络所出,刺手少阳所入也。水欲降而地阜窒抑之,降而不下,抑之郁发;散而可入,当折其胜,可散其郁,当刺足太阴之所出,刺足阳明之所人。

帝曰:五运之至有前后,与升降往来,有所承抑之,可得闻乎刺法?岐伯曰:当取其化源也。是故太过取之,不及资之。太过取之,次抑其郁,取其运之化源,令折郁气;不及资之,以扶运气,以避虚邪也。

黄帝问曰:升降之刺,以知其要,愿闻司天未得迁正,使司化之失其常政,即万化之或其皆妄。然与民为病,可得先除,欲济群生,愿闻其说。岐伯稽首再拜曰:悉乎哉问!言其至理,圣念慈悯,欲济群生,臣乃尽陈斯道,可申洞微。太阳复布,即厥阴不迁正,不迁正气塞于上,当泻足厥阴之所流。厥阴复布,少阴不迁正,不迁正即气塞于上,当刺心包络脉之所流。少阴复布,太阴不迁正,不迁正即气留于上,当刺足太阴之所流。太阴复布,少阳不迁正,不迁正则气塞未通,当刺手少阳之所流。少阳复布,则阳明不迁正,不迁正则气未通上,当刺手太阴之所流。阳明复布,太阳不迁正,不迁正则复塞其气,当刺足少阴之所流。

帝曰:迁正不前,以通其要,愿闻不退,欲折其余,无令过失,可得乎?岐伯曰:气过有余,复作布政,是名不退位也。使地气不得后化,新司天未可迁正,故复布化令如故也。巳亥之岁,天数有余,故厥阴不退位也,风行于上,木化布天,当刺足厥阴之所入。子午之岁,天数有余,故少阴不退位也,热行于上,火余化布天,当刺手厥阴之所入。丑未之岁,天数有余,故太阴不退位也,湿行于上,雨化布天,当刺足太阴之所入。寅申之岁,天数有余,故少阳不退位也,热行于上,火化布天,当刺手少阳之所入。卯酉之岁,天数有余,故阳明不退位也,金行于上,燥化布天,当刺手太阴之所入。辰戌之岁,天数有余,故太阳不退位也,寒行于上,凛水化布天,当刺足少阴之所入。故天地气逆,化成民病,以法刺之,预可平痫。

黄帝问曰:刚柔二干,失守其位,使天运之气皆虚乎?与民为病,可得平乎?岐伯曰:深乎哉问!明其奥旨,天地迭移,三年化疫,是谓根之可见,必有逃门。

　　假令甲子,刚柔失守,刚未正,柔孤而有亏,时序不令,即音律非从,如此三年,变大疫也。详其微甚,察其浅深,欲至而可刺,刺之,当先补肾俞,次三日,可刺足太阴之所注。又有下位己卯不至,而甲子孤立者,次三年作土疬,其法补泻,一如甲子同法也。其刺以毕,又不须夜行及远行,令七日洁,清净斋戒。所有自来肾有久病者,可以寅时面向南,净神不乱思,闭气不息七遍,以引颈咽气顺之,如咽甚硬物。如此七遍后,饵舌下津令无数。

　　假令丙寅,刚柔失守,上刚干失守,下柔不可独主之,中水运太虚不及,不可执法而定之。布天有余,而失守上正,天地不合,即律吕音异,如此即天运失序,后三年变疫。详其微甚,差有大小,徐至即后三年,至甚即首三年,当先补心俞,次五日,可刺肾之所入。又有下位地甲子辛巳柔不附刚,亦名失守,即地运皆虚,后三年变水疬,即刺法皆如此矣。其刺如毕,慎其大喜欲情于中,如不忌,即其气复散也。令静七日,心欲实,令少思。

　　假令庚辰,刚柔失守,上位失守,下位无合,乙庚金运,故非相招,布天未退,中运胜来,上下相错,谓之失守,姑洗林钟,商音不应也,如此则天运化易,三年变大疫。详其天数,差有微甚,微即微,三年至,甚即甚,三年至,当先补肝俞,次三日,可刺肺之所行。刺毕,可静神七日,慎勿大怒,怒必真气却散之。又或在下地甲子乙未失守者,即乙柔干,即上庚独治之,亦名失守者,即天运孤主之,三年变疬,名曰金疬,其至待时也,详其地数之等差,亦推其微甚,可知迟速耳。诸位乙庚失守,刺法同,肝欲平,即勿怒。

　　假令壬午,刚柔失守,上壬未迁正,下丁独然,即虽阳年,亏及不同,上下失守,相招其有期,差之微甚,各有其数也,律吕二角,失而不和,同音有日,微甚如见,三年大疫,当刺脾之俞,次三日,可刺肝之所出也。刺毕,静神七日,勿大醉歌乐,其气复散,又勿饱食,勿食生物,欲令脾实,气无滞饱,无久坐,食无太酸,无食一切生物,宜甘宜淡。又或地下甲子丁酉,失守其位,未得中司,即气不当位,下不与壬奉合者,亦名失守,非名合德,故柔不附刚,即地运不合,三年变疬,其刺法,一如木疫之法。

　　假令戊申,刚柔失守,戊癸虽火运,阳年不太过也,上失其刚,柔地独主,其气不正,故有邪干,迭移其位,差有浅深,欲至将合,音律先同,如此天运失时,三年之中,火疫至矣,当刺肺之俞。刺毕,静神七日,勿大悲伤也,悲伤即肺动,而真气复散也,人欲实肺者,要在息气也。又或地下甲子,癸亥失守者,即柔失守位也,即上失其刚也,即亦名戊癸不相合德者也,即运与地虚,后三年变疬,即名火疬。

　　是故立地五年,以明失守,以穷刺法,于是疫之与疬,即是上下刚柔之名也,穷归一体也,即刺疫法。只有五法,即总其诸位失守,故只归五行而统之也。

　　黄帝曰:余闻五疫之至,皆相染易,无问大小,病状相似,不施救疗,如何可得不相移易者?岐伯曰:不相染者,正气存内,邪不可干,避其毒气,无牝从来,复得其往,气出于脑,即不邪干。气出于脑,即室先想心如日。欲将入于疫室,先想青气自肝而出,左行于东,化作林木。次想白气自肺而出,右行于西,化作戈甲。次想赤气自心而出,南行于上,化作焰明。次想黑气自肾而出,北行于下,化作水。次想黄气自脾而出,存于中央,化作土。五气护身之毕,以想头上如北斗之煌煌,然后可入于疫室。

　　又一法,于春分之日,日未出而吐之。又一法,于雨水日后,三浴以药泄汗。又一法,小金丹方:辰砂二两,水磨雄黄一两,叶子雌黄一两,紫金半两,同入合中,外固,了地一尺筑地实,不用炉,不须药制,用火二十斤煅之也,七日终;候冷七日取,次日出合子,埋药地中七日;取出顺日研之三日,炼白沙蜜为丸,如梧桐子大。每日望东吸日华气一口,冰水下一丸,和气咽之。服十粒,无疫干也。

　　黄帝问曰:人虚即神游失守位,使鬼神外干,是致夭亡,何以全真?愿闻刺法。岐伯稽首再拜对曰:昭乎哉问!谓神移失守,虽在其体,然不致死,或有邪干,故令夭寿。只如厥阴失守,天以虚,人气肝虚,感天重虚,即魂游于上,邪干厥大气,身温犹可刺之,刺其足少阳之所过,次刺肝之俞。人病心虚,又遇君相二火司天失守,感而三虚,遇火不及,黑尸鬼犯之,令人暴亡,可刺手少阳之所过,复刺心俞。人脾病,又遇太阴司天失守,感而三虚,又遇土不及,青尸鬼邪犯之于人,令人暴亡,可刺足阳明之所过,复刺脾之俞。人肺病,遇阳明司天失守,感而三虚,又遇金不及,有赤尸鬼干人，令人暴亡，可刺手阳明之所过，复刺肺俞。人肾病，又遇太阳司天失守，感而三虚，又遇水运不及之年，有黄尸鬼干犯人正气，吸人神魂，致暴亡，可刺足太阳之所过，复刺肾俞。

黄帝问曰：十二脏之相使神失位，使神彩之不圆，恐邪干犯，治之可刺，愿闻其要。岐伯稽首再拜曰：悉乎哉！问至理，道真宗，此非圣帝，焉究斯源？是谓气神合道，契符上天。心者，君主之官，神明出焉，可刺手少阴之源。肺者，相传之官，治节出焉，可刺手太阴之源。肝者，将军之官，谋虑出焉，可刺足厥阴之源。胆者，中正之官，决断出焉，可刺足少阳之源。膻中者，臣使之官，喜乐出焉，可刺心包络所流。脾为谏议之官，知周出焉，可刺脾之源。胃为仓廪之官，五味出焉，可刺胃之源。大肠者，传道之官，变化出焉，可刺大肠之源。小肠者，受盛之官，化物出焉，可刺小肠之源。肾者，作强之官，伎巧出焉，刺其肾之源。三焦者，决渎之官，水道出焉，刺三焦之源。膀胱者，州都之官，精液藏焉，气化则能出矣，刺膀胱之源。凡此十二官者，不得相失也。是故刺法有全神养真之旨，亦法有修真之道，非治疾也，故要修养和神也。道贵常存，补神固根，精气不散，神守不分，然即神守而且不去，亦能全真，人神不守，非达至真，至真之要，在乎天玄，神守天息，复入本元，命曰归宗。

【解读】　黄帝问道：岁气的左右间气，不得升降，气交发生反常的变化，即可成为暴烈的邪气，我已经知道了。这个要怎样预防才能挽救人类的疾患，可以得到一种却退郁气的办法吗？岐伯再次跪拜回答说：你提这个问题很高明啊！我听老师说，既明白了天地六元之气的变化，还必须深知刺法，它可以折减郁气，扶助运气，补助虚弱，保全真气，泻其盛气，除去余邪，使其消除此种疾苦。黄帝说：我想听你详尽地讲讲。岐伯说：气应升而不得升时，便有严重的凶灾。厥阴风木欲升为司天之左间，遇金气过胜，而天柱阻抑之，则木气郁，木之郁气欲发，必须等到木气当位之时，在人体则应当刺足厥阴之井大敦穴，以泻木郁。火欲升为司天之左间，遇水气过胜，而天蓬阻抑之，则火气郁，火之郁气欲发，必须等到火气当位之时，在人体则不管君火还是相火，同样应当刺心包络手厥阴之荥劳宫穴，以泻火郁。太阴湿土欲升为司天之左间，遇木气过胜，而天冲阻抑之，则土气郁，土气欲发，必须等到土气当位之时，在人体则应当刺足太阴之俞太白穴，以泻土郁。阳明燥金欲升为司天之左间，遇火气过胜，而天英阻抑之，则金气郁，金之郁气欲发，必须等到金气当位之时，在人体则应当刺手太阴之经经渠穴，以泻金郁。太阳寒水欲升为司天之左间，遇土气过胜，而天芮阻抑之，则水气郁，水之郁气欲发，必须等到土气当位之时，在人体则应当刺足少阴之合阴谷穴，以泻水郁。

黄帝说：岁气之间气应升而不能升的，可以预防。我想听听岁气之间气应降而不降的，是不是也可以事先防备？岐伯说：既然明白气升的道理，也必然能通达气降的道理。间气升降不前所致的疾患，都可以预先调治。厥阴风木欲降为在泉之左间，遇金气过胜，而地晶阻抑之，则木欲降而不得入，木被抑则发为郁气，待郁气散则木可降而得位，气应降而不得降之郁气发作，其郁烈程度和司天间气应升不升之郁气待时发作相同，应降不得降，能够很快地形成郁气，降则可以折减其胜气，在人体则应当针刺手太阴之井穴少商与手阳明之合穴曲池。火欲降为在泉之左间，遇水气过胜，而地玄阻抑之，则火欲降而不得入，火被抑则发为郁气，待郁气散则火气可入，应当折减其胜气，可以散其郁气，在人体则应当针刺足少阴之井穴涌泉与足太阳之合穴委中。太阴湿土欲降为在泉之左间，遇木气过胜而地苍阻抑之，则土欲降而不能下，土被抑则发为郁气，待郁气散则土气可入，应当折减其胜气，可以散其郁气，在人体则应当针刺足厥阴之井穴大敦与足少阳之合穴阳陵泉。阳明燥金欲降为在泉之左间，遇火气过胜而地彤阻抑之，则金欲降而不能下，金被抑则发为郁气，待郁气散金气可入，应当折减其胜气，可以散其郁气，在人体则应当针刺手厥阴心包络之井穴中冲与手少阳之合穴天井。太阳寒水欲降为在泉之左间，遇土气过胜而地阜阻抑之，则土欲降而不能下，水被抑则发为郁气，待郁气散则水气可入，应当折减其胜气，可以散其郁气，在人体则应当针刺足太阴之井穴隐白与足阳明之合穴足三里。

黄帝说：关于五运之太过不及，气至有先后，与天气升降往来，互有相承相抑的问题，我可以听听其致病时所运用的针刺法则吗？岐伯说：应当取六气生化之源。所以气太过者取治之，气不及者资助之。太过取之，应据其致郁之次第以抑其郁气，取治于运气生化之源，以折减其郁气；不及资之，是用以助运气之不足，避免虚邪之气。

黄帝问道：关于六气升降不前致病的刺法，我已知其大要。我想再听听司天之气未能迁于正位，使司天之气化政令失常，也就是一切生化或都失于正常。这样则使百姓患病，可否使其预先解除，以救济人类，请你讲讲这个问题。岐伯再次跪拜回答说：你问的很全面啊！谈到这些至理要言，体现了圣王仁慈怜悯之心，要拯救人类的疾苦，我一定详尽地来陈述这些道理，申明其深奥微妙的意义。若上年司天的太阳寒水，继续施布其政令，则厥阴风木，不能迁居于司天之正位，厥阴不迁正则气郁塞于上，应当泻足厥阴脉气所流的荥穴行间。若上年司天的厥阴风木，继续施布其政令，则少阴君火不能迁居于司天之正位，少阴不迁正则气郁塞于上，应当针刺手厥阴心包络脉气所流的荥穴劳宫。若上年司天的少阴君火，继续施布其政令，则太阴湿土不能迁居于司天之正位，太阴不迁正，则气留居于上，应当针刺足太阴脉气所流的荥穴大都。若上年司天的太阴湿土，继续施布其政令，则少阳相火不能迁居于司天之正位，少阳不迁正，则气闭塞而不通，应当针刺手少阳脉气所流的荥穴液门。若上年司天的少阳相火继续施布其政令，则阳明燥金不能迁居于司天之正位，阳明不迁正，则气郁不能上通，应当针刺手太阴脉气所流的荥穴鱼际。若上年司天的阳明燥金继续施布其政令，则太阳寒水不能迁居于司天之正位，太阳不迁正，则气又闭塞不通，应当针刺足少阴脉气所流的荥穴然谷。

黄帝说：关于岁气应迁正而不能迁正的，我已经通晓了它的要点。我还想听关于岁气不退位的问题，要想折减它的有余之气，不使其因太过而有失，你可以告诉我吗？岐伯说：若旧岁的岁气太过而有余，继续居于正位，施布其政令，名叫不退位。使在泉之气，也不能后退而行间气之化，新岁的司天之气不能迁居于正位，所以旧岁的岁气仍旧布化其本气的政令。如巳年与亥年，司天的气数有余，到了午年与子年，则厥阴风木之气，不得退位，风气运行于上，木气布化于天，应当针刺足厥阴的舍穴曲泉。子年与午年，司天的气数有余，到了丑年与未年，则少阴君火之气，不得退位，热气运行于上，火的余气布化于天，应当针刺手厥阴的合穴曲泽。丑年与未年，司天的气数有余，到了寅年与申年，则太阴湿土之气，不得退位，湿气运行于上，雨气布化于天，应当针刺足太阴的合穴阴陵泉。寅年与申年，司天的气数有余，到了卯年与酉年，则少阳相火之气，不得退位，热气运行于上，火气布化于天，应当针刺手少阳的合穴天井。卯年与酉年，司天的气数有余，到了辰年与戌年，则阳明燥金之气，不得退位，金气运行于上，燥气布化于天，应当针刺手太阴的合穴尺泽。辰年与戌年，司天的气数有余，到了巳年与亥年，则太阳寒水之气，不得退位，寒气行于上，凛冽的水气布化于天，应当针刺足少阴的合穴阴谷。所以说司天在泉之气，出现异常变化，就要导致人们的疾病，按照前法进行针刺，可以预先平定将要发生的疾病。

黄帝说：刚干与柔干，失守其司天在泉之位，能使司天与中运之气都虚吗？给人们造成的疾病，能够使其平和吗？岐伯说：你提这个问题很深奥啊！需要明白其奥妙的意义，司天在泉之气，逐年更迭迁移，若刚柔失守，其气被窒，三年左右，化而为疫。因此说，认识了它的根本所在，必定能有避去疫病的法门。

假如甲子年，刚柔失守，司天之刚气不得迁正，在泉之柔气也必孤立而亏虚，四时的气候，失去正常的秩序，相应的音律，不能相从，这样，在三年左右，就要变为较大的疫病。应审察其程度的微甚与浅深，当其将要发生而可刺之时，用针刺之，土疫易伤水脏，当先取背部的肾俞穴，以补肾水，隔三日，再刺足太阴脉之所注太白穴，以泻土气。又有在泉之气卯不能迁正，而司天甲子阳刚之气，则孤立无配，三年左右，也可发作土疫，其补泻方法，和上述甲子司天不得迁正致疫之法是一样的。针刺完毕，不可夜行或远行，七日内，务须洁净，素食养神。凡是原来肾脏有久病的人，可以在寅时，面向南方，精神集中，消除杂念，闭住气息，吸而不呼，连作七次，伸直颈项，用力咽气，要像咽很硬的东西那样，这样连作七遍，然后吞咽舌下的津液，不拘其数。

假如丙寅年，刚柔失守，司天的刚干失守其位，不得迁正，在泉的柔干不能独主其令，由于司天之气不迁正，故丙虽阳干，则水运不为太过，不可拘执常法以论证。司天之气虽属有余，但不得迁正则上失其位，天地上下，不相配合，阳律吕吕其音各异，这样，就是天气运行失去正常的秩序，其后三年左右，就要变为疫病。审察其程度的微甚和差异的大小，徐缓的可在三年后发生疾病，严重的可在头三年发生疫病，水疫易伤心火，当先取背部的心俞穴，以补心火，隔五日，再刺肾足少阴脉气所入的阴谷穴，以泻肾水。又有在泉干支辛巳不能迁正附于上刚的，也叫作失守，就会使运与在泉之气都虚，其后三年左右，变成水疫，其补泻刺法，也和上述司天不得迁正致疫的刺法相同。针刺完毕，慎无大喜情于中，如不加以禁忌，就会使气再度耗散，应使其安静七日，心要忠实，不可有过多的思念。

假如庚辰年，刚柔失守，司天之位失守，在泉之位无所配合，乙庚为金运，刚柔失守，上下不能相招,上年阳明燥金司天之气不退,其在泉之火,来胜今年中运之金,司天在泉,其位相错,叫作失守,使太商阳律之姑洗与少商阴吕之林钟,不能相应,这样,则天运变化失常,三年左右,就要变为较大的疫气。审察其天运的变化规律,及差异的微甚,差异微的疫气微,三年左右乃至,差异甚的疫气甚,也在三年左右疫气至,金疫易伤肝木,当先取背部肝俞穴,以补肝木,隔三日,再刺肺手太阴脉气所行的经渠穴,以泻肺金。针刺完毕,可安静神志七日,慎不可大怒,大怒则使真气散失。又或在泉干支乙未失守,不得迁正,即下乙柔干不至,上庚刚干独治,也叫作失守,即司天与中运独治之年,三年左右,变为疠气,名叫金疠,其发作须等待一定的时机,审察其在泉变化规律的差异,推断其疠气之微甚,即可知道发病的迟速。凡是乙庚刚柔失位,其刺法都相同,肝应保持平和,不可发怒,以伤其气。

假如壬午年,刚柔失守,配司天之壬不得迁正,配在泉之丁,孤独无配,壬虽阳年,不得迁正则亏,不同于正常之气,上下失守,则其相应当有一定的时间,其差异的微甚,各有一定之数,太角的阳律与少角的阴吕相失而不能配合,待上下得位之时,则律吕之音相同有日,根据其微甚的差异,三年左右便可发生较大的疫气,木疫易伤脾土,当先取背部的脾俞穴,以补脾土,隔三日,再刺肝足厥阴脉气所出的大敦穴,以泻肝木。行刺完毕,安静神志七日,不可大醉及歌唱娱乐,使其气再度消散,也不要过饱或吃生的食物,要使脾气充实,不可滞塞高满,不可久坐不动,食物不可太酸,不可吃一切生的食物,宜于食甘淡之味。又或在泉干支丁酉,不得迁正,失守其位,不能与中运司天之气相应,即下位不能奉合于上,也叫作失守,不能叫作合德,因而为柔不附刚,即在泉之气,与中运不合,三年便可变为疫疠,其针刺方法,与上述针刺木疫之法相同。

假如戊申年,刚柔失守,戊癸虽然是火运阳年,若刚柔失守,则阳年也不属火运太过,司天之气不得迁正,上失其刚,在泉之柔,独主无配,岁气不正,因而有邪气干扰,司天在泉之位,更迭变移,其差异有深浅,刚柔之位,将欲应合,阳律与阴吕必先应而同,象这样天运失去正常时位的,在三年之中,火疫就要发生,火疫易伤肺金,应取背部的肺俞穴,以补肺金。针刺完毕,安静神志七日,且不可大悲伤,悲伤则动肺气,使真气再度散失,人们要使肺气充实,重要的方法是闭气养神。又或在泉干支癸亥失守,不得迁正,则司天之刚气无配,也叫作戊癸不能合德,也就是运与在泉之气俱虚,三年之后变为疠气,名叫火疠。

所以用五运之气,分立五年,以明刚柔失守之义,以尽针刺之法,于是可知疫与疠,就是根据上下刚柔失守而定名的。虽有二名,全归一体,就是刺疫的方法。也只有上述五法,也就是汇总了诸刚柔之位失守的治法,全归之于五行而统之。

黄帝说:我听说五疫发病,都可互相传染,不论大人与小儿,症状都像一样。若不用上法治疗,怎样能使它不至互相传染呢?岐伯说:五疫发病而不受感染的,是由于正气充实于内,邪气不能触犯,还必须避其毒气,邪气自鼻孔而入,又从鼻孔而出,正气出自于脑,则邪气便不能干犯。所谓正气出之于脑,就是说,在屋内先要集中神思,觉得自心好象太阳一样的光明。将要进入病室时,先想象有青气自肝脏发出,向左而运行于东方,化作繁荣的树木,以诱导肝气。其次想象有白气自肺脏发出,向右而运行于西方,化作干戈金甲,以诱导肺气。其次想象有赤气自心脏而出,向南而运行于上方,化作火焰光明,以诱导心气。其次想象有黑气自肾脏发出,向北而运行于下方,化作寒冷之水,以诱导肾气。其次想象黄气自脾脏发出,存留于中央,化作黄土,以诱导脾气。有了五脏之气护卫之后,还要想象头上有北斗星的光辉照耀,然后才可以进入病室。

又有一种方法,在春分日,太阳尚未出时,运用吐法,以吐故纳新。又有一种方法,在雨水节后,用药水洗浴三次,使汗液外泄,以驱除邪气。又有一种方法,小金丹方:辰砂二两,水磨的雄黄一两,上好雌黄一两,紫金半两,一起放入盒中,外面封固,入地一尺筑一个坚实的地坑,不用火炉,不须其他药物炮制,用燃料二十斤火煅即七天完毕,等到冷却,七日后取出;等到第二天,从盒中取出,将药埋在土中;七日后取出,每日研之,三日后,炼成白沙蜜做为药丸,像梧桐子那样大,每天清晨日初时,向东吸取精华之气一口,用冰水送服药丸一丸,连同吸气一起咽下,服用十粒,便没有疫气触犯了。

黄帝问道:人体虚弱,就会使神志游离无主,失其常位,从而使邪气自外部干扰,因而导致不正常的死亡,怎样才能保全真气呢?我想听听关于针刺救治的方法。岐伯再次跪拜回答说:你提这个问题很高明啊!神志虽然游离无主,失其常位,但并没有离开形体,这样也不至于死亡,若再有邪气侵犯,因而便会造成短命而亡。例如厥阴司天不得迁正,失守其位,天气因虚,若人体肝气素虚,感受天气之虚邪,谓之重虚,使神魂不得归藏而游离于上,邪气侵犯则大气厥逆,身体温暖的,尚可以针刺救治,先刺足少阳脉气所过的原穴"丘墟",再刺背部肝脏的俞穴"肝俞",以补本脏之气。人体素病心气虚弱,又遇到君火或相火司天不得迁正,失守其位,若脏气复伤,感受外邪,谓之三虚,遇到火不及时,水疫之邪侵犯,使人突然死亡,可以先刺手少阳脉气所过的原穴"阳池",再刺背部心脏的俞穴"心俞",以补本脏之气。人体素病脾气虚弱,又遇到太阴司天不得迁正,失守其位,若脏气复伤,感受外邪,谓之三虚,又遇到土不及时,木疫之邪侵犯,使人突然死亡,可以先刺足阳明脉气所过的原穴"冲阳",再刺背部脾脏的俞穴"脾俞",以补本脏之气。人体素病肺气虚弱,遇到阳明司天不得迁正,失守其位,若脏气复伤,感受外邪,谓之"三虚",又遇到金不及时,火疫之邪侵犯,使人突然死亡,可以先刺手阳明脉气所过的原穴"合谷",再刺背部肺脏的俞穴"肺俞",以补本脏之气。人体素病肾气虚弱,又遇到太阳司天,不得迁正,失守其位,若脏气复伤,感受外邪,谓之"三虚",又遇到水运不及之年,土疫之邪侵犯,伤及正气,人的神魂象被取去一样,致使突然死亡,可以先刺足太阳脉气所过的原穴"京骨",再刺背部肾脏的俞穴"肾俞",以补本脏之气。

　　黄帝问道:十二个脏器是相互为用的,若脏腑的神气,失守其位,就会使宰彩不能丰满,恐怕为邪气侵犯,可以用刺法治疗,我想听听关于这些刺法的要点。岐伯再次跪拜回答说:你问的很详尽啊! 问及这些至要的道理,真正的宗旨,若不是圣明的帝王,岂能深究这些根源? 这就是所谓精、气、神,合乎一定的自然规律,符合司天之气。心之职能比如君主,神明由此而出,可以刺手少阴脉的原穴"神门"。肺的职能,比如相傅,治理与调节的作用,由此而出,可以刺手太阴脉的原穴"太渊"。肝的职能,比如将军,深谋远虑,由此而出,可以刺足厥阴脉的原穴"太冲"。胆的职能,比如中正,临事决断,由此而出,可以刺足少阳脉的原穴"丘墟"。膻中的职能,比如臣使,欢喜快乐,由此而出,可以刺心包络脉所流的荥穴"劳宫"。脾的职能,比如谏议,智慧周密,由此而出,可以刺脾足太阴脉的原穴"太白"。胃的职能,比如仓廪,饮食五味,由此而出,可以刺足阳明脉的原穴"冲阳"。大肠的职能,比如传导,变化糟粕,由此而出,可以刺大肠手阳明脉的原穴"合谷"。小肠的职能,比如受盛,化生精微,由此而出,可以刺小肠太阳脉的原穴"腕骨"。肾的职能,比如作强,才能技巧,由此而出,可以刺肾足少阴脉的原穴"太溪"。三焦的职能,比如决渎,水液隧道,由此而出,可以刺三焦手少阳脉的原穴"阳池"。膀胱的职能,比如州都,为精液储藏之处,通过气化,才能排出,可以刺膀胱足太阳脉的原穴"京骨"。以上这十二脏器的职能,不得相失,因此刺法有保全神气调养真元的意义,也具有修养真气的道理,并不只能单纯治疗疾病,所以一定要修养与调和神气。调养神气之道,贵在持之以恒,补养神气,巩固根本,使精气不能离散,神气内守而不得分离。只有神守不去,才能保全真气;若人神不守,就不能达到至真之道。至真的要领,在于天玄之气,神能守于天息,复入本元之气,叫作归宗。

本病论篇第七十三

　　【原文】 黄帝问曰:天元九窒,余已知之。愿闻气交,何名失守? 岐伯曰:谓其上下升降,迁正退位,各有经论,上下各有不前,故名失守也。是故气交失易位,气交乃变,变易非常,即四时失序,万化不安,变民病也。

　　帝曰:升降不前,愿闻其故。气交有变,何以明知? 岐伯曰:昭乎其问! 明乎道矣。气交有变,是为天地机,但欲降而不得降者,地窒刑之。又有五运太过,而先天而至者,即交不前,但欲升而不得其升,中运抑之,但欲降而不得其降,中运抑之。于是有升之不前,降之不下者,有降之不下,升而至天者,有升降俱不前,作如此之分别,即气交之变,变之有异,常各各不同,灾有微甚者也。

　　帝曰:愿闻气交遇会胜抑之由,变成民病,轻重何如? 岐伯曰:胜相会,抑伏使然。是故辰戌之岁,木气升之,主逢天柱,胜而不前。又遇庚戌,金运先天,中运胜之,忽然不前。木欲升天,金乃抑之,升而不前,即清生风少,肃杀于春,露霜复降,草木乃萎。民病温疫早发,咽嗌乃干,两胁满,肢节皆痛。久而化郁,即大风摧拉,折陨鸣紊。民病卒中偏痹,手足不仁。

　　是故已亥之岁,君火升天,主窒天蓬,胜之不前。又厥阴未迁正,则少阴未得升天,水运以至其中者。君火欲升,而中水运抑之,升之不前,即清寒复作,冷生旦暮。民病伏阳.而内生烦热,心神惊悸，寒热间作。日久成郁，即暴热乃至，赤风肿翳，化疫，温疠暖作，赤气彰而化火疫，皆烦而躁渴，渴甚治之以泄之可止。

是故子午之岁，太阴升天，主窒天冲，胜之不前。又或遇壬子，木运先天而至者，中木运抑之也。升天不前，即风埃四起，时举埃昏，雨湿不化。民病风厥涎潮，偏痹不随，胀满。久而伏郁，即黄埃化疫也，民病夭亡，脸肢府黄疸满闭，湿令弗布，雨化乃微。是故丑未之年，少阳升天，主窒天蓬，胜之不前。又或遇太阳未迁正者，即少阳未升天也，水运以至者。升天不前，即寒雾反布，凛冽如冬，水复涸，冰再结，暄暖乍作，冷复布之，寒暄不时。民病伏阳在内，烦热生中，心神惊骇，寒热间争，以久成郁，即暴热乃生，赤风气肿翳，化成郁疠，乃化作伏热内烦，痹而生厥，甚则血溢。

是故寅申之年，阳明升天，主窒天英，胜之不前。又或遇戊申戊寅，火运先天而至。金欲升天，火运抑之，升之不前，即时雨不降，西风数举，咸卤燥生，民病上热，喘嗽血溢。久而化郁，即白埃翳雾，清生杀气，民病胁满悲伤。寒鼽嚏嗌干，手拆皮肤燥。

是故卯酉之年，太阳升天，主窒天芮，胜之不前。又遇阳明未迁正者，即太阳未升天也，土运以至。水欲升天，土运抑之，升之不前，即湿而热蒸，寒生两间。民病注下，食不及化。久而成郁，冷来客热，冰雹卒至。民病厥逆而哕，热生于内，气痹于外，足胫疫疼，反生心悸懊热，暴烦而复厥。

黄帝曰：升之不前，余已尽知其旨。愿闻降之不下，可得明乎？岐伯曰：悉乎哉问！是之谓天地微旨，可以尽陈斯道，所谓升已必降也。至天三年，次岁必降，降而入地，始为左间。如此升降往来，命之六纪者矣。是故丑未之岁，厥阴降地，主窒地晶，胜而不前。又或遇少阴未退位，即厥阴未降下，金运以至中。金运承之，降之未下，抑之变郁，木欲降下，金承之，降而不下，苍埃远见，白气承之，风举埃昏，清燥行杀，霜露复下，肃杀布令。久而不降，抑之化郁，即作风燥相伏，暄而反清，草木萌动，杀霜乃下，蛰虫未见，惧清伤脏。

是故寅申之岁，少阴降地，主窒地玄，胜之不入。又或遇丙申丙寅，水运太过，先天而至。君火欲降，水运承之，降而不下，即彤云才见，黑气反生，暄暖如舒，寒常布雪，凛冽复作，天云惨凄。久而不降，伏之化郁，寒胜复热，赤风化疫，民病面赤心烦，头痛目眩也，赤气彰而温病欲作也。

是故卯酉之岁，太阴降地，主窒地苍，胜之不入。又或少阳未退位者，即太阴未得降也，或木运以至。木运承之，降而不下，即黄云见而青霞彰，郁蒸作而大风，雾翳埃胜，折损乃作。久而不降也，伏之化郁，天埃黄气，地布湿蒸，民病四肢不举，昏眩肢节痛，腹满填臆。

是故辰戌之岁，少阳降地，主窒地玄，胜之不入。又或遇水运太过，先天而至也。水运承之，降而不下，即彤云才见，黑气反生，暄暖欲生，冷气卒至，甚即冰雹也。久而不降，伏之化郁，冷气复热，赤风化疫，民病面赤心烦，头痛目眩也，赤气彰而热病欲作也。

是故巳亥之岁，阳明降地，主窒地彤，胜而不入。又或遇太阴未退位，即阳明未得降。即火运以至之，火运承之，降而不下，即天清而肃，赤气乃彰，暄热反作。民皆昏倦，夜卧不安，咽干引饮，懊热内烦，大清朝暮，暄还复作。久而不降，伏之化郁，天清薄寒，远生白气。民病掉眩，手足直而不仁，两胁作痛，满目睆睆。

是故子午之年，太阳降地，主窒地阜胜之，降而不入。又或遇土运太过，先天而至。土运承之，降而不下，即天彰黑气，瞑暗凄惨，才施黄埃而布湿，寒化令气，蒸湿复令。久而不降，伏之化郁，民病大厥，四肢重息，阴萎少力，天布沉阴，蒸湿间作。

帝曰：升降不前，晰知其宗。愿闻迁正，可得明乎？岐伯曰：正司中位，是谓迁正位。司天不得其迁正者，即前司天以过交司之日。即遇司天太过有余日也，即仍旧治天数，新司天未得迁正也。厥阴不迁正，即风暄不时，花卉萎瘁，民病淋溲，目系转，转筋喜怒，小便赤。风欲令而寒由不去，温暄不正，春正失时。少阴不迁正，即冷气不退，春冷后寒，暄暖不时。民病寒热，四肢烦痛，腰脊强直。木气虽有余，位不过于君火也。太阴不迁正，即云雨失令，万物枯焦，当生不发。民病手足肢节肿满，大腹水肿，填臆不食，飧泄胁满，四肢不举。雨化欲令，热犹治之，温煦于气，亢而不泽。少阳不迁正，即炎灼弗令，苗莠不荣，酷暑于秋，肃杀晚至，霜露不时。民病痎疟骨热，心悸惊骇，甚时血溢。阳明不迁正，则暑化于前，肃杀于后，草木反荣。民病寒热鼽嚏，皮毛折，爪甲枯焦，甚则喘嗽息高，悲伤不乐。热化乃布，燥化未令，即清劲未行，肺金复病。太阳不迁正，即冬清反寒，易令于春，杀霜在前，寒冰于后，阳光复治，凛冽不作，雾云待时。民病温疠至，喉闭嗌干，烦燥而渴，喘息而有音也。寒化待燥，犹治天气，过失序，与民作灾。

帝曰：迁正早晚，以命其旨。愿闻退位，可得明哉？岐伯曰：所谓不退者，即天数未终，即天数有余，名曰复布政，故名曰再治天也，即天令如故而不退位也。厥阴不退位，即大风早举，时雨不降，湿令不化，民病温疫，疵废风生，皆肢节痛，头目痛，伏热内烦，咽喉干引饮。少阴不退位，即温生于春冬，蛰虫早至，草木发生，民病膈热咽干，血溢惊骇，小便赤涩，丹瘤疹疮疡留毒。太阴不退位，而取寒暑不时，埃昏布作，湿令不去，民病四肢少力，食饮不下，泄注淋满，足胫寒，阴萎闭塞，失溺小便数。少阳不退位，即热生于春，暑乃后化，冬温不冻，流水不冰，蛰虫出见，民病少气，寒热更作，便血上热，小腹坚满，小便赤沃，甚则血溢。阳明不退位，即春生清冷，草木晚荣，寒热间作。民病呕吐暴注，食饮不下，大便干燥，四肢不举，目瞑掉眩。太阳不退位，即春寒复作，冰雹乃降，沉阴昏翳，二之气寒犹不去，民病痹厥，阴痿失溺，腰膝皆痛，温疠晚发。

帝曰：天岁早晚，余以知之。愿闻地数，可得闻乎？岐伯曰：地下迁正升天及退位不前之法，即地土产化，万物失时之化也。

帝曰：余闻天地二甲子，十干十二支，上下经纬天地，数有迭移，失守其位，可得昭乎？岐伯曰：失之迭位者，谓虽得岁正，未得正位之司，即四时不节，即生大疫。

假令甲子阳年土运太窒，如癸亥天数有余者，年虽交得甲子，厥阴犹尚治天，地已迁正，阳明在泉，去岁少阳以作右间，即厥阴之地阳明，故不相和奉者也。癸已相会，土运太过，虚反受木胜，故非太过也，何以言土运太过，况黄钟不应太窒，木既胜而金还复，金既复而少阴如至，即木胜如火而金复微，如此则甲己失守，后三年化成土疫，晚至丁卯，早至丙寅，土疫至也，大小善恶，推其天地，详见太一。又只如甲子年，如甲至子而合，应交司而治天，即下己卯未迁正，而戊寅少阳未退位者，亦甲己未合德也，即土运非太过，而木乃乘虚而胜土也，金次又行复胜之，即反邪化也。阴阳天地殊异尔，故其大小善恶，一如天地之法旨也。

假令丙寅阳年太过，如乙丑天数有余者，虽交得丙寅，太阴尚治天也，地已迁正，厥阴司地，去岁太阳以作右间，即天太阴而地厥阴，故地不奉天化也。乙辛相会，水运太虚，反受土胜，故非太过，即太簇之管，太羽不应。土胜而雨化，木复即风，此者丙辛失守其会，后三年化成水疫，晚至己巳，早至戊辰，甚即速，微即徐，水疫至也，大小善恶，推其天地数及太乙游宫。又只如丙寅年，丙至寅且合，应交司而治天，即辛巳未得迁正，而庚辰太阳未退位者，亦丙辛不合德也，即水运亦小虚而小胜，或有复，后三年化疠，名曰水疠，其状如水疫，治法如前。

假令庚辰旧年太过，如己卯天数有余者，虽交得庚辰年也，阳明犹尚治天，地已迁正，太阴司地，去岁少阴以作右间，即天阳明而地太阴，故地不奉天也。乙庚相会，金运太虚，反受火胜，故非太过也，即姑洗之管，太商不应。火胜热化，水复寒刑，此乙庚失守，其后三年化成金疫也，速至壬午，徐至癸未，金疫至也，大小善恶。推本年天数及太一也。又只如庚辰，如庚至辰，且应交司而治天，即下乙未未得迁正者，即地甲午少阴未退位者，且乙庚不合德也，即下乙未柔干失刚，亦金运小虚也，有小胜或无复，后三年化疠，名曰金疠，其状如金疫也，治法如前。

假令壬午阳年太过，如辛巳天数有余者，虽交得壬午年也，厥阴犹尚治天，地已迁正，阳明在泉，去岁丙申少阳以作右间，即天厥阴而地阳明，故地不奉天者也。丁辛相合会，木运太虚，反受金胜，故非太过也，即蕤宾之管，太角不应。金行燥胜，火化热复，甚即速，微即徐，疫至大小善恶，推疫至之年天数及太一。又只加壬午，如壬至午，且应交司而治天，即下丁酉未得迁正者，即地下丙申少阳未得退位者，见丁壬不合德也，即丁柔干失刚，亦木运小虚也，有小胜小复，后三年化疠，名曰木疠，其状如风疫，治法如前。

假令戊申阳年太过，如丁未天数太过者，虽交得戊申年也，太阴犹尚治天，地已迁正，厥阴在泉，去岁壬戌太阳以退位作右间，即天丁未，地癸亥，故地不奉天化也。丁癸相会，火运太虚，反受水胜，故非太过也，即夷则之管，上太徵不应，比戊癸失守其会，后三年化疫也，速至庚戌，大小善恶，推疫至之年天数及太一。又只如戊申，如戊至申，且应交司而治天，即下癸亥未得迁正者，即地下壬戌太阳未退位者，见戊癸未合德也，即下癸柔干失刚，见火运小虚也，有小胜或无复也，后三年化疠，名曰火疠也，治法如前，治之之法可寒之泄之。

黄帝曰：人气不足，天气如虚，人神失守，神光不聚，邪鬼干人，致有夭亡，可得闻乎？岐伯曰：人之五脏，一脏不足，又会天虚，感邪之至也。人忧愁思虑即伤心，又或遇少阴司天，天数不及，太阴作接间至，即谓天虚也，此即人气天气同虚也。又遇惊而夺精，汗出于心，因而三虚，神明失守。心为君主之官，神明出焉，神失守位，即神游上丹田，在帝太一帝君泥丸宫下，神既失守，神光不聚,却遇火不及之岁,有黑尸鬼见之,令人暴亡。人饮食劳倦即伤脾,又或遇太阴司天,天数不及,即少阳作接间至,即谓天虚也,此即人气虚而天气虚也。又遇饮食饱甚,汗出于胃,醉饱行房,汗出于脾,因而三虚,脾神失守。脾为谏议之官,智周出焉,神既失守,神光失位而不聚也,却遇土不及之年,或己年或甲年失守,或太阴天虚,青尸鬼见之,令人卒亡。人久坐湿地,强力入水因伤肾,肾为作强之官,伎巧出焉,因而三虚,肾神失守,神志失位,神光不聚,却遇水不及之年,或辛不会符,或丙年失守,或太阳司天虚,有黄尸鬼至,见之令人暴亡。人或恚怒,气逆上而不下,即伤肝也。又遇厥阴司天,天数不及,即少阴作接间至,是谓天虚也,此谓天虚人虚也。又遇疾走恐惧,汗出于肝,肝为将军之官,谋虑出焉,神位失守,神光不聚,又遇木不及年,或丁年不符,或壬年失守,或厥阴司天虚也,有白尸鬼见之,令人暴亡也。已上五失守者,天虚而人虚也,神游失守其位,即有五尸鬼干人,令人暴亡也,谓之曰尸厥。人犯五神易位,即神光不圆也,非但尸鬼,即一切邪犯者,皆是神失守位故也。此谓得守者生,失守者死,得神者昌,失神者亡。

【解读】 黄帝说:关于天元之气窒抑的情况,我已经知道了。我还想听听气交变化,怎样叫失守呢?岐伯说:说的是司天在泉迁正退位与左右间气升降的问题,司天在泉的迁正与退位,各有经文论述之,左右间气各有升降不前的反常现象,所以叫作失守。由于气交失守,不能移易其时位,气交就要发生非常的变化,也就是四时节令失去正常的秩序,万物生化不得平安,人类就要发生疾病。

黄帝说:关于升降不前的问题,我想听听它的原因。气交发生变化,怎样才能晓得呢?岐伯说:你提的问题很高明啊!必须明白其中的道理。气交所以发生一定的变化,乃是天地运转固有的机理,气欲降而不得降的,是由于地之五气窒抑相胜所致。又有五运之气太过,先天时而至,使气交升降不前。岁气但欲升而不能升,是受中运的阻抑,但欲降而不得降,也是受中运的阻抑。于是有升之不前的,有降之不下的,有降之不下而升者至天的,有升降俱不得前进的,做出这样的分别,乃是由于在气交的各种变化中,异常的变化,各不相同,因此发生的灾害也就有轻有重了。

黄帝说:我想听听关于气交相遇相会相胜相抑的原因,变而为疾,其病情轻重是怎样的呢?岐伯说:气交有胜气相会时,就可以抑伏而使气交有变。因此在辰戌之年,厥阴风木应从上年在泉的右间,升为本年司天的左间,若遇到天柱金气过胜,是木气升之不前。又若遇到庚戌年,金运之气先天时而至,中运之胜气,乃使木气忽然升之不前。木气欲升天,金气抑制之,升而不前,则发生清凉之气,风气反而减少,肃杀之气行于春季,露霜再次降下,草木因而枯萎。人们易患温疫早发,咽喉干燥,两胁胀满,肢节皆痛等病。木气不升,久而化为郁气,郁极则发,就要出现大风摧拉折损,鸣声紊乱。人们易患卒中、半身麻痹、手足不仁等病。

因此在巳亥之年,少阴君火应从上年在泉的右间,升为本年司天的左间,若遇到天蓬水气过胜,则君火升之不前。又若遇到厥阴司天,未得迁居于正位,则少阴君火也就不能升于司天的左间,这是由于水运在中间阻抑所致。少阴君火欲升为司天的左间,受到水运的阻抑,而升之不前,则清凉寒冷的气候再度发作,早晚都有冷气发生。人们易患阳气伏郁于内而生烦热、心神惊悸、寒热交作等病。君火不升,久而化为郁气,郁极则发,就要出现暴热发作,火热之风气聚积覆盖于上,化为疫气,温疬逢温暖之时乃作,由于火气暴露化为火疫,则可发生心烦而躁动口渴等症,渴甚的,可以泻其火热,则诸证可止。

因此在子午年,太阴湿土应从上年在泉的右间,升为本年司天的左间,若遇到天冲木气过胜,则土气升之不前。又若遇到壬子年,木运之气先天时而至,中运木气阻抑土气。土气升天不前,则风土埃尘四起,时常有埃尘昏暗,雨湿之气不得布化。人们易患风厥、涎液上涌、半身麻痹不遂、腹部胀满等病。土气不升,久而化为郁气,郁极则发,就要发生土气尘埃化为疫病,人们患病容易猝然死亡。易患面部四肢六腑胀满闭塞、黄疸等病,湿气不能布化,雨水就要减少。

因此在丑未年,少阳相火应从上年在泉的右间,升为本年司天的左间,若遇到天蓬水气过胜,则少阳相火升之不前。又或遇到太阴司天,未得迁居于正位,则少阳相火也就不能升于司天的左间,这是由于水运上至而阻抑所致。少阳之气欲升为司天的左间,受到水运的阻抑升之不前,则寒冷的雾露反而布化,气候凛冽如似冬季,河水又干涸,冰冻再次凝结,突然出现温暖的气候,接着就有寒气的布化,忽冷忽热,发作不时。人们易患阳气伏郁在内、烦热生于心中、心神惊骇、寒热交作等病。相火不繁荣昌盛,久而化为郁气,郁极则发,就要出现暴热之气,风火之气聚积覆盖于上,化为疫疬,变为伏热内烦,肢体麻痹而厥逆,甚则发生血液外溢的病变。

因此在寅申年，阳明燥金应从上年在泉的右间，升为本年司天的左间，若遇到天英火气过胜，则金气升之不前。又或遇到戊申戊寅年，火运之气则先天时而至。金气欲升为司天之左间，中运之火阻抑之，金气升之不前，则应时之雨不得降下，西风频作，土地干燥，成卤发生。人们易患上部热病、气喘咳嗽、血液外溢等病。燥气不升，久而化为郁气，郁极则发，就要发生白色埃雾，笼罩天空，清冷而生肃杀之气，人们易患胁下胀满、喜悲伤、伤寒鼻塞喷嚏、咽喉干燥、手部折裂、皮肤干燥等病。

因此在卯酉年，太阳寒水应从上年在泉的右间，升为本年司天的左间，若遇到天芮土气过胜，则太阳寒水升之不前。又或遇到阳明司天，未得迁居于正位，则太阳寒水也就不能升于司天的左间，土运应时而至。寒水之气欲升于司天的左间，受到土运的阻抑，升之不前，则湿热相蒸，寒气发生于天地之间。人们易患泄泻如注、食谷不化等病。寒水不升，久而化为郁气，郁极则发，冷气又胜于客热之气，冰雹突然降下。人们易患厥逆呃逆，热病生于内，阳气痹于外，足胫瘦疼，反而发生心悸懊侬烦热、暴烦而又厥逆等病。

黄帝说：六气升之不前的问题，我已经完全明白了它的意义。还想听听关于六气降之不下的问题，可以让我明白吗？岐伯说：你问的很全面啊！这其中讲的是天气与地气变化的精妙意义，我可以全面来讲述其道理。简言之，就是说六气上升之后，必然还要下降。六气中的每一气，上升至天，居时三年，至次年即第四年，必然下降入地，成为地之左间，又在地居时三年。这样一升一降，一往一来，共为六年，叫作六纪。因此，丑未之年，厥阴风木应从上年司天的右间，降为本年在泉的左间，若遇到地晶金气过胜，则厥阴风木降之不前。又或遇到少阴司天，不得退位，则厥阴风木也就不能降于在泉的左间，居中的金运则应时而至。金运居于司天之下而承其气，则厥阴风木，降之不下，其气被抑而变为郁气，木被金承，降之不下，则青色的尘埃远见于上，白气承之不下，大风时起，尘埃昏暗，清燥之气行杀令，霜露再次降下，肃杀之气施布其令。若木气日久不降，其气被抑则化为郁气，就会发生风气与燥气伏郁，气才温暖而反见清冷，草木虽已萌芽生长，严寒霜冻又至，蛰虫不能出现，人们也惧怕这种清凉之气要伤害脏气。

因此寅申之年，少阴君火应从上年司天的右间，降为本年在泉的左间，若遇到地玄水气过胜，则少阴君火不得降入地下。又或遇到丙申丙寅年，则水运太过，先天时而至。少阴君火欲降，水运居中承之，使君火不得降下，则赤色之云气始现，黑色云气反生，温暖的气候使万物舒适，又有寒雪降下，严寒发作，天云凄凉。少阴君火久伏而不降，则化为郁气，郁久必发，所以寒气过胜之后，又有热气发生，火风化为疫气，则人们易患面赤心烦、头痛目眩等病，火气暴露之后，温病就要发作。

因此卯酉之年，太阴湿土应从上年司天的右间，降为本年在泉的左间，若遇到地苍木气过胜，则太阴湿土不得降入地下。又或遇到少阳司天不得退位，则太阴湿土也就不能降入在泉的左间，或木运应时已至。木运居于司天之下而承其气，太阴湿土降之不下，则出现黄云而又有青色云霞显露，云气郁蒸而大风发作，雾气遮蔽，尘埃过胜，草木为之折损。若太阴湿土日久不降，伏而不布则化为郁气，天空出现尘埃黄气，地上湿气郁蒸，人们易患四肢不能举动、头晕弦、肢节疼痛、腹胀胸满等病。

因此在辰戌年，少阳相火应从上年司天的右间，降为本年在泉的左间，若遇到地玄水气过胜，则少阳相火不得降入地下。又或遇到水运太过，则先天时而至。水运居中承之，相火欲降而不得降下，则赤云始见，黑气反而发生，温暖之气才欲发生，冷气又突然而至，甚则降下冰雹。若少阳相火日久不得降下，伏而不布则化为郁气，冷气之后随又生热，火风之气化为疫气，人们易患面赤心烦、头痛目眩等病，火气显露则热病即将发作。

因此在巳亥年，阳明燥金应从上年司天的右间，降为本年在泉的左间，若遇到地彤火气过胜，则阳明燥金不得降入地下。又或遇到太阳司天不得退位，则阳明燥金也就不能降入在泉的左间，或火运应时而至。火运居于司天之下而承其气，阳明燥金降之不下，则天气清冷而肃降，火气显露则温热反作。人们感到昏沉困倦，夜卧不安，易患咽喉干燥、口渴引饮、懊侬烦热等病，早晚有大凉之气，而湿热之气却又发作。若阳明燥金日久不降，伏而不布则化为郁气，天气清凉而寒冷，远处有白气发生。人们易患眩晕、手足强直、麻木不仁、两胁作痛、双目视物不清等病。

因此在子午年，太阳寒水应从上年司天的右间，降为本年在泉的左间，若遇到地阜土气过则太阳寒水不得降入地下。又或遇到土运太过，则先天时而至。土运居中承之，太阳寒水欲降而不得降下，则天空暴露黑气，昏暗凄惨，才出现黄色尘埃，而又湿气弥漫，寒气布化之后，又出现热化与湿化之令。若太阳寒水日久不得降下，伏而不布则化为郁气，人们易患大厥、四肢沉重倦怠、阳萎少力等病，天气阴沉，热气与湿气交替发作。

黄帝说：关于间气升降不前的问题，我已经明白了它的意义。还想听听有关六气迁正的问题，可以使我明白吗？岐伯说：值年的岁气，迁居于一年的中位，叫作迁正位。司天之气不得迁居于正位，就是上年司天之气超过了交司之日。也就是上年司天之气太过，其值时有余日，仍旧治理着本年的司天之数，所以使新司天不得迁正。已亥年，若上年太阳不退位，则本年厥阴不得迁正，风木温暖之气不能应时施化，则花卉枯萎，人们易患淋病、目系转、转筋、善怒、小便赤等病。风气欲施其令而寒气不退，温暖的气候不得正时，则失去正常的春令。子午年，若上年厥阴不退位，则本年少阴不得迁正，冷气不退，春天先冷而后又寒，温暖之气不能应时施化。人们易患寒热、四肢烦痛、腰脊强直等病。上年厥阴木之气虽有余，但其不退位的情况，不能超过主气二之气君火当令之时。丑未年，若上年少阴不退位，则本年太阴不得迁正，雨水不能及时，万物枯焦，应当生长发育的不能生发。人们易患手足肢节肿满、大腹水肿、胸满不食、飧泄胁满、四肢不能举动等病。雨气欲布其令，但由于少阴君火仍居天位而治之，所以温暖之气化亢盛而缺少雨泽。寅申年，若上年太阴不退位，则本年少阳不得迁正，炎热的气候不得施布其令，植物的苗莠不能繁荣，少阳之气晚治，则酷暑见之于秋季，肃杀之气亦必晚至，霜露不得应时而降。人们易患疟疾、骨蒸、心悸惊骇、甚则血液外溢等病。卯酉年，若上年少阳不退位，则本年阳明不得迁正。因而少阳暑热之气施化于前，阳明燥金肃杀之气则见于后，草木反而繁荣，人们易患寒热、鼻塞喷嚏、皮毛脆折、爪甲桔焦，甚则喘嗽上气、悲伤不乐等病。由于热化之令继续施布，燥冷不行，也就是清冷急切之气不行，肺金又要患病。辰戌年，若上年阳明不退位，则本年太阳不得迁正，致使冬季寒冷之令，反而改行于春季，肃杀霜冻之气在前，严寒冰雪之气在后，若阳光之气复得而治，则凛冽之气不得发作，雾云待时而现。人们易患温疠病发作、喉闭咽干、烦躁口渴、喘息有音等病。太阳寒化之令，须待燥气过后，才能司天主治，若燥气过期不退，时令失去正常规律，对人们就会发生灾害。

黄帝说：对于迁正早晚的问题，你已将它的意义告知了我。还想听听有关退位的情况，可以使我明白吗？岐伯说：所谓不退位，就是指司天之数不尽，也就是司天之数有余，名叫复布政，所以也叫再治天，是由于司天之气有余，依然如故而不得退位的缘故。厥阴风木不退位时，则大风早起，时雨不得降下，湿令不能施化，人们易患温疫，斑疹偏废，风病发生，普遍出现肢节痛、头目痛、伏热在内而心烦、咽喉干燥、口渴引饮等病。少阴君火不退位时，则温暖之气发生于春冬季节，蛰虫早期出现，草木提前发芽生长，人们易患膈热咽干、血液外溢、惊骇、小便赤涩、丹瘤疹疮疡留毒等病。太阴湿土不退位时，则寒冷与暑热不时发生，尘埃昏暗弥布天空，湿令不去，人们易患四肢少力、饮食不下、泄泻如注、小便淋沥、腹满、足胫寒冷、阳萎、大便闭塞、小便失禁或小便频数等病。少阳相火不退位时，则炎热的气候发生于春季，由于暑热在后期布化，故冬季温暖而不冻，流水不冰，蛰虫出现，人们易患少气、寒热交替发作、便血、上部发热、小腹坚硬而胀满、小便赤、甚则血液外溢等病。阳明燥金不退位时，则春天发生清冷之气，草木繁荣推迟，寒气与热气相间发作。人们易患呕吐、暴发泄泻、饮食不下、大便干燥、四肢不能举动、头目眩晕等病。太阳寒水不退位时，则春季又发生寒冷的气候，冰雹降下，阴沉之气昏暗覆盖，至二之气时，寒气尚未退去，人们易患寒痹厥逆、阳痿不用、小便失禁、腰膝皆痛等病，温疠之发作较晚。

黄帝说：岁气司天的早晚，我已经知道了。还想听听在泉之数，你可以告知我吗？岐伯说：地之三气，每年有一气迁正，一气升天，一气退位，其不得前进，便应于土地的生化，使万物的生化失于正常的时令。

黄帝说：我听说天地二甲子，十干与十二支配合。司天在泉，上下相合而主治天地之气，其数能互相更移，有时失守其位，你可以使我明白吗？岐伯说：失其更移之正位的，就是说虽然已得岁时之正位，但是未得司正位之气，就会四时不节，发生大疫。

假如甲子年，本为阳年，而土运受到抑塞，如果上年癸亥年，司天的气数太过而有余，在时间上虽已交得甲子年，但厥阴风木仍居于司天之位，本年地气已经迁正，阳明在泉，去年在泉之少阳，已退为本年在泉的右间，这样，去年司天之厥阴不退位在上，本年在泉之阳明已迁正在下，因此两者不相奉和。由于在上之癸与在下之己反而相会，则本应太过的土运，却变虚而为木气所胜，所以就不是太过了，况且应于土运之黄钟阳年不应受到抑塞，今木气既胜，则土之子金气来复，金气来复，若少阴君火随之而至，则木之胜气随从君火之气，故金之复气乃微，这样，上甲与下己失守其位，其后三年则化成土疫，晚至丁卯年，早在丙寅年，土疫就要发作，发作的大小和善恶，可以根据当年司天在泉之气的盛衰及太乙游宫的情况去推断。又如甲子年，在上的甲与子相结合，交于司天以治天之位，淹在下的己卯未得迁正，上年戊寅在泉之少阳不得退位，也属于上甲与下己未能合德，也就是土运不算太过，而木气也要乘虚克土，土之子金气又有复气，以反其邪气之化。司天在泉，阴阳属性不同，其变为疫疬之气的大小善恶，和司天在泉失守其位的变化规律是一致的。

假如丙寅年，本为阳年太过，如果上年乙丑年司天的气数太过而有余，在时间上虽已交得丙寅年，但太阴湿土仍居于司天之位，本年地气已经迁正，厥阴在泉，去年在泉之太阳，已退为本年在泉的右间，这样，去年司天之太阴不退位在上，本年在泉之厥阴已迁正在下，因此，在泉的厥阴不能奉和于司天的气化。由于在上的乙与在下的辛相合，则本应太过的水运，却变虚而为土气所胜，所以就不是太过了，也就是太簇之律管，不应大羽之音。土胜而雨气施化，水之子木气来复为风化，这样，上乙与下辛失守其位而不得相会，其后三年则化成水疫，晚至己巳年，早在戊辰年，水疫甚者发作迅速，水疫微者发作徐缓，水疫发作的大小善恶，可以根据当年司天在泉之气的盛衰及太乙游宫的情况去推断。又如丙寅年，在上的丙与寅相合，交于司天以治天之位，而在下的辛巳未得迁正，上年庚辰在泉的太阳不得退位，也属于上丙与下辛未能合德，便使水运小虚而有小的胜气，或有小的复气，其后三年化而为疬，名叫水疬，其症状如水疫，治法同前。

假如庚辰年，本为阳年太过，如果上年己卯年司天的气数太过而有余，在时间上虽已交得庚辰年，但阳明燥金仍居于司天之位，本年地气已经迁正，太阴在泉，去年在泉的少阴已退为本年在泉的右间，这样，去年司天之阳明不退位在上，本年在泉之太阴已迁正在下，因此，在泉的太阴不能奉和于司天的气化。由于在上的己与在下的乙相会，则本应太过的金运，却变虚而为火气所胜，所以就不是太过了，也就是姑洗之律管，不应太商之音。火之胜气热化，则金之子水气来复，寒而制热，这样上庚与下乙失守其位而不得相会，其后三年化成金疫，迅速的至壬午年，徐缓的至癸未年，金疫就要发作，发作的大小善恶，可以根据当年司天之气的盛衰及太一游宫的情况去推断。又如庚辰年，在上的庚与辰相合，交于司天以治天之位，而在下的乙未未得迁正，也就是上年甲午在泉的少阴未得退位，也属于上庚与下乙未能合德，也就是下乙的柔干失于与上庚刚干的配合，使金运小虚而小有胜气，或虽有胜气而无复气，其后三年化为疫疬，名叫金疬，治法同前。

假使壬午年，本为阳年太过，如果上年辛巳年司天的气数太过而有余，在时间上虽已交得壬午年，但厥阴风木仍居于司天之位，本年地气已经迁正，阳明在泉，去年丙申在泉的少阳已退为本年在泉的右间，这样，去年司天之厥阴不退位在上，本年在泉之阳明已迁正在下，因此，在泉的阳明不能奉和于司天的气化。由于在上的辛与在下的丁相会，则本应太过的木运，却变虚而为金气所胜，所以就不是太过了，也就是蕤宾之律管，不应太角之音。金气行而燥气胜，木之子火气来复则热化，其后化成木疫，疫甚的发作迅速，疫微的发作徐缓，木疫发作的大小善恶，可以根据当年司天之数的盛衰和太一游宫的情况去推断。又如壬午年，在上的壬与午相会，交于司天以治天之位，而在下的丁酉未得迁正，上年丙申在泉的少阳未得退位，也属于上壬与下丁未能合德，也就是下丁的干失于与上壬刚干的配合，也可以使木运小虚，并有小胜气与小复气，其后三年化而为疬，名叫木疬，其症状与风疫相似！治法同前。

假使戊申年，本为阳年太过，如果上年丁未年司天的气数太过而有余，在时间上虽已变得戊申年，但太阴湿土仍居于司天之位，本年地气已经迁正，厥阴在泉，去年壬戌在泉的太阳已经退为本年在泉的右间，这样，去年丁未司天之太阴不退位而仍在上，本年癸亥在泉之厥阴已迁正而在下，因此在泉的厥阴不能奉和于司天的气化。由于在上的丁与在下的癸相会，则本应太过的火运，却变虚而为水气所胜，所以就不是太过了，也就是夷则之律管，不应太微之音。这样上戊与下癸失守其位而不得相会，其后三年则化为疫，迅速的至庚戌年便要发作，发作的大小善恶，可以根据当年司天之气的盛衰及太一游宫的情况而推断。又如戊申年，在上的戊与申相会，且应交于司天以治天之位，而在下的癸亥未得迁正，也就是上年壬戌在泉的太阳未得退位，属于上戊与下癸未能合德，即下癸的柔干失于与戊刚干的配合，使火运小虚，有小胜气，或虽有胜气而无复气，其后三年化而为疬，名叫火疬，治法同前，其治法可以用寒法与泄法。

黄帝说：人的正气不足，天气如不正常，则神志失守，神光不得聚敛，邪气伤人，导致暴亡，我可以听听这是什么道理吗？岐伯说：人的五脏，只要有一脏不足，又遇上岁气不及，就要感受邪气。人若过度忧愁思虑就要伤心，又或遇少阴司天之年，天气不及，则间气太阴接之而至，这就是所谓天虚，也就是人气与天气同虚。又遇因惊而劫夺精气，汗出而伤心之液，因而形成三虚，则神明失守。心为一身之君主，神明由此而出，神明失守其位，则游离于上丹田，也就是泥丸宫下，神既失守而不得聚敛，却又遇到火运不及之年，必有水疫之邪气发病，使人突然死亡。人若饮食不节，劳倦过度就要伤脾，又或遇太阴司天之年，天气不及，则间气少阳接之而至，这就是所谓天虚，也就是人气虚与天气虚。又遇饮食过饱，汗出伤胃之液，或醉饱行房，汗出伤脾之液，因而形成三虚，则脾之神志失守。脾的职能比之于谏议，智谋周密自此而出，神既失守其位而不得聚敛，却又遇土运不及之年，或己年与甲年失守其位而天地不能合德，或太阴司天不及之年，必有土疫之邪气发病，使人突然死亡。人若久坐湿地，或强力劳动而又入水则必伤肾脏。肾的职能是作强，一切伎巧都由此而出，由于人虚加以天气虚，因而形成三虚，使肾的神志失守，神志失守其位而不得聚敛，却又遇水运不及之年，或上辛与下丙不相符合，或上丙与下辛失守其位，或太阳司天不及之年，必有土疫雅气发病，使人突然死亡。人或忿怒，气上逆而不下，就要伤肝。又或遇厥阴司天，天气不及，则间气少阴接之而至，这就是所谓天虚，也就是天虚与人虚。又或遇急走恐惧，则汗出而伤肝之液。肝的职能，比之于将军，人的谋虑自此而出，神志失守其位而不聚敛，又遇木运不及之年，或丁年上丁与下壬不相符合，或上壬与下丁失守其位，或厥阴司天天气不及，必有金疫邪气发病，使人突然死亡。上述五种失守其位，乃是由于天气虚与人气虚，致使神志游离失守其位，便会有五疫之邪伤人，使人突然死亡，名叫尸厥。人犯了五脏神志易位，就会使神光不圆，不但是疫邪，一切邪气伤人，都是由于神志失守其位的缘故。所以说，神志内守的就可以生，神志失守的就要死亡，得神者就会安康，失神者就要死亡。

·卷二十二·

至真要大论篇第七十四

【原文】 黄帝问曰：五气交合，盈虚更作，余知之矣。六气分治，司天地者，其至何如？岐伯再拜对曰：明乎哉问也！天地之大纪，人神之通应也。帝曰：愿闻上合昭昭、下合冥冥奈何？岐伯曰：此道之所主，工之所疑也。

帝曰：愿闻其道也。岐伯曰：厥阴司天，其化以风；少阴司天，其化以热；太阴司天，其化以湿；少阳司天，其化以火；阳明司天，其化以燥；太阳司天，其化以寒。以所临脏位，命其病者也。

帝曰：地化奈何？岐伯曰：司天同候，间气皆然。帝曰：间气何谓？岐伯曰：司左右者，是谓间气也。帝曰：何以异之？岐伯曰：主岁者纪岁，间气者纪步也。帝曰：善。岁主奈何？岐伯曰：厥阴司天为风化，在泉为酸化，司气为苍化，间气为动化。少阴司天为热化，在泉为苦化，不司气化，居气为灼化。太阴司天为湿化，在泉为甘化，司气为黅化，间气为柔化。少阳司天为火化，在泉为苦化，司气为丹化，间气为明化。阳明司天为燥化，在泉为辛化，司气为素化，间气为清化。太阳司天为寒化，在泉为咸化，司气为玄化，间气为脏化。故治病者，必明六化分治，五味五色所生，五脏所宜，乃可以言盈虚病生之绪也。

帝曰：厥阴在泉而酸化，先余知之矣。风化之行也何如？岐伯曰：风行于地，所谓本也，余气同法。本乎天者，天之气也，本乎地者，地之气也，天地合气，六节分而万物化生矣。故曰：谨候气宜，无失病机，此之谓也。

帝曰：其主病何如？岐伯曰：司岁备物，则无遗主矣。帝曰：先岁物何也？岐伯曰：天地之专精也。帝曰：司气者何如？岐伯曰：司气者主岁同，然有余不足也。帝曰：非司岁物何谓也？岐伯曰：散也，故质同而异等也，气味有薄厚，性用有躁静，治保有多少，力化有浅深，此之谓也。

帝曰：岁主脏害何谓？岐伯曰：以所不胜命之，则其要也。帝曰：治之奈何？岐伯曰：上淫于下，所胜平之，外淫于内，所胜治之。帝曰：善。平气何如？岐伯曰：谨察阴阳所在而调之，以平为期，正者正治，反者反治。

帝曰：夫子言察阴阳所在而调之，论言人迎与寸口相应，若引绳大小齐等，命曰平，阴之所在寸口何如？岐伯曰：视岁南北，可知之矣。帝曰：愿卒闻之。岐伯曰：北政之岁，少阴在泉，则寸口不应；厥阴在泉，则右不应；太阴在泉，则左不应。南政之岁，少阴司天，则寸口不应；厥阴司天，则右不应；太阴司天，则左不应。诸不应者，反其诊则见矣。帝曰：尺候何如？岐伯曰：北政之岁，三阴在下，则寸不应；三阴在上，则尺不应。南政之岁，三阴在天，则寸不应；三阴在泉，则尺不应。左右同。故曰：知其要者，一言而终，不知其要，流散无穷，此之谓也。

帝曰：善。天地之气，内淫而病何如？岐伯曰：岁厥阴在泉，风淫所胜，则地气不明，平野昧，草乃早秀。民病洒洒振寒，善伸数欠，心痛支满，两胁里急，饮食不下，鬲咽不通，食则呕，腹胀善噫，得后与气，则快然如衰，身体皆重。

岁少阴在泉，热淫所胜，则焰浮川泽，阴处反明。民病腹中常鸣，气上冲胸，喘不能久立，寒热皮肤痛，目暝齿痛頄肿，恶寒发热如疟，少腹中痛，腹大，蛰虫不藏。

岁太阴在泉，草乃草荣，湿淫所胜，则埃昏岩谷，黄反见黑，至阴之交。民病饮积，心痛，耳聋，浑浑焞焞，嗌肿喉痹，阴病血见，少腹痛肿，不得小便，病冲头痛，目似脱项似拔，腰似折，髀不可以回，腘如结，腨如别。

岁少阳在泉，火淫所胜，则焰明郊野，寒热更至。民病注泄赤白，少腹痛溺赤，甚则血便，少阴同候。

岁阳明在泉，燥淫所胜，则雾雾清暝。民病喜呕，呕有苦，善大息，心胁痛不能反侧，甚则嗌干面尘，身无膏泽，足外反热。

岁太阳在泉，寒淫所胜，则凝肃惨慄。民病少腹控睾，引腰脊，上冲心痛，血见，嗌痛颔肿。

帝曰：善。治之奈何？岐伯曰：诸气在泉，风淫于内，治以辛凉，佐以苦，以甘缓之，以辛散之。热淫于内，治以咸寒，佐以甘苦，以酸收之，以苦发之。湿淫于内，治以苦热，佐以酸淡，以苦燥之，以淡泄之。火淫于内，治以咸冷，佐以甘辛，以酸收之，以苦发之。燥淫于内，治以苦温，佐以甘辛，以苦下之。寒淫于内，治以苦热，佐以甘辛，以咸泻之，以辛润之，以苦坚之。

帝曰：善。天气之变何如？岐伯曰：厥阴司天，风淫所胜，则太虚埃昏，云物以扰，寒生春气，流水不冰。民病胃脘当心而痛，上支两胁，鬲咽不通，饮食不下，舌本强，食则呕，冷泄腹胀，溏泄，瘕水闭，蛰虫不去，病本于脾。冲阳绝，死不治。

少阴司天，热淫所胜，怫热至，火行其政。民病胸中烦热，嗌干，右胠满，皮肤痛，寒热咳喘，大雨且至，唾血血泄，鼽衄嚏呕，溺色变，甚则疮疡胕肿，肩背臂臑及缺盆中痛，心痛肺膜，腹大满，膨膨而喘咳，病本于肺。尺泽绝，死不治。

太阴司天，湿淫所胜，则沉阴且布，雨变枯槁。胕肿骨痛阴痹，阴痹者按之不得，腰脊头项痛，时眩，大便难，阴气不及，饥不欲食，咳唾则有血，心如悬，病本于肾。太谿绝，死不治。

少阳司天，火淫所胜，则温气流行，金政不平，民病头痛，发热恶寒而疟，热上皮肤痛，色变黄赤，传而为水，身面胕肿，腹满仰息，泄注赤白，疮疡咳唾血，烦心胸中热，甚则鼽衄，病本于肺。天府绝，死不治。

阳明司天，燥淫所胜，则木乃晚荣，草乃晚生，筋骨内变。民病左胠胁痛，寒清于中，感而疟，大凉革候，咳，腹中鸣，注泄鹜溏，名木敛，生菀于下，草焦上首，心胁暴痛，不可反侧，嗌干面尘腰痛，丈夫癞疝，妇人少腹痛，目昧眦，疡疮痤痈，蛰虫来见，病本于肝。太冲绝，死不治。

太阳司天，寒淫所胜，则寒气反至，水且冰，血变于中，发为痈疡。民病厥心痛，呕血血泄鼽衄，善悲，时眩仆，运火炎烈，雨暴乃雹，胸腹满，手热肘挛掖肿，心澹澹大动，胸胁胃脘不安，面赤目黄，善噫，嗌干，甚则色炲，渴而欲饮，病本于心。神门绝，死不治。

所谓动气知其脏也。

帝曰：善。治之奈何？岐伯曰：司天之气，风淫所胜，平以辛凉，佐以苦甘，以甘缓之，以酸泻之。热淫所胜，平以咸寒，佐以苦甘，以酸收之。湿淫所胜，平以苦热，佐以酸辛，以苦燥之，以淡泄之。湿上甚而热，治以苦温，佐以甘辛，以汗为故而止。火淫所胜，平以酸冷，佐以苦甘，以酸收之，以苦发之，以酸复之，热淫同。燥淫所胜，平以苦温，佐以酸辛，以苦下之。寒淫所胜，平以辛热，佐以甘苦，以咸泻之。

帝曰：善。邪气反胜，治之奈何？岐伯曰：风司于地，清反胜之，治以酸温，佐以苦甘，以辛平之。热司于地，寒反胜之，治以甘热，佐以苦辛，以咸平之。湿司干地，热反胜之，治以苦冷，佐以咸甘，以苦平之。火司于地，寒反胜之，治以甘热，佐以苦辛，以咸平之。燥司于地，热反胜之，治以平寒，佐以苦甘，以酸平之，以和为利。寒司于地，热反胜之，治以咸冷，佐以甘辛，以苦平之。

帝曰：其司天邪胜何如？岐伯曰：风化于天，清反胜之，治以酸温，佐以甘甘；热化于天，寒反胜之，治以甘温，佐以苦酸辛；湿化于天，热反胜之，治以苦寒，佐以苦酸；火化于天，寒反胜之，治以甘热，佐以苦辛；燥化于天，热反胜之，治以辛寒，佐以苦甘；寒化于天，以胜之，治以咸冷，佐以苦辛。

帝曰：六气相胜奈何？岐伯曰：厥阴之胜，耳鸣头眩，愦愦欲吐，胃鬲如寒，大风数举，倮虫不滋，胠胁气并，化而为热，小便黄赤，胃脘当心而痛，上支两胁，肠鸣飧泄，少腹痛，注下赤白，甚则呕吐，鬲咽不通。

少阴之胜，心下热善饥，脐下反动，气游三焦，炎暑至，木乃津，草乃萎，呕逆躁烦，腹满痛，溏泄，传为赤沃。

太阴之胜，火气内郁，疮疡于中，流散于外，病在胠胁，甚则心痛热格，头痛喉痹项强，独胜则湿气内郁，寒迫下焦，痛留顶，互引眉间，胃满，雨数至，燥化乃见，少腹满，腰脽重强，内不便，善注泄，足下温，头重足胫肿，饮发于中，胕肿于上。

少阳之胜，热客于胃，烦心心痛，目赤欲呕，呕酸善饥，耳痛溺赤，善惊谵妄，暴热消烁，草萎水涸，介虫乃屈，少腹痛，下沃赤白。

阳明之胜，清发于中，左胠胁痛溏泄，内为嗌塞，外发㿉疝，大凉肃杀，华英改容，毛虫乃殃，胸中不便，嗌塞而咳。

太阳之胜，凝溧且至，非时水冰，羽乃后化，痔疟发，寒厥入胃，则内心生痛，阴中乃疡，隐曲不利，互引阴股，筋肉拘苛，血脉凝泣，络满色变，或为血泄，皮肤否肿，腹满食减，热反上行，头项囟顶脑户中痛，目如脱，寒入下焦，传为濡泻。

帝曰：治之奈何？岐伯曰：厥阴炎胜，治以甘清，佐以苦辛，以酸泻之。少阴之胜，治以辛寒，佐以苦咸，以甘泻之。太阴之胜，治以咸热，佐以辛甘，以甘泻之。少阳之胜，治以辛寒，佐以甘咸，以甘泻之。阳明之胜，治以酸温，佐以辛甘，以苦泄之。太阳之胜，治以甘热，佐以辛酸，以咸泻之。

帝曰：六气之复何如？岐伯曰：悉乎哉问也！厥阴之复，少腹坚满，里急暴痛，偃木飞沙，倮虫不荣，厥心痛，汗发呕吐，饮食不入，入而复出，筋骨掉眩，清厥，甚则入脾，食痹而吐。冲阳绝，死不治。

少阴之复，燠热内作，烦躁鼽嚏，少腹绞痛，火见燔炳，嗌燥，分注时止，气动于左，上行于右，咳，皮肤痛，暴喑心痛，郁冒不知人，乃洒淅恶寒，振慄谵妄，寒已而热，渴而欲饮，少气骨痿，隔肠不便，外为浮肿，哕噫，赤气后化，流水不冰，热气大行，介虫不复，病痱胕疮疡，痈疽痤痔，甚则入肺，咳而鼻渊。天府绝，死不治。

太阴之复，湿变乃举，体重中满，食饮不化，阴气上厥，胸中不便，饮发于中，咳喘有声。大雨时行，鳞见于陆，头顶痛重，而掉瘛尤甚，呕而密默，唾吐清液，甚则入肾，窍泻无度。太谿绝，死不治。

太阳之复，大热将至，枯燥燔热，介虫乃耗，惊瘛咳衄，心热烦躁，便数憎风，厥气上行，面如浮埃，目乃瞤瘛，火气内发，上为口糜，呕逆，血溢血泄，发而为疟，恶寒鼓慄，寒极反热，嗌络焦槁，渴引水浆，色变黄赤，少气脉萎，化而为水，传为胕肿，甚则入肺，咳而血泄。尺泽绝，死不治。

阳明之复，清气大举，森木苍干，毛虫乃厉。病生胠胁，气归于左，善太息，甚则心痛否满，腹胀而泄，呕苦咳哕，烦心，病在鬲中头痛，甚则入肝，惊骇筋挛。太冲绝，死不治。

太阳之复，厥气上行，水凝雨冰，羽虫乃死，心胃生寒，胸膈不利，心痛否满，头痛善悲，时眩仆，食减，腰脽反痛，屈伸不便，地裂冰坚，阳光不治，少腹控睾，引腰脊，上冲心，唾出清水，及为哕噫，甚则入心，善忘善悲。神门绝，死不治。

帝曰：善。治之奈何？岐伯曰：厥阴之复，治以酸寒，佐以甘辛，以酸泻之，以甘缓之。少阴之复，治以咸寒，佐以苦辛，以甘泻之，以酸收之，辛苦发之，以咸软之。太阴之复，治以苦热，佐以酸辛，以苦泻之，燥之，泄之。少阳之复，治以咸冷，佐以苦辛，以咸软之，以酸收之，辛苦发之，发不远热，无犯温凉，少阴同法。阳明之复，治以辛温，佐以苦甘，以苦泄之，以苦下之，以酸补之。太阳之复，治以咸热，佐以甘辛，以苦坚之。治诸胜复，寒者热之，热者寒之，湿者清之，清者温之，散者收之，抑者散之，燥者润之，急者缓之，坚者软之，脆者坚之，衰者补之，强者泻之，各安其气，必清其静,则病气衰去,归其所宗,此治之大体也。

帝曰:善。气之上下何谓也?岐伯曰:身半以上,其气三矣,天之分也,天气主之。身半以下,其气三矣,地之分也,地气主之。以名命气,以气命处,而言其病。半,所谓天枢也。故上胜而下俱病者,以地名之,下胜而上俱病者,以天名之。所谓胜至,报气屈服而未发也。复至则不以天地异名,皆如复气为法也。帝曰:胜复之动,时有常乎?气有必乎?岐伯曰:时有常位,而气无必也。帝曰:愿闻其道也。岐伯曰:初气终三气,天气主之,胜之常也。四气尽终气,地气主之,复之常也。有胜则复,无胜则否。帝曰:善。复已而胜何如?岐伯曰:胜至则复,无常数也,衰乃止耳。复已而胜,不复则害,此伤生也。帝曰:复而反病何也?岐伯曰:居非其位,不相得也。大复其胜则主胜之,故反病也。所谓火燥热也。

帝曰:治之何如?岐伯曰:夫气之胜也,微者随之,甚者制之。气之复也,和者平之,暴者夺之。皆随胜气,安其屈伏,无问其数,以平为期,此其道也。

帝曰:善。客主之胜复奈何?岐伯曰:客主之气,胜而无复也。帝曰:其逆从何如?岐伯曰:主胜逆,客胜从,天之道也。

帝曰:其生病何如?岐伯曰:厥阴司天,客胜则耳鸣掉眩,甚则咳;主胜则胸胁痛,舌难以言。少阴司天,客胜则鼽嚏,颈项强,肩背瞀热,头痛少气,发热耳聋目瞑,甚则胕肿血溢,疮疡咳喘;主胜则心热烦躁,甚则胁痛支满。太阴司天,客胜则首面肿,呼吸气喘;主胜则胸腹满,食已而瞀。少阳司天,客胜则丹胗外发,及为丹熛疮疡,呕逆喉痹,头痛嗌肿,耳聋血溢,内为瘈疭;主胜则胸满咳仰息,甚而有血,手热。阳明司天,清复内余。则咳衄嗌塞,心鬲中热,咳不止而白,血出者死。太阳司天,客胜则胸中不利,出清涕,感寒则咳;主胜则喉嗌中鸣。

厥阴在泉,客胜则大关节不利,内为痉强拘瘈,外为不便;主胜则筋骨繇并,腰腹时痛。少阴在泉,客胜则腰痛,尻股膝髀腨骭足病,瞀热以酸,胕肿不能久立,溲便变;主胜则厥气上行,心痛发热,鬲中众痹皆作,发于胠胁,魄汗不藏,四逆而起。太阴在泉,客胜则足痿下重,便溲不时,湿客下焦,发而濡写,及为肿隐曲之疾;主胜则寒气逆满,食饮不下,甚则为疝。少阳在泉,客胜则腰腹痛而反恶寒,甚则下白溺白;主胜则热反上行而客于心,心痛发热,格中而呕。少阴同候。阳明在泉,客胜则清气动下,少腹坚满而数便写;主胜则腰重腹痛,少腹生寒,下为鹜溏,则寒厥于肠,上冲胸中,甚则喘不能久立。太阳在泉,寒复内余,则腰尻痛,屈伸不利,股胫足膝中痛。

帝曰:善。治之奈何?岐伯曰:高者抑之,下者举之,有余折之,不足补之,佐以所利,和以所宜,必安其主客,适其寒温,同者逆之,异者从之。

帝曰:治寒以热,治热以寒,气相得者逆之,不相得者从之,余已知之矣。其于正味何如?岐伯曰:木位之主,其写以酸,其补以辛。火位之主,其写以甘,其补以咸。水位之主,其写以咸,其补以苦。厥阴之客,以辛补之,以酸写之,以甘缓之。少阴之客,以咸补之,以甘写之,以咸收之。太阴之客,以甘补之,以苦写之,以甘缓之。少阳之客,以咸补之,以甘写之,以咸软之。阳明之客,以酸补之,以辛写之,以苦泄之。太阳之客,以苦补之,以咸写之,以苦坚之,以辛润之。开发腠理,致津液通气也。

帝曰:善。愿闻阴阳之三也何谓?岐伯曰:气有多少,异用也。帝曰:阳明何谓也?岐伯曰:两阳合明也。帝曰:厥阴何也?岐伯曰:两阴交尽也。

帝曰:气有多少,病有盛衰,治有缓急,方有大小,愿闻其约奈何?岐伯曰:气有高下,病有远近,证有中外,治有轻重,适其至所为故也。《大要》曰:君一臣二,奇之制也;君二臣四,偶之制也;君二臣三,奇之制也;君二臣六,偶之制也。故曰:近者奇之,远者偶之,汗者不以奇,下者不以偶,补上治上制以缓,补下治下制以急,急则气味厚,缓则气味薄,适其至所,此之谓也。病所远而中道气味之者,食而过之,无越其制度也。是故平气之道,近而奇偶,制小其服也。远而奇偶,制大其服也。大则数少,小则数多。多则九之,少则二之。奇之不去则偶之,是谓重方。偶之不去,则反佐以取之,所谓寒热温凉,反从其病也。

帝曰:善。病生于本,余知之矣。生于标者,治之奈何?岐伯曰:病反其本,得标之病,治反其本,得标之方。

帝曰:善,六气之胜,何以候之?岐伯曰:乘其至也。清气大来,燥之胜也,风木受邪,肝病生焉。热气大来,火之胜也,金燥受邪,肺病生焉。寒气大来,水之胜也,火热受邪,心病生焉。湿气大来,土之胜也,寒水受邪,肾病生焉。风气大来,木之胜也,土湿受邪,脾病生焉。所谓感邪而生病也。乘年之虚,则邪甚也。失时之和,亦邪甚也。遇月之空,亦邪甚也。重感于邪,则病危矣。有胜之气,其必来复也。

帝曰:其脉至何如?岐伯曰:厥阴之至其脉弦,少阴之至其脉钩,太阴之至其脉沉,少阳之至大而浮,阳明之至短而涩,太阳之至大而长。至而和则平,至而甚则病,至而反者病,至而不至者病,未至而至者病,阴阳易者危。

帝曰:六气标本,所从不同奈何?岐伯曰:气有从本者,有从标本者,有不从标本者也。帝曰:愿卒闻之。岐伯曰:少阳太阴从本,少阴太阳从本从标,阳明厥阴,不从标本从乎中也。故从本者,化生于本,从标本者有标本之化,从中者以中气为化也。帝曰:脉从而病反者,其诊何如?岐伯曰:脉至而从,按之不鼓,诸阳皆然。帝曰:诸阴之反,其脉何如?岐伯曰:脉至而从,按之鼓甚而盛也。

是故百病之起,有生于本者,有生于标者,有生于中气者,有取本而得者,有取标而得者,有取中气而得者,有取标本而得者,有逆取而得者,有从取而得者。逆,正顺也;若顺,逆也。故曰:知标与本,用之不殆,明知逆顺,正行无问。此之谓也。不知是者,不足以言诊,足以乱经。故《大要》曰:粗工嘻嘻,以为可知,言热未已,寒病复始,同气异形,迷诊乱经,此之谓也。夫标本之道,要而薄,小而大,可以言一而知百病之害,言标与本,易而勿损,察本与标,气可令调,明知胜复,为万民式,天之道毕矣。

帝曰:胜复之变,早晏何如?岐伯曰:夫所胜者,胜至已病,病已愠愠,而复已萌也。夫所复者,胜尽而起,得位而甚,胜有微甚,复有少多,胜和而和,胜虚而虚,天之常也。帝曰:胜复之作,动不当位,或后时而至,其故何也?岐伯曰:夫气之生,与其化衰盛异也。寒暑温凉盛衰之用,其在四维。故阳之动,如于温,盛于暑;阴之动,始于清,盛于寒。春夏秋冬,各差其分。故《大要》曰:彼春之暖,为夏之暑,彼秋之忿,为冬之怒,谨按四维,斥候皆归,其终可见,其始可知,此之谓也。帝曰:差同正法,待时而去也。《脉要》曰:春不沉,夏不弦,冬不涩,秋不数,是谓四塞。沉甚曰病,弦甚曰病,涩甚曰病,数甚曰病,参见曰病,复见曰病,未去而去曰病,去而不去曰病,反者死。故曰:气之相守司也,如权衡之不得相失也。夫阴阳之气,清静则生化治,动则苛疾起,此之谓也。

帝曰:幽明何如?岐伯曰:两阴交尽故曰幽,两阳合明故曰明,幽明之配,寒暑之异也。帝曰:分至何如?岐伯曰:气至之谓至,气分之谓分,至则气同,分则气异,所谓天地之正纪也。

帝曰:夫子言春秋气始于前,冬夏气始于后,余已知之矣。然六气往复,主岁不常也,其补写奈何?岐伯曰:上下所主,随其攸利,正其味,则其要也,左右同法。《大要》曰:少阳之主,先甘后咸;阳明之主,先辛后酸;太阳之主,先咸后苦;厥阴之主,先酸后辛;少阴之主,先甘后咸;太阴之主,先苦后甘。佐以所利,资以所生,是谓得气。

帝曰:善。夫百病之生也,皆生于风寒暑湿燥火,以之化之变也。经言盛者写之,虚者补之,余锡以方士,而方士用之,尚未能十全,余欲令要道必行,桴鼓相应,犹拔刺雪污,工巧神圣,可得闻乎?岐伯曰:审察病机,无失气宜,此之谓也。帝曰:愿闻病机何如?岐伯曰:诸风掉眩,皆属于肝。诸寒收引,皆属于肾。诸气膹郁,皆属于肺。诸湿肿满,皆属于脾。诸热瞀瘈,皆属于火。诸痛痒疮,皆属于心。诸厥固泄,皆属于下。诸痿喘呕,皆属于上。诸禁鼓慄,如丧神守,皆属于火。诸痉项强,皆属于湿。诸逆冲上,皆属于火。诸胀腹大,皆属于热。诸躁狂越,皆属于火。诸暴强直,皆属于风。诸病有声,鼓之如鼓,皆属于热。诸病胕肿,疼酸惊骇,皆属于火。诸转反戾,水液浑浊,皆属于热。诸病水液,澄澈清冷,皆属于寒。诸呕吐酸,暴注下迫,皆属于热。故《大要》曰:谨守病机,各司其属,有者求之,无者求之,盛者责之,虚者责之,必先五胜,疏涤其血气,令其调达,而致和平,此之谓也。

帝曰:善。五味阴阳之用何如?岐伯曰:辛甘发散为阳,酸苦涌泄为阴,咸味涌泄为阴,淡味渗泄为阳,六者或收或散,或缓或急,或燥或润,或软或坚,以所利而行之,调其气使其平也。帝曰:非调气而得者,治之奈何?有毒无毒,何先何后?愿闻其道。岐伯曰:有毒无毒,所治为主,适大小为制也。帝曰:请言其制。岐伯曰:君一臣二,制之小也;君一臣三佐五,制之中也;君一臣三佐九,制之大也。寒者热之,热者寒之,微者逆之,甚者从之,坚者削之,客者除之,劳者温之,结者散之,留者攻之,燥者濡之,急者缓之,散者收之,损者温之,逸者行之,惊者平之。上之下之,摩之浴之,薄之劫之,开之发之,适事为故。帝曰:何谓逆从?岐伯曰:逆者正治,从者反治,从少从多,观其事也。帝曰:反治何谓?岐伯曰:热因寒用,寒因热用,塞因塞用,通因通用,必伏其所主,而先其所因,其始则同,其终则异,可使破积,可使溃坚,可使气和,可使必已。帝曰:善。气调而得者何如?岐伯曰:逆之从之,逆而从之,从而逆之,疏气令调,则其道也。

帝曰:善。病之中外何如?岐伯曰:从内之外者,调其内;从外之内者,治其外;从内之外而盛于外者,先调其内而后治其外;从外之内而盛于内者,先治其外而后调其内;中外不相及,则治主病。

帝曰:善。火热复,恶寒发热,有如疟状,或一日发,或间数日发,其故何也?岐伯曰:胜复之气,会遇之时,有多少也。阴气多而阳气少,则其发日远;阳气多而阴气少,则其发日近。此胜复相薄,盛衰之节。疟亦同法。

帝曰:论言治寒以热,治热以寒,而方士不能废绳墨而更其道也。有病热者寒之而热,有病寒者热之而寒,二者皆在,新病复起,奈何治?岐伯曰:诸寒之而热者取之阴,热之而寒者取之阳,所谓求其属也。帝曰:善。服寒而反热,服热而反寒,其故何也?岐伯曰:治其王气,是以反也。帝曰:不治王而然者何也?岐伯曰:悉乎哉问也!不治五味属也。夫五味入胃,各归所喜,故酸先入肝,苦先入心,甘先入脾,辛先入肺,咸先入肾,久而增气,物化之常也。气增而久,天之由也。

帝曰:善。方制君臣何谓也?岐伯曰:主病之谓君,佐君之谓臣,应臣之谓使,非上下三品之谓也。帝曰:三品何谓?岐伯曰:所以明善恶之殊贯也。

帝曰:善。病之中外何如?岐伯曰:调气之方,必别阴阳,定其中外,各守其乡,内者内治,外者外治,微者调之,其次平之,盛者夺之,汗之下之,寒热温凉,衰之以属,随其攸利。谨道如法,万举万全,气血正平,长有天命。帝曰:善。

【解读】 黄帝问道:五运相互交合主岁,太过不及交替为用,我已经知道了。六气分治在一年中,主管司天在泉,其气来时是怎样的?岐伯再拜而回答说:问得多么英明啊! 这是自然变化的基本规律,人体的机能活动是与天地变化相适应的。

黄帝道:人体与司天在泉之气相适应的情况是怎样的?岐伯说:这是受自然规律所主宰的,是一般医生容易疑惑难明的。

黄帝道:我要知道它的道理。岐伯说:厥阴司天,气从风化;少阴司天,气从热化;太阴司天,气从湿化;少阳司天,气从火化;阳明司天,气从燥化;太阳司天,气从寒化。根据客气所临的脏位,来确定其疾病。

黄帝道:在泉之气的气化是怎样的?岐伯说:与司天同一规律,间气也是如此。

黄帝道:间气是怎样的呢?岐伯说:分司在司天和在泉之左右的,就叫做间气。

黄帝道:与司天在泉有何分别?岐伯说:司天在泉主岁之气,主管一年的气化,间气之气,主一步(六十多)的气化。

黄帝道:很对! 一岁之中气化的情况是怎样的呢?岐伯说:厥阴司天为风化,在泉为酸化,岁运为苍化,间气为动化;少阴司天为热化,在泉为苦化,岁运不司气化,间气为灼化;太阴司天为湿化,在泉为甘化,岁运为黅化,间气为柔化;少阳司天为火化,在泉为苦化,岁运为丹化,间气为明化;阳明司天为燥化,在泉为辛化,岁运为素化,间气为清化;太阳司天为寒化,在泉为咸化,岁运为玄化,间气为藏化。所以作为一个治病的医生,必须明了六气所司的气化,以及五味、五色的产生与五脏之所宜,然后才可以对气化的太过、不及和疾病发生的关系有了头绪。

黄帝道:厥阴在泉而从酸化,我早就知道了! 风的气化运行又怎样呢?岐伯说:风气行于地,这是本于地之气而为风化,其他火湿燥寒诸气也是这样。因为本属于天的,是天之气,本属于地的,是地之气,天地之气相互交通化合,六节之气分而后万物才能化生。所以说要谨慎地察候气宜,不可贻误病机,就是这个意思。

黄帝道:主治疾病的药物怎样?岐伯说:根据岁气来采备其所生化的药物,则药物就不会有所遗略了。

黄帝道:为什么要采备岁气所生化的药物?岐伯说:因其能得天地精专之气,故气全而力厚。

黄帝道:司岁运的药物怎样?岐伯说:司岁运的药物与主岁的药物相同,然而有太过不及的区别。

黄帝道:不属司岁之气生化的药物,又怎样呢?岐伯说:其气散而不专。所以说非司岁和司岁的药物相较,形质虽同,却有等级上的差别,气味有厚薄之分,性能有躁静之别,疗效有多少的不同,药力所及也有浅深之异,就是这个道理。

黄帝道:主岁之气伤害五脏,应当怎样来说明? 岐伯说:以脏气所不胜之气来说明,就是这个问题的要领。

黄帝道:治疗的方法怎样? 岐伯说:司天之气淫胜于下的,以其所胜之气来平调之;在泉之气淫胜于内的,以其所胜之气来治疗之。

黄帝道:对。负气平和之年怎样呢? 岐伯说:仔细观察阴阳病变之所在,来加以调整,达到平衡为目的。正病用正治法,反病用反治法。

黄帝道:先生说观察阴阳之所在来调治,医论中说人迎和寸口脉相应。像牵引绳索一样大小相等的,称为平脉。那么阴脉所在寸口应该怎样? 岐伯说:看主岁是南政还是北政,就可以知道了。

黄帝道:请你详尽地讲给我听。岐伯说:北政的年份,少阴在泉,则寸口不应;厥阴在泉,则右脉不应;太阴在泉,则左脉不应。南政的年份,少阴司天,则寸口不应;厥阴司天,则右脉不应;太阴司天,则左脉不应。凡是寸口脉不应的,尺寸倒候或复其手就可以见了。

黄帝道:尺部之候怎样? 岐伯说:北政的年份,三阴在泉,则寸部不应;三阴司天,则尺部不应。南政的年份,三阴司天,则寸部不应;三阴在泉,则尺部不应。左右脉是相同的。所以说:能掌握其要领的,用很少的语言就可以介绍完了,如果不知其要领,就会茫无头绪,说的就是这个道理。

黄帝道:很对。司天在泉之气,淫胜于内而发病的情况是怎样的? 岐伯说:厥阴在泉之年,风气淫盛,则地气不明,原野昏暗不清,草类提早结实。人们多病洒洒然振栗恶寒,时喜伸腰呵欠,心痛而有撑满感,两侧胁里拘急不舒,饮食不下,胸膈咽部不利,食入则呕吐,腹胀,多暖气,得大便或转矢气后觉得轻快好像病情衰减,全身沉重。

少阴在泉之年,热气淫盛,川泽中阳气蒸腾,阴处反觉清明。人们多病腹中时常鸣响,逆气上冲胸脘,气喘不能久立,寒热,皮肤痛,眼模糊,齿痛,目下肿,恶寒发热如疟状,少腹疼痛,腹部胀大。气候温热,虫类迟不伏藏。

太阴在泉之年,草类提早开花,湿气淫盛,则崆谷之间昏暗浑浊,黄色见于水位,与至阴之气色相交合。人们多病饮邪积聚,心痛,耳聋,头目不清,咽喉肿胀,喉痹,阴病而有出血症状,少腹肿痛,小便不通,气上冲头痛,眼如脱出,项部似拔,腰象折断,大腿不能转动,膝弯结滞不灵,小腿肚好像裂开样。

少阳在泉之年,火气淫盛,则郊野烟明,时寒时热。人们多病泄泻如注,下痢赤白,少腹痛,小便赤色,甚则血便。其余症候与少阴在泉之年相同。

阳明在泉之年,燥气淫盛,则雾气清冷昏暗。人们多病喜呕,呕吐苦水,常叹息,心胁部疼痛不能转侧,甚至咽喉干,面暗如蒙尘,身体干枯而不润泽,足外侧反热。

太阳在泉之年,寒气淫盛,则天地间凝肃惨栗。人们多病少腹疼痛牵引睾丸、腰脊,向上冲心而痛,出血,咽喉痛,颌部肿。

黄帝道:对。怎样治疗呢? 岐伯说:凡是在泉之气,风气太过而侵淫体内的,主治用辛凉,辅佐用苦味,用甘味来缓和肝木,用辛味来散其风邪;热气太过而侵淫体内的,主治用咸寒,辅佐用甘苦,以酸味收敛阴气,用苦药来发泄热邪;湿气太过而侵淫体内的,主治用苦热,辅佐用酸淡,用苦味药以燥湿,用淡味药以渗泄湿邪;火气太过而侵淫体内的,主治用咸冷,辅佐用苦辛,以酸味药收敛阴气,以苦味药发泄火邪;燥气太过而侵淫体内的,主治用苦温,辅助用甘辛,以苦味泄下;寒气太过而侵淫体内的,主治用甘热,辅助用苦辛,用咸以泻水,用辛味以温润,以苦味来巩固阳气。

黄帝道:对。司天之气的变化又怎样呢? 岐伯说:厥阴司天,风气淫胜,则天空尘埃昏暗,云物扰动不宁,寒季行春令,流水不能结冰,蛰虫不去潜伏。人们多病胃脘,心部疼痛,上撑两胁,咽膈不通利,饮食不下,舌本强硬,食则呕吐,冷泻,腹胀,便溏泄,瘕,小便不通,病的根本在脾脏。如冲阳脉绝,多属不治的死证。

少阴司天,热气淫胜,则天气郁热,君火行其政令,热极则大雨将至。人们多病胸中烦热,咽喉干燥,右胁上胀满,皮肤疼痛,寒热,咳喘,唾血,便血,衄血,鼻塞流涕,喷嚏,呕吐,小便为色,甚则疮疡,浮肿,肩、背、臂、臑以及缺盆等处疼痛,心痛,肺胀,腹胀满,胸部胀满,气喘咳嗽,病的根本在肺脏。如尺泽脉绝,多属不治的死证。

太阳司天,湿气淫胜,则天气阴沉,乌云满布,雨多反使草木枯槁。人们多病浮肿,骨痛阴痹,阴痹之病按之不知痛处,腰脊头项疼痛,时时眩晕,大便困难,阳痿,饥饿而不欲进食,咳唾则有血,心悸如愚,病的根本在肾脏。如太溪脉绝,多属不治的死证。

少阳司天,火气淫胜,则温热之气流行,秋金之令不平。人们多病头痛,发热恶寒而发疟疾,热气在上,皮肤疼痛,色变黄赤,传于里则变为水病,身面浮肿,腹胀满,仰面喘息,泄泻暴注,赤白下痢,疮疡,咳嗽吐血,心烦,胸中热,甚至鼻流涕出血,病的根本在肺脏。如天府脉绝,多属不治的死证。

阳明司天,燥气淫胜,则树木繁荣推迟,草类生长较晚。筋骨发生变化,大凉之气使天气反常,树木生发之气被抑制而郁伏于下,草类的花叶均现焦枯,应该蛰伏的虫类反而出动。人们多病在胺胁疼痛,寒凉清肃之气感受之后则为疟疾,咳嗽,腹中鸣响,暴注泄泻,大便稀溏,心胁突然剧痛,不能转侧,咽喉干燥,面色如蒙尘,腰痛,男子癫疝,妇女少腹疼痛,眼目昏昧不明,眼角疼痛,疮疡痈痤,病的根本在肝脏。如太冲脉绝,多属不治的死证。

太阳司天,寒气淫胜,则寒气非时而至,水多结冰,如遇戊癸火运炎烈,则有暴雨冰雹。人们多病血脉变化于内,发生痈疡,厥逆心痛,呕血,便血,衄血,鼻塞流涕,善悲,时常眩晕仆倒,胸腹满,手热,肘臂挛急,腋部肿,心悸甚,胸胁胃脘不舒,面赤目黄,善嗳气,咽喉干燥,甚至面黑如始,口渴欲饮,病的根本在心脏。如神门脉绝,多属不治的死证。

所以说,由脉气的搏动,可以测知其脏气的存亡。

黄帝道:对。怎样治疗呢?岐伯说:司天之气,风气淫胜,治以辛凉,佐以苦甘,以甘味缓其急,以酸味泻其邪;热气淫胜,治以咸寒,佐以苦甘,以酸味药收敛阴气;湿气淫胜,治以苦热,佐以酸辛,以苦味药燥湿,以淡味药泄湿邪,如湿邪甚于上部而有热,治以苦味温性之药,佐以甘辛,以汗解法恢复其常态而止;火气淫胜,治以咸冷,佐以苦甘,以酸味药收敛阴气,以苦味药发泄火邪,以酸味药复其真气,热淫与火淫所胜相同;燥气淫胜,治以苦温,佐以酸辛,以苦味下其燥结;寒气淫胜,治以辛热,佐以甘苦,以咸味药泻其寒邪。

黄帝道:对!本气不足而邪气反胜所致之病,应当怎样治疗?岐伯说:风气在泉,而反被清气胜的,治以酸温,佐以苦甘,以辛味药平之;热气在泉,而寒气反胜的,治以甘热,佐以苦辛,以咸味药平之;湿气在泉,而热气反胜的,治以苦冷,佐以咸甘,以苦味药平之;火握在泉,而寒气反胜的,治以甘热,佐以苦辛,以咸味之药平之;燥气在泉,而热气反胜的,治以平寒,佐以苦甘,以酸味之药平之,以冷热平和为方制所宜;寒气在泉,而热气反胜的,治以咸冷,佐以甘辛,以苦味药平之。

黄帝问道:司天之气被邪气反胜所致之病,应当怎样治疗?岐伯说:风气司天而清凉之气反胜的,治用酸温,佐以甘苦;热气司天而寒水之气反胜的,治用甘温,佐以苦酸辛;湿气司天而热气反胜的,治用苦寒,佐以苦酸;火气司天而寒气反胜的,治用甘热,佐以苦辛;燥气司天而热气反胜的,治用辛寒,佐以苦甘;寒气司天而热气反胜的,治用咸冷,佐以苦辛。

黄帝道:六气偏胜引起人体发病等情况是怎样的?岐伯说:厥阴风气偏胜,发为耳鸣头眩,胃中翻腾混乱而欲吐,胃脘横膈处寒冷;大风屡起,倮虫不能滋生,人们多病胁肋气滞,化而成热,则小便黄赤,胃脘当心处疼痛,上支两胁,肠鸣飧泄,少腹疼痛,利下赤白,病甚则呕吐,咽膈之间隔塞不通。

少阴热气偏胜,则病心下热,常觉饥饿,脐下有动气上逆,热气游走三焦;炎暑到来,树木因之流津,草类因之枯萎,人们病呕逆,烦躁,腹部胀满而痛,大便溏泄,传变成为血痢。

太阴湿气偏胜,火气郁于内则蕴藏酿成为疮疡,流散在外则病生于胺胁,甚则心痛,热气阻格在上部,所以发生头痛,喉痹,项强;单纯由于湿气偏胜而内郁,寒迫下焦,痛于头顶,牵引至眉间,胃中满闷;多雨之后,湿化之象方始出现,少腹满胀,腰臀部重而强直,妨碍入房,时时泄泻如注,足下温暖,头部沉重,足胫浮肿,水饮发于内而浮肿见于上部。

少阳火气偏胜,热气客于胃,烦心,心痛,目赤,欲呕,呕酸,易饥饿,耳痛,小便赤色,易惊,谵妄;暴热之气消烁津液,草萎枯,水干润,介虫屈伏,人们病少腹疼痛,下痢赤白。

阳阴燥气偏胜,则清凉之气发于内,左胺胁疼痛,大便溏泄,内则咽喉窒塞,外为癫疝;大凉肃杀之气施布,草木之花叶改色,有毛的虫类死亡,人们病胸中不舒,咽喉窒塞而咳嗽。

太阳寒气偏胜,凝凓之气时至,有非时之冰冻,羽类之虫延迟生化。发病为痔疮,疟疾,寒气入胃则生心痛，阴部生疮疡，房事不利，连及两股内侧，筋肉拘急麻木，血脉凝滞，络脉郁滞充盈而色变，或为便血，皮肤因气否塞而肿，腹中痞满，饮食减少，热气上逆，而头项巅顶脑户等处疼痛，目珠疼如脱出，寒气入于下焦，传变成为水泻。

黄帝道：怎样治疗？岐伯说：厥阴风气偏胜致病，治用甘清，佐以苦辛，用酸味泻其胜气；少阴热气偏胜致病，治用辛寒，佐以苦咸，用甘味泻其胜气；太阴湿气偏胜致病，治用咸热，佐以辛甘，用苦味泻其胜气；少阳火气偏胜致病，治用辛寒，佐以甘咸，用甘味泻其胜气；阳明燥气偏胜致病，治用酸温，佐以辛甘，用苦味泻其胜气；太阳寒气偏胜致病，治用苦热，佐以辛酸，用咸味泻其胜气。

黄帝道：六气报复引起人体发病等情况是怎样的？岐伯说：问得真详细啊！厥阴风气之复，则发为少腹部坚满，腹胁之内拘急暴痛，树木倒卧，尘沙飞扬，倮虫不得繁荣；发生厥心痛，多汗，呕吐，饮食不下，或食入后又吐出，筋骨抽痛，眩晕，手足逆冷，甚至风邪入脾，食入痹阻不能消化，必吐出而后已。如果冲阳脉绝，多属不治的死证。

少阴火气之复，则懊侬烦热从内部发生，烦躁，鼻塞流涕，喷嚏，少腹绞痛；火势盛而燔的，咽喉干燥，大便时泄时止，动生于左腹部而向上逆行于右侧，咳嗽，皮肤痛，突然失音，心痛，昏迷不省人事，继则洒渐恶寒，振栗寒战，谵语妄动，寒罢而发热，口渴欲饮水，少气，骨软萎弱，肠道梗塞而大便不通，肌肤浮肿，呃逆，嗳气；少阴火热之气后化，因此流水不会结冰，热气流行过甚，介虫不蛰伏，病多痱疹，疮疡，痈疽，痤，痔等外症，甚至热邪入肺，咳嗽，鼻渊。如果天府脉绝，多属不治的死证。

太阴湿气之复，则湿气变化而大行，于是发生身体沉重，胸腹满闷，饮食不消化，阴气上逆，胸中不爽，水饮生于内，咳喘有声；大雨时常下降，洪水淹没了田地，鱼类游行于陆地，人们病发头顶痛而重，抽痛瘕疝更加厉害，呕吐，神情默默，口吐清水，甚则湿邪入肾，泄泻频甚而不止。如果太溪脉绝，多属不治的死证。

少阳热气之复，则大热将至，干燥灼热，介虫亦死亡。病多惊恐瘛疭，咳嗽，衄血，心热烦躁，小便频数，怕风，厥逆之气上行，面色如蒙浮尘，眼睛因而瞤动不宁，火气内生则上为口糜，呕逆，吐血，便血，发为疟疾，则恶寒鼓栗，寒极转热，咽喉部干槁，渴而善饮，小便变为黄赤，少气，脉萎弱，气蒸热化则为水病，传变成为浮肿，甚则邪气入肺，咳嗽，便血。如果尺泽脉绝，多属不治的死证。

阳明燥气之复，则清肃之气大行，树木苍老干枯，兽类因之多发生疫。人们的疾病生于肢胁，燥气偏于左侧，善于叹息，甚则心痛痞满，腹胀而泄泻，呕吐苦水，咳嗽，呃逆，烦心，病在膈中，头痛，甚则邪气入肝，惊骇，筋挛。如果太冲脉绝，多属不治的死证。

太阳寒气之复，则寒气上行，水结成雨与冰雹，禽类因此死亡。人们的病是心胃生寒气，胸膈不宽，心痛痞满，头痛，容易伤悲，时常眩仆，纳食减少，腰臀部疼痛，屈伸不便，地裂坼，冰厚而坚，阳光不温暖，少腹痛牵引睾丸并连腰脊，逆气上冲于心，以致唾出清水或呃逆嗳气，甚则邪气入心，善忘善悲。如果神门脉绝，多属不治的死证。

黄帝道：对。怎样治疗呢？岐伯说：厥阴复气所致的病，治用酸寒，佐以甘辛，以酸泻其邪，以甘缓其急；少阴复气所致的病，治用咸寒，佐以苦辛，以甘泻其邪，以酸味收敛，辛苦发散，以咸耎坚；太阴复气所致的病，治用苦热，佐以酸辛，以苦泻其邪、燥其湿、渗其湿；少阳复气所致的病，治用咸冷，佐以苦辛，以咸味耎坚，以酸味收敛，以辛苦发汗，发汗之药不必避忌热天，但不要触犯温凉的药物，少阴复气所致的病，用发汗药物时与此法相同；阳明复气所致的病，治用辛温，佐以苦甘，以苦味渗泄，以苦味通下，以酸味补虚；太阳复气所致的病，治用咸热，佐以甘辛，以苦味坚其脆弱。

凡治各种胜气复气所致之病，寒的用热，热的用寒，温的用清，清的用温，气散的用收敛，气抑的用发散，燥的使用润泽，急的使用缓和，坚硬的使用柔软，脆弱的使用坚固，衰弱的补，亢盛的泻。用各种方法安定正气，使其清静安宁，于是病气衰退，各归其类属，自然无偏胜之害。这是治疗上的基本方法。

黄帝道：对。气有上下之分，是什么意思？岐伯说：身半以上，其气有三，是人身应天的部分，所以是司天之气所主持的；身半以下，其气亦有三，是人身应地的部分，所以是在泉之所主持的。用上下来指明它的胜气和复气，用气来指明人身部位而说明疾病。"半"就是指天枢。所以上部的三气胜而下部的三气都病的，以地气之名来命名人身受病的脏气；下部的三气胜而上部的三气都病的，以天气之名来命名人身受病的脏气。以上所说，是指胜气已经到来，而复气尚届伏未发者而言；若复气已经到来，则不能以司天在泉之名以区别之，当以复气的情况为准则。

黄帝道：胜复之气的运动，有一定的时候吗？到时候是否一定有胜复之气呢？岐伯说：四时有一定的常位，而胜复之气的有无，却不是必然的。

黄帝道：请问是何道理？岐伯说：初之气至三之气，司天之气所主，是胜气常见的时位；四之气到终之气，是在泉气之所主，是复常见的时位。有胜气才有复气，没有胜气就没有复气。

黄帝道：对。复气已退而又有胜气发生，是怎样的？岐伯说：有胜气就会有复气，没有一定的次数限制，气衰减才会停止。因之复气之后又有胜气发生，而胜气之后没有相应的复气发生，就会有灾害，这是由于生机被伤的缘故。

黄帝道：复气反而致病，又是什么道理呢？岐伯说：复气所至之时，不是它时令的正位，与主时之气不相融洽。所以大复其胜，而反被主时之气所胜，因此反而致病。这是指火、燥、热三气来说的。

黄帝道：治疗之法怎样？岐伯说：六气之胜所致的，轻微的随顺它，严重的制止它；复气所致的，和缓的平调它，暴烈的削弱它。都宜随着胜气来治疗其被抑伏之气，不论其次数多少，总以达到和平为目的。这是治疗的一般规律。

黄帝道：对。客气与主气的胜复是怎样的？岐伯说：客气与主气二者之间，只有胜没有复。黄帝道：其逆与顺怎样区别？岐伯说：主气胜是逆，客气胜是顺，这是自然规律。

黄帝道：客气与主气相胜所致之病是怎样的？岐伯说：厥阴司天，客气胜则病耳鸣，振掉，眩晕，甚至咳嗽；主气胜则病胸胁疼痛，舌强难以说话。

少阴司天，客气胜则病鼻塞流涕，喷嚏，颈项强硬，肩背部闷热，头痛，神疲无力，发热，耳聋，视物不清，甚至浮肿，出血，疮疡，咳嗽气喘；主气胜则心热烦躁，甚则胁痛，支撑胀满。

太阴司天，客气胜则病头面浮肿，呼吸气喘；主气胜则病胸腹满，食后胸腹闷乱。

少阳司天，客气胜则病赤疹发于皮肤，以及赤游丹毒，疮疡，呕吐气逆，喉痹，头痛，咽喉肿，耳聋，血溢，内症为瘕痕；主气胜则病胸满，咳嗽仰息，甚至咳而有血，两手发热。

阳明司天，清气复胜而有余于内，则病咳嗽，衄血，咽喉窒塞，心鬲中热，咳嗽不止，出现吐血就会死亡。

太阳司天，客气胜则病胸闷不畅，流清涕，感寒就咳嗽；主气胜则病咽喉中鸣响。

厥阴在泉，客气胜则病大关节不利，内为痉强拘挛瘕痕，外为运动不便；主气胜则病筋骨振摇强直，腰腹时时疼痛。

少阴在泉，客气胜则病腰痛，尻、股、膝、髀、腨、胻、足等部位病瞀热而酸，浮肿不能久立，二便失常；主气胜则病逆气上冲，心痛发热，鬲内及诸痹都发作，病发于胠胁，汗出不收，四肢厥冷因之而起。

太阴在泉，客气胜则病足痿，下肢沉重，大小便不时而下，湿客下焦，则发为濡泻以及浮肿、前阴病变；主气胜则寒气上逆而痞满，饮食不下，甚至发为疝痛。

少阳在泉，客气胜则病腰腹痛而反恶寒，甚至下痢白沫、小便清白；主气胜则热反上行而侵犯到心胸，心痛，发热，中焦格拒而呕吐。其他各种症候与少阴在泉所致者相同。

阳明在泉，客气胜则清凉之气动于下部，少腹坚满而频频腹泻；主气胜则病腰重，腹痛，少腹生寒，大便溏泄，寒气逆于肠，上冲胸中，甚则气喘不能久立。

太阳在泉，寒气复胜而有余于内，则腰、尻疼痛，屈伸不利，股、胫、足、膝中疼痛。

黄帝道：对。治法应该怎样？岐伯说：上冲的抑之使下降，陷下的举之使上升，有余的折其势，不足的补其虚，以有利于正气的辅助，以适宜的药食来调和，必须使主客之气安泰，根据其寒温，客主之气相同的用逆治法，相反的用从治法。

黄帝道：治寒用热，治热用寒，主客之气相同的用逆治，相反的用从治，我已经知道了。应该用哪些适宜的味呢？岐伯说：厥阴风木主气之时，其泻用酸，其补用辛；少阴君火与少阳相火主气之时，其泻用甘，其补用咸；太阴湿土主气之时，其泻用苦，其补用甘；阳明燥金主气之时，其泻用辛，其补用酸；太阳寒水主气之时，其泻用咸，其补用苦。厥阴客气为病，补用辛，泻用酸，缓用甘；少阴客气为痛，补用咸，泻用甘，收用酸；太阴客气为病，补用甘，泻用苦，缓用甘；少阳客气为病，补用咸,泻用甘,奥坚用咸;阳明客气为病,补用酸,泻用辛,泄用苦;太阳客气为病,补用苦,泻用咸,坚用苦,润用辛,开发腠理,使津液和利阳气通畅。

黄帝道:对。请问阴阳之分之为三,是什么意思? 岐伯说:因为阴阳之气各有多少,作用各有不同的缘故。

黄帝道:何以称为阳明? 岐伯说:两阳相合而明,故称阳明。黄帝道:何以称为厥阴? 岐伯说:两阴交尽,故称厥阴。

黄帝道:气有多少,病有盛衰,因之治疗有缓急,方剂有大小,请问其中的一般规律怎样? 岐伯说:病气有高下之别,病位有远近之分,症状有内外之异,治法有轻重的不同,总之以药气适达病所为准则。《大要》说:君药一,臣药二,是奇方的制度;君药二,臣药四,是偶方的制度;君药二,臣药三,是奇方的制度;君药二,臣药六,是偶方的制度。所以说:病近的用奇方,病远的用偶方;发汗不用奇方,攻下不用偶方;补益与治疗上部的方制宜缓,补益与治疗下部病的方制宜急。急的气味浓厚,缓的气味淡薄。方制用药要恰到病处,就是指此而言。如果病所远,药之气味经中道者,当调剂药食的时间,病在上可先食而后药,病在下可先药而后食,不要违反这个制度。所以适当的治疗方法,病位近用奇方或偶方,宜制小其方药之量;病位远而用奇偶之方,宜制大其方药之量。方剂大的是药味数少而量重,方制小的是药味数多而量轻。味数多的可至九味,味数少的可用两味。用奇方而病不去,则用偶方,叫做重方;用偶方而病不去,则用相反的药味来反佐,以达治疗之目的。所谓反佐,就是佐药的性味,反而与病情的寒温凉凉相同。

黄帝道:对。病生于风热湿火燥寒的,我已经知道了。生于三阴三阳之标的怎样治疗? 岐伯说:懂得病生于本,反过来就会明白病生于标,治疗病生于本的方法,反过来就是治疗病生于标的方法。

黄帝道:对。六气的胜气,怎样候察呢? 岐伯说:当胜气到来的时候进行候察。清气大来是燥气之胜,风木受邪,肝病就发了;热气大来,是火气之胜,燥金受邪,肺病就发生了;寒气大来,是水气之胜,火热受邪,心病就发生了;湿气大来,是土气之胜,寒水受邪,肾病就发生了;风气大来,是木气之胜,土湿受邪,脾病就发生了。这些都是感受胜气之邪而生病的。如果遇到运气不足之年,则邪气更甚;如主时之气不和,也会使邪气更甚;遇月廓空的时候,其邪亦甚。重复感受邪气,其病就危重了。有了胜气,其后必然会有复气。

黄帝道:六气到来时的脉象是怎样的? 岐伯说:厥阴之气到来,其脉为弦;少阴之气到来,其脉为钩;太阴之气到来,其脉为沉;少阳之气到来,其脉为大而浮;阳明之气到来,其脉为短而涩;太阳之气到来,其脉为大而长。气至而脉和缓的是平人,气至而脉应过甚的是病态,气至而脉相反的是病态,气至而脉不至的是病态,气未至而脉已至的是病态,阴阳交错更易的其病危重。

黄帝道:六气各有标本,变化所从不同,是怎样的? 岐伯说:六气有从本化的,有从标本的,有不从标本的。

黄帝道:希望听你详细地讲讲。岐伯说:少阳、太阴从本化,少阴、太阳既从本又从标,阳明、厥阴不从标本而从其中气。所以从本的化生于本;从标本的或化生于本,或化生于标;从中气的化生于中气。

黄帝道:脉与病似相同而实相反的,怎样诊察呢? 岐伯说:脉至与症相从,但按之不鼓击于指下,诸似阳证的,都是这样。

黄帝道:凡是阴证而相反的,其脉象怎样? 岐伯说:脉至与证相从,但按之却鼓指而强盛有力。

所以各种疾病开始发生,有生于本的,有生于标的,有生于中气的;治疗时有治其本而得愈的,有治其标而得愈的,有治其中气而得愈的,有治其标本而得愈的,有逆治而得愈的,有从治而得愈的。所谓逆其病气而治,其实是顺治;所谓顺其病气而治,其实是逆治。

所以说:知道了标与本的理论,用之于临床就不会有困难;明白了逆与顺的治法,就可正确的进行处理而不至产生疑问,就是这个意思。不知道这些理论,就不足以谈论诊断,却足以扰乱经旨。故《大要》说:技术粗浅的医生,沾沾自喜,以为什么病都能知道了,结果他认为是热证的,言语未了,而寒病又开始显露出来了。他不了解同是一气所生的病变而有不同的形证,诊断迷惑,经旨错乱,就是这个道理。

标本的理论,扼要而广博,从小可及大,举一个例子可以了解许多病的变化。所以懂得了标与本,就易于掌握而不致有所损害;察知属本与属标,就可以使病气调和,明确胜复之气,就可以为群众的榜样,天道的学问,就算得彻底了。

黄帝道:胜气复气的变化,时间的早晚怎样? 岐伯说:大凡所胜之气,胜气到来就发病,待病气积聚之时,而复气就开始萌动了。复气,是胜气终了的时候开始的,得其气之时位则加剧。胜气有轻重,复气也有多少,胜气和缓,复气也和缓,胜气虚,复气也虚,这是自然变化的常规。

黄帝道:胜复之气的发作,萌动之时不当其时位,或后于时位而出现,是什么缘故? 岐伯说:因为气的发生和变化,盛和衰有所不同。寒暑温凉盛衰的作用,表现在辰戌丑未四季月之时。故阳气的发动,始于温而盛于暑;阴气的发动,始于凉而盛于寒。春夏秋冬四季之间,有一定的时差。故《大要》说:因春天的温暖,成为夏天的暑热,因秋天的肃杀,成为冬天的凛冽。谨慎体察四季月的变化,伺望气候的回归,如此可以见到气的结束,也可以知道气的开始,说的就是这个意思。

黄帝道:四时之气的差分有常数否? 岐伯说:大多是三十天。黄帝道:其在脉象上的反应是怎样的? 岐伯说:时差与正常时相同,待其时过而脉亦去。《脉要》说:春脉无沉象,夏脉无弦象,冬脉无涩象,秋脉无数象,是四时生气闭塞。沉而太过的是病脉,弦而太过的是病脉,涩而太过的是病脉,数而太过的是痛脉,参差而见的是病脉,去而复见的是病脉,气未去而脉先去的是病脉。气去而脉不去的是病脉,脉与气相反的是死脉。所以说:气与脉之相守,象权衡之器一样不可有所差失。大凡阴阳之气,清静则生化就正常,扰动则导致疾病发生,说的就是这个道理。

黄帝道:幽和明是什么意思? 岐伯说:太阴、少阴两阴交尽,叫做幽;太阳、少阳两阳合明,叫做明。幽和明配合阴阳,就有寒暑的不同。

黄帝道:分和至是什么意思? 岐伯说:气来叫做至,气分叫做分;气至之时其气同,气分之时其气就异。所以春分秋分的二分和夏至冬至的二至,是天地正常气化纪时的纲领。

黄帝道:先生所说的春秋之气开始在前,冬夏之气开始于后,我已知道了。然而六气往复运动,主岁之时又非固定不变,其补泻方法是怎样的? 岐伯说:根据司天、在泉之气所主之时,随其所宜,正确选用药味,是治疗上的主要关键。左右间气的治法与此相同。《大要》说:少阳主岁,先甘后咸;阳明主岁,先辛后酸;太阳主岁,先咸后苦;厥阴主岁,先酸后辛;少阴主岁,先甘后咸;太阴主岁,先苦后甘。佐以所宜的药物,助其生化之源泉,就掌握了治疗六气致病的规律。

黄帝道:讲得对! 许多疾病的发生,都由于风寒暑湿燥火六气的变化。医经上说:实证用泻法治疗,虚证用补法治疗,我把它告诉了医工,但是医工们运用了它,还不能收到十全的效果。我要这些重要的理论得到普遍运用,并且能够收到桴鼓相应的效果,如拔剌、雪污一样,对于望闻问切的诊察方法和技术,可以告诉我吗? 岐伯说:审察疾病发生和发展变化的机理,切勿失却气宜,就是这个意思。

黄帝道:请问疾病发生和发展变化的机理是怎样的? 岐伯说:凡是风病,振摇眩晕,都属于肝。凡是寒病,收引拘急,都属于肾。凡是气病,喘逆胸闷,都属于肺。凡是湿病,浮肿胀满,都属于脾。凡是热病,神志昏乱,肢体抽搐,都属于火。凡是疼痛瘙痒的疮病,都属于心。凡是厥逆,二便不通或失禁,都属于下焦。凡是痿症,喘逆呕吐,都属于上焦。凡是口噤不开,鼓颔战抖,神志不安,都属于火。凡是痉病,颈项强急,都属于湿。凡是气逆上冲,都属于火。凡是胀满腹大,都属于热。凡是躁动不安,发狂越常,都属于火。凡是突然发生的强直,都属于风。凡是因病有声,叩之如鼓,都属于热。凡是浮肿,疼痛酸楚,惊骇不宁,都属于火。凡是转筋反折,排出的水液混浊,都属于热。凡是排泄的水液澄明清冷,都属于寒。凡是呕吐酸水,急剧的下利,都属于热。所以《大要》说:谨慎地掌握病机,分别观察其所属关系,有邪、无邪均必须加以推求,实证、虚证都要详细研究,首先分析五气中何气所胜,然后疏通其血气,使之调达舒畅,而归于和平,说的就是这个意思。

黄帝道:讲得对。药物五味有阴阳之分,它们的作用怎样? 岐伯说:辛甘发散的属阳,酸苦涌泄的属阴,咸味涌泄的属阴,淡味渗泄的属阳。辛甘酸苦咸淡六者,或收敛,或发散,或缓和,或急暴,或燥湿,或润泽,或柔软,或坚实,根据病情之所宜运用,以调理气机,使阴阳归于平衡。

黄帝道:有的病不是用调气之法所能治愈的,应该怎样治疗? 有毒无毒之药,哪种先用,哪种后用? 我想知道它的方法。岐伯说:有毒无毒药物的使用,以适应所治病证的需要为原则,根据病情的轻重制定方剂的大小。

黄帝道:请你讲讲方剂的制度。岐伯说:君药一,臣药二,是小方的组成法;君药一,臣药三,佐药五,是中等方的组成法;君药一,臣药三,佐药九,是大方的组成法。寒病用热药治疗,热病用寒药治疗,病轻的逆其病气而治,病重的从其病气而治,坚实的削弱它,有客邪的驱除它,因劳所致的温养它,郁结的疏散它,滞留的攻逐它,干燥的滋润它,拘急的缓和它,耗散的收敛它,虚损的温补它,安逸的通行它,惊悸的平静它,在上者使之上越,在下者使之下夺,或用按摩,或用汤浴,或迫使其外出,或劫截其发作,或用开导,或用发泄,以适合病情为度。

　　黄帝道:什么叫逆从?岐伯说:逆就是正治法,从就是反治法。反治药的多少,要根据病情而定。

　　黄帝道:反治是怎样的?岐伯说:就是热因寒用,寒因热用,塞因塞用,通因通用。要制伏疾病的本质,必先探求发病的原因。反治法开始时药性与病性似乎相同,但最终其药性与病性是相反的。可以用来破除积滞,消散坚块,调畅气机,使疾病痊愈。

　　黄帝道:对。调畅气机而病得痊愈的是怎样的呢?岐伯说:或用逆治,或用从治,或先逆后从,或先从后逆,疏通气机,使其调达,这就是调气的治法。

　　黄帝道:对。病有内脏与体表相互影响的,如何治疗?岐伯说:从内脏影响到体表的,先治其内脏病;从体表影响到内脏的,先治其体表病;从内脏影响到体表而偏重于体表的,先治其内脏病,后治其体表病;从体表影响到内脏而偏重于内脏的,先治其体表病,后治其内脏病;内脏与体表没有相互影响的,就治其发病部位所主之病。

　　黄帝道:对。火热之病,反复恶寒发热,有如疟疾之状,或一天一发,或间隔数天一发,这是什么缘故?岐伯说:因为胜复之气相遇的时候,阴阳之气有多少的关系。阴气多而阳气少,则发作的间隔时日就长;阳气多而阴气少,则发作的间隔时日就短。这是胜气与复气的相互搏斗,也是寒热盛衰的关键。疟疾的原理也是这样。

　　黄帝道:医论上说,治寒证当用热药,治热证当用寒药,医工是不能违背这些准则而改变其规律的。但是有些热病,服寒药后而更热;有些寒病,服热药后而更寒。不但原有的寒与热证仍旧存在,而且更有新病增加,这应该怎样治疗呢?岐伯说:凡是用寒药而反热的,应该滋其阴,用热药而反寒的,应该补其阳,这就是探求其根本而治的方法。

　　黄帝说:对。服寒药而反热,服热药而反寒,是什么原因呢?岐伯说:仅注意治疗其亢盛之气,而忽略了虚弱之根本,所以有相反的结果。

　　黄帝道:有的并非由于治疗亢盛之气所造成的,是什么道理?岐伯说:问得真详尽啊!没有治疗亢盛之气,那就是由于不知道五味所属的关系。大凡五味入胃之后,各归入所喜的脏。所以酸味先入肝,苦味先入心,甘味先入脾,辛味先入肺,咸味先入肾。服用日久便能增强各脏之气,这是药物在人体气化的一般规律;若使脏气增强过久,又是导致死亡的原因。

　　黄帝道:对。方剂的制度分君臣,是什么意思?岐伯说:主治疾病的药叫做君,辅助君药的叫做臣,应顺臣药的叫做使,并不是指上、中、下三品的意思。

　　黄帝道:什么叫三品?岐伯说:三品是用来说明药性有毒无毒的分类法。

　　黄帝道:对。疾病的在内在外怎样分别治疗?岐伯说:调治病气的方法,必须辨别阴阳,确定它在内还是在外,根据病之所在,在内的治内,在外的治外。轻微的调理它,较盛的平静它,亢盛的劫夺它,在表的汗之,在里的下之,根据寒热温凉的不同属性,而衰减其所属的病证,随其所宜为准。谨慎地遵守如上的法则,可以万治万全,使气血和平,确保他的天年。黄帝道:讲得好极了。

·卷二十三·

著至教论篇第七十五

　　【原文】 黄帝坐明堂,召雷公而问之曰:子知医之道乎?雷公对曰:诵而颇能解,解而未能别,别而未能明,明而未能彰。足以治群僚,不足至侯王,愿得受树天之度,四时阴阳合之,别星辰与日月光,以彰经术,后世益明,上通神农,著至教,疑于二皇。帝曰:善!无失之,此皆阴阳表里上下雌雄相输应也,而道上知天文,下知地理,中知人事,可以长久,以教众庶,亦不疑殆。医道论篇,可传后世,可以为宝。

雷公曰：请受道，讽诵用解。帝曰：子不闻《阴阳传》乎？曰：不知。曰：夫三阳天为业，上下无常，合而病至，偏害阴阳。雷公曰：三阳莫当，请闻其解。帝曰：三阳独至者，是三阳并至，并至如风雨，上为巅疾，下为漏病，外无期，内无正，不中经纪，诊无上下，以书别。雷公曰：臣治疏愈，说意而已。帝曰：三阳者，至阳也，积并则为惊，病起疾风，至如礔砺，九窍皆塞，阳气滂溢，干嗌喉塞；并于阴，则上下无常，薄为肠澼；此谓三阳直心，坐不得起，卧者便身全，三阳之病。且以知天下，何以别阴阳，应四时，合之五行。

雷公曰：阳言不别，阴言不理，请起受解，以为至道。帝曰：子若受传，不知合至道以惑师教，语子至道之要，病伤五脏，筋骨以消，子言不明不别，是世主学尽矣！肾且绝，惋惋日暮，从容不出，人事不殷。

【解读】 黄帝坐于明堂之上，召见雷公问道：你懂得医学的道理吗？雷公回答说：我诵读医书不能完全理解，有的虽能粗浅的理解，但不能分析辨别；有的虽能分析辨别，但不能深入了解其精奥；有的虽了解其精奥，但不能加以阐发和应用，所以我的水平，只足以治疗一般官吏的病，不足以治疗侯王之疾。我很希望你能教给我关于树立天之度数，如何合之四时阴阳，测日月星辰之光等方面的知识，以进一步阐发其道理，使后世更加明了，可以上通于神农，并让这些精确的道理得到发扬，其功可比拟于二皇。黄帝说：好。不要忘掉，这些都是阴阳表里上下雌雄相互联系相互应合的道理，就医学而言，必须上通天文，下通地理，中知人事，才能长久流传下去，用以教导群众，也不致发生疑惑。只有这样的医学论篇，才能传于后世，而作为宝贵的遗产。

雷公说：请把这些道理传授给我，以便背诵和理解。黄帝说：你没听说过有《阴阳传》这部书吗？雷公说：不知道。黄帝说：三阳之气，主护卫人一身之表，以适应天气的变化，若人之上下经脉的循行失其常度，则内外之邪相合而病至，必使阴阳有所偏盛而为害。雷公说："三阳莫当"这句话，应当怎样理解？黄帝说：所谓三阳独至，实为三阳之气合并而至，并至则阳气过盛，其病来疾如疾风，犯于上则发为头巅部疾病，犯于下则发为大小便失禁的漏病。由于这种病变化无常，外无明显的气色变化等症状可察，内无一定的征象可以预期，其病又不符合于一肌的发病规律，所以在诊断时，也就无法记录分辨其病变的属上属下。雷公说：我治疗这类病，很少治愈，请你详细解释一下，以解除我的疑惑。黄帝说：三阳是极盛之阳，若三阳之气积并而至，则发而为惊，病起迅如疾风，病至猛如霹雳，九窍皆因之闭塞，因阳气滂渍盈溢，而咽干喉塞；若并于阴，则为盛阳之气内薄于脏，病亦上下无常，如果迫于下，则发为肠澼；若三阳之气直冲心膈，使人坐而不得起，卧下觉得舒适，这是三阳积并而至之病。由此而知，欲通晓人与天地相应的关系，必须知道如何辨别阴阳，及其上应天之四时、下合地之五行等道理。

雷公说：对于这些道理，明显的讲，我不能辨别；讲隐晦的，我更不能理解，请你再解释一下其中的精微，使我能更好地领会这一深奥的道理。黄帝说：你受老师的传授，若不知与至道相合，反而会对老师的传授产生疑惑，我现在告诉你至道的要点。若人患病伤及了五脏，筋骨日渐瘦削，如果像你所说的那样不能辨别，世上的医学岂不失传了吗？例如肾气将绝，则终日心中惋惋不安，欲静处不欲外出，更不欲频繁的人事往来。

示从容论篇第七十六

【原文】 黄帝燕坐，召雷公而问之曰：汝受术诵书者，若能览观杂学，及于比类，通合道理，为余言子所长，五脏六腑，胆胃大小肠脾胞膀胱，脑髓涕唾，哭泣悲哀，水所从行，此皆人之所生，治之过失，子务明之，可以十全；即不能知，为世所怨。雷公曰：臣请诵《脉经》上下篇甚众多矣，别异比类，犹未能以十全，又安足以明之？

帝曰：子别试通五脏之过，六腑之所不和，针石之败，毒药所宜，汤液滋味，具言其状，悉言以对，请问不知。雷公曰：肝虚肾虚脾虚，皆令人体重烦冤，当投毒药刺灸砭石汤液，或已，或不已，愿闻其解。帝曰：公何年之长而问之少？余真问以自谬也。吾问子窈冥，子言"上下篇"以对，何也？夫脾虚浮似肺，肾小浮似脾，肝急沉散似肾，此皆工之所时乱，然从容得之。若夫三脏土木水参居，此童子之所知，问之何也？

雷公曰：于此有人，头痛筋挛骨重，怯然少气，哕噫腹满，时惊，不嗜卧，此何脏之发也？脉浮而弦，切之石坚，不知其解，复问所以三脏者，以知其比类也。帝曰：夫从容之谓也。夫年长则求之于府,年少则求之于经,年壮则求之于脏,今子所言皆失。八风菀热,五脏消烁,传邪相受。夫浮而弦者,是肾不足也。沉而石者,是肾气内著也。怯然少气者,是水道不行,形气消索也;咳嗽烦冤者,是肾气之逆也。一人之气,病在一脏也,若言三脏俱行。不生法也。

雷公曰:于此有人,四肢解惰,喘咳血泄,而愚诊之,以为伤肺,切脉浮大而紧,愚不敢治,粗工下砭石,病愈多出血,血止身轻,此何物也? 帝曰:子所能治,知亦众多,与此病失矣。譬以鸿飞,亦冲于天。夫圣人之治病,循法守度,援物比类,化之冥冥,循上及下,何必守经? 今夫脉浮大虚者,是脾气之外绝,去胃外归阳明也,夫二火不胜三水,是以脉乱而无常。四支解惰,此脾精之不行也。喘咳者,是水气并阳明也。血泄者,刀血无所行也,若夫以为伤肺者,由失以狂也,不引比类,是知不明也。夫伤肺者,脾气不守,胃气不清,经气不为使,真脏坏决,经脉傍绝,五脏漏泄,不衄则呕,此二者不相类也。譬如天之无形,地之无理,白与黑相去远矣。是失,吾过矣! 以子知之,故不告子,明引比类、从容,是以名曰诊轻,是谓至道也。

【解读】 黄帝坐好后,召唤雷公问道:你是学习医术,也读了许多的医书,或能广泛阅览群书,并能取象比类,贯通融汇医学的道理,跟我说说你的专长吧。五脏六腑、胆、胃、大小肠、脾、胞、膀胱、脑髓、涕唾,哭泣悲哀,皆五液所从运行,这一切都是人体赖以生存,治疗中易于产生过失的,你务必明了,治病时就方可十全;若不能通晓,就不免要出差错,而为世人抱怨。雷公回答说:我诵读过《脉经》上下篇的内容已经很多了,但对辨别异同,取象比类,还不能十全,又怎能说完全明白呢?

黄帝说:你试用《脉经》上、下篇以外,以素所通晓的理论,来解释五脏之所病,六腑之所不和,针石治疗之所败,毒药治疗之所宜,以及汤液滋味等方面的内容,并具体说明其症状,详细地作出回答,如果有不知道的地方,请提出来问我。雷公说:肝虚、肾虚、脾虚都能使人身体沉重和烦冤,当施以毒药、刺灸、砭石、汤液等方法治疗后,有的治愈,有的不愈,想知道这应如何解释。

黄帝说:你已经年长了,为什么提的问题这么幼稚呢? 这是由于我的发问而招来的错误回答。我本来想问你比较深奥的道理,而你却从《脉经》上、下篇的内容来回答我,是什么缘故呢? 脾脉本宜微软,今病而现虚浮,与肺脉相似,肾脉本应微沉,今病而现小浮,与脾脉相似,肝脉本应微弦,今病而现沉急散,与肾脉相似,这些都是医生时常所易于混乱的,然而如能从容不迫地去诊视,还是可以分辨清楚的。至于脾、肝、肾三脏,分属于土、木、水,三者均居膈下,部位相近,这是小孩子都知道的,你问它有什么意义呢?

雷公说:在此有这样的病人,头痛,筋脉拘挛,骨节沉重,畏怯少气,哕噫腹满,时常惊骇,不欲卧,这是哪一脏所发的病呢? 其脉象浮而弦,重按则坚硬如石,我不知应如何解释,故再问三脏,以求能知如何比类辨析。黄帝说:这应从容进行分析。一般的说,老年人的病,应从六腑来探求;少年人的病,应从经络来探求;壮年人的病,应从五脏来探求。现在你只讲脉证,不谈致病的根由。如外而八风之郁热,内而五脏的消烁,以及邪传相受的次第等,这样就失去了对疾病全面的理解。脉浮而弦的,是肾气不足。脉沉而坚硬如石的,是肾气内著而不行。畏怯少气的,是因为水道不行,而形气消散。咳嗽烦闷的,是肾气上逆所致。这是一人之气,其病在肾一脏,如果说是三脏俱病,是不符合诊病法则的。

雷公问:在此有这样的病人,四肢懈急无力,气喘咳嗽而血泄,我诊断了一下,以为是伤肺,诊其脉浮大而紧。我未敢治疗,一个粗率的医生治之以砭石,病愈,但出血多,血止以后,身体觉得轻快,这是什么病呢? 黄帝说:你所能治的和能知道的病,已是很多的了,但对这个病的诊断却错了。医学的道理是非常深奥的,好比鸿雁的飞翔,虽亦能上冲于天,却得不到浩渺长空的边际。所以圣人治病,遵循法度,引物比类,掌握变化于冥冥莫测之中,察上可以及下,不一定拘泥于常法。今见脉浮大而虚,这是脾气外绝,去胃而外归于阳明经。由于二火不能胜三水,所以脉乱而无常。四肢懈急无力,是脾精不能输布的缘故。气喘咳嗽,是水气泛滥于胃所致。血泄,是由于脉急而使血液失常。假如把本病诊断为伤肺,是错误的说法。诊病不能引物比类,是知之不明。如果肺气受伤。则脾气不能内守,致胃气不清,经气也不为其所使,肺脏损坏,则治节不通,致经脉有所偏绝,五脏之气俱漏泄,不衄血则呕血,病在肺在脾,二者是不相类同的。如果不能辨别,就如天之无形可求,地之无位可理,黑白不分,未免相距太远了。这个失误是我的过错,我以为你已经知道了,所以没有告诉你。由于诊病必须明晓引物比类,以求符合从容篇的说法,所以叫做真经,这是至真至确的道理所在。

疏五过论篇第七十七

【原文】 黄帝曰:呜呼远哉! 闵闵乎若视深渊,若迎浮云,视深渊尚可测,迎浮云莫知其际。圣人之术,为万民式,论裁志意,必有法则,循经守数,按循医事,为万民副,故事有五过四德,汝知之乎? 雷公避席再拜曰:臣年幼小,蒙愚以惑,不闻五过与四德,比类形名,虚引其经,心无所对。

帝曰:凡未诊病者,必问尝贵后贱,虽不中邪,病从内生,生曰脱营;尝富后贫,名曰失精;五气留连,病有所并。医工诊之,不在脏腑,不变躯形,诊之而疑,不知病名,身体日减,气虚无精,病深无气,洒洒然时惊,病深者,以其外耗于卫,内夺于荣。良工所失,不知病情。此亦治之一过也。

凡欲诊病者,必问饮食居处,暴乐暴苦,始乐后苦,皆伤精气,精气竭绝,形体毁沮。暴怒伤阴,暴喜伤阳,厥气上行,满脉去形。愚医治之,不知补泻,不知病情,精华日脱,邪气乃并。此治之二过也。

善为脉者,必以比类奇恒从容知之,为工而不知道,此诊之不足贵。此治之三过也。

诊有三常:必问贵贱,封君败伤,及欲侯王。故贵脱势,虽不中邪,精神内伤,身必败亡;始富后贫,虽不伤邪,皮焦筋屈,痿躄为挛;医不能严,不能动神,外为柔弱,乱至失常,病不能移,则医事不行。此治之四过也。

凡诊者,必知终始,有知余绪。切脉问名,当合男女。离绝菀结,忧恐喜怒,五脏空虚,血气离守,工不能知,何术之语。尝富大伤,斩筋绝脉,身体复行,令泽不息,故伤败结,留薄归阳,脓积寒炅。粗工治之,亟刺阴阳,身体解散,四支转筋,死日有期。医不能明,不问所发,唯言死日,亦为粗工。此治之五过也。

凡此五者,皆受术不通、人事不明也。故曰:圣人之治病也,必知天地阴阳,四时经纪;五脏六腑,雌雄表里;刺灸砭石,毒药所主;从容人事,以明经道,贵贱贫富,各异品理,问年少长,勇怯之理;审于分部,知病本始,八正九候,诊必副矣。

治病之道,气内为宝,循求其理,求之不得,过在表里;守数据治,无失俞理,能行此术,终身不殆。不知俞理,五脏菀热,痈发六腑,诊病不审,是谓失常。谨守此治,与经相明。《上经》、《下经》,揆度阴阳,奇恒五中,决以明堂,审于终始,可以横行。

【解读】 黄帝说:深远的道真是远大幽深,好像视探深渊,又好像迎看浮云,但渊虽深,尚可以测量;迎看浮云,却不到其边际。圣人的医术,是万民学习的榜样,论裁人的志意,必有法则,因循遵守医学的常规和法则,审查医事,为万民的辅助,所以医事有五过和四德,你知道吗? 雷公站起来再拜回答说:我年纪幼小,蒙昧无知,不曾听说过五过和四德,虽然也能从病的症状和名目上来比类,但只是虚引经义而已,心里还不明白回答不了。

黄帝说:在未诊病前,应问病人的生活改变情况,如果是先贵后贱,虽然没有感受外邪,也会病从内生,这种病叫"脱营"。如果是先富后贫,发病叫做"失精",由于五脏之气留连不运,积并而为病。医生诊察这种病,病的初期,由于病不在脏腑,形体也无改变,医生常诊而疑之,不知是什么病。日久则身体逐渐消瘦,气虚而精无以生,病势深重则真气被耗,阳气日虚,因洒洒恶寒而心怯时惊,其所以病势日益深重,是因为在外耗损了卫气,在内劫夺了营血。这种病即便是技术高明的医生,若不问明病人的情况,不知其致病原因,更不能治愈。这是治疗上的第一个过失。

凡欲诊治疾病时,一定要问病人的饮食和居住环境,以及是否有精神上的突然欢乐、突然忧苦,或先乐后苦等情况。因为突然苦乐都能损伤精气,使精气竭绝,形体败坏。暴怒则伤阴,暴喜则伤阳,阴阳俱损,则使人气厥逆而上行,充满于经脉,而神亦浮越,去离于形体。技术低劣的医生,在诊治这种疾病时,既不能恰当地运用泻治法,又不了解病情,致使精气日渐耗散,邪气得以积并。这是诊治上的第二个过失。

善于诊脉的医生,必将病之奇恒,比类辨别,从容分析,得知其病情,如果医生不懂得这个道理,他的诊治技术就没有什么可贵之处。这是治疗上的第三个过失。

诊病时须注意三种情况,即必须问其社会地位的贵贱,及是否曾有被削爵失势之事,以及是否有欲作侯王的妄想。因为原来地位高贵,失势以后,其情志必抑郁不伸,这种人,虽然未中外邪,但由于精神已经内伤,身体必然败亡。先富后贫的人,虽未伤于邪气,也会发生皮毛憔枯,筋脉拘屈,足痿弱拘挛不能行走。对这类病人,医生如果不能严肃地对其开导,不能动其思想改变其精神面貌,而一味的对其柔弱顺从,任其发展下去,则必然乱之而失常,致病不能变动,医治也不发生效果。这是治疗上的第四个过失。

凡诊治疾病,必须了解其发病初期和现在的病情,又要知其病之本末,在诊脉问证时,应结合男女在生理及脉证上的特点。如因亲爱之人分离而怀念不绝,致情志郁结难解,及忧恐喜怒等,都可使五脏空虚,血气离守。医生如不知道这些道理,还有什么诊治技术可言?尝富之人,一旦失去财势,必大伤其心神,致筋脉严重损伤,形体虽然依能够行动,但津液已不再滋生了。若旧伤败结,致血气留聚不散,郁而化热,归于阳分,久则成脓,脓血蓄积,使人寒热交作。粗率的医生治疗这种病,由于他不了解病系劳伤频积,而多次刺其阴阳经脉,使其气血更虚,致身体懈散,四肢转筋,死期已不远了。医生对此既不能明辨,又不问其发病原因,只是说病已危重,这是粗率的医生。这是治疗上的第五个过失。

上面所说的五种失误过失,都是由于医生的学术不精,人情事理不明所造成的。所以说:圣人的治病,必知自然界阴阳的变化,四时寒暑的规律,五脏六腑之间的关系,经脉之阴阳表里,刺灸、砭石、毒药治病之所宜,能周密详审人情事理,明了诊治之常道。能从病人的贵贱贫富,区分其体制裁及发病的各自特点;问其年龄之长幼,知其性情勇怯之理;审察病色出现的部位,以知其病之本始,并结合四时八风正气及三部九候脉象进行分析,所以他的诊疗技术是全备的。治病的道理,应重视病人元气的强弱,从其元气的强弱变化中,探求其病,如果求之不得,其病便是在阴阳表里之间。治病时应遵守气血多少及针刺深浅等常规,不要失去取穴的理法,能这样来进行医疗,则终生可不发生差错。如果不知取穴的理法,而妄施针石,可使五脏积热,痛发于六脏。若诊病不能详审周密,便是失常。若能谨守这些诊治法则,自会与经旨相明,能通晓《上经》、《下经》之义,及如何揆测度量阴阳的变化,诊察奇恒之疾和五脏之病,而取决于明堂之色。审知疾病的始终等道理,便可随心所欲而遍行于天下。

徵四失论篇第七十八

【原文】 黄帝在明堂,雷公侍坐。黄帝曰:夫子所通书受事众多矣,试言得失之意,所以得之,所以失之。雷公对曰:循经受业,皆言十全,其时有过失者,请闻其事解也。

帝曰:子年少智未及邪?将言以杂合耶?夫经脉十二,络脉三百六十五,此皆人之所明知,工之所循用也。所以不十全者,精神不专,志意不理,外内相失,故时疑殆。诊不知阴阳逆从之理,此治之一失也。

受师不卒,妄作杂术,谬言为道,更名自功,妄用砭石,后遗身咎,此治之二失也。

不适贫富贵贱之居,坐之薄厚,形之寒温,不适饮食之宜,不别人之勇怯,不知比类,足以自乱,不足以自明,此治之三失也。

诊病不问其始,忧患饮食之失节,起居之过度,或伤于毒,不先言此,卒持寸口,何病能中?妄言作名,为粗所穷,此治之四失也。

是以世人之语者,驰千里之外,不明尺寸之论,诊无人事。治数之道,从容之葆,坐持寸口,诊不中五脉,百病所起,始以自怨,遗师其咎。是故治不能循理,弃术于市,妄治时愈,愚心自得。呜呼!窈窈冥冥,孰知其道?

道之大者,拟于天地,配于四海,汝不知道之谕,受以明为晦。

【解读】 黄帝坐在明堂,雷公坐在黄帝的旁边。黄帝说:先生所通晓的医书和所从事的医疗工作,已经是很多的了,你试谈谈对医疗上的成功与失败的看法,为什么能成功?为什么会失败?雷公说:我遵循医经学习医术,书上都说可以得到十全的效果,但在医疗中有时还是有过失,请问这应怎样解释呢?

黄帝说:你是由于年岁轻智力不足,考虑不及呢?还是对众人的学说缺乏分析呢?经脉有十二,络脉有三百六十五,这是人们所明白知道的,也是医生所遵循应用的。治病所以不能收到十全的疗效,是由于精神不能专一,志意不够条理,不能将外在的脉证与内在病情综合一起分析,所以时常发生疑惑和危殆。诊病不知阴阳逆从的道理,这是治病失败的第一个原因。

随师学习没有卒业,学术未精,乱用杂术,以错误为真理,变易其说,而自以为功,乱施砭石,给自己遗留下过错,这是治病失败的第二个原因。

治病不能适宜于病人的贫富贵贱生活特点、居处环境的好坏、形体的寒温,不能适合饮食之所宜,不区别个性的勇怯,不知道用比类异同的方法进行分析,这种做法,只能扰乱自己的思想,不足以自明,这是治病失败的第三个原因。

诊病时不问病人开始发病情况,及是否曾有过忧患等精神上刺激,饮食是否失于节制,生活起居是否超越正常规律,或者是否曾伤于毒,如果诊病时不首先问清楚这些情况,便仓促去诊视寸口。怎能诊中病情?只能是乱言病名,使病为这种粗率医疗作风所困,这是治病失败的第四个原因。

所以社会上的一些医生,虽学医术很好,但却不明白尺寸的道理,诊治疾病,不知参考人事。更不知诊病之道应以能作到比类从容为最宝贵的道理,只知诊察寸口。这种做法,既诊不中五脏之脉,更不知疾病的起因,开始埋怨自己的学术不精,继而归罪于老师传授不明。所以治病如果不能遵循医理,必为群众所不信任,乱治中偶然治愈疾病,不知是侥幸,反自鸣得意。医道之精微深奥,有谁能彻底了解其中的道理?

医道之大,可比拟于天地,配合四海,你若不能通晓道之教谕,则所接受之道理,虽很明白,必反成暗晦不明。

·卷二十四·

阴阳类论篇第七十九

【原文】 孟春始至,黄帝燕坐,临观八极,正八风之气,而问雷公曰:阴阳之类,经脉之道,五中所主,何脏最贵?雷公对曰:春,甲乙青,中主肝,治七十二日,是脉之主时,臣以其脏最贵。帝曰:却念上、下经,阴阳从容,子所言贵,最其下也。

雷公致斋七日,旦复侍坐。帝曰:三阳为经,二阳为维,一阳为游部,此知五脏终始。三阴为表,二阴为里,一阴至绝作朔晦,却具合以正其理。雷公曰:受业未能明。

帝曰:所谓三阳者,太阳为经,三阳脉至手太阴,弦浮而不沉,决以度,察以心,合之阴阳之论。所谓二阳者,阳明也,至手太阴,弦而沉急不鼓,炅至以病皆死。一阳者,少阳也,至手太阴,上连人迎,弦急悬不绝,此少阳之病也,专阴则死。三阴者,六经之所主也,交于太阴,伏鼓不浮,上空志心。二阴至肺,其气归膀胱,外连脾胃。一阴独至,经绝,气浮不鼓,钩而滑。此六脉者,乍阴乍阳,交属相并。缪通五脏,合于阴阳,先至为主,后至为客。

雷公曰:臣悉尽意,受传经脉,颂得从容之道,以合从容,不知阴阳,不知雌雄。帝曰:三阳为父,二阳为卫,一阳为纪;三阴为母,二阴为雌,一阴为独使。二阳一阴,阳明主病,不胜一阴,软而动,九窍皆沉。三阳一阴,太阳脉胜,一阴不能止,内乱五脏,外为惊骇。二阴二阳,病在肺,少阴脉沉,胜肺伤脾,外伤四支。二阴二阳皆交至,病在肾,骂詈妄行,巅疾为狂。二阴一阳,病出于肾,阴气客游于心脘,下空窍堤,闭塞不通,四支别离。一阴一阳代绝,此阴气至心,上下无常,出入不知,喉咽干燥,病在土脾。二阳三阴,至阴皆在,阴不过阳,阳气不能止阴,阴阳并绝,浮为血瘕,沉为脓肘。阴阳皆壮,下至阴阳。上合昭昭,一合冥冥,诊决死生之期,遂合岁首。

雷公曰:请问短期。黄帝不应,雷公复问。黄帝曰:在经论中。雷公曰:请闻短期。黄帝曰:冬三月之病,病合于阳者,至春正月脉有死征,皆归出春。冬三月之病,在理已尽,草与柳叶皆杀,春阴阳皆绝,期在孟春。春三月之病,曰阳杀,阴阳皆绝,期在草干。夏三月之病,至阴不过十日;阴阳交,期在溧水。秋三月之病,三阳俱起,不治自己。阴阳交合者,立不能坐,坐不能起,三阳独至,期在石水。二阴独至,期在盛水。

【解读】 立春这天,黄帝安闲地坐着,观看八方的景色,伺察着八风所至的方向,问雷公说:按照阴阳的分析方法,经脉的循行道理,配合五脏主时,你认为哪一脏最重要?雷公回答说:春为四时之首,属甲乙木,色青,五脏中主肝,肝旺于春季七十二日,也是肝脉当令的时候,我认为肝脏是最重要的。黄帝说道:我依据上下经阴阳比类分析的理论来体会,你认为最重要的,实际上却是最次要的。

雷公斋戒了七天,早晨又侍坐于黄帝的身边。黄帝说道:三阳为经纶,二阳为维系,一阳为游部,懂得这些,就可以知道五脏之气运行的终始了。三阴为表,二阴为里,一阴为阴气之最终,也是阳气的开始,如同朔晦的交界,符合于天地阴阳终始的道理。

雷公说道:我还是没有明白其中的意义。黄帝解释说:所谓三阳是指太阳,太阳为经,其脉至于手太阴寸口，见弦浮不沉之象，应当度量其衰旺，细心诊察，参合阴阳之论，以确知它的好坏。所谓二阳，是指阳明，其脉至于手太阴寸口，见弦而沉急，不鼓击于指，火热大至之时而有此病脉，大都有死亡的危险。所谓一阳，是指少阳，其脉至于手太阴寸口，上连人迎，见弦急悬而不绝，这是少阳经的病脉，如果有阴而无阳的真脏脉象，就要死亡。"三阴"为手太阴肺经，肺朝百脉，所以为六经之主，其气交于太阴寸口，脉象沉伏鼓动而不浮，是太阴之气陷下而不能上升，以致心志空虚。"二阴"是少阴，其脉至于肺，其气归于膀胱，外与脾胃相连。"一阴"是厥阴，其脉独至于太阴寸口，经气已绝，故脉气浮而不鼓，脉象如钩而滑。以上六种脉象，或五脏见阴脉，或阴脏见阳脉，相互交错，会聚于寸口，都和五脏相通，与阴阳之道相合。如出现此种脉象，凡先见于寸口的为主，后见于寸口的为客。

雷公说：我已经完全懂得您的意思了，把您以前传授给我的经脉道理，以及我自己从书本上读到的从容之道，和今天您所讲的从容之法相结合的话，我还不明白其中阴阳雌雄的意义。黄帝道：三阳如父亲那样高尊，二阳如外卫，一阳如枢纽；三阴如母亲那样善于养育，二阴如雌性那样内守，一阴如使者一般，能交通阴阳。二阳一阴是阳明主病，二阴不胜一阴，阳明脉软而动，九窍之气沉滞不利。三阳一阴为病，则太阳脉胜，寒水之气大盛，一阴之气不能制止，而内乱五脏，外现惊骇。二阴二阳则病在肺，少阴脉沉，少阴之气胜肺伤脾，在外伤及四肢。二阴与二阳皆交至，则土邪侮水，其病在肾，骂詈妄行，癫疾狂乱。二阴一阳则阴胜于阳，病由肾水上凌，阴气客游在心脘，因此阳气不能敷布，汗孔被阻隔闭塞不通，四肢就好象和躯体别离一样。一阴一阳，如果木盛克土而代绝之脉，这是厥阴之气上至于心发生的病变，或上或下，而无定处，饮食无味，大便泄泻无度，咽喉干燥，病在脾土。二阳三阴为病，包括至阴脾土在内，阴不能至于阳，阳气不能达于阴，阴阳相互隔绝，阳浮于外则内成血瘕，阴沉于里则外成脓肿；若阴阳之气都盛壮，而病变趋向下，在男子则阴道生病，在女子则阴道生病。上观天道，下察地理，参合诊察来决断病者死生之期。这样，才能懂得一岁之中何气为首、五脏之中何脏为重要的道理。

雷公说：请问疾病的死亡日期。黄帝没有回答，雷公又问。黄帝道：在医书上有说明。雷公又说：请问疾病的死亡日期。黄帝道：冬季三月的病，如病症脉象都属阳盛，则春季正月见脉有死征，那么到出春交夏，阳盛阴衰之时，便会有死亡的危险。冬季三月的病，根据天理，势必将尽，草和柳叶都枯死了，如果到春天阴阳之气都绝，那么其死期就在正月。春季三月的病，名为"阳杀"。阴阳之气都绝，死在冬天草木枯干之时。夏季三月的病，若不愈，到了至阴之时，那么其死期在至阴后不超过十日；若脉见阴阳交错，则死期在初冬结薄冰之时。冬季三月的病，表现了手足三阳的脉证，不给治疗也会自愈。若是阴阳交错合而为病，则立而不能坐，坐而不能起。若三阳脉独至，则独阳无阴，死期在冰结如石之时。若三阴脉独至，则独阴无阳，死期在正月雨水节。

方盛衰论篇第八十

【原文】　雷公请问：气之多少，何者为逆？何者为从？黄帝答曰：阳从左，阴从右，老从上，少从下。是以春夏归阳为生，归秋冬为死；反之，则归秋冬为生。是以气多少，逆皆为厥。

问曰：有余者厥耶？答曰：一上不下，寒厥到膝，少者秋冬死，老者秋冬生；气上不下，头痛巅疾，求阳不得，求阴不审，五部隔无征，若居旷野，若伏空室，绵绵乎属不满日。

是以少气之厥，令人妄梦，其极至迷，三阳绝，三阴微，是为少气。

是以肺气虚，则使人梦见白物，见人斩血藉藉，得其时则梦见兵战。肾气虚，则使人梦见菌香生草，得其时则梦伏树下不敢起。心气虚则梦救火阳物，得其时则梦燔灼。脾气虚则梦饮食不足，得其时则梦筑垣盖屋。此皆五脏气虚，阳气有余，阴气不足，合之五诊，调之阴阳，以在经脉。

诊有五度，度人脉度、脏度、肉度、筋度、俞度，阴阳气尽人，人病自具。脉动无常，散阴颇阳，脉脱不具。诊无常行，诊必上下，度民君卿。受师不卒，使术不明，不察逆从，是为妄行，持雌失雄，弃阴附阳，不知并合，诊故不明，传之后世，反论自章。

至阴虚，天气绝；至阳盛，地气不足；阴阳并交，至人之所行；阴阳并交者，阳气先至，阴气后至。是以圣人持诊之道，先后阴阳而持之。《奇恒之势》乃六十首，诊合微之事，追阴阳之变，章五中之情，其中之论，取虚实之要，定五度之事，知此乃足以诊。是以切阴不得阳，诊消亡；得阳不得阴，守学不湛；知左不知右，知右不知左，知上不知下，知先不知后，故治不久；知丑知善，知病知不病,知高知下,知坐知起,知行知止,用之有纪,诊道乃具,万世不殆。

起所有余,知所不足,度事上下,脉事因格。是以形弱气虚,死;形气有余,脉气不足,死;脉气有余,形气不足,生。是以诊有大方,坐起有常,出入有行,以转神明,必清必净,上观下观,司八正邪。别五中部,按脉动静,循尺滑涩,寒温之意,视其大小,合之病能,逆从以得,复知病名,诊可十全,不失人情。故诊之,或视息视意,故不失条理,道甚明察,故能长久;不知此道,失经绝理,亡言妄期,此谓失道。

【解读】 雷公请问道:气的盛衰,哪一种是逆?哪一种是顺?黄帝回答道:阳气主升,其气从左而右;阴气主降,其气从右而左。老年之气先衰于下,其气从上而下;少年之气先盛于下,其气从下而上。因此春夏之病见阳证阳脉,以阳归阳,则为顺为生,若见阴证阴脉,如秋冬之令,则为逆为死。反过来说,秋冬之病见阴证阴脉,以阴归阴,则为顺为生。所以不论气盛或气衰,逆则都成为厥。

雷公又问:气有余也能成厥吗?黄帝答道:阳气一上而不下,阴阳两气不相顺接,则足部厥冷至膝,少年在秋冬见此病则死,而老年在秋冬见此证却可生。阳气上而不下,则上实下虚,为头痛巅顶疾患,这种厥病,谓其属阳,本非阳盛,谓其属阴,则又非阴盛,五脏之气隔绝,没有显著征象可,好像置身于旷野,伏居于空室,无听无闻,而病势绵绵一息,视其生命,已不满一天了。

所以,气虚的厥,使人梦多荒诞;厥逆盛极,则梦多离奇迷乱。三阳之脉悬绝,三阴之脉细微,就是所谓少气之候。

因此,肺气虚,便会使人梦见白色悲惨的事物,或梦见杀人,流血狼藉,当金旺的时候,就会梦见战争。肾气虚,便会梦见舟船淹死人,当水旺的时候,就会梦见自己潜伏在水里,好象遇到很害怕的事。肝气虚,便会梦见菌香草木,当木旺的时候,就会梦见伏在树下不敢起来。心气虚,便会梦见救火和见到雷电,当火旺的时候,就会梦见大火燔烧。脾气虚,便会梦见饮食不足,在其当旺的时候,就会梦见筑墙盖房。这些都是五脏气虚,六腑的阳气有余,五脏的阴气不足,阴虚阳亢,所以才魂梦纷乱。应当参合五内见证,调其阴阳,审察十二经脉而加以治疗。

诊法有五度,就是揆度人的脉度、脏度、肉度、筋度、俞度,揆度它的阴阳虚实,对病情便可以得到全面了解。脉息之动本无常体,阴气散而不敛,其脉颇似阳征,脉动脱略不显,就不能拘泥于常例。诊病时必须弄清患者身份的高低,是平民还是君卿。如其对老师的传授不能全部接受,医术便不会高明,不仅不能辨别逆从,而且会使诊治带有盲目性和片面性,看到了一面,看不到另一面;抓住了一点,放弃了另一点,不懂得结合全面情况,加以综合分析,所以在诊断就不能明确,这样的诊断方法若是传给后人,就一定会使自己错误的论断暴露出来。

至阴虚,则天之阳气绝而不下;至阳盛,则阴气微而不升;能使阴阳互济交通,这是高明医生的本领。阴阳之气互济交通,是阳气先至,阴气后至。所以高明医生治病,诊脉要掌握阴阳的先后,参考《奇恒之势》六十首,综合从各种细微诊察所得的情况,推究阴阳的变化,清楚地了解五脏的病情,参合其中的原则和虚实的纲要,再用五度加以判断。知道了这些,才可以诊病。所以,切其阴而不了解其阳,这种诊法将促使病人死亡;切其阳而不了解其阴,其所学的技术是不高明的;知左而不知其右,知右而不知其左,知上而不知其下,知先而不知其后,他的医道便不会长久。要知道不好的,也要知道好的;要知道有病的,也要知道无病的;既了解高,也了解下;既了解坐,也了解起;既了解行,也要了解止。能做到这样有条不紊,反复推求,诊断的步骤,才算完备,而永远不会出差错了。

疾病的初期,见到邪气有余,就应考虑其正气不足,因虚而受邪;检查病者的上下各部,脉证参合,以穷究其病理。例如形弱气虚的,主死;形气有余,脉气不足的,亦死;脉气有余,形气不足的,主生。所以,诊病有一定的大法,医生应该注意起坐有常,一举一动,保持很好的品德;思维敏捷,头脑清静,上下观察,分别四时八节之邪,辨别邪气中于五脏的何部;触按其脉息的动静,探切尺部皮肤滑涩寒温的概况;视其大小便的变化,与病状相参合,从而知道是逆是顺,同时也知道了病,这样诊察疾病,可以十不失一,也不会违背人情。所以诊病之时,或视其呼吸,或看其神情,都能不失于条理,技术高明,能保持永久不出差错;假如不知道这些,违反了原则和真理,乱谈病情,妄下结论,这是不符合治病救人的医道的。

解精微论篇第八十一

【原文】 黄帝在明堂,雷公请曰:臣授业,传之行教以经论,从容形法,阴阳刺灸,汤药所滋,行治有贤不肖,未必能十全。若先言悲哀喜怒,燥湿寒暑,阴阳妇女,请问其所以然者,卑贱富贵,人之形体所从,群下通使,临事以适道术,谨闻命矣。请问有冤仆愚漏之问,不在经者,欲闻其状。帝曰:大矣。

公请问:哭泣而泪不出者,若出而少涕,其故何也?帝曰:在经有也。复问:不知水所从生,涕所从出也。帝曰:若问此者,无益于治也,工之所知,道之所生也。夫心者,五脏之专精也,目者其窍也,华色者其荣也。是以人有德,则气和于目,有亡,忧知于色;是以悲哀则泣下,泣下水所由生。水宗者积水也,积水者至阴也,至阴者肾之精也,宗精之水所以不出者,是精持之也,辅之裹之,故水不行也。

夫水之精为志,火之精为神,水火相感,神志俱悲,是以目之水生也。故谚言曰:心悲名曰志悲。志与心精,共凑于目也。是以俱悲则神气传于心精,上不传于志而志独悲,故泣出也。泣涕者脑也,脑者阴也。髓者骨之充也,故脑渗为涕。志者骨之主也,是以水流而涕从之者,其行类也。夫涕之与泣者,譬如人之兄弟,急则俱死,生则俱生,其志以早悲,是以涕泣俱出而横行也。夫人涕泣俱出而相从者,所属之类也。雷公曰:大矣。

公请问:人哭泣而泪不出者,若出而少,涕不从之,何也?帝曰:夫泣不出者,哭不悲也。不泣者,神不慈也。神不慈则志不悲。阴阳相持,泣安能独来。夫志悲者惋,惋则冲阴,冲阴则志去目,志去则神不守精,精神去目,涕泣出也。且子独不诵不念夫经言乎,厥则目无所见。夫人厥则阳气并于上,阴气并于下。阳并于上,则火独光也;阴并于下则足寒,足寒则胀也。夫一水不胜五火,故目眦盲。是以冲风,泣下而不止。夫风之中目也,阳气内守于精,是火气燔目,故见风则泣下也。有以比之,夫火疾风生乃能雨,此之类也。

【解读】 黄帝在明堂里,雷公请问说:我接受了您传给我的医道,再教给我的学生,教的内容是经典所论,从容形法,阴阳刺灸,汤药所滋。然而他们在临症上,因有贤愚之别,所以未必能十全。至于教的方法,是先告诉给他们悲哀喜怒,燥湿寒暑,阴阳妇女等方面的问题,再叫他们回答所以然的道理,并向他们讲述贱富贵及人之形体的适从等,使他们通晓这些理论,再通过临证适当地运用,这些都在过去我已经听您讲过了。现在我还有一些很愚陋的问题,在经典中找不到,要请您解释。黄帝道:你钻研的问题真是深而大啊!

雷公请问:有哭泣而泪涕皆出,或泪出而很少有鼻涕的,这是什么道理?黄帝道:在医经中有记载。雷公又问:眼泪是怎样产生的?鼻涕是从哪里来的?黄帝道:你问这些问题,对治疗上没有多大帮助,但也是医生应该知道的,因为它也是医学中的基本知识。心为五脏之专精,两目是它的外窍,光华色泽是它的外荣。所以一个人在心里有得意的事,则神气和悦于两目;假如心有所失意,则表现忧愁之色。因此悲哀就会哭泣,泣下的泪是水所产生的。

水的精气是志,火的精气是神,水火相互交感,神志俱悲,因此泪水便流出来了。所以俗话说,心悲叫做志悲。因为肾志与心精同时上凑于目。所以心肾俱悲,则神气传于心精,而不传于肾志,肾志独悲,水失去了精的约制,因此泪水就出来了。哭泣而涕出的,其故在脑,脑属阴,髓是骨之充,所以脑髓渗漏而成涕。肾志是骨之主,所以泪水出而鼻涕也跟着出来,是因为涕泪是同类的关系。泪之与涕,如同兄之与弟,危急则同死,安乐则共存,肾志先悲而脑髓随之,所以涕随泣出而涕泪横流。涕泪所以俱出而相随,是由于涕泪同属水类的缘故。雷公说:你讲的道理真博大!

雷公道请问有人哭泣而眼泪不出的,或虽出而量少,且涕不随出的,这是什么道理?黄帝道:哭而没有眼泪,是内心上并不悲伤。不出眼泪,是心神没有被感动;神不感动,则志亦不悲,心神与肾志相持而不能相互交感,眼泪怎么能出来呢?大凡志悲就会有悽惨之意。悽惨之意冲动于脑,则肾志去目凄;肾志去目,则神不守精;精和神都离开了眼睛,眼泪和鼻涕才能出来。你难道没有读过或没有想到医经上所说的话吗?厥则眼睛一无所见。当一个人在厥的时候,阳气并走于上部,阴气并走于下部,阳并于上,则上部亢热,阴并于下则足冷,足冷则发胀。因为一水不胜五火,所以眼目就看不见了。所以迎风就会流泪不止的,因风邪中于目而流泪,是由于阳气内守于精,也就是火气燔目的关系,所以遇到风吹就会流泪了。举一个比喻来说:火热之气炽甚而风生,风生而有雨,与这个情况是相类同的。

下篇 《灵枢》解读

九针十二原第一

【原文】 黄帝问于岐伯曰:余子万民,养百姓,而收其租税。余哀其不给,而属有疾病。余欲勿使被毒药,无用砭石,欲以微针通其经脉,调其血气,营其逆顺出入之会。令可传于后世,必明为之法,令终而不灭,久而不绝。易用难忘,为之经纪,异其章,别其表里,为之终始,令各有形,先立《针经》,愿闻其情。

岐伯答曰:臣请推而次之,令有纲纪,始于一,终于九焉。请言其道。小针之要,易陈而难入。粗守形,上守神。神乎,神客在门,未睹其疾,恶知其原? 刺之微,在速迟。粗守关,上守机。机之动,不离其空。空中之机,清静而微。其来不可逢,其往不可追。知机之道者,不可挂以发;不知机道,叩之不发。知其往来,要与之期。粗之暗乎,妙哉! 工独有之,往者为逆,来者为顺,明知逆顺,正行无问。逆而夺之,恶得无虚? 追而济之,恶得无实? 迎之随之,以意和之,针道毕矣。

凡用针者,虚则实之,满则泄之,宛陈则除之,邪胜则虚之。《大要》曰:徐而疾则实,疾而徐则虚。言实与虚,若有若无。察后与先,若存若亡,为虚与实,若得若失。虚实之要,九针最妙,补泻之时,以针为之。写曰:必持内之,放而出之,排阳得针,邪气得泄。按而引针,是谓内温,血不得散,气不得出也。补曰:随之随之,意若妄之。若行若按,如蚊虻止,如留如还。去如弦绝,令左属右,其气故止,外门已闭,中气乃实,必无留血,急取诛之。持针之道,坚者为宝。正指直刺,无针左右。神在秋毫,属意病者。神视血脉者,刺之无殆。方刺之时,必在悬阳,及与两工。神属勿去,知病存亡。血脉者,在腧横居,视之独澄,切之独坚。

九针之名,各不同形:一曰镵针,长一寸六分;二曰员针,长一寸六分;三曰锓针,长三寸半;四曰锋针,长一寸六分;五曰铍针,长四寸,广二分半;六曰圆利针,长一寸六分;七曰毫针,长三寸六分;八曰长针,长七寸;九曰大针,长四寸。镵针者,头大末锐,去写阳气;员针者,针如卵形,揩摩分间,不得伤肌肉,以写分气;锓针者,锋如黍粟之锐,主按脉勿陷,以致其气;锋针者,刃三隅,以发痼疾;铍针者,末如剑锋,以取大脓;员利针者,大如氂,且圆且锐,中身微大,以取暴气;毫针者,尖如蚊虻喙,静以徐往,微以久留之而养,以取痛痹;长针者,锋利身薄,或以取远痹;大针者,尖如梃,其锋微员,以写机关之水也。九针毕矣。

夫气之在脉也,邪气在上,浊气在中,清气在下。故针陷脉则邪气出,针中脉则浊气出,针太深则邪反沉,病益。故曰:皮肉筋脉,各有所处,病各有所宜,各不同形,各以任其所宜。无实无虚,损不足而益有余,是谓甚病。病益甚,取五脉者死;取三脉者恇。夺阴者死,夺阳者狂。针害毕矣。刺之而气不至,无问其数;刺之而气至,乃去之,勿复针。针各有所宜,各不同形,各任其所为。刺之要,气至而有效,效之信,若风之吹云,明乎若见苍天,刺之道毕矣。

黄帝曰:愿闻五藏六府所出之处。岐伯曰:五藏五腧,五五二十五腧;六府六腧,六六三十六腧。经脉十二,络脉十五,凡二十七气,以上下。所出为井,所溜为荥,所注为输,所行为经,所入为合,二十七气所行,皆在五腧也。节之交,三百六十五会。知其要者,一言而终;不知其要,流散无穷。所言节者,神气之所游行出入也,非皮肉筋骨也。

睹其色,察其目,知其散复;一其形,听其动静,知其邪正。右主推之,左持而御之,气至而去之。

凡将用针,必先诊脉,视气之剧易,乃可以治也。五藏之气已绝于内,而用针者反实其外,是谓重竭。重竭必死,其死也静。治之者辄反其气,取腋与膺。五藏之气已绝于外,而用针者反实其内,是谓逆厥。逆厥则必死,其死也躁。治之者反取四末,刺之害中而不去,则精泄;害中而去,则致气。精泄则病益甚而恇,致气则生为痈疡。

五藏有六府,六府有十二原,十二原出于四关,四关主治五藏,五藏有疾,当取十二原。十二原者,五藏之所以禀三百六十五节气味也。五藏有疾也,应出十二原,而原各有所出,明知其原,睹其应,应知五藏之害矣。

阳中之少阴,肺也,其原出于太渊,太渊二。阳中之太阳,心也,其原出于大陵,大陵二。阴中之少阳,肝也,其原出于太冲,太冲二。阴中之至阴,脾也,其原出于太白,太白二。阴中之太阴,肾也,其原出于太溪,太溪二。膏之原,出于鸠尾,鸠尾一。肓之原,出于脖胦,脖胦一。凡此十二原者,主治五藏六腑之有疾者也。胀取三阳,飧泄取三阴。

今夫五藏之有疾也,譬犹刺也,犹污也,犹结也,犹闭也。刺虽久,犹可拔也;污虽久,犹如雪也。结虽久,犹可解也;闭虽久,犹可决也。或言久疾之不可取者,非者说也。夫善用针者,取其疾也,犹拔刺也,犹雪污也,犹解结也,犹决闭也,疾虽久,犹可毕也。言不可治者,未得其术也。

刺诸热者,如以手探汤;刺寒清者,如人不欲行。阴有阳疾者,取之下陵三里,正往无殆,气下乃止,不下复始也,疾高而内者,取之阴之陵泉;疾高而外者,取之阳之陵泉也。

【解读】 黄帝问岐伯道:我爱护万民,养育百官,而收取他们的地租赋税。我痛心他们不能自给自足,并且不断发生疾病。我想不要让他们遭受服用毒药之苦,也不用尖石来刺治疾病,而想用一种非常细微的针具来疏通人体的脉管,调理人体的血气,把脉管血气的逆顺调整好。为了让这种治病的方法能够流传到后代,一定要明确地给它制定准则,使其最终都不会消失,时间再长也不会断绝,容易掌握,难于忘记,这就需要条理化。要分成篇章,区别内外,有始有终,使其各自具备完整的形式,首先创建一部《针经》。我很希望听听这方面的情况。

岐伯回答说:请让我探讨整理一下,使其具有条理,从第一篇开始,到第九篇为止。请让我说说其中的道理。小针的诀窍,口说容易,下手却很难。平庸的医生拘泥于皮毛,高明的医生则能得其精神。是神明吧,正气和邪气聚于一门,没有看见他所生的疾病,怎么知道生病的原因?针刺是那样细微,重要的是掌握好快慢。平庸的医生拘泥于四肢关节的部位,高明的医生则能把握住血气往来的机会。血气的运行,不会脱离经穴。经穴中血气运行的机会,清静而又细微,它来时不能正好遇着,去后不能迎头赶上。知道血气运行机会的道理的人,比如射箭,发射时不会把弓挂着,以求及时;不知道血气运行机会的道理的人,光崩紧弦索却不发射。掌握了血气往来的规律,就要善于抓住机会,平庸的医生对于这一点是不清楚的,只有高明的医生才具有这种本领。血气流去叫做逆,血气流来叫做顺。清楚地懂得了逆和顺的道理,就要真正地施行针刺而无须多问。迎着邪气的到来,旅行泻法消除它,邪气怎能不减弱;随着正气的到来,施行补法成就它,正气怎能不加强。迎击邪气,随顺正气,凭着自己的意志进行调整,针刺的道理就完备了。

凡是用针刺的,血气虚弱的病就要用补法充实它,血气过盛的病就要用泻法渲泻它,郁积太久了就要除去它,邪气太盛了就要削弱它。古经书《大要》篇说:慢进针快出针是补法,快进针而慢出针是泻法。说到血气的虚和实,实症有气,虚症无气,决定补泻的先和后得考察病气是已经消失还是存在。用补法必然若有所得,用泻法恍然若有所失。治疗虚症实症的根本道理,以九针为最精妙,进补或者下泻的时候,都可以用针来进行治疗。泻法说:一定要持刺及时刺入穴位,然后摇大针孔放出邪气,排开表皮,拔出针来,邪气得以排泄。如果按住穴位的表皮而后抽针,这就叫内蕴,血不得流散,气不得排出。补法曰:要顺着经脉下针,顺着经脉下针的意思,好像淡忘了这件事而无特别的感觉,好像在运针导气,又好像在按压穴位,有如蚊虫停留在皮肤上的那种感觉,好像针停在穴位里,又好像退了出来。拔针要快,好像箭离弓弦那样,右手取针,用左手按摩孔穴,那经气因而停留在里面,穴外的门户已经关闭,中气于是得到充实。针孔如果出血,一定不要让血停留在里面,而要赶快把它挤压出来。握针的道理,把握牢固是最重要的,对准穴位直端端地刺入,不要刺到左边或者右边去了,精神集中,明察秋毫,注意病人的神态,仔细观察血脉的情况,这样施行针刺就不会有危险。正当进针的时候,一定要用心,以及两目视力集中,精力专注而不要分散,了解病情的变化经好坏。血脉如果横隔在腧穴,看起来特别清楚,摸起来特别坚实,下针时要避开血脉而刺进腧穴。

九针的称呼,各有不同的形状:第一种叫镵针,长一寸六分;第二种叫员针,长一寸六分;第三种叫鍉针,长三寸半;第四种叫锋针,长一寸六分;第五种叫铍针,长四寸,宽二分半;第六种叫员利针,长一寸六分;第七种叫毫针,长三寸六分;第八种叫长针,长七寸;第九种叫大针,长四寸。镵的形状,针头大而针尖尖锐,主治泻阳气。员针,针如卵形,用来摩擦分肉,不会损伤肌肉,还可以排泄分肉间的邪气。鍉针,锋利如黍子谷子的芒尖,主治按摩血脉,使勿深陷肌肤,以除去里面的邪气。锋针,刀上有三条棱角,用来打开顽疾。铍针,末端像剑口,用来取出大脓。员利针,尖锐如长毛,又圆又尖,针的中段略粗,用来攻治猛烈的邪毒。毫针,尖锐如蚊子、蛇虫的嘴,静静而慢慢地进针,动作要轻,针停留在穴位的时间要稍长一些,正气因而能进入人体,真正的邪毒能全部排除,出针后很好地保养,用来攻治疼痛的痹病。长针,针尖尖,针身薄,可以治疗时间长的痹病。大针,尖如竹节,针锋略呈圆形,用来排泄关节的积水。九针的情况就说完了。

气在脉管里的分布情况是:风热阳邪之类的邪气在人数的上部,饮食积滞的浊气在人体的中部,凉寒阴湿的清气在人体的下部,所以刺孔穴在深陷之处的陷脉就能排出浊气,刺中部阴阳之合穴足三里就能排出肠胃浊气。宜浅刺的病如刺得太深反会引邪深入,病会加重。所以说:皮肉经脉，各有一定的部位，病各有适宜的治法，病的情况各不相同，须各自运用适合病情的治法，不可实症用补法，不可虚症用泻法，如果用泻法治血气不足的虚症，用补法治血气有余的实症，这就叫做加重病情，病会越来越重。误刺五脏脉会死人的，误刺手足三阳脉会使病人慌乱，失去了阴气会死人，失去了阳气会发狂，误针的害处就是这些。针刺入穴位后经气不到，不管时间长短，尽管等待。刺后经气到来，便取出针来，不要再刺。九针各有其适宜治疗的病症，各有不同的形状，各用其不同的治法。针刺的要诀，经气到来就算有效，有效的信号，好像风吹云散，见到明朗的苍天。针刺的道理就是这些。

黄帝说：希望知道五脏六腑脉气的出处。岐伯说：五脏各自有井、荥、腧、经、合五个穴道，五五二十五个穴道。六腑各自有井、荥、腧、原、经、合六个穴道，六六三十六个穴道。经脉十二道，络脉十五道，共二十七道，脉气就从此上下循环。脉气从井穴出发，流行到荥穴，倾注到腧穴，运行到经穴，最后汇入合穴。二十七道经络的气的运行，都离不开这五个穴道。人体不同部分相交会的关节，共有三百六十五处，知道其奥妙的人，一句话就可说完，不知道其奥妙的人，千言万语都说不清楚。所谓关节，是人的神气流动出入的地方，不是指皮肉筋骨。

察看病人的脸色，审视病人的眼神，就可知道他的经气的散失与回归。看看他的外表，听听他的动静，就可知道他的邪正虚实。右手主管推针，左手维持着针身，气到后就出针。

凡是准备用针时，一定要先诊脉象，看清楚经气的虚实，才能够着手治疗。五脏之气已绝于内是阴虚，如用针反取阳经合穴以致阳气，阳愈盛则阴愈衰，这叫"重竭"。重竭肯定死，死时很安静，这是由于治疗时，反而泄了出于腋膺部腧穴的脏气。五脏之气已绝于外，是阳虚，如用针反取四肢腧穴以补阴气，阴愈盛则阳愈衰，这叫"逆厥"。逆厥肯定死，死时很烦躁，这是由于治疗时，反而刺了四肢末端。针刺的要害在于：刺中了疾病的部位而不出针，就会使精气外泄；没有刺中就出针，就会导致邪气凝滞。精气外泄，就会使病情加重而且心情慌乱；邪气凝滞，就会生长痈疽。

五脏之外有六腑，六腑之外有十二个原穴，十二原穴出自两肘两膝的四处关节。四关主治五脏的疾病，所以五脏有病，应当取十二原穴。因为十二原穴是五脏联结周身三百六十五处关节的地方。五脏有疾病，应出自十二原穴，而十二原穴又各有所属的内脏。清楚地知道原穴，观察原穴的反映情况，就可以知道五脏的疾病了。

阳中的少阴是肺，因为肺是阳部的阴脏。肺脏的原穴出于太渊，太渊有左右二穴。阳中的太阳是心，因为心是阳部的阳脏。心脏的原穴出于大陵，大陵有左右二穴。阴中的少阳是肝，因为肝是阴部的阳脏，肝脏的原穴出于太冲，太冲有左右二穴。阴中的至阴是脾，因为脾是阴部的阴脏。脾脏的原穴出于太白，太白有左右二穴。阴中的太阴是肾，因为肾是阴部的阴脏。肾脏的原穴出于太溪，太溪有左右二穴。膏的原穴出于鸠尾，鸠尾仅一穴。肓的原穴，出于脐下的气海，气海仅一穴。所有这十二个原穴，主治五脏六腑发生的疾病。腹胀病应取脚上的三阳经，积食不消化的病应取脚上的三阴经。

五脏有了病，就像上面扎了刺，就像受到污染，就像结上疙瘩，就像受到堵塞。刺虽然扎得久，还可以拔除；污染虽然久，还可以洗雪；打结虽然久，还可以解除；堵塞虽然久，还要以疏通。有人说久病不能治，不应该有这种说法。善于用针的人，攻治疾病，就像拔除刺，就像洗雪污染垢，就像解除疙瘩，就像疏通堵塞，病虽然久，还是可以治好的。说病不能治，是不得方法而已。

针刺各种热病，如像用手试探开水，一触即要。刺寒凉的病，如像人不愿离开，须留针候气。热在阴分的病人，取阳明经的足三里穴，正直进针而不犹豫，邪气退后才停针，邪气不退须再刺。病在上部而属于脏病，应当取足太阴经的阴陵泉；病在上部而属于腑病，应当取足少阴经的阳陵泉。

本输第二

【原文】　黄帝问于岐伯曰：凡刺之道，必通十二经络之所终始，络脉之所别处，五输之所留，六腑之所与合，四时之所出入，五脏之所溜处，阔数之度，浅深之状，高下所至。愿闻其解。

【解读】　黄帝问岐伯说：运用针刺的治法，必须精通十二经络的循行路线和起止部位，络脉的支别和相会处所，井、荥、腧、经、合经气的出入，六腑合于五脏的表里关系，人体适应四季阴阳消长而出现的气血盛衰和出入变化，五脏之气所灌注于五腧的部位，经、络脉、孙络的宽窄粗细以及表里深浅，上下本末的各种情况。这些道理愿意听你详细加以解释。

【原文】　岐伯曰:请言其次也。肺出于少商,少商者,手大指端内侧也,为井木;溜于鱼际,鱼际者,手鱼也,为荥;注于太渊,太渊,鱼后一寸陷者中也,为腧;行于经渠,经渠,寸口中也,动而不居,为经;入于尺泽,尺泽,肘中之动脉也,为合。手太阴经也。

【解读】　岐伯说:让我各按经经穴的次序来谈,肺经的脉气,出于少商,少商穴在大指的内侧端,是肺脉所出的源泉,为井,在五行属木;脉气尚微而流于鱼际,鱼际穴在寸口之前,鱼之后,为荥;脉气渐盛,汇注于太渊,太渊穴在鱼际后一寸,腕横纹后的陷中,为腧;脉气旺盛,行于经渠,经渠穴在寸口脉中,象水流入江河一样,动而不止,为经;脉气壮大,入归于尺泽,内通于本脏,尺泽穴在肘中动脉处,为合。以上五腧,都属于手太阴肺经。

【原文】　心出于中冲,中冲,手中指之端也,为井木;溜于劳宫,劳宫,掌中中指本节之内间也,为荥;注于大陵,大陵,掌后两骨之间方下者也,为腧;行于间使,间使之道,两筋之间,三寸之中也,有过则至,无过则止,为经;入于曲泽,曲泽,肘内廉下陷者之中也,屈而得之,为合。手少阴经也。

【解读】　心的脉气出于中冲,中冲在手中指端,为井,在五行属木;脉气尚微,流于劳宫,劳宫在中指本节后手掌中间,为荥;脉气渐盛,灌注于大陵,大陵在掌后横纹处,正当两骨间,为腧;脉气旺盛,行于间使,间使在腕后三寸内侧两筋之间,心脏血气有病,心包络经会受到影响,而出现一定的变化,无病则心与心包相安,而脉气平静,为经;脉气大盛,入于曲泽,曲泽在肘内侧陷中,曲肘可得,为合。以上五腧,都属于手少阴心经。

【原文】　肝出于大敦,大敦者,足大指之端,及三毛之中也,为井木;溜于行间,行间足大指间也,为荥;注于太冲,太冲,行间上二寸陷者之中也,为腧;行于中封,中封,内踝之前一寸半,陷者之中,使逆则宛,使和则通,摇足而得之,为经;入于曲泉,曲泉,辅骨之下,大筋之上也,屈膝而得之,为合。足厥阴经也。

【解读】　肝的脉气出于大敦,大敦在足大趾外侧与三毛中间,为井,在五行属木;脉气尚微,流于行间,行间在足大趾次趾之间,为荥;脉气渐盛,灌注于太冲,太冲在行间后二寸陷中,为腧;脉气旺盛,行于中封,中封在内踝前一寸半陷中,是肝脉气血往来通行的径路。用针时,逆其气则脉气郁滞,和其气则脉气流通,取穴时要摇动其足,为经;脉气壮大入归于曲泉,曲泉在膝内侧辅骨之下,大筋之上,取穴时要曲其膝,为合。以上五腧,属于足厥阴肝经。

【原文】　脾出于隐白,隐白者,足大指之端内侧也,为井木;溜于大都,大都,本节之后下陷者之中也,为荥;注于太白,太白,核骨之下也,为腧;行于商丘,商丘,内踝之下,陷者之中也,为经;入于阴之陵泉,阴之陵泉,辅骨之下,陷者之中也。伸而得之,为合。足太阴经也。

【解读】　脾的脉气出于隐白穴。隐白穴在足大趾端内侧,为井,在五行属木;脉气尚微,流于大都,大都在足大趾本节后内侧陷中,为荥;脉气灌注于太白,太白在足内侧核骨下陷中,为腧;脉气行于商丘,商丘在足内踝下微前陷者中,为经;脉气入归于阴陵泉,阴陵泉在膝内侧辅骨下陷中,伸足取之,为合。以上五腧,属于足太阴脾经。

【原文】　肾出于湧泉,湧泉者,足心也,为井木;溜于然谷,然谷,然骨之下者也,为荥;注于太谿,太谿,内踝之后,跟骨之上,陷者中也,为腧;行于复留,复留,上内踝二寸,动而不休,为经,入于阴谷,阴谷,辅骨之后,大筋之下,小筋之上也,按之应手,屈膝而得之,为合。足少阴经也。

【解读】　肾的脉气出于涌泉,涌泉在足心,屈趾所出现的凹陷中,为井,在五行属木;脉气尚微,流于然谷,然谷在足内踝前大骨陷中,为荥;脉气灌注于太谿,太谿在足内踝后跟骨上陷中,为腧;脉气行于复留,复留在内踝上二寸筋骨陷中,其脉动而不止,为经;脉气入归于阴谷,阴谷在膝内侧辅骨之后,大筋之下,小筋之上,按之有动脉应手,屈膝从腘横纹内侧端二筋间取之,为合。以上五腧,都属于足少阴肾经。

【原文】　膀胱出于至阴,至阴者,足小指之端也,为井金;溜于通谷,通谷,本节之前外侧也,为荥;注于束骨,束骨,本节之后陷者中也,为腧;过于京骨,京骨,足外侧大骨之下,为原;行于昆仑,昆仑,在外踝之后,跟骨之上,为经;入于委中,委中,腘中央,委而取之,为合。足太阳经也。

【解读】　膀胱的脉气出于至阴穴,至阴在足小趾端的外侧,为井,在五行属金;脉气尚微,流于通谷,通谷在足小趾本节前的外侧陷中,为荥;脉气灌注于束骨,束骨在足小趾本节后赤白肉际陷中,为腧;脉气过于京骨,京骨在足外侧大骨下赤白肉际陷中,为原;脉气旺盛,流于昆仑,昆仑在外踝后跟骨上陷中,为经;脉气壮大,入归于委中,委中在膝腘横纹中,有动脉应手,伏卧取之,为合。以上六腧,都属于足太阳膀胱经。

【原文】　胆出于窍阴,窍阴者,足小指次指之端也,为井金;溜于侠溪,侠溪,足小指次指之间也,为荥;注于临泣,临泣,上行一寸半陷者中也,为腧;过于丘墟,丘墟,外踝之前下,陷者中也,为原;行于阳辅,阳辅,外踝之上,辅骨之前,及绝骨之端也,为经;入于阳之陵泉,阳之陵泉在膝外陷者中也,伸而得之,为合。足少阳经也。

【解读】 胆的脉气出于窍阴穴,窍阴在足第四趾端的外侧,为井,在五行属金;脉气流于侠溪,侠溪在足四趾和小趾的岐骨间,在本节前陷中,为荥;脉气灌注于临泣,临泣在侠溪上行一寸半四陷处,在足小趾次趾本节后间陷中,为腧;脉气过于丘墟,丘墟在足外踝前陷中,为原;脉气行于阳辅,阳辅在足外踝上四寸绝骨之端,为经;脉气壮大,入于阳陵泉,阳陵泉在膝下一寸外辅骨的陷中,伸足取穴,为合。以上六腧,都属于足少阳胆经。

【原文】 胃出于厉兑,厉兑者,足大指内次指之端也,为井金;溜于内庭,内庭,次指外间也,为荥;注于陷谷,陷谷者,上中指内间,上行二寸陷者中也,为腧;过于冲阳,冲阳,足跗上五寸陷者中也,为原,摇足而得之;行于解溪,解溪,上冲阳一寸半陷者中也,为经;入于下陵,下陵,膝下三寸,胻骨外三里也,为合;复下三里三寸为巨虚上廉,复下上廉三寸,为巨虚下廉也,大肠属上,小肠属下,足阳明胃脉也,大肠小肠皆属于胃,是足阳明经也。

【解读】 胃的脉气,出于厉兑穴,厉兑在足第二趾端的外侧,为井,在五行属金;脉气尚微,流于内庭,内庭在足第二趾的外间本节前陷中,为荥;脉气灌注于陷谷,陷谷在内庭上二寸四陷中,为腧;脉气过于冲阳,冲阳在足趾上五寸趾间动脉应手处,摇足取之,为原。脉气行于解溪,解溪在冲阳上一寸半足跗关节上陷中,为经;脉气入归下陵,下陵即膝下三寸胻骨外的三里穴,为合;从三里下行三寸,是巨虚上廉,再下行三寸,是巨虚下廉。大肠属于上廉,小肠属于下廉,都和足阳明胃脉相联属。况且大肠、小肠,受盛胃中的水谷,经过消化传导,吸收精华而生精液,所以都属于胃。以上的腧穴,都属于足阳明胃经。

【原文】 三焦者,上合手少阳,出于关冲,关冲者,手小指次指之端也,为井金;溜于液门,液门,小指次指之间也,为荥;注于中渚,中渚,本节之后陷者中也,为腧;过于阳池,阳池,在腕上陷者之中也,为原;行于支沟,支沟,上腕三寸,两骨之间陷者中也,为经;入于天井,天井,在肘外大骨之上陷者中也,为合,屈肘乃得之;三焦下腧,在于足大指之前,少阳之后,出于腘中外廉,名曰委阳,是太阳络也。手少阳经也。三焦者,足少阳太阴(一本作阳)之所将,太阳之别也,上踝五寸,别入贯腨肠,出于委阳,并太阳之正,入络膀胱,约下焦,实则闭癃,虚则遗溺,遗溺则补之,闭癃则泻之。

【解读】 三焦的脉气,上与手少阳相合。出于关冲,关冲,在手第四指端外侧,为井,在五行属金;脉气尚微,溜于液门,液门,在手第四指与小指之间,为荥;脉气注于中渚,中渚,在小指与无名指本节后的凹的陷中,为腧;脉气过于阳池,阳池,在手腕横纹陷中,为原;脉气行于支沟,支沟,在腕后三寸两骨之间,为经;脉气归入于天井,天井,在肘尖上一寸两筋之间陷中,为合,取穴时应屈肘。三焦脉气下行于足太阳经之前,少阳经之后,上行出于腘中外侧的委阳,委阳是太阳经脉别行之络的起点,为三焦的下俞。以上俞穴属于手少阳经。三焦经的脉气,和足少阳、太阳两经相并行,自踝上五寸入腨肠内部,上行出于足太阳的别络委阳,并足太阳的正脉入络膀胱,以约束下焦。所以三焦的实证,会出现小便不通的癃闭病,三焦的虚证,会出现小便失禁的遗尿病,治三焦虚证要用补法,治三焦实证当用泻法。

【原文】 小肠者,上合于太阳,出于少泽,少泽,小指之端也,为井金;溜于前谷,前谷,在手外廉本节前陷者中也,不荥;注于后溪,后溪者,在手外侧本节之后也,为腧;过于腕骨,腕骨,在手外侧腕骨之前,为原;行于阳谷,阳谷,在锐骨之下陷者中也,为经;入于小海,小海,在肘内大骨之外,去端半寸陷者中也,伸臂而得之,为合。手太阳经也。

【解读】 小肠上合手太阳经脉,其脉气出于少泽,少泽在手小指端外侧,为井,在五行属金;脉气尚微,流于前谷,前谷在手外侧小指本节前凹陷中,为荥;脉气灌注于后溪,后溪在手外侧小指后凹陷中,为腧;脉气过于腕骨,腕骨穴在手外侧腕骨之前,为原;脉气行于阳谷,阳谷在掌后锐骨的下方凹陷中,为经;脉气入归于小海,小海穴在肘内侧大骨的外缘去肘端五分的凹陷中,取穴时要伸臂,为合。以上腧穴,都属于手太阳小肠经。

【原文】 大肠上合手阳明,出于商阳,商阳,大指次指之端也,为井金;溜于本节之前二间,为荥;注于本节之后三间,为腧;过于合谷,合谷在大指岐骨之间,为原;行于阳溪,阳溪,在两筋间陷者中也,为经;入于曲池,在肘外辅骨陷者中,屈臂而得之,为合。手阳明也。

【解读】 大肠脏位于下部,它的经气却向上与手阳明经相合。它的脉气的源头是商阳穴,商阳穴居于大拇指内侧、食指的前端外侧部,它叫井穴,属五行中的金;脉气自井穴流出后,流至食指桡侧本节前方凹陷中的二间穴,它叫荥穴;脉气从此处注入食指桡侧本节后方凹陷中的三间穴,它叫输穴;脉气从这里经过合谷穴,合谷穴居于手上拇指与食指的掌骨间,它叫原穴;脉气从此处运行到阳溪穴,阳溪穴位于腕关节桡侧、两筋之间的凹陷中,它叫经穴;脉气在这里进入曲池穴,曲池穴的位置是肘外辅骨内的凹陷中,屈肘方能准确取得此穴,它被称为合穴。这就是手阳明大肠经所属的五输穴和原穴的情况。

【原文】 是谓五脏六腑之腧,五五二十五腧,六六三十六腧也。六腑皆出足之三阳,上合于手者也。

【解读】 以上所说五脏六腑的腧穴,五脏各有井荥腧经合五个腧穴,五五共二十五个腧穴,六腑各多一个原穴,六六共三十六个腧穴,六腑的脉气都分别起于足之三阳和手之三阳,足有太阳膀胱经,而手则有太阳小肠经相合;足有阳明胃经,而手则有阳明大肠经相合;足有少阳胆经,而手则有少阳三焦经相合。这就是足经相合于手经,构成相互间的密切联系。

【原文】 缺盆之中,任脉也,名曰天突。一次任脉侧之动脉,足阳明也,名曰人迎;二次脉手阳明也,名曰扶突;三次脉手太阳也,名曰天窗;四次脉足少阳也,名曰天容;五次脉手少阳也,名曰天牖;六次脉足太阳也,名曰天柱;七次脉颈中央之脉,督脉也,名曰风府。腋内动脉,手太阴也,名曰天府。腋下三寸,手心主也,名曰天池。

【解读】 左右缺盆的正中间是任脉的天突穴。从任脉旁开第一行的动脉应手处,是阳明胃经的人迎穴;第二行是手阳明经的扶突穴;第三行是手太阳经的天窗穴;第四行是足少阳经的天容穴;第五行是手少阳经的天牖穴;第六行是足太阳经的天柱穴;第七行是颈后中央督脉上的风府穴。腋内脉跳动的地方是手太阴经的天府穴。腋下三寸的地方是手心主的天池穴。

【原文】 刺上关者,呿不能欠;刺下关者,欠不能呿;刺犊鼻者,屈不能伸;刺两关者,伸不能屈。

【解读】 针刺上关时,应该张口,不要闭口,因该穴位在耳前,张口则有空隙,闭口即穴合;针刺下关时,应该闭口,不要张口,因为该穴在上关之下,合口则有空隙,张口即闭合;犊鼻是足阳明经穴,在膝膑下胻骨上,筋骨间陷中,取此穴时应该屈膝不要伸足;两关即内关和外关,刺两关时要伸臂,不能屈臂,因为屈臂时,前臂两骨交错,针不能入。

【原文】 足阳明,挟喉之动脉也,其腧在膺中;手阳明,次在其腧外,不至曲颊一寸。手太阳当曲颊。足少阳在耳下曲颊之后;手少阳出耳后,上加完骨之上;足太阳挟项大筋之中发际。阴尺动在五里,五腧之禁也。

【解读】 足阳明经行于胸腹任脉两旁,人迎穴位于挟结喉两旁的动脉应手处,它的脉气下行于胸膺、气户、库房、屋翳等处,都是足阳明经在膺胸的俞穴。手阳明经的扶突穴,在足阳明经人迎穴之外离曲颊一寸处。手太阳的天窗穴,则正在曲颊的下面,扶突的上面。足少阳的天冲穴,在曲颊之后。手少阳的天牖穴,在耳后完骨之上。足太阳的天柱穴,挟项后在大筋外侧陷中的发际。

手太阴尺泽穴上三寸有动脉处,是手阳明经的五里穴,不可针刺,刺后会引起五脏之气竭绝,所以禁针。

【原文】 肺合大肠,大肠者,传道之腑;心合小肠,小肠者,受盛之腑;肝合胆,胆者,中精之腑;脾合胃,胃者,五谷之腑;肾合膀胱,膀胱者,津液之腑。少阴属肾,肾上连肺,故将两脏。三焦者,中渎之腑也,水道也焉,属膀胱,是孤之腑也。是六腑之所与合者。

【解读】 阴阳表里,脏腑相应,肺与大肠相表里,大肠是传导糟粕之腑;心与小肠相表里,小肠是接受胃部已腐熟的水谷并泌别清浊之腑;肝与胆相表里,胆是贮藏精汁之腑;脾和胃相表里,胃是受纳水谷之腑;肾与膀胱相表里,膀胱是贮藏津液之腑;足少阴的经脉属肾而上膈络肺,所以它的脉气通行于肾肺两脏。三焦能通调周身水道,故为中渎之腑,三焦的下腧,出于委阳,合并于太阳经脉,而联络膀胱,由于三焦的气化贯串体腔的上中下三部,在脏器中独大,无脏与之相配,所以称为孤腑。这是脏腑表里相合的情况。

【原文】 春取络脉诸荥大经分肉之间,甚者深取之,间者浅取之;夏取诸腧孙络肌肉皮肤之上;秋取诸合,余如春法。冬取诸井诸腧之乡,欲深而留之。此四时之序,气之所处,病之所舍,脏之所宜。转筋者,立而取之,可令遂已;痿厥者,张而刺之,可令立快也。

【解读】 春天针刺时,应浅刺,取浅表部位的络脉和荥穴以及经脉和肌肉的间隙。病重的可深刺,病轻的宜浅刺。夏天针刺时当取十二经的腧穴,孙络以及肌肉、皮肤之上的浅表部位。秋天针刺时要取用十二经的合穴,其余如同春天的针刺方法一样。冬天针刺时,应取用十二经的井穴和脏腑俞穴,并应深刺留针。这是根据四时气候的变化而施行的针刺方法。四时阴阳的消长有一定的秩序,人的气血随之而有内外盛衰的变化,疾病的发作也就有相应的部位,用针就要随其所宜。遇转筋的病人,要使其站立而取穴针刺,气血一经疏通,病就好了。遇到瘫痪和手足厥逆的病人,应该让他安卧舒缓,针刺后马上有舒畅的感觉,取穴方法的不同,正是根据不同疾病而定的。

小针解第三

【原文】 所谓易陈者,易言也。难入者,难著于人也。粗守形者,守刺法也。上守神者,守人之血气有余不足,可补泻也。神客者,正邪共会也。神者,正气也。客者,邪气也。在门者,邪循正气之所出入也。未睹其疾者,先知邪正何经之疾也。恶知其原者,先知何经之病,所取之处也。刺之微在数迟者,徐疾之意也。粗守关者,守四肢而不知血气正邪之往来也。上守机者,知守气也。机之动不离其空中者,知气之虚实,用针之徐疾也。空中之机清净以微者,针以得气,密意守气勿失也。其来不可逢者,气盛不可补也。其往不可追者,气虚不可写也。不可挂以发者,言气易失也。扣之不发者,言不知补写之意也,血气已尽而气不下也。知其往来者,知气之逆顺盛虚也。要与之期者,知气之可取之时也。粗之暗者,冥冥不知气之微密也。妙哉!工独有之者,尽知针意也。往者为逆者,言气之虚而小,小者逆也。来者为顺者,言形气之平,平者顺也。明知逆顺正行无问者,言知取之处也。迎而夺之者,写也。追而济之者,补也。

所谓虚则实之者,气口虚而当补之也。满则泄之者,气口盛而当写之也。宛陈则除之者,去血脉也。邪胜则虚之者,言诸经有盛者,皆写其邪也。徐而疾则实者,言徐内而疾出也。疾而徐则虚者,言疾内而徐出也。言实与虚若有若无者,言实者有气,虚者无气也。察后与先若亡若存者,言气之虚实,补泻之先后也,察其气之已下与常存也。为虚与实若得若失者,言补者佖然若有得也,写则恍然若有失也。

夫气之在脉也,邪气在上者,言邪气之中人也高。故邪气在上也。浊气在中者,言水谷皆入于胃,其精气上注于肺,浊溜于肠胃,言寒温不适,饮食不节,而病生于肠胃,故命曰浊气在中也。清气在下者,言清湿地气之中人也,必从足始,故曰清气在下也。针陷脉则邪气出者,取之上。针中脉则浊气出者,取之阳明合也。针太深则邪气反沉者,言浅浮之病,不欲深刺也,深则邪气从之入,故曰反沉也。皮肉筋脉各有所处者,言经络各有所主也。取五脉者死,言病在中,气不足,但用针尽大写其诸阴之脉也。取三阳之脉者,唯言尽写三阳之气,令病人惟然不复也。夺阴者死,言取尺之五里五往者也。夺阳者狂,正言也。睹其色,察其目,知其散复,一其形,听其动静者,言上工知相五色于目,有知调尺寸,小大缓急滑涩,以言所病也。知其邪正者,知论虚邪与正邪之风也。右主推之,左持而御之者,言持针而入也。气至而去之者,言补写气调而去之也。调气在于终始一者,持心也。

节之交三百六十五会者,络脉之渗灌诸节者也。所谓五藏之气已绝于内者,脉口气内绝不至,反取其外之病处与阳经之合,有留针以致阳气,阳气至则内重竭,重竭则死矣。其死也,无气以动,故静。所谓五藏之气已绝于外者,脉口气外绝不至,反取其四末之输。其死也,阴气有余,故躁。所以察其目者,五藏使五色循明,循明则声章。声章者,则言声与平生异也。

【解读】 所谓“易陈”,是指运用小针的理论,说起来是很容易的。“难入”,是指实际操作过程中达到高超的地步,却是比较困难的。“粗守形”,是指技术差的医生,仅是机械的拘守刺法。“上守神”是说高明的医生,能根据病人气血有余不足,选择确当的补泻方法。“神客”,是指正气与邪气交争于血脉之中。“神”,是正气。“客”,是邪气。“在门”,是指邪气循着正气所出入的门户内外上下无所不至。“未睹其疾”,就是不知道病在哪条经脉。“恶知其原”,是说怎能预先知道何经有病,决定采取何处的穴位治疗呢?“刺之微在数迟”,是指针刺手法的微妙,在于掌握进出针速度的快慢。“粗守关”,是指技术差的医生,在针刺时仅仅局限于取四肢关节部位的穴位,而不辨别气血的往来盛衰和邪正进退动静等情况。“上守机”,是指高明的医生,懂得静守其气的重要性。“机之动不离其空中”,是说要了解俞穴气机变化的虚实,决定施针速度的快慢。“空中之机,清静而微”,是指针下已经得气,应仔细注意和掌握气机的变化,才能不失补泻手法的时机。“其来不可逢”,是指邪气盛时不可用补法。“其往不可追”,是指邪气已去时,不可用泻法。“不可挂以发”,是指针下得气的感觉仅是一霎那间,应及时采用补泻手法,不能有毫发之差。“扣之不发”,是指那些不能撑握一霎那的得气机会而及时施用补泻手法的人,就好像箭在弦上,应发而不发那样坐失良机，这样只有使患者血气损耗，而邪气不能祛除。"知其往来者"，是指知道气机的运行有逆顺和盛衰的不同。"要与之期"，是指针刺的关键在于掌握气至的时机进行治疗。"粗之暗"，是指技术差的医生，茫然不知气的精微细密的作用。"妙哉! 工独有之"，是指这种奥妙的理论和技术只有高明的医生才能完全掌握。"往者为逆"，是指邪气已去，但正气虚而脉小，小就是逆。"来者为顺"，是指正气来时形气相得而脉见和平，平就是顺。"明知逆顺正行无问"，是指能明确上述那正逆顺的人，就能断去取应刺的俞穴。"迎而夺之"，是指迎其气之方来而泻之，是泻法。"追而济之"，是指随其气之方去而补之，是补法。

所谓"虚则实之"是指气口脉虚时应当用补法。"满则泄之"，是指气口脉满盛时，应当用泻法。"宛陈则除之"，是指血脉中有郁积已久的瘀血，可以用刺络法以排除它。"邪盛则虚之"，是说经脉被邪气充斥时，可以用泻法去邪。"徐而疾则实"，是慢慢进针而迅速出针(属于补法，能把正气补实)。"疾而徐则虚"，是指快速进针而缓慢出针(属于泻法，能将邪气逐之)。"实与虚若有若无"，是说实证经脉中有邪气，正气亦有;虚证无邪而正气少。"察后与先若存若亡"，是指根据气的虚实缓急程度，决定补泻次序的先后，并注意观察邪气是撤退还是存留。"为虚与实若得若失"，是指如果正确运用补法，使正气得以补充，故若有所得;用泻法祛邪，邪去则病人好像在不知不觉中失掉了什么，故若有所失。

大凡邪气侵犯经脉的情况，其"邪气在上"，是指风热之邪伤人多犯人的上部，所以称为邪气在上。"浊气在中"，是指人所食之物，必先入于胃，然后将精气输注于肺，浊气则滞留于胃肠;或指因寒热失宜，饮食不节，则水谷不化精微，而致浊气停留于胃肠，所以说浊气在中。"清气在下"，是指地面的清湿之气，如果伤害人体，必先从足部开始发生，所以称清气在下。"针陷脉则邪气出"，是针刺上部存在于筋骨陷窝中的孔穴，可以祛除上部的邪气。"针中脉则浊气出"，是指针刺阳明经的合穴，可以祛除中部的浊气。"针太深则邪气反沉"，是指邪停留在浅表的不宜深刺，深刺反使邪气随之而深入，所以称反沉。"皮肉筋脉各有所处"，是指经与络在皮肉筋脉之间各有主管的范围。"取五脉者死"，是指病在内部已真元不足，还用针尽力大泻五脏所属的阴经，使精气大泄而死。"取三阳脉"，是指病人已阳气不足，反用针尽泻六腑所属的阳经，使阳气更加怯弱而不易恢复。"夺阴者死"，是指取尺部脏阴所出的五里穴，若反复误刺到五次，必令脏气而致死。"夺阳者狂"，是指阳虚泻阳，令人精神错乱而失常。"睹其色，察其目，知其散复，一其形，听其动静"，是指高明的医生能够通过双眼辨别五色，并懂得结合脉象的大小、缓急、滑涩，而明确诊断病在何处。"知其邪正"，是指了解病人是感受虚邪之风还是实风。"右主推之，主持而御之"，是指进出针时左右两手的不同动作。"气至而去之"，是指针刺不论补泻，必须等气已调和而去针。"调气在于终始一"，是指调气时应专心致志，始终如一。

"节之交三百六十五会"，是指由络脉渗灌血气于周身百节的穴位。所谓"五脏之气已绝于内"，是指气口所主的五脏之气已经竭绝不至，此时反取表现在外的病处及阳经的合穴，并用留针的方法补益六腑的阳气，使阳气充盛而内在的阴精更加衰竭，竭而再竭，故称重竭，阴气严重衰竭，其死必作。死前由于气口没有阴气作为脉动的基础所以相对为静。"所谓五脏之气绝于外"，是指气口所主的六腑之气已经竭绝不至，此时反取四肢的腧穴，并用留针的方法，补益五脏的阴气，阴气盛则导致六腑的阳气内陷，阳气内陷不能达表，则发生厥逆，厥逆也是死证。死前由于阴气偏盛于外，故气口脉相对为躁。之所以要察其目，是因为五脏六腑的精气皆上注于目和面部，如果五脏精气旺盛则目能辨五色，面部的五色亦显明润，同时发出的声音亦必宏亮彰著，患者的声音高而宏亮是与正常人有区别的。

邪气脏腑病形第四

【原文】 黄帝问于岐伯曰:邪气之中人也奈何? 岐伯答曰:邪气之中人高也。黄帝曰:高下有度乎? 岐伯曰:身半已上者，邪中之也;身半已下者，湿中之也。故曰:邪之中人也，无有常，中于阴则溜于腑;中于阳则溜于经。

【解读】 黄帝问岐伯说:外邪侵犯人体的情况怎样? 岐伯说:风雨寒暑等邪气，多侵犯人体的上部。黄帝又问:部位的高下有一定的标准吗? 岐伯说:上半身发病的，是受了风寒等外邪所致;在下半身发病的，是感受了清湿之邪所致。这是一般规律，但不是绝对如此，邪气侵犯人体，发病部位并不一定在它侵入的地位。这是因为邪气有一个传变的过程，例如，邪气伤了阴经，会流利到属阳的六腑;邪气侵犯了阳经的某个部位，可能就在这条经脉流传和发病。

【原文】　黄帝曰:阴之与阳也,异名同类,上下相会,经络之相贯,如环无端。邪之中人,或中于阴,或中于阳,上下左右,无有恒常,其故何也? 岐伯曰:诸阳之会,皆在于面。中人方乘虚时,及新用力,若饮食汗出腠理开,而中于邪。中于面则下阳明,中于项则下太阳,中下颊则下少阳,其中于膺背两胁亦中其经。

【解读】　黄帝说:经络虽有阴阳之分,但都是内连脏腑,外络肌肤,上下会通,左右联贯,如环无端,虽然名义有阴阳之分,其实都是运行气血的,是同属一类的。而外邪的伤人,有的是阴经受病,有的是阳经受病,或上或下,或左或右,没有一定常规,这是什么道理呢? 岐伯说:手三阳经和足三阳经,都会聚于头面,所以,头为诸阳之会。邪气的中伤于人,一般都是乘经脉空虚之时,在劳累用力之后,或者饮食汗出,腠理开泄,气虚不固的时候都容易被邪气侵袭。邪气侵袭了面部,会沿阳明经脉下传。邪气侵袭了项部,会沿太阳经脉下传,邪气侵犯了颊部,则沿少阳经脉下传。若邪气侵犯了胸膺、脊背和两胁,也都分别在阳明经、太阳经、少阳经等所过之处发病。

【原文】　黄帝曰:其中于阴奈何? 岐伯答曰:中于阴者,常从臂胻始,夫臂与胻,其阴皮薄,其肉淖泽,故俱受于风,独伤其阴。黄帝曰:此故伤其脏乎? 岐伯答曰:身之中于风也,不必动脏,故邪入于阴经,则其脏气实,邪气入而不能客,故还之于腑。故中阳则溜于经,中阴则溜于府。

【解读】　黄帝问:邪气侵入阴经的情况怎么样呢? 岐伯说:邪气侵入阴经的时候,通常是从手臂和足胫部的内侧开始。因为这些地方皮肤浅薄,肌肉比较柔弱,所以身体各部虽然同样受风,而这些部位却最易受伤。黄帝又问:在这种情况下邪气会先伤五脏吗? 岐伯说:身体感受了风邪,不一定会伤及五脏,邪气侵入阴经时,若五脏之气充实,就不能入里停留,而还归于六腑。所以邪中于阳经的能直接在本经上发病,邪中于阴经,若脏气充实,不会向里传变,而是传流到和它相表里的六腑而发病。

【原文】　黄帝曰:邪之中人脏奈何? 岐伯曰:愁忧恐惧则伤心,形寒寒饮则伤肺,以其两寒相感,中外皆伤,故气逆而上行。有所堕坠,恶血留内,若有所大怒,气上而不下,积于胁下,则伤肝。有所击仆,若醉入房,汗出当风,则伤脾。有所用力举重,若入房过度,汗出浴水,则伤肾。黄帝曰:五脏之中风奈何? 岐伯曰:阴阳俱感,邪乃得往。黄帝曰:善哉。

【解读】　黄帝说:邪气侵犯人体,也有伤及五脏的,是为什么呢? 岐伯说:这是因为五脏之气先伤于内,邪气才乘虚入里的,如心藏神,愁忧恐惧则伤神,若再感外邪则伤心。肺主皮毛,如外受风寒,又饮冷水,两寒相迫,则伤肺,肺气失于肃降则上逆。肝藏血,其经脉行于胁下,如跌仆坠堕,瘀血积留于内,又因大怒的刺激,肝气上逆,气血瘀阻,积于胁下,则伤肝。脾主肌肉而司运化,击仆或醉后入房、汗出当风,就会伤脾。肾藏精主骨,如用力举重,再加房事过度,或汗出沐浴,骨伤精亏,则伤肾。黄帝说:五脏为风邪所伤是怎么回事? 岐伯说:一定要脏气先伤于内,再感外邪,在内外俱伤阴阳气血皆虚的情况下,风邪才能内侵入脏。黄帝说:你说的很好。

【原文】　黄帝问于岐伯曰:首面与身形也,属骨连筋,同血合气耳。天寒则裂地凌冰其卒寒,或手足懈惰,然而其面不衣,何也?

【解读】　黄帝问岐伯说:头面和全身上下各部,在筋骨的连属与气血的运行上,都是相同的,但当天寒地冻,滴水成冰,或突然寒冷的时候,手足凉得麻木不灵活,面部却不怕冷,不用衣物覆盖,这是什么缘故?

【原文】　岐伯答曰:十二经脉,三百六十五络,其血气皆上于面而走空窍,其精阳气上走于目而为睛,其别气走于耳而为听,其宗气上出于鼻而为臭,其浊气出于胃,走唇舌而为味。其气之津液皆上燻于面,而皮又厚,其肉坚,故天气甚寒不能胜之也。

【解读】　岐伯回答说:人体十二经脉,三百六十五络脉的血气,都上注于面而走七窍。它的精阳之气,上注于目而能视物,它的旁行之气从两侧上行于耳而能听;它的宗气上通于鼻孔而能嗅,其谷气从胃上通唇舌而能辨别五味。而各种气所化的津液都上行熏蒸于面部,且面部皮肤较厚,肌肉也坚实,故天气虽寒冷,也能够适应。

【原文】　黄帝曰:邪之中人,其病形何如? 岐伯曰:虚邪之中身也,洒淅动形;正邪之中人也微,先见于色,不知于身,若有若无,若亡若存,有形无形,莫知其情。黄帝曰:善哉。

【解读】　黄帝说:病邪侵犯人体,它发生的病态是怎样的呢? 岐伯说:病邪有正邪和虚邪的区分,虚邪贼风伤人,发病较重,病人恶寒战栗,形体震动,四时正邪中人,发病较轻微,开始先从面色上有点变异,身上没有什么感觉,象有病又象无病,或在表面上较轻微表现,但不明显,很容易被忽略过去。黄帝说:很好。

【原文】　黄帝问于岐伯曰:余闻之,见其色,知其病,命曰明,按其脉,知其病,命曰神。问其病,知其处,命曰工。余愿闻见而知之,按而得之,问而极之,为之奈何?岐伯答曰:夫色脉与尺之相应也,如桴鼓影响之相应也,不得相失也,此亦本末根叶之出候也,故根死则叶枯矣。色脉形肉不得相失也,故知一则为工,知二则为神,知三则神且明矣。

【解读】 黄帝问岐伯说:我听说观察病人面部的五色变化就能知道病情的,叫做明。切按脉象而知道病情的,叫做神。问发病情况而知病的部位,叫做工。我愿了解为什么望色就能知道疾病,切脉就能知道病情变化,问病就可以彻底了解病苦的所在,其道理究竟怎样?岐伯说:病人的气色、脉象、尺肤都与疾病的发生有一定的相应关系,疾病与尺肤、色脉的关系,犹如以槌击鼓,声响随之相应,是不会相失的。这也和树木的根本与枝叶的关系一样,根本坚固,枝叶就茂盛,根本衰败,枝叶就枯萎,因此有病时要从色、脉、形肉全面观察,不能有偏失。知其一仅为一般医生,称为工,知其二是比较最高明的医生,称为神,知其三是最高明的医生,称为神明。

【原文】 黄帝曰:愿卒闻之。岐伯答曰:色青者,其脉弦也;赤者,其脉钩也;黄者,其脉代也;白者,其脉毛;黑者,其脉石。见其色而不得其脉,反得其相胜之脉,则死矣;得其相生之脉,则病已矣。

【解读】 黄帝说:我愿听你全面地讲一下这个道理。岐伯回答说:疾病现出青色,它的脉是弦脉;红色,它的脉是钩脉;黄色,它的脉是代脉;白色,它的脉是毛脉;黑色,它的脉是石脉。这是色和脉相应的正常规律。若见其色而不见其脉,或反见其相克的脉,都主病危,甚则死亡;若能得相生之脉,虽然有病也会很快痊愈的。

【原文】 黄帝问于岐伯曰:五脏之所生,变化之病形何如?岐伯答曰:先定其五色五脉之应,其病乃可别也。黄帝曰:色脉已定,别之奈何?岐伯曰:调其脉之缓、急、小、大、滑、涩,而病变定矣。

【解读】 黄帝向岐伯问道:五脏所发生的疾病,以及疾病的变化和所表现的不同形态怎样认识呢?岐伯回答说:要首先确定五色和五脉所生的疾病,则五脏所生的疾病就不难辨别了。黄帝说:气色和脉象已经确定了,怎样对五脏病变进行具体的区分呢?岐伯说:只要诊查出脉搏的缓与急,脉象的大、小、滑、涩等情况,病变就可确定了。

【原文】 黄帝曰:调之奈何?岐伯答曰:脉急者,尺之皮肤亦急;脉缓者,尺之皮肤亦缓;脉小者,尺之皮肤亦减而少气;脉大者,尺之皮肤亦贲而起;脉滑者,尺之皮肤亦滑;脉涩者,尺之皮肤亦涩。凡此变者,有微有甚。故善调尺者,不待于寸;善调脉者,不待于色。能参合而行之者,可以为上工,上工十全九;行二者,为中工,中工十全七,行一者,为下工,下工十全六。

【解读】 黄帝说:怎样观察脉象和尺肤的变化呢?岐伯说:脉搏急的,尺肤的皮肤也紧急;脉搏缓的,尺肤也弛缓;脉象小的,尺肤也瘦小;脉象大的,尺肤也大而隆起;脉象滑的,尺肤也滑润;脉象涩的,尺肤也枯涩。但是这六种变化,是有轻重不同的。所以善于诊察尺肤的,不必等诊察寸口的脉象,就能知道病情,善于诊察脉象的,不必等待观望五色,也可以了解病情。假如能将色、脉、尺肤三方面加以综合,就可使诊断更正确而成为高明的医生,这样,十个病人可以治好九个;如能运用两种诊察方法的医生,为中等的医生,十个病人能治好七个;若只会用一种诊察方法的,为下等医生,十个病人只能治愈六个。

【原文】 黄帝曰:请问脉之缓、急、小、大、滑、涩之病形何如?岐伯曰:臣请言五脏之病变也。心脉急甚者为瘛疭;微急为心痛引背,食不下。缓甚为狂笑;微缓为伏梁,在心下,上下行,时唾血。大甚为喉吤;微大为心痹引背,善泪出。小甚为善哕;微小为消瘅。滑甚为善渴;微滑为心疝引脐,小腹鸣。涩甚为喑;微涩为血溢,维厥,耳鸣,颠疾。

【解读】 黄帝说:请问缓、急、小、大、滑、涩这几种脉都主什么样的病变呢?岐伯说:我先谈一下关于五脏见此六脉微甚的病变。心脉急甚,是寒伤血脉,发生筋脉瘛疭;心脉微急,是寒微邪在心胸,所以心胸牵引背部作痛,食不能下。心脉缓甚为心气大热,所以出现神不安而为狂笑;微缓为热聚心下,久则积为伏梁,在心下,其气上下行,或升或降,有时出现唾血。心脉大甚,为心火上炎,故喉中如有物梗阻;微大是血脉不通的心痹,心痛引背,因心脉上连目系,故常流泪。心脉小甚,为心阳虚,阳虚则胃寒上逆而作呃逆;微小为善食、善饥的消瘅病。心脉滑甚为阳盛有热,故口渴;微滑为热在下,故病心疝引脐痛而肠鸣。心脉涩甚则喑不能言,微涩则为吐血、衄血、四肢厥逆,以及耳鸣等头部疾病。

【原文】 肺脉急甚为癫疾;微急为肺寒热,怠惰,咳唾血,引腰背胸,若鼻息肉不通。缓甚为多汗;微缓为痿瘘,偏风,头以下汗出不可止。大甚为胫肿;微大为肺痹引胸背,起恶日光,小甚为泄,微小为消瘅。滑甚为息贲上气,微滑为上下出血。涩甚为呕血;微涩为鼠瘘,在颈支腋之间,下不胜其上，其应善瘈矣。

【解读】 肺脉急甚的，出现癫疾；微急的，是肺有寒热，出现倦怠乏力、咳而唾血，咳时牵引胸部和腰背部作痛，以及鼻中瘜肉阻塞而呼吸不畅。肺脉缓甚的，气虚多汗；微缓的，出现四肢痿软、肺痿等，以及鼠瘘、半身不遂，头部以下汗出不止的症状。肺脉大甚的，足胫肿；微大则为肺痹，可出现烦满喘息呕吐等症状，而且牵引胸背作痛，其人怕见日光。肺脉小甚的，出现泄泻等阳虚症状；微小的，是消瘅的表现，可见善食善饥的中热症状。肺脉滑甚的，是痰热壅闭，可见喘满气逆；微滑的，是热伤血络，在上则为衄血，在下则为泄血。肺脉涩甚的，主呕血；微涩的，主鼠瘘，病发于颈项与腋下，下肢痿软无力，难于支撑上部的重压。

【原文】 肝脉急甚者为恶言；微急为肥气，在胁下若覆杯。缓甚为善呕；微缓为水瘕痹也。大甚为内痈，善呕衄；微大为肝痹，阴缩，咳引小腹。小甚为多饮，微小为消瘅。滑甚为癀疝；微滑为遗溺。涩甚为溢饮；微涩为瘈挛筋痹。

【解读】 肝脉急甚的，主情绪急躁愤怒，故听言而恶；微急的，为肝之积肥气，在胁下的部位，形状好像扣着的杯子一样。肝脉缓甚的为呕吐；微缓为水积胸胁而小便不利的水瘕痹病。肝脉大甚，主内有痈肿，经常出现呕吐和衄血；微大为肝痹病，阴器收缩，咳而牵引小腹作痛等病。肝脉小甚为血不足，当为多饮；微小为善食善饥的消瘅病。肝脉滑甚为阴囊肿大的癀疝病；微滑为遗尿病。肝脉涩甚为水湿溢于四肢的溢饮病；微涩为筋痿挛不舒的筋痹病。

【原文】 脾脉急甚为瘈疭，微急为膈中，食饮入而还出，后沃沫。缓甚为痿厥；微缓为风痿，四肢不用，心慧然若无病。大甚为击仆；微大为疝气，腹裹大脓血，在肠胃之外。小甚为寒热；微小为消瘅。滑甚为癀癃；微滑为虫毒蚘蝎腹热。涩甚为肠㿉；微涩为内溃，多下脓血。

【解读】 脾脉急甚的为脾寒，脾寒不能温养四肢，所以出现瘈疭；微急的是脾阳虚，不能运化，以致食入而吐，这种病名为膈中，脾阳虚则大便下冷沫。脾脉缓甚为四肢痿软无力而厥冷；微缓为风痿病，四肢痿废不用，病在经络而不在内脏，所以神志清楚，和无病的人一样。脾脉大甚为卒然仆倒的卒中病；微大为脾之积的疝气病，腹裹大脓血，在肠胃之外。脾脉小甚为寒热病，微小为内热消瘅。脾脉滑甚，为阴囊肿大疲困不解的癀疝病；微滑为腹内有蚘虫等肠寄生虫，寄生体内毒害人体，虫毒亦可引起腹部发热。脾脉涩甚为广肠脱出的肠㿉病；微涩是肠内溃烂腐败，故大便下脓血。

【原文】 肾脉急甚为骨癫疾；微急为沉厥奔豚，足不收，不得前后。缓甚为折脊；微缓为洞，洞者，食不化，下嗌还出。大甚为阴痿，微大为石水，起脐以下至小腹腄腄然，上至胃脘，死不治。小甚为洞泄；微小为消瘅。滑甚为癃癀，微滑为骨痿，坐不能起，起则目无所见。涩甚为大痈；微涩为不月沉痔。

【解读】 肾脉急甚，为邪深入骨，邪气壅闭的骨癫疾；肾脉微急为沉厥病，肾的寒气上逆发为奔豚，两足难以屈伸，及大小便不通。肾脉缓甚，为腰脊痛病如折；微缓为洞泄病，这是因为肾病不能蒸化脾土，化生水谷，饮食不化，即从大便排出，或出现下咽即吐的病。肾脉大甚为阴痿不起；微大为石水病，水结于少腹，从脐以下至小腹部，上至胃脘皆胀硬如石，为不易治疗的危重症候。肾脉小甚为肾虚不能固摄而为洞泄；微小为精血不足，而为消瘅。肾脉滑甚为有热，故为小便不利，或为癃疝；微滑为肾虚内热，不能生髓养骨，而为骨痿，坐不能起，起则眼目昏花视物不清。肾脉涩甚为气血阻滞，而形成大痈；微涩为气血不利，可出现女子月经不行，或内痔等症。

【原文】 黄帝曰：病之六变者，刺之奈何？岐伯答曰：诸急者多寒；缓者多热；大者多气少血；小者血气皆少；滑者阳气盛，微有热；涩者多血少气，微有寒。是故刺急者，深内而久留之。刺缓者，浅内而疾发针，以去其热；刺大者，微泻其气，无出其血；刺滑者，疾发针而浅内之，以泻其阳气而去其热；刺涩者，必中其脉，随其逆顺而久留之，必先按而循之，已发针，疾按其痏，无令其血出，以和其脉。诸小者，阴阳形气俱不足，勿取以针，而调以甘药也。

【解读】 黄帝说：关于疾病所出现的六种脉象变化，针刺的方法怎样？岐伯说：凡是脉象紧急的多是有寒邪，脉象缓的多属热；脉象大的多属气有余而阴血虚少；脉小的都属气血不足；脉滑的是阳气盛而有热；脉涩的气滞血少，微有寒象。因此，在针刺时，对急脉及相应的病变深刺，留针时间长一点，使寒去阳生；对缓脉及相应的病变要浅刺而快出针，以散其热；对大脉及相应的病变要用轻泻的刺法，微泻其气，不能出血，使气血调和；对滑脉及相应的病变用浅刺快出针的方法，以泻亢盛的阳气，而泄其热；对于涩脉及相应的病变，针刺难于得气，选取经脉宜准确，必须刺其脉，根据症状的逆和顺，可以久留针并按摩肌肉，以导脉外的气，出针后，要很快按住针孔，不要出血，使经脉中气血调和。至于脉象小的，是气血俱虚，阴阳形气都不足，不必用针刺治疗，可用甘味药调补。

【原文】　黄帝曰:余闻五脏六腑之气,荣腧所入为合,令何道从入,入安连过,愿闻其故? 岐伯答曰:此阳脉之别入于内,属于腑者也。黄帝曰:荣输与合,各有名乎? 岐伯答曰:荣输治外经,合治内腑。黄帝曰:治内府奈何? 岐伯曰:取之于合。黄帝曰:合各有名乎? 岐伯答曰:胃合于三里,大肠合入于巨虚上廉;小肠合入于巨虚下廉;三焦合入于委阳;膀胱合入于委央,胆合入于阳陵泉。黄帝曰:取之奈何? 岐伯答曰:取之三里者,低跗;取之巨虚者,举足;取之委阳者,屈伸而索之;委中者,屈而取之;阳陵泉者,正竖膝予之齐,下至委阳之阳取之;取诸外经者,揄申而从之。

【解读】　黄帝说:我听说五脏六腑之气,都出于井穴,从荣腧入而归于合穴,其气血从何道注入合穴,进入后又和哪些脏腑经脉有互相连属的关系呢? 请你将其中道理讲给我听。岐伯说:这就是手足阳经从别络进入内部而连属于六腑的过程。黄帝说:荣腧与合穴,在治疗上又怎样分别呢? 岐伯说:荣腧的气脉浮浅,可以治外经的病,合则气脉深入,可以治内腑的病。黄帝说:人体内部的腑病,怎样治疗呢? 岐伯说:要取三阳经的合穴。黄帝说:三阳的合穴都有名称吗? 岐伯说:足阳明胃的合穴在三里;手阳明大肠的脉气,循足阳明胃脉,合于巨虚上廉;手太阳小肠之气,循足阳明脉合于巨虚下廉;手少阳三焦合于足太阳之委阳穴,委阳为三焦下辅腧;足太阳膀胱合于委中;足少阳胆合于阳陵泉。黄帝说:合穴怎样取法呢? 岐伯说:取三里穴要使足背低平;巨虚穴则要举足而取;取委阳要屈伸下肢,认真寻索;委中穴要屈膝而取;阳陵泉要正身蹲坐使两膝齐平,在委阳的外侧寻取;治疗在外的经脉的病,要取荣腧,它们的取法是牵拉伸展四肢,使经脉舒展,气血流畅,然后寻取。

【原文】　黄帝曰:愿闻六腑之病? 岐伯答曰:面热者,足阳明病;鱼络血者,手阳明病;两跗之上脉坚若陷者,足阳明病,此胃脉也。

【解读】　黄帝说:我愿听你讲述一下六腑的病变情况。岐伯说:足阳明经脉行于面,面部发热就是足阳明有了病变;手阳明脉行于鱼际之后,内连太阴,故手鱼血脉郁滞或有瘀血斑点是手阳明病;两足背的冲阳脉,出现坚实或虚软下陷现象的,也是足阳明病,因为足背冲阳穴部位属于足阳明胃脉。

【原文】　大肠病者,肠中切痛,而鸣濯濯,冬日重感于寒即泄,当脐而痛,不能久立,与胃同候,取巨虚上廉。

【解读】　大肠病,肠中急痛,由于传导失常,水液停留,所以肠鸣濯濯,冬天再受了寒邪就会引起泄泻和当脐疼痛,痛时甚至不能站立,大肠连属于胃,故可以取胃经的巨虚上廉来治疗。

【原文】　胃病者,腹膜胀,胃脘当心而痛,上支两胁,膈咽不通,食饮不下,取之三里也。

【解读】　胃病,可出现腹胀膨满,胃脘部疼痛甚则两胁胀,膈和咽部阻塞不畅,饮食不下。治疗可以取足三里穴。

【原文】　小肠病者,小腹痛,腰脊控睾而痛,时窘之后,当耳前热,若寒甚,若独肩上热甚,及手小指次指之间热,若脉陷者,此其候也。手太阳病也,取之巨虚下廉。

【解读】　小肠病,小腹作痛,腰脊牵引睾丸痛,还有大小便窘急的感觉。或循着经脉的走向出现耳前发热,或寒甚,或肩上热甚,手小指次指间热甚,络脉虚陷不起,部属于小肠病证候。这是手太阳病,可以取小肠经合穴巨虚下廉进行治疗。

【原文】　三焦病者,腹胀气满,小腹尤坚,不得小便,窘急,溢则为水,留即为胀,候在足太阳之外大络,大络在太阳、少阳之间,赤见于脉,取委阳。

【解读】　三焦病则气化不行,故腹气胀满,小腹部胀得更甚,小便不通而甚感窘迫,水道不利,水溢于皮下为水肿,或停留在腹部为水胀病。三焦病也可以观察足太阳外侧大络的变化,大络在太阳经与少阳经之间,为三焦的下腧委阳,三焦有病,此处脉必现赤色,治疗时取委阳穴。

【原文】　膀胱病者,小腹偏肿而痛,以手按之,即欲小便而不得,肩上热若脉陷,及足小指外廉及胫踝后皆热若脉陷,取委中。

【解读】　膀胱病的症状是小腹部偏肿而疼痛,用手按之,即有尿意,但却不能排出。由于膀胱经脉起于足小趾外侧,循胫踝上行于肩背,所以膀胱病可引起足小趾外侧,胫踝及肩上发热,或者其循行部位的脉下陷不起,治疗时可以取膀胱经的合穴委中。

【原文】　胆病者,善太息,口苦,呕宿汁,心下澹澹,恐人将捕之,嗌中吤吤然,数唾,在足少阳之本末,亦视其脉之陷下者,灸之,其寒热者取阳陵泉。

【解读】　胆病则气郁不畅,常常叹出长气,口苦,因精汁上溢而呕出苦水,同时出现精神不安,心跳恐惧,好像有人要逮捕他一样。咽中如物梗阻,总想将它唾出来。对这些病的治疗,可以在足少阳经从起至止的循行通路上选择穴位,对因气血不足而出现脉陷下的部位,可以施用温灸的方法,如胆病而有寒热现象的,可取足少阳的合穴阳陵泉刺治。

【原文】 黄帝曰:刺之有道乎?岐伯答曰:刺此者,必中气穴,无中肉节。中气穴则针游于巷,中肉节即皮肤痛,补泻反则病益笃。中筋则筋缓,邪气不出,与其真相搏,乱而不去,反还内著。用针不审,以顺为逆也。

【解读】 黄帝说:针刺以上诸穴有一定的规律吗?岐伯说:针刺这些穴位一定要刺中气穴,切不可刺于肉节。因为刺中气穴,就如针游于空巷之内,经脉就能得以疏通,若刺到肉节上,只能损伤良肉,使皮肤疼痛,起不到治疗作用。此外,补泻手法也要正确使用,假若虚证用了泻法,或实证用了补法,当补而泻,当泻而补,疾病必因此而加重。如果误刺在筋上,不仅会伤筋而造成驰缓,而且病邪无由而出,与真邪纠缠斗争,扰乱人体的气机,甚至还会内陷,固着于体内,使疾病更加深入发展。这都是用针不审慎、刺法错乱所造成的恶果。

• 卷二 •

根结第五

【原文】 岐伯曰:天地相感,寒暖相移,阴阳之道,孰少孰多?阴道偶,阳道奇。发于春夏,阴气少,阳气多,阴阳不调,何补何泻?发于秋冬,阳气少,阴气多,阴气盛而阳气衰,故茎叶枯槁,湿雨下归,阴阳相移,何泻何补?奇邪离经,不可胜数。不知根结,五藏六府,折关败枢,开阖而走,阴阳大失,不可复取。九针之玄,要在终始,故能知终始,一言而毕,不知终始,针道咸绝。

太阳根于至阴,结于命门。命门者,目也。阳明根于厉兑,结于颡大。颡大者,钳耳也。少阳根于窍阴,结于窗笼。窗笼者,耳中也。

太阳为开,阳明为阖,少阳为枢。故开折则肉节渎而暴病起矣,故暴病者,取之太阴,视有余不足。渎者,皮肉宛膲而弱也。阖折则气无所止息而痿疾起矣,故痿疾者,取之阳明,视有余不足。无所止息者,真气稽留,邪气居之也。枢折即骨繇而不安于地,故骨繇者,取之少阳,视有余不足。骨繇者,节缓而不收也。所谓骨繇者,摇故也,当穷其本也。

太阴根于隐白,结于太仓。少阴根于涌泉,结于廉泉。厥阴根于大敦,结于玉英,络于膻中。

太阴为开,厥阴为阖,少阴为枢。故开折则仓廪无所输膈洞,膈洞者,取之太阴,视有余不足。故开折者,气不足而生病也。阖折即气绝而喜悲,悲者,取之厥阴,视有余不足。枢折则脉有所结而不通,不通者,取之少阴,视有余不足,有结者,皆取之不足。

足太阳根于至阴,溜于京骨,注于昆仑,入于天柱,飞扬也。足少阳根窍阴,溜于丘墟。注于阳辅,入于天容、光明也。足阳明根于厉兑,溜于冲阳,注于下陵,入于人迎、丰隆也。手太阳根于少泽,溜于阳谷,注于小海,入于天窗、支正也。手少阳根于关冲,溜于阳地,注于支沟,入于天牖、外关也。手阳明根于商阳,溜于合谷,注于阳溪,入于扶突、偏历。此所谓十二经者,盛络皆当取之。

一日一夜五十营,以营五藏之精,不应数者,名曰狂生。所谓五十营者,五藏皆受气,持其脉口,数其至也。五十动而不一代者,五藏皆受气;四十动一代者,一藏元气;三十动一代者,二藏无气;二十动一代者,三藏无气;十动一代者,四藏无气;不满十动一代者,五藏无气。予之短期,要在《终始》。所谓五十动而不一代者,以为常也,以知五藏之期。予之短期者,乍数乍疏也。

黄帝曰:逆顺五体者,言人骨节之大小,肉之坚脆,皮之厚薄,血之清浊,气之滑涩,脉之长短,血之多少,经脉之数,余已知之矣,此皆布衣匹夫之士也。夫王公大人,血食之君,身体柔脆,肌肉软弱,血气慓悍滑利,其刺之徐疾浅深多少,可得同之乎?岐伯答曰:膏粱菽藿之味,何可同也?气滑即出疾,其气涩则出迟;气悍则针小而入浅,气涩则针大而入深;深则欲留,浅则欲疾。以此观之,刺布衣者,深以留之;刺大人者,微以徐之,此皆因气慓悍滑利也。

黄帝曰:形气之逆顺奈何?岐伯曰:形气不足,病气有余,是邪胜也,急写之。形气有余,病气不足,急补之。形气不足,病气不足,此阴阳气俱不足也,不可刺之,刺之则重不足,重不足则阴阳俱竭,血气皆尽,五藏空虚,筋骨髓枯,老者绝灭,壮者不复矣。形气有余,病气有余,此谓阴阳俱有余也,急泻其邪,调其虚实。故曰:有余者写之,不足者补之,此之谓也。

故曰:刺不知逆顺,真邪相搏,满而补之,则阴阳四溢,肠胃充郭,肝肺内膜,阴阳相错;虚而写之,则经脉空虚,血气竭枯,肠胃慄辟,皮肤薄著,毛腠夭膲,予之死期。故曰:用针之要,在于知调阴与阳。调阴与阳,精气乃光,合形与气,使神内藏,故曰:上工平气,中工乱脉,下工绝气危生,故曰:下工不可不慎也。必审五藏变化之病,五脉之应,经络之实虚,皮之柔粗,而后取之也。

【解读】 岐伯说:天气与地气互相感应,于是出现了气温的寒暖转移,其中阴和阳的有规律的变化,有无多少之分? 阴道是逢双的偶数,阳道是逢单的奇数。如果疾病发生在春夏,阴气少而阳气多的季节,此时阴阳之气不相协调,应在哪一经用补法? 哪一经用泻法? 若病发生在秋冬阳气少而阴多的季节,此时植物的茎叶枯萎,水湿和雨露下归于根部。这种阴阳相移的情况,应在哪一经用补法? 哪一经用泻法? 如果四时不正之气入侵经络,进而离经深入脏腑,其变化无穷,而形成很多疾病,治疗时若不懂得根结的意义,不知道脏腑开、合、枢浅深出入的作用,以致机关折损,枢纽败坏,表里的开合失职,使精气走泄不藏,体内的阴阳之气,受到重大的损失,即使取穴用针,也不可能再起作用了。因此,运用九针的奥妙,在于明白经脉的起止,能够懂得经脉起止的,一句话就能概括九针治病的关键,若不明经脉的始终,则针刺的道理就闭绝难通了。

足太阳经起于至阴穴,终于命门。"命门",是指目内侧的睛明穴。足阳明经起于厉兑穴,终于颡大,"颡大",是指在耳钳直上额角入发际的头维穴。少阳经起于窍阴穴,终于窗笼。"窗笼",是指耳中的听宫穴。

太阳主表为开,阳明主里为合,少阳介于表里之间,似户枢故称枢。如果开的功能失常,则皮肤肌肉干枯,病邪易侵而迅疾发病,此时可取足太阳的俞穴,并根据虚实情况选择补泻手法。这里所说的"渎",是指皮肉消瘦干枯脆弱。如果"合"的功能失常,则真气难以运行而发生痿躄。所以治疗痿躄,当取足阳明经的俞穴,同样要辨其虚实。这里的"无所止息",是指真气的滞留、病邪的盘锯,所以发生痿躄。如果"枢"的功能失常,则会发生骨节驰缓摇摆而站立不稳的骨繇病。骨繇,可取足少阳经的俞穴,也要根据虚实进行治疗。这里的骨繇是指关节驰缓不收,动摇不定。所以称为骨繇,就是因为骨节动摇的缘故。综上所述,对于三阳经开、合、枢的病变,必须弄清它的本质,才能获得正确的治疗。

足太阴经起于隐白穴,终于中脘穴。足少阴经,起于涌泉穴,终于廉泉穴。足厥阴经,起于大敦穴,终于玉英穴,并且有络下连膻中穴。

太阴是三阴之表主开;厥阴是三阴之里主合;少阴介于表里之间为枢。如果开的作用失常,则脾的运化功能失健,而发生上为闭塞、下为泄泻的膈洞病,膈洞病取足太阴经穴位,当根据虚实情况而调之。开的作用之所以失常,是由于脾胃气虚不能运化水谷所致。如果合的功能失常,则肝气绝于里,而肺气乘之,故时有悲哀情绪发生,治疗悲哀,应取足厥阴肝经的俞穴,并根据虚实而调之。如果枢的作用失常,则肾脉有所郁结而下焦不通,下焦不通的病症,可取足少阴经脉的俞穴,同样要根据虚实情况,泻有余而补不足。一般说来,这种郁结的病证,多由于正气不足所致,当采用补法治之。

足太阳经起于至阴穴,流行于京骨穴,灌注于昆仑穴,上入于天牖柱穴而走头,下入于络穴飞扬(交足少阴经)。足少阳经起于窍阴穴,流行于丘墟穴,灌注于阳辅穴,上入于天冲穴,下入于光明穴(交足厥阴经)。足阳明经起于厉兑穴,流行于冲阳穴,灌注于解溪穴,上入于人迎穴,下入于丰隆穴(交足太阴经)。手太阳经起于少泽穴,流行于阳谷穴,灌注于小海穴,上入于天窗穴,下入于支正穴(交手少阴经)。手少阳经起于关冲穴,流行于阳池穴,灌注于支沟穴,上入于天牖穴,下入于外关穴(交手厥阴经)手阳明经起于商阳穴,流行于合谷穴,灌注于阳溪穴,上入于扶突穴,下入于偏历穴(交手太阴经)。以上是手足三阳左右共为十二经脉的根、流、注、入的穴位,凡属邪客而经络盛满的疾患,皆可取上穴以泻之。

经脉中的气血一昼夜循环运行于人体的五十周次,目的在于运行五脏的精气,如有太过或不及而不符合此周次者,就叫做"狂生"。所谓"五十营",就是使五脏都得到精气的营养,这可从寸口切脉的部位上,计算其搏动的次数,从而测知脏气的盛衰。如果脉搏跳动五十次而无歇止,说明五脏健全,精气充足;如脉搏跳动四十次而有一次歇止的,其中有一脏功能不健全;如脉搏跳动三十次而有一次歇止的,就有两脏功能不健全;如脉搏跳动二十次而有一次歇止的,就有三脏功能不健全;如脉搏跳动十次而有一次歇止的,就有四脏功能不健全;如不满十次而有一次歇止的,就是五脏的功能都不健全。根据这种情况,可以预测死期,其主要内容在《终始》篇中已大体论述。所说的五十动而不出现一次歇止,属于正常现象。如五十动中见有歇止,可根据歇止的至数多少来判断疾病的预后,要断定其死期只要发现脉搏忽快忽慢而不规则时,死期就近了。

黄帝说:人的形体有五种不同,是讲骨节有大有小,肌肉有坚有脆,皮肤有厚有薄,血液有清有浊，气的运行有滑有涩，经脉有长有短，营血有多有少，以及经脉的数目等，我都知道了。但这些都是指劳动人民或体格强壮的人，而那些王公大人，饮食精美，养尊处优，故身体柔脆，肌肉软弱，血气运行疾速滑利，他们得病时，运用针刺治疗在快慢、浅深和取穴的多少上，是否相同？岐伯答道：那些饮食精美的王公大人与吃粗粮蔬菜的布衣匹夫所得疾病治法怎么会相同呢？凡是针下感应滑利的，要快些出针；针下感应涩滞的，要慢些出针。气行滑利，感应很快的，宜用小针浅刺；气行涩滞，感应很慢的，可采用大针深刺。深刺的要留针；浅刺的出针要快。根据这个原则，可见针刺身体壮的布衣匹夫，可以深刺和留针；针刺养尊处优的王公大人，当用微细的小针，徐缓刺入，这是因为这些人的气行滑利的缘故。

　　黄帝说：人的形体强弱与病气的强弱有时是不一致的，有时是一致的，这种情况，在治疗时应怎样区别？岐伯说：如外在的形体体现不足，而病气占优势，是邪气胜于正气的表现，应该急用泻法；若外表的形体虽然魁伟强壮，而受病的某一脏腑，机能是衰弱的，当毫不犹豫的使用补法。倘若在外的形体不强健，在内受病的脏气又衰弱，这是阴阳表里俱不足，就不能用针刺治疗了。如用针治，是虚上加虚。虚上加虚内外阴阳将因此而衰竭，血气亦将尽耗，五脏的精气空虚，筋骨痿弱，骨髓枯槁，老年人固然会死亡，就是壮年人也不容易恢复。如果外在的形体壮实，脏腑机能素来也健全，这是阴阳表里都有余，此时可先泻其邪，然后调整正气。所以说"有余者泻之，不足者补之"，就是这个道理。

　　所以说：针刺治病，不懂得相逆和相顺的补泻作用，以及正邪消长的情况，对邪气盛满的误用了补法，会使阴阳表里之邪气弥漫，充斥于肠胃，肝肺壅滞胀满，使阴阳内外气血运行发生错乱。遇虚证而用泻法，可使经脉空虚，气血衰竭枯涸，肠胃肌肉松弛而起皱叠，皮肤瘦薄附骨，毫毛腠理夭折而憔悴，那就离死亡不远了。因此说：用针刺治病的关键，在于懂得调节阴阳的盛衰。只有阴阳平衡协调了，才能使精气充足，形体与神气相互维系，神气得以内藏不泄。所以说：技术高明的医生，能调节阴阳之气，使之归于平衡；技术一般的医生，可能造成经脉的气血逆乱；技术差的医生，往往造成精气耗绝而危及生命。所以说：技术差的医生，是不可不谨慎的。在针刺之前，必须详细察明五脏的病情的变化与五脏脉象相应的情况，以及经络的虚实，皮肤的柔润与粗糙，然后才能进行治疗。

寿夭刚柔第六

　　【原文】　黄帝问于少师曰：余闻人之生也，有刚有柔，有弱有强，有短有长，有阴有阳，愿闻其方。少师答曰：阴中有阴，阳中有阳，审知阴阳，刺之有方，得病所始，刺之有理，谨度病端，与时相应，内合于五脏六腑，外合于筋骨皮肤，是故内有阴阳，外亦有阴阳。在内者，五脏为阴，六腑为阳；在外者，筋骨为阴，皮肤为阳。故曰病在阴之阴者，刺阴之荥输，病在阳之阳者，刺阳之合；病在阳之阴者，刺阴之经；病在阴之阳者，刺络脉，故曰病在阳者命曰风，病在阴者命曰痹，阴阳俱病命曰风痹。病有形而不痛，阳之类也；无形而痛者，阴之类也。无形而痛者，其阳完而阴伤之也，急治其阴，无攻其阳；有形而不痛者，其阴完而阳伤之也，急治其阳，无攻其阴。阴阳俱动，乍有形，乍无形，加以烦心，命曰阴胜其阳，此谓不表不里，其形不久。

　　【解读】　黄帝向少师问道：我听说人出生后，性情便有刚柔之分，体质有强弱的不同，身形有高矮的差别，而且还有男女的不同，希望听听其中的道理。少师回答说：阴中有阳，阳中有阴，审察清楚阴阳的属生，刺治时才有可以遵循的法度。知道疾病起始的原因，针刺才能有适当的理由，同时还要考虑发病的情形与四时变化的联系。四时的变化在内与人的五脏六腑相合，在外与筋骨皮肤相应，这就是天地有阴阳、人体有阴阳的道理。在人体内五脏为阴，六腑为阳；在外层，则筋骨为阴，皮肤为阳。所以病在阴中之阴的五脏的，就应当刺阴经的荥穴和俞穴；病在阴中之阳的六腑的，就应当刺阳经的合穴；病在阳中之阴的筋骨的，就应当刺阴经的经穴；病在阴中之阳的皮肤，则刺表浅的络脉就够了。所以说，病在阳经的叫做风，病在阴经的叫做痹，阴阳两经都有病的叫做风痹。病有形而不痛的，属于阳经的病变；病无形而痛的，属于阴经的疾病。无形而痛的，说明阳经未受侵害，只是阴经有病，应立即在阴经取穴治疗，不可刺其阳经；有形而不痛的，说明阴经未受侵害，只是阳经有病，应立即在阳经取穴治疗，可刺其阴经。阴阳表里都有病的，时而有形，时而无形，并且心中烦躁的，叫做阴胜于阳的病。此即为不表不里，病的形体也不能久存了。

　　【原文】　黄帝问于伯高曰：余闻形气病之先后，外内之应奈何？伯高答曰：风寒伤形，忧恐忿怒伤气。气伤脏,乃病脏;寒伤形,乃应形;风伤筋脉,筋脉乃应。此形气外内之相应也。

黄帝曰:刺之奈何?伯高答曰:病九日者,三刺而已;病一月者,十刺而已。多少远近,以此衰之。久痹不去身者,视其血络,尽出其血。

黄帝曰:外内之病,难易之治奈何?伯高答曰:形先病而未入脏者,刺之半其日;脏先病而形乃应者,刺之倍其日。此外内难易之应也。

【解读】 黄帝问伯高说:我听说形体和脏气在发病时有先后,那么其内外相应的情况是怎样的呢?伯高回答说:风寒外袭先伤形体,忧恐仇怒先伤脏气。气伤了五脏,就会使五脏发病。寒邪伤了形体就会在形体上表现出来。风邪伤了筋脉,就会在筋上有所表现。这就是形体和脏气与疾病内外相应的关系。

黄帝说:那么该怎样刺治呢?伯高回答说:病了九天的针刺三次就可以了;病一个月的,针刺十次就可以了。得病时间的长短,可以据此施治。如果痹证久滞不去的,就应该观察他的血络,完全去掉瘀血

黄帝说:人体内外的病,在针刺时难治和易治的区别是什么呢?伯高回答说:形体先病却还没有传入内脏的,针刺的日数可以减少一半;内脏先病而形体才有病的,针刺的日数应当增加一倍。这就是内外病在治时所相应的难易。

【原文】 黄帝问于伯高曰:余闻形有缓急,气有盛衰,骨有大小,肉有坚脆,皮有厚薄,其以立寿夭奈何?伯高答曰:形与气相任则寿,不相任则夭。皮与肉相果则寿,不相果则夭。血气经络,胜形则寿,不胜形则夭。

黄帝曰:何谓形之缓急?伯高答曰:形充而皮肤缓者则寿,形充而皮肤急者则夭,形充而脉坚大者顺也,形充而脉小以弱者气衰,衰则危矣。若形充而颧不起者骨小,骨小则夭矣。形充而大肉䐃坚而有分者肉坚,肉坚则寿矣;形充而大肉无分理不坚者肉脆,肉脆则夭矣。此天之生命所以立形定气而视寿夭者。必明乎此,立形定气,而后以临病人,决死生。

黄帝曰:余闻寿夭,无以度之。伯高答曰:墙基卑,高不及其地者,不满三十而死,其有因加疾者不及二十而死也。

黄帝曰:形气之相胜,以立寿夭奈何?伯高答曰:平人而气胜形者寿,病而形肉脱,气胜形者死,形胜气者危矣。

【解读】 黄帝问伯高说:我听说人的形体有缓急的不同,气有盛衰的区别,骨骼有大小的差异,肌肉有坚脆的不同,皮肤有厚薄的区别,这与人的寿夭有什么关系呢?伯高回答说:形体与元气相称的会长寿,不相称的会夭亡。皮肤与肌肉相适应的会长寿,不适应的会夭亡。血气经络的充盛胜于形体的会长寿,不能胜过形体的会夭亡。

黄帝说:什么叫形体的缓急?伯高回答说:形体充实而皮肤柔滑的能长寿。形体充实但皮肤却很坚紧的人会短寿。形体充实而脉象坚大的人康顺;形体充实而脉弱小的说明气已经衰弱了,气衰了也危险了。形体充实而面部颧骨不能突起的人,骨骼必小,骨骼小的人短寿。形体充实而肌肉坚实、分理明晰的肉坚,肉坚就会长寿。形体充实却显肥胖肉脆,肉脆就会短寿。这是天所决定的。所以依据形气的情况,可以判断人寿命的长短。医者必须了解立形定气的知识,然后去治疗病人,以判断其死生。

黄帝说:我听说人的寿夭,是难以料定的。伯高回答说:墙基捶矮、骨衰肉胜的人,不满三十岁就会死去;如果再加上得病,那就活不到二十岁了。

黄帝问:形气的相胜,怎样用来确定人寿命的长短呢?伯高回答说:无病的人,其气强于形体的可以长寿;有病的人,形体肌肉消瘦,如其气胜过了形体,必死无疑;但因为元气已衰而使形体胜过了元气,也是危险的。

【原文】 黄帝曰:余闻刺有三变,何谓三变?伯高答曰:有刺营者,有刺卫者,有刺寒痹之留经者。

黄帝曰:刺三变者奈何?伯高答曰:刺营者出血,刺卫者出气,刺寒痹者内热。

黄帝曰:营卫寒痹之为病奈何?伯高答曰:营之生病也,寒热少气,血上下行。卫之生病也,气痛时来时去,怫忾贲响,风寒客于肠胃之中。寒痹之为病也,留而不去,时痛而皮不仁。

黄帝曰:刺寒痹内热奈何?伯高答曰:刺布衣者,以火焠之;刺大人者,以药熨之。

【解读】 黄帝说:我听说针刺有三种不同的情况,那么是哪三种不同的情况呢?伯高回答说:即是刺营、刺卫、刺寒痹留于经络之中的等三种不同刺法。

黄帝问:这三种刺法是怎样运用的呢?伯高回答说:刺营用出血法,以发散郁血;刺卫的目的

是疏泄卫气;刺寒痹的目的则是纳热。

黄帝说:营、卫、寒痹三病的特征各是什么呢?伯高回答说:营病,有寒热、气短、血上下妄行的症状。卫病则表现为气痛,时来时去,忽痛忽止,腹部郁满,膨胀,这是风寒外袭侵入了肠胃造成的。寒痹,是因为血脉凝滞不行所致,所以表现为肌肉疼痛或皮肤麻木不仁。

黄帝问:刺寒痹用纳热法是怎么一回事?伯高回答说:刺治布衣之士,刺完后须用火熨或艾灸;对于养尊处优的人,刺针后须用药熨的方法。

【原文】 黄帝曰:药熨奈何?伯高曰:用淳酒二十升,蜀椒一升,干姜一斤,桂心一斤,凡四种,皆㕮咀,渍酒中,用绵絮一斤,细白布四丈,并内酒中。置酒马矢煴中,盖封涂,勿使泄,五日五夜,出布绵絮,曝干之,干复渍,以尽其汁。每渍必晬其日,乃出干。干,并用滓与绵絮,复布为复巾,长六七尺,为六七巾,则用之生桑炭炙巾,以熨寒痹所刺之处,令热入至于病所,寒复炙巾以熨之,三十遍而止。汗出,以巾拭身,亦三十遍而止。起步内中,无见风。每刺必熨,如此病已矣。此所谓内热也。

【解读】 黄帝问:药熨的方法怎样呢?伯高说:是用醇酒二十升,蜀椒一升,干姜一斤、桂心一斤,这四种药捣碎后浸泡在酒中,再用棉絮一斤,细白布四丈,都浸泡在酒中,用泥封盖严密,不要让它泄了气。再把酒器放在燃烧的马烘上面煨,经过五天五夜后,取出白布及棉絮晒干,再浸入酒中,直到酒被用完。每浸一次需要一天一夜的时间,才能取出晒干,并将药滓和丝棉放在布袋内,这种布袋,是用布做的双层夹袋,长六、七尺,共六、七个,使用时,先将夹袋在桑炭上烤热,然后贴在刺治寒痹的穴位上,使热气达到病的部位,冷了则烤热后再熨,共三十次才能停止。出汗后用干布拭干身体,也是三十次而止。熨后在室内散步,不要经风。每针刺一次必熨一次,这样病就可以治好,这就是所说的纳热方法。

官针第七

【原文】 凡刺之要,官针最妙。九针之宜,各有所为,长短大小,各有所施,不得其用,病弗能移。病浅针深,内伤良肉,皮肤为痈;病深针浅,病气不泻,反为大脓。病小针大,气泻太甚,疾必为害;病大针小,气不泄泻,亦复为败。失针之宜,大者大泻,小者不移。已言其过,请言其所施。

病在皮肤无常处者,取以镵针于病所,肤白勿取。病在分肉间,取以员针于病所。病在经络痼痹者,取以锋针。病在脉,气少当补之者,取以鍉针于井荥分输。病为大脓者,取以铍针。病痹气暴发者,取以员利针。病痹气痛而不去者,取以毫针。病在中者,取以长针。病水肿不能通关节者,取以大针。病在五脏固居者,取以锋针,泻于井荥分输,取以四时。

凡刺有九,以应九变。一曰输刺。输刺者,刺诸经荥输脏输也。二曰远道刺。远道刺者,病在上,取之下,刺府输也。三曰经刺。经刺者,刺大经之结络经分也。四曰络刺。络刺者,刺小络之血脉也。五曰分刺。分刺者,刺分肉之间也。六曰大泻刺。大泻刺者,刺大脓以铍针也。七曰毛刺。毛刺者,刺浮痹于皮肤也。八曰巨刺。巨刺者,左取右,右取左。九曰焠刺。焠刺者,刺燔针则取痹也。

凡刺有十二节,以应十二经。一曰偶刺。偶刺者,以手直心若背,直痛所,一刺前,一刺后,以治心痹刺此者,傍针之也。二曰报刺。报刺者,刺痛无常处也,上下行者,直内无拔针,以左手随病所按之,乃出针复刺之也。三曰恢刺。恢刺者,直刺傍之,举之前后,恢筋急,以治筋痹也。四曰齐刺。齐刺者,直入一,傍入二,以治寒气小深者。或曰三刺,三刺者,治痹气小深者也。五曰扬刺。扬刺者,正内一,傍内四,而浮之,以治寒气之博大者也。六曰直针刺。直针刺者,引皮乃刺之,以治寒气之浅者也。七曰输刺。输刺者,直入直出,稀发针而深之,以治气盛而热者也。八曰短刺。短刺者,刺骨痹,稍摇而深之,致针骨所,以上下摩骨也。九曰浮刺。浮刺者,傍入而浮之,以治肌急而寒者也。十曰阴刺。阴刺者,左右卒刺之,以治寒厥,中寒厥,足踝后少阴也。十一曰傍针刺。傍针刺者,直刺傍刺各一,以治留痹久居者也。十二曰赞刺。赞刺者,直入直出,数发针而浅之出血,是谓治痈肿也。

脉之所居深不见者,刺之微内针而久留之,以致其空脉气也。脉浅者勿刺,按绝其脉乃刺之。无令精出,独出其邪气耳。所谓三刺则谷气出者,先浅刺绝皮,以出阳邪;再刺则阴邪出者,少益深,绝皮致肌肉,未入分肉间也;已入分肉之间,则谷气出。故《刺法》曰:始刺浅之,以逐邪气,而来血气;后刺深之,以致阴气之邪;最后刺极深之,以下谷气。此之谓也。故用针者,不知年之所加,气之盛衰,虚实之所起,不可以为工也。

凡刺有五,以应五脏。一曰半刺,半刺者,浅内而疾发针,无针伤肉,如拔毛状,以取皮气,此肺之应也。二曰豹文刺,豹文刺者,左右前后针之,中脉为故,以取经络之血者,此心之应也。三曰关刺,关刺者,直刺左右,尽筋上,以取筋痹,慎无出血,此肝之应也,或曰渊刺,一曰岂刺。四曰合谷刺,合谷刺者,左右鸡足,针于分肉之间,以取肌痹,此脾之应也。五曰输刺,输刺者,直人直出,深内之至内,以取骨痹,此肾之应也。

【解读】 针刺的要点,官针,也就是公认的针具针法,是最美妙的。九种针具,各有适用的范围,各有自己的作用。长针、短针、大针、小针,各有其实行刺治的病症,不得其使用的方法,病是不会好转的。疾病部位浅而进针深,伤了里面的好肉,皮肤会形成痈块;疾病部位深而进针浅,病气不能排泄,反而形成大脓胞。病小针大,气被泄得太多,必成祸害;病大针小,气得不到排泄,也会失败。失去了用针的正确方法,针用大了,会排泄过量;针用小了,病又不会好转。已经谈了用针错误的一面,请让我再谈谈用针的正确的方法。

病在皮肤,没有固定的部位,应在病变部位取用头大末锐、主泻阳气的镵针,但皮肤色白而不赤,是病痛已经转移,不能取穴针刺。病在分肉之间,应在病变部位,取用状如卵形的员针。病在经络的顽痹,取用三面有刃的锋针。病在经脉,血气虚弱,应当进补的,在井穴、荥穴取用锋如黍芒的鍉针。病形成大脓泡,取用末如剑锋的铍针。患痹气暴发病的,取用状如牦牛毛的员利针。患痹气痛而不除的,取用尖如蛇喙的毫针。病在远处,即脏中远脾,取用锋利身薄的长针。患水肿病,关节不通的,取用针尖微圆的大针。病在五脏而固定不变的,取用锋针,按照四时的对应关系,在井穴、荥穴采用泻法。

全部针法有九类,以与九种病变相应。第一类叫输刺。所谓输刺,是刺各经荥穴、输穴等,以及背部的五脏输穴。第二类叫远道刺。所谓远道刺,就是病在身体的上部,取身体下部的穴位,刺府输,即足太阳膀胱经,足阳明胃经,足少阳胆经。第三类叫经刺。所谓经刺,就是刺大经的结络部分以通邪气。第四类叫络刺。所谓络刺,就是刺小络的血脉。第五类叫分刺。所谓分刺,就是刺分肉之间。第六类叫大泻刺。所谓大泻刺,就是用铍针刺大脓。第七类叫毛刺。所谓毛刺,就是刺皮肤表层的痹症。第八类叫巨刺。所谓巨刺即距刺,也就是左脉痛刺右脉,右脉痛刺左脉。第九类叫粹刺,所谓粹刺,就是用火针取痹症。

全部针法有十二节,以与十二经相应。第一类叫偶刺。所谓偶刺,就是对着痛处,前胸刺一针,后背刺一针,以治疗心痹。刺这种病,针尖要斜向一旁,以免刺伤内脏。第二类叫报刺。所谓报刺,就是刺疼痛无固定部位的病。疼痛从上面往下走的,一直进针不拔针,用左手随着疼痛的部位按摩,出针后再刺。第三类叫恢刺。所谓恢刺,就是正针病痛部位后再刺旁边,出针后再向前刺、向后刺,宽缓筋脉之急,以治疗筋痹。第四类叫齐刺。所谓齐刺,就是正对痛处刺一针,又在旁边刺两针,以治疗寒气细小而深入的病。有人把这称作三刺,三刺治疗痹气细小而深入的病。第五类叫扬刺。所谓扬刺,就是正对病处刺一针,再在旁边刺四针,用浅针,以治疗寒气范围广大的病。第六类叫直针刺。所谓直针刺,就是引起皮肤即进针,以治疗寒气不深的病。第七类叫输刺。所谓输刺,就是直出直入,少进针,但要进得深,以治疗气盛而热的病。第八类叫短刺。所谓短刺,就是针刺骨髓酸痛的骨痹,稍稍摇动,使针深入,到达骨病处,一上一下触摩病骨。第九类叫浮刺。所谓浮刺,就是在疾病部位的旁边,斜针刺入并向上浮起,以治疗肌肉拘紧而气重的病。第十类叫阴刺。所谓阴刺,就是在疾病部位的左右两侧猝然进针,以治疗足逆冷的寒厥病,刺中寒厥,取足踝后的少阴穴。第十一类叫旁针刺。所谓旁针刺,就是正刺、旁刺各一,正刺其经,旁刺其络,以治疗久留不去的玩痹。第十二类叫赞刺。所谓赞刺,直出直入,多次进针但要刺得浅,针口见血,这是治疗痈肿病的方法。

脉所在的部位深而不易发现,刺时应轻进针而久留针,以导致空中的脉气。脉浅的不要径直针刺,应按断血脉之后才刺,不使精气泄出,只是泄出邪气而已。所谓三刺则谷气出,就是,先浅刺过皮,以除去阳邪;再刺,阴邪即被排出,因为阴邪的部位稍深,所以针刺过皮到达肌肉,但未到达接近骨头而与骨根分离的分肉;深刺进入分肉后,谷气即正气就来到了。所以《刺法》说:开始浅刺,以祛除邪气,而引来血气;随后深刺,以引来阴气之邪;最后刺得极深,以下谷气。《刺法》的这些话正是说的这个。所以说,用针的人,不知道年岁的增长、血气的盛衰、虚实的起因,是不能成为高明的医生的。

全部刺法有五类,以与五脏相应。第一类叫半刺,所谓半刺,就是浅进针而快出针,不要刺伤肌肉,如象拔毛的样子,以祛除表皮的邪气,肺主皮毛,所以这类针法与肺相应。第二类叫豹文刺,所谓豹文刺,就是在疾病部位的左右前后用针,以刺中脉气为正确,经络出血,心主血脉,所以这种针法与心相应。第三类叫关刺，所谓关刺，就是直刺四肢关节的上部，以治疗筋痹，千万不要出血，肝主筋，所以这种刺法与肝相应，有人称作"渊刺"，有人称作"岂刺"。第四类叫合谷刺，所谓合谷刺，就是针刺疾病部位的分肉之间，左右右刺一针，针口象鸡的足迹，以治疗肌痹，脾主肌肉，所以这种针法与脾相应。第五类叫输刺，所谓输刺，就是直出直入，进针深直至骨头。

本神第八

【原文】 黄帝问于岐伯曰：凡刺之法，先必本于神。血、脉、营、气、精、神，此五藏之所藏也。至其淫离藏则精失，魂魄飞扬。志意恍乱，智虑去身者，何因而然乎？天之罪与？人之过乎？何谓德、气、生、精、神、魂、魄、心、意、志、思、智、虑？请问其故。岐伯答曰：天之在我者德也，地之在我者气也，德流气薄而生者也。故生之来谓之精；两精相搏谓之神；随神往来者谓之魂；并精而出入者谓之魄；所以任物者谓之心；心有所忆谓之意；意之所存谓之志；因志而存变谓之思；因思而远慕谓之虑；因虑而处物谓之智。故智者之养生也，必顺四时而适寒暑，和喜怒而安居处，节阴阳而调刚柔，如是则僻邪不至，长生久视。

是故怵惕思虑者则伤神，神伤则恐惧流淫而不止。因悲哀动中者，竭绝而失生。喜乐者，神惮散而不藏，愁忧者，气闭塞而不行。盛怒者，迷惑而不治。恐惧者，神荡惮而不收。

心怵惕思虑则伤神，神伤则恐惧自失，破䐃脱肉，毛悴色夭，死于冬。脾愁忧而不解则伤意，意伤则悗乱，四肢不举，毛悴色夭，死于春。肝悲哀动中则伤魂，魂伤则狂忘不精，不精则不正，当人阴缩而挛筋，两胁骨不举，毛悴色夭，死于秋。肺喜乐无极则伤魄，魄伤则狂，狂者意不存人，皮革焦，毛悴色夭，死于夏。肾盛怒而不止则伤志，志伤则喜忘其前言，腰脊不可以俯仰屈伸，毛悴色夭，死于季夏。恐惧而不解则伤精，精伤则骨瘘痿厥。精时自下。是故五藏主藏精者也，不可伤，伤则失守而阴虚，阴虚则无气，无气则死矣。是故用针者，察观病人之态，以知精、神、魂、魄之存亡得失之意，五者以伤，针不可以治之也。

肝藏血，血舍魂，肝气虚则恐，实则怒。脾藏营，营舍意，脾气虚则四肢不用，五藏不安，实则腹胀经溲不利。心藏脉，脉舍神，心气虚则悲，实则笑不休。肺藏气，气舍魄，肺气虚则鼻塞不利，少气，实则喘喝胸盈仰息。肾藏精，精舍志，肾气虚则厥，实则胀，五藏不安。必审五藏之病形，以知其气之虚实，谨而调之也。

【解读】 黄帝问岐伯说：凡是使用针刺的治法，必须以神气作为根本。神气是血、脉、营、气、精的外在表现，而这五种物质又为五脏所藏。如果七情过度，任性放纵，则五脏的精气耗散，失守而不藏，以至魂魄飞荡飘扬，志意恍惚迷乱，智慧和思虑能力丧失，这是什么原因呢？是天赋的灾难，还是人为的过失？什么叫德、气、生、精、神、魂、魄、心、意、志、思、虑、智？请问其中的道理？岐伯回答说：天所赋予人的是德（如自然界的气候、日光、雨露等），地所赋予人的是气（如地面上的产物）。由于天德的下流，地气的上交，阴阳相因，升降自如，才能使万物化生，人也才能生存；产生人的生命的最初物质，叫做精；男女交媾，两精结合而形成的生命力，叫做神；随从神气往来精神活动，叫做魂；依靠精气出入而产生的器官功能活动，叫做魄；担当认识和处理事物的能力，叫做心；心有忆念但所向未定的，叫做意；主意已定，决然不变的叫做志；根据志向而反复思考的，叫做思；对思考内容作由近及远的分析，叫做虑；通过深思熟虑，毅然确定了处理方法，叫做智；聪明人保养身体的方法，是能适应四时气候的寒暑变化，不时的调整自己的情绪，过着安定而有规律的生活，通过以阴致刚、以阳起柔的方法，使阴阳有节，刚柔相济。如是则四时不正之气难以侵袭，自然就延长寿命而不易衰老了。

所以过分的恐惧、惊惕、思索、焦虑就会伤神，神被伤则时时表露恐惧的情绪。因悲哀太过而伤内脏的，能使正气耗竭以致绝灭而死亡。过于喜乐，神气就会消耗涣散而不能内藏。过于愁忧，会使气机闭塞而不通。过于恚怒，会使神志昏迷惶惑，心乱而不能自主。过于恐惧，神气就流荡损耗而散失不收。

心藏神，恐惧和思虑过度会损伤心神，神受伤则心怯恐惧，失去了主宰自身的能力，久而大肉瘦削，皮毛憔悴，气色枯夭，到了冬季会病情加重，甚至死亡。脾藏意，过分愁忧，经久不解会损伤脾意，意受伤则胸膈烦闷，四肢不能举动，皮毛憔悴，气色枯夭，到了春季会病情加重，甚至死亡。肝藏魂，过分悲哀会伤肝魂，魂受伤则发狂，妄动而不精明，不精明则行越常轨，或使人前阴萎缩，筋脉拘挛，两胁肋不能上举，皮毛憔悴，气色枯夭，到了秋季会病情加重，甚至死亡。肺藏魄，如喜乐过度，亦会伤魄，魄受伤则神乱而发狂，行为反常，毫不顾忌旁人，皮肤干枯憔悴，毛发零落，气色枯夭,到了夏季会病情加重,甚至死亡。肾藏志,若大怒不止则伤志,志受伤则记忆力减退,腰脊不能俯仰屈伸,皮毛憔悴,气色枯夭,到了季夏就会病情加重,甚至死亡。如果恐惧日久不解除,就会损伤精气,精气受伤则骨节酸软,痿弱无力,四肢发冷,精液时时外流。所以说,五脏是贮藏阴精的,不能损伤,如果损伤则所藏的精失于固守而表现为阴精不足,阴精不足则气无以化生,气无以化则绝,人无气则死。因此,用针治病,应当仔细观察病人的形态,以测知精、神、魂、魄、意、志的存亡得失情况,如果五脏精气已经耗伤,精神魂魄等活动不正常,就不能用针刺治疗了。

肝主藏血,魂寄附于血中,肝气虚怯就会产生恐惧的情绪;肝气盛实就容易发怒。脾主藏营,意念寄附于营中,脾气虚弱就会使手足不能随意运动,五脏不能安和;脾气壅实就会使腹部胀满,月经不调,大小便不利。心主藏脉,神寄附于脉中,心气虚弱会产生悲哀的情绪;心气充盛会喜笑不止。肺主藏气,魄寄附于气中,肺气虚弱就会感觉鼻孔阻塞,呼吸不利,气短;肺气壅实就会呼吸急促,喝喝有声,胸膺盈满,仰面而喘。肾主藏精,志寄附于精中,肾气虚弱就会手足厥冷,肾气壅实会下焦发胀,并波及五脏不得安和。所以在用针刺治病时,必须审察五脏疾病的表现,测候各脏的虚实,谨慎地加以调治。

终始第九

【原文】 凡刺之道,毕于始终,明知终始,五脏为纪,阴阳定矣。阴者主脏,阳者主腑,阳受气于四末,阴受气于五脏。故泻者迎之,补者随之,知迎知随,气可令和。和气之方,必通阴阳,五脏为阴,六腑为阳。传之后世,以血为盟,敬之者昌,慢之者亡,无道行私,必得天殃。

【解读】 凡要明了有关针刺的原理,必须详细地弄清终始篇的内容与涵义。若想明确终始的意义,必以五脏为纲纪,然后才能确定阴阳各经的关系。手足三阴经主于五脏,手足三阳经主于六腑,阳主外,受气于四末,阴主内,受气于五脏。所以在用泻法时,要迎而夺之,即逆着脉气的来路转针,补法是随而济之,即顺着脉气的去路转针,掌握迎随补泻的方法,可使阴阳之气调和。但调和血气,必须通晓阴阳的规律,五脏为阴,六腑为阳。要将这理论传之后代,后学的人,必须严肃认真地进行钻研,传授时歃血为盟,立志郑重对待,决不背弃,只有这样才能发扬光大;如果不加重视,掉以轻心,这理论就会散失、消亡;如果不按照这些理论的要求去做,而是自以为是,那就要造成天殃之祸,带来灾难性的后果。

【原文】 谨奉天道,请言终始。终始者,经脉为纪。持其脉口人迎,以知阴阳有余不足,平与不平,天道毕矣。所谓平人者不病,不病者,脉口人迎应四时也,上下相应而俱往来也,六经之脉不结动也,本末之寒温相守司也,形肉血气必相称也,是谓平人。

【解读】 研究各种事物的起止本末,都必须谨守自然界的演变规律。根据这一规律,谈谈终始的意义。所谓终始。在人体是以十二经脉为纲纪,说明气血沿经脉循行不已,如环无端,终而复始。脉口是太阴经所过,人迎为阳明经所循,肺朝百脉,胃为水谷之海,故诊察脉口、人迎两处之脉,可测知五脏之阴、六腑之阳的虚实、盛衰,从而了解人体阴阳是否保持平衡,这样也就掌握自然规律了。所谓平人,就是没有病的正常人。无病之人脉口、人迎两处的脉搏,都与四时的阴阳盛衰相适应,脉气上下相应,往来不息,手足六经之脉既无结涩不足,也无动疾有余的病态征象;内在脏气的本与外在肢体的末,在四时寒温变化的情况下,都能保持各自的功能,形肉与气血协调一致,这就是无病的正常人。

【原文】 少气者,脉口、人迎俱少,而不称尺寸也。如是者,则阴阳俱不足,补阳则阴竭,泻阴则阳脱。如是者,可将以甘药,不愈,可饮以至剂。如此者弗灸,不已,因而泻之,则五脏气坏矣。

【解读】 气虚的病人,脉口、人迎脉都虚弱乏力,与两手的寸、尺脉不相称。这样的病,是阴阳都不足的现象,阴阳两虚的患者,若补其阳,则阴气衰竭,若泻其阴,则阳气亦脱。这种证候,只能用甘药调补,若不愈,可饮用对此病更善的药剂,病可渐愈。但切勿用艾灸去耗竭真阴,更不能因疗效不速,任意改用泻法。若用泻法,则五藏精气都会受到损坏。

【原文】 人迎一盛,病在足少阳,一盛而躁,病在手少阳;人迎二盛,病在足太阳,二盛而躁,病在手太阳;人迎三盛,病在足阳明,三盛而躁,病在手阳明;人迎四盛,且大且数,名曰溢阳,益阳为外格。

【解读】 人迎脉大于寸口一倍的,病在足少阳经,若大一倍而兼有躁动的,病在手少阳经;人迎脉大于寸口两倍的,病在足太阳经,若大两倍而兼有躁动的,病在手太阳经;人迎脉大于寸口三倍的,病在足阳明经,若大三倍而兼有躁动的,病在手阳明经;人迎脉大于寸口四倍且大而数的,是六阳偏盛之极,盈溢于腑,叫做溢阳,由于阳气盛极,格拒阴气不得出外,阴阳不能相交,所以称为"外格"。

【原文】　脉口一盛,病在足厥阴,一盛而躁,在手心主。脉口二盛,病在足少阴,二盛而躁,在手少阴。脉口三盛,病在足太阴,三盛而躁,在手太阴。脉口四盛,且大且数者,名曰溢阴,溢阴为内关,内关不通死不治。人迎与太阴脉口俱盛四倍以上,命曰关格,关格者与之短期。

【解读】　寸口的脉象比人迎大一倍的,病在足厥阴经,若大一倍而兼躁动的,病在手厥阴经;寸口的脉象比人迎大两倍的,病在足少阴经,若大两倍而兼躁动的,病在手少阴经;寸口的脉象比人迎大三倍的,病在足太阴经,若大三倍而兼躁动的,病在手太阴经;寸口的脉象比人迎大四倍,而且又大又数,这是六阴盛极,盈溢于五脏,名叫溢阴。所谓溢阴,就是阴气盈溢于内,不与阳气相交,所以称为内关,内关是阴阳表里相互隔绝的死证。如果人迎与寸口脉都比平时大四倍以上的,这是阴阳俱盛,互相格拒,名为关格,由于阴阳不通,很快就会死亡。

【原文】　人迎一盛,泻足少阳而补足厥阴,二泻一补,日一取之,必切而验之,躁取之上,气和乃止。人迎二盛,泻足太阳而补足少阴,二泻一补,二日一取之,必切而验之,躁取之上,气和乃止。人迎三盛,泻足阳明而补足太阴,二泻一补,日二取之,必切而验之,躁取之上,气和乃止。

【解读】　人迎脉比寸口脉大一倍的,病在足少阳胆经,肝与胆相表里,阳盛则阴虚,当泻足少阳经而补足厥阴经,用两泻一补法,每天针一次,在施针的同时,必须诊察人迎、脉口两处的脉象,如果显现躁动不安的,可取刺手少阳经及与其相表里的手厥阴经,待脉气和调,针刺方能停止。人迎脉比寸口脉大二倍的,病在足太阳膀胱经,膀胱与肾相表里,阳盛则阴虚,当泻足太阳经而补足少阴经,用二泻一补法,两天针一次,在施针的同时,必须诊察人迎、脉口两处的脉象,如果显现躁动不安,可取刺手太阳经及与其相表里的手少阴经,待脉气和调,针刺方能停止。人迎脉比寸口脉大三倍的,病在足阳明胃经,胃与脾相表里,阳盛则阴虚,当泻足阳明经而补足太阴经,用二泻一补法,每日针二次,在施针的同时,必须诊察人迎、脉口两处的脉象,如果显现躁动不安,可取刺手阳明经及与其相表里的手太阴经,待脉气和调,针刺方能停止。

【原文】　脉口一盛,泻足厥阴而补足少阳,二补一泻,日一取之,必切而验之,躁取之上,气和乃止。脉口二盛,泻足少阴而补足太阳,二补一泻,二日一取之,必切而验之,躁取之上,气和乃止。脉口三盛,泻足太阴而补足阳明,二补一泻,日二取之,必切而验之,躁而取之上,气和乃止。所以日二取之者,太阴主胃,大富于谷气,故可日二取之也。人迎与脉口俱盛三倍以上,命曰阴阳俱溢。如是者不开,则血脉闭塞,气无所行,流淫于中,五脏内伤。如此者,因而灸之,则变易而为他病矣。

【解读】　寸口主阴,主五脏,寸口脉象比人迎大一倍的,病在足厥阴肝经,肝与胆相表里,阴盛则阳虚,当泻足厥阴而补足少阳,用二补一泻法,每日针一次,在施针的同时,必须诊察人迎脉口二处脉象,如果显现躁动不安的,可取刺手厥阴经及与其相表里的手少阳经,待脉气和调,针刺方能停止。寸口脉比人迎大两倍的,病在足少阴肾经,肾与膀胱为表里,阴盛则阳虚,当泻足少阴而补足太阳,用两补一泻法,两日针一次,在施针的同时,必须诊察人迎、脉口二处脉象,如果显现躁动不安的,可取刺手少阴经及与其相表里的手太阳经,待脉气和调,针刺方能停止。寸口脉象比人迎大三倍的,病在足太阴脾经,脾与胃相表里,阴盛则阳虚,当泻足太阴而补足阳明,用二补一泻法,每日要针治两次,在施针的同时,必须诊察人迎、脉口二处脉象,如果显现躁动不安的,可取刺手太阴经及与其相表里的手阳明经,待脉气调和,针刺方能停止。为什么每天针两次呢?因为太阴主胃,胃为水谷之海,谷气充盛,多气多血,故可日刺二次。人迎与寸口脉象都比平时大三倍以上的,这是阴阳极盛的表现,叫做阴阳俱溢。这样的病变,是由于外关内格致血脉闭塞,气不得通,流溢于里,内伤五脏所致。此病如用灸法治疗,必致愈亡其病而变生他病。

【原文】　凡刺之道,气调而止,补阴泻阳,音气益彰,耳目聪明,反此者血气不行。所谓气至而有效者,泻则益虚,虚者脉大如其故而不坚也。坚如其故者,适虽言快,病未去也。补则益实,实者脉大如其故而益坚也,夫如其故而不坚者,适虽言快,病未去也。故补则实,泻则虚,痛虽不随针减,病必衰去。必先通十二经脉之所生病,而后可得传于终始矣。故阴阳不相移,虚实不相倾,取之其经。

【解读】　大凡针刺的原理,都是以达到调和阴阳之气为目的。所谓补阴泻阳,就是补五脏不足的正气而排除外侵的邪气,这样,就会阴阳调和、正气充盛、音声清朗、耳聪目明。如果法相反,泻正气于外,补邪气于内,可致血气不畅通。治实证用了泻法,证候能逐渐由实转虚,这种虚证的脉象,虽与原来同样大小,但变得虚软不坚,这是治病获效的标志;如果已经泻实,脉象仍坚大如故,患者虽自述有些轻快,但疾病并未去除。治虚证用了补法,证候会逐渐由虚转实,这种实证的脉象,虽与原来同样大小,但较前坚实有力;若经针刺,脉象仍似以前那样大,却软而不坚,则患者虽然感觉有些轻快,而疾病并未去除。要能够准确地运用补虚泻实的方法,即补则使正气充实,泻则使邪气衰退,病痛虽不能随着出针立即获愈,而疾病必然衰减下去。如想取得针刺治病的满意效果,必须首先精通有关十二经脉的理论及其发病的机理,然后才能得到终始篇的深义。总之,经脉是人体气血运行的通路,阴经、阳经各有其固定的循行部位,与脏腑也有其确定不移的配属关系;补虚泻实的治疗大法,也不能相互颠倒;同时,还应注意按经取穴来治疗本经的病变。

【原文】 凡刺之属,三刺至谷气,邪僻妄合,阴阳易居,逆顺相反,沉浮异处,四时不得,稽留淫泆,须针而去,故一刺则阳邪出,再刺则阴邪出,三刺则谷气至,谷气至而止。所谓谷气至者,已补而实,已泻而虚,故以知谷气至也。邪气独去者,阴与阳未能调,而病知愈也。故曰补则实,泻则虚,痛虽不随针减,病必衰去矣。

【解读】 凡属于适用针刺的病,须用由浅至深的刺皮、肉、分肉等三刺法,针刺时,待针下有谷气至的得气感觉,才能获得好的疗效。由于邪气侵入经脉妄与正气相混合,扰乱了阴阳之气所处的位置,使气血运行的顺逆方向变为相反,脉的沉浮部位也相互异处,脉象与四时气候的改变不相适应,邪气滞留体内淫溢流散,以上这六种病证,都可用针刺得到治疗。在针刺治疗时,初刺是刺皮肤,表浅的阳邪可以引出;再刺是刺到较深层肌肉,引阴分之邪外出;三刺是刺入分肉之间,候至针下有得气感觉,是谷气来到的表现,即可出针。所谓"谷气至"的意思,是指上述的病,用了补法,正气已充实,脉象也有力,若用了泻法,邪气被排除,脉象会转为缓和。从这些征象,就知道谷气已至了。经过针刺治疗,将病邪排除,人体的阴阳气血虽不能立即得到和调、恢复常态,但可知病将痊愈。所以,准确地运用补法,正气可得到充实;准确地运用泻法,邪气能够衰减,病痛虽不能随着出针后马上获愈,但病势必然可以减轻。

【原文】 阴盛而阳虚,先补其阳,后泻其阴而和之。阴虚而阳盛,先补其阴,后泻其阳而和之。

【解读】 仅就人迎、寸口二部位的脉象虚实盛衰而言,当寸口脉大于人迎脉时,反映出人体阴经的邪气盛而阳经正气虚,治疗时,当先补阳经的正气,后泻阴经的邪气,从而使阴盛阳虚的病变得到调和。再当人迎脉大于寸口脉时,反映出人体阴经的正气虚而阳经的邪气盛,治疗时,当先补阴经的正气,后泻阳经的邪气,从而使阳盛而阴虚的病变得到调和。

【原文】 三脉动于足大指之间,必审其实虚。虚而泻之,是谓重虚,重虚病益甚。凡刺此者,以指按之,脉动而实且疾者疾泻之,虚而徐者则补之,反此者病益甚。其动也,阳明在上,厥阴在中,少阴在下。

【解读】 足经的阳明、厥阴和少阴三条经脉,都搏动于足大趾、次趾间。针刺时,必须先审察清楚这三经是虚是实,以确定补泻手法。如果虚证误用了泻法,正气更虚,这叫做重虚,重虚的不良后果是病情更加严重。凡是刺治这些病症,可以用手指切按其动脉,脉的搏动坚实而急速的,属实证,应快速泻其实邪。如果脉的搏动是虚弱而缓慢的,属虚证,应补其正气,若用了与此相反的针法,病情会日益加重。三动脉所在的部位,足阳明经在足背上,足厥阴经在足跗内,足少阴经脉在足心。

【原文】 膺腧中膺,背腧中背,肩髆虚者,取之上。重舌,刺舌柱以铍针也。手屈而不伸者,其病在筋;伸而不屈者,其病在骨。在骨守骨,在筋守筋。

【解读】 经脉有阴经、阳经之分。膺腧是胸部两旁的穴位,属阴经,故治阴经的病,应刺中膺部穴位。背腧是在背部的一些穴位,属阳经,故治阳经的病,应刺中背部穴位。肩髆部出现疲麻木胀等属虚的病证时,可取刺与该部有经脉相通的腧穴,如肩颐、肩井等穴,并施以补法。治重舌病,用铍针刺舌下之筋,排出恶血。若手只能弯曲而不能伸的,是筋病;只能伸而不能弯曲的,是骨病。病在骨的当治骨,病在筋的当治筋。

【原文】 补须一方实,深取之,稀按其痏,以极出其邪气。一方虚,浅刺之,以养其脉,疾按其痏无使邪气得入。邪气来也紧而疾,谷气来也徐而和。脉实者,深刺之,以泄其气;脉虚者,浅刺之,使精气无得出,以养其脉,独出其邪气。刺诸痛者,其脉皆实。

【解读】 针刺时施用补泻手法,必须依照脉的虚实来确定,脉象正当坚实有力时,针刺宜深,出针后不立即按其针孔,使邪气尽量排除。当脉象软弱之力时,针刺宜浅,为了养护脉气,同时应当疾速按其针孔,以防外邪侵入。针刺时,若邪气袭来,针下有坚紧而疾速的感觉;如果谷气到来,针下感觉徐缓而柔和。脉实的,属邪气壅实,当深刺,以外泄其邪;脉虚的,属正气不足,当浅刺,保护精气不外泄,以养其脉气,仅将邪气排除。凡是针刺各种疼痛的病证,多用泻法,因为它们的脉象多表现坚实有力。

【原文】　从腰以上者,手太阴阳明皆主之;从腰以下者,足太阴阳明皆主之。病在上者下取之,病在下者高取之,病在头者取之足,病在腰者取之腘。病生于头者头重,生于手者臂重,生于足者足重。治病者,先刺其病所从生者也。

【解读】　手太阴经从胸走手,手阳明经自手上头,故腰以上患病,可取刺此二经;足太阴经由足到胸,足阳明经从头至足,故腰以下患病,可取刺此二经。这是循经近取之法。由于经脉贯穿全身上下,彼此相通,所以病在上半身的,可以取刺下部的穴位;病在下半身的,可以取刺上部的穴位;病在头部的,可以取刺足部的穴位;病在腰部的,可以取刺腘部的穴位,这是循经远取之法。病生于头部的,头必重;病在手部的,手臂必重;病在足部的,足部必重。治疗这些病证时,先要找出疾病最初发生的部位,然后针刺,这是治病必求于本的原则。

【原文】　春气在毫毛,夏气在皮肤,秋气在分肉,冬气在筋骨,刺此病者各以其时为齐。故刺肥人者,以秋冬之齐;刺瘦人者,以春夏之齐。病痛者阴也,痛而以手按之不得者阴也,深刺之;痒者阳也,浅刺之。病在上者阳也,病在下者阴也。

【解读】　邪气伤人,往往随时气的不同而有深浅的差别。春秋阳气升发,春天病邪伤人,多在表浅的皮毛;夏天病邪伤人,在浅层的皮肤。秋冬阳气收藏,秋天病邪伤人,在较深层的分肉之间;冬天病伤人,在最深层的筋骨。所以治疗以上这些与时令有密切关系的病证,针刺的深浅,应根据季节的变化有所不同。针刺治病,就时令而言,应有上述区别,但在同一季节,因病人体质不同,也要因人而异,如体肥肉厚的胖人患病,都应采取平时秋冬所用的深刺法;而体瘦薄肉少的瘦人患病,都应采取平时春夏所用的浅刺法。患有疼痛的人,多因寒邪凝滞,属阴证,疼痛部位较深,用手按压不到痛处的也是阴证,施治时宜深刺;病人身痒,是病邪在皮肤,施治时宜浅刺。病在上部的属阳,病在下部的属阴。

【原文】　病先起于阴者,先治其阴而后治其阳;病先起于阳者,先治其阳而后治其阴。刺热厥者,留针反为寒;刺寒厥者,留针反为热。刺热厥者,二阴一阳;刺寒厥者,二阳一阴。所谓二阴者,二刺阴也;一阳者,一刺阳也。久病者,邪气入深。刺此病者,深内而久留之,间日而复刺之。必先调其左右,去其血脉,刺道毕矣。

【解读】　疾病先起于阴的,当先治阴经,以治其本,然后再治阳经,是谓治标。疾病先起于阳经的,当先治阳经,以治其本,然后再治阴经,是谓治标。针刺热厥,进针后留针,待针下感觉发凉时再退针;针刺寒厥,进针后也留针,待针下感觉温热时再退针;针刺热厥病,要刺阴经二次,用补法;刺阳经一次,用泻法。针刺寒厥病,要刺阳经二次,用补法;刺阴经一次,用泻法。所谓二阴,是指在阴经针刺二次。所谓一阳,是指在阳经针刺一次。患病日久的,邪气侵入必深。针刺这类疾病,必须深刺,而且应较长时间的留针,以驱除固疾伏邪,同时要隔日再刺一次,直至病愈。此外,由于经脉之气是左右互贯的,所以还要审察病邪在人体左右的偏盛情况,并在治疗时首先使其调和;而对于有瘀血存在的,还要在治疗时先使用泻血法,祛除其血脉中的郁结。熟悉了以上这些原则,针刺的道理大体上也就掌握了。

【原文】　凡刺之法,必察其形气。形肉未脱,少气而脉又躁,躁厥者,必为缪刺之,散气可收,聚气可布。深居静处,占神往来,闭户塞牖,魂魄不散,专意一神,精气不分,毋闻人声,以收其精,必一其神,令志在针,浅而留之,微而浮之,以移其神,气至乃休。男内女外,坚拒勿出,谨守勿内,是谓得气。

【解读】　针刺的法则,必须诊察病人形体强与元气盛衰情况。如果患者形体、肌肉并不消瘦,只是元气衰少而脉象躁动,这种气虚脉躁而厥的病,必须采用左病刺右、右病刺左的缪刺法,使欲散的精气可以收持,聚积的邪气可以散失。施针时,医者要做到像深居幽静处所一样,注意力高度集中,密切观察病人的精神活动,同时又象人在室内将门窗关闭一样,神志专一,精神内守,不向外分散,也不为外界人声所扰乱,把精神集中在针刺上,或浅刺而留针,或轻微地浮刺,以转移患者的注意力,直至针下得气为止。针刺之后,使阳气内入,阴气外出,阴阳之气沟通而达到协调,从而正气充盛而内守,邪气不得深入于里,这就是得气的意义。

【原文】　凡刺之禁:新内勿刺,新刺勿内;已醉勿刺,已刺勿醉;新怒勿刺,已刺勿怒;新劳勿刺,已刺勿劳;已饱勿刺,已刺勿饱;已饥勿刺,已刺勿饥;已渴勿刺,已刺勿渴;大惊大怒,必定其气,乃刺之。乘车来者,卧而休之,如食顷乃刺之。步行来者,坐而休之,如行十里顷乃刺之。凡此十二禁者,其脉乱气散,逆其营卫,经气不次,因而刺之,则阳病入于阴,阴病出为阳,则邪气复生，粗工不察，是谓伐身，形体淫泺，乃消脑髓，津液不化，脱其五味，是谓失气也。

【解读】 凡针刺治病，必须掌握下述禁忌证：行房事不久的不可刺，针刺不久的不要行房事；喝酒已醉的人不可刺，已经针刺的人不能饮酒至醉；刚发怒的人不可刺，已经针刺的人不要发怒；刚刚劳累的人不可刺，已经针刺的人不要过劳；饱饭之后不可刺，已经针刺的人不要吃的过饱，饥饿的人不可刺，已经针刺的人不要受饥饿；大渴之时不可刺，已经针刺的人不要受渴；受过大惊大恐的人，必使其精神、情绪安定之后，才能进行针刺。坐车来就医的患者，应让其卧床休息约吃过一顿饭的时间，才能针刺。步行前来的病人，让其坐下休息到约走十里路的时间，然后才能针刺。凡是以上所列举的十二种针刺禁忌的病人，都是因为脉乱气散，营卫失调，经脉之气不依次运行而不宜针刺，如果不注意这些情况，就草率地施针，使表浅的阳病深入于里，内里的阴病窜至于表，形成表里俱病，邪气复盛，正气益衰，粗率的医生不体察这些禁忌，妄施针刺，应该说这是在摧残病人的身体，结果会导致全身酸疼无力，脑髓消耗，津液不生，也丧失了饮食五味所化生的神气，这就是所谓失气。

【原文】 太阳之脉，其终也，戴眼，反折，瘛疭，其色白，绝皮乃绝汗，绝汗则终矣。少阳比终者，耳聋，百节尽纵，目系绝。目系绝一日半则死矣，其死也，色青白乃死。阳明终者，口目动作，喜惊，妄言，色黄，其上下之经盛而不行，则终矣。少阴终者，面黑齿长而垢，腹胀闭塞，上下不通而终矣。厥阴终者，中热嗌干，喜溺，心烦，甚则舌卷卵上缩而终矣。太阴终者，腹胀闭，不得息，气噫善呕，呕则逆，逆则面赤，不逆则上下不通，上下不通则面黑皮毛焦而终矣。

【解读】 手足太阳二经脉气将绝之时，病人出现目睛上视不能转动，角弓反张，手足抽搐，面色苍白，皮肤败绝以及汗出如珠、着身不流的绝汗症状，绝汗一出，人就快死亡了。手足少阳二经脉气将绝之时，病人出现耳聋，周身骨节皆松弛无力，目系脉气竭绝眼珠不能转动等证。目系绝一日半就要死亡，病人临死时，面色青白。手足阳明二经脉气将绝之时，病人出现口眼抽动且牵引歪斜，发惊，胡言乱语，脸色发黄及手足阳明经脉躁动等证，因为脉气不行，人就会死亡。手足少阴二经脉气将绝之时，病人出现脸色发黑，齿龈短缩好似牙齿变长而且齿附污垢，腹部胀满，气机闭塞，上下不通等证，因此而死亡。手足厥阴二经脉气将绝之时，病人出现胸中发热，咽干，小便频数，心中烦乱，甚至舌卷、阴囊上缩等证而死亡。手足太阴二经脉气将绝之时，病人出现腹胀闭塞，呼吸不利，嗳气呕吐，呕吐则气上逆，气逆则面赤，若气不上逆则上下不通，上下不通则出现面显黑色、皮毛焦枯等证而死亡。

· 卷三 ·

经脉第十

【原文】 雷公问于黄帝曰：禁服之言，凡刺之理，经脉为始，营其所行，知其度量，内次五脏，外别六腑，愿尽闻其道。黄帝曰：人始生，先成精，精成而脑髓生，骨为干，脉为营，筋为刚，肉为墙，皮肤坚而毛发长，谷入于胃，脉道以通，血气乃行。雷公曰：愿卒闻经脉之始生。黄帝曰：经脉者，所以能决死生，处百病，调虚实，不可不通也。

【解读】 雷公问黄帝说：《禁服篇》上说，要掌握针刺治病的方法，应先了解经脉，推测它运行的终始，确知它的长短，并懂得它向内和五脏相联系，向外与六腑相贯通的原理。我想请您详细地讲解一下其中的道理。黄帝说：人初受孕时，由男女之精所成，精再发育而生脑髓，此后才逐渐形成人体。其间以骨骼为支柱，以经脉营养全身，坚劲刚强的筋如绳索一样，约束着骨骼，而肌肉则像墙壁，保护着脏腑、筋、血脉，等到皮肤变得坚韧，毛发生长后，人体就形成了。人出生以后，吸收五谷入胃，通过奥妙精微的运化滋生过程，使脉道得以贯通，气血也就运行不息了。雷公说：希望您能讲讲经脉运行发生的情况。黄帝说：经脉的重要，在于可通过它来诊断人的死生，处理百病，调养身体的虚实。如果对经络的循行情况不甚通晓，是不行的。

【原文】 肺手太阴之脉，起于中焦，下络大肠，还循胃口，上膈属肺，从肺系横出腋下，下循臑内，行少阴心主之前，下肘中，循臂内上骨下廉，入寸口，上鱼，循鱼际，出大指之端；其支者，从腕后直出次指内廉，出其端。是动则病肺胀满，膨膨而喘咳，缺盆中痛，甚则交两手而瞀，此为臂厥。是主肺所生病者，咳上气喘喝，烦心胸满，臑臂内前廉痛厥，掌中热。气盛有余，则肩背痛风，汗出，小便数而欠。气虚则肩背痛寒，少气不足以息，溺色变。为此诸病，盛则泻之，虚则补之，热则疾之,寒则留之,陷下则灸之,不盛不虚,以经取之。盛者寸口大三倍于人迎,虚者则寸口反小于人迎也。

【解读】　肺的经脉为手太阴经。起于中焦腹部,向下缠绕大肠,再返回循行胃的上口,向上经过膈肌,入属于肺脏,接着从气管横走出腋下,沿着上路膊内侧下行,然后从手少阴经与手厥阴经的前面,下至肘内,顺着前臂的内侧,经掌后高骨的下缘,入寸口,前行至手鱼,并沿着其边缘,出于拇指尖端。它的一条支脉,从手腕后分出,沿着食指桡动脉的侧边到达指端,最后与手阳明大肠经相接。如此经受外邪侵犯,就会发生以下病变:肺部胀满、咳嗽气喘、缺盆里面疼痛,因喘咳过剧,引起的两手抱胸、视物不清,是臂厥病。如肺脏的疾病影响到此经,就会导致咳嗽上气,喘促口渴,心烦躁、胸部胀闷,臂膊部内侧前缘作痛,手厥冷而掌心发热。手太阴经气盛而有余,就会出现肩背痛、汗出,小便频数而尿量少等症状。手太阴经气虚而不足,可引起肩背痛、气短、小便色变。以上病症,凡属实证的,当用泻下法;凡属虚证的,应用补益法;属热证的,用疾刺法;属寒证的,用留针法;脉虚而内陷的,宜用灸法;至于不实不虚的病症,就从本经取治。手太阴经气盛所致的病,诊脉时可发现寸口脉比人迎脉大三倍;若是手太阴经气虚引起的病证,则寸口脉反而比人迎脉小。

【原文】　大肠手阳明之脉,起于大指次指之端,循指上廉,出合谷两骨之间,上入两筋之中,循臂上廉,入肘外廉,上臑外前廉,上肩,出髃骨之前廉,上出于柱骨之会上,下入缺盆络肺,下膈属大肠;其支者,从缺盆上颈贯颊,入下齿中,还出挟口,交人中,左之右、右之左,上挟鼻孔。是动则病齿痛颈肿。是主津所生病者,目黄口干,鼽衄,喉痹,肩前臑痛,大指次指痛不用。气有余则当脉所过者热肿,虚则寒栗不复。为此诸病,盛则泻之,虚则补之,热则疾之,寒则留之,陷下则灸之,不盛不虚,以经取之。盛者人迎大三倍于寸口,虚者人迎反小于寸口也。

【解读】　大肠的经脉叫手阳明经,起始于食指尖端,沿食指拇指侧的上缘,通过拇指、食指歧骨间的合谷穴,上入腕上两筋凹陷处,沿前臂上方至肘外侧,再沿上臂外侧前缘,上肩,出肩峰前缘,上出于背,与诸阳经会合于大椎穴上,再向前入缺盆联络肺,下膈又联络大肠;它的支脉,从缺盆上走颈部通过颊部入下齿龈,回转过来绕至上唇,左右两脉交会人中,自此左脉走右,右脉走左,上行挟于鼻孔两侧,与足阳明胃经相接。本经经脉因受外邪侵犯而发生的病证,为牙齿疼痛,颈部肿大等病变。本腑所主的津发生病证,可出现眼睛发黄,口中发干,鼻塞流涕或出血,喉中肿痛,肩前及膈内作痛,食指疼痛不能动等证。本经气有余的实证,为在本经脉循行所过的部位发热而肿。本经气不足的虚证,为恶寒战栗,且难以回复温暖。治疗这些病证时,属实的要用泻法,属虚的要用补法,属热的扎针要用速刺法,属寒的要用留针法,阳气内袭而脉虚陷下不起的要用灸法,不实不虚的从本经取治。本经气盛的病脉是人迎脉比寸口脉大三倍,虚的人迎脉反小于寸口脉。

【原文】　胃足阳明之脉,起于鼻,交頞中,旁约太阳之脉,下循鼻外,入上齿中,还出挟口环唇,下交承浆,却循颐后下廉,出大迎,循颊车,上耳前,过客主人,循发际,至额颅;其支者,从大迎前下人迎,循喉咙,入缺盆,下膈属胃络脾;其直者,从缺盆下乳内廉,下挟脐,入气街中;其支者,起于胃口,下循腹里,下至气街中而合,以下髀关,抵伏兔,下入膝膑中,下循胫外廉,下足跗,入中指内间;其支者,下膝三寸而别,下入中指外间;其支者,别跗上,入大指间,出其端。是动则病洒洒振寒,善伸数欠颜黑,病至,恶人与火,闻木音则惕然而惊,心动,欲独闭户牖而处,甚则欲上高而歌,弃衣而走,贲响腹胀,是为骭厥@。是主血所生病者,狂疟温淫汗出,鼽衄,口喎唇胗,颈肿喉痹,大腹水肿,膝膑肿痛,循膺、乳、气街、股、伏兔、骭外廉、足跗上皆痛,中指不用。气盛则身以前皆热,其有余于胃,则消谷善饥,溺色黄。气不足则身以前皆寒栗,胃中寒则胀满。为此诸病,盛则泻之,虚则补之,热则疾之,寒则留之,陷下则灸之,不盛不虚,以经取之。盛者人迎大三倍于寸口,虚者人迎反小于寸口也。

【解读】　胃的经脉,为足阳明经。起于鼻孔两旁,上行相交于鼻的凹陷处,再向旁注入足太阳经,接着向下沿鼻外侧,进入上齿龈内,复出环绕口唇后,向下交于承浆穴,然后退出向后沿腮的下方,出于大迎穴,又沿颊车穴,上行至耳前,通过客主人穴,沿发际上行至额颅部。它的一条支脉,由大迎穴前面,向下至人迎穴,再沿喉咙进入缺盆,又继续向下经过膈膜,会属于胃腑,最后与脾脏相联络。另一条直行的经脉,由缺盆沿乳房内侧下行,再挟肚脐两旁直至阴毛两侧的气街处。另一条支脉,起于胃的下口,下循腹里,至气街前与直行的经脉相合,再由此下行,经过大腿前方的髀关穴,至伏兔部,又下至膝盖,沿胫骨前外侧直至足背部,进入足的中趾内侧。另有一条支脉,由膝下三寸处分出后下行到足的中趾外侧;还有一条支脉,起于背的冲阳穴,斜出于足厥阴经的外侧，再进入足的大拇趾，然后直出于大拇趾的尖端，与足太阴脾经相接。如足阳明经受外邪侵犯，就会导致以下病变：像被凉水淋洒一样地全身阵阵寒冷发抖、不停地伸腰打呵欠、额部肤色暗黑，且病发时见到人和火光就会烦躁不安，听到木器发出的声音就非常恐惧，心跳不止，常常把自己封闭在屋内。若病发剧烈，就会登高而歌，裸身跑窜，并伴有腹胀肠鸣的症状，称为骭厥病。因胃受邪影响到血而引起的病证有：发狂、温热过甚、汗出、鼻流清涕或出血、口角歪斜、口唇生疮、颈肿、咽喉疼痛、腹部肿胀、膝膑部肿痛，沿侧胸乳部、气街、大腿前缘、伏兔、足胫外侧、足背上都发痛，足中趾不能屈伸。足阳明经气盛所致的实证，表现为胸腹部寒冷，从而使胃受寒胀满。以上各种病证，属实证的应用泻下法，属虚证的当用补益法，属热证的就用疾刺法，属寒证的宜用留针法，脉虚而陷下的就用灸法。至于不实不虚的病症，就应根据本经而取治。由足阳明经引起的病证中，如人迎脉比寸口脉大三倍，说明为实证；若人迎脉比寸口脉小，就表明为虚证。

【原文】 脾足太阴之脉，起于大指之端，循指内侧白肉际，过核骨后，上内踝前廉，上腨内，循胫骨后，交出厥阴之前，上循膝股内前廉，入腹属脾络胃，上膈，挟咽，连舌本，散舌下；其支者，复从胃，别上膈，注心中。是动则病舌本强，食则呕，胃脘痛，腹胀善噫，得后与气则快然如衰，身体皆重。是主脾所生病者，舌本痛，体不能动摇，食不下，烦心，心下急痛，溏、瘕泄、水闭、黄疸，不能卧，强立股膝内肿厥，足大指不用。为此诸病，盛则泻之，虚则补之，热则疾之，寒则留之，陷下则灸之，不盛不虚，以经取之。盛者寸口大三倍于人迎，虚者寸口反小于人迎也。

【解读】 脾的经脉，为足太阴经，起于足的大拇趾内侧之端，并沿着大拇趾内侧的赤白肉际，经过大拇趾根节后的核骨，上行至内踝前，再上行至小腿肚，沿胫骨后，与足厥阴肝经相并叉而出，沿膝内侧和股内侧的前缘，直达腹内，入属于脾脏，联络胃腑，然后向上穿过膈膜，挟咽喉而行，与舌根相连，散布于舌下；它的一条支脉，从胃分出，并上行通过胸膈，注入心脏，与手少阴心经相接。足太阴经受外邪影响后，会发生以下病变：舌根强硬、食后呕吐、胃脘疼痛、腹内发胀、时时嗳气，虽然排除大便或矢气之后，会觉得轻松许多，但仍感全身沉重。本经所主的脾脏发生病变后表现的症状有：舌根痛、身体沉重不能转动、饮食不下、心烦不安、胸部掣引作痛、大便溏泄，或下痢，或大小便闭塞不通、面目及全身泛黄、喜于安卧、勉强站立时，股膝内侧的经脉肿而厥冷，且足的大拇趾不能动弹。以上病证，属实证的应用泻下法，属虚证的当用补益法，属热证的须用疾刺法，属寒证的宜用留针法，而脉虚下陷的用灸法。至于不实不虚的病证，还应从本经取治。由足太阴经所致的病证中，如寸口脉比人迎脉大三倍，就说明为实证；如寸口脉比人迎脉小，就表明为虚证。

【原文】 心手少阴之脉，起于心中，出属心系，下膈络小肠；其支者，从心系上挟咽，系目系；其直者，复从心系却上肺，出腋下，下循臑内后廉，行太阴心主之后，下肘内，循臂内后廉，抵掌后锐骨之端，入掌内廉，循小指之内出其端。是动则病嗌干心痛，渴而欲饮，是为臂厥。是主心所生病者，目黄胁痛，臑臂内后廉痛厥，掌中热痛。为此诸病，盛则泻之，虚则补之，热则疾之，寒则留之，陷下则灸之，不盛不虚，以经取之。盛者寸口大再倍于人迎，虚者寸口反小于人迎也。

【解读】 心的经脉，为手少阴经，起于心脏，由心的脉络而出，并向下通过膈膜，与小肠联络。它的一条支脉，从心系的脉络向上，挟咽喉，至眼珠与脑的脉络相连；另有一条直行的经脉，从心脏的脉络上行入肺，再由肺横出于腋下，沿上臂内侧的后缘，至手太阴肺经和手厥阴心包络经的后面，并下行到肘内，再循前臂内侧的后缘，直达掌后小拇指侧高骨的尖端，而入手心后侧，然后沿小拇指内侧至指端，与手太阳小肠经相接。如手少阴经受外邪侵犯，就会导致以下病变：喉咙干躁、心痛、口渴难忍，并有臂厥症。此经所主的心脏病变后表现的症状为：目黄、胁肋作痛、上臂和前臂内侧的后缘疼痛厥冷、掌心发热而痛。以上病证，属实证的应用泻下法，属虚证的当用补益法，属热证的须用疾刺法，属寒证的宜用留针法，脉虚而下陷的就用灸法。至于不实不虚的病证，应从本经取治。由手少阴经受邪引起的各种病证中，如寸口脉比人迎脉大两倍的，就说明为实证；如寸口脉反比人迎脉小，就表明为虚证。

【原文】 小肠手太阳之脉，起于小指之端，循手外侧上腕，出踝中，直上循臂骨下廉，出肘内侧两骨之间，上循臑外后廉，出肩解，绕肩胛，交肩上，入缺盆络心，循咽下膈，抵胃属小肠；其支者，从缺盆循颈上颊，至目锐眦，却入耳中；其支者，别颊上𬜯抵鼻，至目内眦，斜络于颧。是动则病嗌痛颔肿，不可以顾，肩似拔，臑似折。是主液所生病者，耳聋目黄颊肿，颈颔肩臑肘臂外后廉痛。为此诸病，盛则泻之，虚则补之，热则疾之，寒则留之，陷下则灸之，不盛不虚，以经取之。盛者人迎大再倍于寸口，虚者人迎反小于寸口也。

【解读】 小肠的经脉，为手太阳经，起于手小拇指的尖端，循行手的外侧后，进入腕部，出于小拇指侧的高骨，再直上沿前臂骨下缘，出于肘后内侧两筋的中间，又沿上臂外侧后缘，出于肩后骨缝，绕行肩胛后，交于肩上，注入缺盆，联络心脏，然后沿咽喉向下穿过横膈膜，至胃，最后由胃下行入属小肠；它的一条支脉，由缺盆沿头颈上抵面颊，至眼外角，再回至耳内；另有一条支脉，由颊部引入眼眶下而至鼻部，再至眼内角，然后斜行络于颧部。手太阳经受外邪侵犯后会发生以下病变：喉咙痛，颔部肿，头项拘紧，肩痛如裂，臂痛如断。本经所主液表现的病症为：耳聋、目黄、颊肿，沿颈、肩、肘臂等部位的外侧后缘疼痛。以上病证，属实证的应用泻下法，属虚证的当用补益法，属热证的须用疾刺法，属寒证的宜用留针法，脉虚而下陷不起的用灸法。至于不实不虚的病证，应从本经取治。由手太阳经受邪所致的病证中，如人迎脉比寸口脉大两倍，就说明为实证；如人迎脉比寸口脉小，就表明为虚证。

【原文】　膀胱足太阳之脉，起于目内眦，上额交巅；其支者，从巅至耳上角；其直者，从巅入络脑，还出别下项，循肩髆内，挟脊抵腰中，入循膂，络肾属膀胱；其支者，从腰中下挟脊贯臀，入腘中；其支者，从髆内左右，别下贯胛，挟脊内，过髀枢，循髀外后廉下合腘中，以下贯腨内，出外踝之后，循京骨，至小指之端外侧。是动则病冲头痛，目似脱，项似拔，脊痛腰似折，髀不可以曲。腘如结，腨如裂，是为踝厥，是主筋所生病者，痔疟狂癫疾，头囟项痛，目黄泪出鼽衄，项背腰尻腘腨脚皆痛，小指不用。为此诸病，盛则泻之，虚则补之，热则疾之，寒则留之，陷下则灸之，不盛不虚，以经取之。盛者人迎大再倍于寸口，虚者人迎反小于寸口也。

【解读】　膀胱的经脉，为足太阳经，起于眼的内角，向上经过额部，交会于头顶；它的一条支脉，由头顶行至耳上角；它的直行经脉，由头顶入络于脑，环绕一圈后复出，另向下行过颈项，沿肩髆内侧，夹脊柱而行，直达腰部，再沿脊肉深入，联系肾脏，最后入属膀胱。另有一条支脉，由腰部挟脊柱外侧下行，贯穿臀部，直入膝腘窝中；又有一条支脉，从左右肩髆的内侧，另向下通过肩胛挟脊柱，经过髀枢部，沿大腿外侧的后缘，继续向下行并合于膝弯内，然后通过小腿肚，出于外踝骨后方，沿着京骨，至小趾外侧的尖端，与足少阴肾经相接。足太阳经受外邪侵犯后会发生以下病变：气上冲而感头痛，眼球疼痛如脱，颈项强直，脊柱疼痛，腰痛欲折，大腿拘紧，膝腘部麻木如缚，小腿肚疼痛欲裂，称为踝厥病。此经所主的筋表现的病证为：痔疮、疟疾、狂病、癫病、头卤和颈项疼痛，目黄、流泪、鼻流清涕或鼻出血，项、背、腰、尻、腘、脚等部位疼痛，足的小拇趾僵直。以上病证，属实证的应用泻下法，属虚证的当用补益法，属热证的须用疾刺法，属寒证的宜用留针法，脉虚而下陷的就用灸法。至于不实不虚的病证，要从本经取治。本经的实证表现为人迎脉比寸口脉大两倍，其虚证为人迎脉比寸口脉小。

【原文】　肾足少阴之脉，起于小指之下，邪走足心，出于然骨之下，循内踝之后，别入跟中，上踹内，出腘内廉，上股内后廉，贯脊属肾络膀胱；其直者，从肾上贯肝膈，入肺中，循喉咙，挟舌本；其支者，从肺出络心，注胸中。是动则病饥不欲食，面如漆柴，咳唾则有血，喝喝而喘，坐而欲起，目䀮䀮如无所见，心如悬若饥状，气不足则善恐，心惕惕如人将捕之，是为骨厥。是主肾所生病者，口热舌干，咽肿上气，嗌干及痛，烦心心痛，黄疸肠澼，脊股内后廉痛，痿厥嗜卧，足下热而痛。为此诸病，盛测泻之，虚则补之，热而疾之，寒则留之，陷下则灸之，不盛不虚，以经取之。灸则强食生肉，缓带披发，大杖重履而步。盛者寸口大再倍于人迎，虚者寸口反小于人迎也。

【解读】　肾的经脉，为足少阴经，起于足的小拇趾下，斜向而于足心，出于内踝前大骨的然谷穴，并沿着内踝骨的后方，另向下行，进入足跟，再上至小腿肚内侧，出于腘窝内侧，然后继续上行，经过股部内侧的后缘，贯穿脊柱，入属于肾脏，且联络膀胱。其直行的经脉，再由肾脏向上，经过肝和横膈膜，进入肺部，又上行并沿着喉咙归结于舌根；它的支脉，由肺而出，联络心脏，再注入胸中，与手厥阴心包经相联接。足少阴经如受外邪侵犯会发生的病变有：饥而不能食，面色憔悴、暗滞如漆柴，咳唾而带血，喘息有声，不能平卧，坐立不安，目视模糊，忐忑不安，腹鸣如鼓，气虚易恐，心跳惊悸如人来逮捕他似的，称为骨厥病。本经所主的肾脏病变而表现出的症状为：口热、舌干、咽部肿，气上逆，喉咙干燥作痛，心烦、心痛、黄疸、下痢，脊股内侧后疼痛，足痿软而厥冷，神疲而嗜卧，足心发热疼痛。以上病证，属实证的就用泻下法，属虚证的应用补益法，属热证的当用疾刺法，属寒证的须用留针法，脉虚而下陷的宜用灸法。不实不虚的病证，要从本经取治。用灸法可增强食欲，促进肌肉生长，使人身轻体健。即使散披着头发，扶着粗大的拐杖，足穿重履，也能缓步而行。凡由本经引起的实证，把脉时可知寸口脉比人迎脉大两倍；如寸口脉比人迎脉小，就表明为虚证。

【原文】　心主手厥阴心包络之脉，起于胸中，出属心包络，下膈，历络三焦；其支者，循胸出胁，下腋三寸，上抵腋，下循臑内，行太阴少阴之间，入肘中，下循臂行两筋之间，入掌中，循中指出其端;其支者,别掌中,循小指次指出其端。是动则病手心热,臂肘挛急,腋肿,甚则胸胁支满,心中澹澹大动,面赤目黄,喜笑不休。是主脉所生病者,烦心心痛,掌中热。为此诸病,盛则泻之,虚则补之,热则疾之,寒则留之,陷下则灸之,不盛不虚,以经取之。盛者寸口大一倍于人迎,虚者寸口反小于人迎也。

【解读】 心主的经脉叫手厥阴心包经,起于胸中,出属心包络,下膈膜,依次联络上中下三焦;它的支脉,从胸走胁,当腋缝下三寸处上行至腋窝,向下再循上臂内侧,行于手太阴经和手少阴经中间,入肘中,向下沿着前臂两筋之间,入掌中,沿中指直达尖端;又一支脉,从掌内,沿无名指直达尖端,与手少阴经相接。本经脉因受外邪侵犯而发生的病证,为手心发热,臂肘部拘挛,腋下肿,甚至胸中满闷,心跳不宁,面赤,眼黄,喜笑不止。本经所主经脉发生的病证,会出现心中烦躁,心痛,掌心发热。治疗这些病证时,属实的要用泻法,属虚的要用补法,属热的扎针时要用速刺法,属寒的要用留针法,阳气内衰而脉虚下陷不起的要用灸法,不实不虚的从本经取治。本经气盛的病脉是寸口脉比人迎脉大一倍,虚的寸口脉反小于人迎脉。

【原文】 三焦手少阳之脉,起于小指次指之端,上出两指之间,循手表腕,出臂外两骨之间,上贯肘,循臑外上肩,而交出足少阳之后,入缺盆,布膻中,散络心包,下膈,遍属三焦;其支者,从膻中上出缺盆,上项,侠耳后直上,出耳上角,以屈下颊至𬱟;其支者,从耳后入耳中,出走耳前,过客主人前,交颊,至目锐眦。是动则病耳聋浑浑焞焞,嗌肿喉痹。是主气所生病者,汗出,目锐眦痛,颊痛,耳后肩臑肘臂外皆痛,小指次指不用。为此诸病,盛则泻之,虚则补之,热则疾之,寒则留之,陷下则灸之,不盛不虚,以经取之。盛者人迎大一倍于寸口,虚者人迎反小于寸口也。

【解读】 三焦的经脉,为手少阳经,起于无名指的指端,上行并沿着无名指的外侧,经过手背到手腕,出于前臂外侧两骨的中间,再向上穿过肘,沿上臂外侧至肩部,相交而出于足少阳胆经后,注入缺盆,然后向下分布在两乳之间的膻中,散布络于心包络,又向下经过膈膜,依次会属于上、中、下三焦;它的支脉,又从膻中上行而出于缺盆,过颈项,连耳后,直出于耳上角,然后屈而下行,绕颊部,至眼眶下;它的另一条支脉,由耳后进入耳中,再行出耳前,经过客主人穴的前方,与前一条支脉于面颊相会合,再行至眼外角,与足少阳胆经相接。本经脉受外邪侵犯而发生的病变有:耳聋、失聪、喉咙肿痛、喉痹。本经所主的气所产生的病证有:汗出、眼外角痛、颊痛、耳后、肩、臑、肘、臂的外缘等疼痛,无名指拘挛。以上病证,属实证的就用泻下法,属虚证的应用补益法,属热证的当用疾刺法,属寒证的须用留针法,脉虚而陷下的宜用灸法。而不实不虚的病证,可从本经取治。由本经所致的各种病证中,如人迎脉比寸口脉大一倍,就为实证;如人迎脉比寸口脉小,就表明为虚证。

【原文】 胆足少阳之脉,起于目锐眦,上抵头角,下耳后,循颈行手少阳之前,至肩上,却交出手少阳之后,入缺盆;其支者,从耳后入耳中,出走耳前,至目锐眦后;其支者,别锐眦,下大迎,合于手少阳,抵于𬱟,下加颊车,下颈合缺盆以下胸中,贯膈络肝属胆,循胁里,出气街,绕毛际,横入髀厌中;其直者,从缺盆下腋,循胸过季胁,下合髀厌中,以下循髀阳,出膝外廉,下外辅骨之前,直下抵绝骨之端,下出外踝之前,循足跗上,出小指次指之端;其支者,别跗上,入大指之间,循大指歧骨内出其端,还贯爪甲,出三毛。是动则病口苦,善太息,心胁痛不能转侧,甚则面微有尘,体无膏泽,足外反热,是为阳厥。是主骨所生病者,头痛颔痛,目锐眦痛,缺盆中肿痛,腋下肿,马刀侠瘿,汗出振寒,疟,胸胁肋髀膝外至胫绝骨外踝前及诸节皆痛,小指次指不用。为此诸病,盛则泻之,虚则补之,热则疾之,寒则留之,陷下则灸之,不盛不虚,以经取之。盛者人迎大一倍于寸口,虚者人迎反小于寸口也。

【解读】 胆的经脉,为足少阳经,起于眼下角,上至额角,再向下绕到耳后,沿着颈部,行于手少阳三焦经的前面,至肩上,又交叉斜至手少阳三焦经的后面,而进入缺盆;它的支脉,由耳后进入耳内,再回出行向耳前,至眼外角的后方;它的另一条支脉,由眼外角分出,向下行至大迎穴附近,与手少阳三焦经相合,至眼眶下部,再由颊车下颈与前一支脉于缺盆相会合,然后下行至胸中,通过膈膜联络肝脏,入属胆腑,并沿着胁里,向下出于小腹两侧的气街,绕过毛际边缘,横行入环跳中;它的直行经脉,由缺盆下行向腋,沿胸部经过季胁,与前一条支脉会合于环跳部,再向下沿髀关节的外侧,至膝外廉后,下行于腓骨之前,然后直至外踝上骨的凹陷处,出于外踝之前,又沿着足背,进入足小拇趾与无名趾的中间;它的另一条支脉,由足背行走向足的大拇趾间,沿大拇趾和食趾侧的骨缝之中至大拇趾端,再回转行穿爪甲出于三毛与足厥阴肝经相接。足少阳经受外邪侵犯后会发生以下病变:口苦,时常叹气,胸胁部作痛,身体僵直,甚至面色灰暗,肌肤无泽,足外侧发热,称为阳厥。本经所主的骨发生的病证有:额角、下颌、眼外角痛,缺盆中肿痛,腋下肿，马刀侠瘿，汗出，寒战，疟疾；沿经脉所过的胸、胁、髀、膝等外侧，直到胫骨、绝骨、外踝前以及诸关节皆痛，足无名趾拘紧。以上病证，属实证的应用泻下法，属虚证的当用补益法，属热证的须用疾刺法，属寒证的宜用留针法，脉虚而陷下的应用灸法，至于不实不虚的病证，可从本经取治。本经引起的实证，表现在人迎脉比寸口脉大一倍；本经的虚证，则表现在人迎脉反比寸口脉小。

【原文】 肝足厥阴之脉，起于大指丛毛之际，上循足跗上廉，去内踝一寸，上踝八寸，交出太阴之后，上腘内廉，循股阴入毛中，环阴器，抵少腹，挟胃属肝络胆，上贯膈，布胁肋，循喉咙之后，上入颃颡，连目系，上出额，与督脉会于巅；其支者，从目系下颊里，环唇内；其支者，复从肝别贯膈，上注肺。是动则病腰痛不可以俯仰，丈夫㿉疝，妇人少腹肿，甚则嗌干，面尘脱色。是主肝所生病者，胸满呕逆飧泄，狐疝遗溺闭癃。为此诸病，盛则泻之，虚则补之，热则疾之，寒则留之，陷下则灸之，不盛不虚，以经取之。盛者寸口大一倍于人迎，虚者寸口反小于人迎也。

【解读】 肝的经脉，为足厥阴经，起于足的大拇趾丛毛的边缘，并向上沿着足背，到达内踝前一寸处，再至踝骨上八寸处，于足太阴脾经的后方交叉，上行至膝弯内缘，又沿大腿的内侧，进入阴毛中，环绕阴器后上至小腹，夹行于胃的两旁，入属于肝，并联络于胆，然后向上穿过膈膜，散布于胁肋部，沿喉咙的后侧，进入喉咙的上孔，同眼球深处的脉络相联系，与督脉会合于头顶中央；它的支脉，由眼球深处的脉络，向下行于颊部内侧，环绕于口唇内；它的另一条支脉，由肝脏出来，通过膈膜，注入胸中，与手太阴肺经相接。足厥阴经受外邪侵犯后会发生以下病变：腹痛，身体僵硬，男子阴囊肿大，妇女小腹胀闷，甚至咽喉发干，面色灰暗，颜色失泽等。本经所主的肝脏发生的病变有：胸中满闷，呕吐气逆，飧泄，狐疝，遗尿或小便不通等。以上病证，属实证的应用泻下法，属虚证的当用补益法，属热证的须用疾刺法，属寒证的须用留针法，而不实不虚的病证，可从本经取治。本经所致的实证，表现在寸口脉比人迎脉大一倍；本经引起的虚证，则表现在寸口脉比人迎脉小。

【原文】 手太阴气绝，则皮毛焦。太阴者，行气温于皮毛者也，故气不荣则皮毛焦，皮毛焦则津液去，津液去则皮节伤，皮节伤则皮枯毛折，毛折者则气先死，丙笃丁死，火胜金也。

【解读】 如手太阴肺经的脉气衰竭，皮毛就会焦枯。因手太阴肺经，是主行气而滋养皮毛的，所以气不畅调，就会使皮毛干枯；而皮毛干枯也就是津液耗损的表现了；津液耗损就会伤害肌表；肌表既受伤害，便会使爪甲干枯，毫毛脱落。毫毛脱落，就表明气已先死了。这种病证，逢丙日便变得危重，逢丁日便会使人死亡，这是由于肺在五行中属金，丙丁属火，火能胜金的缘故。

【原文】 手少阴气绝，则脉不通。脉不通则血不流，血不流则髦色不泽，故其面黑如漆柴者，血先死，壬笃癸死，水胜火也。

【解读】 如手少阴心经的脉气衰竭，其脉道的运行就不通畅。脉道运行不通畅，血液就不周流，血不周流，就会使头发干枯，面色黑瘦如漆柴，也就说明血脉先死了。这种病证，逢壬日变得危重，逢癸日便会致人死亡，这是由于心在五行中属火，壬癸属水，水能胜火的缘故。

【原文】 足太阴气绝，则脉不荣其口唇，口唇者肌肉之本也，脉不荣则肌肉软，肌肉软则舌萎人中满，人中满则唇反，唇反者肉先死，甲笃乙死，木胜土也。

【解读】 如足太阴脾经的脉气衰竭，则经脉就不能滋养肌肉。而唇舌是肌肉的根本，经脉不能营养肌肉，就会使肌肉松软，肌肉松软，便会导致舌体萎缩、人中部肿满；而人中部肿满，就会使口唇外翻，口唇外翻即是肌肉先死的征象。这种病证，逢甲日变得危重，逢乙日便会使人死亡。这是由于脾在五行中属土，甲乙属木，木能胜土的缘故。

【原文】 足少阴气绝，则骨枯，少阴者冬脉也，伏行而濡骨髓者也，故骨不濡则肉不能着骨也，骨肉不相亲则肉软却，肉软却故齿长而垢，发无泽，发无泽者骨先死，戊笃己死，土胜水也。

【解读】 如果足少阴肾经的经气衰竭，人就会骨骼枯萎。由于足少阴肾经是对应冬季的经脉，它穿行于人体深处滋养骨髓，因此如果足少阴肾的经气衰竭，人体的骨髓就会因为得不到滋养而枯槁。随着骨髓的枯槁，肌肉也就无法再依附于骨髓。骨、肉分开无法相连，肌肉就会松弛、缩短。肌肉松弛、缩短，人就会出现牙齿看起来相对变长且满是污垢，头发丧失光泽等病状。如果病人出现了头发干枯无光泽的症状，就说明其骨骼已经衰败了。此病，遇戊日病情便加剧，遇己日病人便死亡同，原因是戊、己属土，肾属水，而土能克水。

【原文】 足厥阴气绝，则筋缩引卵与舌，厥阴者肝脉也，肝者筋之合也，筋者聚于阴器，而脉络于舌本也，故脉弗荣则筋急，筋急则引舌与卵，故唇青舌卷卵缩则筋先死，庚笃辛死，金胜木也。

【解读】 如足厥阴肝经的脉气衰竭，就会使筋脉挛急，并牵引睾丸和舌。这是因为足厥阴经是属于肝脏的脉，肝脏外合于筋，与各经的经筋聚合在阴器，并向上与舌根相联系的原因。也就会出现唇青舌卷、睾丸上缩的症状。这便是筋已先死的征象。这种病症,逢庚日变得危重,逢辛日便会使人死亡,这是由于肝在五行中属木,庚辛属金,金能胜木的缘故。

【原文】 五阴气俱绝,则目系转,转则目运,目运者为志先死,志先死则远一日半死矣。六阳气俱绝,则阴与阳相离,离则腠理发泄,绝汗乃出,大如贯珠,转出不流,即气先死,故旦占夕死,夕占旦死,此十二经之败也。

【解读】 如五脏的阴经脉气都衰竭了,就会使目系旋转,目系转动便使人感到眼晕,而眼晕便是五志先死的危象,五志既然失去,那么人在一天半内必然会死亡。若六脏阳经的脉气都衰竭,就会使阴阳分离,而阴阳分离,以致皮肤不固,精气外泄,就必然暴出大如串珠、凝而不流的绝汗。如在早上出现这种危象,则当夜必死;在夜间出现这种危象,次日早上必死。

【原文】 经脉十二者,伏行分肉之间,深而不见;其常见者,足太阴过于内踝之上,无所隐故也。诸脉之浮而常见者,皆络脉也。六经络手阳明少阳之大络,起于五指间,上合肘中。饮酒者,卫气先行皮肤,先充络脉,络脉先盛,故卫气已平,营气乃满,而经脉大盛。脉之卒然动者,皆邪气居之,留于本末;不动则热,不坚则陷且空,不与众同,是以知其何脉之病也。

【解读】 十二经脉,隐伏在体内而通行于骨肉之间,深不可视,其经常可以见到的,只是足太阴脾经在经过内踝之上时,无所隐蔽的缘故。凡是浮露在浅表而经常可以见到的,都是络脉。在手足六经的络脉中,手阳明大肠经,手少阳三焦经的大络,分别起于手的五指之间,向上合于肘中。饮酒的人,其酒气随着卫气行于皮肤,先充溢络脉,使络脉满盛,而卫气盛满后,营气也会满盛,那么经脉就很充盛了。如人的经脉突然充盛,发生异常变化,就表明有邪气留在经脉之中;若邪气留在脉中,聚而不动,就可以化热;如络脉不显坚实,就说明邪气已深陷经脉,并且经气已虚空,不同于一般情况,也就可知道是哪条经脉受邪而发生异常了。

【原文】 雷公曰:何以知经脉之与络脉异也?黄帝曰:经脉者常不可见也,其虚实也以气口知之,脉之见者皆络脉也。

【解读】 雷公问:经脉和络脉的不同处在哪里呢?黄帝说:经脉在正常情况下是看不到的,它的虚实情况,可以从气口脉诊察测知,凡是能看到的,都是络脉。

【原文】 雷公曰:细子无以明其然也。黄帝曰:诸络脉皆不能经大节之间,必行绝道而出,入复合于皮中,其会皆见于外,故诸刺络脉者,必刺其结上;甚血者虽无结,急取之以泻其邪而出其血,留之发为痹也。

【解读】 雷公说:我仍然不明了这种区别。黄帝说:所有络脉都不能经过大的骨节,而必走行于与纵经相横截的路径,才能出于外,然后再入皮中,起着贯穿流通的作用,共同会合后,都显现在外面,因此,凡针刺络脉时,必须刺在络脉有血凝结之处;若其邪血较甚,虽无聚结之象,也应急刺络脉,放出恶血,以泻其邪,不然的话,邪血留结不去,会发为痹证。

【原文】 凡诊络脉,脉色青则寒且痛,赤则有热。胃中寒,手鱼之络多青矣;胃中有热,鱼际络赤,其鱼黑者,留久痹也;其有赤有黑有青者,寒热气也。凡刺寒热者皆多血络,必间日而一取之,血尽而止,乃调其虚实,其小而短者少气,甚者泻之则闷,闷甚则仆不得言,闷则急坐之也。

【解读】 凡是察看络脉的病变时,如脉现青色,就为寒邪凝滞并有疼痛的征象;如脉现赤色,就是有热的征象。胃里有寒,则手鱼部的络脉多现青色;胃里有热,那么鱼际部的络脉就会出现赤色,而鱼际部络脉出现黑色的,就说明患有日久不愈的痹病。如兼有赤、黑、青三色,则是寒热错杂的病变。凡是针刺或热或寒的病变时,都应多刺血络,并须隔日一刺,直至瘀血泻尽为止,然后再察明病证的虚实。如脉现青色而脉象短小,则表明元气衰少,若过用泻法,就会使病人感到心里闷乱,不能自持而跌倒,不能说话。对这种出现情况的病人,应赶快扶他坐下,以平心静体。

【原文】 手太阴之别,名曰列缺,起于腕上分间,并太阴之经直入掌中,散入于鱼际。其病实则手锐掌热,虚则欠㰦,小便遗数,取之去腕一寸半,别走阳明也。

【解读】 手太阴肺经的另出络脉,为列缺,起于腕上分肉之间,与手太阴经并行,并直入手掌内侧,散布于鱼际处。如此络脉发生病变,属实证的,腕上的锐骨部和手掌部就会出现发热的症状;属虚证的,就会出现张口呵欠、小便失禁或频数的现象。治疗以上病证时,可取腕后一寸半的列缺穴。本络由此另行向手阳明大肠经。

【原文】 手少阴之别,名曰通里,去腕一寸,别而上行,循经入于心中,系舌本,属目系。其实则支膈,虚则不能言,取之腕后一寸,别走太阳也。

【解读】 手少阴心经的另出络脉,为通里,起于腕上一寸处,另向上行,循着本经经脉注入咽中,系于舌根再上行连于目系。如通里发生病变,属实证的,就会出现胸膈支撑不舒的情况;属虚证的,就会表现为不能言语。治疗这些病证,取腕后一寸的通里穴。本络由此另行向手太阳小肠经。

【原文】 手心主之别,名曰内关,去腕二寸,出于两筋之间别走少阳,循经以上,系于心包,络心系。实则心痛,虚则为烦心,取之两筋间也。

【解读】 手厥阴心包经的别出络脉,为内关,起于腕上二寸处,由两筋中间另出,并循着本经经脉上行,系于心包络及心系。如内关发生病变,属实证的,就会出现心痛的症状;属虚证的,就会出现心中烦乱的情况。治疗这些病证,可取腕上二寸两筋之间的内关穴。

【原文】 手太阳之别,名曰支正,去腕五寸,内注少阴;其别者,上走肘,络肩髃。实则节弛肘废,虚则生肬,小者如指痂疥,取之所别也。

【解读】 手太阳经的别出络脉,名叫支正,起于腕上外侧五寸,向内注于手少阴心经;其别出向上过肘,络于肩髃穴。如果络脉发病,邪实的是骨节弛缓,肘关节萎废不能运动,正虚的是气血不行,皮上生赘肉,所生赘肉之多如指间痂疥一样,治疗时,取本经别出的络穴支正。

【原文】 手阳明之别,名曰偏历,去腕三寸,别走太阴;其别者,上循臂,乘肩髃,上曲颊偏齿;其别者,入耳合于宗脉。实则龋聋,虚则齿寒痹隔,取之所别也。

【解读】 手阳明大肠经的另出络脉,为偏历,起于腕上三寸处,另行而注入手太阳经络。它的另一条别出的脉,沿臂上行至肩部,再上至曲颊,偏络于齿根;还有一条别出的脉,行入耳中,与手太阳、手少阳、足少阳、足阳明四脉会合。如支正发生病变,属实证的,就会出现龋齿、耳聋的症状;属虚证的,就会出现牙齿发冷,膈间闭阻的情况。对这些病证,可取治本经别出的偏历穴。

【原文】 手少阳之别,名曰外关,去腕二寸,外臂,注胸中,合心主。病实则肘挛,虚则不收,取之所别也。

【解读】 手少阳经的别出络脉,名叫外关,起始于腕上二寸处,向外绕行于臂部,再上行注于胸中与手厥阴心包经相会合。如果络脉发病,邪实的是肘关节拘挛,正虚的是肘部弛缓不收,治疗时,取本经别出的络穴外关。

【原文】 足太阳之别,名曰飞阳,去踝七寸,别走少阴。实则鼽窒头背痛;虚则鼽衄,取之所别也。

【解读】 足太阳经的别出络脉,名叫飞阳,它起于外踝上七寸处,别行走入足少阴经。如果络脉发病,邪实的出现鼻塞不通,头背部疼痛,正虚的出现鼻塞流涕或出血,治疗时,取本经别出的络穴飞阳。

【原文】 足少阳之别,名曰光明,去踝五寸,别走厥阴,并经下络足跗。实则厥,虚则痿躄,坐不能起,取之所别也。

【解读】 足少阳胆经的另出络脉,为光明,起于外踝上五寸处,另行而进入足厥阴肝经的经络,再向下绕行后络于足背之上。如光明发生病变,属实证的,就会出现厥逆的症状;属虚证的,就会出现下肢痿软无力,难以行走,坐而不能站立的情况。对这些病证,可取治本经别出的光明穴。

【原文】 足阳明之别,名曰丰隆,去踝八寸,别走太阴;其别者,循胫骨外廉,上络头项,合诸经之气,下络喉嗌。其病气逆则喉痹瘁瘖,实则狂巅,虚则足不收,胫枯,取之所别也。

【解读】 足阳明胃经的另出络脉,为丰隆,起于外踝上八寸处,另行而入足太阴脾经的经络;它的别出之脉,沿着胫骨的外缘,上行而络于头项,与其它诸经会合,再向下绕络于咽喉。如本经络发生病变,就会引起气机上逆,进而喉中肿胀闭塞,突然失音。属实证的,就会出现神志失常,癫狂发作的症状;属虚证的,就会出现足缓不收,胫部肌肉枯萎的情况。对这些病证,可取治本经别出的丰隆穴。

【原文】 足太阴之别,名曰公孙,去本节之后一寸,别走阳明;其别者,入络肠胃。厥气上逆则霍乱,实则腹中切痛,虚则鼓胀,取之所别也。

【解读】 足太阴脾经的另出络脉,为公孙,起于足的大拇趾节后一寸处,再另行进入足阳明胃经的经络。它的另行之脉,上行入腹络于肠胃。如本经络发生的病变,就会厥气上逆而致霍乱。属实证的,就会出现腹中痛如刀割的症状;属虚证的,就会出现腹胀如鼓的情况。对这些病证,可取治本经别出的公孙穴。

【原文】 足少阴之别,名曰大锺,当踝后绕跟,别走太阳;其别者,并经上走于心包,下外贯腰脊。其病气逆则烦闷,实则闭癃,虚则腰痛,取之所别者也。

【解读】 足少阴肾经的另出络脉,为大钟,起于内踝之后,绕足根而至足外踝侧,再另行进入足太阳膀胱经。它的另一条别出络，与本经并行，行于心包络下，再向外贯穿腰脊之间。如本经络发生病变，就会导致气逆烦闷。属实证的，表现为小便不通；属虚证的，表现为腰痛。对这些病症，可取治本经的络穴大钟。

【原文】　足厥阴之别，名曰蠡沟，去内踝五寸，别走少阳；其别者，循经上睾，结于茎。其病气逆则睾肿卒疝，实则挺长，虚则暴痒，取之所别也。

【解读】　足厥阴肝经的另出络脉，为蠡沟，起于内踝上五寸处，另行进入足少阳胆经的络脉；它的别行之脉，经过胫部上行至睾丸处，归结在阴茎。如蠡沟发生病变，使经气上逆，就会引起睾丸肿大突发疝痛。属实证的，则阴茎勃起而长；属虚证的，阴部就会暴痒。对这些病证，可取治本经别出的蠡沟穴。

【原文】　任脉之别，名曰尾翳，下鸠尾，散于腹。实则腹皮痛，虚则痒搔，取之所别也。

【解读】　任脉的另出络脉，为尾翳，起于鸠尾骨尖下面，向下散于腹部。如本经络发生病变，属实证的，就会感到腹部皮肤疼痛；属虚证的，就会感觉腹部皮肤瘙痒。对这些病证，可取治本经别出的尾翳穴。

【原文】　督脉之别，名曰长强，挟膂上项，散头上，下当肩胛左右，别走太阳，入贯膂。实则脊强，虚则头重，高摇之，挟脊之有过者，取之所别也。

【解读】　督脉的另出络脉，为长强，挟脊上行到颈部，散于头上，又向下行于左肩胛的骨部，另行进入足太阳膀胱经的经络，并深入贯穿脊柱两旁的肌肉。如本经络发生的病变，属实证的就会出现脊柱强直，不能俯仰的症状；属虚证的，就会感到头部沉重，摇晃不宁。这是由于长强病变引起的。对以上病证，可取治本经的长强穴。

【原文】　脾之大络，名曰大包，出渊腋下三寸，布胸胁。实则身尽痛，虚则百节尽皆纵，此脉若罗络之血者，皆取之脾之大络脉也。

【解读】　脾脏的大络，为大包，起于渊腋穴下三寸处，散布于胸胁。如本经络发生病变，属实证的，就会感到全身疼痛；属虚证的，则全身关节缓纵无力。大包像网罗般绕络全身，统诸络脉之血。对这些病证，可取治本经别出的大包穴。

【原文】　凡此十五络者，实则必见，虚则必下，视之不见，求之上下。人经不同，络脉异所别也。

【解读】　以上十五络脉，如邪气实则血满脉中而明显可见，正气虚则脉络陷下而藏伏。如果脉络不易看见，就应该在络脉的上下诸穴寻求。由于每个人的经脉不同，故络脉也一定有所差异。

经别第十一

【原文】　黄帝问于岐伯曰：余闻人之合于天道也，内有五藏，以应五音、五色、五时、五味、五位也；外有六府，以应六律，六律建阴阳诸经，而合之十二月、十二辰、十二节、十二经水、十二时、十二经脉者，此五藏六府之所以应天道。夫十二经脉者，人之所以生，病之所以成，人之所以治，病之所以起。学之所始，工之所止也；粗之所易，上之所难也。请问其离合出入奈何？岐伯稽首再拜曰：明乎哉问也！此粗之所过，上之所息也。请卒言之。

足太阳之正，别入于腘中；其一道下尻五寸，别入于肛，属于膀胱，散之肾，循膂，当心入散；直者，从膂上出于项，复属于太阳。此为一经也。足少阴之正，至腘中，别走太阳而合，上至肾，当十四椎，出属带脉；直者，系舌本，复出于项，合于太阳。此为一合也。或以诸阴之别，皆为正也。

足少阳之正，绕髀，入毛际，合于厥阴；别者，入季胁之间，循胸里，属胆，散之肝，上贯心，以上挟咽，出颐颔中，散于面，系目系，合少阳于外眦也。足厥阴之正，别跗上，上至毛际，合于少阳，与别俱行。此为二合也。

足阳明之正，上至髀，入于腹里，属胃，散之脾，上通于心，上循咽出于口，上颎颐，还系目系，合于阳明也。足太阴之正，上至髀，合于阳明，与别俱行，上结于咽，贯舌中。此为三合也。

手太阳之正，指地，别于肩解，入腋，走心，系小肠也。手少阴之正，别入于渊腋两筋之间，属于心，上走喉咙，出于面，合目内眦。此为四合也。

手少阳之正，指天，别于巅，入缺盆，下走三焦，散于胸中也。手心主之正，别下渊腋三寸，入胸中，别属三焦，出循喉咙，出耳后，合少阳完骨之下。此为五合也。

手阳明之正，从手循膺乳，别于肩髃，入柱骨，下走大肠，属于肺，上循喉咙，出缺盆，合于阳明也。手太阴之正，别入渊腋少阴之前，入走肺，散之大肠，上出缺盆，循喉咙，复合阳明。此六合也。

【解读】 黄帝问于岐伯说:我听说人与自然界的事物是相应的,人体内有五脏,以应五音、五色、五时、五味、五位;外有六腑,以应六律,六律有阴律和阳律以应人之阴阳诸经,并应合于十二月、十二辰、十二节、十二经水、十二时、十二经脉,这就是五脏六腑与自然界事物相应的情况。十二经脉是人体结构的重要组成部分,人体之所以能维持健康、疾病之所以能治愈,都与它密切相关。所以学医的人一开始就应该从有关经脉的理论学起,医生掌握了它技术才算全面。粗率的医生认为很容易学懂它,而高明的医生却认为要真正精通它还是比较困难的。请你谈谈经脉在人体是怎样离合出入的?岐伯很恭敬地回答说:您问的真细致呀!这是粗率的医生容易忽略的问题,只有高明的医生才会认真地钻研它。请让我详细地谈谈它吧。

足太阳经脉别出而行的正经,一道入于腘窝中;另一道至尻下五寸处,别行入于肛门,向内行于腹中属于膀胱本腑,再散行至肾脏,沿着脊柱两旁的肌肉上行,行至当心脏的部位入内而散;其直行的,从脊柱两旁的肌肉上行出于项部,复属于足太阳本经经脉。这是足太阳经脉别行的一经。足少阴经脉别出而行的正经,到达腘窝中,别出一脉与太阳经相合并,上行至肾脏,在十四椎处外出而联属带脉;其直行的,从肾上行,系于舌根,复出绕行于项部,与足太阳相合。这是阴阳表里相配的第一合。或以诸阴经的经别与诸阳经的经别相互配合,都称为别出的正经。

足少阳经脉别出而行的正经,上行绕于髀部而入阴毛处,与足厥阴经脉合并,其别行的一脉,入季胁之间,沿胸里入属本经胆腑,散行到肝脏,向上贯入心脏,然后挟咽喉两旁,出于腮部及下巴颔中,散布于面,联于目系,与足少阳本经会合于外眼角。足厥阴经脉别出而行的正经,从足背别出,上行到阴毛处,与足少阳别行的正经相合,向上偕行。这是阴阳表里相配的第二合。

足阳明经脉别出而行的正经,上行至髀部,深入于腹内,属于本经胃腑,散行至脾脏,上通于心脏,上行沿咽部出于口,再上行至鼻梁及眼眶下方,联系于目系,与足阳明本经相合,足太阴经脉别出而行的正经亦上行至髀部,与足阳明经别行的正经相合,再向上偕行,上络于咽喉部,通于舌中。这是阴阳表里相配的第三合。

手太阳经脉别出而行的正经,其循行是自上而下的,从肩后骨缝别行入于腋下,走入心脏,下行系于小肠本腑。手少阴经脉别出而行的正经,别行走入腋下三寸足少阳经渊腋穴处的两筋之间,入属本脏,上走喉咙,出于面部,与手太阳经的一条支脉会合于内眼角。这是阴阳表里相配的第四合。

手少阳经脉别出而行的正经,其循行是从人体最高处的巅顶,别入于缺盆,下走三焦本腑,散行于胸中的。手厥阴心包经脉别出而行的正经,别出于渊腋下三寸处,入于胸中,别行联属于三焦,出而上行,沿喉咙出于耳后,与手少阳三焦经会合于完骨的下方。这是阴阳表里相配的第五合。

手阳明经脉别出而行的正经,从手上行至侧胸、乳部之间,别行于肩髃穴处,入于大椎,而后向下走入大肠本腑,向上联属于肺脏,再向上沿喉咙,出于缺盆,与手阳明本经相合。手太阳经脉别出而行的正经,别出入于渊腋部手少阴经之前,入肺之本脏,散行于大肠,上行出于缺盆,沿喉咙,再与手阳明经相会合。这是阴阳表里相配的第六合。

经水第十二

【原文】 黄帝问于岐伯曰:经脉十二者,外合于十二经水,而内属于五脏六府。夫十二经水者,其有大小、深浅、广狭、远近各不同,五脏六府之高下、小大,受谷之多少亦不等,相应奈何?夫经水者,受水而行之;五脏者,合神气魂魄而藏之;六府者,受谷而行之,受气而扬之;经脉者,受血而营之。合而以治奈何?刺之深浅,灸之壮数,可得闻乎?岐伯答曰:善哉问也!天至高,不可度;地至广,不可量,此之谓也。且夫人生于天地之间、六合之内,此天之高、地之广也,非人力之所能度量而至也。若夫八尺之士,皮肉在此,外可度量切循而得之,其死可解剖而视之,其脏之坚脆,府之大小,谷之多少,脉之长短,血之清浊,气之多少,十二经之多血少气,与其少血多气,与其皆多血气,与其皆少血气,皆有大数。其治以针艾,各调其经气,固其常有合乎?

【解读】 黄帝问岐伯:人体的十二经脉,外合于地面上十二条河流,内连于五脏六腑。这十二条河流,每条的大小、深浅、宽窄和远近各不相同,五脏六腑也有位置上下、形体大小和容纳饮食多少的不同,那么两者的关系如何呢?江河收纳地面的水而流行各地;五脏藏神气、魂魄等精神活动而表现于外;六腑受纳水谷由上向下传导变化,汲取水谷精微之气输送布扬于全身内外;

经脉受纳血液营灌全身百脉。把以上这些情况相应地配合起来,运用在治疗上是怎样的呢?针刺的深浅,施灸壮数的多少能说给我听吗?岐伯回答说:你问得很好。天的高度难以计算,地的广度也难以度量,人虽生活在天地之间、六合之内,但对于天的高度、地的广度,用人力也不能度量准确。对活着的人,从外部测量皮肉或用手指摸索身体各部位,是可以知道它的尺度的。对于死人,通过解剖观察五脏的坚脆,六腑的大小,纳谷的数量,脉道的长短,血液的清浊,十二经是多血少气,是少血多气,是气血皆多,还是气血皆少等情况,都可以找出一定的数字。人体运用针刺艾灸治病,调理经气时,刺入的深浅,手法的轻重,艾炷的大小、多少,也都有一定规律。

【原文】 黄帝曰:余闻之,快于耳,不解于心,愿卒闻之。岐伯答曰:此人之所以参天地而应阴阳也,不可不察。足太阳外合于清水,内属于膀胱,而通水道焉。足少阳外合于渭水,内属于胆。足阳明外合于海水,内属于胃。足太阴外合于湖水,内属于脾。足少阴外合于汝水,内属于肾。足厥阴外合于渑水,内属于肝。手太阳外合于淮水,内属于小肠,而水道出焉。手少阳外合于漯水,内属于三焦。手阳明外合于江水,内属于大肠。手太阴外合于河水,内属于肺。手少阴外合于济水,内属于心。手心主外合于漳水,内属于心包。凡此五脏六腑十二经水者,外有源泉而内有所禀,此皆内外相贯,如环无端,人经亦然。故天为阳,地为阴,腰以上为天,腰以下为地。故海以北者为阴,湖以北者为阴中之阴,漳以南者为阳,河以北至漳者为阳中之阴,漯以南至江者为阳中之太阳。此一隅之阴阳也,所以人与天地相参也。

【解读】 黄帝说:你以上说的这些道理,乍听起来很清楚,但心里仍不能透彻地理解,希望你能再详细地说一说。岐伯说:这是人所以能够与天地阴阳相适应的道理,是不可不知的。足太阳经在外与清水相配合,在内联属于膀胱本腑而与全身运行水液的道路相通;足少阳经在外与渭水相配合在内联属于胆腑;足阳明经在外与海水相配合,在内联属于胃腑;足太阴经在外与湖水相配合,在内联属于脾脏;足少阴经在外与汝水相配合,在内联属于肾脏;足厥阴经在外与渑水相配合,在内联属于肝脏;手太阳经在外与淮水相配合,在内联属于小肠,小肠腑受盛胃的水液,经泌别清浊下入膀胱,膀胱为水腑,受气化而出,故通调水道;手少阳经在外与漯水相配合,在内联属于三焦;手阳明经在外与江水相配合,在内联属于大肠;手太阴经在外与河水相配合在内联属于肺脏;手少阴经在外与济水相配合,在内联属于心脏;手厥阴经在外与漳水相配合,在内联属于心包络。以上所说的五脏六腑,好像十二经水一样,外有源泉,内有所禀,这都是内外相互贯通,如圆环一样无有尽头,人的经脉在体内循行不止,也是如此。天轻清在上属阳,地重浊在下属阴。对人体来说,腰以上象天属阳,腰以下象地属阴。若按脏腑部位,以上下南北分阴阳应经水的话,海水象肾,湖水象脾,脾胃居中;小肠胆与膀胱,居胃之北(下)为阴,肝、肾居脾之北(下)而为阴中之阴。腰以上者为阳,如漳水象心主,心主之上是心肺,所以说漳水以南(上)至漳水为阳中之阴。从内外来说,脏腑之外为三焦,三焦之外为皮毛,三焦象漯水,大肠象江水(大肠与肺相合,肺主皮毛),所以说漯水以南(上)至江水者(指脏腑外围至皮毛的部位),为阳中之太阳。这仅是举一隅的阴阳,说明人与天地相应的意义。

【原文】 黄帝曰:夫经水之应经脉也,其远近浅深,水血之多少各不同,合而以刺之奈何?岐伯答曰:足阳明,五脏六腑之海也,其脉大血多,气盛热壮,刺此者不深弗散,不留不泻也。足阳明刺深六分,留十呼;足太阳深五分,留七呼;足少阳深四分,留五呼;足太阴深三分,留四呼;足少阴深三分,留三呼;足厥阴深一分,留二呼;手之阴阳,其受气之道近,其气之来疾,其刺深者皆无过二分,其留皆无过一呼。其少长大小肥瘦,以心撩之,命曰法天之常。灸之亦然。灸而过此者得恶火,则骨枯脉涩;刺而过此者,则脱气。

【解读】 黄帝说:自然界的十二经水应于人体的十二经脉,经水与经脉都有远近、深浅及水血多少的不同,如果把两者结合起来,用于针刺治疗是怎样的呢?岐伯回答说:胃受纳水谷,化生精微气血,滋润五脏六腑,所以说足阳明经为五脏六腑之海,其经脉最大而多气多血,其邪气偏盛的,热势必甚,所以刺这一经时,不深刺则邪不能散,不留针则邪气不能泻。足阳明经是多血多气的经脉,针刺六分深,留针时间十呼;足太阳经是多血少气的经脉,针刺五分深,留针时间七呼;足少阳经是少血多气的经脉,针刺四分深,留针时间五呼;足太阴经是多血少气的经脉,针刺三分深,留针时间四呼;足少阴经是少血多气的经脉,针刺二分深,留针时间三呼;足厥阴经是多血少气的经脉,针刺一分深,留针时间二呼;手三阴三阳经脉,均循行人体上半身,它们与输播血气的心肺两脏距离较近,气行迅速,其循行路径的皮肉薄、穴位浅、不宜深刺,经脉短、不宜久留针,刺入的深度,一般不超过二分,留针的时间一般不超过一呼。但人有老少之分,身体有长短、肥瘦的不同,必须根据具体情况,适当地运用针刺的手法,俟病气去,正气来复,然后出针,这是顺从自然之理。灸法也是如此，如果不能运用这些法则，灸得过度，反损害人体，这是所谓"恶火"，会出现骨髓枯槁、血脉凝涩的病变；针刺过度，还会发生脱泄元气的不良后果。

【原文】　黄帝曰：夫经脉之大小，血之多少，肤之厚薄，肉之坚脆，及䐃之大小，可为量度乎？岐伯答曰：其可为度量者，取其中度也，不甚脱肉而血气不衰也。若失度之人，消瘦而形肉脱者，恶可以度量刺乎？审切循扪按，视其寒温盛衰而调之，是谓因适而为之真也。

【解读】　黄帝说：人体的经脉有大小，血气有多少，皮肤有厚薄，肌肉有坚脆，块肉也有大小，这些都能度量吗？岐伯回答说：如果度量上述各方面，不是任何人都可以，要选择中等度身材、肌肉不甚消瘦、血气不甚衰弱的人为标准。若是形体消瘦、肌肉脱陷的人，是不能用同一个标准度量针刺的。所以必须通过切、循、扪、按等方法检查，测知脉力的虚实强弱，皮肤的厚薄，肌肉的坚脆，以及经脉气血的寒温盛衰等具体情况，来进行调治，这才称得起根据不同情况施用不同方法，掌握治疗的真正法则了。

·卷四·

经筋第十三

【原文】　足太阳之筋，起于足小指，上结于踝，邪上结于膝，其下循足外踝，结于踵，上循跟，结于腘；其别者，结于腨外，上腘中内廉，与腘中并上结于臀，上挟脊上项；其支者，别入结于舌本；其直者，结于枕骨，上头，下颜，结于鼻；其支者，为目上网，下结于頄；其支者，从腋后外廉，结于肩髃；其支者，入腋下，上出缺盆，上结于完骨；其支者，出缺盆，邪上出于頄。其病小指支跟肿痛，腘挛，脊反折，项筋急，肩不举，腋支缺盆中纽痛，不可左右摇。治在燔针劫刺，以知为数，以痛为输。名曰仲春痹也。

足少阳之筋，起于小指次指，上结外踝，上循胫外廉，结于膝外廉；其支者，别起外辅骨，上走髀，前者结于伏兔之上，后者结于尻；其直者，上乘䏚季胁，上走腋前廉，系于膺乳，结于缺盆；直者，上出腋，贯缺盆，出太阳之前，循耳后，上额角，交巅上，下走颌，上结于頄；支者，结于目眦为外维。其病小指次指支转筋，引膝外转筋，膝不可屈伸，腘筋急，前引髀，后引尻，即上乘䏚季胁痛，上引缺盆、膺乳、颈维筋急，从左之右，右目不开，上过右角，并蹻脉而行，左络于右，故伤左角，右足不用，命曰维筋相交。治在燔针劫刺，以知为数，以痛为输。名曰孟春痹也。

足阳明之筋，起于中三指，结于跗上，邪外上加于辅骨，上结于膝外廉，直上结于髀枢，上循胁，属脊；其直者，上循骭于，结于膝；其支者，结于外辅骨，合少阳；其直者，上循伏兔，上结于髀，聚于阴器，上腹而布，至缺盆而结，上颈，上挟口，合于頄，下结于鼻，上合于太阳，太阳为目上网，阳明为目下网；其支者，从颊结于耳前。其病足中指支胫转筋，脚跳坚，伏兔转筋，髀前肿，㿉疝，腹筋急，引缺盆及颊，卒口僻，急者目不合，热则筋纵，目不开。颊筋有寒，则急引颊移口，有热则筋弛纵缓不胜收，故僻。治之以马膏，膏其急者，以白酒和桂，以涂其缓者，以桑钩钩之，即以生桑灰置之坎中，高下以坐等，以膏熨急颊，且饮美酒，噉美炙肉，不饮酒者，自强也，为之三拊而已。治在燔针劫刺，以知为数，以痛为输。名曰季春痹也。

足太阴之筋，起于大指之端内侧，上结于内踝；其直者，络于膝内辅骨，上循阴股，结于髀，聚于阴器，上腹结于脐，循腹里，结于肋，散于胸中；其内者，著于脊。其病足大指支内踝痛，转筋痛，膝内辅骨痛，阴股引髀而痛，阴器纽痛，上引脐两胁痛，引膺中脊内痛。治在燔针劫刺，以知为数，以痛为输。命曰仲秋痹也。

足少阴之筋，起于小指之下，并足太阴之筋，邪走内踝之下，结于踵，与太阳之筋合而上结于内辅之下，并太阴之筋而上循阴股，结于阴器，循脊内，挟膂，上至项，结于枕骨，与足太阳之筋合。其病足下转筋，及所过而结者皆痛及转筋。病在此者，主痫瘈及痉，在外者不能俯，在内者不能仰。故阳病者，腰反折不能俯，阴病者不能仰。治在燔针劫刺，以知为数，以痛为输，在内者，熨引饮药。此筋折纽，纽发数甚者，死不治。名曰孟秋痹也。

足厥阴之筋，起于大指之上，上结于内踝之前，上循胫，上结内辅之下，上循阴股，结于阴器，络诸筋。其病足大指支内踝之前痛，内辅痛，阴股痛转筋，阴器不用，伤于内则不起，伤于寒则阴缩入，伤于热则纵挺不收。治在行水清阴气。其病转筋者，治在燔针劫刺，以知为数，以痛为输。命曰季秋痹也。

手太阳之筋，起于小指之上，结于腕，上循臂内廉，结于肘内锐骨之后，弹之应小指之上，入结于腋下；其支者，后走腋后廉，上绕肩胛，循颈，出走太阳之前，结于耳后完骨；其支者，入耳中；直者，出耳上，下结于颔，上属目外眦。其病小指支肘内锐骨后廉痛，循臂阴入腋下，腋下痛，腋后廉痛，绕肩胛引颈而痛，应耳中鸣痛引颔，目瞑良久乃得视，颈筋急则为筋瘘颈肿。寒热在颈者，治在燔针劫刺之，以知为数，以痛为输。其为肿者，复而锐之。名曰仲夏痹也。

手少阳之筋，起于小指次指之端，结于腕，上循臂，结于肘，上绕臑外廉，上肩，走颈，合手太阳；其支者，当曲颊入系舌本；其支者，上曲牙，循耳前，属目外眦，上乘颔，结于角。其病当所过者即支转筋，舌卷。治在燔针劫刺，以知为数，以痛为输。名曰季夏痹也。

手阳明之筋，起于大指次指之端，结于腕，上循臂，上结于肘外，上臑，结于髃；其支者，绕肩胛，挟脊；直者，从肩髃上颈；其支者，上颊，结于顺；直者，上出手太阳之前，上左角，络头，下右颔。其病当所过者支痛及转筋，肩不举，颈不可左右视。治在燔针劫刺，以知为数，以痛为输。名曰孟夏痹也。

手太阴之筋，起于大指之上，循指上行，结于鱼后，行寸口外侧，上循臂，结肘中，上臑内廉，入腋下，出缺盆，结肩前髃，上结缺盆，下结胸里，散贯贲，合贲下，抵季胁。其病当所过者支转筋，痛甚成息贲，胁急吐血。治在燔针劫刺，以知为数，以痛为输。名曰仲冬痹也。

手心主之筋，起于中指，与太阴之筋并行，结于肘内廉，上臂阴，结腋下，下散前后挟胁；其支者，入腋，散胸中，结于贲。其病当所过者支转筋，前及胸痛息贲。治在燔针劫刺，以知为数，以痛为输。名曰孟冬痹也。

手少阴之筋，起于小指之内侧，结于锐骨，上结肘内廉，上入腋，交太阴，挟乳里，结于胸中，循贲，下系于脐。其病内急，心承伏梁，下为肘网。其病当所过者支转筋，筋痛。治在燔针劫刺，以知为数，以痛为输。其成伏梁唾血脓者，死不治。名曰季冬痹也。

经筋之病，寒则反折筋急，热则筋弛纵不收，阴痿不用。阳急则反折，阴急则俯不伸。焠刺者，刺寒急也，热则筋纵不收，无用燔针。

足之阳明，手之太阳，筋急则口目为僻，眦急不能卒视，治皆如右方也。

【解读】 足太阳膀胱经的筋，起于足的小拇趾，上行并结聚于足的外踝，再斜行向上结聚于膝部；循行于足蹠下，沿足外踝的外侧，结聚于足跟，又沿足跟上行而结聚于膝腘内。它另行的一条支筋，结聚于腿肚的外侧，上行进入腘窝的内侧缘，与前一支筋并行，上结于臀部，再上行经过脊柱两旁，至头项；由此分出的支筋，另行入内并结聚于舌根。其直行的支筋，由项上行而结聚于枕骨，再至头顶，然后下至眉上，结聚于鼻的两旁。由鼻分出的支筋，像网络一样围绕而上至眼胞，然后向下结聚于颧骨处；又一支筋，由腋后外侧，上行而结聚于肩穴处；另一条支筋，由腋窝，向上出于缺盆处结聚于耳后完骨部；还有一条支筋，由缺盆部另出，斜行向上出于颧骨部。由本经筋所引起的病证表现为：足小拇趾及足跟疼痛，膝腘部挛急，脊背反张，项筋发紧，肩不能抬举，腋部牵扯缺盆部辗转疼痛，肩部不能左右摇动。治疗时应用火针速刺疾出的方法。针刺的次数以病情好转为度，以痛处作为针刺的穴位。这种病称为仲春痹。

足少阳胆经的筋，起于足的无名趾端，上行而结聚于外踝，并沿着胫骨外侧，向上结聚于膝部外缘；其支筋，另起于外辅骨，上行至髀部时，分为两支，其行在前面的，结聚于伏兔之上，行在后面的，结聚于尻部；它的直行筋，上行至肋下空软处，再至腋部的前缘，挟胸旁乳部而结聚于缺盆；又一直行筋，向上出于腋部，经过缺盆，行于足太阳经筋的前面，沿着耳后，上抵额面，在头顶上相交，再下行到颔部，然后又向上结聚于颧部；另有一条支筋，结于眼外角，为眼的外维。本经筋所发生的病症表现为：足的无名趾抽筋牵引至膝的外侧，膝关节僵直，膝窝里的筋拘紧，并牵引到前后的髀部和尻部，又向上牵及肋下空软处和软肋部疼痛，再向上牵引缺盆部、胸旁乳部、颈部等处，使所有连结的筋都感到拘急。如果从左侧向右侧维络的筋拘急时，右眼就无法睁开，这是因为本筋上行而过头的右面与跷脉并行的原因；另外左侧的筋与右侧的筋相连结，如左侧的筋受伤，右脚就不能活动。以上现象称为维筋相交。治疗时应采取火针速刺疾出的方法。针刺的次数以病情好转为度，以痛处作为针刺的穴位。这种病称为孟春痹。

足阳明胃经的筋，起于足的中趾，结聚于足背，沿足背的外侧斜行，上行至辅骨，结聚于膝的外侧，再直上而结聚于髀枢，然后沿胁部，联属于脊柱；其直行的一条支筋，向上沿胫骨而结聚于膝部；由此又分出的支筋，在外辅骨相结聚，并与足少阳经的筋相合；其直行的筋，上沿伏兔而结于髀，在阴器相会合，再向上散布于腹部，至缺盆部结聚，然后上沿颈部，挟口而行，至颧部会合后，又向下结聚于鼻部，上与足太阳经的筋相合，足太阳经的筋是上眼胞的纲维，足阳明经的筋是下眼胞的纲维；它的支筋由颊部结聚于耳前。本经筋所发生的病证表现在：足的中趾及胫部抽筋、足部颤动及强硬不适、伏兔部转筋、髀前部肿、阴囊肿大、腹筋拘急，并向上牵引缺盆及颊部，使口角突然歪斜。因受寒而引起筋拘急的，就会令眼闭合；因受热而导致筋驰缓的，就会使眼无法张开。颊筋受寒，就会牵引颊部，使口张开不能闭合；颊筋受热，就会使筋驰缓舒张、无力收缩，以致口角歪斜。治疗时可用马油膏涂擦拘急的面颊，用白酒调和桂末涂抹弛缓的面颊，用桑钩钩住口角，再将桑木炭火放在地坑中，地坑的深度要与病人坐位的高度相等。然后用马脂温熨拘急的面颊，同时饮点美酒，吃些熏肉之类的美味，就是不会喝酒的人，也要尽量喝一点，并在患处频频按摩。至于治疗患筋病的病人，就应采取火针速刺疾出的方法。针刺的次数，以见效为度，以痛处作为针刺的穴位。这种病称为季春痹。

足太阴脾经的筋，起于足的大拇趾内侧的尖端，上行而结聚于内踝；其直行的一条支筋，向上结聚于膝内辅骨，再沿大腿内缘，于髀部交结后聚会于阴器，又上行至腹部，在脐部相结聚，然后沿腹里，结聚于胁肋，并散布于胸中；其内部的支筋，附着于脊柱。本经筋所发生的病证表现为：足的大拇趾疼痛牵引至内踝痛，或抽筋痛、膝内辅骨痛、大腿内侧及髀部作痛，阴器有扭转痛感，并向上牵引脐部和两胁作痛，甚至引起胸的两旁和脊内痛。治疗本病时，应采取火针速刺疾出的方法。针刺的次数以见效为度，以痛处作为针刺的穴位。这种病为仲秋痹。

足少阴肾经的筋，起于足小拇趾的下方，与足太阴脾经的筋合并后，沿内踝骨的下方斜行，结聚于足跟，又与足太阳膀胱经的筋相合而上行，结聚于内辅骨下，并在此与足太阴经的筋合并，再沿着大腿的内侧上行，结聚于阴器，然后沿脊内，夹脊柱骨上行至项，结聚于枕骨，与足太阳膀胱经的筋相合。本经筋所发生的病证表现为：足下转筋，以致本经筋所到之处都疼痛、抽筋。病在足少阴经筋的，以痛证、拘挛、痉证为主要症状；病在背侧的不能前俯；病在胸腹侧的不能后仰。所以患阳病则项背拘急，腰向后反折而身体不能前俯；阴病则腹部拘急，身体就不能后仰。治疗本病时，应采取火针速刺疾出的方法。针刺的次数以病情好转为度，以痛处作为针刺的穴位；病在胸腹内的，可用法、导引、汤药来治疗。如转筋发作次数过多而病情危重的，就为不治之证。这种病称为孟秋痹。

足厥阴肝经的筋，起于足的大拇趾上，上行而结聚于内踝之前，再上行沿胫骨结于膝内辅骨的前方，然后沿大腿内侧，结聚于阴器，与其他经筋相联络。本经筋所发生的病证表现为：足的大拇趾疼痛牵引内踝前疼痛、内辅骨痛、大腿内侧痛而且抽筋、前阴功能障碍。如伤于房室，就会导致阳痿；伤于寒邪则阴器缩入；伤于热则阴器挺长不收。治疗本病时，应该行水以治厥阴之气，如属抽筋疼痛之类的病证，就应用火针速刺疾出的方法。针刺的次数以病情好转为度，以痛处作为针刺的穴位。这种病称为季秋痹。

手太阳小肠经的筋，起于手的小拇指的上端，结聚于手腕，再沿前臂内侧上行，结聚于肘内高骨的后方，如用手指弹拨此处的筋，小指就会有酸麻的感觉，再上行入内结聚于腋下；它的支筋，向后沿腋窝后缘，上行绕过肩胛，经过颈部，出于足太阳经筋之前，结聚于耳后完骨处；由此处分出的支筋，进入耳中；其直行的筋，于耳上出，下行结于颌部，又上行联属于眼外角。本经筋所发生的病证表现为：手的小拇指疼痛牵引肘内侧高骨后缘疼痛、沿臂的内侧至腋下及腋下后侧都疼痛、肩胛周围及颈部疼痛，并引起耳中鸣痛，牵引颌部使眼睛无法睁开，要过许久才能看东西；若颈筋拘急过甚，就导致筋痿、颈肿等证，颈部受寒热之气而发病的，应用火针速刺疾出的方法。针刺的次数以见效为度，以痛处作为针刺的穴位。如针刺后肿仍不消除，就再用锐利的针刺治。这种病称为仲夏痹。

手少阳三焦经的筋，起于手的无名指端，结聚于手腕，沿臂上行并结聚于肘部，再向上绕臑的外侧，行至肩部，然后至颈部与手太阳小肠经的筋相合。它的支筋，由曲颊部深入，系于舌根；另有一条支筋，上行于曲牙，沿耳前联属于眼外角，再向上经过额部，结聚于额角。本经筋所发生的病证表现为：经筋所过之处，出现疼痛、抽筋、舌卷等证。治疗时应采取火针速刺疾出的方法。针刺的次数以见效为度，以痛处作为针刺的穴位。将这种病证称为季夏痹。

手阳明大肠经的筋，起于手的食指之端，结于腕部，沿臂上行并结聚于肘部的外侧，再经过臑部而结于肩；它的支筋，绕过肩胛，挟脊柱两侧而行；其直行的筋，由肩上至颈部；出于手太阳小肠经筋的前方，再至左额角，络于头部，然后下行到右额。另一条支筋，上行于颊部，结聚于颧骨部。本经筋所发生的病证表现为：本筋经所经过的部位，出现疼痛、抽筋、肩不能抬、脖颈不能左右转动。治疗时应采取火针速刺疾出的方法。针刺的次数以见效为度，以痛处作为针刺的穴位。这种病称为孟夏痹。

手太阴肺经的筋，起于手的大拇指之端，沿指上行，结聚于鱼际部之后，经过寸口的外侧，沿臂内结聚于肘中，再上行于膈部内侧，进入腋下，出于缺盆，又结聚于肩前方，然后上行结于缺盆，再下行结聚于胸里，分散而贯穿贲门下部，与手厥阴经的筋相合后，下行直抵季胁。本经筋所发生的病症表现为：循行经过的部位，出现抽筋、疼痛，严重的则发展为息贲之证(息贲：五脏积病之一，因肺气积于胁下，喘息上贲而得名。病状为：恶寒发热、右胁痛、背痛、呕逆等——译者注)、两胁拘急、吐血。治疗时应采取火针速刺疾出的方法。针刺的次数以见效为度，以痛处作为针刺的穴位。这种病称为仲冬痹。

　　手厥阴心包络经的筋，起于手的中指之端，与手太阴肺经的筋并行，结聚于肘的内侧，再上行沿臂的内侧结聚于腋下，然后下行分散，前后夹胁肋；它的支筋，进入腋下，散布于胸中，结聚于贲门。本经筋所发生的病证表现为：其循行经过的部位，出现抽筋和胸部作痛，成为息贲证。治疗时应采取火针速刺疾出的方法。针刺的次数以见效为度，以痛处作为针刺的穴位。这种病称为孟冬痹。

　　手少阴心经的筋，起于手的小拇指的内侧，结聚于掌后高骨，再上行而结于肘部内侧，进入腋下，与手太阴肺经的筋相交叉，夹乳的内侧而结聚于胸中，然后沿着贲门，向下与脐部相连。本经筋所发生的病证表现为：胸内拘急、心下有积块坚伏而成伏梁(伏梁：五脏积病之一，起于心经气血凝滞，久治不愈，以致脐旁或脐上突起如手臂之物，伏而不动，如屋梁。——译者注)、肘部拘急、本经筋所循行经过的部位，都会抽筋、疼痛。治疗时，应采取火针速刺疾出的方法。针刺的次数，以见效为度，以痛处作为针刺的穴位。如果已成伏梁之证而吐脓血的，为不治之证，这种病称为季冬痹。

　　凡是经筋所发生的病证，遇寒则筋拘急；遇热就会使筋驰缓不收，阴痿不举。背部的筋拘急就会使身体向后反张，腹部的筋拘急就会使身体前俯而不能伸直。火针是用于刺治因寒而致筋急的，若因热而致筋驰缓，就不能再用火针了。而足阳明胃经和手太阳小肠经的筋拘急时，就会出现口眼歪斜、眼角拘急、视物模糊的症状，治疗时就可用上述治法。

骨度第十四

　　【原文】　黄帝问于伯高曰：脉度言经脉之长短，何以立之？伯高曰：先度其骨节之大小广狭长短，而脉度定矣。黄帝曰：愿闻众人之度，人长七尺五寸者，其骨节之大小长短各几何？伯高曰：头之大骨围二尺六寸，胸围四尺五寸，腰围四尺二寸。发所复者，颅至项尺二寸，发以下至颐长一尺，君子参折。结喉以下至缺盆中长四寸，缺盆以下至𩩲骬长九寸，过则肺大，不满则肺小。𩩲骬以下至天枢长八寸，过则胃大，不满则胃小。天枢以下至横骨长六寸半，过则回肠广长，不满则狭短。横骨长六寸半，横骨上廉以下至内辅之上廉长一尺八寸，内辅之上廉以下至下廉长三寸半，内辅下廉下至内踝长一尺三寸，内踝以下至地长三寸，膝腘以下至跗属长一尺六寸，跗属以下至地长三寸，故骨围大则太过，小则不及。角以下至柱骨长一尺，行腋中不见者长四寸，腋以下至季胁长一尺二寸，季胁以下至髀枢长六寸，髀枢以下至膝中长一尺九寸，膝以下至外踝长一尺六寸，外踝以下至京骨长三寸，京骨以下至地长一寸。耳后当完骨者广九寸。耳前当耳门者广一尺三寸，两颧之间相去七寸，两乳之间广九寸半，两髀之间广六寸半。足长一尺二寸，广四寸半。肩至肘长一尺七寸，肘至腕长一尺二寸半，腕至中指本节长四寸，本节至其末长四寸半。项发以下至脊骨长三寸半，脊骨以下至尾骶二十一节长三尺，上节长一寸四分分之一，奇分在下，故上七节至于脊骨九寸八分分之七，此众人之骨度也，所以立经脉之长短也。是故视其经脉之在于身也，其见浮而坚，其见明而大者，多血；细而沉者，多气也。

　　【解读】　黄帝问伯高：《脉度篇》里所说的人身经脉的长短，是依照什么标准确定的呢？伯高回答说：先度量出各骨节的大小、宽窄和长短，而后用这个标准确定脉的长度。黄帝说：我希望你谈谈一般人的骨度，一般人如以身长七尺五寸为准，全身各骨节的大小、长短是多少？伯高说：头盖骨周围长二尺六寸，胸围四尺五寸，腰围四尺二寸。头发所覆盖的部位叫颅，从头颅的前发际到颈项后实际长一尺二寸，从前发际下至颐端长一尺，五官端正、体格匀称的人，面部上、中、下三停的部位长度相等。从喉头隆起处到缺盆中(指天突穴处)长四寸，从缺盆中下行到蔽心骨(鸠尾骨)长九寸，若超过九寸的则肺脏大也，不满九寸的肺脏也小。从胸骨下端至天枢穴之间(脐中)长八寸，超过八寸的则胃大，不满八寸的则胃小。从脐到横骨长六寸半，超过六寸半的则大肠粗且长，不满六寸半的大肠细且短。横骨长六寸半，从横骨的上缘向下到股骨内侧上缘长一尺八寸,膝骨内侧部的上缘至下缘长三寸半,从膝骨内侧下缘向到内踝骨长一尺三寸,从内踝骨向到地长三寸,从膝腘之间向下沿小腿外侧到跗属长一尺六寸,从跗属向下到地长三寸,所以骨围大的骨也大,骨围小的骨也小。度量人的侧面,从额角到颈项之根部长一尺,从颈根向下到腋窝横纹隐伏处长四寸,从腋窝到季胁长一尺二寸,从季胁到髀枢长六寸,从髀枢到膝中长一尺九寸,从膝到外踝长一尺六寸,从外踝到京骨长三寸,从京骨到地长一寸。耳后两高骨间的宽度是九寸,耳前两听宫部位的宽度是一尺三寸,两颧之间的宽度是七寸,两乳之间的宽度是九寸半,两髀之间的宽度是六寸半。足的长度是一尺二寸,宽四寸半。肩端至肘长一尺七寸,肘至腕长一尺二寸半,腕至中指末根部长四寸,手指末节根部至指尖长四寸半。度量人的背部,从项后发际向下到膂骨大椎长三寸半,从大椎到尾骶骨共二十一节,长三尺,上七椎每节长一寸四分一厘,共长九寸八分七厘。其余不尽之数都在以下诸节平均计算。这是一般人周身的骨度,根据这个标准,确定了人体经脉的长短度数;同时可以观察人体的经脉,其呈现在体表浮浅而坚实或明显粗大的是多血之经,细而深伏的是多气之经。

五十营第十五

【原文】 黄帝曰:余愿闻五十营奈何? 岐伯答曰:天周二十八宿,宿三十六分,人气行一周,千八分。日行二十八宿,人经脉上下、左右、前后二十八脉,周身十六丈二尺,以应二十八宿,漏水下百刻,以分昼夜。故人一呼,脉再动,气行三寸,一吸,脉亦再动,气行三寸,呼吸定息,气行六寸。十息,气行六尺,日行二分。二百七十息,气行十六丈二尺,气行交通于中,一周于身,下水二刻,日行二十分有奇。五百四十息,气行再周于身,下水四刻,日行四十分。二千七百息,气行十周于身,下水二十刻,日行五宿二十分。一万三千五百息,气行五十营于身,水下百刻,日行二十八宿,漏水皆尽,脉终矣。所谓交通者,并行一数也,故五十营备,得尽天地之寿矣,气凡行八百一十丈也。

【解读】 黄帝说:我愿意听你说说经脉之气在人体运行五十周的情况是怎样的? 岐伯回答说:周天有二十八宿,每宿的距离是三十六分,人体的经脉之气,一昼夜运行五十周,合一千零八分。在一昼夜中日行周历了二十八宿,人体的经脉分布在上下、左右、前后,二十八脉,脉气在全身运行一周共十六丈二尺,恰好相应于二十八宿,并可用铜壶滴水下注百刻为标准,来划分昼夜,计算环周所需时间。所以人一呼气,脉跳动两次,脉气行三寸,一吸气,脉也跳动两次。脉气又行三寸,一呼一吸叫做一息,气行共六寸,十息气行共六尺。以二十七息而气行一丈六尺二寸计算,日行为二分有奇。二百七十息,每息六寸,脉气运行十六丈二尺,在此时间内,气行上下交流,内外贯通于经脉之中,在全身运行一周,漏水下注二刻,日行二十分有奇。二千七百息,脉气在全身运行十周,漏水下注二十刻,日行五宿二十分有奇。一万三千五百息,脉气在全身运行五十周,漏水下注一百刻,日行二十八宿。当一百刻的漏水滴尽时,脉气正好运行了五十周。前面所说上下交流,内外贯通的意思,就是二十八脉在全身运行一周的总数。人的脉气如果能够经常保持一昼夜运行五十周的话,身体可健康无病,活到天赋的年龄。脉气在人体运行五十周的总长度是八百一十丈。

营气第十六

【原文】 黄帝曰:营气之道,内谷为宝。谷入于胃,乃传之肺,流溢于中,布散于外。精专者,行于经隧,常营无已,终而复始,是谓天地之纪。故气从太阴出,注手阳明,上行注足阳明,下行至跗上,注大指间,与太阴合,上行抵髀,从脾注心中,循手少阴,出腋,下臂,注小指,合手太阳。上行乘腋,出颈内,注目内眦,上巅,下项,合足太阳。循脊下尻,下行注小指之端,循足心,注足少阴。上行注肾,从肾注心,外散于胸中,循心主脉,出腋,下臂,出两筋之间,入掌中,出中指之端,还注小指次指之端,合手少阳。上行注膻中,散于三焦,从三焦注胆,出胁,注足少阳。下行至跗上,复从跗注大指间,合足厥阴,上行至肝,从肝上注肺,上循喉咙,入颃颡之窍,究于畜门。其支别者,上额,循巅,下项中,循脊,入骶,是督脉也,络阴器,上过毛中,入脐中,上循腹里,入缺盆,下注肺中,复出太阴。此营气之所行也,逆顺之常也。

【解读】 黄帝说:营气能运行全身,以纳入饮食为最宝贵。水谷入胃以后,所化生的精微之气,先上输到肺,再流溢于内以营养脏腑,布散于外以滋养四肢百骸。其中最精纯的部分,则运行于经脉之中,经常营运不息,终而复始,这是自然的规律。营气的运行首先从手太阴肺经发出,注于手阳明大肠经,上行注入足阳明胃经,再循经下行至足背,流注于足大趾间,与足太阴脾经会合,沿脾经上行到达脾部,入腹到脾,从脾上传注心中,沿手少阴心经,出腋,循臂内侧下行,流注手小指尖端,与手太阳小肠经会合。沿臂外侧上行经过腋部,出眼下眶内,注于眼内角,再上行头顶,下走后项,与足太阳膀胱经会合。沿脊柱两侧下行至尾骶部,再下行注入足小趾尖端,斜下入足心,注于足少阴肾经。又从足心上行注入肾脏,由肾脏转注心脏,向外布散于胸中,沿手厥阴心包经,出腋窝,下行臂内侧,出于腕后两筋之间,入掌中,出于中指的尖端,又从中指端还出注入无名指的尖端,与手少阳三焦经相合。由手上行注于两乳之间的膻中,下膈散布于三焦,从三焦注于胆,出于胁部,注入足少阳胆经。沿股胫外侧下行至足背,又从足背注入足大趾,与足厥阴肝经相合。沿胫股内侧上行入腹至肝脏,从肝脏上注于肺脏,向上沿喉咙,入上腭之窍,深入于鼻内通脑之处。别行的分支,上行额部,沿头顶,下行项部的中央,沿脊柱下行入尾骶部,这是督脉;再由此向前络于阴器,从阴毛中部上行,入于脐中,上沿腹内,入缺盆,下行注于肺中,再从手太阴肺经发出。这就是营气运行的途径,自上而下,自下而上,阴阳经交相逆顺的正常情况。

脉度第十七

【原文】 黄帝曰:愿闻脉度。岐伯答曰:手之六阳,从手至头,长五尺,五六三丈。手之六阴,从手至胸中,三尺五寸,三六一丈八尺,五六三尺,合二丈一尺。足之六阳,从足上至头,八尺,六八四丈八尺。足之六阴,从足至胸中,六尺五寸,六六三丈六尺,五六三尺,合三丈九尺。跷脉从足至目,七尺五寸,二七一丈四尺,二五一尺,合一丈五尺。督脉、任脉各四尺五寸,二四八尺,二五一尺,合九尺。凡都合一十六丈二尺,此气之大经隧也。经脉为里,支而横者为络,络之别者为孙络,孙络之盛而血者疾诛之",盛者泻之,虚者饮药以补之。

【解读】 黄帝说:我愿听你谈谈脉的长度。岐伯回答说:手太阳,手少阳,手阳明,左右共六条手阳经,从手到头,每条经脉长五尺,五六合三丈。手太阴,手少阴,手厥阴,左右共六条手阴经,从手到胸中,每条经脉长三尺五寸,三六是一丈八尺,五六是三尺,共合二丈一尺。足太阳,足少阳,足阳明,左右共六条足阳经,从足上至头,每条经脉长八尺,六八是四丈八尺。足太阴,足少阴,足厥阴,左右共六条足阴经,从足至胸中,每条经脉长六尺五寸,六六是三丈六尺,五六是三尺,共合三丈九尺。左右跷脉,从足至目,每条长七尺五寸,二七是一丈四尺,二五是一尺,共合一丈五尺。督脉、任脉,每条长四尺五寸,二四是八尺,二五是一尺,两条经脉共合九尺。以上二十八条经脉的总长度是一十六丈二尺,这是营气循行的大隧道。经脉隐伏循行人体深部,从经脉分出支脉横行的是络脉,络脉别出的分支为孙络,孙络盛满而有瘀血的,应当立即用放血法去除瘀血,邪气盛的用泻法,正气虚的应服药进行调补。

【原文】 五脏常内阅于上七窍也。故肺气通于鼻,肺和则鼻能知臭香矣;心气通于舌,心和则舌能知五味矣;肝气通于目,肝和则目能辨五色矣;脾气通于口,脾和则口能知五谷矣;肾气通于耳,肾和则耳能闻五音矣。五脏不和则七窍不通,六腑不和则留结为痈。故邪在腑则阳脉不和,阳脉不和则气留之,气留之则阳气盛矣。阳气太盛则阴不和,阴脉不和则血留之,血留之则阴气盛矣。阴气太盛,则阳气不能荣也,故曰关。阳气太盛,则阴气弗能荣也,故曰格。阴阳俱盛,不得相荣,故曰关格。关格者,不得尽期而死也。

【解读】 五脏的精气,经常由体内分别外通于面部的七窍。肺气外通于鼻,肺脏的功能正常,鼻就能辨别香臭;心气外通于舌,心脏的功能正常,舌就能辨别五味;肝气外通于目,肝脏的功能正常,目就能辨别五色;脾气外通于口,脾脏的功能正常,口就能辨别饮食的味道;肾气外通于耳,肾脏的功能正常,耳就能辨别五音。如果五脏失于和利,则与其相通的七窍就不通畅;六腑失于调和通利,邪气留阻,气血凝结,发为痈疡。所以,邪在六腑,属阳的经脉会失于和利,阳脉失和则气行留滞,气行留滞则使阳气偏盛。如果阳气偏盛则影响属阴的经脉失于和调通利,阴脉失和,则血行留滞,血留滞则使阴气偏盛。如阴气太盛,影响到阳气不能营运入内与阴气相交,这叫做关。若阳气太盛,阳盛则阴病,阴气亦不能营运外出与阳气相交,这叫做格。若阴阳之气俱盛,表里相隔,彼此不能营运相交,这叫做关格。关格是阴阳离决、两相格拒的表现,出现这种情况,人就不能活到应该活到的年岁而早亡。

【原文】 黄帝曰:跷脉安起安止?何气营水?岐伯答曰:跷脉者,少阴之别,起于然骨之后,上内踝之上,直上循阴股入阴,上循胸里入缺盆,上出人迎之前,入頄属目内眦,合于太阳、阳跷而上行，气并相还则为濡目，气不营则目不合。黄帝曰：气独行五脏，不营六腑，何也？岐伯答曰：气之不得无行也，如水之流，如日月之行不休，故阴脉营其脏，阳脉营其腑，如环之无端，莫知其纪，终而复始。其流溢之气，内溉脏腑，外濡腠理。黄帝曰：跷脉有阴阳，何脉当其数？岐伯答曰：男子数其阳，女子数其阴，当数者为经，其不当数者为络也。

【解读】 黄帝说：跷脉从哪里起到哪里止，是哪一经的经气使它像流水一样营运呢？岐伯回答说：阴跷脉是足少阴肾经的别脉，起于然骨之后的照海穴，上行于内踝的上面，直向上沿大腿内侧入于前阴，而后沿着腹部上入胸内，入于缺盆，向上出入迎的前面，入颧部，连属于眼内角，与足太阳经、阳跷脉会合而上行。阴跷与阳跷的脉气并行回还而濡润眼目，若脉气不荣则目不合。黄帝说：阴跷之脉气，独行于五脏，没有营运到六腑是什么道理？岐伯回答说：脏气的流行是没有停息的，像水的流行、日月的运转，永不休止，所以阴脉营运五脏精气，阳脉营运六腑精气，如环无端，终而复始，无从知道它的起点，也无法计算它转流的次数。跷脉之气，流于内，灌溉五脏六腑，溢于外，濡润肌腠皮肤。黄帝说：跷脉有阴跷、阳跷的区别，那么怎样计算跷脉共长一丈五尺的长度，才能符合脉度十六丈二尺的总数呢？岐伯答：男子计算阳跷脉的长度，女子计算阳跷脉的长度；男子以阳跷为经，阴跷为络，女子以阴跷为经，阳跷为络。以前所说，跷脉共长一丈五尺，是从称为经的角度计算的，而络脉是不计算在总长度之内的。

营卫生会第十八

【原文】 黄帝问于岐伯曰：人焉受气？阴阳焉会？何气为营？何气为卫？营安从生？卫于焉会？老壮不同气，阴阳异位，愿闻其会。岐伯答曰：人受气于谷，谷入于胃，以传与肺，五藏六府皆以受气。其清者为营，浊者为卫，营在脉中，卫在脉外，营周不休，五十而复大会。阴阳相贯，如环无端。卫气行于阴二十五度，行于阳二十五度，分为昼夜，故气至阳而起，至阴而止。故曰日中而阳陇为重阳，夜半而阴陇为重阴。故太阴主内，太阳主外，各行二十五度，分为昼夜。夜半为阴陇，夜半后而为阴衰，平旦阴尽而阳受气矣。日中为阳陇，日西而阳衰，日入阳尽而阴受气矣。夜半而大会，万民皆卧，命曰合阴。平旦阴尽而阳受气，如是无已，与天地同纪。

黄帝曰：老人之不夜瞑者，何气使然？少壮之人不昼瞑者，何气使然？岐伯答曰：壮者之气血盛，其肌肉滑，气道通，营卫之行不失其常，故昼精而夜瞑。老者之气血衰，其肌肉枯，气道涩，五藏之气相搏，其营气衰少而卫气内伐，故昼不精夜不瞑。

黄帝曰：愿闻营卫之所行，皆何道从来？岐伯答曰：营出于中焦，卫出于下焦。

黄帝曰：愿闻三焦之所出。岐伯答曰：上焦出于胃上口，并咽以上，贯膈而布胸中，走腋，循太阴之分而行，还至阳明，上至舌，下足阳明，常与营俱行于阳二十五度，行于阴亦二十五度，一周也，故五十度而复大会于手太阴矣。

黄帝曰：人有热饮食下胃，其气未定，汗则出，或出于面，或出于背，或出于身半，其不循卫气之道而出何也？岐伯曰：此外伤于风，内开腠理，毛蒸理泄，卫气走之，固不得循其道，此气慓悍滑疾，见开而出，故不得从其道，故命曰漏泄。

黄帝曰：愿闻中焦之所出。岐伯答曰：中焦亦并胃中，出上焦之后，此所受气者，泌糟粕，蒸津液，化其精微，上注于肺脉，乃化而为血，以奉生身，莫贵于此，故独得行于经隧，命曰营气。

黄帝曰：夫血之与气，异名同类，何谓也？岐伯答曰：营卫者，精气也；血者，神气也。故血之与气，异名同类焉。故夺血者无汗，夺汗者无血，故人生有两死，而无两生。

黄帝曰：愿闻下焦之所出。岐伯答曰：下焦者，别回肠，注于膀胱而渗入焉。故水谷者，常并居于胃中，成糟粕而俱下于大肠，而成下焦。渗而俱下，济泌别汁，循下焦而渗入膀胱焉。

黄帝曰：人饮酒，酒亦入胃，谷未熟而小便独先下，何也？岐伯答曰：酒者，熟谷之液也，其气悍以清，故后谷而入，先谷而液出焉。

黄帝曰：善。余闻上焦如雾，中焦如沤，下焦如渎，此之谓也。

【解读】 黄帝问岐伯道：人是怎么接受气的？阴阳气是怎么会合的？什么气是营气，什么气是卫气？营气是从哪里产生的？卫气是在哪里与营气会合的？老年人与壮年人气的盛衰是不相同的，阴气与阳气互易其位，希望了解阳气与阴气是怎样会合的。岐伯回答说：人是从谷物那里接受气的。谷物进入胃里，胃里的谷气就传达到肺里，五脏六腑都接受了气，那清轻之气中，重浊之气就是卫气。营气在经脉之中，卫气在经脉之外，运行周旋而不休止。营气昼夜在体内运行五十周，再进行一次大的会合。阴气阳气互相贯通，环循往复，无始无终。卫气运气于阴经二十五次,运行于阳经二十五次,以此划分白天黑夜。所以卫气运行到阳经人就起床,运行到阴经人就入睡。所以说:中午阳气最盛,这个时候叫重阳;半夜阴气最盛,这个时候叫重阴。营气起始于手太阴经,而又会合于手太阴经,主内;卫气起始于足太阳经,而又会合于足太阳经,主外。营气、卫气一昼夜各行二十五次,据以划分白天黑夜。半夜是阴气最盛的时候,半夜以后阴气渐衰,黎明时阴气已尽,阳气兴起。中午是阳气最盛的时候,太阳偏时阳气渐衰。太阳下山时阳气已尽,阴气兴起。半夜时,营、卫二气都在阴分,是互相会合之时,万民都已入睡,名叫合阴。黎明时阴气已尽,阳气兴起。如是循环不止,与天地的运行规律同一。

黄帝问:老年人晚上不能入睡,是什么气使其如此的?少年人壮年人白天不能入睡,是什么气使其如此的?岐伯回答说:壮年人的气血旺盛,他们的肌肉滑润,气道通畅,营气、卫气的运行,不失其正常状态,所以白天精力充沛,而晚上睡得很好。老年人的气血虚弱,他们肌肉干枯,气道凝涩,五脏里面的气互相搏击,他们的营气虚弱量少,而卫气内耗,所以白天精力不充沛,晚上不能入睡。

黄帝问:希望听听营气、卫气的运行,是从哪个通道来的?岐伯回答说:营气出自中焦,卫气出自上焦。

黄帝说:希望了解三焦的气又出自何处?岐伯回答说:上焦的卫气出自胃上口,出气即顺着食道口上行,穿过膈膜,散布于胸中,走入腋下,顺着手太阴经下行至手指端,回转注入手阳明经,上行至舌头。下行注入足阳明经,与营气一道,常行不止。白天运行二十五次,夜间运行二十五次,一次为一小周;一昼夜共运行五十次,为一大周,大会于手太阴经。

黄帝问,人如果有热的饮食下到胃里,水谷尚未变成气,汗水就流出来了,或者从脸上流出,或者从背上流出,或者从半身流出,却不顺着卫气的通道流出。这是什么原因?岐伯回答说:这是因为体表受到风邪的伤害,体内腠理开张,汗毛伸直,腠理泄漏,卫气于是走向这些地方,所以不能顺着它固有的通道流动。这卫气急勇滑快,见孔即出,所以不能顺着固有的通道流动,因此叫做漏泄风。

黄帝说:希望知道中焦的营气出自何处。岐伯回答说:中焦也是胃口,在上焦的下面。中焦是接受水谷之气的,它泌去糟粕,接受津液,将它变化成精微的气,向上流注到肺脉里,于是变成了血,以保养身体,没有什么比这更宝贵的,所以能够单独在经脉里运行,这就叫营气。

黄帝问:血与气,名称不同却同是一类,这怎么解释?岐伯回答说:营气和卫气是至精之气,血是神明之气。所以血和气,名称不同,却是一类。汗和气,亦非两种。只是血主营,为阴为里,汗属卫,为阳为表。因此,失血过多的人,不要再发其汗,出汗过多的人,不要再取其血。因此人生有两死,脱阴亦死,脱阳亦死;人生无两生,孤阴不能生,孤阳亦不能生。

黄帝说:希望知道下焦出气的情况。

岐伯回答说:下焦在脐下,当膀胱上口,水谷的糟粕由此别行大肠,津液由此别透膀胱。原来水谷之物,经常同时聚集在胃里,形成糟粕,都下行到达大肠,到达下焦,水液渗透下行,经过滤出水液,顺着下焦渗入膀胱。

黄帝问:人喝了酒,酒也进入胃里,入胃的谷物尚未腐烂消化,唯独小便先排出,这是为什么呢?岐伯回答说:酒是酿熟了的谷物的水液,酒气勇而清,所以后于谷物进入胃里,由酒变成的尿却先于谷物排泄出来。

黄帝说:讲得好。我听说,上焦如雾,使水谷之气弥漫全身;中焦如沤,浸泡水谷使之腐烂变化;下焦如渎,使糟粕水液得以排泄,说的正是这种情况。

四时气第十九

【原文】 黄帝问于岐伯曰:夫四时之气,各不同形,百病之起,皆有所生,灸刺之道,何者为定?岐伯答曰:四时之气,各有所在;灸刺之道,得气穴为定。故春取经、血脉、分肉之间,甚者深刺之,间者浅刺之;夏取盛经孙络,取分间绝皮肤;秋取经腧,邪在府取之合;冬取井荥,必深以留之。

温疟汗不出,为五十九痏。风㾭肤胀,为五十七痏,取皮肤之血者,尽取之。飧泄,补三阴之上,补阴陵泉,皆久留之,热行乃止。转筋于阳治其阳;转筋于阴治其阴,皆卒刺之。

徒㾭,先取环谷下三寸,以铍针针之,已刺而筩之,而内之,入而复之,以尽其㾭,必坚。来缓则烦悗,来急则安静,间日一刺之,㾭尽乃止。饮闭药,方刺之时,徒饮之,方饮无食,方食无饮,无食他食，百三十五日。著痹不去，久寒不已，卒取其三里。骨为干。肠中不便，取三里，盛写之，虚补之。疬风者，素刺其肿上，已刺以锐针针其处，按出其恶气，肿尽乃止，常食方食，无食他食。

腹中常鸣，气上冲胸，喘不能久立，邪在大肠，刺肓之原、巨虚上廉、三里。小腹控睾，引腰脊，上冲心，邪在小肠者，连睾系，属于脊，贯肝肺，络心系。气盛则厥逆，上冲肠胃，熏肝，散于肓，结于脐。故取之肓原以散之，刺太阴以矛之，取厥阴以下之，取巨虚下廉以去之，按其所过之经以调之。善呕，呕有苦，长太息，心中憺憺，恐人将捕之，邪在胆，逆在胃，胆液泄则口苦，胃气逆则呕苦，故曰呕胆。取三里以下胃气逆，则刺少阳血络以闭胆逆，却调其虚实，以去其邪。饮食不下，膈塞不通，邪在胃脘，在上脘则刺抑而下之，在下脘则散而去之。小腹痛肿，不得小便，邪在三焦约，取之太阳大络，视其络脉与厥阴小络结而血者，肿上及胃脘，取三里。

睹其色，察其目，知其散复者，视其目色，以知病之存亡也。一其形，听其动静者，持气口人迎，以视其脉，坚且盛且滑者，病日进；脉软者，病将下；诸经实者，病三日已。气口候阴，人迎候阳也。

【解读】　黄帝问岐伯道：四时气候的变化，各有不同，而百病的产生，又与气候有一定的关系，怎样来决定针灸治疗的方法呢？岐伯回答说：四时邪气，侵袭人体而使人发病，但各有一定的部位；灸刺的原则，也应当根据不同的发病季节来确定有关的穴位。所以在春天针刺，就取用络脉分肉的间隙，病重的深刺，病轻的浅刺；在夏天针刺，就取用阳经、孙络，或取分肉之间，以及透过皮肤浅刺；在秋天针刺，就取用各经的输穴，如病邪在六腑的，可以取用合穴；在冬天针刺，就取用各经的井穴和荥穴，应深刺而且留针时间较长。

患温疟而不出汗的，可以取五十九个治疗热病的主要腧穴。患风水病，皮肤浮肿的，可以取五十七个治疗水病的主要腧穴。如果皮肤有血络，就应针刺放血。患飧泄证，应补三阴交穴，同时上刺阴陵泉，都应长时间留针，待针下有热感才可止针。患转筋在外侧部位的，取三阳经的腧穴；患转筋在内侧部位的，取三阴经的腧穴，都是用火针刺入。

患水肿而不兼风邪的，首先用铍针刺脐下三寸的部位，然后再用中空如筒的针刺入针处，以吸出腹中的水。反复这样做，把水放尽。水去之后，则肌肉坚实。若排水时排泄缓慢，就会使病人烦躁满闷；若排泄得较快，则病人觉得舒适安静。用此法可隔天刺一次，直至水尽为止，并兼服利水的药物。一般在刚进行针刺时服药，服药时不可吃东西吃东西时不可服药，开始禁食伤脾助湿的食物一百三十五天。患各种痹症经久不愈的，是有寒湿久留在内，应用火针刺足三里；如腹中感觉不适，就取足三里穴针治。邪气盛的就用下泻法，正气虚的就用补益法。患疬风病的，应经常用针刺其肿胀部位，然后再用锐利的针刺患处，并用手按压出毒气恶血，直到肿消为止。患者宜经常吃些适宜的食物。忌吃任何不利于调理的食物。

腹中时常鸣响，气上逆而冲向胸部，喘促，身体不能久立，说明邪在大肠，应用针刺气海、巨虚上廉、足三里。小腹部牵引睾丸作痛，连及腰脊上冲心而痛，表明邪在小肠而为小肠疝病，小肠下连睾系，向后附属于脊椎，与肝肺相通，联络心系。因此邪气盛时，就会使厥气上逆，冲犯肠胃，干扰肝脏，散布于肓膜，结聚于脐。所以治小肠病时应当取脐下的气海穴，以散邪气。针刺手太阴经以补肺经之虚；取足厥阴经，以泻肝经之实；取下巨虚穴以去小肠的病邪，并且按邪气所过的经脉取穴调治。病人时常呕吐，且呕吐物有苦味，常叹息，心里恐惧不安，如人将捕捉他一般，这是邪气在胆，胃气上逆所致。胆汁外泄，就会口感苦味，胃气上逆，就会呕出苦水来，所以叫呕胆。治疗时应足三里穴以降胃气之逆，刺足少阳经的血络，以抑制胆气之逆，然后根据病的虚实用补虚泻实的方法，调虚实去其邪。饮食入咽后，如停滞不下，就会感觉胸膈闭塞不通，这是邪气在胃脘所致。如邪气在上脘，就针刺上脘穴，使滞气下行；若邪气在下脘，就针刺下脘穴，用温而使其散行的方法，以散寒滞。小腹部肿痛，小便不通，这是邪在膀胱，下焦阻塞不通所致，应当取用足太阳经的大络委阳穴。如发现足太阳经的络脉与足厥阴经的孙络有瘀血结聚，且肿势又向上延及胃脘，就应该取足三里穴刺治。

针刺时，应注意观察病人的气色和眼神，从而推知正气的散失或恢复。观察病人目色的变化，可推知病邪的存在或消失。诊病时，医生要形神专注，察看病人的神态举止，诊其气口脉和人迎脉。如果脉象坚硬并且洪大而滑，说明邪气正盛，是病证日渐加重的迹象；如果脉象软而和缓，表明正气正在恢复，是病势将退的征兆；如病在各经而且脉坚实有力，说明病再过三天左右就会痊愈。气口脉属手太阴肺脉，为五脏之主，故以候手足各脉之阴；人迎脉属足阳明胃脉，胃为六腑之源，故以候手足各脉之阳。

五邪第二十

【原文】邪在肺,则病皮肤痛,寒热,上气喘,汗出,咳动肩背。取之膺中外腧,背三椎之傍,以手疾按之,快然,乃刺之,取之缺盆中以越之。

邪在肝,则两胁中痛,寒中,恶血在内,胻善瘈,节时肿,取之行间以引胁下,补三里以温胃中,取血脉以散恶血,取耳间青脉,以去其瘈。

邪在脾胃,则病肌肉痛,阳气有余,阴气不足,则热中善饥,阳气不足,阴气有余,则寒中肠鸣腹痛。阴阳俱有余,若俱不足,则有寒有热,皆调于三里。

邪在肾,则病骨痛阴痹,阴痹者,按之而不得,腹胀腰痛,大便难,肩背颈项强痛,时眩。取之涌泉、昆仑,视有血者尽取之。

邪在心,则病心痛喜悲,时眩仆,视有余不足而调之其输也。

【解读】邪气在肺,就会发生皮肤疼痛,恶寒发热,气上逆而喘,出汗,咳嗽引动肩背作痛。治疗时可取胸部外侧的中府、云门穴,以及背部第三椎旁开一寸半的肺俞穴,针刺前先用手快速地按压,若有舒畅的感觉,即在该处进行针刺,然后再取任脉的天突穴,以散越肺中邪气。

邪气在肝,就会发生两胁疼痛,肝旺乘脾,木旺土虚,中焦寒气偏盛,出现脾胃虚寒证;肝藏血,肝病可使瘀血留滞体内,肝主筋,若筋脉失养,小腿的筋会出现抽搐,关节时有肿痛。治疗时可取足厥阴肝经的荥穴行间,以引气下行缓解胁痛,补足阳明胃经三里穴,以温胃暖中,并针刺本经血络以散恶血,取足少阳经近耳根处的青络,以去其瘈痛的感觉。

邪气在脾胃,就会发生肌肉疼痛,如果阳气有余,阴气不足,阳邪入腑,胃热过盛,则出现进食不久即感饥饿的症状;如果阳气不足,阴气有余,脾脏虚寒,健运失职,则出现肠鸣、腹痛等证。若阴阳都有余,则脾胃邪气俱盛;阴阳都不足,则脾胃正气俱不足,而病发寒热。但无论是寒是热,都可以针刺足阳明经的合穴三里进行调治。

邪气在肾,则发生骨痛阴痹,所谓阴痹,其痛无定处,用手按摸也确定不了具体部位,同时会发生腹胀、腰痛,大便难,肩背颈项强痛,时常头眩。治疗时可取足少阴经的涌泉穴和足太阳经的昆仑穴。如发现有郁血现象,均应刺之出血。

邪气在心,则发生心痛,喜悲伤,时常有眩晕、昏仆等证,应视病证的虚实,取本经的腧穴,用补虚泻实的方法进行调治。

寒热病第二十一

【原文】 皮寒热者,不可附席,毛发焦,鼻槁腊,不得汗,取三阳之络,以补手太阴。肌寒热者,肌痛,毛发焦而唇槁腊,不得汗,取三阳于下,以去其血者,补足太阴,以出其汗。骨寒热者,病无所安,汗注不休。齿未槁,取其少阴于阴股之络;齿已槁,死不治。骨厥亦然。骨痹,举节不用而痛,汗注烦心,取三阴之经,补之。身有所伤,血出多,及中风寒,若有所堕坠,四支懈惰不收,名曰体惰,取其小腹脐下三结交。三结交者,阳明、太阴也,脐下三寸关元也。厥痹者,厥气上及腹,取阴阳之络,视主病也,写阳补阴经也。

颈侧之动脉人迎,人迎,足阳明也,在婴筋之前。婴筋之后,手阳明也,名曰扶突。次脉,足少阳脉也,名曰天牖。次脉,足太阳也,名曰天柱。腋下动脉,臂太阴也,名曰天府。阳迎头痛,胸满不得息,取之人迎。暴喑气鞕,取扶突与舌本出血。暴聋气蒙,耳目不明,取天牖。暴挛痫眩,足不任身,取天柱。暴瘅内逆,肝肺相搏,血溢鼻口,取天府。此为天牖五部。

臂阳明有入頄遍齿者,名曰大迎,下齿龋取之。臂恶寒补之,不恶寒写之。足太阳有入頄遍齿者,名曰角孙,上齿龋取之,在鼻与頄前。方病之时,其脉盛,盛则写之,虚则补之。一曰取之出鼻外。足阳明有夹鼻入于面者,名曰悬颅,属口,对入系目本,视有过者取之。损有余,益不足,反者亦甚。足太阳有通项入于脑者,正属目本,名曰眼系,头目苦痛,取之在项中两筋间。入脑乃别阴跷阳跷,阴阳相交,阳入阴,阴出阳,交于目锐眦,阳气盛则瞋目,阴气盛则瞑目。热厥取足太阴、少阳,皆留之;寒厥取足阳明、少阴于足,皆留之。舌纵涎下,烦悗,取足少阴。振寒洒洒,鼓额,不得汗出,腹胀烦悗,取手太阴。刺虚者,刺其去也;刺实者,刺其来也。

春取络脉,夏取分腠,秋取气口,冬取经输。凡此四时,各以时为齐。络脉治皮肤,分腠治肌肉,气口治筋脉,经输治骨髓、五藏。

身有五部:伏兔一;腓二,腓者,腨也;背三;五藏之腧四;项五。此五部有痈疽者死。

病始手臂者,先取手阳明、太阴而汗出;病始头首者,先取项太阳而汗出;病始足胫者,先取足阳明而汗出。臂太阴可汗出,足阳明可汗出。故取阴而汗出甚者,止之于阳;取阳而汗出甚者,止之于阴。凡刺之害,中而不去则精泄,不中而去则致气;精泄则病甚而恇,致气则生为痈疽也。

【解读】 邪在皮肤而发生的寒热病,皮肤疼痛,不能着席而卧,毛发焦枯,鼻内干燥,汗不得出,治疗可取足太阳膀胱经的络穴飞扬以泄表热,再针刺手太阴肺经的穴位以补肺气。邪在肌肉而发生的寒热病,肌肉疼痛,毛发焦枯,口唇干燥,汗不得出,治疗可取足太阳膀胱经在下肢的络穴飞扬,以祛除其中的瘀血,并补足太阴脾经的穴位,以出其汗。邪在骨而发生寒热病,患者烦躁不安,汗出如注而不止。如果牙齿尚未枯槁,治疗可取足少阴肾经的络穴大钟;如果牙齿已经枯槁,为不治的死证。骨厥的诊断和治疗也是这样。骨痹之病,全身所有的关节不能随意活动而疼痛,汗出如注,心中烦燥,治疗可取三阴经的穴位,用补法。身体受了创伤,出血过多,又受到风寒之邪的侵袭,或从高处坠落跌伤,以致四肢急惰而不能运动,这种病名叫"体惰",治疗可取小腹部在脐下的三结交。所谓"三结交",是足阳明胃、足太阴脾与任脉三经交结之处,在脐下三寸,就是关元穴。厥痹之病,厥逆之气上及腹部,治疗可取与本病有关的阴经或阳经的络穴,但必须观察以何经之病为主,在阳经用泻法,在阴经用补法。

颈部两侧的动脉是人迎,人迎属于足阳明胃经,位于颈筋的前面。颈筋的后面是手阳明经,有穴叫扶突。向后次一行的经脉是足少阳经,有穴叫天牖。再向后次一行的经脉是足太阳经,有穴叫天柱。腋窝下方的动脉处,是手太阴经,有穴叫天府。阳经邪气上逆而发生头痛,胸中满闷,呼吸不利,治疗可取人迎穴。突然声哑,喉舌强硬,可取扶突穴,并针刺舌根出血。突然耳聋,视物不清,耳不聪目不明,可取天牖穴。突然发作的拘挛、癫痫、眩晕,两足站立不稳,不能支撑身体,可取天柱穴。突然发生热病,使在内的气机逆乱,肝肺两经邪火相争,血往上溢,口鼻出血,可取天府穴。这就是天牖等五个穴位的部位及其主治的病证。

手阳明大肠经有走入颧骨遍络于齿龈的,有穴名叫大迎,下齿龋痛,可取手阳明经的某些穴位治疗。如果臂部恶寒的用补法,不恶寒的用泻法。足太阳膀胱经也有走入颧骨遍络齿龈的,有穴名叫角孙,上齿龋痛,可取足太阳经在鼻与颧骨前的穴位治疗。刚刚发病的时候,其脉气充盛,可用泻法,如果脉气虚,可用补法。另一种说法,上龋齿痛可取鼻外侧的禾髎、迎香等穴治疗。足阳明胃经有夹行于鼻两侧而走入面部的,有穴名叫悬颅,该经脉下行的联属于口,上行的对着口角而走入眼睛深部,诊视该部如有病变,可取悬颅穴治之。有余者泻之,不足者补之;如果补泻反用,就会使疾病加重。足太阳膀胱经有通于项后入走脑部的,直接联属于眼睛深部,名叫目系,头目疼痛,可取项中两筋之间的玉枕穴。足太阳膀胱经入脑后才分出两支联属于阴跷和阳跷,阴跷和阳跷相互交会,阳跷由外入里,阴跷由里出外,交会于目内眦的睛明穴处。如果阳气偏盛眼睛就睁大,阴气偏盛眼睛就闭合。热厥证,可取足太阴脾经、足少阳胆经的腧穴,都应当留针;寒厥证,可取足阳明胃经、足少阴肾经在足部的腧穴,且都应当留针。舌纵缓不收,口角流涎,心中烦闷,可取足少阴肾经的腧穴。身体恶寒,甚至两颔颤抖,汗不得出,腹胀,烦闷,可取手太阴肺经的腧穴。针刺虚证,当顺着脉气去的方向转针;针刺实证,当迎着脉气来的方向转针。

春季针刺多取络脉间的穴位,夏季针刺多取分肉腠理间的穴位,秋季针刺多取气口部的穴位,冬季针刺多取经脉的腧穴。大凡这四季的刺法,是以各个时令为刺剂的标准。刺络脉间的穴位可治皮肤的病,刺分肉腠理间的穴位可治肌肉的病,刺气口的穴位可治筋脉的病,刺经俞可治骨髓、五脏的病。

身体有五处重要的部位:一是大腿前方的伏兔部,二是小腿肚部,三是背部中行的督脉部,四是五脏的背俞穴部,五是项部。这五个部位如果发生痈疽,预后多不良。

疾病开始发生于手部臂部的,应先取阳明大肠经、手太阴肺经的穴位,使其出汗;疾病开始发生在头部的,应先取项部足太阳膀胱经的穴位,使其出汗;疾病开始发生于足胫部的,应先取足阳明经的穴位,使其出汗。针刺手太阴肺经的穴位可以发汗,针刺足阳明胃经的穴位也可以发汗。如果针刺阴经而汗出过多的,可刺阳经来止汗;针刺阳经而汗出过多的,可刺阴经来止汗。大凡误用针刺的危害有二:一是刺中病邪而留针不去,则易使精气外泄;二是尚未刺中病邪即出针,则会使邪气凝聚不散。精气外泄则会使病情加重、形体更趋衰弱,邪气凝聚不散则易变生痈疽外证。

癫狂第二十二

　　【原文】　目眦外决于面者，为锐眦；在内近鼻者为内眦。上为外眦，下为内眦。

　　【解读】　眼角向外开裂于面颊一侧的，称锐眦；眼角向内开裂于近鼻一侧的，称内眦。上眼胞属外眦，下眼胞属内眦。

　　【原文】　癫疾始生，先不乐，头重痛，视举目赤，其作极已而烦心。候之于颜，取手太阳、阳明、太阴，血变而止。癫疾始作而引口啼呼喘悸者，候之手阳明、太阳左强者攻其右，右强者攻其左，血变而止。癫疾始作而反僵，因而脊痛，候之足太阳、阳明、太阴、手太阳，血变而止。

　　【解读】　癫病将要发作时，病人先出现精神抑郁、闷闷不乐，头重而痛，两目上视，眼睛发红等症，当其严重发作之后，感到烦乱不宁。诊断时，可通过察看天庭部的色泽，来推测病之将要发作。治疗时，应取手太阳经的支正、小海，手阳明经的偏历、温溜，手太阴经的太渊，列缺等穴，针刺泻去邪血，待其血色变至正常而后止针。癫病开始发作，口角常被牵引以致歪斜，啼哭呼叫或见喘促心悸等证，治疗时，应取手阳明、太阳二经的穴位，观察其病之所在，采用缪刺法，向左侧牵引的，刺其右侧；向右侧牵引的，刺其左侧，待其血色变至正常，而后止针。癫病开始发作，先出现背强反张，身体僵直，因而脊背疼痛，治疗时，取足太阳经、足阳明经、足太阴经和手太阳经的穴位，观察其病候所在，进行针刺，待其血色变至正常，而后止针。

　　【原文】　治癫疾者，常与之居，察其所当取之处。病至，视之有过者泻之，置其血于瓠壶之中。至其发时，血独动矣，不动，灸穷骨二十壮，穷骨者，骶骨也。

　　【解读】　治疗患癫病的人，应该常和病人居住在一起，借此观察发病时的情况和变化，以便确定应当针刺的经脉穴位。即将发病时，看到有病的经脉，施行针刺泻血，把刺出的血，盛在葫芦里，到其发病时，其血独动，若不动时，可在穷骨施灸二十壮，所谓穷骨，就是尾骶骨(指长强穴)。

　　【原文】　骨癫疾者，颊齿诸腧分肉皆满，而骨居，汗出烦悗。呕多涎沫，气下泄，不治。筋癫疾者，身倦挛急脉大，刺项大经之大杼。呕多涎沫，气下泄，不治。脉癫疾者，暴仆，四肢之脉皆胀而纵。脉满，尽刺之出血；不满，灸之挟项太阳，灸带脉于腰相去三寸，诸分肉本输，呕多涎沫，气下泄，不治。癫疾者，疾发如狂，死不治。

　　【解读】　病深入骨的骨癫病，在腮、齿各腧穴的分肉之间，被邪气壅滞而胀满，骨骼强直，出汗，心中烦闷。若有呕吐很多涎沫及气陷于下的，为脾肾俱败，这是不治的死证。病入筋的筋癫病，身体倦屈，痉挛拘急，脉大，可针刺足太阳在项后第一椎旁的大杼穴。若呕吐很多涎沫，气陷于下的，为脾肾俱败，这是不治的死证。病入脉的脉癫病，卒然仆倒，四肢的脉皆胀而弛纵。如果脉胀满的，都要刺其出血；脉不胀满的，可灸挟项两旁的足太阳经的天柱、大杼等穴，再灸足少阳胆经的带脉穴，此穴在距腰间三寸许的部位。各经分肉之间和四肢的腧穴，皆可酌情取用。若呕吐很多涎沫，气陷于下的，为脾肾俱败，这是不治的死证。患癫病的，如突然发作如狂一样的证候，也是不治的死证。

　　【原文】　狂始生，先自悲也，喜忘，苦怒，善恐者，得之忧饥。治之取手太阴、阳明，血变而止，及取足太阴、阳明。狂始发，少卧不饥，自高贤也，自辩智也，自尊贵也，善骂詈，日夜不休，治之取手阳明、太阳、太阴、舌下、少阴。视脉之盛者，皆取之；不盛，释之也。

　　【解读】　狂病开始发生时，患者常先有悲哀的心情，好忘事，容易发怒，时常恐惧，大多由于过度忧愁和饥饿所致。治疗时应先取手太阴经、手阳明经的穴位，针刺泻去邪血，待血色变至正常，而后止针，又可刺取足太阴经、足阳明经的穴位，以配合治疗。狂病开始发作时，患者常有睡眠少，不饥饿，自以为了不起，自以为最聪明、最尊贵等理智失常的狂妄表现，并且经常骂人，日夜吵闹不休，治疗时应取手阳明经、手太阳经、手太阴经的穴位和廉泉穴、手少阴心经的神门、少冲等穴。要观察上述各经脉，凡是充盛的都可针刺出血，不充盛的可不取刺。

　　【原文】　狂言、惊、善笑、好歌乐、妄行不休者，得之大恐，治之取手阳明、太阳、太阴。狂，目妄见、耳妄闻、善呼者，少气之所生也，治之取手太阳、太阴、阳明、足太阴、头、两颌。狂者多食，善见鬼神，善笑而不发于外者，得之有所大喜，治之取足太阴、太阳、阳明，后取手太阴、太阳、阳明。狂而新发，未应如此者，先取曲泉左右动脉，及盛者见血，有倾已；不已，以法取之，灸骶骨二十壮。

　　【解读】　狂病患者，言语狂妄，善惊，好笑，喜欢歌唱，乱跑乱动无有休止，是由于受了大惊大恐伤其神志所致，治疗时应取刺手阳明经、手太阳经、手太阴经的穴位。狂病患者，两目妄见异物，两耳妄闻异声，时常呼喊，是由于气衰神怯所致，治疗时应取刺手太阳经、手太阴经、手阳明经、足太阴经及头部、两腮的穴位。狂病患者，饮食量多不知饥饱，幻视似见鬼神，经常冷笑而不出声的，是由于过度喜乐伤神所致，治疗时，应取刺足太阴经、足太阳经、足阳明经的穴位，再刺手太阴经、手太阳经、手阳明经的穴位。狂病属于新起，未出现以上狂病各节证候的，先取足厥阴经的左右曲泉穴，以及各盛满的经脉，刺其出血，病可很快痊愈；如果仍然不好的，可依照前述治狂病的方法取穴刺治，并灸骶骨长强穴二十壮。

【原文】 风逆暴四肢肿，身漯漯，晞然时寒，饥则烦，饱则善变，取手太阴表里，足少阴、阳明之经，肉清取荥，骨清取井，经也。

【解读】 外感风邪，厥气内逆的病，突然四肢发肿，全身发冷战慄，口出晞嘘之声，饥饿时感觉烦闷，吃饱后则动扰不宁，治疗时可刺手太阴经及与其相表里的手阳明经的穴位，以祛风邪；又可取刺足少阴经、足阳明经的穴位，以调逆气。如果肌肉清冷的，可取刺上述四经的荥穴，以祛其寒；寒冷入骨的，可取刺上述四经的井穴和荥穴，以泻其水邪。

【原文】 厥逆为病也，足暴清，胸若将裂，肠若将以刀切之，膜而不能食，脉大小皆涩，暖取足少阴，清取足阳明，清则补之，温则泻之。

【解读】 厥逆为病，两足突然清冷，胸部好像将要裂开一样的难受，腹部好像被刀割切一样的疼痛，膜胀不能进食，脉搏不论大小均呈涩象。这样的病，如身体温暖的当取刺足少阴经的穴位；身体清冷的当取刺足阳明经的穴位；清冷的用补法，温暖的用泻法。

【原文】 厥逆腹胀满，肠鸣，胸满不得息，取之下胸二胁咳而动手者，与背腧以手按之立快者是也。内闭不得溲，刺足少阴、太阳与骶上以长针，气逆则取其太阴、阳明，厥甚取少阴、阳明动者之经也。少气，身漯漯也，言吸吸也，骨酸体重，懈惰不能动，补足少阴。短气，息短不属，动作飞索，补足少阴；去血络也。

【解读】 厥气上逆，如有腹部胀满、肠鸣、胸满而呼吸不利的，当取刺胸下左右两胁的穴位，让病人咳嗽，动而应手处，即是其穴。再取背部穴位，以手按之有舒快感的部位即是。下焦肾、膀胱的气化功能失常，小便不通的，当取刺足少阴经的穴位和足太阳经的穴位，再在尾骨端的长强穴，用长针刺之。气上逆的，当取刺足太阴脾经、足阳明胃经、足厥阴肝经的穴位；气逆较甚的，取足少阴肾经和足阳明胃经穴位配合施治，并在出现证候的经脉上针刺，以降其逆气。少气的病人，身体发寒战，言语断断续续不能连接，骨节酸疼，身体困重，四肢乏力，懒于动作，治疗这种病当取刺足少阴经的穴位，施以补法。短气的患者，呼吸迫促而不能接续，动作时呼吸更觉困难，治疗时亦当取刺足少阴经，施以补法；如发现有血络的，则当针刺去血。

热病第二十三

【原文】 偏枯，身偏不用而痛，言不变，志不乱，病在分腠之间。巨针取之，益其不足，损其有余，乃可复也。痱之为病也，身无痛者，四肢不收，智乱不甚，其言微知，可治；甚则不能言，不可治也。病先起于阳，后入于阴者，先取其阳，后取其阴，浮而取之。

热病三日，而气口静、人迎躁者，取之诸阳，五十九刺，以写其热而出其汗，实其阴以补其不足者。身热甚，阴阳皆静者，勿刺也；其可刺者，急取之，不汗出则泄。所谓勿刺者，有死征也。热病七日、八日，脉口动，喘而短者，急刺之，汗且自出，浅刺手大指间。热病七日、八日，脉微小，病者溲血，口中干，一日半而死；脉代者，一日死。热病已得汗出，而脉尚躁，喘且复热，勿刺肤，喘甚者死。

热病七日、八日，脉不躁，躁不散数，后三日中有汗；三日不汗，四日死。未曾汗者，勿腠刺之。

热病先肤痛，窒鼻，充面，取之皮，以第一针，五十九；苛轸鼻，索皮于肺，不得索之火，火者，心也。热病先身涩，倚而热，烦悗，干唇口嗌，取之脉，以第一针，五十九；肤胀口干，寒汗出，索脉于心，不得索之水，水者，肾也。热病嗌干多饮，善惊，卧不能起，取之肤肉，以第六针，五十九；目眦青，索肉于脾，不得索之木，木者，肝也。热病面青，脑痛，手足躁，取之筋间，以第四针，于四逆；筋躄目浸，索筋于肝，不得索之金，金者，肺也。热病数惊，瘈疭而狂，取之脉，以第四针，急写有余者；癫疾毛发去，索血于心，不得索之水，水者，肾也。热病身重骨痛，耳聋而好瞑，取之骨，以第四针，五十九刺；骨病不食，啮齿，耳青，索骨于肾，不得索之土，土者，脾也。热病不知所痛，耳聋，不能自收，口干，阳热甚，阴颇有寒者，热在髓，死不可治。热病头痛，颞颥目瘈脉痛，善衄，厥热病也，取之以第三针，视有余不足。寒热痔。热病体重，肠中热，取之以第四针，于其腧及下诸指间，索气于胃胳,得气也。热病挟脐急痛,胸胁满,取之涌泉与阴陵泉,取以第四针,针嗌里。热病而汗且出,及脉顺可汗者,取之鱼际、太渊、大都、太白,写之则热去,补之则汗出,汗出太甚,取内踝上横脉以止之。热病已得汗而脉尚躁盛,此阴脉之极也,死;其得汗而脉静者,生。热病者,脉尚盛躁而不得汗者,此阳脉之极也,死;脉盛躁得汗静者,生。

热病不可刺者有九:一曰汗不出,大颧发赤,哕者死;二曰泄而腹满甚者死;三曰目不明,热不已者死;四曰老人婴儿,热而腹满者死;五曰汗不出,呕下血者死;六曰舌本烂,热不已者死;七曰咳而衄,汗不出,出不至足者死;八曰髓热者死;九曰热而痉者死——腰折,瘈疭,齿噤龄也。凡此九者,不可刺也。

所谓五十九刺者,两手外内侧各三,凡十二痏;五指间各一,凡八痏,足亦如是;头入发一寸傍三分各三,凡六痏;更入发三寸边五,凡十痏;耳前后口下者各一,项中一,凡六痏;巅上一,囟会一,发际一,廉泉一,风池二,天柱二。

气满胸中喘息,取足太阴大指之端,去爪甲如薤叶,寒则留之,热则疾之,气下乃止。心疝暴痛,取名太阴、厥阴,尽刺去其血络。喉痹舌卷,口中干,烦心,心痛,臂内廉痛,不可及头,取手小指次指爪甲下,去端如韭叶。目中赤痛,从内眦始,取之阴跷。风痉身反折,先取足太阳及腘中及血络出血;中有寒,取三里。癃,取之阴跷及三毛上及血络出血。男子如蛊,女子如怛,身体腰脊如解,不欲饮食,先取涌泉见血,视跗上盛者,尽见血也。

【解读】偏枯病,即偏风,半身不遂而疼痛,言语与平常没有区别,神志不乱,表明病邪存在于分肉腠理之间。治疗时用大针针刺,补不足的阳气,泻不足的阴气,身体就可以康复。风痱病的症状,身无痛处,四肢不能收放,神志混乱得不严重,言语能让人略微听清,可以治愈,严重的说不出话来,就无法治了。先治本后治标,病起始于阳分,后深入阴分的,先刺阳经的穴位,后刺阴经的穴位,要根据病邪侵入的表里决定用针的深浅。

热病生了三天,气口脉平静,人迎脉浮躁,应取阳经的穴位,刺五十九针,以泻去热气,并使其出汗。又充实阴经,以补阴气的不足。周身热得厉害,是由于阴阳交争,阴脉阳脉都处于相对静止的状态,这就不要用针了;如若还可以用针,应尽快取穴针刺,虽不能使其出汗,仍可用泻法。所谓不要用针,是有死亡的预兆。热病生了七天、八天,寸口脉喘动而头脑晕眩的,热犹未去,须赶快用浅针刺手太阳经大指间的少商穴,汗将自出;汗不出,可深刺。热病生了七天、八天,脉象微小,是热重。病人小便带血,口中干燥,过一天半就会死。若见代脉,是脏气衰绝,一天之内就会死。热病已经出汗,脉象本当调和,却仍然躁动,气喘,而且又全身发热,就不用针刺了。喘得厉害,是热气太盛,肯定死。热病生了七天、八天,脉不躁动,即使躁动也不散不频,再过三天,出了汗热气减退,病就会好。三天之内仍不出汗,第四天就会死。未曾出汗的,就不用针刺了。

热病,先是皮肤痛,鼻塞,面目浮肿,都是肺热伤皮,应在皮肤上取穴治疗,用九针中的第一刺,即头大末尖的镵针,针刺五十九次。鼻子长小疹,应从肺的经脉上去寻求针刺皮肤的穴位,而不能从在五行中属火的心的经脉上去寻求。热病,先是热重而皮肤粗涩,心中烦闷,嘴唇咽喉干燥,应取肺脉的穴位,用九针中的第一镵针,刺五十九次,以泻阳气。腹胀,口干,出冷汗,应从心的经脉上去寻求针刺的穴位,而不能从在五行中属水的肾的经脉上去寻求。热病,咽头干燥,饮水多,容易惊恐,睡不安稳,应从皮肉上取穴,用九针中的第六针即员利针,刺五十九次。有的眼角发青。应从脾的经脉上去寻求针刺肌肉的穴位,而不能从在五行中属木的肝的经脉上去寻求。热病,面色发青,头痛,手足躁动,应取筋间的穴位,用九针中的第四针锋针刺四肢。足不能行,泪出不收,应从肝的经脉上去寻求针刺筋间的穴位,而不能从在五行中属金的肺上去寻求。热病,频频惊恐,筋骨抽搐,精神狂乱,应刺血络,用九针中的第四针即锋针,快针泻有余的热邪。可能并发癫疾,毛发脱落。应从心的经脉上去寻求出血的穴位,而不能从在五行中属水的肾的经脉上去寻求。热病,身体沉重,骨骼疼痛,耳聋,喜欢闭目,应当取刺骨的穴位,用九针中的第四针即锋针,刺五十九次。骨病不欲进食,咬牙切齿,两耳发青,应从肾的经脉上去寻求刺骨热的穴位,而不应从五行中属土的脾的经脉寻求。热病,不知道痛的部位,耳聋,四肢不能收放,口干,阳脉热重,阴脉略微有寒,热邪深入骨髓,是至死不治的绝症。热病,头痛,颞角及眼区筋脉牵掣作痛,容易出鼻血,这是热上逆的厥热病,用九针中的第三针即鍉针刺穴位,根据血气的虚实,泻有余的热邪,补正气的不足。此法也可用于治寒热痔。热病,身体沉重,肠中热重,这是胃热病,取穴用九针中的第四针即锋针,刺胃经的腧穴,以及手足指间八处胃络,以得气为限。热病,肚脐两侧剧痛,这是肾经热病;胸胁部胀满,这是脾经热病。应取足少阴肾经的涌泉穴和足太阴脾经的阴陵泉穴,用九针中的第四针即锋针。因肾、脾二经都上络咽嗌,故又可刺舌下部的廉泉穴。热病,汗自出，以及阳证得阳脉，脉与证相顺，可以出汗的，取手大指本节后内侧的鱼际穴，掌后陷中的太渊穴，足大趾本节后的大都穴，足内侧的太白穴。这些都是治热病的穴位，用泻法，就可以使热邪除去；用补法，就可使其出汗。出汗过多，刺内踝上的横脉，就可以把汗止住。热病，已经出了汗，而脉象仍然躁动宏大，这是阴脉的终极，也就是没有了阴气，孤阳不敛，是死证。出汗之后，脉象平静，是热已去，能够活着。热病，脉象宏大躁动，却出不来汗，这是阳热亢极，是死证。脉象宏大躁动而能出汗，脉象转为平静，是顺证，能够活着。

热病不能够针刺的有九种情况：第一，颧骨发红，呃逆的，是死证；第二，下泻，而腹部仍然胀满得厉害的，是死证；第三，眼睛视物不清，烧热不通的，是死证；第四，老年人和婴儿，发热而腹部胀满的，是死证；第五，汗出不来，呕吐带血的，而烧热仍不退的，是死症。第六，舌根都烧烂了，而烧热仍不退的，是死证；第七，咳嗽，而且鼻出血，汗出不来，或者出汗达不到足部，是死证；第八，骨髓热重的，是死证；第九，发热而痉挛的，是死证——所谓发热有痉挛，是指腰硬反折，手足抽搐，口噤不开，牙齿相切等症。所有这九种症状，是不能用针刺就治得好的。

所谓刺热病的五十九个穴位是：两手手指端外侧各三穴是少泽、关冲、商阳；内侧各三穴是少商、少冲、中冲；共十二穴。手五指本节后各一穴是后溪、中渚、三间、少府（手太阳、厥阴二经本节后无穴），共八穴。足五趾本节后各一穴是束骨、临泣、陷谷、太白（足少阴经脉不行于趾，足厥阴经本节后无穴），共八穴。头部入前发际一寸督脉上星穴两旁各三穴是五处、承光、通天，共六穴。再从入发发际的中行向后三寸的两边各五穴是临泣、目窗、正营、承灵、脑空，共十穴。耳前后各一穴是听会、完骨，口下一穴是承浆，项中一穴是哑门，共六穴。头顶一穴是百会，囟会一穴是囟会，前发际一穴是神庭，后发际一穴是风府，廉泉一穴，左右风池共二穴，左右天柱共二穴。

气充满胸中，喘气，刺足太阴经的隐白穴，穴位在足大趾内侧末端，距爪甲如韭叶宽处，寒证用留针法，热证用快针法，上逆之气泻去后就停针。心气郁结引起的心疝病，取足太阴经、足厥阴经的穴位，全部刺去络脉中的瘀血。喉痹，舌头卷曲，口中干燥，心烦心痛，手臂内侧疼痛，不能举到头部，取手少阳经的关冲穴，此穴在手第四指末端外侧，距爪甲约韭叶宽处。眼睛发红疼痛，红痛从内眼角开始，刺阴跷脉的起点照海穴。风痉，身子反折，刺足太阳经的穴位和膝后窝中的委中穴，并刺有瘀血的络脉，泻去瘀血。内有塞的，刺足阳明经的足三里穴。小便不通的癃病，刺阴跷脉的起点照海穴，以及足厥阴经位于足大趾外侧三毛上的大敦穴，并刺有瘀血的络脉，泻去瘀血。男子如果患了小腹热痛的蛊胀病，女子如果患了月经阻隔的病，周身特别是腰间脊柱象散架了一样，不思饮食，先刺涌泉穴以除去瘀血。发现脚背上血脉盛满，也要针刺，把瘀血清除干净

厥病第二十四

【原文】　厥头痛，面若肿起而烦心，取之足阳明、太阴。

【解读】　经气逆乱上冲造成的头痛，兼有面部浮肿、心烦等症的，可选足阳明胃经、足太阴脾经的有关穴位进行针刺。

【原文】　厥头痛，头脉痛，心悲，善泣，视头动脉反盛者，刺尽去血，后调足厥阴。

【解读】　经气逆乱而致头部沿脉络作痛，病人情绪悲苦，常常哭泣，诊察其头部脉络有搏动激烈、异常盛满之处，先用针刺破，泻出恶血，然后调治足厥阴肝经。

【原文】　厥头痛，贞贞头重而痛，泻头上五行，行五，先取手少阴，后取足少阴。

【解读】　经气逆乱，以致头部沉重、痛而不移，应在头上选用督脉、足及阳膀胱经、足少阳胆经的穴位，进行局部的针刺，同时泻手少阴心经，然后调补足少阴肾经以壮水制火。

【原文】　厥头痛，意善忘，按之不得，取头面左右动脉，后取足太阴。

【解读】　经气逆乱而致头痛，以手寻按，找不到头痛的部位，记忆力减退，可取头面左右的动脉进行针刺，然后再刺足太阴脾经加以调理。

【原文】　厥头痛，项先痛，腰脊为应，先取天柱，后取足太阳。

【解读】　经气逆乱所致的头痛，项部先痛，而后腰脊也相应作痛的，先取足太阳膀胱经的天柱穴作局部针刺，然后再取该经其他相应的穴位进一步调治。

【原文】　厥头痛，头痛甚，耳前后脉涌有热，泻出其血，后取足少阳。

【解读】　经气逆乱所致的头痛，其头痛剧烈，耳前后脉络充盛而有热感，先刺破脉络出血，再取足少阳胆经有关穴位针刺调治。

【原文】　真头痛，头痛甚，脑尽痛，手足寒至节，死不治。

【解读】　真头痛，痛得很厉害，病人感到满脑都疼痛，手足冷到肘膝关节，这是邪气盛而正气衰惫，为死症。

【原文】　头痛不可取于腧者，有所击堕，恶血在于内；若肉伤，痛未已，可则刺，不可远取也。

【解读】　头痛有不能取远端腧穴刺治的，如像撞击跌仆之类的外伤，有瘀血内留的，就是如此；假若肌肉损伤，疼痛不止，可就近于局部针刺止痛，不可远取腧穴来治疗。

【原文】　头痛不可刺者，大痹为恶，日作者，可令少愈，不可已。

【解读】　头痛有针刺不易取效的，如严重的痹症酿成的头痛，若天天都发作，针刺后也只能略有好转，但不能根治。

【原文】　头半寒痛，先取手少阳、阳明，后取足少阳、阳明。

【解读】　偏头痛而半侧发凉的，可先选刺手少阳三焦经、手阳明大肠经的腧穴，再选刺足少阳胆经、足阳明胃经的腧穴取治。

【原文】　厥心痛，与背相控，善瘈，如从后触其心，伛偻者，肾心痛也，先取京骨、昆仑，发针不已，取然谷。

【解读】　厥心痛，牵引至后背，抽搐集中，与从后背对心脏进行撞击无异，病人疼得腰背弯曲，这种心痛病由肾经邪气向上运行对心部进行侵害所致，因此称为肾心痛。医治时应首先取足太阳膀胱经的京骨穴及昆仑穴。如针刺后依然存在痛感，则取足少阴肾经和然谷穴。

【原文】　厥心痛，腹胀胸满，心尤痛甚，胃心痛也，取之大都、太白。

【解读】　厥心痛，胸腹胀满，心痛特别厉害的，属于胃经的邪气犯于心，称为胃心痛。治疗取与足阳明胃经相表里的足太阴脾经的大都、太白二穴。

【原文】　厥心痛，痛如以银针刺其心，心痛甚者，脾心痛也，取之然谷、太溪。

【解读】　厥心痛，痛得象锥刺一样难以忍受，为脾气犯心所致，称脾心痛，宜刺足少阴肾经的然谷、太溪二穴。

【原文】　厥心痛，色苍苍如死状，终日不得太息，肝心痛也，取之行间、太冲。

【解读】　厥心痛，面色苍青如死灰，气息不畅，欲作深呼吸而疼痛不止，这是由肝气厥逆犯心而致痛，称为肝心痛，取足厥阴肝经的行间、太冲二穴针治。

【原文】　厥心痛，卧若徒居心间痛；动作痛益甚，色不变，肺心痛也，取之鱼际、太渊。

【解读】　厥心痛，卧床休息或闲居静养的时候，心痛稍有缓解；动作时疼痛就加剧，面色没什么变化，这是肺气逆乱犯心而致，称为肺心痛，应取手太阴肺经的鱼际、太渊二穴针治。

【原文】　真心痛，手足清至节，心痛甚，旦发夕死，夕发旦死。

【解读】　邪气犯心而成的真心痛，发作时手足厥冷至肘、膝，这是极严更的疾病，常出现早晨发作晚上死亡、晚上发作不过第二天早晨就死亡的现象。

【原文】　心痛不可刺者，中有盛聚，不可取于腧。

【解读】　心痛有不宜针刺治疗的，如内有移聚、瘀血等，由于这种心痛是有形实邪影响的结果，所以不能用针刺腧穴、调整经气的方法来治疗。

【原文】　肠中有虫瘕及蛟蛕，皆不可取以小针；心腹痛，懊憹发作肿聚，往来上下行，痛有休止，腹热，喜渴涎出者，是蛟蛕也。以手聚按而坚持，无令得移，以大针刺之，久持之，虫不动，乃出针也。腹憹痛，形中上者。

【解读】　肠中寄生虫病，或虫聚成瘕推之可移的，都不宜以小针治疗。虫病常造成心腹疼痛而烦闷难忍，或形成上下移动的肿物，时痛时止，并有腹内发热，口渴流涎等症，治疗时，用手按住肿物或疼痛处，不让它移动，用大针刺入，这样坚持到虫已经不动的时候，然后出针。凡是出现满腹疼痛，烦闷不堪，肿物上下移动的虫病，多用此法治之。

【原文】　耳聋无闻，取耳中；耳鸣，取耳前动脉；耳痛不可刺者，耳中有脓，若有干耵聍，耳无闻也。耳聋取手小指次指爪甲上与肉交者，先取手，后取足；耳鸣取手足中指爪甲上，左取右，右取左，先取手，后取足。

【原文】　足髀不可举，侧而取之，在枢合中，以员利针，大针不可刺。

【解读】　腿股不能活动，令病人侧卧，取大转子部位的环跳穴，以员利针刺之，不要使用大针。

【原文】　病注下血，取曲泉。

【解读】　大便泻注而下血，针刺足厥阴肝经的曲泉穴。

【原文】　风痹淫泺，病不可已者，足如履冰，时如入汤中股胫淫泺，烦心头痛，时呕时悗，眩已汗出,久则目眩,悲以喜恐,短气不乐,不出三年,死也。

【解读】 风痹病浸淫发展到严重阶段,甚至不可治疗的时候,有时足冷得象踏着冰块,也有时象浸泡在滚热的汤水中,冷热不定。下肢的严重病变,可以向体内发展,出现心烦、头痛、呕吐、满闷,过后又出现目眩,接着汗出,情绪波动,时或悲苦,时或喜悦,时或恐惧,郁郁不乐,气息短弱,这样发展下去,不出三年就要死亡。

病本第二十五

【原文】 先病而后逆者,治其本;先逆而后病者,治其本;先寒而后生病者,治其本;先病而后生寒者,治其本;先热而后生病者,治其本;先病而后生热者,治其本;先病而后泄者,治其本;先泄而后生他病者,治其本,必且调之,乃治其他病;先病而后中满者,治其标;先中满而后烦心者,治其本。

【解读】 先有某种疾病,继而出现四肢厥逆的,治其原来的本病;先有厥逆的症状,而后出现其它疾病的,应先治厥逆这个本病;先有了寒病,而引起其它病变的,治疗寒病这个本病;先有了某种疾病而后产生寒症的,先治原发的那个本病;先有了热病,而后产生其它病变的,治疗热病这个本病;先有了某种疾病,而后发生热症的,治其原发的那个本病;先有某种疾病而后发生泄泻的,治疗其原发的本病;先泄泻而后转生其他疾病的,须先调治泄泻这个本病,再接着治疗继发的病变;先有某种疾病,而后发生中满,要治疗中满这个标病;先有中满的病症发生,而后继发心中烦闷的,应先治中满这个本病。

【原文】 有客气,有同气。大小便不利,治其标;大小便利;治其本。

【解读】 人有感受外界非时而至的六淫邪气而发病的,也有因不能适应按时而至的六气而发病的,不论哪种情况,凡出现大小便不利症状的,都应首先救治这个紧急的标病。如果大小便通利而无其它紧急症象的,就先治其本病。

【原文】 病发而有余,本而标之,先治其本,后治其标;病发而不足,标而本之,先治其标,后治其本,谨察间甚,以意调之,间者并行,甚者独行。先小大便不利而后生他病者,治其本也。

【解读】 疾病发作之后出现实证的,一般先治其本,祛除病邪,而后治其标,解决病症;疾病发作之后出现虚证的,一般先治其标,助正补虚,后治其本,祛除病邪。医者应审慎而详细地观察病情的浅深轻重,根据客观情况,发挥主观努力,用心调治。病轻缓的,可标本同治;病深重的,要看准关键的所在,侧重于一个方面。先有大小便不利,而后出现其他病症的,要先治大小便不利这个本病。

杂病第二十六

【原文】 厥夹脊而痛者,至顶,头沉沉然,目䀮䀮然,腰脊强,取足太阳腘中血络。厥胸满,面肿,唇漯漯然,暴言难,甚则不能言,取足阳明。厥气走喉而不能言,手足清,大便不利,取足少阴。厥而腹响响然,多寒气,腹中觳觳然,便溲难,取足太阴。

嗌干,口中热如胶,取足少阴。膝中痛,取犊鼻,以员利针,发而间之。针大如氂,刺膝无疑。

喉痹不能言,取足阳明;能言,取手阳明。疟不渴,间日而作,取足阳明;渴而日作,取手阳明。齿痛,不恶清饮,取足阳明;恶清饮,取手阳明。聋而不痛者,取足少阳;聋而痛者,取手阳明。衄而不止,衃血流,取足太阳;衃血,取手太阳。不已,刺宛骨下;不已,刺腘中出血。腰痛,痛上寒,取足太阳、阳明;痛上热,取足厥阴;不可以俯仰,取足少阳;中热而喘,取足少阴、腘中血络。喜怒而不欲食,言益小,刺足太阴;怒而多言,刺足少阳。颔痛,刺手阳明与颔之盛脉出血。项痛不可俯仰,刺足太阳;不可以顾,刺手太阳也。小腹满大,上走胃,至心,淅淅身时寒热,小便不利,取足厥阴。腹满,大便不利,腹大,亦上走胸嗌,喘息喝喝然,取足少阴。腹满食不化,腹响响然,不能大便,取足太阴。

心痛引腰脊,欲呕,取足少阴。心痛,腹胀啬啬然,大便不利,取足太阴。心痛引背,不得息,刺足少阴;不已,取手少阳。心痛引小腹满,上下无常处,便溲难,刺足厥阴。心痛,但短气不足以息,刺手太阴。心痛,当九节刺按之,已刺按之,立已;不已,上下求之,得之立已。

颔痛,刺足阳明曲周动脉见血,立已;不已,按人迎于经,立已。气逆上,刺膺中陷者与下胸动脉。腹痛,刺脐左右动脉,已刺按之,立已;不已,刺气街,已刺按之,立已。痿厥,为四末束悗,乃疾解之,日二,不仁者,十日而知,无休,病已止。哕,以草刺鼻,嚏,嚏而已;无息而疾迎引之,立已;大惊之,亦可已。

【解读】 厥气挟脊生痛,连及头项,头部感觉沉重,两眼视物不清,腰脊强直,应取足太阳经的委中穴,刺络脉出血。

厥气上逆,导致胸中满闷,面部及口唇肿起,突然感到说话困难、甚至于不能说话的,应取足阳明经穴位针刺。厥气上逆于喉导致不能言语,并伴有手足冰冷、大便不通的,应取足少阴经穴位进行针刺。经气厥逆,腹部胀满,寒气内盛,腹中肠鸣如水响,大小便困难的,应取是太阴脾经穴位进行针刺。

咽喉干燥,口中觉热,唾液粘稠如胶的,应取足少阴经的穴位进行针刺。膝关节痛,可取足阳明胃经的犊鼻穴,用员利针刺治,出针以后,要间隔片刻再针。由于员利针的针身大如耗尾,用来刺治膝关节病是没有问题的。咽喉肿痛阻塞而不能说话的,应取足阳明经穴刺治;能说话的,应取手阳明经穴刺治。患疟疾,口不渴,隔日发作一次的,应取足阳明的穴位进行针刺;如有口渴现象而每日发作的,就应取手阳明经的穴位进行针治。牙齿疼痛,喜冷饮的,可在足阳明经取穴针治;如不喜冷饮则取手阳明经的穴位进行针治。耳聋而不疼痛的,应取足少阳经的穴位刺治;耳聋而疼痛的,应取手阳明经的穴位刺治。鼻出血不止,并有血块流出的,应取足太阳经穴位针治;出血不多但有血块的,应取手太阳经穴位针治。如血仍不止的,可刺手太阳经的腕骨穴;再不止的,可刺腘横纹中央委中穴出血。腰痛,痛而忌寒的,应取足太阳经、足阳明经的穴位针治;如腰痛兼有热感的,应取足厥阴经的穴位针治;腰痛不能前后俯仰的,应取足少阳经的穴位针治,腰痛而兼有内热气喘的,就当取足少阴经穴位针刺并刺膝腘横纹中央的血络。易怒而不思饮食,话少声微的,应取足太阴经穴位针刺;若发怒而话多且声音大的,应取足少阳经穴位刺治。腮部作痛的,应针刺手阳明经的穴位及肋部附近充盛的络脉令其出血。项部疼痛不能上下俯仰的,应针刺足太阳经的穴位;不能左右回顾的,应当针刺手太阳经的穴位。小腹部胀满膨大,感觉有气上冲胃脘以至心中,身体时热时寒,小便又兼不利的,应取足厥阴经的穴位进行针刺。腹部胀满,大便不通,腹部大,胀闷感觉上及胸部甚至咽喉,以致喘息张口,喝喝作响的,当取足少阴经的穴位进行针刺。腹部胀满,消化不良,肠鸣有声,大便不通的,治疗时应取足太阳经的穴位进行针刺。

心痛牵引腰背作痛,想要呕吐的,治疗时应取足少阴经的穴位进行针刺。心痛,腹部胀满,大便涩滞不畅的,治疗时应取足太阴经的穴位。心痛牵引背部作痛,影响防碍正常呼吸的,应针刺足少阴经穴位;如症状不见好转,应再取手少阳经的穴位。心痛,牵引小腹胀满,上下作痛而没有固定的部位,大小便困难的,治疗时应取足厥阴经的穴位。心痛,只感觉气短而呼吸困难的,治疗时应刺手太阴经的穴位。心痛,治疗时当刺脊椎第九节下的穴位,先在穴位上按揉,刺后,再按揉,可立刻止痛;如仍不止,可在九椎上下的部位寻找与本病有关的穴位配合针刺,穴位准确,痛可立止。

腮部疼痛的,刺足阳明胃经的颊车穴出血之后,可立即止痛,如痛不止,再按压本经的人迎穴,立即止痛。气逆上冲的,可针刺胸旁陷中的穴位,以及胸下的动脉处。腹痛的,可以针刺脐部左右的天枢穴,刺后用手按压该处,则可立即止痛;如痛仍不止,再针刺足阳明经的气冲穴,刺后用手按压针孔,则可立即止痛。四肢痿软无力而寒冷的痿厥病,治疗时需将患者的四肢绑缚起来,待他有烦闷感觉时立即解开,每天进行两次。假若病人不感觉烦闷,到了十天就会感觉到,不要间断,直到病好为止。患呃逆之症的,治疗时可用草茎刺激鼻孔,使其打喷嚏,打喷嚏后则呃逆止;或屏住呼吸,待呃逆上冲时,迅速吸气以迎其逆气,就可止住;或当其发作时突然使他大吃一惊,也能治愈。

周痹第二十七

【原文】 黄帝问于岐伯曰:周痹之在身也,上下移徙随脉,其上下左右相应,间不容空,愿闻此痛在血脉之中邪? 将在分肉之间乎? 何以致是? 其痛之移也,间不及下针;其慉痛之时,不及定治,而痛已止矣,何道使然? 愿闻其故。岐伯答曰:此众痹也,非周痹也。

黄帝曰:愿闻众痹。岐伯对曰:此各在其处,更发更止,更居更起,以右应左,以左应右,非能周也,更发更休也。

黄帝曰:善。刺之奈何? 岐伯对曰:刺此者,痛虽已止,必刺其处,勿令复起。

帝曰:善。愿闻周痹何如? 岐伯对曰:周痹者,在于血脉之中,随脉以上,随脉以下,不能左右,各当其所。

黄帝曰:刺之奈何? 岐伯对曰:痛从上下者,先刺其下以过之,后刺其上以脱之;痛从下上者,先刺其上以过之,后刺其下以脱之。

黄帝曰:善。此痛安生? 何因而有名? 岐伯对曰:风寒湿气,客于外分肉之间,迫切而为沫,沫得寒而聚,聚则排分肉而分裂也,分裂则痛,痛则神归之,神归之则热,热则痛解,痛解则厥,厥则他痹发,发则如是。

帝曰:善。余已得其意矣。判之奈何? 岐伯曰:此内不在藏,而外未发于皮,独居分肉之间,真气不能周,故命曰周痹。故刺痹者,必先切循其下之六经,视其虎实,及大络之血结而不通,及虚而脉陷空者而调之,熨而通之,其瘛坚,转引而行之。

黄帝曰:善。余已得其意矣,亦得其事也。九者,经巽之理,十二经脉阴阳之病也。

【解读】 黄帝问岐伯道:周痹在身上,是上下移动的,它随着血脉的上下流动而上下,有左右两个,中间没有空隙,希望知道这种痹痛,是在血脉里面呢? 还是在分肉里面呢? 是怎么得来的? 这种痹痛的移动之迅速,简直来不及下针。当它在某处作痛时,未来得及决定针刺,这个部位的疼痛就已经停止了。这是什么道理使其如此的? 希望知道其中的缘故。岐伯回答说:这痹病移动到各处,是众痹,不是周痹。

黄帝说:想听听众痹的情况。岐伯回答说:这种痹痛移动到各处,它发作了又停止,平定了又长出,右边的痹痛和左边的相应,左边的痹痛和右边的相应,未能周而复始,而是发了又止。

黄帝说:讲得好。那么,怎么刺治呢? 岐伯回答说:刺这种病,疼痛虽然已经停止了,但还必须刺其痛处,不要让它复发。

黄帝说:讲得好。希望知道周痹的症状如何? 岐伯回答说:周痹在血脉里面,它随着血脉上行,又随着血脉下移,不能有左右两处,各有其固定的发病部位。

黄帝问:怎么刺法? 岐伯回答说:疼痛从上向下移动的,先刺痛处的下部以遏止它的移动,然后刺痛处上部以解除疼痛;疼痛从下向上移动的,先刺痛处的上部以遏止它的活动,然后刺痛处的下部以解除疼痛。

黄帝问:讲得好! 这种痹是怎么发生的? 是根据什么得名的?

岐伯回答说:风邪、寒邪、湿邪停留在外层的肌肉中间,将人体内的津液挤压成稠沫,稠沫受寒就凝聚,稠沫凝聚就排剂肌肉而使肌肉分裂,肌肉分裂就疼痛,肌肉疼痛,神志就专注在痛处,就使阳气聚结而发热,发热就使疼痛缓解,疼痛缓解就气逆,气逆,其他部位的痹就又发生,周痹的发生就是如此。

黄帝说:讲得好。我已经懂得周痹的意思了。那么,怎么刺治呢? 岐伯回答道:这种痹痛,既不在体内的皮肤里,也未散发在体外的皮肤,而是在肌肉中间,使真气不能周流,所以名叫周痹。所以治痹病,必须首先循按痹病之下的三阴经和三阳经,察看六经的虚实,以及十五大络的血郁结通否,经脉虚弱下陷否,然后加以调理,用熨烫法使经络血气疏通。那拘急坚硬的部位,应转移引导以通气。

黄帝说:讲得好。我已经知道周痹的意思了,也懂得刺治的事了。九针能使经络气顺,治疗十二经脉虚实阴阳的各种病症。

· 卷六 ·

口问第二十八

【原文】 黄帝闲居,辟左右而问于岐伯曰:余已闻九针之经,论阴阳逆顺,六经已毕,愿得口问。岐伯避席再拜曰:善乎哉问也! 此先师之所口传也。黄帝曰:愿闻口传。岐伯答曰:夫百病之始生也,皆生于风雨寒暑,阴阳喜怒,饮食居处,大惊卒恐,则血气分离,阴阳破败,经络厥绝,脉道不通,阴阳相逆,卫气稽留,经脉虚空,血气不次,乃失其常。论不在经者,请道其方。

黄帝曰:人之欠者,何气使然? 岐伯答曰:卫气昼日行于阳,夜半则行于阴。阴者主夜,夜者卧;阳者主上,阴者主下。故阴气积于下,阳气未尽,阳引而上,阴引而下,阴阳相引,故数欠。阳气尽,阴气盛,则目瞑;阴气尽而阳气盛,则寤矣。写足少阴,补足太阳。

黄帝曰:人之哕者,何气使然? 岐伯曰:谷入于胃,胃气上注于肺。今有故寒气与新谷气,俱还入于胃,新故相乱,真邪相攻,气并相逆,复出于胃,故为哕。补手太阴,写足少阴。

黄帝曰:人之唏者,何气使然?岐伯曰:此阴气盛而阳气虚,阴气疾而阳气徐,阴气盛而阳气绝,故为唏。补足太阳,写足少阴。

黄帝曰:人之振寒者,何气使然?岐伯曰:寒气客于皮肤,阴气盛,阴气虚,故为振寒寒栗。补诸阳。

黄帝曰:人之噫者,何气使然?岐伯曰:寒气客于胃,厥逆从下上散,复出于胃,故为噫。补足太阴、阳明。

黄帝曰:人之嚏者,何气使然?岐伯曰:阳气和利,满于心,出于鼻,故为嚏。补足太阳荣、眉本。

黄帝曰:人之軃者,何气使然?岐伯曰:胃不实,则诸脉虚;诸脉虚,则筋脉懈惰;筋脉懈惰,则行阴用力,气不能复,故为軃。因其所在,补分肉间。

黄帝曰:人之哀而泣涕出者,何气使然?岐伯曰:心者,五藏六府之主也:目者,宗脉之所聚也,上液之道也;口鼻者,气之门户也。故悲哀愁忧则心动,心动则五藏六府皆摇,摇则宗脉感,宗脉感则液道开,液道开故泣涕出焉。液者,所以灌精濡空窍者也,故上液之道开则泣,泣不止则液竭,液竭则精不灌,精不灌则目无所见矣,故命曰夺精。补天柱经侠颈。

黄帝曰:人之太息者,何气使然?岐伯曰:忧思则心系急,心系急则气道约,约则不利,故太息以伸出之。补手少阴、心主、足少阳,留之也。

黄帝曰:人之涎下者,何气使然?岐伯曰:饮食者,皆入于胃,胃中有热则虫动,虫动则胃缓,胃缓则廉泉开,故涎下。补足少阴。

黄帝曰:人之耳中鸣者,何气使然?岐伯曰:耳者,宗脉之所聚也,故胃中空则宗脉虚,虚则下,溜脉有所竭者,故耳鸣。补客主人,手大指爪甲上与肉交者也。

黄帝曰:人之自啮舌者,何气使然:岐伯曰:此厥逆走上,脉气辈至也。少阴气至则啮舌;少阳气至则啮颊;阳明气至则啮唇矣。视主病者,则补之。

凡此十二邪者,皆奇邪之走空窍者也。故邪之所在,皆为不足。故上气不足,脑为之不满,耳为之苦鸣,头为之苦倾,目为之眩;中气不足,溲便为之变,肠为之苦鸣;下气不足,则乃为痿厥心悗。补足外踝下,留之。

黄帝曰:治之奈何?岐伯曰:肾主为欠,取足少阴。肺主为哕,取手太阴、足少阴。唏者,阴与阳绝,故补足太阳,写足少阴。振寒者,补诸阳。噫者,补足太阴、阳明。嚏者,补足太阳、眉本。軃,因其所在,补分肉间。泣出,补天柱经侠颈,侠颈者,头中分也。太息,补手少阴、心主、足少阳,留之。涎下,补足少阴。耳鸣,补客主人,手大指爪甲上与肉交者。自啮舌,视主病者,则补之。目眩,头倾,补足外踝下,留之。痿厥,心悗,刺足大指间上二寸,留之;一曰足外踝下,留之。

【解读】 黄帝闲暇之时,让左右的人避开,对岐伯说:我已经知道九针在医经上的记载,对论述阴阳经的逆顺走向,手足六经都已经讲完了,我还想了解一下你从别人的口述中得到的医学知识。岐伯离开座位,再行施礼后说:您问的好啊! 这些知识都是先师口传给我的。黄帝说:我希望听听这些口传的医学知识。岐伯答道:各种疾病的发生大多由于风雨寒暑,房劳过度,喜怒不节,饮食不调,居处不适,以及严重的惊恐等原因,从而导致了血气分离,阴阳衰竭,经络闭塞,脉道不通,阴阳逆乱,卫气滞留,经脉空虚,气血循行紊乱,于是人体失去了正常状态。这些在古代医经文献上没有记载的病证,请让我来说明其道理及治疗方法吧。

黄帝问:人打呵欠,是什么原因引起的?岐伯回答说:卫气白天行于阳分,夜间行于阴分。阴气主夜主静,故入夜则多睡眠;阳气主升而向上,阴气主沉降而向下。人在夜晚要睡眠时候,阴气聚集于下,阳气还未全入阴分,阳引阴气向上,阴引阳气向下,阴阳上下相引,于是连连呵欠。等到阳气都入于阴分,而阴气盛时,就会闭目入睡;若天明阴气渐退而阳气盛时,人就醒了。对于这种情况,应泻足少阴肾经,补足太阳膀胱经。

黄帝问:人发生呃逆,是什么原因引起的?岐伯回答说:在正常情况下,饮食物入胃,经过胃的熟腐、脾的运化,将水谷精微上注到肺。现在胃已感受寒气,又新进饮食,寒邪与食滞都留于胃中,新进的饮食与原有的寒气两相扰乱,邪正相争,邪气与胃气相互搏结而同时上逆,从胃中倒行而出,所以发生呃逆。治疗时,应补手太阴肺经,泻足少阴肾经。

黄帝问:人发生哀叹,是什么原因引起的?岐伯回答说:这是由于阴气盛而阳气虚,阴气运行疾速而阳气运行缓慢,甚至阴气过盛而阳气衰微,所以发生哀叹。治疗时,应补足太阳经,泻足少阴经。

黄帝问:人发冷战抖,是什么原因引起的?岐伯回答说:由于寒邪侵入皮肤,阴寒之气偏盛,体表阳气偏虚,所以出现发冷、战抖的症状。治疗时,当采用温补各阳经的方法。

黄帝说:人发生嗳气,是什么原因引起的?岐伯回答说:寒邪侵入胃中,厥逆之气从下向上运行,再从胃中而出,所以就出现嗳气。治疗时,应该补足太阴脾经和足阳明胃经。

黄帝说:人打喷嚏,是什么原因引起的?岐伯回答说:阳气和利,布满心胸而上出于鼻,成为喷嚏。治疗时应补足太阳荥穴通谷,以及眉根部的攒竹穴。

黄帝问:人发生全身无力,疲困懈惰,是什么原因引起的?岐伯回答说:胃气虚,不能供给各经脉以充足的营养,以致各经脉皆虚;各经脉皆虚,就会导致筋脉懈惰无力;筋脉懈惰,若再强力入房,则元气不能恢复,于是就发生了懈惰无力的痿证。治疗时,应根据病变发生的所在部位,在分肉间施以补法。

黄帝问:人因悲哀而涕泪皆出,是什么原因引起的?岐伯回答说:心是五脏六腑的主宰;眼睛是众多经脉聚会的地方,也是津液由上而外泄的道路;口和鼻是气出入的门户。人的悲哀忧愁等情志变化,首先刺激心神,心神不安则影响到其他脏腑和经脉,从而使眼及鼻的液道开张,涕泪就由此而出。人体的津液,有渗灌精微物质濡养空窍的作用,所以在上的液道开张就流泪,哭泣不止则精液耗竭,而不能灌输精微以濡养空窍,所以目无所见,这叫做"夺精"。治疗时应补足太阳经在后项部的天柱穴。

黄帝问:人有叹气,是什么原因引起的?岐伯回答说:忧愁思虑则心系急迫,心系急迫就约束气道,气道被约则呼吸不利,所以不时作深呼吸以伸展其气。治疗时,应补手少阴经、手厥阴经、足少阳经,采用留针的方法。

黄帝问:人流口涎,是什么原因引起的?岐伯回答说:饮食入胃,若胃中有热,寄生虫因热而蠕动,致使胃气弛缓,胃缓则舌下廉泉开张而流口涎。治疗时,应补足少阴肾经。

黄帝问:人发生耳鸣,是什么原因引起的?岐伯回答说:耳是众多经脉集聚之处,如胃中空虚,水谷精气供给不足,则众脉必虚,众脉虚则清阳不升,精微不得上荣,上行入耳的经脉气血不充而有耗竭的趋势,所以耳中鸣响。治疗时,应在足少阳胆经的客主人穴,及位于手大指爪甲角的手太阴肺经少商穴施以补法。

黄帝问:人有时自咬其舌,是什么原因引起的?岐伯回答说:这是由于厥逆之气上升,影响各经脉,经脉之气分别上逆所致。如少阴脉气上逆,就会咬舌;少阳脉气上逆,会咬颊部;阳明脉气上逆就会咬口唇。治疗时,应视其被咬的部位所属经脉,而施行补法。

上述十二种病证,都是奇邪侵入孔窍造成的。而邪气所以能侵害这些部位,都是由于正气不足。凡上部正气不足,则脑髓不充,耳中鸣响,头觉倾斜,两目昏眩;中部正气不足,就会出现二便失调,腹中肠鸣;下部正气不足,就会出现两足痿弱无力或厥冷,心胸满闷。治疗时,补足太阳经位于足外踝后部的昆仑穴,并用留针法。

黄帝问:上述各病证,该怎样治疗呢?岐伯回答说:肾主呵欠,治疗宜取足少阴肾经。肺主呃逆,治疗宜取手太阴肺经及足少阴肾经。哀叹是由于阴盛阳衰,所以要补足太阳膀胱经、泻足少阴肾经。发冷战抖,宜补各阳经。嗳气,宜补足太阴脾经和足阳明胃经。喷嚏,宜补足太阳膀胱经的攒竹穴。肢体懈惰无力,应根据发病部位,补分肉间。哭泣涕泪俱出的,宜补位于项后中行宜补足少阴肾经。耳鸣,宜补足少阴胆经的客主人穴,以及位于手大指爪甲角部的手太阴肺经的昆仑穴,用留针法。肢痿无力而厥冷,心胸室闷的,宜刺足大趾本节后二寸处,用留针法;另有治此病用针刺足外踝后的昆仑穴,也用留针法。

· 卷七 ·

师传第二十九

【原文】 黄帝曰:余闻先师,有所心藏,弗著于方。余愿闻而藏之,则而行之,上以治民,下以治身,使百姓无病,上下和亲,德泽下流,子孙无忧,传于后世,无有终时,可得闻乎?岐伯曰:远乎哉问也!夫治民与自治,治彼与治此,治小与治大,治国与治家,未有逆而能治之也,夫惟顺而已矣。顺者,非独阴阳脉论气之逆顺也,百姓人民,皆欲顺其志也。

【解读】 黄帝说:我听说先师有一些学习心得,没有在著作之中记载下来,我想知道这些心得,把它牢牢记住,作为准则来加以奉行,这样既可治疗别人的疾病,又可以作自己医疗保健的参考,使百姓都不受疾病的痛苦,上下亲和愉快,把这个好处遗给后人,让子子孙孙不因疾病而忧虑,让后世无休止地把这经验永远流传,我可以听你讲讲这些心得吗?岐伯说:你提到的问题真够深远啊!不论治民、治身、治彼、治此,治理小范围的问题还是大范围的问题,治国还是理家,没有倒行逆施可以治理好的,只有顺应客观规律,才能行得通呀。所谓顺,并不单纯指医学上的阴阳、经脉、气血的逆顺,就连政治方面的问题也是如此,对待官员和普通的老百姓,也都应该顺应他们意志的。

【原文】 黄帝曰:顺之奈何?岐伯曰:入国问俗,入家问讳,上堂问礼,临病人问所便。黄帝曰:便病人奈何?岐伯曰:夫中热消瘅则便寒;寒中之属则便热。胃中热则消谷,令人县心善饥,脐以上皮热;肠中热则出黄如糜,脐以下皮寒。胃中寒,则热则胀而且泄;胃中热、肠中寒则疾饥,小腹痛胀。

【解读】 黄帝说:怎样做才算是顺呢?岐伯说:到了一个国家,要先了解当地的风俗习惯;到了一个家庭,要先了解人家有什么忌讳;进到正室里,要问清礼节;临证时,要问清病人的恶欲,借以确定疾病的性质。黄帝说:怎样通过了解病人的喜好来了解疾病的性质?岐伯说:因内热而致多食易饥的消瘅病,病人欲寒,得寒则舒;属于寒邪内侵一类的病,病人欲热,得热则舒;胃中有热,则谷食易化而常有饥饿感,胃脘空虚难忍。脐以上的腹部发热;肠中积热,则排泄黄色的稀粥样的粪便,脐下小腹部发热。胃中寒,则出现腹胀;肠中寒,则肠鸣、便泄、粪便中有没经消化的谷食。胃中寒、肠中热的寒热错杂证,则见腹胀而且便泄;胃中热、肠中寒的错杂证则易饥而又小腹胀痛。这些都可作判定疾病性质的参考。

【原文】 黄帝曰:胃欲寒饮,肠欲热饮,两者相逆,便之奈何?且夫王公大人,血食之君,骄恣从欲,轻人而无能禁之,禁之则逆其志,顺之则加其病,便之奈何?治之何先?岐伯曰:人之情,莫不恶死而乐生,告之以其败,语之以其善,导之以其所便,开之以其所苦,虽有无道之人,恶有不听者乎?

【解读】 黄帝说:胃中有热的欲得寒饮,肠中有寒的欲得热饮,本身的病在性质上就互相矛盾,怎样做才能适应病人的需要?还有那些高官厚禄,养尊处优,整天吃着膏粱厚味的大人们,骄傲自大,恣意妄行,他们看不起人,受不得一点约束,医生的嘱咐,若一定让他去遵守,就会违逆了他的情志,但若任从他的欲望,却会加重其病情,在这个时候,如何措置才算宜呢?岐伯说:愿意活而不愿意死,这是人之常情,遇有上述情况,应对病人进行说服和开导,告诉他不遵医嘱的危害,说清楚遵从医嘱对恢复健康的好处,同时诱导病人创造适宜治愈疾病所需的条件,让他明白不适应病情将会有更大的痛苦,这样做了之后,即使有不通情理的人,哪里还会听不进去呢?

【原文】 黄帝曰:治之奈何?岐伯曰:春夏先治其标,后治其本;秋冬先治其本,后治其标。黄帝曰:便其相逆者奈何?岐伯曰:便此者,饮食衣服,亦欲适寒温,寒无凄怆,暑无出汗。食饮者,热无灼灼,寒无沧沧,寒温中适,故气将持,乃不致邪僻也。

【解读】 黄帝说:怎样治疗呢?岐伯说:春夏之时,应先治其在外的标病,后治其在内的本病,因此时人体适应天时而阳气生发向外;秋冬之时,应先治其在内的本病,后治其在外的标病,因此时人体适应天时而精气收敛闭藏。黄帝说:对那种意志与病情矛盾的情况如何措置才算适宜?岐伯说:顺应这样的病人,在饮食衣服方面,也应注意使他寒温适中,天冷时,衣服要加厚,不要着凉,天热时,衣服要单薄,不要使他热得出汗,饮食也不要过冷过热。寒热适中,病人正气就能支持不愆,邪气就不能进一步侵害了。

【原文】 黄帝曰:本脏以身形支节䐐肉,候五脏六腑之小大焉。今夫王公大人,临朝即位之君而问焉,谁可扪循之而后答乎?岐伯曰:身形支节者,脏腑之盖也,非面部之阅也。黄帝曰:五脏之气,阅于面者,余已知之矣,以肢节知而阅之奈何?岐伯曰:五脏六腑者,肺为之盖,巨肩陷咽,候见其外。黄帝曰:善。岐伯曰:五脏六腑,心为之主,缺盆为之道,骺骨有余,以候髑骬。黄帝曰:善。岐伯曰:肝者主为将,使之候外,欲知坚固,视目小大。黄帝曰:善。岐伯曰:脾者,主为卫,使之迎粮,视唇舌好恶,以知吉凶。黄帝曰:善。岐伯曰:肾者主为外,使之远听,视耳好恶,以知其性。

黄帝曰:善。愿闻六腑之候。岐伯曰:六腑者,胃为之海,广骸,大颈,张胸,五谷乃容。鼻隧以长,以候大肠,唇厚,人中长,以候小肠。目下果大,其胆乃横。鼻孔在外,膀胱漏泄。鼻柱中央起,三焦乃约,此所以候六腑者也。上下三等,脏安且良矣。

【解读】 黄帝说:本脏篇中说到根据人的形体、四肢、关节、䐐肉等的情况,可以测知五脏六腑的大小。但是若当朝的统治者和王公大人们想知道自己的身体情况，医生又不能随便地按扪抚摸加以检查，那怎么回复他们呢？岐伯答说：身形肢节，覆盖在五脏六腑的外部而与内脏有一定的关系，观察这些，确实可以知道内脏的情况，但观察身形肢节并不象观望面色以察五脏精气虚实那样的简单。黄帝说：从面部色泽来察知五脏精气的盛衰，这些道理，我已经懂得了。但从肢节形体的表现来察知内脏的情况究竟是怎样的？岐伯说：肺位最高，为五脏六腑之华盖，根据肩部的上下动态，咽部的升陷情况，可以推测肺的虚实。黄帝说：对。岐伯继续说：心为五脏六腑的主宰，缺盆为血脉的通路，观察缺盆两旁的肩端骨距离远近，再配合观察胸骨剑突的长短等，可以测知心脏的小大坚脆等情况。黄帝说：好。岐伯说：肝为将军之官，开窍于目，欲知肝脏的坚固情况，可以看眼睛的大小。黄帝说：对。岐伯说：脾主水谷精微的运化和输布，从而充实人体卫外能力，它的强弱，直接表现在食欲方面，所以了解唇舌口味的好坏，可以知道脾脏的虚实和脾病的吉凶。黄帝说：对。岐伯又说：肾脏的功能，表现在外的就是人的听觉，因肾开窍于耳，根据耳的听力的强弱，就可判断肾脏的虚实。

　　黄帝说：好。希望再听你讲一下测候六腑的方法。岐伯说：六腑的测候方法是这样的：胃为水谷之海，若颊部肌肉丰满，颈部粗壮，胸部开阔，胃容纳水谷的量就多。鼻隧道是否深长，可测知大肠的状况。口唇的厚薄，人中的长短，可测候小肠。下眼胞大，胆气就强。鼻孔掀露于外，则膀胱易于漏泄。鼻梁高起的，三焦正常。这就是测候六腑的一般情况。面部的上、中、下三个部位距离相等的，一般说来，内脏是安好的。

决气第三十

　　【原文】　黄帝曰：余闻人有精、气、津、液、血、脉，余意以为一气耳，今乃辨为六名，余不知其所以然。岐伯曰：两神相搏，合而成形，常先身生，是谓精。何谓气？岐伯曰：上焦开发，宣五谷味，熏肤充身泽毛，若雾露之溉，是谓气。黄帝曰：何谓津？岐伯曰：腠理发泄，汗出溱溱，是谓津。黄帝曰：何谓液？岐伯曰：谷入气满，淖泽注于骨，骨属屈伸，泄泽补益脑髓，皮肤润泽，是谓液。黄帝曰：何谓血？岐伯曰：中焦受气取汁，变化而赤，是谓血。黄帝曰：何谓脉？岐伯曰：壅遏营气，令无所避，是谓脉。

　　【解读】　黄帝说：人的精、气、津、液、血、脉，我认为都是一气所生，现在把它分为六种名称，我不懂这是怎么回事。岐伯说：男女交合之后，可以产生新生命，在形体出现之前形成的物质叫做精。黄帝问：什么是气？岐伯答：上焦将饮食精微宣发布散到全身各部，以温煦皮肤，充实形体，润泽毛发，象雾露灌溉着各种生物一样，这就叫做气。黄帝问：什么叫做津？岐伯说：肌腠疏泄，流出大量的汗液，这汗液就叫做津。黄帝问：什么叫做液？岐伯说：水谷入胃以后，化生精微，向全身布散，使全身精气充满，渗润骨髓，使骨骼关节屈伸自如，流泄润泽于脑，以补益脑髓，渗润皮肤，使皮肤滑润，这渗润于骨、脑和皮肤的精微物质就称为液。黄帝问：什么叫做血？岐伯说：中焦脾胃消化了饮食物，其中精微物质，经气化作用变成红色液体，这就叫做血。黄帝问：什么叫做脉？岐伯说：限制营血，使其不向外流溢的管道，就叫做脉。

　　【原文】　黄帝曰：六气者，有余不足，气之多少，脑髓之虚实，血脉之清浊，何以知之？岐伯曰：精脱者，耳聋；气脱者，目不明；津脱者，腠理开，汗大泄；液脱者，骨属屈伸不利，色夭，脑髓消，胫痠，耳数鸣；血脱者，色白，夭然不泽；脉脱者，其脉空虚，此其候也。

　　【解读】　黄帝问：上述精、气、津、液、血、脉六气的有余不足，气的多少，脑髓的虚实，血脉的清浊等，怎样知道呢？岐伯答：精虚的，会发生耳聋；气虚的，眼睛看不清东西；津虚的，腠理开泄，大量出汗；液虚的，骨骼连接处的关节屈伸不利，面色枯槁不润，脑髓不充满，小腿发痠，时作耳鸣等；血虚的，肤色苍白枯槁；脉脱的，脉道空虚下陷，从这些方面就可以了解六气的有余不足等问题。

　　【原文】　黄帝曰：六气者，贵贱何如？岐伯曰：六气者，各有部主也，其贵贱善恶，可为常主，然五谷与胃为大海也。

　　【解读】　黄帝问：六气的重要性各有什么不同？岐伯说：六气都分别有它自己的统领的脏器，所以它们在人体中的重要性以及正常失常等，都因这些固定的主管脏器的情况而定。虽然如此，但六气都由五谷精微所化生，而这些精微又都化生于胃，所以胃是这六气化生的源泉。

肠胃第三十一

【原文】 黄帝问于伯高曰:余愿闻六腑传谷者,肠胃之小大长短,受谷之多少余何?伯高曰:请尽言之,谷所从出入浅深远近长短之度:唇至齿长九分,口广二寸半,齿以后至会厌,深三寸半,大容五合;舌重十两,长七寸,广二寸半;咽门重十两,广一寸半,至胃长一尺六寸;胃纡曲屈,伸之,长二尺六寸,大一尺五寸,径五寸,大容三斗五升;小肠后附脊,左环回周迭积,其注于回肠者,外附于脐上,回运环反十六曲,大二寸半,径八分分之少半,长三丈二尺;回肠当脐,右环回周叶积而下,回运环反十六曲,大四寸,径一寸之少半,长二丈一尺;广肠傅脊,以受回肠,左环叶积上下,辟大八寸,径二寸寸之大半,长二尺八寸。肠胃所入至所出,长六丈四寸四分,回曲环反,三十二曲也。

【解读】 黄帝问伯高说:我想了解一下六腑中负责饮食物消化传导的器官肠胃等的大小、长短、受盛水谷的多少是怎样的?伯高说:请让我详细地谈谈从饮食物入口一直到废物的排出,所经过的所有消化道的深浅、远近、长短等情况:自唇到牙齿长九分,口的宽度是二寸半,从牙齿之后到会厌,深三寸半,整个口腔可容五合的食物;舌的重量为十两,长七寸,宽二寸半;咽门重十两,宽一寸半;自咽门到胃为一尺六寸;胃体是弯曲的,伸直了长二尺六寸,周围长一尺五寸,直径五寸,容积二斗五升;小肠的后部附于脊部,从左向右环绕堆迭,下接回肠,外附于脐之上方,共有十六个弯曲,周围二寸半,直径不到八分半,长三丈二尺;回肠在脐部开始向右环绕而重迭,也有十六个弯曲,周围四寸,直径不到一寸半,长两丈一尺;广肠附着于脊部,接受回肠的内容物,向左环绕盘迭脊部上下,周围八寸,直径二寸半有余,长二尺八寸。整个消化道从食物入口算起直到糟粕排出,总长六丈四寸四分,有弯曲的地方三十二处。

平人绝谷第三十二

【原文】 黄帝曰:愿闻人之不食,七日而死何也?伯高曰:臣请言其故。胃大一尺五寸,径五寸,长二尺六寸,横屈,受水谷三斗五升,其中之谷常留二斗,水一斗五升而满。上焦泄气,出其精微,慓悍滑疾,下焦下溉诸肠。小肠大二寸半,径八分分之少半,长三丈二尺,受谷二斗四升,水六升三合合之大半。回肠大四寸,径一寸寸之少半,长二丈一尺,受谷一斗,水七升半。广肠大八寸,径二寸寸之大半,长二尺八寸,受谷九升三合八分合之一。肠胃之长,凡五丈八尺四寸,受水谷九斗二升一合合之大半,此肠胃所受水谷之数也。平人则不然,胃满则肠虚,肠满则胃虚。更虚更满,故气得上下,五藏安定,血脉和利,精神乃居。故神者,水谷之精气也。故肠胃之中,当留谷二斗,水一斗五升。故平人日再后,后二升半,一日中五升,七日五七三斗五升,而留水谷尽矣。故平人不食饮七日而死者,水谷精气津液皆尽故也。

【解读】 黄帝说:希望听听一般人不吃食物,七天就会死亡,这是什么缘故?伯高说:让我讲讲其中的道理吧!胃周长一尺五寸,直径五寸,长二尺六寸,横置屈曲于腹部,可以容纳水谷三斗五升,其中二斗物、一斗五升水液胃就充满了。通过上焦布散精气,将饮食物的精微散布营养全身,其中一部分为运行快速滑利的卫气,其余的向下焦传入肠中。小肠周长二寸半,直径八分又三分之一,长三丈二尺,能容纳谷物二斗四升,水六升三合又三分之二合。回肠周长四寸,直径一寸又三分之一,长二丈一尺,能容纳谷物一斗,水七升半。直肠周长八寸,直径二寸又三分之二,长二尺八寸,能容纳谷物九升三合又八分之一合。肠胃的总长度,计五丈八尺四寸,能容纳水谷九斗二升一合又三分之二合,这就是肠胃能够容纳水谷的数量。但人平时并不是这样,因为当胃中充满水谷时,肠中是空虚的,当水谷注满到肠中时,则胃中又空虚了。肠胃交替地虚和满,所以气机才能上下通达,五脏功能就能正常,血脉运行通利,精神才能健旺。所以说神就是水谷之精气所化生而成的。由于肠胃之内,经常存留谷物二斗,水一斗五升,因而一般健康人,每天排便二次,每次排出二升半,一天就排便五升,七天则能排便三斗五升,这样就会将肠胃里所存留的水谷完全排尽。所以一般人如果七天不进饮食,就会死亡,这是由于水谷精气津液都已竭尽的缘故。

海论第三十三

【原文】 黄帝问于岐伯曰:余闻刺法于夫子,夫子之所言,不离于营卫血气。夫十二经脉者,内属于府藏,外络于肢节,夫子乃合之于四海乎?岐伯答曰:人亦有四海、十二经水。经水者,皆注于海,海有东、西、南、北,命曰四海。

黄帝曰:以人应之奈何? 岐伯曰:人有髓海,有血海,有气海,有水谷之海。凡此四者,以应四海也。

黄帝曰:远乎哉! 夫子之合人天地四海也,愿闻应之奈何? 岐伯答曰:必先明知阴阳、表里、荥输所在,四海定矣。

黄帝曰:定之奈何? 岐伯曰:胃者,水谷之海,其输上在气街,下至三里。冲脉者,为十二经之海,其输上在于大杼,下出于巨虚之上下廉。膻中者,为气之海,其输上在于柱骨之上下,前在于人迎。脑为髓之海,其输上在于其盖,下在风府。

黄帝曰:凡此四海者,何利何害? 何生何败? 岐伯曰:得顺者生,得逆者败;知调者利,不知调者害。

黄帝曰:四海之逆顺奈何? 岐伯曰:气海有余者,气满胸中,悗息,面赤;气海不足,则气少不足以言。血海有余,则常想其身大,怫然不知其所病;血海不足,亦常想其身小,狭然不知其所病。水谷之海有余,则腹满;水谷之海不足,则饥不受谷食。髓海有余,则轻劲多力,自过其度;髓海不足,则脑转耳鸣,胫痠眩冒,目无所见,懈怠安卧。黄帝曰:余已闻逆顺,调之奈何? 岐伯曰:审守其输,而调其虚实,无犯其害。顺者得复,逆者必败。帝曰:善。

【解读】 黄帝问岐伯道:你讲刺法时,总是离不开营卫气血。人体中运行营卫气血的十二经脉,在内联属于五脏六腑,在外联络于肢体关节,你能把它们与四海联系起来吗? 岐伯回答说:人体也有四海和与十二经脉相应的十二经水,经水都留注于海中,自然界有东、南、西、北四个海,因此将此称为四海。

黄帝说:人体是怎样与四海相应的呢? 岐伯说:人体有髓海、血海、气海、水谷之海,这四海与自然界的四海相应。

黄帝说:这实在是一个很精深的问题,你把人身的四海与自然界的四海联系在一起,他们是怎样相应的呢? 岐伯回答说:必须先明确人身的阴阳、表里及经脉荥、输穴等的分布情况,才可以确定人身的四海。

黄帝说:怎样确定四海及经脉重要穴位的位置呢? 岐伯说:胃受纳水谷,故为水谷之海。胃的气血所输注的重要穴位,在上为气冲穴,在下为足三里穴;冲脉与十二经联系密切,故为十二经之海。冲脉的气血所输注的重要穴位,在上为大杼穴,在下为上巨虚和下巨虚;膻中是宗气汇聚的地方,所以称为气海。膻中的气血所输注的重要穴位,在上部为天柱骨上的痖门穴和天柱骨下的大椎穴,在前面的有人迎穴。脑中充满髓液,所以脑为髓,脑的气血所输注的重要穴位,在上部脑盖中央的百会穴,在下为风府穴。

黄帝说:这四海,怎样滋助和损害人体呢? 又是怎样促进和耗败生命活动的呢? 岐伯说:如人身四海功能正常,生命力就旺盛;若四海功能失常,人的生命活动就会减弱。调养四海,就有利于身体健康,不善于调养四海,身体就会遭受损害。

黄帝说:四海的正常和反常情况是怎样的呢? 岐伯说:如人的气海邪气有余,就会出现胸中满闷,呼吸急促,面色红赤的症状;如气海正气不足,就会出现气少而说话无力。如人的血海邪气有余,就会常常感到自己身体庞大,郁闷不舒,但又不知道有什么病。若人的水谷之海邪气有余,就会得腹满的病;如水谷之海正气不足,就会出现饥饿但却不欲进食的症状。如髓海邪气有余,动作就会表现为过于轻快有力,行动无度;髓海正气不足,就会出现头晕眩、耳鸣、目眩、腿酸软无力、目盲,周身懈怠懒动,常欲安卧等症状。黄帝说:又怎样治疗四海的疾病呢? 岐伯说:应诊察四海输注的各个要穴,并调节它们的虚实,但不要违反虚补、实泻的治疗原则,以免造成严重的后果。按照这条原则去治疗,就能使身体康复,否则,就会有死亡的危险。黄帝说:讲得真好!

五乱第三十四

【原文】 黄帝曰:经脉十二者,别为五行,分为四时,何失而乱? 何得而治? 岐伯曰:五行有序,四时有分,相顺则治,相逆则乱。

【解读】 人的十二经脉分属于五行,并和四时变化密切相应,怎样就会引起失调而功能紊乱? 怎样就能达到正常? 岐伯说:木、火、土、金、水五行的生克各有一定的秩序,春夏秋冬四季变化,也各有一定的规律,人的经脉气血的活动与五行、四时的变化规律相符合,相适应,就会正常,相违背,就会功能反常和紊乱。

【原文】 黄帝曰：何谓相顺而治？岐伯曰：经脉十二者，以应十二月。十二月者，分为四时。四时者，春秋冬夏，其气各异，营卫相随，阴阳已和，清浊不相干，如是则顺之而治。

【解读】 黄帝说：什么叫相顺而治？岐伯说：人身的十二经脉，与一年的十二个月分相应。十二个月又分为四季，也就是春夏秋冬，这四季气候各不相同，人体与其相适应，也有相应的差别。如果在这自然变化的影响之下，营卫之气内外相随，运行有序，阴阳协调，清浊的升降也互不干犯，这就适应了自然而达到经脉功能正常，叫做相顺而治。

【原文】 黄帝曰：何谓相逆而乱？岐伯曰：清气在阴，浊气在阳，营气顺脉，卫气逆行，清浊相干，乱于胸中，是谓大悗。

【解读】 黄帝说：什么叫做相逆而乱？岐伯说：清阳之气应上升，居于上部外部，浊阴之气应沉降，居于下部和内部，若清气不能升散，而反居于下部和内部，浊气不能沉降而反居于上部和外部，这就是经气逆乱的表现。营气顺脉而行，而卫气的循行却不按常规，这和上面说的情况一样，都属于清浊混淆、阴阳紊乱。乱于胸中的，则使人十分烦闷。

【原文】 故气乱于心，则烦心密嘿，俯首静伏；乱于肺，则俯仰喘喝，接手以呼；乱于肠胃，则为霍乱；乱于臂胫，则为四厥；乱于头，则为厥逆，头重眩仆。

【解读】 所以，气乱于心，则心神烦躁，沉默少言，垂头无力而懒动；气乱于肺，则呼吸不利，气喘喝喝，俯仰不安，两手交叉于胸部以呼气；气乱于肠胃，则成上吐下泻、升降失常的霍乱症；气乱于四肢，会造成四肢厥冷；气乱于头，就会发生气逆上冲，头重脚轻，眩晕仆倒的病症。

【原文】 黄帝曰：五乱者，刺之有道乎？岐伯曰：有道以来，有道以去，审知其道，是谓身宝。黄帝曰：善。愿闻其道。岐伯曰：气在于心者，取之手少阴、心主之输；气在于肺者，取之手太阴荥、足少阴输；气在于肠胃者，取之足太阴、阳明，不下者，取之三里；气在于头者，取之天柱、大杼，不知，取足太阳荥输；气在于臂足，取之先去血脉，后取其阳明、少阳之荥输。

【解读】 黄帝说：对五乱的病症，针刺时有一定规律吗？岐伯说：疾病的发生发展是有规律的，它的祛除也有一定的规律可循，探明疾病发生发展以及治疗的规律，这时保持正常的生命机能是十分宝贵的。黄帝说：好。想听你讲讲治疗方面的规律。岐伯说：气乱于心的，应刺治手少阴心经的俞穴神门和手厥阴心包经的俞穴大陵；气乱于肺的，应刺治手太阴肺经的荥穴鱼际和足少阴肾经的俞穴太溪；气乱于肠胃的，应刺治足太阴脾经和足阳明胃经，如不愈，可再刺足三里穴；气乱于头的，应刺治足太阳膀胱经的天柱和大杼穴，如不愈，可再刺足太阳膀胱经的荥穴通谷和该经的俞穴束骨；气乱于臂足四肢的，如局部有血瘀现象，应先刺破瘀血的脉络，然后取手阳明大肠经的荥穴二间、俞穴三间，以及手少阳三焦经的荥穴液门、俞穴中渚治疗手臂的病患，取足阳明胃经的荥穴内庭、俞穴陷谷，以及足少阳胆经的荥穴侠溪、俞穴临泣治疗足胫的病患。

【原文】 黄帝曰：补泻奈何？岐伯曰：徐入徐出，谓之导气。补泻无形，谓之同精。是非有余不足也，乱气之相逆也。黄帝曰：允乎哉道，明乎哉论，请著之玉版，命曰《治乱》也。

【解读】 黄帝说：补泻的手法是怎样的？岐伯说：慢进针，慢出针，这种手法叫做导气，也就是引导和归顺经气使其正常，使扶正祛邪的调整作用，在不施明显的补泻手法的情况下发挥出来，这叫做同精，因为上述五乱病既不是有余的实证，也不是不足的虚证，只是气机逆乱，所以采用这样的方法。黄帝说：这些论述的确是十分恰当的，上面的分析也真是明白确切，请把这些记在玉版上，就叫做《治乱》吧。

胀论第三十五

【原文】 黄帝曰：脉之应于寸口，如何而胀？岐伯曰：其脉大坚以涩者，胀也。黄帝曰：何以知脏腑之胀也？岐伯曰：阴为脏，阳为腑。黄帝曰：夫气之令人胀也，在于血脉之中耶？脏腑之内乎？岐伯曰：三者皆存焉，然非胀之舍也。黄帝曰：愿闻胀之舍。岐伯曰：夫胀者，皆在于脏腑之外，排脏腑而郭胸胁，胀皮肤，故命曰胀。

【解读】 黄帝说：在寸口出现什么脉象是有胀病？岐伯说：脉象表现大、坚而又涩滞的，就是有胀病。黄帝说：怎样知道胀在脏还是胀在腑呢？岐伯说：出现了阴脉是胀在脏，出现了阳脉是胀在腑。黄帝说：气的失常可以使人发生胀病，它的发病是在血脉之中呢？还是在脏腑里面？岐伯说：血脉、脏、腑都有不正常的气，但这不是胀病的发病部位。黄帝说：想听你讲一下胀病的发病部位。岐伯说：胀气的发病，都存脏腑之外，向内排压脏腑，向外开张胸胁，使人皮肤发胀，所以称为胀病。

【原文】　黄帝曰:脏腑之在胸胁腹里之内也,若匣匮之藏禁器也,各有次舍,异名而同处,一域之中,其气各异,愿闻其故。岐伯曰:夫胸腹者,脏腑之郭也。膻中者,心主之宫城也。胃者,太仓也。咽喉小肠者,传送也。胃之五窍者,闾里门户也。廉泉玉英者,津液之道也。故五脏六腑者,各有畔界,其病各有形状。营气循脉,卫气逆为脉胀,卫气并脉,循分为肤胀。三里而泻,近者一下,远者三下,无问虚实,工在疾泻。

【解读】　黄帝说:脏腑居于胸胁腹腔之内,就象贵重的东西收藏在匣柜中一样,而在胸腹内的脏器,都有一定的部位,既有不同的名称,又各有不同的功能,其发生胀病也有不同的表现,请你讲一下这方面的道理。岐伯说:胸腹为脏腑的外廓,膻中是心脏的宫城,胃是贮存水谷的仓廪,咽部和小肠是食物传送的道路,消化道的咽门、贲门、幽门、阑门、魄门这五个关卡,称为胃的五窍,就如里巷中的门户一样。廉泉、玉英,是津液的通路。五脏六腑各有其固定的位置界线,它们的病状也有不同的表现。若营气在脉内正常循行而卫气在脉外逆行,就会发生脉胀,卫气并入脉中,循行于分肉之间,就会发生肤胀。治疗时应取足阳明胃经的三里穴,施用泻法,若胀的部位离穴位较近,一次即可,若较远,需针治三次。不问虚实,胀病初起时都宜赶快施用泻法,以治其标。

【原文】　黄帝曰:愿闻胀形。岐伯曰:夫心胀者,心短气,卧不安。肺胀者,虚满而喘咳。肝胀者,胁下满而痛引小腹。脾胀者,善哕,四肢烦悗,体重不能胜衣,卧不安。肾胀者,腹满引背央央然,腰髀痛。六腑胀:胃胀者,腹满,胃脘痛,鼻闻焦臭,妨于食,大便难。大肠胀者,肠鸣而痛濯濯,冬日重感于寒,则飧泄不化。小肠胀者,少腹䐜胀,引腰而痛。膀胱胀者,少腹满而气癃。三焦胀者,气满于皮肤中,轻轻然而不坚。胆胀者,胁下痛胀,口中苦,善太息。凡此诸胀者,其道在一,明知逆顺,针数不失。泻虚补实,神去其室,致邪失正,真不可定,粗之所败,谓之夭命。补虚泻实,神归其室,久塞其空,谓之良工。

【解读】　黄帝说:我想听你讲一下胀病的表现。岐伯说:心胀病,心烦气短,睡卧不宁。肺胀病,呼吸无力而胸中满胀,喘促咳逆。肝胀病,胁下胀满疼痛而牵引少腹。脾胀病,多呃逆,四肢闷胀不舒,身体重滞,连衣服都觉沉甸甸的,同时睡眠不安定。肾胀病,腹胀满,牵引到背部闭闷不舒,腰髀部感到疼痛。六腑的胀病:胃胀病,腹部胀满而胃脘疼痛,鼻中常闻到焦臭的气味,妨碍正常的食欲,大便也不通畅。大肠胀病,肠鸣濯濯有声而腹痛,若冬季再受寒,就会出现完谷不化的飧泄。小肠胀病,少腹胀满,牵引腰部作痛。膀胱胀病,少腹满而小便不利。三焦胀病,气充满在皮肤里面,胀满虚浮,按之空软。胆胀病,胁下胀痛,口苦,常作深长的呼吸而发出叹息的声音。上述有关脏腑的胀病,其发生与治疗都有共同的规律,只要明确了气血运行逆顺的道理并正确恰当地运用针刺技术,就能够治愈。如果虚证明了泻法,实证用了补法,治不对症,神气就要耗散,真气就不能安定,身体就受损伤,容易使人夭折性命,这种治疗上的失当,是粗浅的医术所造成的恶果;如能正确做到补虚泻实,就可达到神气内守,肌腠致密,很快恢复健康,若平时就能让人保养神气,使经脉肌腠充实就不会有厥逆发生,这样的人就可以称为优秀的医生。

【原文】　黄帝曰:胀者焉生?何因而有?岐伯曰:卫气之在身也,常然并脉循分肉,行有逆顺,阴阳相随,乃得天和,五脏更始,四时循序,五谷乃化。然后厥气在下,营卫留止,寒气逆上,真邪相攻,两气相搏,乃合为胀也。黄帝曰:善。何以解惑?岐伯曰:合之于真,三合而得。帝曰:善。

【解读】　黄帝说:胀病是怎样发生的?什么原因导致胀的病变?岐伯说:卫气在人体内,常依傍着经脉而循行于分肉之间,其循行有逆顺的不同,营卫之气在脉内脉外相随顺,则与天地间阴阳的规律相合,五脏的经气输注运转,就象四季变化一样有一定次序,这样,生命机能就能正常发挥,饮食物也可以正常地消化吸收。若阴阳不相随顺,营卫之气循行紊乱,气逆于下,则易为寒邪所凑,营卫便不能正常流通而凝涩,寒气上逆,邪气与正气相搏结,这就形成了胀病。黄帝说:对。能否说的更明白些?岐伯说:确切地说,就是邪气乘营卫之气的逆乱而侵入人体,与正气相搏结,分别存在于血脉、五脏、六腑这三个地方。黄帝说:好!

【原文】　黄帝问于岐伯曰:胀论言无问虚实工在疾泻,近者一下,远者三下。今有其三而不下者,其过焉在?岐伯对曰:此言陷于肉肓而中气穴者也。不中气穴,则气内闭;针不陷肓,则气不行,上越中肉,则卫气相乱,阴阳相逐。其于胀也,当泻不泻,气故不下,三而不下,必更其道,气下乃止,不下复始,可以万全,乌有殆者乎?其于胀也,必审其脉,当泻则泻,当补则补,如鼓应桴,恶有不下者乎?

【解读】　黄帝问岐伯说:前面说到,胀病初起,不问虚实,都应迅速采取泻法针治,离病位较近的针泻一次,离病位较远的针泻三次,即可获愈,但是现有连续针泻三次而无效的,到底它的原因在哪里呢？岐伯回答说：前面提到的针泻一次或针泻三次都可以全愈的说法，是指针刺时确能深到肌肉的空隙，而刺中了气血输注的穴位而言。若没有刺入肌肉的空隙并刺中穴位，则经气仍不能畅行，邪气仍旧闭留在内，甚至上越，妄中肌肉，则卫气更会逆乱，营卫阴阳之气相互争逐排斥而不随顺。对于胀病而言，当泻而未泻，厥逆之气不能下行，所以病不能愈。针三次而气仍不下，胀病不减的，定要变更针刺的位置，厥逆之气下行了，胀病就可全愈。如果胀病仍然不愈，可再调整位置重新针刺，这样做，总会把病治愈的，而且不会有什么害处。对于那些不是急发的胀病，要采取治本的方法，一定要慎重地诊察其证状，当泻就泻，当补就补，这样做了，就像以槌击鼓必有响声一样，怎么能不很快见效呢？

五癃津液别第三十六

【原文】 黄帝问于岐伯曰：水谷入于口，输于肠胃，其液别为五：天寒衣薄，则为溺与气；天热衣厚，则为汗；悲哀气并，则为泣；中热胃缓，则为唾；邪气内逆，则气为之闭塞而不行，不行则为水胀。余知其然也，不知其何由生，愿闻其道。岐伯曰：水谷皆入于口，其味有五，各注其海，津液各走其道。故三焦出气，以温肌肉，充皮肤，为其津；其流而不行者，为液。天暑衣厚则腠理开，故汗出，寒留于分肉之间，聚沫则为痛；天寒则腠理闭，气湿不行，水下留于膀胱，则为溺与气。

五脏六腑，心为之主，耳为之听，目为之候，肺为之相，肝为之将，脾为之卫，肾为之主外。故五脏六腑之津液，尽上渗于目，心悲气并则心系急，心系急则肺举，肺举则液上溢。夫心系与肺不能常举，乍上乍下，故咳而泣出矣。中热则胃中消谷，消谷则虫上下作，肠胃充郭，故胃缓，胃缓则气逆，故唾出。

五谷之津液和合而为膏者，内渗于骨空，补益脑髓，而下流于阴股。阴阳不和，则使液溢而下流于阴，髓液皆减而下，下过度则虚，虚故腰背痛而胫痠。阴阳气道不通，四海闭塞，三焦不写，津液不化，水谷并行肠胃之中，别于回肠，留于下焦，不得渗膀胱，则下焦胀，水溢则为水胀。此津液五别之逆顺也。

【解读】 水谷自口而入，经胃至肠，所化生的津液分而为五：当天气寒冷时，或穿衣过少时，津液则下流于膀胱变为尿与水气；当天气炎热时，或穿衣过多时，津液则从皮肤外泄而为汗；在情绪悲哀时，由于气并于上，则津液从目溢出而为泪；当中焦有热，胃弛缓时，津液从口溢出而为唾；当邪气内犯气机闭塞而不行时，津液则停聚于内而为水胀病。我已知道这些情况，但不知五液是怎样产生的，想听听其中的道理。岐伯说：水谷都从口入，其酸、苦、甘、辛、咸五味，分别注入五脏与四海，以营养全身。饮食所化生的津液，沿着各自的道路运行，经三焦布散的精气，具有温养肌肉，充实皮肤功能的叫做津；其流注（脏腑、官窍、脑髓）而不布散的叫做液。由于天热，或穿衣过厚，则腠理开张而汗液外泄。若寒邪滞留于分肉之间，则津液凝聚而为沫，阻碍气机流通就会产生疼痛。如果天气寒冷，则腠理关闭，水气难以从毛孔排出，而向下流于膀胱，则成为尿与气。

五脏六腑以心为主宰，在心的主宰下，耳司听觉，目司视觉，肺主辅佐，肝主谋虑，脾主卫护，肾主濡润外在的孔窍；因为五脏六腑的津液都上注于目，在心情悲哀时，则气举于心，而致心的络脉紧急，紧急则引肺叶上举，肺叶上举使津液向上泛溢，但心的络脉急肺叶又不能经常上举，而是时上时下，所以当水液随气上溢时，便发生咳嗽与流泪了。中焦有热，谷食易于消化，胃中容易空虚，空虚则肠中之虫上下扰动，胃肠因虫聚而宽满，宽满则胃弛缓，胃弛缓则气上逆，气上则津液随之上升，从口溢出而为唾。

由饮食所化生的津液，和合而成为脂膏，向内渗灌骨空，向上补益脑髓，向下流于阴器。在阴阳不协调的情况下（可因男女房事不节而致），气病则不摄，精病则不守，故液溢于下而流泄于阴窍，精液泄于下则髓液日益减少，髓液减则骨失充养而虚，虚则腰背脊骨疼痛，足胫酸楚。如果阴阳的气道阻滞不通，四海发生闭塞，三焦不能输泻，津液不能布化，所受的水谷并聚于肠胃之中，从回肠留于下焦，又不能渗泄于膀胱，所以下焦胀满，水液溢于肌肤而为水胀。这就是津液分为五路运行的正常和反常情况。

五阅五使第三十七

【原文】 黄帝问于岐伯曰：余闻刺有五官五阅，以观五气。五气者，五藏之使也，五时之副也。愿闻其五使当安出？岐伯曰：五官者，五藏之阅也。黄帝曰：愿闻其所出，令可为常。岐伯曰:脉出于气口,色见于明堂,五色更出,以应五时,各如其常,经气入藏,必当治里。

帝曰:善。五色独决于明堂乎?岐伯曰:五官已辨,阙庭必张,乃立明堂。明堂广大蕃蔽见外,方壁高基,引垂居外,五色乃治,平博广大,寿中百岁。见此者,刺之必已。如是之人者,血气有余,肌肉坚致,故可苦以针。

黄帝曰:愿闻五官。岐伯曰:鼻者,肺之官也;目者,肝之官也;口唇者,脾之官也;舌者,心之官也;耳者,肾之官也。黄帝曰:以官何候?岐伯曰:以候五藏。故肺病者,喘息鼻张。肝病者,眦青。脾病者,唇黄。心病者,舌卷短,颧赤。肾病者,颧与颜黑。

黄帝曰:五脉安出?五色安见?其常色殆者如何?岐伯曰:五官不辨,阙庭不张,小其明堂,蕃蔽不见,又埤其墙,墙下无基,垂角去外,如是者,虽平常殆,况加疾哉!

黄帝曰:五色之见于明堂,以观五藏之气,左右高下,各有形乎?岐伯曰:府藏之在中也,各以次舍,左右上下,各如其度也。

【解读】 黄帝问岐伯道:我听说刺法中有用五官、五阅观察五气的方法。所谓五气,是受五脏支配的,也是与五时相配合的。我希望知道五脏之气的变化是怎样表现出来的?岐伯说:所谓五官,就是五脏的外部表现。共帝说:希望了解外部表现与五脏的变化,使其可作为常规来遵循。岐伯说:五脏的变化,既表现在气口的脉象上,又表现在明堂即鼻部的色泽上。青、黄、赤、白、黑五色交替出现,以与春、夏、长夏、秋、冬五时相对应,各有其固定的配伍。如果邪气循经进入五脏,就一定要治疗内脏。

黄帝说:讲得好。五色的变化难道只是取决于明堂吗?五官已能分辨声、色、臭、味,各司其职,阙庭即眉间、天庭必然开阔,然后才建立明堂。明堂是广大的,两颊两旁和耳门在外面作为蕃蔽,面部肌肉方正,高耸、长长的耳垂被安置在两颊的外侧,面部气色良好,五官周正广大,可以长寿百岁。见到这样的人,刺到病除。像这样的人,血气有余,肌肉坚实致密,故可以取穴针刺。

黄帝说:希望知道五官的问题。岐伯说:鼻是与肺相连的器官,眼是与肝相连的器官,口唇是与脾相连的器官,舌是与心相连的器官,耳是与肾相连的器官。黄帝问:从五官那里可以测候什么呢?岐伯说:可以测候五脏的病变。所以,肺上有病的人,大口喘气,鼻孔张开。肝上有病的人,眼角发青。脾上有病的人,口唇发黄。习上的病的人,舌头卷曲、缩短,颧骨发红。肾上有病的人,颧骨与额颅发黑。

黄帝问:五脏的脉怎么表现出来,五色又怎么去发现辨别?那些脸色正常人,一生病就很危险,这是怎么回事?岐伯说:五官不能分辨声色臭味,阙庭不开阔,鼻梁矮小,作为蕃蔽的面颊两旁和耳门未能突现出来,面部肌肉不丰满,下巴瘦削,只耳垂和耳角显露于外,像这样的人,即使是平常无病时都是危险的,何况加上生病呢?

黄帝说:五色表现在明堂上,据以观测五脏之气的虚实逆顺,那末,五色在明堂的左右上下,是否有相对应的固定的部位呢?岐伯说:五脏六腑在体内,各有固定的位置,五色在明堂的左右上下与五脏六腑在体内,各有固定的位置,五色在明堂的左右上下,与五脏六腑的位置的上下左右是一致的。

逆顺肥瘦第三十八

【原文】 黄帝问于岐伯曰:余闻针道于夫子,众多毕悉矣。夫子之道,应若失,而据未有坚然者也。夫子之问学熟乎,将审察于物而心生之乎?岐伯曰:圣人之为道者,上合于天,下合于地,中合于人事,必有明法,以起度数,法式检押,乃后可传焉。故匠人不能释尺寸而意短长,废绳墨以起平水也,工人不能置规而为圆,去矩而为方。知用此者,固自然之物,易用之教,逆顺之常也。

【解读】 黄帝问岐伯说:我听您讲针道,了解的很多也很细了,按照您讲的道理去应用,常可手到病除,甚至那些沉疴痼疾,也抵挡不住针刺的效力。您的知识是勤学好问得来的,还是从观察事物的过程,逐步体验、思考得来的?岐伯说:圣人的道理,符合天地自然及社会人事的变化规律,所以都有一定的法度和标准,按照这个法度和标准去指导行动,这就成为人们应该遵循的原则,而可以传给后世。所以匠人不能丢开尺寸去猜长短,放弃绳墨去求平直,工人也不能离开规矩而取方圆。这是自然事物的一般道理,是易于理解和应用的。人的生理也有逆顺常变的标准,掌握了它,就可以更好地在治疗中加以应用了。

【原文】 黄帝曰:愿闻自然奈何?岐伯曰:临深决水,不用功力,而水可竭也,循掘决冲,而经可通也。此言气之滑涩,血之清浊,行之逆顺也。

【解读】 黄帝说:请讲一下怎样适应自然?岐伯说:从深处决堤放水,不用很大功力,就能把水放尽。循着地下的空穴来开决水道,也很容易使其通行。人的生理也是这样,气有滑涩的区别,血有清浊的差异,经脉运行有逆顺的变化等,每个人的客观情况不尽相同,治疗时也要因势利导。

【原文】 黄帝曰:愿闻人之白黑肥瘦少长,各有数乎?岐伯曰:年质壮大,血气充盈,肤革坚固,因加以邪,刺此者,深而留之。此肥人也,广肩腋,项肉薄,厚皮而黑色,唇临临然,其血黑以浊,其气涩以迟。其为人也,贪于取与,刺此者,深而留之,多益其数也。黄帝曰:刺瘦人奈何?岐伯曰:瘦人者,皮薄色少,肉廉廉然,薄唇轻言,其血清气滑,易脱于气,易损于血,刺此者,浅而疾。

【解读】 黄帝说:人有黑白、胖瘦、年龄长幼的不同,针刺的浅深及次数有一定标准吗?岐伯说:壮年人,一般的气血充盛,皮肤坚固,感受外邪时,应采取深刺的方法,留针时间要长。肥壮的人,肩、腋宽阔,项肉却薄消的,皮厚而色黑,口唇肥大,血黑而浓浊,气涩而迟滞,性格好胜而勇于进取,慷慨乐施,在针刺这样的人时,要刺的深,留针时间要长,而且可以增加针刺的次数。黄帝说:针刺瘦人的时候又怎样呢?岐伯说:瘦人一般都是皮肤薄、颜色淡、肌肉消瘦、口唇薄、言语声音轻弱,血清稀而气滑利,气易散,血易耗,刺这样的人,应该轻浅而快速出针。

【原文】 黄帝曰:刺常人奈何?岐伯曰:视其白黑,各为调之,其端正敦厚者,其血气和调,刺此者,无失常数也。

【解读】 黄帝说:怎样针刺正常人呢?岐伯说:要根据皮肤颜色的黑白,分别调治,对于那些端正敦厚的人,因血气和调,针刺时,不要越出一般的常规刺法。

【原文】 黄帝曰:刺壮士真骨者奈何?岐伯曰:刺壮士真骨,坚肉缓节监监然,此人重则气涩血浊,刺此者,深而留之,多益其数。劲则气滑血清,刺此者,浅而疾之。

【解读】 黄帝说:强壮的人怎样进行针刺?岐伯说:体格强壮的人,骨骼坚实,肌肉缓纵,肌节明显外露,其中动作重缓的,多属气涩血浊,应在针刺时,采取深刺留针的方法,并增加针刺的次数。而动作轻劲的,多属气滑血清,针刺时,下针要浅,出针要快。

【原文】 黄帝曰:刺婴儿奈何?岐伯曰:婴儿者,其肉脆,血少气弱,刺此者,以毫针,浅刺而疾发针,日再可也。

【解读】 黄帝说:对婴儿怎样进行针刺?岐伯说:婴儿肌肉脆薄,血少气弱,针刺时,应选较细的毫针浅刺而快出,一天可以针两次。

【原文】 黄帝曰:临深决水奈何?岐伯曰:血清气滑,疾泻之,则气竭焉。黄帝曰:循掘决冲奈何?岐伯曰:血浊气涩,疾泻之,则经可通也。

【解读】 黄帝说:针刺方面与前述临深决水相类似的情况怎样?岐伯说:血清气滑的人,若采取疾泻的方法,则容易引起真气耗竭。黄帝说:那么,与循掘决冲的情况相类似的又怎么样呢?岐伯说:对于血浊气涩的人,就要象循着空穴开冲水道那样,找到合适的经穴,急疾地采取泻法,他的经脉气血就能畅通而疾病亦可很快全愈。

【原文】 黄帝曰:脉行之逆顺奈何?岐伯曰:手之三阴,从脏走手;手之三阳,从手走头;足之三阳,从头走足;足之三阴,从足走腹。

【解读】 黄帝说:各个经脉流转的顺序是怎么样的呢?岐伯说:手三阴经由胸部行往手指,手三阳经由手指行往头颅;足三阳经由头部行往双足,足三阴经由双足行往腹部。

【原文】 黄帝曰:少阴之脉独下行何也?岐伯曰:不然。夫冲脉者,五脏六腑之海也,五脏六腑皆禀焉。其上者,出于颃颡,渗诸阳,灌诸精;其下者,注少阴之大络,出于气街,循阴股内廉,入腘中,伏行骭骨内,下至内踝之后属而别。其下者,并于少阴之经,渗三阴,其前者,伏行出跗属,下循跗,入大指间,渗诸络而温肌肉。故别络结则跗上不动,不动则厥,厥则寒矣。黄帝曰:何以明?岐伯曰:以言导之,切而验之,其非必动,然后乃可明逆顺之行也。黄帝曰:窘乎哉!圣人之为道也,明于日月,微于毫厘,其非夫子,孰能道之也。

【解读】 黄帝说:足三阴经脉既然都上行到腹,怎么唯独足少阴经向下行?岐伯说:不,这不是足少阴经,而是冲脉。冲脉,是五脏六腑十二经脉之海,五脏六腑都禀受它的气血的濡养。这条经脉上行的一支,出喉咙上口上腭骨旁的鼻道,向诸阳经灌渗精气。它的向下的一支,注入足少阴肾经的大络,从气街部位浮出,沿着大腿的内侧下行,进入膝腘窝中,再下行于小腿深部胫骨的内侧,直到足内踝之后的跟骨上缘而分出两支,向下行的分支,与足少阴经相并行,同时将精气灌注于三阴经;向前行的分支,从内踝后的深部跟骨上缘处外浮出,沿着足背进入足大趾间,将

中医四大名著

二四六

精气灌渗大大小小的络脉而温养肌肉,所以冲脉在下肢分出的络脉如果瘀结不通,足背的脉跳动就要减弱,气血厥逆,引起局部发凉。黄帝说:怎样查明经脉气血的逆顺呢?岐伯说:检查时,先向病人讲明道理,取得他的合作,然后细细地按循,如果不是厥逆,那足背的动脉就一定会搏动,而若有了病邪的存在并出现了经气厥逆的情况,搏动就会减弱。这就可以弄明白经脉气血逆顺的情况了。黄帝说:这个问题实在难解答啊!圣人研究的这些道理,明白得像日月照耀一样,细微得毫厘都不放过,若不是先生,谁能讲得出来!

血络论第三十九

【原文】 黄帝曰:愿闻其奇邪而不在经者。岐伯曰:血络是也。

黄帝曰:刺血络而仆者何也?血出而射者何也?血少黑而浊者何也?血出清而半为汁者何也?发针而肿者何也?血出若多若少而面色苍苍者何也?发针而面色不变,而烦悗者何也?多出血而不动摇者何也?愿闻其故。岐伯曰:脉气盛而血虚者,刺之则脱气,脱气则仆。血气俱盛而阴气多者,其血滑,刺之则射。阳气畜积,久留而不写者,其血黑以浊,故不能射。新饮而液渗于络,而未合和于血也,故血出而汁别焉。其不新饮者,身中有水,久则为肿。阴气积于阳,其气因于络,故刺之血未出而气先行,故肿。阴阳之气,其新相得而未合,因而写之,则阴阳俱脱,表里相离,故脱色而苍苍然。刺之血出多,色不变而烦悗者,刺络而虚经。虚经之属于阴者,阴脱,故烦悗。阴阳相得而合为痹者,此为内溢于经,外注于络,如是者,阴阳俱有余,虽多出血而弗能虚也。

黄帝曰:相之奈何?岐伯曰:血脉者,盛坚横以赤,上下无常处,小者如针,大者如筋,则而写之,万全也。故无失数矣,失数而反,各如其度。

黄帝曰:针入而肉著者何也?岐伯曰:热气因于针则针热,热则肉著于针,故坚焉。

【解读】 黄帝说:希望听听那些病邪不在经脉里的奇邪病是什么样的病。岐伯说:病邪侵入血络的病,就是奇邪病。

黄帝问:刺了血络后立即跌倒在地,这是为什么?血出后喷射,这是为什么?血流出来,颜色是黑的而且混浊,这是为什么?流出的血清淡稀薄,而且一半是水,这是为什么?出针后皮肤发肿,这是为什么?出血有多有少,而脸色发青,这是为什么?出血很多,但对针刺仍信而不疑,这是为什么?希望听听其中的道理。岐伯说:脉中气盛而血虚的,刺血络后先血脱,而后气脱,气脱就会跌倒。血气都盛而阴气多的,他的血滑利,刺血脉后就射喷血;阳气畜积,长时间滞留在脉里而不排泄的,他的血就颜色发黑而且浑浊,因此刺后不会喷血。刚饮水之后,水已经渗透到络脉里,但还没有变成血,所以血出时,水与血是分离的;新近没有饮水的人,体内本有水,时间久了就会肿胀。阴气长时间聚积在阳里,因此刺血络时,血未流出,而气先流了出来,因而发肿。阴气与阳气,新近相遇,但还没有调和,接着就施泻,结果是阴阳阳气都虚脱,表里相脱离,所以脱色而面部发青。刺血络时出血多,脸色不变,但心中烦闷的,这是由于刺络脉,却使经脉也随之而虚,这虚弱的经脉如果属于阴经,就会使阴气虚脱,因而心中烦闷。阴气阳气相遇,都受邪而合成痹证,邪气在内溢满经脉,在外灌注络脉,这样,阴经阳络都邪气过多,即使是出血多,也不会虚脱。

黄帝问:阴阳都盛,该怎么测候?岐伯说:经脉里受邪的血气过甚,必然注入络脉里,因此络脉有坚硬、横出而色赤的包块,包块时上时下,无固定处所,小的象针,大的象筷子。对此,立即针刺出血,泻去邪气,万无一失。因此不要违背规矩法度,违背了规矩法度只会得到相反的效果,一切都应按照规律办事。

黄帝问:针刺进后,肉就附着在针上,这是什么原因呢?岐伯说:肌肤的热气传到针上,针就变热;针热,肉就附着在针上,因此坚紧,难于转动。

阴阳清浊第四十

【原文】 黄帝曰:余闻十二经脉,以应十二经水。十二经水者,其五色各异,清浊不同,人之血气若一,应之奈何?岐伯曰:人之血气,苟能若一,则天下为一矣,恶有乱者乎?黄帝曰:余问一人,非问天下之众。岐伯曰:夫一人者,亦有乱气,天下之众,亦有乱人,其合为一耳。

【解读】 黄帝说:我听说人的十二经脉与自然界十二条大河相应,而这十二条大河的颜色和清浊各有不同,而人身十二经脉气血都一样,怎样相应呢?岐伯说:人的气血若真的都一样,那普

黄
帝
内
经

二
四
七

天下也就都能整齐划一了,那不就没有作乱的人了吗?黄帝说:我问的是一个人的情况,不是问普天之下人的情况。岐伯说:一个人身上也会有乱气,就和天下的人中总会有作乱的人一样,这是一个道理。

【原文】 黄帝曰:愿闻人气之清浊。岐伯曰:受谷者浊,受气者清。清者注阴,浊者注阳。浊而清者,上出于咽;清而浊者,则下行。清浊相干,命曰乱气。

【解读】 黄帝说:我想听你讲讲人的清气和浊气的情况。岐伯说:人体受纳的水谷有形之物是浊气,吸收的天空之气是清气。天阳之气注入脏,水谷浊气注入腑。水谷浊气所化生的清阳之气,上升出于咽;天空之气中的浊气则下降。若清气和浊气互相干扰不能正常的升降,就叫做乱气。

【原文】 黄帝曰:夫阴清而阳浊,浊者有清,清者有浊,别之奈何?岐伯曰:气之大别,清者上注于肺,浊者下走于胃。胃之清气,上出于口;肺之浊气,下注于经;内积于海。

【解读】 黄帝说:清气注脏,浊气注腑,浊中有清,清中有浊,这些情况如何判别?岐伯说:清浊之气的区别是这样的:天空的清气,上注于肺脏;水谷的浊气,下注于胃腑。而胃内水谷浊气中的清气向上出于口;肺中的浊气,则向下输注经脉中,并内积于胸中气海。

【原文】 黄帝曰:诸阳皆浊,何阳独甚乎?岐伯曰:手太阳独受阳之浊,手太阴独受阴之清。其清者上走空窍,其浊者下行诸经。诸阴皆清,足太阴独受其浊。

【解读】 黄帝说:诸阳经都受浊气的渗注,其中哪一经受浊气最甚?岐伯说:小肠受胃的水谷,将清浊分离,所以它以及它所属的手太阳小肠经受的浊气最多。肺脏主气而司呼吸,所以它以及它所属的手太阴肺经所受的清气最多。大凡清气都上走空窍,浊气都下灌到阳经中,五脏虽都受纳清气,而脾主运化水谷精微,与胃关系最密切,所以唯有脾脏及其所属的足太阴脾经独受浊气。

【原文】 黄帝曰:治之奈何?岐伯曰:清者其气滑,浊者其气涩,此气之常也。故刺阳者,深而留之;刺阴者,浅而疾之;清浊相干,以数调之也。

【解读】 黄帝问:阴阳清浊在治疗上怎样处理?岐伯说:清气滑利,浊气涩滞,这是一般的情况。因为阳经受浊气,所以针治时应深刺而留针时间长些;阴经受清气,所以针治时应浅刺而快出针;如果清浊相干、升降失常,应察清病情,掌握病机,了解清浊混乱的病位和程度,按相应的方法去调治。

·卷八·

阴阳系日月第四十一

【原文】 黄帝曰:余闻天为阳,地为阴,日为阳,月为阴,其合之于人,奈何?岐伯曰:腰以上为天,腰以下为地,故天为阳,地为阴。足之十二经脉,以应十二月,月生于水,故在下者为阴。手之十指,以应十日,日生于火,故在上者为阳。

【解读】 黄帝说:我听说天为阳,地为阴,日为阳,月为阴。这天、地、日、月与人相对应的关系是怎样的?岐伯说:人体的腰以上为阳,腰以下为阴,以应天地。足三阳和足三阴左右合计共十二条经脉在下,与一年中的十二个月份相对应,月生于水,属阴,所以在下的属阴。手的十指在上,与十日相对,日生于火,属阳,所以在上的为阳。

【原文】 黄帝曰:合之于脉,奈何?岐伯曰:寅者,正月之生阳也,主左足之少阳;未者,六月,主右足之少阳;卯者,二月,主左足之太阳;午者,五月,主右足之太阳;辰者,三月,主左足之阳明;巳者,四月,主右足之阳明,此两阳合于前,故曰阳明。申者,七月之生阴也,主右足之少阴;丑者,十二月,主左足之少阴;酉者,八月,主右足之太阴;子者,十一月,主左足之太阴;戌者,九月,主右足之厥阴;亥者,十月,主左足之厥阴,此两阴交尽,故曰厥阴。

【解读】 黄帝说:上面说的十二月和十日怎样与经脉相配合?岐伯说:以十二地支代表十二月,它们的配合及与足部十二经脉的相应关系是这样的:正月在地支上配寅,称为正月建寅,此时为阳气初生,主左足的少阳经;六月未,主右足的少阳经;二月卯,主左足的太阳经;五月午,主右足的太阳经;三月辰,主左足的阳明经;四月巳,主右足的阳明经,三、四月间,是自然界阳气旺盛的阶段,它的前面和后面是分别主少阳和太阳的正月二月以及五月六月,因此三、四两个月夹在两阳的中间，而为两阳合明，所以叫做阳明。七月申，自然界阴气渐生，主右足的少阴经；十二月丑，主左足的少阴经；八月酉，主右足的太阴经；十一月子，主左足的太阴经；九月戌，主右足的厥阴经；十月亥，主左足的厥阴经。因七、八月与十一、十二月分主少阴、太阴经，九、十月夹在中间为阴气交会的时间，所以称为厥阴。

【原文】 甲主左手之少阳，己主右手之少阳，乙主左手之太阳，戊主右手之太阳，丙主左手之阳明，丁主右手之阳明，此两火并合，故为阳明。庚主右手之少阴，癸主左手之少阴，辛主右手之太阴，壬主左手之太阴。

【解读】 以天干所代表的固定日子与上肢十条经脉分别相应的关系是这样的：甲日主左手的少阳经，己日主右手的少阳经，乙日主左手的太阳经，戊日主右手的太阳经，丙日主左手的阳明经，丁日主右手的阳明经，十天干按五行归类，丙、丁都属火，所以丙日丁日这是两火合并，因此称为阳明。庚日主右手的少阴经，癸日主左手的少阴经，辛日主右手的太阴经，壬日主左手的太阴经。

【原文】 故足之阳者，阴中之少阳也；足之阴者，阴中之太阴也；手之阳者，阳中之太阳也；手之阴者，阳中之少阴也。腰以上者为阳，腰以下者为阴。

【解读】 足在下，属阴，所以足的阳经，为阴中的少阳，阳气微弱；足的阴经，为阴中的太阴，阴气重盛；手在上，属阳，所以手的阳经，为阳中的太阳，阳气隆盛；手的阴经，为阳中的少阴，阴气微弱。总的说来，腰以上属于阳位，腰以下属于阴位，在阳位的阳经，阳气就隆盛，即使是阴经，阴气也微薄；在阴位的阴经，阴气就重盛，即使是阳经，阳气也微弱。

【原文】 其于五脏也，心为阳中之太阳，肺为阳中之少阴，肝为阴中之少阳，脾为阴中之至阴，肾为阴中之太阴。

【解读】 把这个划分阴阳的方法，结合到五脏来说，心肺居于膈上，就属于阳，心属火，所以为阳中的太阳，肺属金，所以为阳中的少阴。肝、脾、肾居于膈下，就属于阴。肝属木，所以为阴中的少阳，脾属土，所以为阴中的至阴，肾属水，所以为阴中的太阴。

【原文】 黄帝曰：以治之奈何？岐伯曰：正月、二月、三月，人气在左，无刺左足之阳；四月、五月、六月，人气在右，无刺右足之阳；七月、八月、九月，人气在右，无刺右足之阴，十月、十一月、十二月，人气在左，无刺左足之阴。

【解读】 黄帝说：以经脉与十二月的阴阳配属关系，结合到治疗上是怎样的呢？岐伯说：正月、二月、三月，分主左足的少阳、太阳、阳明经，说明此时人的阳气偏重在左，所以不宜针刺左足的三阳经；四月、五月、六月，分主右足的阳明、太阳、少阳经，说明此时人的阳气偏重在右，所以不宜针刺右足的三阳经；七月、八月、九月，分主右足的少阴、太阴、厥阴经，说明此时人的阴气偏重在右，所以不宜针刺右足的三阴经；十月、十一月、十二月，分主左足的厥阴、太阴、少阴经，说明此时人的阴气偏重在左，所以不宜针刺左足的三阴经。

【原文】 黄帝曰：五行以东方甲乙木王春，春者，苍色，主肝，肝者足厥阴也，今乃以甲为左手之少阳，不合于数，何也？岐伯曰：此天地之阴阳也，非四时五行之以次行也。且夫阴阳者，有名而无形，故数之可十，离之可百，散之可千，推之可万，此之谓也。

【解读】 黄帝说：人从五行归类来说，方位上的东方，天干中的甲、乙，同属于木，木气旺于春季，在颜色上为苍色，在内脏应于肝，而肝的经脉是足厥阴。现在以甲来配属左手的少阳，与五行配天干的规律不符，这是什么道理？岐伯说：这是根据天地阴阳消长变化的规律，来配合干支，以说明手足经脉的阴阳属性的，不是按四时之序的五行属性配合干支来分阴阳，所以不是一回事。而且，阴阳是抽象的概念，有名无形，用它可以概括一切事物的对立的属性来说明某一事物，所以它的运用是广泛而没有范围的，可以说明一两个事物，也可以扩大到十、百、千、万乃至无数的事物。

病传第四十二

【原文】 黄帝曰：余受九针于夫子，而私览于诸方，或有导引行气，乔摩、灸、熨、刺、焫、饮药，之一者可独守耶？将尽行之乎？岐伯曰：诸方者，众人之方也，非一人之所尽行也。

黄帝曰：此乃所谓守一勿失，万物毕者也。今余已闻阴阳之要，虚实之理，倾移之过，可治之属，愿闻病之变化，淫传绝败而不可治者，可得闻乎？岐伯曰：要乎哉问！道，昭乎其如日醒，窘乎其如夜瞑，能被而服之。神与俱成，毕将服之，神自得之，生神之理，可著于竹帛，不可传于子孙。

黄帝曰:何谓日醒?岐伯曰:明于阴阳,如惑之解,如醉醒。黄帝曰:何谓夜瞑?岐伯曰:瘖乎其无声,漠乎其无形,折毛发理,正气横倾,淫邪泮衍,血脉传溜,大气入藏,腹痛下淫,可以致死,不可以致生。

黄帝曰:大气入藏奈何?岐伯曰:病先发于心,一日而之肺,三日而之肝,五日而之脾,三日不已,死,冬夜半,夏日中。

病先发于肺,三日而之肝,一日而之脾,五日而之胃,十日不已,死,冬日入,夏日出。

病先发于肝,三日而之脾,五日而之胃,三日而之肾,三日不已,死,冬日入,夏蚤食。

病先发于脾,一日而之胃,二日而之肾,三日而之膂膀胱,十日不已,死,冬人定,夏晏食。

病先发于胃,五日而之肾,三日而之膂膀胱,五日而上之心,二日不已,死,冬夜半,夏日昳。

病先发于肾,三日而之膂膀胱,三日而上之心,三日而之小肠,三日不已,死冬大晨,夏晏晡。

病先发于膀胱,五日而之肾,一日而之小肠,一日而之心,二日不已,死,冬鸡鸣,夏下晡。

诸病以次相传,如是者,皆有死期,不可刺也;间一藏及二三四藏者,乃可刺也。

【解读】 黄帝说:我从先生这里学习了九针的知识,又自学了一些方书,其中有导引行气、按摩、灸、熨、针刺、火针、服药等方法,治病时是单独采用一种呢,还是全部用呢?岐伯说:方书上所载的各种疗法,是为众多的人治疗不同疾病而设的,不是对一个病人将每种方法都全部用上的。

黄帝说:这就是指医生从各种治疗中总结出治疗的原则,必须坚持下去,不要轻易丢失,这样即使遇到错综复杂的病情,也能选择最为适当的方法,使之得以完满的解决。现在我已经听了阴阳的要点、虚实的道理,因失于调护而造成的疾病,以及治愈各种疾病的方法等知识,我希望了解疾病变化的情况,以及病邪传变导致脏腑气败绝而不易救治的道理,你能告诉我吗?岐伯说:这个问题至关重要啊!这些医学道理,明白了就像白天头脑清醒一样,如不明白就像在黑夜中闭上眼睛,什么都难以觉察一样。如果能够接受而信服这个道理,在实际应用时由于心领神会,在诊、治上都能有所成就;若完全服从它的指导,更可得心应手,其效如神。对于这些能获神效的理论,可著在竹帛上以传后世,不应据为私有而只传给自己的子孙。

黄帝说:什么叫日醒?岐伯说:明白了阴阳的道理,就像迷惑的难题得到明确的解答,在醉酒后清醒过来一样。黄帝说:什么叫夜瞑?岐伯说:病邪入侵人体后所引起的内部变化,就像音哑发不出声音一样安静,像在广漠望不见物体一样无形,常在不知不觉中出现毛发毁折,腠理开泄,从而使正气大伤,邪气弥漫,并经过血脉传到内脏,就会引起腹痛,下焦气血逆乱,这都可以使人致死,而不可以使人生命再延长下去。

黄帝说:邪气入脏是怎样传变的呢?黄帝说:疾病开始发于心脏,过一天就传到肺,再过三天传到肝,再过五天传到脾,如果再经过三天不愈,就会死亡,冬天死于半夜,夏天死于中午。

疾病开始发于肺脏,过三天就传到肝,再过一天传到脾,再过五天就传到胃,若再经过十天不愈,就会死亡,冬天死于日入,夏天死于日出。

疾病开始发于肝,过三天传到脾,再过五天传到胃,再过三天传到肾,如果再经过三天不愈,就会死亡,冬天死于日入,夏天死于吃早饭时。

疾病开始发于脾,过一天传到胃,再过两天传到肾,两过三天传到脊背和膀胱,如再经过十天不愈,就会死亡。冬天死于刚入睡时,夏天死于吃晚饭时。

疾病开始发于胃,过五天传到肾,再过三天传到脊背和膀胱,再过五天上传到心,如再经过两天不愈,就会死亡,冬天死于半夜,夏天死于中午以后。

疾病开始发于肾,过三天就传到脊背和膀胱,再过三天上传到心,再过三天传到小肠,如再经过三天不愈,就会死亡,冬天死于黎明,夏天死于黄昏。

疾病开始发于膀胱,过五天传到肾,再过一天传到小肠,再过一天传到心,再经过两天不愈,就会死亡,冬天死于鸡鸣,夏天死于午后。

上述各脏发生疾病,都是以五行相克次序相传的,这样死亡之期可以预测,所以不可用针刺了;如果病的传次是间隔一脏或间隔二、三、四脏相传的,就可以用针刺治疗。

淫邪发梦第四十三

【原文】 黄帝曰:愿闻淫邪泮衍奈何?岐伯曰:正邪从外袭内,而未有定舍,反淫于脏,不得定处,与营卫俱行,而与魂魄飞扬,使人卧不得安而喜梦。气淫于府,则有余于外,不足于内;气淫于脏,则有余于内,不足于外。

【解读】 黄帝说:我想知道关于邪气在体内浸淫扩散引起的反应,它们到底是怎样的? 岐伯说:正邪从外侵袭体内,有时没有固定的侵犯部位,却流溢于内脏,而且与营卫之气一起流行,没有一定处所,伴随魂魄一起飞扬,从而使人睡卧不宁而多梦。若邪气侵扰于腑,在外的阳气就有余,在里的阴气就不足;若邪气侵扰于脏,在里的阴气就有余,在外的阳气就不足。

【原文】 黄帝曰:有余不足,有形乎? 岐伯曰:阴气盛,则梦涉大水而恐惧;阳气盛,则梦大火而燔焫;阴阳俱盛,则梦相杀。上盛则梦飞,下盛则梦堕;甚饥则梦取,甚饱则梦予;肝气盛,则梦怒;肺气盛,则梦恐惧、器泣、飞扬;心气盛,则梦善笑、恐畏;脾气盛,则梦歌乐、身体重不举;肾气盛,则梦腰脊两解不属。凡此十二盛者,至而泻之,立已。

【解读】 黄帝说:有余不足,有什么表现吗? 岐伯说:阴气盛,就会梦见渡涉大水而感到恐惧;阳气盛,就会梦见大火而感到灼热;阴阳都盛,就会梦见互相杀伐;上部邪盛,会梦见向上飞腾;下部邪盛,会梦见向下坠堕;过度饥饿的时候,会梦见向人索取东西;过饱的时候,会梦见给予别人东西;肝气盛,会有忿怒的梦;肺气盛,会有恐惧、哭泣的梦;心气盛,会梦见喜笑、恐惧和畏怯;脾气盛,则梦见歌唱、娱乐,或身体沉重难举;肾气盛,会梦见腰脊分离而不相连接。上面所谈的这十二种气盛的病,可分别根据梦境察出其病邪所在,针刺时在相应部位使用泻法,就可痊愈。

【原文】 厥气客于心,则梦见丘山烟火;客于肺,则梦飞扬,见金铁之奇物;客于肝,则梦见山林树木;客于脾,则梦见丘陵大泽,坏屋风雨;客于肾,则梦临渊,没居水中;客于膀胱,则梦游行;客于胃,则梦饮食;客于大肠,则梦田野;客于小肠,则梦聚邑冲衢;客于胆,则梦斗讼自刳;客于阴器,则梦接内;客于项,则梦斩首;客于胫,则梦行走而不能前,及居深地窌苑中;客于股肱,则梦礼节拜起;客于胞䐈,则梦溲便。凡此十五不足者,至而补之立已也。

【解读】 因正气虚弱而邪气干扰,客于心脏,就会梦见山丘烟火弥漫;客于肺脏,就会梦见飞扬腾越,或看到全属一类的奇怪东西;客于肝脏,就会梦见山林树木;客于脾脏,就会梦见连绵的丘陵和巨大的湖沼,以及风吹雨淋之中的破漏房屋;客于肾脏,就会梦见身临深渊或浸没在水中;客于膀胱,就会梦见到处游荡不定;客于胃中,就会梦见饮食;客于大肠,就会梦见广阔的田野;客于小肠,就会梦见人物聚集的交通要冲;客于胆,就会梦见与人斗殴、打官司,或愤怒中剖割自己;客于生殖器官,就会梦中性交;客于项部,就会梦见杀头;客于足胫,就会梦见想要行走却不能前进,或者梦见被困于地窖、苑圃之中;客于股肱,就会在梦中行跪拜的礼节;客于尿道和直肠,就会梦到小便和大便。以上这十五种因正虚而致邪扰的疾病,可根据梦境察出其因虚致邪的脏腑或部位,针刺时,在相应的地方施以补法,就可痊愈。

顺气一日分为四时第四十四

【原文】 黄帝曰:夫百病之所始生者,必起于燥湿寒暑风雨,阴阳喜怒,饮食居处,气合而有形,得脏而有名,余知其然也。夫百病者,多以旦慧、昼安、夕加、夜甚,何也? 岐伯曰:四时之气使然。

【解读】 黄帝说:各种疾病的发生,都由于燥湿寒暑风雨等外邪的侵犯,以及喜怒不节等情志刺激,饮食起居失常,生活没有规律所致,邪气侵犯内脏之后就会有各种病态出现,并且都有一定的病名,这些情况我已经知道。而疾病发生后,病人大多在早晨感觉病情轻减,神气爽快,白昼较安静,傍晚病势渐渐增重,夜间病势最甚,这是什么道理呢? 岐伯说:这是由于四时的不同变化使人的阳气发生相应的盛衰而造成的。

【原文】 黄帝曰:愿闻四时之气。岐伯曰:春生、夏长、秋收、冬藏,是气之常气,人亦应之。以一日分为四时,朝则为春,日中为夏,日入为秋,夜半为冬。朝则人气始生,病气衰,故旦慧;日中人气长,长则胜邪,故安;夕则人气始衰,邪气始生,故加;夜半人气入脏,邪气独居于身,故甚也。

【解读】 黄帝说:想听你讲一下关于四时之气的问题。岐伯说:春天阳气生发,夏天阳气隆盛,秋天阳气收敛,冬天阳气闭藏,这是一年中自然界四时阳气变化的一般规律,人体的阳气变化也与此相应。以一昼夜来分四时,早晨就像春天,中午就像夏天,傍晚就像秋天,夜半时就像冬天。人的阳气变化与此相适应,早晨阳气生发,机能逐渐活跃,邪气衰退,所以病人在早晨感到清爽;中午,人的阳气逐渐隆盛,正能压邪,所以病情安静;傍晚,人的阳气开始收敛,机能渐渐衰退,邪气就相应地开始增强,所以病情加重;到了夜半,人的阳气闭藏于内脏,邪气却乘机大振,处于优势,所以疾病就显得深重。

【原文】　黄帝曰：其时有反者何也？岐伯曰：是不应四时之气，藏独主其病者，是必以脏气之所不胜时者甚，以其所胜时者起也。黄帝曰：治之奈何？岐伯曰：顺天之时，而病可与期。顺者为工，逆者为粗。

【解读】　黄帝说：疾病在一天中的轻重变化，也有和你说的旦慧、昼安、夕加、夜甚不同的情况，是怎么回事？岐伯说：这是疾病变化不和四时相应的缘故，这种情况出现在某一内脏单独对疾病发生决定性影响的时候。而这样的疾病，它的变化也和时间有一定的关系，当受病内脏的五行属性被时日的五行所克的时候，病就会加重，而受病内脏的五行属性克制时日的五行属性时，疾病就轻减。黄帝说：治疗时怎么办？岐伯说：治疗时，按照时日与受病内脏的五行关系，在适当时候施以补泻，使病脏不被时日克伐太过，疾病的治愈就大有希望。能这样做，就是高明的医生，不能这样做，就是粗劣的庸医了。

【原文】　黄帝曰：善。余闻刺有五变，以主五输，愿闻其数。岐伯曰：人有五脏，五脏有五变，五变有五输，故五五二十五输，以应五时。黄帝曰：愿闻五变。岐伯曰：肝为牡脏，其色青，其时春，其日甲乙，其音角，其味酸；心为牡脏，其色赤，其时夏，其日丙丁，其音徵，其味苦；脾为牡脏，其色黄，其时长夏，其日戊己，其音宫其味甘；肺为牝脏，其色白，其时秋，其日庚辛，其音商，其味辛；肾为牝脏，其色黑，其时冬，其日壬癸，其音羽，其味咸，是为五变。

【解读】　黄帝说：好。我听说刺法中有根据五变来决定针刺井、荥、俞、经、合五种输穴的情况，请谈一下其中的规律。岐伯说：人有五脏，五脏各有相应的色、时、日、音、味的五种变化，每种变化都有井、荥、俞、经、合五种输穴分别与之相应，五五相乘，所以这样的输穴有二十五个，又分别与五季相应。黄帝说：想听你讲一下五变是什么？岐伯说：肝属木，为阴中之少阳，所以称为牡脏，在色为青，在时为春，在日为甲乙，在音为角，在味为酸；心属火，为阳中之太阳，所以也称牡脏，在色为赤，在时为夏，在日为丙丁，在音为征，在味为苦；脾属土，为阴中之至阴月，所以称为牝脏，在色为黄，在时为长夏，在日为戊己，在音为宫，在味为甘；肺属金，为阳中之少阴，所以称为牝脏，在色为白，在时为秋，在日为庚辛，在音为商，在味为辛；肾属水，为阴中之太阴，所以也称为牝脏，在色为黑，在时为冬，在日为壬癸，在音为羽，在味为咸。这就是五变。

【原文】　黄帝曰：以主五输奈何？岐伯曰：脏主冬，冬刺井；色主春，春刺荥；时主夏，夏刺输；音主长夏，长夏刺经；味主秋，秋刺合。是谓五变以主五输。

【解读】　黄帝说：以五变分主五俞穴，是怎样的呢？岐伯说：五脏主冬，冬季刺井穴；五色主春，春季刺荥穴；五时主夏，夏季刺俞穴；五音主长夏，长夏刺经穴；五味主秋，秋季刺合穴。这就是五变分主五俞的情况。

【原文】　黄帝曰：诸原安合，以致六输？岐伯曰：原独不应五时，以经合之，以应其数，故六六三十六输。

【解读】　黄帝说：上边谈到的五输分别与五时相应，在井、荥、俞、经、合之外六腑本有原穴，为了达到六输之数，这些原穴怎么来配合呢？岐伯说：六腑的原穴，独与五时不相配合，而把它归在经穴之中来配应五时，这样六腑各有井、荥、俞、原、经、合六穴，六六三十六个输穴，数目就满了，而且都能与五时发生对应的联系。

【原文】　黄帝曰：何谓脏主冬，时主夏，音主长夏，味主秋，色主春？愿闻其数。岐伯曰：病在脏者，取之井；病变于色者，取之荥；病时间时甚者，取之输；病变于音者，取之经；经满而血者，病在胃及以饮食不节得病者，取之合，故命曰味主合，是谓五变也。

【解读】　黄帝问：什么叫做脏主冬，时主夏，音主长夏，味主秋，色主春？我想知道其中的道理。岐伯答：病在脏，邪气深，治疗时应刺井穴；疾病变化显现于面色，治疗时应刺荥穴；病情时轻时重的，治疗时应刺俞穴；疾病影响到声音发生变化的，应刺经穴；经脉盛满而有瘀血现象的，病在足阳明胃，与那些因饮食不节引起的消化、营养方面的病一样，治疗时都应刺合穴。由阳明胃腑及饮食不节所致的病都与五味营养的消化吸收有关，所以说味主合。这就是五变所表现的不同特征以及五输相应的针刺法则。

外揣第四十五

【原文】　黄帝曰：余闻九针九篇，余亲受其调，颇得其意。夫九针者，始于一而络于九，然未得其要道也。夫九针者，小之则无内，大之则无外，深不可为下，高不可为盖，恍惚无穷，流溢无极，余知其合于天道人事四时之变也，然余愿杂之毫毛，浑束为一，可乎？岐伯曰：明乎哉问也！

非独针道焉,夫治国亦然。

黄帝曰:余愿闻针道,非国事也。岐伯曰:夫治国者,夫惟道焉。非道,何可小大浅深杂合为一乎?

黄帝曰:愿卒闻之。岐伯曰:日与月焉,水与镜焉,鼓与响焉。夫日月之明,不失其影;水镜之察,不失其形;鼓响之应,不后其声。动摇则应和,尽得其情。

黄帝曰:窘乎哉!昭昭之明不可蔽,其不可蔽,不失阴阳也。合而察之,切而验之,见而得之,若清水明镜之不失其形也。五音不彰,五色不明,五藏波荡,若是则内外相袭,若鼓之应桴,响之应声,影之似形。故远者司外揣内,近者司内揣外,是谓阴阳之极,天地之盖,请藏之灵兰之室,弗敢使泄也。

【解读】 黄帝说:我读过关于九针的九篇文章,并亲自验证了它的规律,也大致领会了其中的道理。九针从第一针开始,到第九针终止,都隐藏了许多深刻的道理,我还没能真正掌握它的要领。九针的道理,精微弘大,高深玄妙,应用无穷。我知道它符合天道、人事以及四时的变化,想把这复杂如牛毛的论述归纳成一个纲要,不知是否可以?岐伯说:你问得真高明呀!不但针刺的道理如此,就是治理国家,也应如此。

黄帝说:我想听的是针刺的道理,不是谈论国事。岐伯说:治理国家,应该有个总的纲领,如果没有总的纲领,怎么能将大、小、深、浅各种复杂的事物统一在一起呢?

黄帝说:希望您详尽地讲一下。岐伯说:这可用日和月、水和镜、鼓和响来作比喻。日月照耀物体,必定会有物体的影子出现;水和镜可以清楚地反映物体的形态;击鼓时会发出响声,声音和击鼓的动作几乎是同时发生的。凡形影、声响是相应和的,懂得了这些,也就能完全理解针刺的道理了。

黄帝说:这是个使我发窘的问题。日月的光明不可遮蔽,它之所以不可遮蔽,是因为不失阴阳的道理。临床上要把各种情况结合起来观察,并通过切脉来验证,以望诊来获知外部的病象,就像清水、明镜不失真一样。若人的五音不响亮,五色不鲜明,就说明五脏的功能有了异常变动,这就是内外相互影响的道理,就如同以桴击鼓,响声随之而发生,也像影子与形体相随而又相似一样。所以通过观察病人体表的变化,就可测知内脏的变化;检查出内脏的变化,也可以推测显现于外表的证候。这就是阴阳理论的重点。天地之大,无不包括在阴阳的范围之内。请让我把它诊藏在灵兰之室,不要让它流失。

五变第四十六

【原文】 黄帝问于少俞曰:余闻百疾之始期也,必生于风雨寒暑,循毫毛而入腠理,或复还,或留止,或为风肿汗出,或为消瘅,或为寒热,或为留痹,或为积聚。奇邪淫溢,不可胜数,愿闻其故。夫同时得病,或病此,或病彼,意者天之为人生风乎,何其异也?少俞曰:夫天之生风者,非以私百姓也,其行公平正直,犯者得之,避者得无殆,非求人而人自犯之。

【解读】 黄帝向少俞问道:我听说各种疾病在开始发生的时候,都由于风雨寒暑这些外邪,沿着毛窍侵入人体,到达腠理,有的发生传变,有的就留在一定的部位,邪气滞留以后,可以发展成为各种疾病,或形成风肿汗出,或发为消瘅,或为寒热往来,或为留痹,或为积聚,各不相同。到处乱窜、不能意测其行动规律的邪气,蔓延滋扰,盛于体内,就造成无以数计的各色各样的病证。我想了解一下这究竟是什么缘故。还有这样的情况,同时得病,有的生这种病,有的生那种病,我想,难道是自然有意为人安排了各种不同性质的风邪吗?不然怎么会有这么大差别呢?少俞说:自然界有风的产生,不是为这个那个人设置的,风的活动是客观存在,对哪个人都没有什么偏倚,侵犯到了谁,谁就得病;谁能够及时予防,躲避了风邪的袭击,谁就会不受危害,并不是它一定要侵犯哪个人,而是人自己未加予防而感触了它的缘故。

【原文】 黄帝曰:一时遇风,同时得病,其病各异,愿闻其故。少俞曰:善乎哉问!请论以比匠人。匠人磨斧斤,砺刀削,斫材木,木之阴阳,尚有坚脆,坚者不入,脆者皮弛,至其交节,而缺斤斧焉。夫一木之中,坚脆不同,坚者则刚,脆者易伤,况其材木之不同,皮之厚薄,汁之多少,而各异耶。夫木之蚤花先生叶者,遇春霜烈风,则花落而叶萎;久曝大旱,则脆木薄皮者,枝条汁少而叶萎,久阴淫雨,则薄皮多汁者,皮溃而漉;卒风暴起,则刚脆之木,枝折杌伤;秋霜疾风,则刚脆之木,根摇而叶落。凡此五者,各有所伤,况于人乎!

【解读】 黄帝说:同时触冒风邪,而又同时得病,所生的病却不同,这是什么缘故?我很想知道。少俞说:问得好啊! 请让我以工人砍伐树木为例,来说明这个问题吧。工匠磨快了刀斧,去砍削木材,木材本身的阳面阴面,就有坚硬和脆薄的差别,坚硬的不易砍削,脆薄的松散易裂,砍削不费力气。砍到树木枝杈交节的地方,就更加坚硬,连刀斧的刃都可能崩损而出现缺口,同一个树木,它的各部分就有坚硬、脆薄的区别,坚硬的地方和脆薄的地方结实程度会大不相同,更何况不同的树木材料,其外皮的厚薄,内含水分的多少,也都不相同。树木中开花长叶较早的,遇到早春的大风和寒霜,就会花落叶萎;木质薄而外皮薄的,遇到烈日的长期曝晒或太旱,就会枝条垂落,水分蒸发过多而干枯,树叶萎黄;如果长期阴雨连绵,那些皮薄而含水量多的树木,就会树皮溃烂,水湿漉漉;如果狂风骤起,就会使刚脆的树木折断枝干,树叶掉光;遇到秋季的严霜、大风,刚脆的树木,就会树根动摇,树叶零落。这五种情况说明,不同的树木,受外界气候的影响,损伤还有这么大的区别,更何况不同的人呢!

【原文】 黄帝曰:以人应木,奈何?少俞答曰:木之所伤也,皆伤其枝,枝之刚脆而坚,未成伤也。人之有常病也,亦因其骨节皮肤腠理之不坚固者,邪之所舍也,故常为病。

【解读】 黄帝说:以人和上面说的树木的情况相比,究竟是怎样的呢?少俞回答说:树木的损伤,主要表现为损伤树枝,而如果树枝坚硬刚强,就未必会损折。人也是这样,有的人经常生病,这也是因为他的骨节、皮肤、腠理等部分不够坚固,因而外邪会侵入和留在那里,而经常发病。

【原文】 黄帝曰:人之善病风厥漉汗者,何以候之?少俞答曰:腘肉不坚,腠理疏,则善病风。黄帝曰:何以候肉之不坚也?肉不坚,而无分理者,肉不坚,肤粗而皮不缀者,腠理疏,此言其浑然者。

【解读】 黄帝说:人有时常患风邪内侵逆于体表而汗出不止的,怎样从外表察看出来?少俞回答说:肌肉不坚固,腠理疏松,就容易患风病。黄帝问道:怎样测知肌肉不知坚固呢?少俞答道:看肌肉结集突起的部位就可以知道。如果这些地方薄弱,而又看不清皮肤的纹理,就表明全身的肌肉不坚固;皮肤粗疏而不缀密,腠理也就疏松。这些说的是观察肌肉坚固与否的大致情况。

【原文】 人之善病消瘅者,何以候之?少俞答曰:五脏皆柔弱者,善病消瘅。黄帝曰:何以知五脏之柔弱也?少俞答曰:夫柔弱者,必有刚强,刚强多怒,柔者易伤也。黄帝曰:何以候柔弱之与刚强?少俞答曰:此人薄皮肤,而目坚固以深者,长衡直扬,其心刚,刚则多怒,怒则气上逆,胸中畜积,血气逆留,臗皮充肌,血脉不行,转而为热,热则消肌肤,故为消瘅。此言其人暴刚而肌肉弱者也。

【解读】 黄帝说:人有常患消瘅病的,怎样察知呢?少俞回答说:五脏都柔弱的人就容易患消瘅病。黄帝说:怎样知道五脏是柔弱的呢?少俞回答:五脏柔弱的人,必有刚强的性气,由于性情刚暴,就会因情志变动而更伤五脏。黄帝说:怎样从外表看出五脏柔弱与性气刚强呢?少俞回答说:这类人皮肤薄弱,两目转动不灵活,眼睛深陷在眶窝中,两眉上长而直,带着怒色。这样的人性情刚强、多怒,发怒就会使气上逆,血随气上,积留胸中,使皮肤肌肉充胀,血脉通行不利,郁积而成热,热能消灼津液而使肌肤瘦薄,所以成为消瘅病。以上所谈到的,是性情刚暴而肌肉脆弱的人的情况。

【原文】 黄帝曰:人之善病寒热者,何以候之?少俞答曰:小骨弱肉者,善病寒热。黄帝曰:何以候骨之小大,肉之坚脆,色之不一也?少俞答曰:颧骨者,骨之本也。颧大则骨大,颧小则骨小。皮肤薄而其肉无䐃,其臂懦懦然,其地色殆然,不与其天同色,污然独异,此其候也。然臂薄者,其髓不满,故善病寒热也。

【解读】 黄帝说:人有常患发冷发热这类病的,怎样测候呢?少俞回答说:骨胳小、肌肉弱的人,易患发冷发热的病。黄帝说:怎样测候骨胳的大小、肌肉的强弱和气色的不一致呢?少俞答说:颧骨是人身骨胳的基本标志,颧骨大的,全身骨胳就大,颧骨小的,全身骨胳都小。皮肤薄而肌肉瘦弱,没有显著突出的肉块,两臂懦然没有力气,地阁部位的色泽污暗没有光泽,和天庭部位的色泽不一样,这些就是赖以察肌肉强弱、色泽不一的外部表现。而臂部肌肉薄弱无力的,骨髓多不盛满,这说明他的阴精不足,所以易患发冷发热的病。

【原文】 黄帝曰:何以候人之善病痹者?少俞答曰:粗理而肉不坚者,善病痹。黄帝曰:痹之高下有处乎?少俞答曰:欲知其高下者,各视其部。

【解读】 黄帝说:人有易患痹证的,怎样测候呢?少俞回答说:皮肤纹理粗疏,而肌肉又不坚实的人,就容易患痹证。黄帝说:痹病部位的上下,有固定地方吗?少俞答说:想知道痹证发病部位的上下,要察看各部位的情况,虚的部位就容易患病。

【原文】 黄帝曰:人之善病肠中积聚者,何以候之?少俞答曰:皮肤薄而不泽,肉不坚而淖泽。如此,则肠胃恶,恶则邪气留止,积聚乃作,脾胃之间,寒温不次,邪气稍至,稽积留止,大聚乃起。

【解读】 人有易患肠中积聚病的,怎样测候呢?少俞回答说:皮肤薄而不润泽,肌肉虽微觉滑润却不坚实,说明他的肠胃不好,以致产生的营养津液不足,肠胃机能差,就容易使邪气留滞在内,形成积聚。当着饮食寒温失了正常的秩序,邪气在脾胃间稍有侵犯,就容易造成蓄积停留,形成较重的积聚病。

【原文】 黄帝曰:余闻病形,已知之矣!愿闻其时。少俞答曰:先立其年,以知其时。时高则起,时下则殆,虽不陷下,当年有冲通,其病必起,是谓因形而生病,五变之纪也。

【解读】 黄帝说:我了解了疾病的外部表现,已经知道怎样从外部测候疾病变化的常识。还想知道时序因素对疾病影响的情况。少俞回答说:先要确定代表某一年的干支,从干支来推算每年的客气加临于主气时的顺逆情况,一般地说,客气胜过主气,为上胜下,属顺,这时,疾病易于趋向轻缓和全愈,反之,主气胜过客气,为下胜上,属逆,这时疾病容易转向危重。有时虽然不属主气胜于客气的下胜上的情况,但由于年运的影响,也会发病,这是因各人不同的身体、气质类型与年运的五行属性的生克、反侮等关系所导致的。这些都是五变的纲领性的认识。

本脏第四十七

【原文】 黄帝问于岐伯曰:人之血气精神者,所以奉生而周于性命者也;经脉者,所以行血气而营阴阳,濡筋骨,利关节者也;卫气者,所以温分肉,充皮肤,肥腠理,司关合者也;志意者,所以御精神,收魂魄,适寒温,和喜怒者也。是故血和则经脉流行,营复阴阳,筋骨劲强,关节清利矣;卫气和则分肉解利,皮肤调柔,腠理致密矣;志意和则精神专直,魂魄不散,悔怒不起,五藏不受邪矣;寒温和则六府化谷,风痹不作,经脉通利,肢节得安矣。此人之常平也。五藏者,所以藏精神血气魂魄者也;六府者,所以化水谷而行津液者也,此人之所以具受于天地,无愚智贤不肖,无以相倚也。然有其独尽天寿,而无邪僻之病,百年不衰,虽犯风雨卒寒大暑,犹有弗能害也;有其不离屏蔽室内,无怵惕之怒,然犹不免于病,何也?愿闻其故。

岐伯曰:窘乎哉问也!五藏得,所以参天地,副阴阳,而连四时,化五节者也。五藏者,固有小大、高下、坚脆、端正、偏倾者,六府亦有小大、长短、厚薄、结直、缓急。凡此二十五者,各不同,或善或恶,或吉或凶,请言其方。

心小则安,邪弗能伤,易伤以忧;心大则忧不能伤,易伤于邪。心高则满于肺中,悗而善忘,难开以言;心下则藏外,易伤于寒,易恐以言。心坚则藏安守固;心脆则善病消瘅热中。心端正则和利难伤;心偏倾则操持不一,无守司也。

肺小则少饮,不病喘喝;肺大则多饮,善病胸痹、喉痹、逆气。肺高则上气,肩息咳;肺下则居贲迫肺,善胁下痛。肺坚则不病咳上气;肺脆则苦病消瘅易伤。肺端正则和利难伤;肺偏倾则胸偏痛也。

肝小则藏安,无胁下之病;肝大则逼胃迫咽,迫咽则苦膈中,且胁下痛。肝高则上支贲切胁悗,为息贲;肝下则逼胃,胁下空,胁下空则易受邪。肝坚则藏安难伤;肝脆则善病消瘅,易伤。肝端正则和利难伤;肝偏倾则胁下痛也。

脾小则藏安,难伤于邪也;脾大则苦凑䏚而痛,不能疾行。脾高则䏚引季胁而痛;脾下则下加于大肠,下加于大肠则藏苦受邪。脾坚则藏安难伤;脾脆则善病消瘅易伤。脾端正则和利难伤;脾偏倾则善满善胀也。

肾小则藏安难伤;肾大则善病腰痛,不可以俯仰,易伤以邪。肾高则苦背膂痛,不可以俯仰;肾下则腰尻痛,不可以俯仰,为狐疝。肾坚则不病腰背痛;肾脆则善病消瘅易伤。肾端正则和利难伤;肾偏倾则苦腰尻痛也。凡此二十五变者,人之所苦常病。

黄帝曰:何以知其然也?岐伯曰:赤色小理者,心小;粗理者,心大。无𩩍骭者,心高;𩩍骭小短举者,心下。𩩍骭长者,心下坚;𩩍骭弱小以薄者,心脆。𩩍骭直下不举者,心端正;𩩍骭倚一方者,心偏倾也。

白色小理者,肺小;粗理者,肺大。巨肩反膺陷喉者,肺高;合腋张胁者,肺下。好肩背厚者,肺坚;肩背薄者,肺脆。背膺厚者,肺端正;胁偏疏者,肺偏倾也。

青色小理者,肝小;粗理者,肝大。广胸反骹者,肝高;合胁兔骹者,肝下。胸胁好者,肝坚;胁骨弱者,肝脆。膺腹好相得者,肝端正;胁骨偏举者,肝偏倾也。

黄色小理者,脾小;粗理者,脾大。揭唇者,脾高;唇下纵者,脾下。唇坚者,脾坚;唇大而不坚者,脾脆。唇上下好者,脾端正;唇偏举者,脾偏倾也。

黑色小理者,肾小;粗理者,肾大。高耳者,肾高;耳后陷者,肾下。耳坚者,肾坚;耳薄不坚者,肾脆。耳好前居牙车者,肾端正;耳偏高者,肾偏倾也。凡此诸变者,持则安,减则病也。

帝曰:善!然非余之所问也,愿闻人之有不可病者,至尽天寿,虽有深忧大恐,怵惕之志,犹不能感也,甚寒大热,不能伤也;其有不离屏蔽室内,又无怵惕之恐,然不免于病者,何也?愿闻其故。岐伯曰:五藏六府,邪之舍也,请言其故。五藏皆小者,少病,苦燋心,大愁忧;五藏皆大者,缓于事,难使以忧。五藏皆高者,好高举措;五藏皆下者,好出人下。五藏皆坚者,无病;五藏皆脆者,不离于病。五藏皆端正者,和利得人心;五藏皆偏倾者,邪心而善盗,不可以为人平,反复言语也。

黄帝曰:愿闻六府之应。岐伯答曰:肺合大肠,大肠者,皮其应;心合小肠,小肠者,脉其应;肝合胆,胆者,筋其应;脾合胃,胃者,肉其应;肾合三焦、膀胱;三焦、膀胱者,腠理毫毛其应。

黄帝曰:应之奈何?岐伯曰:肺应皮。皮厚者,大肠厚;皮薄者,大肠薄;皮缓,腹里大者,大肠大而长;皮急者,大肠急而短;皮滑者,大肠直;皮肉不相离者,大肠结。

心应脉,皮厚者脉厚,脉厚者小肠厚;皮薄者脉薄,脉薄者小肠薄;皮缓者脉缓,脉缓者小肠大而长;皮薄而脉冲小者,小肠小而短;诸阳经脉皆多纡屈者,小肠结。

脾应肉。肉䐃坚大者,胃厚;肉䐃么者,胃薄;肉䐃小而么者,胃不坚;肉䐃不称身者,胃下,胃下者,下管约不利。肉䐃不坚者,胃缓;肉䐃无小里累者,胃急;肉䐃多小里累者,胃结,胃结者,上管约不利也。

肝应爪。爪厚色黄者,胆厚;爪薄色红者,胆薄;爪坚以青者,胆急;爪濡色赤者,胆缓;爪直色白无纹者,胆直;爪恶色黑多纹者,胆结也。

肾应骨。密里厚皮者,三焦、膀胱厚;粗理薄皮者,三焦、膀胱薄;疏腠理者,三焦、膀胱缓;皮急而无毫毛者,三焦、膀胱急;毫毛美而粗者,三焦、膀胱直;稀毫毛者,三焦、膀胱结也。

黄帝曰:厚薄美恶皆有形,愿闻其所病。岐伯答曰:视其外应,以知其内藏,则知所病矣。

【解读】 黄帝问岐伯说:人的气血精神,是用来奉养生命以维持正常生理机能的物质,经脉是气血运行的通道,能使气血运行于机体内外,濡润筋骨,滑利关节;卫气能温煦肌肉,充养皮肤,滋润腠理,主导汗孔的开合;人的意志,能够统驭精神,收摄魂魄,适应气候寒温的变化,调节情绪。血脉通调和顺,则气血畅行,流行周身,营养肌体,从而强劲筋骨,滑利关节;卫气的功能正常,则使肌肉滑润,皮肤柔和润泽,腠理致密;志意专注,则精神集中,思维敏捷,魂魄安定,不产生懊悔愤怒的情绪变化,五脏就不会遭受邪气的侵扰。如寒热调和,六腑就能运化五谷,使风病、痹病等无从产生,经脉通利,肢体关节灵活。以上就是人体正常的生理状态。五脏贮藏精神气血魂魄,六腑传化水谷而输送津液。这些功能,都是先天所赋,与人的愚笨、聪明、贤能、浅薄无关。但有的人能享尽天年,不受邪气侵扰,老而不衰,即使是风雨、骤寒暴暑,也不能伤害他;有的人虽然足不出户,也没有受到忧伤、惊恐的刺激,但仍免不了生病,这是为什么?请讲解一下好吗?

岐伯回答说:这个问题很难解答!五脏的生理功能,是与自然界相适应的,符合阴阳变化的规律,并与四时的变化相联系,与五个季节的五行相适应,五脏本身就有大小、高低、坚脆、端正及偏斜的不同,六腑也有大小、长短、厚薄、曲直、缓急的差异。这二十五种情况各不相同,分别显示着善恶吉凶,请允许我详加说明。

心脏小,则神气敛藏安定,邪气不易侵害人,但人易伤于忧愁;心脏大,则人不易伤于忧愁,而易被邪气所伤。心位偏高,则向上压迫肺使肺气壅滞,令人烦闷不舒而健忘,固执己见;心位偏低,则心神之脏气外散,令人易受寒邪,易被言语恐吓。心脏坚实的,则脏气安定,守卫固密;心脏脆弱,则人容易患消瘅病及热中。心脏端正,则神气血脉和利,邪气难以侵害人;心脏偏斜不正,则操守不坚,使人无主见。

肺脏小,则饮邪很少停留,不会使人喘息;肺脏大,则多有饮邪停滞,易使人患胸痹、喉痹及气逆的病。肺位偏高,则气机上逆,使人抬肩喘咳;肺位偏低,则居处接近横膈,以致胃脘上迫于肺,使人易患胁下疼痛的病。肺脏坚实,则人不易患咳逆上气;肺脏脆弱的,则易患消瘅。肺脏端正的,则肺气调和宣通,使人不易被邪气所伤。肺脏偏斜的,则使人胸中偏痛。

肝脏小,则脏气安宁,令人不患胁下痛;肝脏大,则压迫胃脘,上迫咽部面令人患膈中症,且胁下疼痛。肝位偏高,则向上支撑膈部,并紧贴着胁部使其满闷,成为息贲病。肝位偏低,则逼迫胃脘,令胁下空人,大肠通顺;皮肤与肌肉不相附的人,大肠多结涩不畅。

肾脏体积小的,功能活动正常,不易被邪气伤害;肾脏体积大的,易于患腰痛病而不能前俯后仰,容易被邪气伤害。肾脏位置偏高,常脊背疼痛而不能前俯后仰;肾脏位置偏低的,腰尻部疼痛而不能俯仰,易形成阴囊的狐疝病。肾脏坚实的,不会发生腰背疼痛之类的疾病;肾脏脆弱的,容易患消瘅病。肾脏位置端正的,肾气调和通利,邪气难以伤害;肾脏位置偏斜的,会发生腰背和臀部疼痛。

以上所谈的二十五种病变,是由于五脏的大小、坚脆、高低、斜正等因素造成的,所以是人体经常发生的病变。

黄帝问:怎样了解五脏的大小、坚脆等情况呢?岐伯回答说:皮肤色红、纹理致密,心脏体积小;纹理粗糙者,心脏体积大。胸骨剑突不明显者,心脏的位置偏高;胸骨剑突短小高起(鸡胸)者,心脏位置偏低。胸骨剑突长者,心脏多坚实;胸骨剑突瘦小而薄者,心脏脆弱。胸骨剑突挺直向下而不突起,心脏位置端正;胸骨剑突歪斜者,心脏位置偏斜。

皮肤色白,纹理致密,肺脏体积小;纹理粗糙的,肺脏体积大。两肩宽厚高大,胸膺突出而咽喉下陷者,肺脏位置偏高;两腋窄紧,胁部张开者,肺脏位置偏低。肩部匀称,背部厚实者,肺脏坚实;肩背瘦薄,肺脏脆弱。胸背厚实者,肺脏位置端正;胁部肋骨偏斜突起的,肺脏位置偏斜。

皮肤色青,纹理致密者,肝脏体积小;纹理粗糙者肝脏体积大。胸部宽阔,肋骨向外突起者,肝脏位置偏高;肋骨紧缩内收低合有如兔子者,肝脏位置偏低。胸胁匀称者,肝脏坚实;胁部肋骨软弱者,肝脏脆弱。胸部和腹部匀称而彼此协调者,肝脏位置端正;胁部肋骨一侧突起,肝脏位置偏斜。

皮肤色黄,纹理致密者,脾脏体积小;纹理粗糙的,脾脏体积大。口唇向上外翻者,脾脏位置偏高;口唇低垂而纵缓者,脾脏位置偏低。口唇坚实者,脾脏坚实;口唇大而松弛者,脾脏脆弱。口唇上下端正、匀称,脾脏位置端正;口唇不端正而一侧偏高者,脾脏位置偏斜。

皮肤色黑,纹理致密者,肾脏体积小;纹理粗糙者,肾脏体积大。耳的位置偏高者,肾脏的位置也同样偏高;耳向后下陷者,肾脏的位置偏低。耳坚挺厚实者,肾脏坚实;耳薄瘦而不坚实者,肾脏脆弱。耳端正匀称,向前贴近牙床者,肾脏位置端正;一侧耳偏高者,肾脏位置偏斜。

以上五脏的各种变化,虽有差异,但注意调养,保持平衡,就可以安定无病;如果不加调养,不注意保健,就会生病。

黄帝说:讲得好!但是你讲的不是我所问的,我想了解的是有的人从来不生病,而且可以享尽自然寿命,即便有忧愁、恐惧、惊吓等强烈的情志刺激,也不能使五脏虚弱,严寒酷热的外邪,也不会损伤五脏;有的人不离开掩蔽严密的居室,也没有惊恐等情志刺激,却不能避免发生疾病,这是为什么呢?我想了解其中的道理。

岐伯回答说:人的五脏六腑是邪气侵袭的地方,请允许我就这个问题谈谈其中的道理。五脏体积都小的,较少因为外邪侵袭而发生疾病,但是容易心情焦虑,多愁善感;五脏体积都大的,做事从容和缓,难得使他忧愁。五脏位置都偏高的,举止行动好高骛远;五脏位置都偏低的,意志软弱,甘居人下。五脏都坚实的,不会发生疾病;五脏都脆弱的,总是发生疾病。五脏位置都端正的,性情柔顺,为人公正,办事深得人心;五脏都偏斜的,心怀邪念而善于偷盗,不能与人们公平办事,前言后语不一致且不讲信用。

黄帝说:我想知道六腑与在外组织的相应关系。岐伯说:肺与大肠表里之气相同,因此大肠的情况,表皮可以反应。心与小肠表里之气相同,因此小肠的情况,血脉可以反应。肝与胆表里之气相同,因此胆的情况,筋可以反应。脾与胃的表里之气相同,因此胃的情况,肌肉可以反应。肾与三焦、膀胱表里之气相同,因此三焦、膀胱的情况,毫毛、腠理可以反应。

黄帝问:怎么观察判断这种相对应的情况呢?岐伯答:皮肤与肺相应。肺与大肠表里之气相同,所以皮肤也反应大肠情况。皮厚的,大肠就厚;皮薄的,大肠就薄。皮肤松弛,腹肥大的,大肠纵缓粗长;皮肤发紧的,大肠就紧而短。皮肤滑润的,大肠就通顺滑润;皮肤肌肉不相附着的,大肠就干结滞涩。

心与脉相应。皮肤厚的人,脉就厚,脉厚的人小肠就厚;皮肤薄的人,脉就薄,脉薄的人小肠就薄;皮肤松驰的人,脉就驰缓,脉驰缓的人小肠就大而长;皮肤薄而脉虚小的人,小肠就小而短;三阳经脉的部位多见弯弯曲曲的血脉的人,小肠就结涩不畅。

脾与肉相应。肉䐃坚实壮大的人,胃体就厚;肉䐃细薄的人,胃体就薄。肉䐃细小薄弱的人,胃体就不坚实;肉䐃瘦薄与身体不相称的人,胃就下垂,胃下垂则胃下口约束不利。肉䐃不坚实的人则胃驰缓;肉䐃无小颗粒累累的人,胃体紧敛。肉䐃有小颗粒累累的,胃气结涩,胃气郁结,则胃上口约束不利。

胆与爪相应。爪甲厚实色黄的人,胆厚;爪甲薄弱色红的人,胆薄。爪甲坚硬色青的人,胆紧敛;爪甲濡软而色赤的人,胆驰缓。爪甲正常色白无纹理的人,胆气舒畅;爪甲异常色黑多纹理的人,胆气郁结不畅。

肾与骨相应。皮肤纹理致密厚实的人,三焦与膀胱都厚实;皮肤纹理粗疏薄弱的人,三焦与膀胱都薄弱。皮肤纹理疏松的人,三焦与膀胱驰缓;皮肤紧张而无毫毛的人,三焦与膀胱都紧敛,毫毛美泽而粗的人,三焦与膀胱之气疏畅;毫毛稀疏的人,三焦与膀胱之气都郁结不畅。

黄帝说:脏腑的厚薄、好坏都有一定的迹象,而它们所发生的病变是怎样的呢?岐伯回答说:脏腑与体表组织是内外相应的,观察外在的体表组织,就可知道脏腑的情况,从而可以了解到内脏所发生的病变。

禁服第四十八

【原文】 雷公问于黄帝曰:细子得受业,通于《九针》六十篇,旦暮勤服之,近者编绝,久者简垢,然尚讽诵弗置,未尽解于意矣。《外揣》言浑束为一,未知所谓也。夫大则无外,小则无内,大小无极,高下无度,束之奈何?士之才力,或有厚薄,智虑褊浅,不能博大深奥,自强于学若细子,细子恐其散于后世,绝于子孙,敢问约之奈何?黄帝曰:善乎哉问也!此先师之所禁,坐私传之也,割臂歃血之盟也,子若欲得之,何不斋乎!雷公再拜而起曰:请闻命于是也。乃斋宿三日而请曰:敢问今日正阳,细子愿以受盟。黄帝乃与俱入斋室,割臂歃血。黄帝亲祝曰:今日正阳,歃血传方,有敢背此言者,必受其殃。雷公再拜曰:细子受之。黄帝乃左握其手,右授之书,曰:慎之慎之,吾为子言之。

【解读】 雷公向黄帝问道:我自从接受了您所传授的《九针》六十篇以后,从早到晚勤奋地加以学习,尽管编绝简垢,仍不断地阅读背诵,虽然如此,还是不能完全了解其中的精义。《外揣》里说的"浑束为一",我还未解其意。既然说九针的道理,大到不可再大,细到不能再细,它的大与小已经到了极点;它的至高无上,至深无下,也到了无法度量的境地,这样的博大精深,怎样将其归纳总结起来呢?况且人们的聪明才智,有厚有薄,有的智慧过人,思虑周密,也有的浅见薄识,不能领会它的高深的道理,又不能像我一样的刻苦努力学习,我恐怕这样长期下去,这一精深的学术就会流散,就会失传,子孙也就难于逐代的继承下来。因此我想向您请教怎样把它概括起来?黄帝说:你问的很好。这正是先师再三告诫,禁止轻易地传授给人的重要内容,必须经过割臂歃血的盟誓,才可以传授的。你要想得到它,何不至诚地斋戒呢!雷公很有礼貌地说:我愿遵照你说的去做。于是雷公很虔诚地斋宿三天,然后再来请求说:在今天正午的时候,我愿受盟传方。黄帝和他一同进入斋室,举行割臂歃血的仪式,黄帝亲自祝告说:今天在正午的时候,通过歃血的仪式传授医学要道,如果谁违背了今天的誓言,必定遭受殃殃。雷公说:我愿接受盟戒。黄帝就用左手握住雷公的手,右手将书授给雷公,并且说:一定要慎而又慎啊!我现在给你讲一下其中的道理。

【原文】 凡刺之理,经脉为始,营其所行,知其度量,内次五脏,外别六腑,审察卫气,为百病母,调其虚实,虚实乃止,泻其血络,血尽不殆矣。

雷公曰:此皆细子之所以通,未知其所约也。黄帝曰:夫约方者,犹约囊也,囊满而弗约,则输泄,方成弗约,则神与弗俱。雷公曰:愿为下材者,勿满而约。黄帝曰:未满而知约之,以为工,不可以为天下师。

【解读】 凡是要掌握针刺治病的道理,首先要熟悉经脉,掌握它循行的规律,知道它的长短和每经气血多少的差异,内知五脏的次序,外别六腑的功能,同时要审察卫气的变化,以作为研究百病发生原因的根据,进而用适当的方法,调治疾病的虚实,若治疗得宜,则由于虚实而出现的病变,都会停止发展。病在血络的,用刺络法,泻其血络,使邪血尽去,病情就会好转。

雷公说:这些道理我是知道的,但还不能归纳起来掌握其要领。黄帝说:约方就象将一个袋子的口扎住一样,袋子满了,如果不扎住袋口,则所装的东西就会漏掉。学到的许多诊断和治疗方法,如果不能提纲挈领加以总结归纳,则杂而不精,不能出神入化,运用自如。雷公说:愿作下等人材的人,不求学识渊博,不等学的完满,就想归纳精简,其结果会怎样呢? 黄帝说:这样的人只能做个一般的医生,而不能成为一个高明医生,更不能成为一天下的师表。

【原文】 雷公曰:愿闻为工。黄帝曰:寸口主中,人迎主外,两者相应,俱往俱来,若引绳大小齐等,春夏人迎微大,秋冬寸口微大,如是者名曰平人。

【解读】 雷公说:我愿听一听做一般医生所应知道的理论。

黄帝说:寸口脉主候在内的五脏的变化,颈部的人迎脉,主候在外的六腑的变化,寸口、人迎二脉表里相应,往来不息,其搏动力量从理论上说应该大小相等,但春夏阳气盛,人迎脉略大一些,秋冬阴气盛,寸口脉略大一些,这就是无病之人的表现。

【原文】 人迎大一倍于寸口,病在足少阳,一倍而躁,在手少阳。人迎二倍,病在足太阳,二倍而躁,病在手太阳。人迎三倍,病在足阳明,三倍而躁,病在手阳明。盛则为热,虚则为寒,紧则为痛痹,代则乍甚乍间。盛则泻之,虚则补之,紧痛则取之分肉,代则取之血络且饮药之,不盛不虚,以经取之,名曰经刺。人迎四倍者,且大且数,名曰溢阳,溢阳为外格,死不治。必审按其本末,察其寒热,以验其脏腑之病。

【解读】 人迎比寸口的脉象大一倍,是病在足少阳经,大一倍而躁疾的,病在手少阳经,人迎脉大于寸口的两倍,病在足太阳经,大二倍而躁疾的,是病在手太阳经。人迎脉大于寸口三倍,病在足阳明经,大三倍而躁疾,则病在手阳明经。人迎脉盛大,阳气内盛则为热,脉小,阳气内虚则为寒。脉紧的为痛痹,出现代脉的,则有忽痛忽止,时轻时重的病症。治疗时,脉盛的用泻法,脉虚的用补法,脉紧而疼痛的,则针刺分肉之间的穴位,脉代的取血络放血,并配合服药。脉陷下不起的,有寒滞,用灸法治疗。不盛不虚,正经自病的,则取治于有病的本经,这叫做经刺。人迎脉比寸口大四倍,大而且数,阳气甚盛,名曰溢阳,溢阳是阴气格阳于外的现象,阴阳将要离决,属不治的死症。必须详细研究其疾病的全过程,辨清属寒属热,以判明脏腑的病变,并据以进行治疗。

【原文】 寸口大于人迎一倍,病在足厥阴,一倍而躁,在手心主。寸口二倍,病在足少阴,二倍而躁,在手少阴。寸口三倍,病在足太阴,三倍而躁,在手太阴。盛则胀满,寒中食不化,虚则热中,出糜,少气,溺色变,紧则痛痹,代则乍痛乍止。盛则泻之,虚则补之,紧则先刺而后灸之,代则取血络而后调之,陷下则徒灸之,陷下者,脉血结于中,中有著血,血寒,故宜灸之,不盛不虚,以经取之。寸口四倍者,名曰内关,内关者,且大且数,死不治。必审察其本末之寒温,以验其脏腑之病。

【解读】 寸口脉大于人迎一倍,病在足厥阴经,大一倍而加以躁疾,病在手厥阴经。寸口脉大于人迎二倍,病在足少阴经,大二倍而加以躁疾,则病在手少阴经。寸口脉大于人迎三倍,病在足太阴经,大三倍而加以躁疾,则病在手太阴经。寸口脉主阴,寸口脉现盛大的,是阴气过盛,可出现胀满,寒滞中焦,食不消化等症。寸口脉现虚弱的,是阴虚,阴虚则阳气来乘,出现肠胃中热,排出的大便如糜粥样,少气,溺色也变黄。脉紧的属寒,出现痛痹,脉代的是血脉不调,时痛时止。治疗时,脉盛的用泻法,脉虚的用补法,脉紧的先针刺而后用灸法,脉代的刺血络泄去邪血,而后用药物调治。脉虚陷下不起的,采用灸法治疗。脉虚陷下不起是脉中的血行凝结,并有瘀血附着在脉中,这是因为寒气深入于血,血因寒而滞,故宜用灸法以通阳散寒。不盛不虚本经自病的,可以从本经取穴治疗。寸口脉大于人迎脉四倍,叫做内关,内关是阴气过盛,使阳气不能与阴气相交而外越,内关的脉象是大而且数,因阴阳隔绝,是不易治疗的死症。必须详细审察致病的本末及其寒热的不同,从而判明脏腑的病变,加以治疗。

【原文】 通其营输,乃可传于大数。大数曰:盛则徒泻之,虚则徒补之,紧则灸刺且饮药,陷下则徒灸之,不盛不虚,以经取之。所谓经治者,饮药,亦用灸刺。脉急则引,脉大以弱,则欲安静,用力无劳也。

【解读】 必须通晓脉的运行和输注的道理,才能进一步传授针灸治病的大法。大法的原则是:脉盛的用泻法,脉虚的用补法,脉紧的可灸刺服药三者并用。脉虚陷不起的则用灸法,脉不盛不虚本经自病的,就从本经取穴治疗。所谓经治,就是或服药,或灸刺,随其经脉所宜而选用施治方法。脉急的是邪盛,可兼用导引法以去病。脉大而弱的属于阴不足,宜安静以养阴,不要用力太过,烦劳过度。

五色第四十九

【原文】 雷公问于黄帝曰:五色独决于明堂乎? 小子未知其所谓也。黄帝曰:明堂者,鼻也。阙者,眉间也。庭者,颜也。蕃者,颊侧也。蔽者,耳门也。其间欲方大,去之十步,皆见于外,如是者寿必中百岁。

雷公曰:五官之辩奈何? 黄帝曰:明堂骨高以起,平以直,五藏次于中央,六府挟其两侧,前面上于厥庭,王宫在于下极。五藏安于胸中,真色以致,病者不见,明堂润泽以清,五官恶得无辨乎? 雷公曰:其不辨者,可得闻乎? 黄帝曰:五色之见也,各出其色部。部骨陷者,必不免于病矣。其色部乘袭者,虽病甚,不死矣。雷公曰:官五色奈何? 黄帝曰:青黑为痛,黄赤为热,白为寒,是谓五官。

雷公曰:病之益甚,与其方衰如何? 黄帝曰:外内皆在焉,切其脉口滑小紧以沉者,病益甚,在中;人迎气大紧以浮者,其病益甚,在外。其脉口浮滑者,病日进;人迎沉而滑者,病日损。其脉口滑以沉者,病日进,在内;其人迎脉滑盛以浮者,其病日进,在外。脉之浮沉及人迎与寸口气小大等者,病难已。病之在藏,沉而大者,易已,小为逆;病在府,浮而大者,其病易已。人迎盛坚者,伤于寒;气口盛坚者,伤于食。

雷公曰:以色言病之间甚奈何? 黄帝曰:其色粗以明,沉夭者为甚;甚色上行者,病益甚;其色下行如云彻散者,病方已。五色各有藏部,有外部,有内部也。色从外部走内部者,其病从外走内;其色从内走外者,其病从内走外。病生于内者,先治其阴,后治其阳,反者益甚;其病生于阳者,先治其外,后治其内,反者益甚。其脉滑大以代而长者,病从外来,目有所见,志有所恶,此阳气之并也,可变而已。雷公曰:小子闻风者,百病之始也;厥逆者,寒湿之起也。别之奈何? 黄帝曰:常侯阙中,薄泽为风,冲浊为痹,在地为厥。此其常也,各以其色言其病。

雷公曰:人不病卒死,何以知之? 黄帝曰:大气入于藏府者,不病而卒死矣。雷公曰:病小愈而卒死者,何以知之? 黄帝曰"赤色出两颧,大如母指者,病虽小愈,必卒死。黑色出于庭,大如母指,必不病而卒死。雷公再拜曰:善哉! 其死有期乎? 黄帝曰:察色以言其时。

雷公曰:善乎! 愿卒闻之。黄帝曰:庭者,首面也;厥上者,咽喉也;厥中者,肺也;下极者,心也;直下者,肝也;肝左者,胆也;下者,脾也。方上者,胃也;中央者,大肠也;挟大肠者,肾也;当肾者,脐也;面王以上者,小肠也;面王以下者,膀胱,子处也;颧者,肩也;颧后者,臂也;臂下者,手也;目内眦上者,膺乳也;挟绳而上者,背也;循牙车以下者,股也;中央者,膝也;膝以下者,胫也;当胫以下者,足也;巨分者,股里也;巨屈者,膝膑也。此五藏六府肢节之部也,各有部分,有部分,用阴和阳,用阳和阴,当明部分,万举万当。能别左右,是谓大道;男女异位,故曰阴阳。审察泽夭,谓之良工。

沉浊为内,浮泽为外。黄赤为风,青黑为痛,白为寒,黄而膏润为浓,赤甚者为血,痛甚为挛,寒甚为皮不仁。五色各见其部,察其浮沉,以知浅深;察其泽夭,以观成败;察其散抟,以知远近;视色上下,以知病处;积神于心,以知往今。故相气不微,不知是非,属意勿去,乃知新故。色明不粗,沉夭为甚,不明不泽,其病不甚。其色散,驹驹然未有聚,其病散而气痛,聚未成也。

肾乘心,心先病,肾为应,色皆如是。男子色在于面王,为小腹痛,下为卵痛,其圜直为茎痛,高为本,下为首,狐疝阴之属也。女子在于面王,为膀胱、子处之病,散为痛,抟为聚,方员左右,各如其色形。其随而下至胝为淫,有润如膏状,为暴食不洁。左为左,右为右,其色有邪,聚散而不端,面色所指者也。色者,青黑赤白黄,皆端满有别乡。别乡赤者,其色亦大如榆英,在面王为不日。其色上锐,首空上向"下锐下向,在左右如法。以五色命藏,青为肝,赤为心,白为肺,黄为脾,黑为肾。肝合筋,心合脉,肺合皮,脾合肉,肾合骨也。

【解读】 雷公问黄帝道:五色只是取决于明堂吗? 小子不知道是否这样。黄帝说:明堂就是鼻,阙是两眉之间,庭是额颅,蕃是面颊两侧,蔽是耳门。这些部位要端正宽大,在距离十步远的地方,都能看清它们的外形,像这样的人,一定会长命百岁。

雷公问:五官该怎么分辨呢? 黄帝说:鼻子骨骼高而突起,平顺而直。五脏的脉有序地排列在鼻子中央,六腑的脉挟持在鼻子两旁,头在天庭、阙口的上面,心在两眉之间的下极。如果五脏安居胸中,正常的颜色就会在面部出现,而不会出现病色,明堂泽润而清明,五官怎么会不分明呢? 黄帝说:五色的出现,都是出现在各自的色部上。如果色部下陷,那就一定是相应的部位发生了病变。如果色部出现子部承袭母部的情况,如心部见黄之类,即使病得厉害也不会死。雷公问:五色的证候是什么？黄帝说:青色、黑色是疼痛的证候,黄色、赤色是热病的证候,白色是寒病的证候,这就叫做五官。

雷公问:病情正加重,与病情正减轻,如何分辨呢？黄帝说:外腑内脏的病情都存在加重与减轻的分别。切摸寸口,脉滑、小、急而沉的,是病情加重,病在五脏,人迎气大、急而浮的,也是病情加重,病在六腑。如果寸口脉浮而滑,是病情日益减轻。人迎脉沉而滑的,也是病情日益减轻;如果寸口脉滑而沉,是病情日益发展,病在五脏;如果人迎脉滑、盛而浮的,也是病情日益发展,病在六腑。各经脉气的浮沉以及人迎与寸脉气的大小相等的,病很难治愈。病在五脏,脉沉而大的,阴阳和,容易治愈,脉沉而小的,纯阴,逆而难愈。病在六腑,脉浮而大的,病容易治疗。人迎脉盛而坚的,是受到寒邪的伤害;气口脉盛而坚的,是食不节使脏腑受伤。

雷公问:怎么根据面色判断疾病的轻重呢？黄帝问:病色略微显现而且晦滞的是病重;病色上行的,病更重;病色下行,如行云流散,是病正减轻。五色各有其对应脏腑的部位。鼻两侧是外部。属于六腑;鼻中央是内部,属于五脏。病色从鼻两侧走向中央的,是病邪从六腑走向五脏;病色从鼻中央走向鼻两侧的,是病邪从五脏走向六腑。病发生在五脏的,应先治五脏,后治六腑,如果相反,病就会加重;病发生在六腑的,先治六腑,后治五脏,如果相反,病就会加重。脉滑、大、或者变成长脉的,病从六腑来,两眼如有所见,神志如有所恨,这是阳气太盛的缘故,通过疗,是可以改变的。雷公说:小子听说过,风是百病的根源,厥逆病是寒湿之气引起的,二者怎么区别呢？黄帝说:应当观测两眉之间的阙中,色浮浅而光泽的是风,色浑沉而浑浊的是痹,色在地阁即面的下部是厥,这是一般情况,分别根据面色来说病。

雷公问:人没有生病却突然死去,这怎么解释呢？黄帝说:极毒的病邪侵入脏腑,即使生并没有生病也会突然死去。雷公问"病稍痊愈却又突然死去,这怎么解释呢？黄帝说:两颧骨出现赤色,大如拇指一定会未生病而突然死去。雷公再拜,说:讲得好! 这种人的暴死有一定的时间没有? 黄帝说:观察面色可以判断暴死的时间。

雷公说:讲得好啊! 希望听个究竟。天庭是反应头面疾病的部位,两眉间的上方是反应咽喉的部位,两眉之间是反应肺的部位,两目之间是反应心的部位,由此直下的鼻柱是反应肝的部位,鼻柱左侧是反应胆的部位,鼻准头是反应脾的部位,鼻准头两旁是反应胃的部位,面部中央是反应大肠的部位,挟面中央两旁的颊部是反应肾的部位。脐与肾相对,所以肾所属颊部的下方是反应脐的部位。面王以上是反应小肠的部位,面王以下是反应膀胱和子宫的部位,颧骨是反应肩的部位,颧骨后是反应臂的部位,颧骨后下方是反应手的部位,眼内角上方是反应胸和乳房的部位,近耳边直上处是反应背脊的部位,循牙车以下是反应大腿的部位,面部中央是反应膝的部位,面部中央以下是反应小腿的部位,面部中央最下方是反应足的部位,口角大纹处是反应大腿内侧的部位,颊下曲骨处是反应膝盖的部位。这就是五脏六腑的疾病反应在颜面的部位,各有各的部位。有了明确的部位,治疗时,就应分别泻阴气,使其与阳气调和,补泻阳气,使其与阴气调和。明确了疾病的对应部位,刺一万针一万个正确,能够分别右行的阴气与左行的阳气,这就叫做懂得了九针的最大的道理。男女病色的转移,位置左右互异,男以左为逆、右为从,女人右为逆,左为从,所以叫阴阳。能察明面色的好坏,便是高明的医生。

面色深沉浑浊,是内脏的病,浮浅光泽是外腑的病。黄红是风病,青黑是痛病,白是寒病。黄而油滑是有脓,深红是留血,深红而痛得厉害是筋挛,冷得厉害是皮肤麻木。五色各有其出现的部位,观察颜色的浮沉,就可以知道病邪的深浅;观察病色的明晦,就可以知道疾病的吉凶;观察病色的聚散,就可以知道病程的长短;观察病色的部位的高低,就可以知道疾病的处外;聚精会神,心有所悟,就可以知道疾病的过去和今后。所以观察气色不细致,就不能判断病的是非;集中注意力而不分散,才能知道病的新旧。面色不见其明亮,昏昏沉沉是病重的表现;不明不亮,病情并不严重。病色分散,如小马乱驰不集中,病势也分散而气痛,但邪气未聚积而成为大病。

肾邪侵犯心脏,是心脏先有病,然后肾才做出反应,色也如此,肾的黑色出现在面上属于心的部位,男子病色出现在面王即鼻准上,这是小腹病,向下牵连睾九痛。如果病色出现在人中沟,是阴茎痛,在人中上半部是阴茎根痛,在人中下部是茎头痛,这些都是狐疝和阴癫一类的病。女子的病色出现在面王,是膀胱和子宫上的病,色散是气痛,色聚是血凝,凝血或方或圆或中或右,分别和病色的形状相似。病色从面王而下至唇,是白淫,有润滑物如膏状,为暴饮暴食和食物不洁所致。色在左,病在左;色在右,病在右。病色有时是斜的,聚积得不端正,也可以从面色指出的方向找到疾病的部位。所谓色,就是青、黑、赤、白、黄五种颜色,这五色都端正充实地出现在别的部位。如赤色不出现在属心的部位,而出现在面王即鼻准处,而大如榆荚,是女子月经不下,病色上端尖锐,就是头面空虚,邪气上窜;病色下端尖锐,邪气下行,在左在右,也如法辩认。用五色分属五脏,青色属肝,赤色属心,白色属肺,黄色属脾,黑色属肾。而肝与筋合,心与脉合,肺与皮合,脾与肉合,肾与骨合。

论勇第五十

【原文】　黄帝问于少俞曰:有人于此,并行并立,其年之长少等也,衣之厚薄均也,卒然遇烈风暴雨,或病或不病,或皆病,或皆不病,其故何也? 少俞曰:帝问何急? 黄帝曰:愿尽闻之。少俞曰:春温风,夏阳风,秋凉风,冬寒风。凡此四时之风者,其所病各不同形。黄帝曰:四时之风,病人如何? 少俞曰:黄色薄皮弱肉者,不胜春之虚风;白色薄皮弱肉者,不腹夏之虚风;青色薄皮弱肉者,不胜秋之虚风;赤色薄皮弱肉者,不胜冬之虚风也。黄帝曰:黑色不病乎? 少俞曰:黑色而皮厚肉坚,固不伤于四时之风。其皮薄而肉不坚、色不一者,长夏至而有虚风者,病矣。其皮厚而肌肉坚者,长夏至而有虚风,不病矣。其皮厚而肌肉坚者,必重感于寒,外内皆然,乃病,黄帝曰:善。

【解读】　黄帝向少俞问道:假使有人在这里一同行走,一同站立,他们的年龄大小一致,穿的衣服厚薄也相等,突然遭遇狂风暴雨,有的生病,有的不生病,或都生病,或都不病,这是什么缘故? 少俞说:你先问哪一个问题呢? 黄帝说:我都想听一听它的道理。少俞说:春季当令的是温风,夏季是热风,秋季是凉风,冬季是寒风,四季的风,性质不同,影响到人体发病的情况也不同。黄帝说:四季的风,怎样使人发病呢? 少俞说:色黄皮薄而肌肉柔弱的人,是脾气不足,不能抗拒春天的虚邪贼风;色白皮薄肌肉柔弱的人,是肺气不足,经不住夏季的虚邪贼风;色青皮薄肌肉柔弱的人,是肝气不足,不能抗拒秋天的虚邪贼风;色示皮薄肌肉柔弱的人,是心气不足,不能抗拒冬天的虚邪贼风。黄帝说:色黑的人不受病吗? 少俞说:色黑而皮肤宽厚,肌肉致密坚固,就不会被四季虚邪贼风所伤。如果其人皮肤薄弱,肉不坚实,又不是始终保持黑色,到了长夏的季节,遇到了虚邪贼风就会生病。如果其人色黑皮肤宽厚,肌肉坚实,虽遇到长夏季节的虚风,因抵抗力强,也不会发病。这样的人必须是外伤于虚风,内伤于饮食生冷,外内俱伤,才会生病。黄帝说:你讲的很好。

【原文】　黄帝曰:夫人之忍痛与不忍痛者,非勇怯之分也。夫勇士之不忍痛者,见难则前,见痛则止;夫怯士之忍痛者,闻难则恐,遇痛不动。夫勇士之忍痛者,见难不恐,遇痛不动。夫怯士之不忍痛者,见难与痛,目转面盼,恐不能言,失气惊悸,颜色变化,乍死乍生。余见其然也,不知其何由,愿闻其故。少俞曰:夫忍痛与不忍痛者,皮肤之薄厚,肌肉之坚脆缓急之分也,非勇怯之谓也。

【解读】　黄帝说:人能够忍受疼痛与否,不能以性格的勇敢和怯懦来分别。勇敢而不能耐受疼痛的人,遇到危难时可以勇往直前,而当遇到疼痛时,则退缩不前;怯懦而能耐受疼痛的人,虽然他听说有危难的事就恐慌不安,但是遇到疼痛,却能忍耐而不动摇。勇敢而又能耐受疼痛的人,见到危难不恐惧,遇到疼痛也能忍耐。怯懦而又不能耐受疼痛的人,见到危难,遇到疼痛,就会吓得头眩眼花,颜面变色,两眼不敢正视,话也不敢说,心惊气乱,死去活来。我看到这些情况,却不知是什么原因,愿意听一下其中的道理是什么。少俞说:忍痛与否,主要决定于皮肤的厚与薄,肌肉的坚实、脆弱及松紧的不同,是不能用性格的勇敢、怯弱来说明的。

【原文】　黄帝曰:愿闻勇怯之所由然。少俞曰:勇士者,目深以固,长衡直扬,三焦理横,其心端直,其肝大以坚,其胆满以傍,怒则气盛而胸张,肝举而胆横,眦裂而目扬,毛起而面苍,此勇士之由然者也。黄帝曰:愿闻怯士之所由然。少俞曰:怯士者,目大而不减,阴阳相失,其焦理纵,髑骭短而小,肝系缓,其胆不满而纵,肠胃挺,胁下空,虽方大怒,气不能满其胸,肝肺虽举,气衰复下,故不能久怒,此怯士之所由然者也。

【解读】　黄帝说:我愿意知道,人为什么会有勇敢和怯懦的不同。少俞说:勇敢的人,目光深邃而坚定,眉毛宽大长直,皮肤肌腠的纹理是横的;心脏端正,肝脏坚厚,胆汁盛满,在发怒时,气壮盛而胸廓张大,肝气上举,胆汁横溢,眼瞪的很大,目光逼射,毛发竖起,面色铁青,这就是决定勇士性格的基本原因。黄帝说:我还愿意知道怯懦的人性格的产生是什么道理? 少俞说:怯懦的人,目虽大而不深固,神气散乱,气血不协调,皮肤肌腠的纹理纵而不横,肌肉松弛,胸骨剑突短而小,肝系松缓,胆汁也不充满,胆囊松弛,肠胃纵缓,胁下空虚而肝气不能充满,虽值大怒,怒气也不能充满胸中,肝肺虽因惊而上举,但坚持不久,气衰即复下落,所以不能长时间发怒,这就是决定怯士性格的原因。

【原文】 黄帝曰:怯士之得酒,怒不避勇士者,何脏使然? 少俞曰:酒者,水谷之精,熟谷之液也,其气慓悍,其入于胃中,则胃胀,气上逆,满于胸中,肝浮胆横。当是之时,固比于勇士,气衰则悔。与勇士同类,不知为之,名曰酒悖。

【解读】 黄帝说:怯懦的人喝了酒以后,当他发怒的时候也和勇士差不多,这是哪一脏的功能使他这样呢? 少俞说:酒是水谷的精华,是谷类酿造而成的液汁,其气迅利猛急,当酒液进入胃中以后,促使胃部胀满,气机上逆,而充满于胸中,同时也影响到肝胆,使肝气冲动,胆气横逆。酒醉的时候,他的言谈举止,虽然和勇士差不多,但当酒气一过,则怯态如故,反而懊悔自己不该那样冲动。酒醉以后,言谈举止悖逆冲动,像勇士那样行为不知避忌的表现,称为酒悖。

背腧第五十一

【原文】 黄帝问于岐伯曰:愿闻五脏之腧,出于背者。岐伯曰:胸中大腧在杼骨之端,肺腧在三椎之傍,心腧在五椎之傍,膈腧在七椎之傍,肝腧在九椎之傍,脾腧在十一椎之傍,肾腧在十四椎之傍,皆挟脊相去三寸所。则欲得而验之,按其处,应在中而痛解,乃其腧也。灸之则可,刺之则不可。气盛则泻之,虚则补之。以火补者,毋吹其火,须自灭也。以火泻者,疾吹其火,传其艾,须其火灭也。

【解读】 黄帝向岐伯问道:我愿意知道五脏的俞穴,都出于背部什么部位? 岐伯说:胸中的大腧是在项后第一椎骨下的两旁,肺俞在第三椎下的两旁,心俞在第五椎下的两旁,膈俞在第七椎下的两旁,肝俞在第九椎下的两旁,脾俞在第十一椎下的两旁,肾俞在十四椎下的两旁,这些穴位,都在脊骨的两旁,左右穴位相距三寸,距脊中各约一寸五分许。要确定这些穴位,检验的方法是用手按其俞穴部位,病人感到疫麻胀痛,或者原有疫痛不适通过按压而缓解的,便是穴位的所在处。这些俞穴,在治疗上可以灸疗,不可妄用针刺。在施灸时,邪气盛的用泻法,正气虚的用利、法。用艾火来补的时候,艾火燃着后,不要吹其火,让它慢慢燃烧以待自灭。用艾火来泻的时候,艾火燃着后,迅速吹旺,并用手博拥其艾,使之急燃而迅速熄灭。

卫气第五十二

【原文】 黄帝曰:五藏者,所以藏精神魂魄者也;六府者,所以受水谷而行化物者也。其气内干五藏,而外络肢节。其浮气之不循经者,为卫气;其精气之行于经者,为营气。阴阳相随,外内相贯,如环之无端,亭亭淳淳乎,孰能穷之。然其分别阴阳,皆有标本虚实所离之处。能别阴阳十二经者,知病之所生;候虚实之所在者,能得病之高下;知六府之气街者,能知解结契绍于门户;能知虚石之坚软者,知补写之所在;能知六经标本者,可以无惑于天下。

岐伯曰:博哉圣帝之论! 臣请尽意悉言之。足太阳之本,在跟、上五寸中,标在两络命门。命门者,目也。足少阳之本,在窍阴之间,标在窗笼之前。窗笼者,耳也。足少阴之本,在内踝下上寸中,标在背腧与舌下两脉也。足厥阴之本,在行间上五寸所标在背俞也。足阳明之本,在厉兑,标在人迎颊颃颡也。足太阴之本,在中封前上四寸之中,标在背腧与舌本也。手太阳之本,在外踝之后,标在命门之上一寸也。手少阳之本,在小指次指之间上二寸,标在耳后上角下外眦也。手阳明之本,在肘骨中,上至别阳,标在颜下合钳上也。手太阴之本,在寸口之中,标在腋内动也。手少阴之本,在锐骨之端,标在背腧也。手心主之本,在掌后两筋之间二寸中,标在腋下下三寸也。凡候此者,下虚则厥,下盛则热;上虚则眩,上盛则热痛。故石者绝而止之,虚者引而起之。

请言气街:胸气有街,腹气有街,头气有街,胫气有街。故气在头者,止之于脑;气在胸者,止之膺与背腧;气在腹者,止之背腧,与冲脉于脐左右之动脉者;气在胫者,止之于气街,与承山踝上以下。取此者用毫针,必先按而在久应于手,乃刺而予之。所治者,头痛眩仆,腹痛中满暴胀,及有新积。痛可移者,易已也;积不痛,难已也。

【解读】 黄帝说:五脏的功能,主贮藏精神魂魄,六腑的功能,主受纳和传化水谷。饮食化生的精微之气在内行于五脏,在外行于四肢关节。那些在经脉之外运行的浮散之气,叫卫气;那些在经脉之中运行的精微之气叫营气。卫属阳,营属阴,营卫相伴运行,内外贯通,好似圆环无终点,无边无际,无休无止呀,谁能详尽其中的道理! 然而,经脉可区分为阴和阳,都有标本、虚实和离合的地方,所以能够识别十二脉阴阳属性的人,就有知道疾病是如何产生的;能察知经脉虚实所在之处的人,就能得知疾病发病部位在上还是在下,能了解六府经气往来路径的人,就能知道通过"气街"疏通气血的运行,能知道虚证和实证在经脉上表现为坚与软不同的人,就能知道补虚泻实的关键所在;能掌握六经标部和本部的人,对天下病的治疗就没有疑惑了。

岐伯说:您的论述真广博!请让我详细地加以说明。足太阳经脉的本部,在足跟以下五寸处,标部在左右两络的命门穴。命门,此指眼部的睛明穴。足少阳经的本部,在窍阴穴当中;标部在窗笼的前面。窗笼,即耳珠前陷中的听宫穴。足少阴经的本部,在内踝之下一寸,再由此向上三寸之间;标部在背部的肾俞穴及舌下两脉的廉泉穴。足厥阴经的本部,行间穴上五寸的地方;标部在背部的肝俞穴。足阳明胃经的本部,在厉兑穴;标部在人迎,颊下结喉两旁即是。足太阴经的本部,在中封穴、足内踝前向上四寸的地方,标部在背部的脾俞以及舌根部。手太阳经的本部,在手外踝后面;标部在睛明穴上一寸处。手少阳经的本部,在无名指齐小指尖之上二寸处;标部在耳后上角与下外眦处。手阳明经的本部,在肘骨当中,上至臂臑穴处;标部在额下,挟耳两旁的地方。手太阴经的本部,在寸口当中;标部在腋内动脉处。手少阴经的本部,在尺骨下端的地方;标部在背部的心俞穴。手厥阴经的本部,在掌后两筋中间离腕二寸的地方;标部在腋下三寸的地方。凡要诊察十二经标本的病变,一般地讲下为本,下虚则阳衰于下,所以会引起四肢逆冷,下盛则阳气盛于下故致发热;上为标,上虚清阳不升而致眩晕,上盛阳气亢盛可见发热头痛。所以实证当泻以终止疾病的发展,虚证当补以使正气振发。

再让我谈谈运用气街治疗疾病的情况:胸、腹、头、胫之气各有所行的道路。所以病气在头部的,可以针刺脑部治疗。病气在胸部的,可以针刺胸部两则肌肉隆起处以及背俞穴。病气在腹部的,可以针刺背俞,以及冲脉在脐左右两旁的动脉处。病气在胫部,可以针刺气街穴与承山穴及足踝上下等处的穴位。凡刺这些穴位当用毫针,针刺前先在该穴位作较长时间的按压,候其气至,再针刺给予补泻。刺各部气街可治疗:头痛、眩晕、昏仆、腹痛、中满、突然胀满,以及积聚初起。疼痛可转移的,容易治疗。积聚有形而无疼痛者,难以治愈。

论痛第五十三

【原文】 黄帝问于少俞曰:筋骨之强弱,肌肉之坚脆,皮肤之厚薄,腠理之疏密,各不同,其于针石火焫之痛何如?肠胃之厚薄坚脆亦不等,其于毒药何如?愿尽闻之,少俞曰:人之骨强筋弱肉缓皮肤厚者耐痛,其于针石之痛,火焫亦然。黄帝曰:其耐火焫者,何以知之?少俞答曰:加以黑色而美骨者耐火焫。

黄帝曰:其不耐针石之痛者,何以知之?少俞曰:坚肉薄皮者,不耐针石之痛,于火焫亦然。

【解读】 黄帝向少俞问道:人的筋骨有强弱,肌肉有坚脆,皮肤有厚薄,腠理有疏松和致密的不同,人们对于针刺和艾火灸灼引起疼痛的耐受情况怎样呢?人的肠胃的厚薄、坚脆亦不相等,他们对于有强烈刺激作用,能攻毒疗病的药物的耐受情况又怎样呢?愿你详尽地讲给我听。少俞说:人的骨强、筋软弱、肌肉舒缓、皮肤厚实,就能耐受疼痛,无论是针刺、艾火烧灼的疼痛其耐受力都一样。黄帝说:怎样知道有些人能耐受艾火的灼痛呢?少俞答道:"骨强筋弱肉缓皮肤厚,而加以皮肤色黑,骨骼发育完善而强劲的人,能耐灸火的灼痛。

黄帝问道:怎样知道有些人不能耐受针刺的疼痛呢?少俞说:肉坚而皮薄的人不能耐受针刺的疼痛,同时也不能耐受灸火痛。

【原文】 黄帝曰:人之病,或同时而伤,或容已,或难已,其故何如?少俞曰:同时而伤,其身多热者易已,多寒者难已。黄帝曰:人之胜毒,何以知之?少俞曰:胃厚色黑大骨及肥者,皆胜毒;故其瘦而薄胃者,皆不胜毒也。

【解读】 黄帝问道:同时患同样的病,有的人容易全愈,有的人不易全愈,是什么道理呢?少俞说:同时患同样的病,如果其身多热,是气盛而抗病能力强,所以容易全愈;若其身多寒,是气衰而抗病能力弱,就不易全愈。黄帝问道:怎样知道人对毒性药物耐受能力的大小呢?少俞说:胃厚、色黑,骨骼粒壮,肥胖的人,气血充盈,对毒性药物有较强的耐受力;体瘦而胃薄的人,气血不足就不能耐受毒性药物的刺激。

天年第五十四

【原文】 黄帝问于岐伯曰:愿闻人之始生,何气筑为基,何立而为楯,何失而死,何得而生?岐伯曰:以母为基,以父为楯,失神者死,得神者生也。黄帝曰:何者为神?岐伯曰:血气已和,营卫已通,五脏已成,神气舍心,魂魄毕具,乃成为人。

【解读】 黄帝向岐伯问道:我愿意知道人在生命开始的时候,是以什么气作为基础,以什么气作为捍卫,失去什么就要死亡,得到什么才能维持生存?岐伯说:以母的阴血为基础,以父的阳精为捍卫,由父精母血结合而产生神气,失去神气的就会死亡,有神气的才能维持生命。黄帝问:什么是神呢?岐伯说:神,就是生命活动力的表现。当人体的血气和调,营卫的运行通畅,五脏形成之后,就产生了主持生命活动的神气,神气藏之于心,表现精神意识和器官活动功能的魂魄也都具备了,才能成为一个健全的人体。

【原文】 黄帝曰:人之寿夭各不同,或夭寿,或卒死,或病久,愿闻其道。岐伯曰:五脏坚固,血脉和调,肌肉解利,皮肤致密,营卫之行,不失其常,呼吸微徐,气以度行,六腑化谷,津液布扬,各如其常,故能长久。

【解读】 黄帝说:人的寿命长短各不相同,有中年夭亡的,有年老长寿的,有猝然死亡的,有患病很久而能绵延时日的,这是什么道理呢?岐伯说:五脏强健,血脉调顺,肌肉之间通利无滞,皮肤固密,营卫的运行正常,呼吸均匀徐缓,气机有规律地运行,六腑也能正常地消化饮食物,使精微、津液能敷布周身,全身生理活动都保持正常,所以能够使生命维持长久而多寿。

【原文】 黄帝曰:人之寿百岁而死,何以致之?岐伯曰:使道隧以长,基墙高以方,通调营卫,三部三里起,骨高肉满,百岁乃得终。

【解读】 黄帝说:有些人可活到百岁,怎样才可以知道呢?岐伯说:长寿的人,他的鼻道深邃而长,面部的地阁和蕃蔽部位肌肉高厚而方正,营卫的循行通调无阻,面之上中下三部匀停,耸起而不平陷,肌肉丰满,骨骼高起,这种人能活到百岁而终其天年。

【原文】 黄帝曰:其气之盛衰,以至其死,可得闻乎?岐伯曰:人生十岁,五脏始定,血气已通,其气在下,故好走。二十岁,血气始盛,肌肉方长,故好趋。三十岁,五脏大定,肌肉坚固,血脉盛满,故好步。四十岁,五脏六腑十二经脉,皆大盛以平定,腠理始疏,荣华颓落,发颇斑白,平盛不摇,故好坐。五十岁,肝气始衰,肝叶始薄,胆汁始灭,目始不明。六十岁,心气始衰,苦忧悲,血气懈惰,故好卧。七十岁,脾气虚,皮肤枯,八十岁,肺气衰,魄离,故言善误。九十岁,肾气焦,四脏经脉空虚。百岁,五脏皆虚,神气皆去,形骸独居而终矣。

【解读】 黄帝曰:人生百岁的过程中,血气盛衰的情况,以及从出生到死亡这一过程的情况是怎样的呢?可以讲给我听一听吗?岐伯说:人生长到十岁的时候,五脏始发育到一定的健全程度,血气的运行畅通无阻,而人之生长,先本于肾脏之精,生气自下而上,所以喜动而好跑步。人到二十岁,血气开始壮盛,肌肉也正在发达,所以行动更为敏捷,走路也快。三十岁的时候,五脏已经发育强健,全身的肌肉坚固,血气充盛。所以步履稳重,爱好从容不迫的行走。到了四十岁的时候,五脏六腑十二经脉,都发育得很健全,已到了不能再继续盛长的程度,从此腠理开始疏松,颜面的荣华逐渐衰落,鬓发开始花白,精气平定盛满不再有突出的发展,而是向衰老方面变化了,精力也已不十分充沛,所以好静不好动,而好坐。人到五十岁,肝气开始衰退,肝叶薄弱,胆汁也减少,目为肝窍,所以两眼开始昏花。人到六十岁的时候,心气开始衰弱,心气不足,经常出现忧愁悲伤的情绪。血气衰弱,运行不利,形体惰懈,所以好卧。七十岁的时候,脾气虚弱,皮肤干枯不泽。八十岁的时候,肺气衰弱,不能藏魄,言语也时常发生错误。九十岁的时候,肾气也要枯竭了,其他四脏的经脉气血也都空虚了。到了百岁,五脏的经脉俱已空虚,五脏所藏的神气也都消失,只有形骸存在,因而天年终结。

【原文】 黄帝曰:其不能终寿而死者,何如?岐伯曰:其五脏皆不坚,使道不长,空外以张,喘息暴疾;又卑基墙,薄脉少血,其肉不实,数中风寒,血气虚,脉不通,真邪相攻,乱而相引,故中寿而尽也。

【解读】 黄帝说:有的人不能活到应该活到的岁数而死亡,这是为什么呢?岐伯说:不能长寿的人,是他的五脏不坚固,鼻道不深邃,而向外开张着,呼吸急促疾速;或者面部的地阁及蕃蔽部位肌肉塌陷,脉体薄弱,脉中血少而不充盈,肌肉不坚实,腠理松弛,再屡被风寒侵袭,血气更虚,血脉不通利,外邪就易于侵入,与真气相攻,真气败乱,邪气内入,促使他中年而死。

逆顺第五十五

【原文】 黄帝问于伯高曰:余闻气有逆顺,脉有盛衰,刺有大约,可得闻乎?伯高曰:气之逆顺者,所以应天地、阴阳、四时、五行也。脉之盛衰者,所以候血气之虚实有余不足。刺之大约者,必明知病之可刺,与其未可刺,与其已不可刺也。

黄帝曰:候之奈何?伯高曰:兵法曰:无迎逢逢之气,无击堂堂之阵。刺法曰:无刺熇熇之热,无刺漉漉之汗,无刺浑浑之脉,无刺病与脉相逆者。

黄帝曰:候其可刺奈何?伯高曰:上工,刺其未生者也;其次,刺其未盛者也;其次,刺其已衰者也;下工,刺其方袭者也,与其形之盛者也,与其病之与脉相逆者也。故曰:方其盛也,勿敢毁伤;刺其已衰,事必大昌;故曰:上工治未病,不治已病,此之谓也!

【解读】 黄帝问伯高说:我听说气的运行有逆有顺,血脉有盛有衰,针刺有法则,我可以听听其中的道理吗?伯高说:气的运行,是与天地、阴阳、四时、五行相适应的,当其时的为顺,非其时的为逆。血脉是与气血的虚实相关的,所以通过诊脉可以察候气血的虚实、余亏。针刺的大法,就是必须明确知道病变是否可以行刺,或病变发展到了不可施行针刺的程度等情况。

黄帝说:怎样察知病变的可刺与不可刺呢?伯高说:《兵法》讲:作战时,要避开对方来势急疾、气焰嚣盛的锐气,不可冒然出击对方严整庞大的阵地。《刺法》讲:热势炽盛时不可刺,大汗淋漓时不可刺,脉象纷乱、模糊不清时不可刺,脉象与病情不相符合的不可刺。

黄帝说:怎样掌握可刺的时机呢?伯高说:高明的医生,在疾病尚未发生之前进行针刺;其次,在病邪轻浅、疾病尚未严重时进行针刺;再次,在邪气已衰、正气来复、疾病转愈时针刺。技术低劣的医生,在邪气正旺时,或在病热正盛时,或在病情与脉象不相符时进行针刺。所以说:在病势正盛时不能针刺,但在邪气已经开始衰退时进行针刺,必定会收到良好的效果;所以说,高明的医生,往往是防患于未然,而不是治疗于发病之后,说的就是这个道理。

五味第五十六

【原文】 黄帝曰:愿闻谷气有五味,其入五脏,分别奈何,伯高曰:胃者,五脏六腑之海也,水谷皆入于胃,五脏六腑皆禀气于胃。五味各走其所喜,谷味酸,先走肝;谷味苦,先走心;谷味甘,先走脾;谷味辛,先走肺;谷味咸,先走肾。谷气津液已行,营卫大通,乃化糟粕,以次传下。

【解读】 黄帝说:五谷有五种性味,当五味进入人体后,是怎样分别归于五脏的呢?伯高说:一切饮食物都要先进入胃中,五脏六腑都要接受胃所化生的精微,以维持其机能活动,所以五脏六腑都受气于胃,而胃就成为五脏六腑营养汇集的地方。饮食物的五味归属五脏,是根据五脏以及五味的特性,各归入其同性的所喜之脏。谷味酸的入胃之后,先入肝;味苦的,先入心;味甜的,先入脾;味辛的,先入肺;味咸的,先入肾。水谷的精微,化为津液营卫,运行全身,以营养脏腑四肢百骸,其糟粕部分,次第下传于大肠膀胱,成为便溺,排出体外。

【原文】 黄帝问:营卫之行奈何?伯高曰:谷始入于胃,其精微者,先出于胃之两焦,以溉五脏,别出两行,营卫之道。其大气之抟而不行者,积于胸中,命曰气海,出于肺,循喉咽,故呼则出,吸则入。天地之精气,其大数常出三入一,故谷不入,半日则气衰,一日则气少矣。

【解读】 黄帝问:营卫是怎样运行的呢?伯高说:水谷入胃后,所化生的精微部分从胃出至中、上二焦,经肺灌溉五脏。它在输布于全身时,分别为两条途径,其清纯部分化为营气,浊厚部分化为卫气,分别从脉中脉外的两条道路运行于周身。同时所产生的大气,则聚于胸中,称为气海。这种气,自肺部沿咽喉而出,呼则出,吸则入,保证人体正常的呼吸运动。天阳之气和饮食物的精微是维持健康的主要来源,它在体内的消耗情况,大概是这样的,就是从宗气、营卫和糟粕三方面输出,但另一方面又要从天地间吸入空气与摄取饮食物的精微,以补给全身营养的需要。所以半日不吃饭就会气衰,一天不进食就会气少了。

【原文】 黄帝曰:谷之五味,可得闻乎?伯高曰:请尽言之。五谷:秔米甘,麻酸,大豆咸,麦苦,黄黍辛。五果:枣甘,李酸,栗咸,杏苦,桃辛。五畜:牛甘,犬酸,猪咸,羊苦,鸡辛。五菜:葵甘,韭酸,藿咸,薤苦,葱辛。五色:黄色宜甘,青色宜酸,黑色宜咸,赤色宜苦,白色宜辛。凡此五者,各有所宜。五宜:所言五宜者,脾病者,宜食秔米饭牛肉枣葵;心病者,宜食麦羊肉杏薤;肾病者,宜食大豆黄卷猪肉栗藿;肝病者,宜食麻犬肉李韭;肺病者,宜食黄黍鸡肉桃葱。

【解读】 黄帝说:饮食中的五谷性味都是怎样的呢?可以告诉我吗?伯高说:请让我详细地说给你听。在五谷当中,粳米味甘,芝麻味酸,大豆味咸,麦味苦,黄米味辛。在五果之中,枣子的味甘,李子的味酸,栗子的味咸,杏子的味苦,桃子的味辛。在五畜之中,牛肉的味甘,狗肉的味酸,猪肉的味咸,羊肉的味苦,鸡肉的味辛。在五菜之中,葵菜的味甘,韭菜的味酸,豆叶的味咸,薤的味苦,葱的味辛。五色与五味的关系,黄色属土属脾,宜食甘味;青色属木属肝,宜食酸味,黑色属水属肾,宜食咸味;赤色属火属心,宜食苦味;白色属金属肺,宜食辛味。这五种色味,各有其相宜的关系。所言五宜,就是在五脏患病时,所应该选用的相适宜的五味。如患脾病者,宜食粳米饭、牛肉、枣子、葵菜,甘入脾,故宜用此甘味;心病者,宜食麦、羊肉、杏子、薤,苦入心,故宜用此苦味;肾病者,宜食大豆芽、猪肉、栗子、藿,咸入肾,故宜用此咸味;肝病者,宜食芝麻、犬肉、李、韭,酸入肝,故宜用此酸味;肺病者,宜食黄米、鸡肉、桃、葱,辛入肺,故宜用此辛味食物。

【原文】 五禁:肝病禁辛,心病禁咸,脾病禁酸,肾病禁甘,肺病禁苦。肝色青,宜食甘,秔饭牛肉枣葵皆甘;心色赤,宜食酸,犬肉麻李韭皆酸;脾色黄,宜食咸,大豆豕肉栗藿皆咸;肺色白,宜食苦,麦羊肉杏薤皆苦;肾色黑,宜食辛,黄黍鸡肉桃葱皆辛。

【解读】 五脏之病对五味各有禁忌,肝病应禁忌辛味,心病应禁忌咸味,脾病应禁忌酸味,肾病应禁忌甘味,肺病应禁忌苦味。肝主青色,肝病苦急,宜食粳米饭、牛肉、枣、葵等甘味食物以缓和之;心主赤色,心病苦缓,宜食犬肉、芝麻、李、韭等酸味的食物以收敛之;脾主黄色,脾病宜食大豆、猪肉、栗、藿等咸味食物;肺主白色,肺病苦气上逆,故宜食麦、羊肉、杏、薤等苦味食物以泄之;肾主黑色,肾病苦燥,故宜食黄黍、鸡肉、桃、葱等辛味食物以润泽之。

· 卷十 ·

水胀第五十七

【原文】 黄帝问于岐伯曰:水与肤胀、鼓、肠覃、石瘕、石水,何以别之?岐伯答曰:水始起也,目窠上微肿,如新卧起之状,其颈脉动,时咳,阴股间寒,足胫瘇,腹乃大,其水已成矣。以手按其腹,随手而起,如裹水之状,此其候也。

【解读】 黄帝向岐伯问道:"水胀、肤胀、鼓胀、肠覃、石瘕、石水,怎样进行鉴别诊断呢?岐伯回答说:水始开始发病时,病人的下眼胞微肿,好像刚睡醒起来的样子,人迎脉有明显的搏动,并时时咳嗽,在大腿内侧有寒凉的感觉,足胫部浮肿,腹部胀大,出现这些症状,说明水胀病已经形成了。以手按压他的腹部,放手后,随手而起,有如按在裹水的袋子上一样,这就是水胀病的症候。

【原文】 黄帝曰:肤胀何以候之?岐伯曰:肤胀者,寒气客于皮肤之间,鼕鼕然不坚,腹大,身尽肿,皮厚,按其腹,窅而不起,腹色不变,此其候也。黄帝曰:鼓胀何如?岐伯曰:腹胀身皆大,大与肤胀等也,色苍黄,腹筋起,此其候也。

【解读】 黄帝说:肤胀怎样诊断呢?岐伯说:肤胀病是因寒邪侵入皮肤之间,临床表现有腹部胀大,叩击之如鼓,空而不实,皮厚,全身肿,用手按在腹上,深陷而不起,腹部的皮色,也无变化,这就是肤胀病的证候。黄帝问:鼓胀病的证候是什么样的呢?岐伯说:鼓胀病的腹部胀大和全身肿胀与肤胀病的表现一样,但鼓胀的肤色青黄,青筋暴露,这是它的症候特点。

【原文】 黄帝曰:肠覃何如?岐伯曰:寒气客于肠外,与卫气相搏,气不得营,因有所系,癖而内著,恶气乃起,瘜肉乃生。其始生也,大如鸡卵,稍以益大,至其成也,如怀子之状,久者离岁,按之则坚,推之则移,月事以时下,此其候也。

【解读】 黄帝说:肠覃病的证候是什么样的呢?岐伯说:寒邪侵袭机体后停留在肠外,和卫气相搏,阻碍了卫气的正常运行,因而邪气留滞,血瘀不通,附着在肠外,病邪日渐滋长,瘜肉才生成,初时象鸡卵一样大,渐渐长大,等到病已成的时候,形似怀孕。病程长的可以经历许多岁月。用手按压患部,很坚硬,推之又能移动,月经仍能按期来潮,这就是肠覃的证候表现。

【原文】 黄帝曰:石瘕何如?岐伯曰:石瘕生于胞中,寒气客于子门,子门闭塞,气不得通,恶血当泻不泻,衃以留止,日以益大,状如怀子,月事不以时下。皆生于女子,可导而下。黄帝曰:肤胀鼓胀可刺邪?岐伯曰:先泻其胀之血络,后调其经,刺去其血络也。

【解读】 黄帝说:石瘕病的证候是什么样的呢?岐伯说:石瘕病生在胞宫之内,因寒气侵入于子门,使子门闭塞,气血不能流通,恶血不得排泄,以致凝结成块滞留在胞中,逐渐长大,象怀孕一样,月经也不按期来潮。这种病都发生在妇女,在治疗时可用通导攻下的方法,以去其凝聚的瘀血。黄帝说:腹胀和鼓胀,可用针刺治疗吗?岐伯说:首先用针泻其瘀血的络脉,然后再根据虚实的不同来调理经脉,但必须先刺去其血络上的恶血。

贼风第五十八

【原文】 黄帝曰:夫子言贼风邪气之伤人也,令人病焉,今有其不离屏蔽,不出室穴之中,卒然病者,非必离贼风邪气,其故何也? 岐伯曰:此皆尝有所伤,于湿气藏于血脉之中,分肉之间,久留而不去;若有所堕坠,恶血在内而不去。卒然喜怒不节,饮食不适,寒温不时,腠理闭而不通。其开而遇风寒,则血气凝结,与故邪相袭,则为寒痹。其有热则汗出,汗出则受风,虽不遇贼风邪气,必有因加而发焉。

【解读】 黄帝说:先生常说贼风邪气伤害了人体,才会生病,但有人并没有离开房屋或遮蔽得很严密的地方,却突然生起病来,他并没有遭遇到贼风邪气的侵袭,这是什么缘故呢? 岐伯说:这都是平素就受到邪气的伤害而没有察觉。如曾经为湿气所伤,不能及时排除而潜伏在血脉之中和分肉之间,长久滞留在体内;或者因为跌仆,从高处堕坠下来,致瘀血留积在内,有了这样的内因,加上突然发生的喜怒过度等情志变化,或饮食不当,气候忽冷忽热等,则使腠理闭塞,壅而不通。或正当腠理开泄时而感受风寒,这样使血气凝结,新感风寒和宿邪湿气相互搏结,就会发生寒痹病。又有因热而汗出,因汗出肌腠疏松,则易受风邪,虽然未受到贼风邪气的侵袭,但是,有了这个内因,而后加以外因,就能使人发病。

【原文】 黄帝曰:今夫子之所言者,皆病人之所自知也,其毋所遇邪气,又毋怵惕之所志,卒然而病者,其故何也? 唯有因鬼神之事乎? 岐伯曰:此亦有故邪留而未发,因而志有所恶,及有所慕,血气内乱,两气相搏。其所从来者微,视之不见,听而不闻,故似鬼神。黄帝曰:其祝而已者,其故何也? 岐伯曰:先巫者,因知百病之胜,先知其病之所从生者,可祝而已也。

【解读】 黄帝说:你所讲的,都是病人自己所能知道的,但有的人既没有邪气侵犯的外因,也没有惊恐等情志刺激的内因,却突然发病,这是什么缘故呢? 是否因为鬼神作祟呢? 岐伯说:这也是因为有宿邪潜伏在内而未发作,由于情感上有所变化,如遇厌恶之事,或有所怀慕而不能遂心,引起体内血气逆乱,和潜伏在体内的病邪互相作用,因而发生病变。这种内在的变化极为细微,没有明显的迹象,看不见,听不到,病人也没感觉,所以好像鬼神作祟一样。黄帝说:既然不是鬼神作祟,为什么用祝告的方法就能治好病呢? 岐伯说:古时的巫医,因为他知道疾病发生的原因,又知道治疗各种疾病的方法,因此,遇到一些可用精神疗法治愈的疾病,他采用祝告的方法,是可以治愈的。

卫气失常第五十九

【原文】 黄帝曰:卫气之留于腹中,稽积不行,苑蕴不得常所,使人支胁胃中满,喘呼逆息者,何以去之? 伯高曰:其气积于胸中者,上取之;积于腹中者,下取之;上下皆满者,傍取之。黄帝曰:取之奈何? 伯高对曰:积于上者,泻人迎、天突、喉中;积于下者,泻三里与气街;上下皆满者,上下取之,与季胁之下一寸;重者,鸡足取之。诊视其脉大而弦急,及绝不至者,及腹皮急甚者,不可刺也。黄帝曰:善。

【解读】 黄帝说:卫气的循行失常,留滞在胸腹中,蓄积不行,郁结成病,发生胸胁与胃部胀满,喘息气逆等症,应当怎样治疗呢? 伯高说:气蓄积在胸中而发病的,当取用上部的穴位治疗;蓄积在腹中的,当取下面的俞穴治疗;如果胸腹部气机蓄积的,应该取上下部的穴位和附近经脉的穴位。黄帝说:取用哪些穴位治疗呢? 伯高说:蓄积在胸中的,泻足阳明胃经的人迎穴,及任脉的天突和廉泉穴;蓄积在腹中的,泻足阳明胃经的三里穴和气冲穴;胸腹部都有蓄积的,应当上下部的穴位都取;病重的,象鸡足那样分三岐刺之,即上取人迎、天突、喉中,下取三里、气冲,中取章门。在诊察时若见脉大而弦急,或脉绝不至,以及腹皮绷急而紧张的现象,都不可以针刺治疗。黄帝说:讲得好。

【原文】 黄帝问于伯高曰:何以知皮、肉、气、血、筋、骨之病也? 伯高曰:色起两眉薄泽者,病在皮。唇色青黄赤白黑者,病在肌肉。营气濡然者,病在血气。目色青黄赤白黑者,病在筋。耳焦枯受尘垢,病在骨。黄帝曰:病形何如? 取之奈何? 伯高曰:夫百病变化,不可胜数,然皮有部,肉有柱,血气有输,骨有属。黄帝曰:愿闻其故。伯高曰:皮之部,输于四末。肉之柱,在臂胫诸阳分肉之间与足少阴分间。血气之输,输于诸络,气血留居,则盛而起。筋部无阴无阳,无左无右,候病所在。骨之属者,骨空之所以受液而益脑髓者也。黄帝曰:取之奈何? 伯高曰:夫病变化,浮沉深浅,不可胜穷,各在其处,病间者浅之,甚者深之,间者少之,甚者众之,随变而调气,故曰上工。

【解读】 黄帝向伯高问道:"根据什么可以知道皮、肉、气、血、筋、骨的病变呢?伯高说:病色出现在两眉之间,浮薄而光泽的,主病在皮。口唇出现青、黄、赤、白、黑之色的,主病在肌肉。皮肤湿润而多汗的,是病在血气。目现青、黄、赤、白、黑等色的,是病在筋。耳轮枯暗如尘的,是病在骨。黄帝说:病变表现是怎样的呢?如何治疗?伯高说:很多病都是千变万化,这些变化是数不尽的,但皮有部,肉有柱,血气有输,骨有属,都有它所主的部位。黄帝说:愿意听你讲一下其中的道理。伯高说:皮之部,在于四末。肉之柱,在上肢的臂、下肢的胫手足六阳经肌肉隆起之处,与足少阴经循行通路上的肌肉较厚之处。血气之输,在于诸经的络穴,若气血滞,则络脉壅盛而高起。病在筋的,不必分其阴阳左右,但随其发病所在部位治疗就可以了。病在骨的,当取治于骨之所属,即关节部位,因为骨空是输注精液的,而骨又与脑通,所以骨空受液而能补益脑髓。黄帝说:怎样取穴治疗呢?伯高说:由于疾病变化不一,病有浮沉,刺有浅深,治疗的方法是很多的,主要是根据发病的具体情况和部位来决定治法。病轻者浅刺,病重者深刺,病轻者用针宜少,病重者用针宜多。随着病情的变化而调整其气机,这样治疗就会适当,这才是高明的医生。

【原文】 黄帝问于伯高曰:人之肥瘦大小寒温,有老壮少小,别之奈何?伯高对曰:人年五十已上为老,三十已上为壮,十八已上为少,六岁已上为小。黄帝曰:何以度知其肥瘦?伯高曰:人有脂、有膏、有肉。黄帝曰:别此奈何?伯高曰:䐃肉坚,皮满者,脂。䐃肉不坚,皮缓者,膏。皮肉不相离者,肉。黄帝曰:身之寒温何如?伯高曰:膏者其肉淖,而粗理者身寒,细理者身热。脂者其肉坚,细理者热,粗理者寒。

【解读】 黄帝向伯高问道:人体的肥瘦、身形的大小,体质的寒温,以及年龄上的老壮少小的不同,应该怎样来区别呢?伯高说:人的年龄到了五十岁以上为老,三十岁以上为壮,十八岁以上为少,六岁以上为小。黄帝说:用什么标准了解人的肥瘦差异呢?伯高说:人有脂、膏、肉的不同。黄帝说:这三种类型怎样区别呢?伯高说:䐃肉坚厚皮肤丰满的为脂,䐃肉不坚厚,皮肤松缓者为膏。皮肉紧紧相连者为肉。黄帝说:人的身体有寒暖的不同,是什么道理呢?伯高说:属于膏型的人肌肉柔润,纹理粗疏的卫气外泄,身体多寒,肌肉纹理致密者卫气收藏,身体多热。属于脂型的人肌肉坚厚,纹理致密者身体多热,纹理粗疏的身体多寒。

【原文】 黄帝曰:其肥瘦大小奈何?伯高曰:膏者,多气而皮纵缓,故能纵腹垂腴。肉者,身体容大。脂者,其身收小。黄帝曰:三者之气血多少何如?伯高曰:膏者多气,多气者热,热者耐寒。肉者多血则充形,充形则平。脂者,其血清,气滑少,故不能大。此别于众人者也。黄帝曰:众人奈何?伯高曰:众人皮肉脂膏不能相加也,血与气不能相多,故其形大小不大,各自称其身,命曰众人。黄帝曰:善。治之奈何?伯高曰:必先别其三形,血之多少,气之清浊,而后调之,治无失常经。是故膏人,纵腹垂腴;肉人者,上下容大;脂人者,虽脂不能大者。

【解读】 黄帝说:人体的肥瘦大小怎样区别呢?伯高说:膏型的人,阳气充盛,皮肤宽纵弛缓,所以出现腹肌宽纵、肥肉下垂的形态。肉型的人,身体宽大。脂型的人,肉坚而身形小。黄帝说:这三种人气血的多少怎样呢?伯高说:"膏型的人多气,气为阳,故体质偏于阳盛而能耐寒。肉型的人多血,则形体充盛,而气质平和。脂型的人,其血清,气滑利而少,所以身形不大,这是三种人气血多少的情况,和一般人比较起来是有区别的。黄帝说:一般人的情况又是怎样的呢?伯高说:一般的人,其皮、肉、脂、膏、血、气都没有偏多的情况,所以形体也不大不小而匀称,这就是一般人的标准。黄帝说:好。怎样进行治疗呢?伯高说:首先必须辨别三种不同类型的形体,掌握各型之人血的多少,气的清浊,然后根据虚实进行调治。根据具体情况按照常规治法就可以了。所以膏人的体型是腹肌宽纵、腹肉下垂;肉人的体型是上下肢体都很宽大;脂型的人,虽脂多,体型却不大。在治疗时要分别对待。

玉版第六十

【原文】 黄帝曰:余以小针为细物也,夫子乃言上合之于天,下合之于地,中合之于人,余以为过针之意矣,愿闻其故。岐伯曰:何物大于天乎?夫大于针者,惟五兵者焉。五兵者,死之备也,非生之具。且夫人者,天地之镇也,其可不参乎?夫治民者,亦唯针焉。夫针之与五兵,其孰小乎?

黄帝曰:病之生时,有喜怒不测,饮食不节,阴气不足,阳气有余,营气不行,乃发为痈疽;阴阳不通，两热相搏，乃化为脓，小针能取之乎？岐伯曰：圣人不能使化者，为之，邪不可留也。故两军相当，旗帜相望，白刃陈予中野者，此非一日之谋也。能使其民，令行禁止，士卒无白刃之难者，非一日之教也，须臾之得也。夫至使身被痈疽之病，脓血之聚者，不亦离道远乎？夫痈疽之生，脓血之成也，不从天下，不从地出，积微之所生也。故圣人自治于未有形也，愚者遭其已成也。黄帝曰：其已形，不予遭；脓已成，不予见，为之奈何？岐伯曰：脓已成，十死一生，故圣人弗使已成，而明为良方，著之竹帛，使能者踵而传之后世，无有终时者，为其不予遭也。黄帝曰：其已有脓血而后遭乎？不导之以小针治乎？岐伯曰：以小治小者其功小，以大治大者多害，故其已成脓血者，其唯砭石铍锋之所取也。

黄帝曰：多害者其不可全乎？岐伯曰：其在逆顺焉。黄帝曰：愿闻逆顺。岐伯曰：以为伤者，其白眼青、黑眼小，是一逆也；内药而呕者，是二逆也；腹痛渴甚，是三逆也；肩项中不便，是四逆也；音嘶色脱，是五逆也。除此五者为顺矣。

黄帝曰：诸病皆逆顺，可得闻乎？岐伯曰：腹胀，身热，脉大，是一逆也；腹鸣而满，四肢清，泄，其脉大，是二逆也；衄血不止，脉大，是三逆也；咳且溲血脱形，其脉小劲，是四逆也；咳，脱形身热，脉小以疾，是谓五逆也。如是者，不过十五日而死矣。其腹大胀，四末清，脱形，泄甚，是一逆也；腹胀便血，其脉大，时绝，是二逆也；咳溲血，形肉脱，脉搏，是三逆也；呕血，胸满引背，脉小而疾，是四逆也；咳呕腹胀，且飧泄，其脉绝，是五逆也。如是者，不及一时而死矣。工不察此者而刺之，是谓逆治。

黄帝曰：夫子之言针甚骏，以配天地，上数天文，下度地纪，内别五藏，外次六府，经脉二十八会，尽有周纪，能杀生人，不能起死者，子能反之乎？岐伯曰：能杀生人，不能起死者也。黄帝曰：余闻之则为不仁，然愿闻其道，弗行于人。岐伯曰：是明道也，其必然也。其如刀剑之可以杀人，如饮酒使人醉也，虽勿诊，犹可知矣。黄帝曰：愿卒闻之。岐伯曰：人之所受气者，谷也。谷之所注者，胃也。胃者，水谷气血之海也。海之所行云气者，天下也。胃之所出气血者，经遂也。经遂者，五藏六府之大络也，迎而夺之而已矣。黄帝曰：上下有数乎？岐伯曰：迎之五里，中道而止，五至而已，五往而藏之气尽矣。故五五二十五而竭其输矣，此所谓夺其天气者也，非能绝其命而倾其寿者也。黄帝曰：愿卒闻之。岐伯曰：阙门而刺之者，死于家中；入门而刺之者，死于堂上。黄帝曰：善乎方！明哉道！请著之玉版，以为重宝，传之后世，以为刺禁，令民勿敢犯也。

【解读】 黄帝说：我认为小针是细小的东西，先生却说它的作用，上能合于天，下能合于地，中能合于人，我觉得这是把针的作用意义夸大了，希望能听听其中的缘故。岐伯说：有什么东西比天更大呢？大于针的作用的东西只有五种兵器。但五种兵器是为杀人而准备的，不是救人的工具。况且人是天地之间最重要的生命，怎能不与天地相参呢？治疗人的疾病，只有用小针才行。因此针和五种兵器的作用，谁大谁小不是很清楚了吗？

黄帝说：有的病在发生的时候，因为喜怒无常，饮食不节，导致阴气不足，阳气亢盛，营气郁滞，而发生痈疽，进而阴阳阴隔，营气郁滞化热与外热相互搏结，而化为脓，这种病小针能治吗？岐伯说：圣人是不会让郁滞的营气化脓的，这是因为邪气不可久留在体内。譬如两军作战，旗帜相望，血刃排列在旷野当中，这决非一无所能谋划的。能够使臣民有令必行，不禁必止，士兵免受刀枪之苦，一定是长期教育的结果，而不是顷刻之间就能办到的。等到身体已经患了痈疽之病，脓血已经形成了再治疗，不也背离治疗原则太远了吗？因为痈疽的产生，脓血的形成，既非从天而降，亦非从地而生，而是从小到大逐渐发展起来的。所以圣人在痈疽没有形成时给自己治疗，愚笨的人就要遭受痈疽形成后的痛苦。黄帝说：如果痈疽已经形成，而没有感觉，脓液已经形成，而没有预见，怎么办呢？岐伯说：脓液已经形成的，十死一生，所以圣人不让脓液形成，因而明确制定了早治的良方，并记载在竹帛上，使贤能的人继承下去而一代一代传下，不至于失传，使病人不再遭受痈疽的痛苦。黄帝说：那些已经形成脓液的病人后来一定要遭受死亡的危险吗？难道不可以用小针治疗导引放脓吗？岐伯说：用小针治疗，其功效不大，用大针治疗，可产生许多不良后果，所以对于已形成脓血的，只有选用砭石或铍针、锋针。

黄帝说：有些痈疽病产生许多危害就不可能治愈吗？岐伯说：能否治好主要根据病证的顺逆。黄帝说：希望你谈谈逆顺的情况。岐伯说：已经形成脓液的人，白眼青，黑眼小，是逆证之一；服药后呕吐的，是逆证之二；腹痛而口渴厉害的，是逆证之三；肩项、肩背活动不灵便的，是逆证之四；声音嘶哑，面无血色的，是逆证之五。除了上述五种逆证之外，都是顺了。

黄帝说：所有的病都有逆证、顺证，可以讲给我听吗？岐伯说：腹胀满，身发热，脉大，是逆证之一；腹满而肠鸣，四肢逆冷，腹泻，脉大，是逆证之二；衄血不止，脉大，是逆证之三；咳嗽并且尿血、形体消瘦、脉小而有力，是逆证之四；咳嗽，形体羸弱，身发热，脉小而搏动快的，是逆证之五。像这样的情况，不超过十五天就会死亡。还有腹大而胀满，四肢末端逆冷，形肉已脱，泄泻严重的，是逆证之一；腹胀满，大便下血，脉大，有时歇止的，是逆证之二；咳嗽、小便溺血，形肉已脱，脉搏无和缓之象，是逆证之三；呕血，胸部胀满牵涉背部，脉小而疾数，是逆证之四；咳嗽、呕吐、腹胀、泄泻时完谷不化，脉不至，是逆证之五。像上述五种情况，不过一昼夜就会死亡。医生不能审察上述情况而妄行针刺，就称为逆治。

　　黄帝说：先生说针刺的作用非常大，可以与天地相比，上合天文，下应地理。在人体方面，内则分别与五脏相联，外侧依次和六腑、二十八条经脉相交会，使它们运行正常，但有时针能刺死活人，而不能使死人回生，您能扭转这种情况吗？岐伯说：针治不当，确能杀活人，而不能使死人回生。黄帝说：我听了您这段话，觉得太不仁道了，但希望听听其中的道理。使这种情况不再出现在人的身上。岐伯说：这是很明显的道理，也是必须的结果。正像刀剑可以杀人、饮酒可以醉的道理一样，不用分析，也可以知道它的原因。黄帝说：我想听你详细地讲一讲。岐伯说：人禀受的精气，来源于水谷。水谷注入的部位是胃。胃是受盛水谷、产生气血的地方。海里的水要化为云气才能纵横天下，胃中精微化生的气血需要有经隧才能运行周身。所谓经隧，就是联系五脏六腑的经脉，如果误用泻法，就会使气血耗尽而死亡。黄帝说：上下的经脉，有一定刺禁范围吗？岐伯说：用泻法针刺五里穴，导致经气中途停止运行。每脏之气，一般是五至而已，所以如连续五次用泻法，则一脏气尽，如连续泻二十五次，则五脏输注的经气就会竭绝，这就是所说的劫夺了人的脏真之气，而不是由于其人命中该死而终其寿命的。黄帝说：想听你详细谈谈。岐伯说：妄行针刺，若刺得浅，病人回到家中就死亡；如刺得深，病人会立即死在医生的诊室内。黄帝说：你讲的方法很好，道理也明确，请把它刻在玉版上面，作为重要的宝藏，留传后世，作为禁刺的根据，使人们不要违犯它。

五禁第六十一

　　【原文】　黄帝问于岐伯曰：余闻刺有五禁，何谓五禁？岐伯曰：禁其不可刺也。黄帝曰：余闻刺有五夺。岐伯曰：无泻其不可夺者也。黄帝曰：余闻刺有五过。岐伯曰：补泻无过其度。黄帝曰：余闻刺有五逆。岐伯曰：病与脉相逆，命曰五逆。黄帝曰：余闻刺有九宜。岐伯曰：明知九针之论，是谓九宜。

　　【解读】　黄帝向岐伯问道：我听说刺有五禁，什么叫五禁呢？岐伯说：五禁就是说明禁止针刺的时日，凡逢到禁日，对某些部位，避避免针刺。黄帝说：我听说刺有五夺。岐伯曰：五夺是说明气血衰弱元气大虚时不可用泻法针刺。黄帝说：我听说刺有五过。岐伯说：五过就是补泻不要过其常度。黄帝说：我听说刺有五逆。岐伯说：疾病与脉象相反，就叫五逆。黄帝说：我听说刺有九宜。岐伯说：明确知道九针的理论，并能恰当运用，谓之九宜。

　　【原文】　黄帝曰：何谓五禁？愿闻其不可刺之时。岐伯曰：甲乙日自乘，无刺头，无发蒙于耳内。丙丁日自乘，无振埃于肩喉廉泉。戊己日自乘四季，无刺腹去爪泻水。庚辛日自乘，无刺关节于股膝。壬癸日自乘，无刺足胫。是谓五禁。黄帝曰：何谓五夺？岐伯曰：形肉已夺，是一夺也；大夺血之后，是二夺也；大汗出之后，是三夺也；大泄之后，是四夺也；新产及大血之后，是五夺也。此皆不可泻。黄帝曰：何谓五逆？岐伯曰：热病脉静，汗已出，脉盛躁，是一逆也；病泄，脉洪大，是二逆也；著痹不移，䐃肉破，身热，脉偏绝，是三逆也；淫而夺形身热，色夭然白，及后下血衃，血衃笃重，是四逆也；寒热夺形，脉坚搏，是五逆也。

　　【解读】　黄帝说：什么叫五禁？我愿知道什么时间不可针刺。岐伯说：天干应于人身，甲乙应头，所以逢到甲乙日，不要刺头部。也不要用发蒙的针法刺耳内。丙丁应肩喉，逢到丙丁日，不要用振埃法刺肩、喉及廉泉穴。戊己应手足四肢，逢到戊己日，不可刺腹部和用去爪法泻水。庚辛应于股膝，逢庚辛日，不可刺股膝的穴位。壬癸应足胫，逢壬癸日，不可刺足胫的穴位。这就是所谓五禁。

　　黄帝问：什么叫五夺？岐伯说：五夺，是五种大虚的病症。形体股肉消瘦已极，是一夺；大失血之后，是二夺；大汗出之后，是三夺；大泄之后，是四夺；新产流血过多，及大量出血之后，是五夺。五夺症都是元气大虚，不可再用泻法。

　　黄帝问：什么叫五逆？岐伯说：热性病，脉应洪大，但反见沉静，在出汗之后，脉应沉静，但反见躁动，脉症相反，是逆症之一；患泻下的病，脉宜沉静，而反见洪大之脉，是正虚邪盛，为逆症之二;肢体痹着,久病不愈,高起的肌肉破溃,身体发热,一侧的脉搏难以摸到,为逆症之三;久病遗、泄、淋、浊、汗等致阴血受损,使形体消瘦,若见发热,肤色苍白,枯晦不泽,大便下血块较严重的,为逆症之四;人有久发寒热,身体消瘦,脉坚硬搏指的,是逆症之五。

动输第六十二

【原文】 黄帝曰:经脉十二,而手太阴,足少阴、阳明独动不体,何也? 岐伯曰:足阳明胃脉也。胃为五脏六腑之海,其清气上注于肺,肺气从太阴而行之,其行也,以自往来,故人一呼脉再动,一吸脉亦再动,呼吸不已,故动而不止。黄帝曰:气之过于寸口也,上十焉息? 下八焉伏? 何道从还? 不知其极。岐伯曰:气之离脏也,卒然如弓弩之发,如水之下岸,上于鱼以反衰,其余气衰散以逆上,故其行微。

【解读】 黄帝说:在十二经脉之中,为什么惟独手太阴肺经,足少阴肾经,足阳明胃经之脉搏动不止而表现于外呢? 岐伯说:足阳明胃脉与脉搏跳动有密切关系,因为胃是五脏六腑的营养来源,胃中水谷精微所化生的清气,上行注入于肺,肺气从手太阴肺经开始,循行于十二经脉,肺气的运行,是随着人的呼吸而往来的,故人一呼脉跳动两次,一吸脉亦跳动两次,呼吸不停,所以脉搏的跳动也不停止。黄帝说:脉气通于寸口时,上下出入是怎样运行的呢? 都是什么道理呢? 岐伯说:脉气离开内脏而外行经脉时,像箭离弦一样的迅急,如水冲决堤岸一样的迅猛,所以,开始时脉气是强盛的,当脉上达鱼际后,就呈现由盛而衰的现象,但还要借此衰散之力逆而上行,所以它运行的气势就很微弱了。

【原文】 黄帝曰:足之阳明何因而动? 岐伯曰:胃气上注于肺,其悍气上冲头者,循咽,上走空窍、循眼系,入络脑、出颅,下客主人,循牙车,合阳明,并下人迎,此胃气别走于阳明者也。故阴阳上下,其动也若一。故阳病而阳脉小者为逆,阴病而阴脉大者为逆。故阴阳俱静俱动若引绳,相倾者病。

【解读】 黄帝说:足阳明胃脉为什么搏动不止呢? 岐伯说:这是因为胃气上注于肺,其上冲于头的悍悍之气,则循咽而上走空窍,循眼系,入络脑,从脑出于颅部,下行会于足少阳胆经的客主人穴,沿频车,合于足阳明本经,即循经下行至结喉两旁的人迎穴,这就是胃气别走而又合于阳明,使阳明独动不体的原因。由于手太阴寸口脉,和足阳明人迎脉阴阳上下之气互相贯通,所以它的跳动也是一致的。阳病而阳明脉反小的为逆象,阴病而太阴脉大的为逆象。所以,在正常情况下,脉气的阴阳动静,是内外相应的。因此,寸口和人迎脉应当基本上协调一致,静则俱静,动则俱动,像牵引绳索一样的均匀,若有一方偏盛,失去平衡,就是病态。

【原文】 黄帝曰:足少阴何因而动? 岐伯曰:冲脉者,十二经之海也,与少阴之大络,起于肾下,出于气街,循阴股内廉,邪入腘中,循胫骨内廉,并少阴之经,下入内踝之后,入足下,其别者,邪入踝,出属、跗上,入大指之间,注诸络,以温足胫。此脉之常动者也。

【解读】 黄帝说:足少阴肾经的动脉,为什么独动不休呢? 岐伯呢:足少阴脉动,是因为冲脉与之并行的缘故。冲脉,为十二经之海,它和足少阴之络,同起于肾下,出于足阳明胃经的气街(气冲穴),沿大腿内侧,向下斜行入腘中,再沿胫骨内侧,与少阴经相合而下行入于足踝之后,入于足下。其中又分出一条支脉,斜入内踝,出而入于胫骨、跗骨相连之处的属部,以及足背,进入大趾之间,再进入诸络脉之中,发挥温养胫部和足部的作用。这就是足少阴经脉独动不休的原因。

【原文】 黄帝曰:营卫之行也,上下相贯,如环之无端,今有其卒然遇邪气,及逢大寒,手足懈惰,其脉阴阳之道,相输之会,行相失出,气何由还? 岐伯曰:夫四末阴阳之会者,此气之大络也;四街者,气之径路也。故络绝则径通,四末解则气从合,相输如环。黄帝曰:善。此所谓如环无端,莫知其纪,终而复始,此之谓也。

【解读】 黄帝说:营气和卫气的运行,是上下互相贯通,如环一样的无端,而循环不息,现在突然遇到邪气的侵袭,或遭到了严寒的刺激,外邪留居四肢,则手足懈惰无力,营卫在经脉内外运行,阴阳有度,若邪气居之,则其运行之道路及运输会合之处,都因外邪的影响而阻滞不通,运行失常,在这样的情况下,营卫之气是怎样往返循环的呢? 岐伯说:四肢末端是阴阳会合的地方,也是营卫之气通行的经络;头、胸、腹、胫四部的气街,是营卫之气循行必经之路,故邪气阻塞了小的络脉后,则像四街这样的一些径路就能开通,使之运行如常,当四末的邪气得以解除后,则络脉又沟通,气又从这里输运会合,如环之无端,周而复始,运动不息。黄帝说:好。有了这种络绝则径通的协调配合作用,才能保持营卫之气环周运输,往来不息,道理就在于此。

五味论第六十三

【原文】 黄帝问于少俞曰:五味入于口也,各有所走,各有所病。酸走筋,多食之,令人癃;咸走血,多食之,令人渴;辛走气,多食之,令人洞心;苦走骨,多食之,令人变呕;甘走肉,多食之,令人悗心。余知其然也,不知其何由,愿闻其故。少俞答曰:酸入于胃,其气涩以收,上之两焦,弗能出入也,不出即留于胃中,胃中和温,则下注膀胱,膀胱之胞薄以懦,得酸则缩绻,约而不通,水道不行,故癃。阴者,积筋之所终也,故酸入而走筋矣。

黄帝曰:咸走血,多食之,令人渴,何也? 少俞曰:咸入于胃,其气上走中焦,注于脉,则血气走之,血与咸相得则凝,凝则胃中汁注之,注之则胃中渴,竭则咽路焦,故舌本干而善渴。血脉者,中焦之道也,故咸入而走血矣。

黄帝曰:辛走气,多食之,令人洞心,何也? 少俞曰:辛入于胃,其气走于上焦,上焦者,受气而营诸阳者也,姜韭之气熏之,营卫之气不时受之,久留心下,故洞心。辛与气俱行,故辛入而与汗俱出。

黄帝曰:苦走骨,多食之,令人变呕,何也? 少俞曰:苦入于胃,五谷之气,皆不能胜苦,苦入下脘,三焦之道皆闭而不通,故变呕。齿者,骨之所终也。故苦入而走骨,故入而复出,知其走骨也。

黄帝曰:甘走肉,多食之,令人悗心,何也? 少俞曰:甘入于胃,其气弱小,不能上至于上焦,而与谷留于胃中者,令人柔润也,胃柔则缓,缓则虫动,虫动则令人悦心。其气外通于肉,故甘走肉。

【解读】 黄帝问少俞道:五味进入口里,各自有它所进入的脏腑,各自有它引发的疾病。酸味进入筋,酸味的食物吃多了,会使人小便不通。咸味进入血液,咸味的食物吃多了,会使人口喝。辛味进入气,辛味的食物吃多了,会使人心气流泄。苦味进入骨骼,苦味的食物吃多了,会使人发生呕吐。甘味进入肌肉,甘味的食物吃多了,会使人心闷。我知道是如此,但不知道是什么原因,希望听听这原因。少俞回答说:酸味进入胃里,由于酸性凝涩,起收敛作用,上行至中、上二焦,不能与营气一道出入。酸味流不出去,便停留在胃里,而寒气温热,便下行注入膀胱里。膀胱的皮薄而软,遇到酸味便紧缩而不畅通,水道不畅通,因而小便困难。人的前阴,是全身各筋聚积的终点,所以酸味入胃便进入筋里。

黄帝说:咸味进入血液,咸味的食物吃多了,会使人口喝,这是什么原因? 少俞说:咸味进入胃里,它的气味上行进入中焦,注入脉里,血气进入成气里,血与咸味相结合,血就凝结起来。血凝结,胃中的津液便流注到血脉里以稀释血液。胃液流注到血脉里,胃液就枯竭。胃液枯竭,咽道就干焦,所以舌根干燥,容易口渴。脉是输送中焦津液的通道,所以咸味入胃,便进入血液里。

黄帝问:辛味进入气,辛味的食物吃多了,会使人心气流泄,为什么? 少俞说:辛味进入胃里,它的气味进入胃上口,胃上口是秉承卫气而于脉外运行至膜理的。如果姜和韭菜之类的辛辣的气味薰蒸上焦,营气卫气不断受纳辛辣的气味,辛辣气味长时间停留在心下,所以心气流泄,辛辣与卫气一道运行,所以辛味入胃,便使膜理开张,而与汗一起散发。

黄帝问:苦味进入骨骼,苦味的食物吃多了,会使人发生呕吐。为什么? 少俞说:苦味进入胃里,五谷的气味,都不能胜过苦味,苦味进入胃下脘,三焦的道路都闭塞不通,所以发生呕吐。牙齿是骨骼的终端,所以苦味入胃后进入骨骼,也进入牙齿。因为苦味进入胃里,又从胃里吐出,所以知道苦味入骨。

黄帝问:甘味进入胃里,它的气味微弱,不能向上运行到达上焦,而与谷物一起停留在胃里,会使人觉得柔和滋溢。胃柔润,胃就松弛;胃松弛,寄生虫就蠢动;寄生虫蠢动,就会使人心闷。甘味的气外通肌肉,所以叫做甘走入肉。

阴阳二十五人第六十四

【原文】 黄帝曰:余闻阴阳之人,何如? 伯高曰:天地之间,六合之内,不离于五,人亦应之。故五五二十五人之政,而阴阳之人不与焉。其态又不合于众者五,余已知之矣。愿闻二十五人之形,血气之所生,别而以候,从外知内,何如? 岐伯:悉乎哉问也! 此先师之秘也,虽伯高犹不能明之也。黄帝避席遵循而却曰:余闻之,得其人弗教,是谓重失,得而泄之,天将厌之。余愿得而明之,金柜藏之,不敢扬之。岐伯曰:先立五形金木水火土,别其五色,异其五形之人,而二十五人具矣。

黄帝曰:愿卒闻之。岐伯曰:慎之慎之,臣请言之。木形之人,比于上角,似于苍帝。其为人苍色，小头，长面，大肩背，直身，小手足，好有才，劳心，少力，多忧劳于事，能春夏不能秋冬，感而病生，足厥阴佗佗然。大角之人，比于左足少阳，少阳之上遗遗然。左角之人，比于右足少阳，少阳之下随随然。钛角之人，比于右足少阳，少阳之上推推然。判角之人，比于右足少阳，少阳之下栝栝然。

火形之人，比于上徵，似于赤帝。其为人赤色，广䐃，锐面小头，好肩背髀腹，小手足，行安地，疾行摇，肩背肉满，有气轻财，少信多虑，见事明，好颜，急心，不寿暴死。能春夏不能秋冬，秋冬感而病生，手少阴核核然。质徵之人，比于左手太阳，太阳之上肌肌然。少徵之人，比于右手太阳，太阳之下慆慆然。右徵之人，比于右手太阳，太阳之上鲛鲛然。质判之人，比于左手太阳，太阳之下支支颐颐然。

土形之人，比于上宫，似于上古黄帝，其为人黄色，圆面，大头，美肩背，大腹，美股胫，小手足，多肉，上下称，行安地，举足浮，安心，好利人，不喜权势，善附人也。能秋冬不能春夏，春夏感而病生，足太阴敦敦然。大宫之人，比于左足阳明，阳明之上婉婉然。加宫之人，比于左足阳明，阳明之下坎坎然。少宫之人，比于右足阳明，阳明之上枢枢然。少宫之人，比于右足阳明，阳明之上枢枢然。左宫之人，经于右足阳明，阳明之下兀兀然。

金形之人，比于上商，似于白帝。其为人方面，白色，小头，小肩背，小腹，小手足，如骨发踵外，骨轻，身清廉，急心，静焊，善为吏。能秋冬不能春夏，春夏感而病生，手太阴敦敦然。钛商之人，比于左手阳明，阳明之上廉廉然，右商之人，比于左手阳明，阳明之下脱脱然。大商之人，比于右手阳明，阳明之上监监然，少商之人，比于右手阳明，阳明之下严严然。

水形之人，比于上羽，似于黑帝。其为人黑色，面不平，大头，廉颐，小肩，大腹，动手足，发行摇身，下尻长，背延延然，不敬畏，善欺绐人，戮死。能秋冬不能春夏，春夏感而病生，足少阴汗汗然。大羽之人，比于右足太阳，太阳之上颊颊然，少羽之人，比于左足太阳，太阳之下纡纡然。众之为人，比于右足太阳，太阳之下洁洁然，桎之为人，比于左足太阳，太阳之上安安然。

是故五形之人二十五变者，众之所以相欺者是也。

黄帝曰：得其形，不得其色，何如？岐伯曰：形胜色，色胜形者，至其胜时年加，感则病行，失则忧矣，形色相得者，富贵大乐。黄帝曰：其形色相胜之时，年加可知乎？岐伯曰：凡年忌下上之人大忌常加。七岁，十六岁，二十五岁，三十四岁，四十三岁，五十二岁，六十一岁，皆人之大忌，不可不自安也，感则病行，失则忧矣。当此之时，无为奸事。是谓年忌。

黄帝曰：夫子之言，脉之上下，血气之候，以知形气奈何？岐伯曰：足阳明之上，血气盛则髯美长；血少气多则髯短，故气少血多则髯少；血气皆少则无髯，两吻多画。足阳明之下，血气盛则下毛美长至胸；血多气少则下毛美短至脐，行则善高举足，足指少肉，足善寒；血少气多则肉而善瘃；血气皆少则无毛，有则稀枯悴，善痿厥足痹。

足少阳之上，气血盛则通髯美长；血多气少则通髯美短；血少气多则少髯；血气皆少则无须，感于寒湿，则善痹、骨痛、爪枯也。足少阳之下，血气盛则胫毛美长，外踝肥；血多气少则胫毛美短，外踝皮坚而厚；血少气多则胻毛少，外踝皮薄而软；血气皆少则无毛，外踝瘦无肉。

足太阴之上，血气盛则美眉，眉有毫毛；血多气少则恶眉，面多少理；血少气多则面多肉；血气和则美色。足太阳之下，血气盛则跟肉满，踵坚；气少血多则瘦，跟空；血气皆少则喜转筋，踵下痛。

手阳明之上，血气盛则髭美；血少气多则髭恶；血气皆少则无髭。手阳明之下，血气盛则腋下毛美，手鱼肉以温；气血皆少则手瘦以寒。手少阳之上，血气盛则眉美以长，耳色美；血气皆少则耳焦恶色。手少阳之下，血气盛则手卷多肉以温，血气皆少则寒以瘦；气少血多则瘦以多脉。手太阳之上，血气盛则有多须，面多肉以平；血气皆少则面瘦恶色。手太阳之下，血气盛则掌内充满；血气皆少则掌瘦以寒。

黄帝曰：二十五人者，刺之有约乎？岐伯曰：美眉者，足太阳之脉，气血多；恶眉者，血气少；其肥而泽者，血气有余；肥而不泽者，气有余，血不足；瘦而无泽者，气血俱不足。审察其形气有余不足而调之，可以知逆顺矣。黄帝曰：刺其诸阴阳奈何？岐伯曰：按其寸口人迎，此调阴阳，切循其经络之凝涩，结而不通者，此于身皆为痛痹，甚则不行，故凝涩。凝涩者，致气以温之，血和乃止。其结络者，脉结血不和，决之乃行。故曰：气有余于上者，导而下之；气不足于上者，推而休之；其稽留不至者，因而迎之。必明于经隧，乃能持之。寒与热争者，导而行之，其宛陈血不结者，则而予之。必先明知二十五人，则血气之所在，左右上下，刺约毕也。

【解读】 黄帝说：我听说人有阴阳属性的不同，他们是如何区别的呢？伯高说：天地之间，宇宙之内，一切事物之理都离不开五行，人也与五行相应。所以五五二十五种人形态的分类方法，与阴阳区别人属性的方法不同。这二十五种类型的人与阴阳之人的五种形态也不同。我已知道这种情况，希望知道二十五种人的形态、血气生成的情况，分别进行诊察时如何从外部表现测知体内的变化？岐伯说：你问得真洋细啊！这是先师的秘密，即使伯高也不能明白它的道理。黄帝离开坐位后退几步很恭敬地说：我听说，遇到可以传授的人而不教给他，这是很大的损失，得到了知识而又轻易泄漏出去，上天将厌弃他。我期望得到并且明白上述的知识，并把它保存在金匮里，不敢随便宣扬。岐伯说：先要明确金、木、水、火、土五种类型的人，然后再根据五色的不同，区别五种形态的人，这样二十五种人的形态就清楚了。

黄帝说：希望详尽地听你讲讲。岐伯说：请让我慎重地讲给你听。木形的人，如木音中的上角，像东方地区的人，他们的皮肤青色，头小、面长、肩背宽大，身直，手脚较小，有才智，多操心，体力弱，多忧劳于世事。耐受春夏，不能耐受秋冬，容易感受病邪而发病，性格特征类属于足厥阴肝经，常表现一种雍容自得的样子。在木音中属于钛角一类的人，性格类属于左足少阳经之上，右足少阳经之下的性格特征是谦和不易向前。在木音中属于左角一类的人，性格类属于右足少阳经之下，右足少阳经之下的性格特征是随和、顺从。在木音中属于钛角一类的人，性格类属于右足少阳经之上，右足少阳之上的性格特征是勇于向前。在木音中属于判角一类的人，性格类属于左足少阳经之下，左足少阳经之下的性格特征是刚直不阿。

火形的人，如火音中的上徵，像南方地区的人。他们的肤色发红，背脊宽广，面瘦、头小、肩背、胛、腹各部的发育都很匀称，手脚较小，步履稳重，思维敏捷，行路时两肩摇摆，背部肌肉丰满，有气魄，轻财，缺少信心，顾虑较多，明白事理，喜爱漂亮，心急，不能享受高寿而易暴病死亡。耐受春夏，不耐受秋冬，秋冬季节易感受外邪而生病，性格特征类属于手少阴心经，常表现出一种诚实的样子。在火音中属于质徵一类的人，性格类属于左手太阳之上，左手太阳之上的性格特征是见识较浅。在火音中属于少徵一类的人，性格类属于右手太阳经之下，右手太阳经之下的性格特征是多疑。在火音中属于右徵一类的人，性格类属于右手太阳之上，右手太阳之上的性格特征是踊跃向上。在火音中属于质判一类的人，性格类属于左手太阳之下。左手太阳之下的性格特征是怡然自得，无忧无愁。

土形的人，如土音中的上宫，像中央地区的人。他们的皮肤发黄，面圆，头大，肩背健美，腹部肥大，手脚较小，股肉丰满，全身上下均匀相称，步履稳重，心情安定，好帮助别人，愿为人做好事，不喜欢权势，善于团结人。耐受秋冬，不能耐受春夏，春夏容易感受外邪而生病，性格类属于足太阴脾经，常表现出一种诚实忠厚的样子。在土音中属于大宫一类的人，性格特征类属于左足阳明经之上，左足阳明经之上的性格特征是和平、柔顺。在土音中属于加宫一类的人，性格类属于左足阳明之下，左足阳明之下的性格特征是端庄持重。在土音中属于少宫一类的人，性格类属于右足阳明之上，右足阳明之上的性格特征是圆滑婉转。在土音中属于左宫一类的人，性格类属于右足阳明之下，右足阳明之下的性格特征是做事勤奋。

金形的人，如金音中的上商，像西方地区的人。他们的颜面方正，皮肤发白，头小、小肩背、小腹、小手脚、足跟坚实，如骨骼长在足跟外面一样，骨骼有力运行轻快，禀性廉洁，性情急躁，静则安，动则凶猛，适合于做官吏。耐受秋冬，不能耐受春夏，春夏易感受外邪而生病，性格特征类属于左手太阴肺经，常表现出一种坚强不屈的样子。在金音中属于钛商一类的人，性格类属于左手阳明经之上，左手阳明经之上的性格特征是廉洁自守。在金音中属于左商一类的人，性格类属于右手阳明经之下，右手阳明经之下的性格特征是行动萧洒。在金音中属于大商一类的人，性格类属于右手阳明之上，右手阳明之上的性格特征是善于观察事物。在金音中属于少商一类的人，性格类属于右手阳明之下，右手阳明之下的性格特征是严肃庄重。

水形的人，如水音中的上羽，像北方地区的人。他们的皮肤发黑，颜面多皱纹，大头，颐部清瘦，肩小，腹部宽大，手脚好动，行路时身体摇动，尻骨较长，背亦较长，不恭维也不怕人，善于欺骗别人，易受杀戮而死。耐秋冬，不能耐春夏，春夏易感邪而生病，性格类属于足少阳肾经，常表现出一种心胸宽广的样子。在水音中属于大羽一类的人，性格类属于右足太阳经之上，左足太阳经之上的发生性格特征是容易洋洋自得。在水音中属于少羽一类的人，性格类属于左足太阳经之下，左足太阳经之下的性格特征是为人圆滑。在水音中属于众羽一类的人，性格类属于右足太阳经之下，右足太阳经之下的性格特征是文静清白。在水音中属于桎羽一类的人，性格类属于左足太阳经之上，右足太阳经之上的性格特征是心境安定。

所以五种形态的人又有二十五种不同的变化，这是一般人易于混淆而辨别不清的原因。

黄帝问:人已具备某一类型的形体,但并不显现相应的肤色,这是什么原因?岐伯说:形体的五形属性克制肤色的五行属性,或肤色的五行属性克制形体的五形属性,有这些情况出现加上遇到年忌,再感受病邪就会发病,治疗不当就会有性命之忧。如果形体与肤色相应,则身体健康快乐。黄帝问:在他们形色相互克制时,禁忌的年龄可以计算吗?岐伯说:二十五种人年忌的计算,七岁是大忌之年,依次相加九年,则十六岁、六十一岁,都是人的大忌之年,不可以妄自行动,否则容易感受病邪,如得病后失治就会有性命之忧。在大忌的年份,不要做不正当的事,这就是年忌。

黄帝说:先生说,经脉循行于人体的上部和下部,如何根据经脉中气血的情况了解人体的形体呢?岐伯说:循行于人体上部的足阳明经,如气血充足,则颊部的胡须美而长;如血少气多,则颊部的胡须短,而气少血多则颊部胡须少,气血都少则颊部无胡须,口角两帝纹理较多。循行于人体下部的足阳明经脉,如气血充足则阴毛美而长,可以延到胸部;血多气少则阴毛美但短,只能延伸到脐部,走路时喜高抬两脚,脚趾肌肉较少,脚部常感寒冷;血少气多则易生冻疮,血气皆少则没有阴毛,即使有也是很少且枯槁憔悴,容易患痿症、厥证、脚的痹证等病。

循行于人体上部的足少阳经脉,如气血充盛则连鬓的胡须美而长;如血多气少,则连鬓的胡须虽美但短;血少气多则胡须少;气血都少则没有胡须,若感受了寒湿之邪则容易发生痹证,骨骼疼痛,爪甲枯萎等病证。循行于人体下部的足少阳经,如果血气充盛则小腿部的毫毛美而长,外踝肌肉丰满;血多气少则小腿部的毫毛虽美但短,外踝处的皮肤坚韧而厚实;血少气多则小腿前部的毫毛稀少,外踝处的皮薄松软,血气都少则小腿无毛,外踝瘦小而没有肌肉。

循行于人体上部的足太阳经脉,如气血充盛则双眉美丽,眉毛中有较长的毫毛;血多气少则眉毛较short,面部多有细小皱纹;血少气多则面部肌肉丰满;气血调和则面色秀美。循行于人体下部的足太阳经,如血气充盛则足跟部肌肉丰满、坚实;气少血多则足跟部肌肉消瘦,空软无力;气血都少则容易发生转筋,足跟疼痛等症。

循行于人体上部的手阳明经,如气血充盛则口上的胡须清秀,血少气多则口脾的胡须粗短难看,血气皆少则口上无胡须。循行于人体下部的手阳明经,如血气弃盛则腋下的腋毛秀美,手的鱼部肌肉温暖;气血皆少则两手皮肉瘦薄而寒冷。循行于人体上部的手少阳经,如血气充盛则眉毛清秀而长,耳部红润;血气皆少则轮枯萎,色晦暗。循行于人体下部的手少阳经,如血气弃盛则手腕部肌肉丰满而较温暖;气血皆少则手腕部肌肉消瘦而较寒冷;气少血多则手腕部肌肉消瘦,脉络暴露。循行于人体上部的手太阳经脉,如气血充盛则胡须多,面部肌肉丰满平整。气血皆少则面部消瘦无华,循行于人体下部的手太阳经脉,如气血充盛,则手掌肌肉丰满;气血皆少,则手掌肌肉消瘦而寒凉。

黄帝说:对于这二十五种类型的人,在针刺治疗时有一定的原则吗?岐伯说:眉毛秀美的人,足太阳经的气血充盛,眉毛难看的人是气血都少;那些肥胖、肌肤润泽的人,是气血过多;身体肥胖、肌肤干枯的人,是气有余而血不足;身体消瘦而皮肤无光泽的人,是气血两亏。根据病人的形体特征诊察病人体内气血的有余、不足而进行治疗,就可以知道病势的逆顺而恰当治疗。黄帝问:如何针刺各条阴经、阳经的病变呢?岐伯说:按病人的人迎、寸口脉,可以了解病人阴阳的情况。切摸经络有无气血凝滞,如有郁结致经脉不通,这种情况在人体可表现为痛痹,病情严重气血不能通行,将出现气血凝滞的现象。有气血凝滞的人,应当针刺温通气机,待气血调和后停止治疗。如果络脉气血郁结,刺出瘀血则气血就可正常运行了。所以说:邪气郁结于上部,应当针刺下部的俞穴,以引导病气下行;上部正气虚的病人,应当取上部的俞穴,推而扬之,以催其气上行;如因邪气阴滞导致经气中途滞留的情况,可用针迎着经气的来路针刺引导气至。必须明嘹经脉的循行道路,然后才能针刺。如果出现寒热交争的情况,可根据寒热偏胜的情况引邪外出。如果脉中有气血郁结但血尚未瘀结的情况,可根据气血郁结的程度针刺。总之,必须先了解二十五种人的不同特点,以及气血盛衰和气血郁滞在何部位,针刺的原则也就掌握了。

·卷十一·

五音五味第六十五

【原文】　右徵与少徵,调右手太阳上。左商与左徵,调左手阳明上。少徵与大宫,调左手阳明上。左角与大角,调右足少阳下。大徵与少徵,调左手太阳上,众羽与少羽,调右足太阳下。少商与右商,调右手太阳下。桎羽与众羽,调右足太阳下。少宫与大宫,调右足阳明下。判角与下角,调右足少阳下。钛商与上商,调右足阳明下。钛商与上角,调左足太阳下。

上徵与右徵同,谷麦、畜羊、果杏,手少阴,藏心,色赤,味苦,时夏。上羽与大羽同,谷大豆,畜彘,果栗,足少阴,藏肾,色黑,味咸,时冬。上宫与大宫同,谷稷,畜牛,果枣,足太阴,藏脾,色黄,味甘,时季夏。上商与右商同,谷黍,畜鸡,果桃,手太阴,藏肺,色白,味辛,时秋。上角与大角同,谷麻,畜犬,果李,足厥阴,藏肝,色青,味酸,时春。大宫与上角,同右足阳明上。左角与大角,同左足阳明上。少羽与大羽,同右足太阳下。左商与右商,同左手阳明上。加宫与大宫,同左足少阳上。质判当大宫,同左手太阳下。判角与大角,同左足少阳下。大羽与大角,同右足太阳上。大角与大宫,同右足少阳上。右徵、少徵、质徵、上徵、判徵。右角、钛角、上角、大角、判角。右商、少商、钛商、上商、左商。少宫、上宫、大宫、加宫、左角宫。众羽、桎羽、上羽、大羽、少羽。

黄帝曰:妇人无须者,无血气乎?岐伯曰:冲脉、任脉,皆起于胞中,上循背里,为经络之海。其浮而外者,循腹右上行,会于咽喉,别而络唇口。血气盛则充肤热血,血独盛则澹渗皮肤,生毫毛。今妇人之生,有余于气,不足于血,以其数脱血也,冲任之脉,不荣口唇,故须不生焉。

黄帝曰:士人有伤于阴,阴气绝而不起,阴不用,然其须不去,其故何也?宦者独去何也?愿闻其故,岐伯曰:宦者去其宗筋,伤其冲脉,血泻不复,皮肤内结,唇口不荣,胡须不生。

黄帝曰:其有天宦者,未尝疲伤,不脱于血,然其须不生,其故何也?岐伯曰:此天之所不足也,其住冲不盛,宗筋不成,有气无血,唇口不荣,故须不生。

黄帝曰:善乎哉!圣人之通万物也,若日月之光影,音声鼓响,闻其声而知其形,其非夫子,孰能明万物之精?是故圣人视其颜色,黄赤者多热气,青白者少热气,黑色者多血少气。美眉者太阳多血,通髯极者少阳多血;美须者阳明多血。此其时然也。夫人之常数:太阳常多血少气,少阳常多气少血,阳明常多血多气,厥阴常多气少血,少阴常多血少气,太阴常多血少气。此天之常数也。

【解读】 从音乐与人体对应的角度来看,凡右徵、少徵之属的人,应调治右侧手太阳上部;属左商及左徵一类的人,应调治左侧手阳明经的上部;少徵与大宫一类的人,应调治左侧手阳明经上部;右角和大角之类的人,应调治右侧足少阳经下部;右角和大象之类的人,应调治右足少阳下部;大徵和少徵之类的人,应调治左手太阳经上部;众羽、少羽之类的人,应调治右足侧太阳经下部;少商、右商之类的人,应调治右侧手太阳经下部。桎羽和众羽之类的人,应调治右侧足太阳经下部。少宫、大宫之类的人,调治右侧足阳明经下部;判角与少角之属,调治右侧足阳明经下部;商与上角之属,则应调治左侧足太阳经下部。

上徵、右徵之类的人,对应于五谷中的麦、五畜中的羊、五果中的杏、经脉中的手少阴、五脏中的心、五色中的赤、五味中的苦、五时中的夏。(据五行学说,五音中的上徵、右徵皆属"火",麦、羊、杏、心等也皆属"火",故为同类相应。又:古人分四季为春、夏、长夏、秋、冬,故为五时。——译者注)。上羽和大羽之类的人,相应于五谷中的大豆、五畜中的猪、五果中的栗、经脉中的足少阴、五脏中的肾、五色中的黑、五味中的咸、五时中的冬。上宫与大宫之类的人,相应于五谷中的稷、五畜中的牛、五果中的枣、经脉中的足太阴、五藏中的脾、五色中的黄、五味中的甘、五时中的长夏。上商与右商之类的人,相应于五谷中的黍、五畜中的鸡、五果中的桃、经脉中的手太阴、五脏中的肺、五色中的白、五味中的辛、五时中的秋。上角和大角之类的人,相应于五谷中的黍、五畜中的狗、五果中的李、经脉中的足厥阴、五脏中的肝、五色中的青、五味中的酸、五时中的春。

大宫与上角之类的人,求同而调治于右侧足阳明经上部。左角与大角之类的人,求同而调治于左侧足阳明经上部。少羽与大羽之类的人,求同而调治于右侧足太阳经的下部。左商与右商之类的人,求同而调治于左侧手阳明经的上部。右宫与大宫之类的人,求同而调治于左侧足少阳经上部。质判和大宫类型的人,求同而调治于左侧足少阳经下部。判角与大角之类的人,求同而调治于左侧足少阳经下部。大羽和大角之类的人,求同而调治于右侧足太阳经上部。大角和大宫之类的人,求同而调治于右侧足少阳经上部(右徵、少徵、质徵、上徵、判徵;右角、角、上角、大角、判角;右商、少商、商、上商、左商;少宫、上宫、大宫、加宫、左宫;众羽、桎羽、上羽、大羽、少羽;徵、角、商、宫、羽五音,分别对应于五行中的火、木、金、土、水。——译者注)。

黄帝说:妇人无胡须,是没有血气的缘故吗?岐伯说:冲、任二脉,皆发端于胞中,向上循行于脊背,形成经络之海。其中浮现在体表的,沿腹部右侧上行,交会于咽喉,逸出一条分支,环络口唇周围。血气俱旺,则能充肤,温肉。血分特别旺盛丰澹,则将渗透皮肤,滋生毫毛。妇人存在着气有余而血不足的生理特征,是因其屡排经血的缘故!使得冲、任脉之血,不足营养口唇,所以胡须不得生成。

黄帝说：士人中有损伤了生殖器，阴气竭尽而不能勃起、丧失性功能的，可他的胡须并不曾失，这是什么缘故呢？宦官又为什么就丧失掉了呢？希望了解其原因。岐伯说：宦官阉割外生殖器，使得冲脉受伤，血既泻泄，不能恢复，皮肤便不得充盈，口唇也不得营卫，所以不生胡须。

黄帝说：有的人天生性器不全，并不曾受伤，也不曾失血，却也不生胡须，这又是什么原因呢？岐伯说：这是天赋的不足，这种人冲、任二脉不充盛，外生殖器不健全，虽有气但无血，口唇不得营卫，所以胡须不生。

黄帝说：妙极了！圣人之能洞察万事万物，就像日月之有光彩，听到鼓鸣就能想知其形状，除了先生你，谁能明了万事万物的博大精深！所以圣人通过观察人的颜色，就能推知体内的情况，色黄赤的，体内金盛多气；色青白的，体内少热气；色黑的，多血少气；眉毛舒美的，太阳经脉多血；须鬓与耳聋相连的，少阳经脉多血；胡须美好的，阳明经脉多血。这些与不同时气的物候特征同理相通。一般人的常数：太阳经通常是多血少气；少阳经脉通常是多气少血；阳明经通常是多血多气；厥阴经脉通常是多气少血，少阴经脉通常是多血少气；太阴脉通常是多血少气。这又正是天道运行的常数啊！

百病始生第六十六

【原文】 黄帝问于岐伯曰：夫百病之始生也，皆生于风雨寒暑、清湿喜怒。喜怒不节则伤脏，风雨则伤上，清湿则伤下。三部之气，所伤异类，愿闻其会。岐伯曰：三部之气各不同，或起于阴，或起于阳，请言其方。喜怒不节，则伤脏，脏伤则病起于阴也；清湿袭虚，则病起于下；风雨袭虚，则病起于上，是谓三部。至于其淫泆，不可胜数。

【解读】 黄帝向岐伯问道：各种疾病的发生，都因于风、雨、寒、暑、凉、湿等外邪的侵袭，及喜、怒等情志内伤。若喜、怒不加节制，则使内脏受伤；风雨之邪，伤人体的上部；清、湿之邪，伤人体的下部。上中下三部所伤之邪气不同，我愿意知道其中的道理。岐伯说：喜怒、风雨、清湿，这三种气的性质不同，或病先发生于阴分，或病先发生于阳分，请允许我讲一下其中的道理。凡喜怒过度的，则内伤五脏，五脏为阴，所以说脏伤则病起于阴。清湿之邪善于乘虚侵袭人体下部虚弱之处，所以说病起于下。风雨之邪善于乘虚侵袭人体上部，所以说病起于上。这就是邪气容易侵犯的三个部位。至于邪气在体内浸淫，发展变化泛滥传布，就更加复杂难以数计了。

【原文】 黄帝曰：余固不能数，故问先师，愿卒闻其道。岐伯曰：风雨寒热，不得虚，邪不能独伤人。卒然逢疾风暴雨而不病者，盖无虚，故邪不能独伤人。此必因虚邪之风，与其身形，两虚相得，乃客其形，两实相逢，众人肉坚。其中于虚邪也，因于天时，与其身形，参以虚实，大病乃成，气有定舍，因处为名，上下中外，分为三员。是故虚邪之中人也，始于皮肤，皮肤缓则腠理开，开则邪从毛发入，入则抵深，深则毛发立，毛发立则淅然，故皮肤痛。留而不去，则传舍于络脉，在络之时，痛于肌肉，其痛时痛时息，大经乃代。留而不去，传舍于经，在经之时，洒淅喜惊。留而不去，传舍于输，在输之时，六经不通，四肢则肢节痛，腰脊乃强。留而不去，传舍于伏冲之脉，在伏冲之时，体重身痛。留而不去，传舍于肠胃，在肠胃之时，贲响腹胀，多寒则肠鸣飧泄，食不化，多热则溏出麋。留而不去，传舍于肠胃之外、募原之间，留著于脉，稽留而不去，息而成积。或著孙脉，或著络脉，或著经脉，或著输脉，或著于伏冲之脉，或著于膂筋，或著于肠胃之募原，上连于缓筋，邪气淫泆，不可胜论。

【解读】 黄帝说：我对千变万化的病变不能尽数说出来，所以才请教你，我愿意彻底明白其中的道理。岐伯说：风雨寒热之邪，如果不是遇到身体虚弱，是不会独自伤害人体而致病的。突然遭遇到疾风暴雨而不生病的，就是因为他的身体健壮而不虚弱，故邪气不能单独伤人致病。凡疾病的发生，必然是身体虚弱，又感受了贼风邪气的侵袭，两虚相互结合，才发生疾病。如果身体壮健，肌肉坚实，四时之气正常，就不易发生疾病。所以说凡是疾病的发生，决定于四时之气是否正常，以及身体是否虚弱。若正虚邪实，就会发生疾病。邪气一般都根据其性质不同侵袭人体的一定部位，或潜伏寄留在一定的部位上，随其部位、处所的不同，而命以不同的名称。纵的分为上、中、下三部，横的分为表、里、半表半里三部。所以虚邪贼风之侵害人体，首先侵犯皮肤，若皮肤无力，不能收紧，则腠理开泄，腠理开则邪从毛孔而入，继而逐渐向深处侵犯，这时会出现寒栗，故毛发竖起，皮肤亦可出现疼痛。若邪气滞留不散，则渐渐传入到络脉，邪在络脉的时候，肌肉可出现疼痛。若疼痛时作时止，是邪气将由络脉传到经脉。邪气滞留在经脉之时，就会出现洒淅恶寒和常常惊恐的现象。邪气滞留不散，可传入并伏藏在输脉，当邪气留滞在输脉的时候，因六经之俞穴均在足太阳经，故六经之气因被邪气阻滞而不能通达四肢，因而四肢关节疼痛，腰脊也强硬不适。若邪气滞留不能祛除，则传入在脊里的冲脉，邪气侵犯到伏冲之脉时，则出现体重身痛的症状。若邪气滞留不能祛除，则进一步传入并伏藏在肠胃，在肠胃的时候，则出现肠鸣腹胀的症状。寒邪盛则肠鸣而泄下不消化食物，食不消化，热邪盛则可发生泄痢等病。若邪气滞留而不能祛除，则传到肠胃外面的膜原之间，留著于血脉之中，滞留不去，邪气就与气血相互凝结，生长结聚为积块。总之，邪气侵犯到人体后，或留著于小的孙脉，或留著于络脉，或留著于经脉，或留著于输脉，或留著于伏冲之脉，或留著于膂筋，或留著于肠胃的膜原，或留著于缓筋，邪气浸淫泛溢，是说不尽的。

【原文】 黄帝曰：愿尽闻其所由然。岐伯曰：其著孙络之脉而成积者，其积往来上下，臂手孙络之居也，浮而缓，不能句积而止之，故往来移行肠胃之间，水凑渗注灌，濯濯有音，有寒则䐜满雷引，故时切痛。其著于阳明之经，则挟脐而居，饱食则益大，饥则益小。其著于缓筋也，似阳明之积，饱食则痛，饥则安。其著于肠胃之募原也，痛而外连于缓筋，饱食则安，饥则痛。其著于伏冲之脉者，揣揣应手而动，发手则热气下于两股，如汤沃之状。其著于膂筋，在肠后者，饥则积见，饱则积不见，按之不得。其著于输之脉者，闭塞不通，津液不下，孔窍干壅，此邪气之从外入内，从上下也。

【解读】 黄帝说：我希望你将其始末原由讲给我听。岐伯说：邪气留著在孙络而成积的，能够上下往来活动，这是积聚著于孙络之处，孙络之积的特点。因孙络浮浅而松弛，不能拘束其积使之固定不移，所以可以在肠胃间往来活动。若有水出现，则发生濯濯的水声；有寒则腹部胀满雷鸣，并出现象刀割一样的疼痛症状。如果邪气留著阳明经脉而成积的，其积则位于脐的两旁，饱食时积块显大，饥时则最小。如果邪气留著在缓筋而成积的，其形状表现和阳明经脉之积相似，饱食则出现疼痛，饥时则不痛。其邪气留著在肠胃之膜原而成积的，疼痛时向外牵连到缓筋亦随之作痛，饱食时则不痛，饥饿时则疼痛。其邪气留著在伏冲之脉而成积的，其积应手跳动，举手时则觉有一股热气下行于两股之间，就好像用热汤浇灌一样的难以忍受。其邪气留著在膂筋而成积的，饥饿时肠胃空虚，积形可以见到，饱食后肠胃充满就见不到，也摸不到。其邪气留著在输脉而成积的，会使脉道闭塞不通，津液不能上下流通，致使毛窍干涩壅塞不通，这些都是邪气从外部侵犯到内部，从上部而传变到下部的临床表现。

【原文】 黄帝曰：积之始生，至其已成奈何？岐伯曰：积之始生，得寒乃生，厥乃成积也。黄帝曰：其成积奈何？岐伯曰：厥气生足悗，悗生胫寒，胫寒则血脉凝涩，血脉凝涩则寒气上入于肠胃，入于肠胃则䐜胀，䐜胀则肠外之汁沫迫聚不得散，日以成积。卒然多食饮，则脉满，起居不节，用力过度，则络脉伤，阳络伤则血外溢，血外溢则衄血，阴络伤则血内溢，血内溢则后血，肠胃之络伤，则血溢于肠外，肠外有寒，汁沫与血相抟，则并合凝聚不得散而积成矣。卒然外中于寒，若内伤于忧怒，则气上逆，气上逆则六输不通，温气不行，凝血蕴裹而不散，津液涩渗，著而不去，而积皆成矣。

【解读】 黄帝说：积病的开始发生，一直到它的长成，情况怎样呢？岐伯说：积病的开始发生，是受到寒邪的侵犯而产生的，寒邪由下厥逆而上行，遂产生积病。黄帝说：寒邪造成积病的病理过程是怎样的呢？岐伯说：寒邪造成的厥逆之气，首先使足部痛滞不利，继而由足部的痛滞而发展到胫部亦寒凉，足胫发生寒凉后，就使得血脉凝涩，血脉凝涩不通则寒气进而向上侵犯到肠胃，肠胃受寒则发生胀满，肠胃胀满就迫使肠胃之外的汁沫聚留不能消散，这样积以时日，就逐渐发展形成积病。又因突然的暴饮暴食，使肠胃过于充满，或因生活起居不能节慎，或因用力过度，均可使细小的络脉损伤。如果阳络受到损伤，则血在伤处外溢，而出现衄血。若阴络受到损伤则血在伤处内溢，而出现便血。若肠外之络脉受到损伤，则血流散于肠外，适逢肠外有寒邪，则肠外的汁沫与外溢之血相抟聚，两者合在一起，凝集不能消散而发展成为积病。如果在外突然感受了寒邪，在内又被情志如忧思、郁怒所伤，则气机上逆，致使六经的气血运行不畅，阳气温煦的作用受到影响，血液得不到阳气的温煦而形成凝血，凝血蕴裹不得消散，津液亦干涩不能渗灌，留著而不得消散，于是积聚病就形成了。

【原文】 黄帝曰：其生于阴者奈何？岐伯曰：忧思伤心；重寒伤肺；忿怒伤肝；醉以入房，汗出当风伤脾；用力过度，若入房汗出浴，则伤肾。此内外三部之所生病者也。黄帝曰：善。治之奈何？岐伯答曰：察其所痛，以知其应，有余不足，当补则补，当泻则泻，毋逆天时，是谓至治。

【解读】 黄帝说：病发生在阴脏的又是什么原因造成的呢？岐伯说：忧愁思虑过度则心脏受

伤;体表受寒再加寒冷饮食的刺激,这双重的寒邪会使肺脏受伤;忿恨恼怒过度则肝脏受伤;酒醉后行房,汗出而又受风,则脾脏受伤;用力过度或行房后汗出浴于水中,则肾脏受伤。以上就是内外三部发生疾病的一般情况。黄帝说:你说的很好。怎样治疗呢?岐伯答道:审察其疼痛的部位,可以知道病变所在,根据其虚实具体表现,当补的就补,当泻的就泻。但同时也不要违背四时气候和脏腑的关系,这就是正确的治疗原则。

行针第六十七

【原文】　黄帝问于岐伯曰:余闻九针于夫子,而行之于百姓,百姓之血气各不同形,或神动而气先针行;或气与针相逢;或针已出气独行;或数刺乃知;或发针而气逆,或数刺病益剧,凡此六者,各不同形,愿闻其方。岐伯曰:重阳之人,其神易动,其气易往也。

黄帝曰:何谓重阳之人?岐伯曰:重阳之人,熇熇高高,言语善疾,举足善高,心肺之藏气有余,阳气滑盛而扬,故神动而气先行。

黄帝曰:重阳之人而神不先行者,何也?岐伯曰:此人颇有阴者也。黄帝曰:何以知其颇有阴也?岐伯曰:多阳者多喜,多阴者多怒,数怒者易解,故曰颇有阴,其阴阳之离合难,故其神不能先行也。

黄帝曰:其气与针相逢奈何?岐伯曰:阴阳和调,而血气淖泽滑利,故针入而气出,疾而相逢也。

黄帝曰:针已出而气独行者,何气使然?岐伯曰:其阴气多而阳气少,阴气沉而阳气浮者内藏,故针已出,气乃随其后,故独行也。

黄帝曰:数刺乃知,何气使然?岐伯曰:此人之多阴而少阳,其气沉而气往难,故数刺乃知也。

黄帝曰:针入而气逆者,何气使然?岐伯曰:其气逆与其数刺病益甚者,非阴阳之气,浮沉之势也,此皆粗之所败,上之所失,其形气无过焉。

【解读】　黄帝问岐伯说:我从先生这里听了九针的道理,用九针的技术给百姓治病,发现百姓的气血有盛有衰互不相同,有的人情绪易激动,尚未进针局部已有得气的感觉;有的人一进针即有得气的感觉;有的人出针后才得气;有的人针刺几次后才有感应;有的人针刺后出现气机逆乱;有的人经过多次针刺后病情加重,以上六种情况,人体的反应各不相同,希望听听其中的道理。岐伯说:重阳之人,情绪易激动,经气容易到达针刺的部位。

黄帝问:什么叫重阳之人?岐伯说:重阳之人,其气就像火热一样炽盛,讲话流利,趾高气扬,心肺二脏阳气充盛,阳气滑利旺盛容易宣发,所以情绪易激动,尚未进针局部已有感应。

黄帝说:重阳之人,有的尚未进针但局部已有感应,是什么原因呢?岐伯说:这类人阴气也较多。黄帝问:怎么知道这类人阴气也较多呢?岐伯说:阳气多的人精神愉快,阴气重的人容易发怒,如果病人好发脾气,但又很容易缓解,就是所说的阳气盛,阴气也较多的人。阴阳俱盛,阴阳离合困难,情绪不易激动,所以神气不能先行。

黄帝说:有的人一进针即有得气的感觉这是什么原因呢?岐伯说,这种人阴阳协调,气血运行润泽流利,所以针刺后很快出现得气的感觉。

黄帝说:有的人出针后才得气,这是什么原因呢?岐伯说:这种人阴气充盛而阳气较弱,因阴主沉、阳主浮,阴胜则阳气内藏,所以感应较迟,出针之后,经气才能随后单独而至。

黄帝说:有的人针刺几次后才有感应,这是什么原因?岐伯说:这种人阴气充盛而阳气虚弱,阴气沉敛,阳气运行困难,所以需要针刺几次后才有感觉。

黄帝说:有的人针刺后出现气机逆乱,这是什么原因呢?岐伯说:针刺后气机逆乱和针刺几次后病情加重的情况,不是由于人体内阴阳二气的盛衰,以及经气的浮沉所造成的,而是由于医生的草率,或者医生治疗的错误,与病人的体形、气机无关。

上膈第六十八

【原文】　黄帝曰:气为上膈者,食饮入而还出,余已知之矣。虫为下膈,下膈者,食晬时乃出,余未得其意,愿卒闻之。岐伯曰:喜怒不适,食饮不节,寒温不时,则寒汁流于肠中,流于肠中则虫寒,虫寒则积聚,守于下管,则肠胃充郭,卫气不营,邪气居之。人食则虫上食,虫上食则下管虚,下管虚则邪气胜之,积聚以留,留则痈成,痈成则下管约。其痈在管内者,即而痛深;其痈在外者,则痛外而痛浮,痛上皮热。

【解读】 黄帝问:对于由于气机在上部郁结,导致食后就出现呕吐现象的上膈症,我已经对它很清楚了。关于因为虫在下部积聚而形成的下膈症,呕吐现象在食后一天左右才出现,我还不太了解其中的原因,希望你详细地讲给我听。岐伯回答说:由于无法对情绪进行自如的调控,暴饮暴食,对气候的寒温变化很不适应,导致脾胃消化功能失常是,肠道中注入不数出寒汁。寒冷促使肠道中的寄生虫汇集在一起,虫在下脘聚积,扩张了肠胃,致使卫气的运输无法正常进行,邪气也在此停留下来。进餐时,寄生虫捕捉到气味,便上行寻找食物,下脘就处于宽虚的状态,于是被邪气乘虚而入滞留下来,时间久了,就形成了痈肿。肠管因为内部痈肿而变得狭窄,并无法顺畅地传化,因此食后一天后,仍会吐出。假如痈肿是在下脘内发生的,则疼痛的部位很深;假如是在下脘外发生的,则疼痛的部位较浅,同时发生痈的部位的皮肤会发热。

【原文】 黄帝曰:刺之奈何? 岐伯曰:微按其痈,视气所行,先浅刺其傍,稍内益深,还而刺之,毋过三行,察其浮沉,以为浅深,已刺必熨,令热入中,日使热内,邪气益衰,大痈乃溃。伍以参禁,以除其内;恬憺无为,乃能行气。后以咸苦,化谷乃下矣。

【解读】 黄帝问:怎么刺治? 岐伯说:用手轻轻按在痈上,以观测痈气的运行情况。先用浅针法刺痈的旁边,然后逐渐向深处针刺,回刺后再次,用针不超过三次。注意观察痈气的深浅,决定采用深针疗法或者浅针疗法。刺后必须熨烫,务使热气进入痈里,天天都要使痈里保持一定的热量。这样,寒邪便会逐渐微弱,大痈便会逐渐消散。应配合禁忌,调养得宜,以免内脏再次受伤。忘情遗怀,恬淡无为,营卫之气才能正常运行。配合吃些温性的咸味和苦味食物,便能使谷物消化而正常排泄。

忧恚无言第六十九

【原文】 黄帝问于少师曰:人之卒然忧恚而无言音者,何道之塞,何气出行,使音不彰? 愿闻其方。少师答曰:咽喉者,水谷之道也。喉咙者,气之所以上下者也。会厌者,音声之户也。口唇者,音声之扇也。舌者,音声之机也。悬雍垂者,音声之关也。颃颡者,分气之所泄也。横骨者,神气所使,主发舌者也。故人之鼻洞涕出不收者,颃颡不开,分气失泄。是故厌小而疾薄,则发气疾,其开阖利,其出气易;其厌大而厚,则开阖难,其气出迟,故重言也。人卒然无音者,寒气客于厌,则厌不能发,发不能下,至其开阖不致,故无音。

黄帝曰:刺之奈何? 岐伯曰:足少阴之脉,上系于舌,络于横骨,终于会厌。两泻其血脉,浊气乃辟。会厌之脉,上络任脉,取之天突,其厌乃发也。

【解读】 黄帝问少师说:有的人因突然忧愁忿怒引起说话不能发音的,是哪一条经脉闭塞,哪一种气运行不畅,使声音不响亮呢? 希望听听其中的道理。少师回答说:咽喉是水谷运行的通路。喉咙是呼吸之气出入的通道。会厌是声音的门户。口唇是言语声音的门扇。舌头是帮助发音的器官;悬雍垂是声音发出的必经之路。颃颡是口鼻相互通气的窍孔、清阳之气与外相通的处所,舌骨受意识的支配控制舌的运行。所以人的鼻腔流涕不止是颃颡不利,清阳之气不能温煦所致。凡会厌小且薄的人,呼气较快,会厌开合流利,所以发声容易;如会厌大且厚的人,会厌开合困难,所以发声较困难,说话容易言语塞涩。突然失音的人常由于寒邪侵犯会厌,声音不能从会厌发生,即使发出声音也不能向外传出,如果会厌开阖失常,就没有声音了。

黄帝说:怎样针刺治疗呢? 岐伯说:足少阴肾经的经脉,自足上行系于舌根部的舌骨,终止于会厌。必须用泻法多次针刺足少阴上连会厌的血脉,浊气才能排尽。足少阴肾经在会厌的络脉和任脉相络属,因而再取任脉的天突穴针刺,就会使会厌恢复发音的功能了。

寒热第七十

【原文】 黄帝问于岐伯曰:寒热瘰疬在于颈腋者,皆何气使生? 岐伯曰:此皆鼠瘘寒热之毒气也,留于脉而不去者也。

【解读】 黄帝向岐伯问道:时发寒热的瘰疬病,多生在颈部和腋下,这是什么原因造成的? 岐伯说:这都是鼠瘘病寒热的毒气,稽留在经脉中不能消除的结果。

【原文】 黄帝曰:去之奈何? 岐伯曰:鼠瘘之本,皆在于脏,其末上出于颈腋之间,其浮于脉中,而未内著于肌肉,而外为脓血者,易去也。

【解读】 黄帝说:能否消除呢?岐伯说:鼠瘘的病根,都在内脏,它所标志的症状,却上出于颈腋之间,如果毒气仅是浅浮在脉中,还没有内伤肌肉腐化为脓血的,较容易治愈。

【原文】 黄帝曰:去之奈何?岐伯曰:请从其本引其末,可使衰去而绝其寒热。审按其道以予之,徐往徐来以去之,其小如麦者,一刺知,三刺而已。

【解读】 黄帝说:怎样治疗呢?岐伯说:应从致病的根源着手,去治疗瘰疬,可以使毒气衰退,停止寒热的发作,要察明主病的脏腑经脉,以便循经取穴,给予刺治,用针缓入缓出,使补泻得当,以达到扶正祛邪的目的,若瘰疬初起,形小如麦粒的,针一次就能见效,针三次就可以痊愈。

【原文】 黄帝曰:决其生死奈何?岐伯曰:反其目视之,其中有赤脉,上下贯瞳子,见一脉,一岁死;见一脉半,一岁半死;见二脉,二岁死;见二脉半,二岁半死;见三脉,三岁而死,见赤脉不下贯瞳子,可治也。

【解读】 黄帝说:诊断这种病,怎样予断患者的生死呢?岐伯说:诊断的方法,可以翻开眼皮进行观察,如果眼中有赤脉,从上下贯瞳子的,是病情恶化的征兆,出现一条赤脉的,死期当在一年;出现一条半赤脉的,死期当在一年半;出现二条赤脉的,死期当在二年;出现二条半赤脉的,死期当在二年半;出现三条赤脉的,死期当在三年。如果出现赤脉并没有下贯瞳子,还可以医治。

邪客第七十一

【原文】 黄帝问于伯高曰:夫邪气之客人也,或令人目不瞑不卧出者,何气使然?伯高曰:五谷入于胃也,其糟粕、津液、宗气分为三隧,故宗气积于胸中,出于喉咙,以贯心肺,而行呼吸焉。营气者,泌其津液,注之于脉,化以为血,以营四末,内注五脏六腑,以应刻数焉。卫气者,出其悍气之慓疾,而先行于四末、分肉、皮肤之间,而不休者也,昼日行于阳,夜行于阴,常从足少阴之分间,行于五脏六腑。今厥气客于五脏六腑则卫气独卫其外,行于阳,不得入于阴。行于阳则阳气盛,阳气盛则阳跷满,不得入于阴,阴虚,故目不瞑。

【解读】 黄帝问伯高:邪气侵犯人体,有时使人不能闭目安眠,是什么气的变化造成的?伯高说:饮食物进到胃中,经过消化,其中的糟粕出于下焦;津液出于中焦;宗气出于上焦,共分三条隧道。上焦的宗气积聚在胸中,出于喉咙,贯通心肺,而行呼吸,中焦化生营气。营气分泌津液,渗注脉中,化为血液,外而营养四肢,内而灌注脏腑,循行于周身,与昼夜刻数按时相应。卫气,是水谷所化的悍气,流动迅猛滑利,首先行于四肢、分肉、皮肤之间,白天出表,从足太阳膀胱经开始,行于阳分,夜间入里,常以足少阴肾经为起点,行于阴分,就这样日夜不停地循行于周身。今就病理来说,若有厥逆之气留于脏腑,就会迫使卫气只能行于阳分,而不得入于阴分,由于卫气仅行于阳分,便使在表的阳气偏盛,阳气偏盛,使阳跷脉气充满,卫气不得入通于阴分外盛内衰而形成阴虚,所以不能合目,导致失眠。

【原文】 黄帝曰:善。治之奈何?伯高曰:补其不足,泻其有余,调其虚实,以通其道,而去其邪;饮以半夏汤一剂,阴阳已通,其卧立至。

【解读】 黄帝说:讲得很好。怎样治疗呢?伯高说:应当用针刺疗法,补其阴分的不足,泻其阳分的有余,以调理虚实,沟通阴阳经交会的道路,从而消除厥逆的邪气;再给服半夏汤一剂,使阴阳经气通调,便可立即安卧入睡。

【原文】 黄帝曰:善。此所谓决渎壅塞,经络大通,阴阳得和者也,愿闻其方。伯高曰:其汤方以流水千里以外者八升,扬之万遍,取其清五升煮之,炊以苇薪,火沸,置秫米一升,治半夏五合,徐炊,令竭为一升半,去其滓,饮汁一小杯,日三,稍益,以知为度。故其病新发者,复杯则卧@,汗出则已矣;久者,三饮而已也。

【解读】 黄帝说:讲得好,这种针药并用的治法,可以说好象决开水道,排除瘀塞一样,使经络畅通,阴阳得到调和。希望把半夏汤方告诉我。伯高说:半夏汤方,是用千里长流水八升,先煮此水,用杓扬之千万遍,取其轻浮在上的清水五升,以苇薪作燃料,用急火煮沸后,放入秫米一升,制半夏五合,继续用苇火慢慢地煎熬,煎至药汤浓缩到一升半时,去掉药渣,每次饮服一小杯,一日服三次,逐次稍为加量,以见效为度。如果病是新发的,服药后很快能够安眠,出了汗病就好了;病程较久的,须服至三剂才能痊愈。

【原文】 黄帝问于伯高曰:愿闻人之肢节,以应天地奈何?伯高答曰:天圆地方,人头圆足方以应之;天有日月,人有两目;地有九州,人有九窍;天有风雨,人有喜怒;天有雷电,人有音声;天有四时,人有四肢;天有五音,人有五脏;天有六律,人有六腑;天有冬夏,人有寒热;天有十日,人有手十指;辰有十二,人有足十指,茎垂以应之,女子不足二节,以抱人形;天有阴阳,人有夫妻;岁有三百六十五日,人有三百六十五节;地有高山,人有肩膝;地有深谷,人有腋腘;地有十二经水,人有十二经脉;地有泉脉,人有卫气;地有草蓂,人有毫毛;天有昼夜,人有卧起;天有列星,人有牙齿;地有小山,人有小节;地有山石,人有高骨;地有林木,人有募筋;地有聚邑,人有䐃肉;岁有十二月,人有十二节;地有四时不生草,人有无子。此人与天地相应者也。

【解读】 黄帝问伯高说:人的肢体怎样和天地自然的现象相应呢?希望告诉我。伯高回答说:天是圆的,地面是方的,人体头圆足方和天地上下相应;天有日月,人有两目;大地有九州,人身有九窍;天有风雨的气候变化,人有喜怒的情志活动;天有雷电,人有声音;天有四季,人有四肢;天有五音,人有五脏;天有六律,人有六腑;天有冬夏相对的变迁;人有寒热不同的表现;天有十干,人有手十指;地有十二辰,人有足十趾,加上阴茎、睾丸也是十二,女子除十趾之外,虽有不同,但能够怀孕;天有阴阳相交,人有夫妻配偶;一年有三百六十五天,人有三百六十五个关节;地有高山,人有肩、膝;地有深谷,人有腋窝和腿窝;地面上有十二条较大的河流,人体有十二条主要的经脉;地下有腺脉流通,人体有卫气运行;地上生丛草,人身有毫毛;天有昼夜,人有起卧;天有列星,人有牙齿;地上有小山,人体有小关节;地有山石,人有高骨;地面上有树木成林,人体内有筋膜密布;地上有人群会集的城镇,人体有肌肉隆起的所在;一年有十二个月,人的四肢共有十二关节;大地有四时不生草木的,人也有终身不生育女子的。这些,就是人体和自然界相应的现象。

【原文】 黄帝问于岐伯曰:余愿闻持针之数,内针之理,纵舍之意,扦皮开腠理,奈何?脉之屈折,出入之处,焉至而出,焉至而止,焉至而徐,焉至而疾,焉至而入?六腑之输于身者,余愿尽闻其序,别离之处,离而入阴,别而入阳,此何道而从行?愿尽闻其方。

【解读】 黄帝问岐伯说:我希望听你谈谈关于用针的技术,进针的原理,缓用针或不同针的意义,以及扦皮肤、开腠理的刺法等等,究竟是怎样的?又五脏经脉的屈折、出入之处,它们流注的过程,是到那里而出,到那里而止,到那里而慢,到那里而快,到那里而入?又是怎样流注于六腑的腧穴以至全身的?所有这些经脉循序运行的情况,我也都希望得到了解。再如,经脉的支别离合之处,阳经是怎样从腧穴别出走入阴经;阴经又是怎样由腧穴别出走入阳经的?它们之间是通过哪条道理而沟通的?希望你说明这些道理。

【原文】 岐伯曰:帝之所问,针道毕矣。黄帝曰:愿卒闻之,岐伯曰:手太阴之脉,出于大指之端,内屈,循白肉际,至本节之后太渊。留以澹外屈,上于本节下。内屈,与诸阴络会于鱼际,数脉并注,其气滑利,伏行壅骨之下,外屈出于寸口而行,上至于肘内廉,入于大筋之下,内屈上行臑阴,入腋下,内屈走肺。此顺行逆数之屈折也。

【解读】 岐伯说:你所提的问题,针法的要理尽在其中了。黄帝说:请你具体地讲讲。岐伯说:手太阴经脉,出于大指的尖端,向内屈折,沿着内侧的白肉际,至大指本节后的太渊穴,经气汇流于此,而形成寸口动脉;然后屈折向外,上行至本节之下,又向内屈行,和诸阴络会合在鱼际部,由于几条阴经之脉都输注于此,其脉气流动滑利,伏行于大指本节后隆起的“壅骨”之下,再由此屈折向外,浮出于寸口部,循经上行,达到肘内侧,进入大筋之下,又向内屈折上行,通过臑部的内侧入腋下,向内屈行走入肺中。这就是手太阴肺经由手向胸逆行屈折出入的次序。

【原文】 心主之脉,出于中指之端,内屈,循中指内廉以上,留于掌中,伏行两骨之间,外屈,出两筋之间,骨肉之际,其气滑利,上行三寸,外屈出行两筋之间,上至肘内廉,入于小筋之下,留两骨之会,上入于胸中,内络于心脉。

【解读】 心主手厥阴经脉,出于中指尖端,由此向内屈折,沿着中指内侧上行,流注到掌中,伏行在两骨之间,又向外屈行出于两筋的中间,骨肉的交界。它的脉气流动滑利,去腕上行三寸后,向外屈折出行于两筋的中间,上到肘内侧,进入小筋之下,流注于两骨的会合处,再沿臂上行入于胸中,内络于心脉。

【原文】 黄帝曰:手少阴之脉独无腧,何也?岐伯曰:少阴,心脉也。心者,五脏六腑之大主也,精神之所舍也,其脏坚固,邪弗能容也,容之则伤心,心伤则神去,神去则死矣。故诸邪之在于心者,皆在于心之包络。包络者,心主之脉也,故独无腧焉。

【解读】 黄帝说:手少阴经脉,为什么独没有腧穴呢?岐伯说:手少阴,是心脉,心是五脏六腑的主宰,又是蕴藏精神的中枢,它的器质坚固,是不容邪气侵入的。假使有邪气侵入,就会损伤心脏,以至神气耗散,人即死亡。因此,凡是各种病邪侵犯心脏的,都在心的包络上,因为包络,是心主之脉,能够代心受邪,取其腧穴,可以刺治心病,所以手少阴心经独没有腧穴。

【原文】 黄帝曰:少阴独无腧者,不病乎?岐伯曰:其外经病而脏不病,故独取其经于掌后锐骨之端。其余脉出入屈折,其行之徐疾,皆如手太阴心主之脉行也。故本腧者,皆因其气之虚实疾徐以取之,是谓因冲③而泻,因衰而补,如是者,邪气得去,真气坚固。是谓因天之序。

【解读】 黄帝说:手少阴心经独没有腧穴,难道它不受病吗?岐伯说:脏腑各有经络,脏居于内,经行于外,心脏坚固不能受邪,而外行的经脉不能无病,因此,在心经有病时,治疗自有它的本经之腧,可于掌后锐骨之端,独取神门穴。其余经脉的出入屈折,运行的缓急,都与手太阴、心主二脉循行的情况相似,所以病在心经,可取少阴本经的腧穴,而邪入心包的,又当取心主本经的腧穴,治疗时都要根据他们经气的虚实缓急,分别进行调治。邪气盛的用泻法,正气虚的用补法。这样,使邪气得以消除,而真气得以坚固。这种治法,是符合自然规律的。

【原文】 黄帝曰:持针纵舍奈何?岐伯曰:必先明知十二经脉之本末,皮肤之寒热,脉之盛衰滑涩,其脉滑而盛者,病日进;虚而细者,久以持;大以涩者,为痛痹;阴阳如一者,病难治,其本末尚热者,病尚在;其热已衰者,其病亦去矣。持其尺,察其肉之坚脆、大小、滑涩、寒温、燥湿。因视目之五色,以知五脏,而决死生;视其血脉,察其色,以知其寒热痛痹。

【解读】 黄帝问:持针纵舍是怎样的呢?岐伯说:首先必须明确十二经脉的起止,以及诊察皮肤的寒热,脉象盛衰、滑涩,然后才能决定针刺的方法是否当用,如脉滑而有力的,是病情日趋严重之象;脉细而无力的,是久病气虚;脉大而涩的,是痛痹。以上病例,都难取速效,刺治当从缓。若表里俱伤,气血皆败的,病难治,不宜针刺。凡胸腹和四肢还在发热的,是病邪未除,热退才能病愈,方可停止用针。通过诊皮肤可以观察患者肌肉的坚实或脆弱,脉象的大小、滑涩,皮肤的寒温、燥湿等。观察两目的五色,可以分辨五脏的病变,予断死生;观察血络反映于外部的色泽,可以诊知寒热痛痹等症。

【原文】 黄帝曰:持针纵舍,余未得其意也。岐伯曰:持针之道,欲端以正,安以静,先知虚实,而行疾徐,左手执骨,右手循之,无与肉果,泻欲端以正,补必闭肤,辅针导气,邪得淫泆,真气得居。

【解读】 黄帝说:持针纵舍的操作方法,我还不理解。岐伯说:用针的道理,要端正态度,安静心情,先察明病症的虚实,然后再施行缓急补泻的手法,用左手把握骨骼的位置,右手循穴进针,但不可用力过猛,防止针被肉裹,泻法必须垂直下针,补法出针时,必须闭其针孔,并用辅助行针的手法,以导引正气,使邪气溃散,真气得以内守。

【原文】 黄帝曰:扞皮开腠理奈何?岐伯曰:因其分肉,在别其肤,微内而徐端之,适神不散,邪气得去。

【解读】 黄帝说:扞皮肤、开腠理的刺法,是怎样来操作呢?岐伯说:以手按得分肉的穴位,在当穴的皮上下针,但要轻微地用力,慢慢地垂直进针,这种刺实而不伤肉的针法,可以恰使神气不致散乱而又能达到开泄腠理、排除病邪的效果。

【原文】 黄帝问于岐伯曰:人有八虚,各何以候?岐伯答曰:以候五脏。黄帝曰:候之奈何?岐伯曰:肺心有邪,其气留于两肘;肝有邪,其气流于两腋;脾有邪,其气留于两髀;肾有邪,其气留于两腘。凡此八虚者,皆机关之室,真气之所过,血络之所游,邪气恶血,固不得住留,住留则伤筋络骨节,机关不得屈伸,故拘挛也。

【解读】 黄帝问:人身有八虚,能分别诊察什么疾病呢?岐伯答:可以诊察五脏的病变。黄帝说:怎样诊察呢?岐伯说:肺与心有了邪气,能随着它的经脉流注到左右两肘;肝有了邪气,能随着经脉流注到两腋窝;脾有了邪气,能随着经脉流注到两髀(胯部);肾有了邪气,能随着经脉流注到两腘(膝窝)。左右肘、腋、髀、腘的部位,叫作八虚,都是四肢关节屈伸的枢纽,也是真气和血络通行会合的要处,因此,不能容让邪气恶血停滞在这些部位,如果有邪气恶血停留,就会损伤经络筋骨,以致关节的枢纽不得屈伸,所以发生拘挛的症状。

通天第七十二

【原文】 黄帝问于少师曰:余尝闻人有阴阳,何谓阴人?何谓阳人?少师曰:天地之间,六合之内,不离于五,人亦应之,非徒一阴一阳而已也。而略言耳,口弗能遍明也。

黄帝曰:愿略闻其意。有贤人圣人,心能备而行之乎?少师曰:盖有太阴之人、少阴之人、太阳之人、少阳之人、阴阳和平之人。凡五人者,其态不同,其筋骨气血各不等。

黄帝曰:其不等者,可得闻乎?少师曰:太阴之人,贪而不仁,下齐湛湛,好内而恶出,心和而不发,不务于时,动而后之。此太阴之人也。少阴之人,小贪而贼心,见人有亡,常若有得,好伤好害,见人有荣,乃反愠怒,心疾而无恩。此少阴之人也。太阳之人,居处于于,好言大事,无能而虚说,志发于四野,举措不顾是非,为事如常自用,事虽败而常无悔。此太阳之人也。少阳之人,锓谛好自贵,有小小官,则高自宜,好为外交而不内附。此少阳之人也。阴阳和平之人,居处安静,无为惧惧,无为欣欣,婉然从物,或与不争,与时变化,尊则谦谦,谭而不治,是谓至治。古之善用针艾者,视人五态乃治之,盛者写之,虚者补之。

黄帝曰:治人之五态奈何?少师曰:太阴之人,多阴而无阳,其阴血浊,其卫气涩,阴阳不和,缓筋而厚皮,不之疾写,不能移之。少阴之人,多阴少阳,小胃而大肠,六府不调,其阳明脉小,而太阳脉大,必审调之,其血易脱,其气易败也。太阳之人,多阳而少阴,必谨调之,无脱其阴,而写其阳,阳重脱者易狂,阴阳皆脱者,暴死不知人也。少阳之人,多阳少阴,经小而络大,血在中而气外,实阴而虚阳,独写其络脉则强,气脱而疾,中气不足,病不起也。阴阳和平之人,其阴阳之气和,血脉调,谨诊其阴阳,视其邪正,安容仪,审有余不足,盛则泻之,虚则补之,不盛不虚,以经取之。此所以调阴阳,别五态之人也。

黄帝曰:夫五态之人者,相与毋故,卒然新会,未知其行也,何以别之?少师答曰:众人之属,不如五态之人者,故五五二十五人,而五态之人不与焉。五态之人尤不合于众者也。

黄帝曰:别五态之人奈何?少师曰:太阴之人,其状黮黮然黑色,念然下意,临临然长大,䐃然未偻。此太阴之人也。少阴之人,其状清然窃然,固以阴贼,立而躁崄,行而似伏。此少阴之人也。太阳之人,其状轩轩储储,反身折腘。此太阳之人也。少阳之人,其状立则好仰,行则好摇,其两臂两肘则常出于背。此少阳之人也。阴阳和平之人,其状委委然,随随然,颙颙然,愉愉然,暶暶然,豆豆然,众人皆曰君子。此阴阳和平之人也。

【解读】 黄帝问少师说:我曾听说人有属阳、属阳之分,那么,怎么叫阴人,又怎么叫阳人呢?少师说:天地之间,六合之内,一切均不离"五"。人与之相应,并不是只有相对的一阴一阳。只能简而言之,不可能全部说到啊。

黄帝说:希望简单地说给我听听。比如有贤人,圣人,他们的禀赋是否阴阳兼备而各异呢?少师说:一般地说,大约有:太阴之人、少阴之人、太阳之人、少阳之人、阴阳平和之人。凡此五种人,形态不同,筋骨、气血也各有差异。

黄帝说:他们的不同特点可说来听听吗?少师说:太阴型的人,贪而不仁,表面谦和贪得而怕失,心地像是很柔和的样子,实则喜怒不形于色,从不趋时先动,惯于后发制人。少阴型的人,贪小利而暗藏贼心,看到别人遭受损失,便像自己有所得一样的高兴,好搞破坏伤害人,见到别人有荣誉,便反感气愤,心怀嫉妒,无恩无义。太阳型的人,到处忙乱,好说大话,无能力,喜空谈,雄心壮志发于四野,举手顿足,不顾是非,常常意气用事,而且虽屡遭失败,也不知悔改。少阴型的人,作事精细,很有自尊心,稍有地位就高傲自得,喜欢出头露面,而乏内在深沉。阴阳和平的人,起居安闲,无所谓惧惧,也无所谓过分辛苦,遵循事物发展变化的规律,遇事不与人争,善于适应变化,有尊贵的地位时,往往更谦逊,靠说服而不是压制迫害,具有所谓的最高的治世之术。古代善用针灸疗法的,根据人的五种形态而施治,盛的就用泻法,虚的就用补法。

黄帝说:对待五种形态的人,怎样分别治疗呢?少师说:太阴型的人,体质多阴而无阳,他的阴血浓浊,卫气运行滞涩,阴阳不能调和,筋缓而皮厚,不用疾泻的针法,病情就不可能好转。少阴型的人,阴多而阳少,胃小而肠大,六腑的功能不能协调,足阳明胃经的脉气小,而手太阳小肠经的脉气大,必须仔细审察后再进行调治,否则,其血易于脱耗,真气易于衰败。太阳型的人,阳太多而阴少,必须谨慎地调治,不能再泻其阴,只可单泻其阳,但如果阳气过度损伤,就容易导致阳气外脱而使人发狂;如果阴阳都过度脱耗,人就会突然死亡或晕死不知人事。少阳型的人,阳多而阴少,经脉小而络脉大,由于血脉在中而气在外,治疗时当充实其阴经,而泻其阳络。但如果单独泻其阴络太过,以致气脱而形成中气不足,就很难治愈了。阴阳平和的人,阴阳之气协调,血脉和顺,应谨慎地诊察其阴阳的变化,观察其邪正的盛衰,并端详其容貌和仪表,再研究他是在哪一方面有余或不足。凡邪气亢盛,就用泻法;正气不足,就用补法;若没有明显的盛虚,就从病症所在的本经进行治疗。以上就是调和阴阳,分别五种人而施治的原则与方法。

黄帝说:这五种形态的人,从来没有遇到过,卒然相遇,就不知道他们平日的情况,应怎样区别呢?少师说:在人群中,鲜知上述五种人,因人实有五五二十五种,都存在某一方面的表现不太突出的现象,而上面五种人,实与众不同,五种禀性特别突出。

黄帝说:这五种人的不同形态,怎样辨别呢?少师说:太阴型的人,肤色深黑无光,外貌似很谦虚,身体本来高大,可是卑躬屈膝,故作姿态,并非真有佝偻病。少阴型的人,外貌好像很清高,但有偷偷摸摸的作风,站立时躁动不安,行动时又好像俯伏着不能直立一样。太阳型的人,其外貌扬扬自得,表现出骄傲自满的样子,挺胸凸肚,但又好像身躯向后反张和两臂曲折一样。少阳型的人,站立时头喜欢向后仰,行走时身体摇摆不定,两臂两肘经常反挽在背后。阴阳和平的人,外貌雍容稳重,从容不迫,态度温恭严正,待人和颜悦色,目光慈祥和善,言行举止条理分明而不紊乱,大家都称他们为君子。

官能第七十三

【原文】 黄帝问于岐伯曰:余闻九针于夫子众多矣,不可胜数。余推而论之,以为一纪,余司诵之,子听其理,非则语余,请正其道,令可久传,后世无患,得其人乃传,非其人勿言。岐伯稽首再拜曰:请听圣王之道。

【解读】 黄帝说:我听你讲解九针的道理很多了,已不可用数字计算。我推究其中的道理,经过归纳整理,成为系统的理论,现在读出来给你听,如果理论上有错误的地方,就请告诉我加以修正,使它长久地流传,使后世得到正确理论而不蒙受灾患,当然要传教合适的人,那些不适合学习继承的人,不能对他们说。岐伯行礼再拜地答道:请让我恭敬地听这些神圣的道理吧。

【原文】 黄帝曰:用针之理,必知形气之所在,左右上下,阴阳表里,血气多少,行之逆顺,出入之合,谋伐有过。

【解读】 黄帝说:有针的道理,必须知道脏腑形气所在的上下左右的部位,分别阴阳表里的病机,以及十二经脉气血的多少,经气运行的逆顺情况,血气出入交会有腧穴,这样才可以作出准确治疗,防止诛伐无过。

【原文】 知解结,知补虚泻实,上下气门,明通于四海,审其所在,寒热淋露荥输异处,审于调气,明于经隧,左右支络,尽知其会。

【解读】 要知道解结的道理,了解补虚泻实的原则,各经经气上下交通的门户,明确经脉与四海连通的路线,观察疾病的所在,以及病发寒热、羸弱疲困等的虚实证状,治疗时要依据各经荥俞的不同部位以选取相应的穴位,并且精审地调理气机,同时还要明确经络与左右支络相交会的地方。

【原文】 寒与热争,能合而调之;虚与实邻,知决而通之;左右不调,把而行之;明于逆顺,乃知可治。阴阳不奇,故知起时,审于本末,察其寒热,得邪所在,万刺不殆。知官九针,刺道毕矣。

【解读】 寒热交争的病,阴阳不调的要调和它;虚实疑似的病,要辨别清楚而通调平定,左右不协调的病,应左病刺右,右病刺左,用缪刺法治疗;还要明确经脉循行的顺逆,一般说来,顺的易治,逆的难治。脏腑阴阳调和,就可知病愈之时,审查清楚疾病的标本、阴阳,确定邪气所在部位,针刺治疗就不会错误,再掌握了九针的不同性能,针刺治法就全面了。

【原文】 明于五腧,徐疾所在,屈伸出入,皆有条理。言阴与阳,合于五行。五脏六腑,亦有所藏。四时八风,尽有阴阳,各得其位,合于明堂,各处色部,五脏六腑,察其所痛,左右上下,知其寒温,何经所在。

【解读】 要明确手足十二经的井、荥、腧、经、合都有一定主治范围,徐疾补泻的手法的施用,及行针时体位的屈伸和针的出入也都有一定的规律可循。五脏六腑合于天地阴阳五行,五脏贮藏精气,六腑传化水谷。四时八节的风,都有阴阳之分,侵犯人体那一个部位和脏腑就集中地在明堂部位表现出相应的颜色,同时五脏六腑的病变,也分别在各自相应的颜色部分表现出病色,根据这些就可以知道病痛是寒是热,病在哪一经了。

【原文】 审皮肤之寒温滑涩,知其所苦,膈有上下,知其气所在,先得其道,稀而疏之,稍深以留,故能徐入之。大热在上,推而下之;从下上者,引而去之;视前痛者,常先取之。大寒在外,留而补之;入于中者,从合泻之。针所不为,灸之所宜。

【解读】 审察皮肤的寒温滑涩,就可知病的阴阳虚实;膈上为心肺所居,膈下为肝脾肾所居,审察膈的上下,可知病气所在部位。先掌握经脉循行的道理,然后可以用针,要根据病情,正确选取穴位,若正气不足的,用针宜少而进针要慢,进到一定深度后,久留其针。热病在上半身的,用高者抑之的治法,推热下行,使下和于阴;热由下而上的,也应当导引其上逆的邪气逐渐散去。病分先后，一般说，先病的当先治。大寒在表的，当留针以补阳，助阳以胜寒；如寒邪入于里的，宜取合穴使寒邪从肠中泻出。寒病而用针不适宜的，可以改用艾灸法。

【原文】　上气不足，推而扬之，下气不足，积而从之，阴阳皆虚，火自当之。厥而寒甚，骨廉陷下，寒过于膝，下陵三里。

【解读】　上气不足的，可以用引导推补的方法使其气充盛；下气不足的，可以用留针随气的方法以补肾气，阴阳两虚的病，不能用针刺治疗，可以用艾灸治。寒气厥逆，寒过于膝部的，或骨边的肌肉下陷的，要灸足三里穴。

【原文】　阴络所过，得之留止，寒入于中，推而行之；经陷下者，火则当之。结络坚紧，火之所治。不知所苦，两跷之下，男阳女阴，良工所禁。针论毕矣。

【解读】　寒邪从阴络经过，得之而停留不去。如寒入于经中，当用针行散；如寒邪凝结、经气陷下的，当用火灸治，以散寒邪；若络脉结而坚紧的，也用灸法治疗。有不知确切部位的疼痛，当灸阳跷所通的申脉穴和阴跷所通的照海穴，男子取阳跷，女子取阴跷，若男取阴跷而女取阳跷，就犯了治疗上的错误。能掌握和通晓这些道理，用针的理法就完备了。

【原文】　用针之服，必有法则，上视天光，下司八正，以辟奇邪，而观百姓，审于虚实，无犯其邪，是得天之露，遇岁之虚，救而不胜，反受其殃。故曰：必知天忌，乃言针意。法于往古，验于来今，观于窈冥，通于无穷，粗之所不见，良工之所贵。莫知其形，若神髣髴。

【解读】　用针治病的事情，必须有一定的法则，还要看天气阴晴变化，以及四时八节气候的不同，避免奇邪的侵袭，并且要告诉人们，注意虚邪与实邪的侵害，随时防御，以免受邪发病，假如受到与时令不符的风雨邪气的侵袭，或者为不正之邪所伤，若医生不了解自然变化，不能及时救治，病势就会加重。所以必须知道天时的顺逆宜忌，才可以谈针治的意义。要取法古代的经验，验之于临床实践，还要吸取现代治疗经验，只有仔细观察那些微渺观见的形迹，才可以通达变化无穷的疾病，粗工注意不到这些方面，良工却十分珍视它。如果诊察不到微小的形迹变化，那么疾病就显得神秘莫测，难以把握了。

【原文】　邪气之中人也，洒淅动形，正邪之中人也，微先见于色，不知于其身，若有若无，若亡若存，有形无形，莫知其情。

【解读】　虚邪伤害人体，发病时恶寒战栗。形体振动；正邪伤害人体，发病时面色微有改变，身上没什么感觉，邪气似有似无，若亡若存，证状也不明显，很难认识清楚，因而不能知道确实的病情。

【原文】　是故上工之取气，乃救其萌芽，下工守其已成，因败其形。

【解读】　所以上工治病是根据脉气的微小变化，在疾病初始时就进行治疗；下工不掌握这个方法，到病已形成之后，才按常规治疗，这样就会使病人的形体受到伤害。

【原文】　是故工之用针也，知气之所在，而守其门户，明于调气，补泻所在，徐疾之意，所取之处。

【解读】　所以医生用针之先，应该知道脉气运行的所在，而守候其出入的门户，明白调理气机的方法，宜补还是宜泻，进针时应快还是应慢，以及应取的穴位等。

【原文】　泻必用员，切而转之，其气乃行，疾而徐出，邪气乃出，伸而迎之，摇大其穴，气出乃疾。

【解读】　如用泻法，必须圆活流利，逼近病所而捻转针头，这样，经气就能通畅，快进针，慢出针，以引邪气外出，进针时，针尖的方向迎着经气的运行方向，出针时摇大针孔，邪气就会随针很快地外散。

【原文】　补必用方，外引其皮，令当其门，左引其枢，右推其肤，微旋而徐推之，必端以正，安以静，坚心无解，欲微以留，气下而疾出之，推其皮，盖其外门，真气乃存，用针之要，无忘其神。

【解读】　运用补法时，手法必须端静从容而和缓，先按抚皮肤，令其舒缓，看准穴位，用左手按引，使周围平展，右手推循着皮肤，轻轻地捻转，徐徐将针刺入。必须使身体端正，同时术者要静心安神，坚持不懈以候气至，气至后少作留针，待经气流通就ой出针，揉按皮肤，掩闭针孔，使真气留存于内而不外泄。用针的要妙，在于调养神气，推动生机以扶正祛邪，千万不要忽略。

【原文】　雷公问于黄帝曰：《针论》曰：得其人乃传，非其人勿言。何以知其可传？黄帝曰：各得其人，任之其能，故能明其事。

【解读】　雷公问黄帝道：《针论》上说：遇上合适的人才可传授，不合适的不能传与他。怎样知道谁是可以传授的合适人选呢？黄帝说：根据各人的特点，在实际工作中观察他的德能，就可以了解是否能够传授给他了。

【原文】 雷公曰:愿闻官能奈何? 黄帝曰:明目者,可使视色;聪耳者,可使听音;捷疾辞语者,可使传论;语徐而安静,手巧而心审谛者,可使行针艾,理血气而调诸逆顺,察阴阳而兼诸方;缓节柔筋而心和调者,可使导引行气;疾毒言语轻人者,可使唾痈咒病;爪苦手毒,为事善伤者,可使按积抑痹。各得其能,方乃可行,其名乃彰。不得其人,其功不成,其师无名。故曰:得其人乃言,非其人勿传,此之谓也。手毒者,可使试按龟,置龟于器下,而按其上,五十日而死矣。手甘者,复生如故也。

【解读】 雷公说:怎样根据每个人的才能而分别使用呢? 黄帝说:眼睛明亮视力好的人,可以叫他辨别五色;听觉灵敏的人,可以叫他辨别声音;说话流利思维敏捷的人,可以让他传讲理论;言语缓慢,行动安静,手巧心细的人,可以叫他搞针灸,来调理气血的顺逆,观察阴阳盛衰,而兼做处方配药等医疗工作;肢节缓和,筋骨柔顺,心平气和的人,可以叫他担任按摩导引,用运行气血的方法来治疗;嫉妒成性,口舌恶毒,言语轻薄的人,可以叫他唾痈肿,咒邪病;爪苦手毒,做事经常伤坏器具的人,可用他按摩积聚,抑制痹痛。按照各人的才能,发挥他的特长,各种治疗方法就能推行,他的工作做得好,名声就会流传开来。如果使用不当,就不能成功,他的老师也会声名埋没。所以说,遇到合适的人才能教他,不是合适的人选就不能教,就是这个道理。关于手毒的人,可以用按龟作试验,把龟放在一种器具下面,人的手按在器具上,手毒的人按五十天龟就死了,手不毒而柔顺的人,即使按五十天,龟还活着。

论疾诊尺第七十四

【原文】 黄帝问于岐伯曰:余欲无视色持脉,独调其尺以言其病,从外知内,为之奈何? 岐伯曰:审其尺之缓急、小大、滑涩;肉之坚脆,而病形定矣。

视人之目窠上微痈,如新卧起状,其颈脉动,时咳,按其手足上,窅而不起者,风水肤胀也。尺肤滑,其淖泽者,风也;尺肉弱者,解㑊,安卧脱肉者,寒热不治;尺肤滑而泽脂者,风也;尺肤涩者,风痹也;尺肤粗如枯鱼之鳞者,水泆饮也;尺肤热盛,脉盛躁者,病温也,其脉盛而滑者,病且出也;尺肤寒,其脉小者,泄、少气;尺肤炬然先热后寒者,寒热也;尺肤先寒,久持之而热者,亦寒热也。

肘所独热者,腰以上热;手所独热者,腰以下热;肘前独热者,膺前热;肘后独热者,肩背热;臂中独热者,腰腹热;肘后粗以下三四寸者,肠中有虫;掌中热者,腹中热;掌中寒者,腹中寒;鱼上白肉有青血脉者,胃中有寒;尺炬然热,人迎大者,当夺血;尺坚大,脉小甚,少气,悗有加,立死。

目赤色者病在心,白在肺,青在肝,黄在脾,黑在肾。黄色不可名者,病在胸中。

诊目病,赤脉从上下者,太阳病;从下上者,阳明病;从外走内者,少阳病。

诊寒热,赤脉上下至瞳子,见一脉一岁死;见一脉半,一岁半死;见二脉,二岁死;见二脉半,二岁半死;见三脉,三岁死。

诊龋齿痛,按其阳之来,有过者独热,在左左热,在右右热,在下下热。

诊血脉者,多赤多热,多青多痛,多黑为久痹,多赤、多黑、多青皆见者,寒热身痛。面色微黄,齿垢黄,爪甲上黄,黄疸也。安卧,小便黄赤,脉小而涩者,不嗜食。

人病,其寸口之脉与人迎之脉小大等,及其浮沉等者,病难已也。女子手少阴脉动甚者,妊子。婴儿病,其头毛皆逆上者,必死。耳间青脉起者,掣痛。大便赤瓣,飧泄,脉小者,手足寒,难已;飧泄,脉小,手足温,泄易已。

四时之变,寒暑之胜,重阴必阳,重阳必阴。故阴主寒,阳主热。故寒甚则热,热甚则寒。故曰寒生热,热生寒。此阴阳之变也。故曰:冬伤于寒,春生瘅热;春伤于风,夏生后泄肠澼;夏伤于暑,秋生疟;秋伤于湿,冬生咳嗽。是谓四时之序也。

【解读】 黄帝问岐伯说:我想不用望色、切脉的方法,而单独采用诊察尺肤的方法,来诊断疾病,从外部的表现测知体内的病变,应该怎样进行呢? 岐伯说:诊察尺肤的弛缓或紧急、瘦削或高起、滑润或涩滞,以及肌肉的坚实或脆弱,就可以诊断是什么疾病了。

观察到病人眼睑有轻微浮肿,好象刚刚睡醒的样子,颈部人迎脉的搏动较明显,时时咳嗽,用手按压患者手足,被按处凹陷不起的,这属于风水肤胀的证候;尺部皮肤光滑润泽的,是风病;尺部肌肉消瘦、脆弱的,是身体困倦,四肢懈怠的"懈㑊"病,如果嗜睡,肌肉脱失,时发寒热的,不易治疗;尺肤滑润如膏脂的,是风病;尺肤涩滞不滑的,为风痹;尺肤粗糙如同干枯鱼鳞的,是水饮不化的"泆饮病";尺肤灼热,脉盛大而躁动的,是温病;若脉显盛大而滑利的,是病邪将随汗而出之象;尺肤寒冷而脉小的,是泄泻与气虚的表现;尺肤热而灼手,先发热后恶寒的,属寒热病;尺肤先觉寒冷,久按之后感觉发热的,也是寒热病。

肘部皮肤单独发热,主腰以上有热;手腕部皮肤单独发热,主腰以下有热;肘前部单独发热的,主胸膛部有热;肘后部单独发热,丰肩背部有热;臂之中部单独发热的,主腰腹部有热;肘后廉以下三四寸的部位发热的,主肠中有虫;手掌发热的,主腹中有热;手掌发凉的,主腹中有寒;手鱼际白肉血脉发青的,主胃中有寒;尺肤热而灼手,人迎脉大的,主热盛失血;尺肤坚实而脉象反而细小的,属形有余而正气衰少,若加有烦闷症状,会立即死亡。

双目呈现赤色的,为病在心,白色为病在肺,青色为病在肝,黄色为病在脾,黑色为病在肾。呈现黄色而兼夹其它颜色而难以辨认的,为病在胸中。

诊察目睛疼痛的病人,如见目有赤色的络脉从上向下行的,属于太阳经的病;从下向上行的,属于阳明经的病;从目外眦向内行走的,属于少阳经的病。

诊察寒热病时,如果发现目睛有赤色络脉从上向下延伸到瞳子,见一条赤脉的,病一年即死;见一条半赤脉的,病一年半死;见两条赤脉的病两年死;见两条半赤脉的,病两年半死;见三条赤脉的,病三年死。

诊察蠕齿疼痛时,应根据阳明经的循行部位来分析,疼痛的部位与该处的阳明经单独有热相关,左侧牙痛,是左侧阳明经单独有热;右侧牙痛,为右侧阳明经有热;上边牙痛,是足阳明经有热,下边牙痛,为手阳经有热。

诊察病人血脉时,若皮肤有较多赤色脉络的大多属热证,多青色的大多属痛证,多黑色的大多属久痹,若赤、黑、青色兼见而多的,为寒热相兼,身体疼痛的病证。面色微黄,齿垢色黄,爪甲均呈黄色的,属于黄疸病,病人倦怠嗜卧,小便黄赤,脉象小而兼涩,不欲饮食。

患病时才口脉与人迎脉大小相等,浮沉也一致的,该病难以治愈。女子手少阴心脉搏动明显而滑利的,主妊娠。婴儿生病后,头发向上竖起蓬乱不顺的,必定死亡。若耳后络脉色青而隆起的,主筋脉抽掣作痛。大便青绿色有乳瓣,泄下完谷不化,脉象细小,手足寒冷的,难以治愈;若泄泻完谷不化,脉象细小而手足温暖,则容易治愈。

四时气候的变化,寒暑往来的更胜变换,其规律是阴盛到极点则转变为阳,阳盛到极点则转变为阴。阴性主寒,阳性主热,所以寒到极点就会变热,热到极点就会变寒。因此说,寒能生热,热能生寒,这是阴阳的消长变化所造成的,所以,冬季被寒邪所伤,到春天就容易得温热病;春天被风邪所伤,到夏天就会发生泄泻、痢疾;夏天被暑邪所伤,到秋天就容易发生疟疾;秋天被湿邪所伤,到冬天就会发生咳嗽病。这就是按四时顺序而发生的各种疾病。

刺节真邪第七十五

【原文】 黄帝问于岐伯曰:余闻刺有五节,奈何?岐伯曰:固有五节:一曰振埃,二曰发蒙,三曰去爪,四曰彻衣,五曰解惑。黄帝曰:夫子言五节,余未知其意。岐伯曰:振埃者,刺外经,去阳病也;发蒙者,刺腑输,去腑病也;去爪者,刺关节之支络也;彻衣者,尽刺诸阳之奇输也;解惑者,尽知调阴阳,补泻有余不足,相倾移也。

【解读】 黄帝向岐伯问道:我听说刺法有五节的名称,具体内容是怎样的呢?岐伯说:刺法的确有五节,一叫振埃,二叫发蒙,三叫去爪,四叫彻衣,五叫解惑。黄帝说:先生说到的五节针法,我还不知道它的意义是什么。岐伯说:振埃的针法是刺外经,治疗阳病。发蒙的针法,是针六腑的俞穴,治疗腑病。去爪的针法,是刺关节支络。彻衣的针法,是遍刺六腑之别络。解惑的针法是知道阴阳的变化,据之以补不足,泻有余,使其相互发生变化,以平为期,达到愈病的目的。

【原文】 黄帝曰:刺节言振埃,夫子乃言刺外经,去阳病,余不知其所谓也。愿卒闻之。岐伯曰:振埃者,阳气大逆,上满于胸中,愤瞋肩息,大气逆上,喘喝坐伏,病恶埃烟,饲不得息,请言振埃,尚疾于振埃。黄帝曰:善。取之何如?岐伯曰:取之天容。黄帝曰:其咳上气,穷诎胸痛者,取之奈何?岐伯曰:取之廉泉。黄帝曰:取之有数乎?岐伯曰:取天容者,无过一里;取廉泉者,血变而止。帝曰:善哉。

【解读】 黄帝说:刺节中的振埃,先生说的是刺外经治阳病,我仍不明白其中的道理是什么,请详尽地告诉我。岐伯说振埃的针法,对于阳气逆上,充满于胸中,胸部胀满,呼吸摇肩,或胸中大气上逆而致气喘呵呵出声,或坐或伏不能平卧,害怕尘埃和烟薰,咽部噎塞,呼吸不畅,治疗这一类的病,疗效很快,比刚才讲的振落尘埃还要快得多。黄帝说:你讲的很好。取什么穴呢?岐伯说:取天容穴。黄帝说:若其人咳嗽气逆,气机不申,语言难出而胸痛的,取什么穴呢? 岐伯说:取廉泉穴。黄帝说:取穴时针刺深浅有一定的度数吗? 岐伯说:取天容穴时,针刺不要超过一寸;取廉泉穴时,血络疏通了就止针。黄帝说:讲的好。

【原文】 黄帝曰:刺节言发蒙,余不得其意。夫发蒙者,耳无所闻,目无所见,夫子乃言刺府输,去府病,何输使然,愿闻其故。岐伯曰:妙乎哉问也! 此刺之大约,针之极也,神明之类也,口说书卷,犹不能及也,请言发蒙耳,尚疾于发蒙也。黄帝曰:善。愿卒闻之。岐伯曰:刺此者,必于日中,刺其听宫,中其眸子,声闻于耳,此其输也。黄帝曰:善。何谓声闻于耳? 岐伯曰:刺邪以手坚按其两鼻窍而疾偃,其声必应于针也。黄帝曰:善。此所谓弗见为之,而无目视,见而取之,神明相得者也。

【解读】 黄帝说:刺节中所讲的发蒙针法,我还没弄懂其意义是什么。本来发蒙的针法,是治疗耳朵听不见、眼睛看不见的病变,先生却说针刺府腧,去府病,那个腧穴能治好这耳目病呢,我愿听你讲一讲其中的道理。岐伯说:你问的太好了! 这是针刺中最妙的地方,也是针法中登峰造极的技术,必须心领神会,口里说的和书本上记载的,还不能把它形容出来。我所说的发蒙,是奏效的迅捷,要比开发蒙聩还快得多。黄帝说:好。希望你把这方面的内容全部都告诉给我。岐伯说:针刺这种病,必须在中午的时候,刺听宫穴,使针刺感应达到瞳子,并使其针气的声响传到耳中,这就是府输的作用,也就是刺其输的意思。黄帝说:好。什么叫声闻于耳呢? 岐伯说:就是在针刺听宫时,用手紧捏住两鼻孔,然后闭住口,怒腹鼓气,使气上走于耳目,耳内就会在针刺的同时相应地出现声响。黄帝说:好。这真是在无形之中,使针刺感应加以传导,不必用眼睛看,就能收到明显效果。实在是得心应手、出神入化了。

【原文】 黄帝曰:刺节言去爪,夫子乃言刺关节支络,愿卒闻之。岐伯曰:腰脊者,身之大关节也;肢胫者,人之管以趋翔也,茎垂者,身中之机,阴精之候,津液之道也。故饮食不节,喜怒不时,津液内溢,乃不留于睾,水道不通,日大不休,俯仰不便,趋翔不能。此病荥然有水,不上不下,铍石所取,形不可匿,常不得蔽,故命曰去爪。帝曰:善。

【解读】 黄帝说:刺节所说的去爪的针法,先生说是刺关节支络,我愿意听你详尽地说明其道理。岐伯说:腰脊是人休内最大的关节,肢和胫是人体活动、行走的枢要所在。茎垂是宗筋所聚,为身中之枢机,精由此泄,溺由此出,故为阴精、津液的通道。若饮食不知节慎,喜怒七情过度,影响津液不能正常运行而内溢,聚于睾丸,水道不通,阴囊日渐张大,会使人体俯仰、行动都受到限制。这种病是由于有水蓄积在内,使上下水道不能通调。应取用铍针放去其水,以治疗这种外形显露、裙裳也不能遮蔽的阴囊水肿病,就等于是修剪掉多余的指甲一样,所以叫去爪。黄帝说:你讲得很好。

【原文】 黄帝曰:刺节言彻衣,夫子乃言尽刺诸阳之奇输,未有常处也。愿卒闻之。岐伯曰:是阳气有余,而阴气不足。阴气不足则内热,阳气有余则外热,两热相抟,热于怀炭,外畏绵帛近,不可近身,又不可近席。腠理闭塞,则汗不出,舌焦唇槁腊干嗌燥。饮食不让美恶。黄帝曰:善。取之奈何? 岐伯曰:取之于其天府、大杼三痏,又刺中膂,以去其热,补足手太阴,以去其汗,热去汗稀,疾于彻衣。黄帝曰:善。

【解读】 黄帝说:刺节中所说的彻衣的针法,先生说遍刺诸阳经之奇穴,没有固定的部位,请你详尽地讲给我听。岐伯说:这种刺法是用于阳气有余,而阴气不足的病。阴气不足会产生内热,阳气有余会发生外热,两热相抟结,则热甚有如怀抱炭火一样,由于热势炽盛,连衣被等绵帛之物都怕接触,更不敢叫人靠近其身体,甚至连座席也因怕热而不敢挨近。由于腠理闭塞,不得出汗,热邪不能外散,以至舌焦,唇槁腊,咽干燥,急欲饮水,并不计较饮食的好坏。黄帝说:好。怎样治疗呢? 岐伯说:针天府穴、大杼穴各三次,再刺中膂俞用以泻热,然后补手、足太阴经,使其出汗,待热退汗液减少时,病就全愈了。其奏效之捷,比彻掉衣服都快。黄帝说:讲的好。

【原文】 黄帝曰:刺节言解惑,夫子乃言尽知调阴阳,补泻有余不足,相倾移也,惑何以解之? 岐伯曰:大风在身,血脉偏虚,虚者不足,实者有余,轻重不得,倾侧宛伏,不知东西,不知南北,乍上乍下,乍反乍复,颠倒无常,甚于迷惑。黄帝曰:善。取之奈何? 岐伯曰:泻其有余,补其不足,阴阳平复。用针若此,疾于解惑。黄帝曰:善。请藏之灵兰之室,不敢妄出也。

【解读】 刺节中所说的解惑的针法,先生说要全部知道调整阴阳和运用补泻的道理,使之虚实相互移易变化,怎样才能做到解除其迷惑呢? 岐伯说:人得了中风偏枯一类的病后,血气必有偏虚之处,虚者是指正气不足,实者是指邪气有余,这样身体就感到左右轻重不相称,身体不能倾斜反侧,也不能宛转俯伏,甚者可致神志昏乱,意识模糊,不能辨别东西南北,症状的出现忽上忽下反复多变,颠倒无常,比一般神志迷惑的病还要严重。黄帝说:好。怎样治疗呢?岐伯说:泻其邪气的有余,补其正气的不足,使之达到阴阳平衡。这样用针,其奏效的迅速,就象突然解除迷惑一样的快捷。黄帝说:讲的好。我一定把这些理论知识著之于书,藏在灵兰之室,很好地保存起来,不敢轻易泄露出去。

【原文】 黄帝曰:余闻刺有五邪,何谓五邪?岐伯曰:病有持痈者,有容大者,有狭小者,有热者,有寒者,是谓五邪。黄帝曰:刺五邪奈何?岐伯曰:凡刺五邪之方,不过五章,痹热消灭,肿聚散亡,寒痹益温,小者益阳,大者必去,请道其方。

【解读】 黄帝说:我听说有刺五邪的方法,什么叫五邪呢?岐伯说:有痈邪,有盛大的邪气,有微弱的邪气,有热邪,有寒邪,合称五邪。黄帝说:五邪致病怎样刺治呢?岐伯说:一般刺治五邪的方法,不过五条,对痹热的病应消灭其痹热,肿聚不散的应当使其消散,寒痹病应助阳热以温血气,体虚邪微者,补益而使其强壮,邪盛有余的必须驱除其邪气。请允许我再将具体的针刺方法告诉你。

【原文】 凡刺痈邪,无迎陇,易俗移性,不得脓,诡道更行,去其乡,不安处所乃散亡,诸阴阳过痈所者,取之其输泻之。

【解读】 一般刺痈邪的方法,不可迎着痈邪的锐势于痈处妄行针刺或排脓,应耐心地进行调治,这样就会不待其化脓而治愈。若已化脓就需采用不同的方法进行治疗,根据脓之所在,刺除其脓,使其不能留聚,脓液排出,邪毒就自行消亡了。所以不论是阳经或阴经通过生痈处所的,都要取其本经之腧穴以泻之。

【原文】 凡刺大邪,曰以小,泄夺其有余,乃益虚。剽其通,针其邪,肌肉亲,视之毋有,反其真,刺诸阳分肉间。

【解读】 一般刺大邪,应用泄法,逐渐地泄去其有余之邪气,则邪气日趋虚衰。用砭刺使正气运行的道路开通,通过针刺祛除其邪气,因无邪气干扰,自然肌肉亲附致密,邪气泄去,真气就相应恢复了功能,盛大的实邪,多在三阳,故宜针刺诸阳经分肉间的穴位。

【原文】 凡刺小邪曰以大,补其不足,乃无害。视其所在迎之界,远近尽至,其不得外,侵而行之,乃自费,刺分肉间。

【解读】 一般刺小邪致病的方法,必须使真气逐渐盛大,应用补法,补其正气的不足,邪气就不致为害了。同时审查邪气所在,当其尚未深入的时候,迎而夺之。这样远近的真气尽至,真气充足,外邪则难以内侵。但也不能补益太过,太过也会损伤正气。刺小邪之法,当取其有邪的分肉间的穴位。

【原文】 凡刺热邪,越而沧,出游不归,乃无病,为开通,辟门户,使邪得出,病乃己。凡刺寒邪曰以温,徐往疾出,致其神,门户己闭,气不分,虚实得调,其气存也。

黄帝曰:官针奈何?岐伯曰:刺痈者用铍针;刺大者用锋针;刺小者用员利针;刺热者用镵针;刺寒者用毫针也。

【解读】 凡刺热邪,应把邪气发越于外,使其散出不再回返,身体不发热,即属无病了。所以在针刺时应当为邪气疏通道路,开辟门户,使邪热有外泄的出路,这样,病就可以痊愈。凡刺寒邪,应注意温养正气,用徐进疾出的补法,导致神气恢复正常,渐渐旺盛,从而达到行血散寒的目的,所以在出针后,要揉按针孔,使其闭合,正气才不致分散,虚实就能得以调和,真气就密固内存了。

黄帝说:刺五邪,应当用什么针比较合适呢?岐伯说:刺痈疡当用铍针;刺大邪当用锋针;刺小邪当用员利针;刺热邪当用镵针;刺寒邪当用毫针。

【原文】 请言解论。与天地相应,与四时相副,人参天地,故可为解。下有渐洳,上生苇蒲,此所以知形气之多少也。阴阳者,寒暑也,热则滋雨而在上,根荄少汁。人气在外,皮肤缓,腠理开,血气减,汗大泄,肉淖泽。寒则地冻水冰,人气在中,皮肤致,腠理闭,汗不出,血气强,肉坚涩。当是之时,善行水者,不能往冰;善穿地者,不能凿冻。善用针者,亦不能取四厥。血脉凝结,坚搏不往来者,亦未可即柔。故行水者,必待天温冰释,冻解,而后水可行,地可穿也。人脉犹是也,治厥者,必先熨调和其经,掌与腋、肘与脚、项与脊以调之,火气已通,血脉乃行,然后视其病,脉淖泽者,刺而平之,坚紧者,破而散之,气下乃止,此所谓以解结者也。

【解读】 让我谈谈解结的理论。人与自然界相适应,与四季的变化相符合,依据人与天地相参的道理,才可以谈到解结。比如下面有水湿的地方,上面才能生长蒲苇,根据这个道理,从人体外形的强弱,就可以测知气血的多少了。阴阳的变化,可以用寒暑的变化来说明,在炎热的时候,地面的水分被蒸腾而成云雨,草木根茎的水分就减少了。人体受了热气的熏蒸,阳气也浮而在外,所以皮肤弛缓、腠理开放,血气衰减,汗液大泄,肌肉滑利。在寒冷的时候,土地封冻,水寒结冰,人的阳气也收藏在内,所以皮肤致密,腠理闭合,汗不出,血气强,肌肉坚而涩滞。严寒之下,善于行身的人不能在冰中往来;善于穿地的人,也凿不开冻土。善于用针的人,同样不能治疗四肢厥逆的病证。若血脉因寒而凝结,坚硬如冰冻,往来不流畅,也不能立即使它柔软。所以行水的人,必须等待气候转暖,冰冻开化才能在水上行舟;穿地的人,也必须等待大地解冻才能穿地。人体的血脉,必待阳气运行才可以用针,所以治疗厥逆病,必先用温熨的方法,以调和其经脉,在两掌、两腋、两肘、两脚以及项、脊等关节交会之处,施以熨灸,待温热之气通达各处,血脉也就恢复正常的运行。然后再观察病情,如脉气滑润流畅的,是卫气浮于体表,可采用针刺的方法使其平复;如脉象坚紧的,是邪气盛实之象,可用破坚、散结的针法,待厥逆之气下行就止针。象这样根据邪之所聚而将其刺去的治疗原则,就是所谓解结。

【原文】 用针之类,在于调气,气积于胃,以通营卫,各行其道。宗气留于海,其下者注于气街,其上者走于息道。故厥在于足,宗气不下,脉中之血,凝而留止,弗之火调,弗能取之。用针者,必先察其经络之实虚,切而循之,按而弹之,视其应动者,乃后取之而下之。六经调者,谓之不病,虽病,谓之自已也。一经上实下虚而不通者,此必有横络盛加于大经,令之不通,视而泻之,此所谓解结也。

【解读】 凡用针刺治病,主要在于调气。人受气于谷,谷气先积于胃中,化生的营气和卫气,各走自己循行的道路。宗气留积于胸中而为气之海,其下行的灌注于气街穴处;其上行的走向呼吸之道。所以,当足部发生厥逆时,宗气就不能自气街循足阳明经脉下行,脉中之血也随着凝滞而留止,所以,若不先用火灸温熨的方法通调气血,也就不适宜取穴进行针刺。用针治病,必须首先察看经络的虚实,用手循经切按,弹动经脉,看到应指而动的部位,然后取针刺入穴内。若手足六经经脉调和的,是无病的征象,就是有些轻微小病,也可以自愈。若任何一经出现上实下虚而不通的,这必定是横络的壅盛之气加之于正经所致。治疗时找出疾病所在而施行泻法,这也是所说的解结的方法。

【原文】 上寒下热,先刺其项太阳,久留之,已刺则熨项与肩胛,令热下合乃止,此所谓推而上之者也。上热下寒,视其虚脉而陷之于经络者取之,气下乃止,此所谓引而下之者也。

【解读】 腰以上感觉寒冷,腰以下发热的,当先刺项间足太阳经的穴位,并作较长时间的留针。针刺以后,还要温熨项部及肩胛部,使热气上下相合,才可止针,这就是所谓推而上之的方法。若腰以上发热、腰以下发冷,并察看到在下部经络上陷下的虚脉,当用针刺,施以补法治疗,使其阳气下行后止针,这就是所谓引而下之的方法。

【原文】 大热遍身,狂而妄见、妄闻、妄言,视足阳明及大络取之,虚者补之,血而实者泻之,因其偃卧,居其头前,以两手四指挟按颈动脉,久持之,卷而切推,下至缺盆中,而复止如前,热去乃止,此所谓推而散之者也。

【解读】 遍身高热,热极发狂且有妄见、妄闻、妄言等表现的,当察看足阳明经的正经、络脉属虚属实,而后取刺,虚的用补法,有血郁而属实的就用泻法,同时在病人仰卧时,医者在病人的头前,用两手的拇指、食指,挟按患者颈部的动脉,挟持的时间要长一些,并用卷而按切的手法,向下推按至缺盆,再重复上述动作连续进行,等待身热退去方可休止,这就是所谓推而散之的方法。

【原文】 黄帝曰:有一脉生数十病者,或痛、或痈、或热、或寒、或痒、或痹、或不仁,变化无穷,其故何也?岐伯曰:此皆邪气之所生也。黄帝曰:余闻气者,有真气,有正气,有邪气,何谓真气?岐伯曰:真气者,所受于天,与谷气并而充身者也。正气者,正风也,从一方来,非虚风也。邪气者,虚风也,虚风之贼伤人也,其中人也深,不能自去。正风者,其中人也浅,合而自去,其气来柔弱,不能胜真气,故自去。

【解读】 黄帝说:有一脉受邪而发生几十种病症的,或疼痛,或成痈,或发热,或恶寒,或作痒,或为痹,或麻木不仁,变化无穷,这是什么原因呢?岐伯说:这都是由不同邪气的伤害而发生的。黄帝说:我听说有真气、正气、邪气等不同的名称。什么叫真气呢?岐伯说:所谓真气,由先天的元气与后天的谷气合并而成,并充养全身,是人体生命活动的动力;所谓正气,又称正风,是指与季节相适应的正常气候,它是从符合季节时令的一方面而来,如春季的东风,夏季的南风,秋季的西风,冬季的北风,这些适时而至的风不是虚风。所谓邪气,就是带有戕贼性质而能够伤人的虚风,它一旦中伤人体,部位是比较深的,也不能自行消散;正风即使伤及人体也中于浅部,与体内真气相触后,真气能胜过它,它就自行散去,这是因为正风来势柔弱,不能战胜体内真气,所以不用治疗就自行离去了。

【原文】 虚邪之中人也,洒淅动形,起毫毛而发腠理。其入深,内抟于骨,则为骨痹。抟于筋,则为筋挛。抟于脉中,则为血闭不通,则为痈。抟于肉,与卫气相抟,阳胜者则为热,阴胜者则为寒,寒则真气去,去则虚,虚则寒。抟于皮肤之间,其气外发,腠理开,毫毛摇,气往来行,则为痒。留而不去,则痹。卫气不行,则为不仁。

【解读】 虚邪贼风中伤人体,会出现寒慄怕冷、毫毛竖起、腠理开泄的现象。若邪气逐渐深入而抟聚于骨的,就成为骨痹;抟聚于筋的,就出现筋挛;抟聚于脉中的,出现血脉闭塞,而成为痈;抟聚于肌肉的,与体表的卫气相聚结,若阳邪偏胜的就出现热象,阴邪偏盛的就出现寒象,由于寒邪偏盛,会迫使真气离去,真气衰退则身体呈现虚寒。邪气抟聚于皮肤之间,会向外发泄,使腠理开疏,毫毛动摇脱落,致邪气在皮腠间往来流行,所以皮肤发痒。若邪气留而不去,就成为痹证。若卫气涩滞而不畅行,就成为麻木不仁。

【原文】 虚邪偏客于身半,其入深,内居荣卫,营卫稍衰,则真气去,邪气独留。发为偏枯。其邪气浅者,脉偏痛。

【解读】 虚邪贼风侵犯半边身体的深部,在体内居留营卫之中,致营卫的功能减弱,所以真气离去,而邪气单独存留于内,就发生半身不遂的症状。若邪气留在表浅部位,也会因血脉不和而发生半身偏痛。

【原文】 虚邪之入于身也深,寒与热相抟,久留而内著,寒胜其热,则骨疼肉枯,热胜其寒,则烂肉腐肌为脓,内伤骨,内伤骨为骨蚀。有所结,中于筋,筋屈不得伸,邪气居其间而不反,发为筋瘤。有所结,气归之,卫气留之,不得复反,津液久留,合而为肠瘤,久者数岁乃成,以手按之柔。有所结,气归之,津液留之,邪气中之,凝结日以易甚,连以聚居,为昔瘤,以手按之坚。有所结,深中骨,气因于骨,骨与气并,日以益大,则为骨瘤。有所结,中于肉,宗气归之,邪留而不去,有热则化而为脓,无热则为肉瘤。凡此数气者,其发无常处,而有常名也。

【解读】 虚邪侵入人体比较深的部位,寒与热相互抟聚,久留不去而停著于内,如果寒胜于热的,会引起骨节疼痛,肌肉枯萎;如果热胜于寒的,会发生肌肉腐烂而化为脓,如果向内进一步伤到骨,便成为骨蚀。邪气结聚于筋,使筋屈而不得伸,邪气久留其间而不退,能发为筋瘤。邪气结聚归于内,卫气积留而不能复出,以致津液不能向外输布,留在肠胃与邪气相合,成为肠瘤。还有一种是邪留日久发展较慢的,须数年才能形成,用手按摸是柔软的。邪气结聚而气归于内,津液停留不行,又中邪气,凝结不散而日益加重,接连积聚,便成为昔瘤,用手按摸是坚硬的。邪气结聚停留在深层的骨部,骨与邪气并合,其结聚的部位,日益扩大,则可发为骨瘤。邪气结聚在肌肉而气归于内,留著不去,如有内热可化而为脓;如无热可成为肉瘤。上述这几种邪气致病,变化无穷,其发作无一定的部位,但是都有一定的名称。

卫气行第七十六

【原文】 黄帝问于岐伯曰:愿闻卫气之行,出入之合,何如?岐伯曰:岁有十二月,日有十二辰,子午为经,卯酉为纬。天周二十八宿,而一面七星,四七二十八星。房昴为纬,虚张为经。是故房至毕为阳,昴至心为阴。阳主昼,阴主夜。故卫气之行,一日一夜五十周于身,昼日行于阳二十五周,夜行于阴二十五周,周于五藏。是故平旦阴尽,阳气出于目,目张则气上行于头,循项下足太阳,循背下至小趾之端。其散者,别于目锐眦,下手太阳,下至手小指之间外侧。其散者,别于目锐眦,下足少阳,注小趾次趾之间。以上循手少阳之分侧,下至小指之间。别者以上至耳前,合于颔脉,注足阳明以下行,至跗上,入五趾之间。其散者,从耳下下手阳明,入大指之间,入掌中。其至于足也,入足心,出内踝,下行阴分,复合于目,故为一周。是故日行一舍,人气行一周与十分身之八;日行二舍,人气行三周于身与十分身之六;日行三舍,人气行于身五周与十分身之四;日行四舍,人气行于身七周与十分身之二;日行五舍,人气行于身九周;日行六舍,人气行于身十周与十分身之八;日行七舍,人气行于身十二周在身与十分身之六;日行十四舍,人气二十五周于身有奇分与十分身之二,阳尽于阴,阴受气矣。其始入于阴,常从足少阴注于肾,肾注于心,心注于肺,肺注于肝,肝注于脾,脾复注于肾为周。是故夜行一舍,人气行于阴藏一周与十分藏之八,亦如阳行之二十五周,而复合于目。阴阳一日一夜,合有奇分十分身之四,与十分藏之二,是故人之所以卧起之时,有早晏者,奇分不尽故也。

黄帝曰:卫气之在于身也,上下往来不以期,候气而刺之,奈何?伯高曰:分有多少,日有长短,春秋冬夏,各有分理,然后常以平旦为纪,以夜尽为始。是故一日一夜,水下百刻,二十五刻者,半日之度也,常如是毋已,日入而止,随日之长短,各以为纪而刺之。谨候其时,病可与期,失时反候者,百病不治。故曰:刺实者,刺其来也,刺虚者,刺其去也。此言气存亡之时,以候虚实而刺之,是故谨候气之所在而刺之,是谓逢时。在于三阳,必候其气在于阳而刺之,病在于三阴,必候其气在阴分而刺之。

水下一刻,人气在太阳;水下二刻,人气在少阳;水下三刻,人气在阳明;水下四刻,人气在阴分。水下五刻,人气在太阳;水下六刻,人气在少阳;水下七刻,人气在阳明;水下八刻,人气在阴分。水下九刻,人气在太阳;水下十刻,人气在少阳;水下十一刻,人气在阳明;水下十二刻,人气在阴分。水下十三刻,人气在太阳;水下十四刻,人气在少阳;水下十五刻,人气在阳明;水下十六刻,人气在阴分。水下十七刻,人气在太阳;水下十八刻,人气在少阳;水下十九刻,人气在阳明;水下二十刻,人气在阴分。水下二十一刻,人气在太阳;水下二十二刻,人气在少阳;水下二十三刻,人气在阳明;水下二十四刻,人气在阴分。水下二十五刻,人气在太阳,此半日之度也。从房至毕一十四舍水下五十刻,日行半度,回行一舍,水下三刻与七分刻之四。大要曰:常以日之加于宿上也,人气在太阳,是故日行一舍,人气行三阳行与阴分,常如是无已,天与地同纪,纷纷纷纷,终而复始,一日一夜水下百刻而尽矣。

【解读】 黄帝问岐伯说:我想听你谈一谈卫气在人体是如何运行的,什么时候出于体表,什么时候进入体内,又是在什么地方会合的?岐伯说:一年有十二个月,一天有十二个时辰,子位居正北方,午位居正南方,连接南北的竖线为经,卯位居正东方,酉位居正西方,连接东西的横线为纬。天体的运行环周于星宿,分布在东西南北四方,每一方各有七个星宿,四方共计二十八星宿。东方的房宿与西方的昴宿为纬,北方的虚宿与南方的张宿为经。太阳从东方的房宿沿黄道经过南方到达西方的毕宿,时间是卯、辰、巳、午、未、申六个时辰,这六个时辰是白天,属阳;太阳从西方的昴宿,沿黄道经过北方到达东方的心宿,时间是酉、戌、亥、子、丑、寅六个时辰,这六个时辰是夜晚,属阴。一昼夜中,卫气在体内运行五十个周次,白天行于阳分二十五个周次,夜间行于阴分二十五个周次,并周行于五脏之中。在早晨的时候,卫气在阴分的循行过程结束,卫气从目进入阳分,眼睛也就睁开了,然后,卫气从目内眦上行于头部,沿项后足太阳膀胱经的通路下行,再沿背部向下行,到足小趾外侧端(至阴穴)。其中散行的部分,从目外眦分出来,沿手太阳小肠经下行,至手小指外侧端(少泽穴);另一条散行的部分,也从目外眦分出,沿足少阳胆经下行注入足小趾与第四趾之间(窍阴穴)。卫气又从上部循手少阳三焦经所过的部位向下行,到手小指与无名指之间(关冲穴)。从手少阳别行的部分,行至耳的前方,会合于颔部的经脉,注入足阳明胃经,向下行至足背。散入足五趾之间(厉兑穴)。还有另一条散行的分支,从耳朵下方,沿手阳明大肠经下行,人于手大指和食指之间(商阳穴),再进入手掌中间。其中运行到足部的卫气,进入足心,出于内踝,再人足少阴肾经,由足少阴经行于阴分,沿着从足少阴经出的阴脉向上行,又会合到目,交会于足太阳经的睛明穴。这就是卫气运行一周的顺序。因此,卫气依照天体昼夜间的运动时间而同步运行。太阳运行一星宿的时间称为一舍,卫气在人体循行一周又十分之八。日行二舍,卫气循行三周又十分之六。日行三舍,卫气循行五周又十分之四。日行四舍,气循行七周又十分之二。日行五舍,卫气循行九周。日行六舍,卫气循行十周又十分之八。日行七舍,卫气循行十二周又十分之六。日行十四舍,卫气循行二十五周及余数的十分之二。这样,太阳运行周天的二分之一,由白天进入夜间,卫气也由阳气进入阴分。刚刚进入阴分时,由足少阴肾经传注于肾脏,由肾脏注入心脏,由心脏注入肺脏,由肺脏注入肝脏,由肝脏注入脾脏,由脾脏再传注到肾脏而成为一周,和白天卫气行于阳分二十五周一样,夜间行于阴分也是二十五周。所以,夜间太阳运行一舍的时间,卫气在阴分也是运行一周又十分之八弱,卫气在阴分循行二十五周以后,出于目内眦而进入阳分。一昼夜卫气在人体运行五十周次,可是按照上述每舍卫气运行一周又十分之八弱计算,太阳运行二十八舍,卫气循行共计为五十周又十分之四,这样就有一个十分之四周的余数,包括阳分的十分之二周和阴分的十分一周。因此,平时人们入睡和起床的时间,有时早些,有时晚些,都是余数造成的。

黄帝说:卫气在人体的运行,上下循行返的时间不固定,如何选择时机而进行针刺呢?伯高说根据太阳运行的位置不同,昼夜也有长短的差异,春夏秋冬各个不同的节气,昼夜长短都有一定的规律。对此可以根据日出时间为基准,此时标志着夜尽昼始,为卫气行于阳分的开端。以铜壶滴漏来计时,一昼夜水下一百刻。所以二十五刻恰是半个白天的度数。卫气就随着时间的推移而环周不止。到了日没时,标志着白天结束。这样,根据出没来确定昼与夜,再根据昼夜长短来判断卫气的运行出入情况,来作为针刺候气的标准。针刺时,要等到气至时再下针,才能得到预期的效果。如果失去时机，违反了候气的原则而胡乱用针，则任何疾病也不能治愈。候气而刺的方法，对于实证，应当在气到来的时候针刺，属于泻法；对于虚证，应当在气运行过去之后针刺，属于补法。这就是说在气行盛衰之时，诊察虚实而进行针刺。所以说，细心谨慎地审察气的运行部位而进行针刺，就叫做把握住了时机。病在三阳经，必候气在阳分时进行针刺；病在三阴经，必候气在阴分时进行针刺。

从平旦开始，水下一刻的时间，卫气行于手足太阳经；水下二刻，卫气行于手足少阳经；水下三刻，卫气行于手足阳明经；水下四刻，卫气行于足少阴肾经；水下五刻，卫气又出阳分行于手足太阳经；水下六刻，卫气行于手足少阳经；水下七刻，卫气行于手足阳明经；水下八刻，卫气行于足少阴肾经；水下九刻，卫气行于手足太阳经；水下十刻，卫气行于手足少阳经；水下十一刻，卫气行于手足阳明经；水下十二刻，卫气行于足少阳肾经；水下十三刻，卫气行于手足太阳经；水下十四刻，卫气行于手足少阳经；水下十五刻，卫气行于手足阳明经；水下十六刻，卫气行于足少阴肾经；水下十七刻，卫气行于手足太阳经；水下十八刻，卫气行于手足少阳经；水下十九刻，卫气行于手足阳明经；水下二十刻，卫气行于足少阴肾经；水下二十一刻，卫气行于手足太阳经；水下二十二刻，卫气行于手足少阳经；水下二十三刻，卫气行于手足阳明经；水下二十四刻，卫气行于足少阴肾经；水下二十五刻，卫气行于手足太阳经。这是半个白日中卫气运行的度数。从房宿到毕宿运转十四舍，经过整个白天，水下五十刻，太阳运行半个周天；从昴宿到心宿，也是运转十四舍，经过整个黑夜，水下五十刻，又运转半个周天。一昼夜合计水下一百刻，太阳运转二十八舍，整整一个周天。太阳每运行一星宿，水下三又七分之四刻。大略说来，通常是太阳每运行到上一星宿刚过，下一宿开始的时候，卫气恰恰运行在手足太阳经，而每当转完一星宿的时间，卫气也循行完了三阳与阴分，再值太阳运行到下一星宿之上时，卫气又恰行于手足太阳经，这样周行不已，随着自然天体的运行节律而同步运动。卫气在人体内的运行虽然纷繁，但却是有条不紊，一周接着一周，终而复始。一昼夜水下一百刻的时间，卫气恰好在体内运行完毕五十周次。

九宫八风第七十七

【原文】 太一常以冬至之日，居叶蛰之宫四十六日，明日居天留四十六日，明日居仓门四十六日，明日居阴洛四十五日，明日居天宫四十六日，明日居玄委四十六日，明日居仓果四十六日，明日居新洛四十五日，明日复居叶蛰之宫，曰冬至矣。

太一游，以冬至之日，居叶蛰之宫，数所在日，从一处，至九日，复反于一，常如是无已，终而复始。

太一移日，天必应之以风雨，以其日风雨则吉，岁美民安少病矣。先之则多雨，后之则多旱。

太一在冬至之日有变，占在君；太一在春分之日有变，占在相；太一在中宫之日有变，占在吏；太一在秋分之日有变，占在将；太一在夏至之日有变，占在百姓。所谓有变者，太一居五宫之日，病风折树木，扬沙石，各以其所主，占贵贱。

因视风所从来而占之。风从其所居之乡来为实风，主生，长养万物；从其冲后来为虚风，伤人者也，主杀，主害者。谨候虚风而避之，故圣人曰：避邪之道，如避矢石然，邪弗能害，此之谓也。

是故太一人徙，立于中宫，乃朝八风，以占吉凶也。

风从南方来，名曰大弱风，其伤人也，内舍于心，外在于脉，其气主为热。

风从西南方来，名曰谋风，其伤人也，内舍于脾，外在于肌，其气主为弱。

风从西方来，名曰刚风，其伤人也，内舍于肺，外在于皮肤，其气主为燥。

风从西北方来，名曰折风，其伤人也，内舍于小肠，外在于手太阳脉，脉绝则溢，脉闭则结不通，善暴死。

风从北方来，名曰大刚风，其伤人也，内舍于肾，外在于骨与肩背之膂筋，其气主为寒也。

风从东北方来，名曰凶风，其伤人也，内舍于大肠，外在于两胁腋骨下及肢节。

风从东方来，名曰婴儿风，其伤人也，内舍于肝，外在于筋纽，其气主为身湿。

风从东南方来，名曰弱风，其伤人也，内舍于胃，外在肌肉，其气主体重。

此八风皆从其虚之乡来，乃能病人，三虚相抟，则为暴病卒死。两实一虚，病则为淋露寒热。犯其雨湿之地，则为痿。故圣人避风，如避矢石焉。其有三虚而偏中于邪风，则为击仆偏枯矣。

【解读】 太一在每年中按九宫方位依次移动，其规律是从冬至这一天开始，位于叶蛰宫，历经冬至、小寒、大寒三个节气，共计四十六天。到了期满的次日，就移居于天留宫，历经立春、雨水、惊蛰三个节气,计四十六天。当期满的次日,就移居于仓门宫,历经春分、清明、谷雨三个节气,计四十六天。到期满的次日,即移居于阴洛宫,历经立夏、小满、芒种三个节气,计四十六天。到期满的次日,即移居于天宫,历经夏至、小暑、大暑三个节气,计四十六天。到期满的次日,即移属于玄委宫,历经立秋、处暑、白露三个节气,计四十六天。到期满的次日,即移属于仓果宫,历经秋分、寒露、霜降三个节气,计四十六天。到期满的次日,即移属于新洛宫,历经立冬、小雪、大雪三节,计四十五天。到期满的次日,也即冬至这一天,又重新位于叶蛰宫。

太一每日游移,以冬至这一天位居叶蛰宫为基准,可以计算太一在每一天的位置。太一从叶蛰宫开始遍游九宫。最后重新返于叶蛰宫,年年如此循环不止,终而复始地运行。

太一从一宫移位于另一宫的第一天,天气必然会出现风雨,如果这天风雨调雨顺,则预示着年岁丰收,人民安康,疾病少见。如果在前几天有风雨,则预示年岁多雨;后几天有风雨,则预示年岁多旱。

太一位于冬至这一天,天气如有异常变化,可推测为君主有变;太一位于春分这一天,天气如有异常变化,可推测到相有变;太一位于中宫这一天,天气如有异常变化,可推测为吏有变;太一位于秋分这一天,天气如有异常变化,可推测到将有变;太一位于夏至这一天,天气如有异常变化,可推测到百姓有变。所谓天气的异常变化,即指太一分别位于上述五宫的当天,出现暴风折断树木,飞沙走石等剧烈的天气变化。根据这些变化和太一所在的位置,可以推测受病者的地位身份。

因而,要观察风所带的方向而进行预测,如果风来的方向与太一所处位置对应的季节相符,即为实风,能主生长,长养万物。如果风来的方向与太一所处位置对应的季节相反,就是虚风,虚风会损伤人体,是具有肃杀和伤害性质的邪气。应当谨慎地预测虚风并及时回避它。所以善于养生的人时时注意回避虚邪贼风,好像躲避利箭飞石的袭击一样,使风邪不能侵害人体,就是这个道理。

因此,当太一在九宫之中游行,位居中宫时,就可以居中而朝向八风,根据八风的情况测候其对万物有利和不利的影响。

从南方来的风,叫做大弱风,它对人体的伤害,向内可侵犯心脏,在外可留于血脉,这种邪气能导致热性病。

从西南方来的风,名叫谋风,它对人体的伤害,向内可侵犯脾脏,在外可留于肌肉,这种邪气能导致正气虚弱。

从西方来的风,它对人体的伤害,向内可侵犯肺脏,在外可留于皮肤,这种邪气能导致津液损伤的燥病。

从西北方来的风,叫做折风,它对人体的伤害,向内可侵犯小肠,在外则留滞于手太阳之脉,如脉气断绝的为邪气满溢,如脉气闭郁的为结聚不通,常常会发生突然死亡。

从北方来的风,名叫大刚风,它对人体的伤害,向内可侵犯于肾,在外可留滞于骨骼和肩背的膂筋,这种邪气能导致寒性病。

从东北方来的风,名叫凶风,它对人体的伤害,向内可侵犯大肠,在外可留滞于两胁腋骨下面的部位及上肢关节部。

从东方来的风,名叫婴儿风,这种邪气对人体的伤害,向内可侵犯肝脏。在外可留滞于筋脉的会聚之处,它能导致湿病。

从东南方来的风,叫做弱风,它对人体的伤害,向内可犯胃腑,在外可留滞肌肉,它能导致身体沉重的病变。

上述八种风,都是从当时时令方位相反的方向来的虚邪,所以能使人发病。如果是虚弱之体遇到岁气不及的虚年,并感受虚风之邪,三虚相合,就会急暴发病,突然死亡;如果有三虚中一虚,也可能发病,如受雨淋露,则会发生寒热病;常涉雨湿之地,感受湿邪,则会发生四肢不用的痿证。因此,善于养生的人,能像回避利箭飞石一样防避虚邪贼风。如果在三虚的情况下,又是偏中于邪风,就会发生如同骤然被击的昏仆倒地和半身不遂的病证。

·卷十三·

九针论第七十八

【原文】 黄帝曰:余闻九针于夫子,众多博大矣!余犹不能寤,敢问九针焉生?何因而有名?
【解读】 黄帝说:我听你讲解了九针的道理,真是学识渊博,内容丰富多彩呀!但我还有些问题不能领悟,请问九针的原理是怎样产生的? 为什么各有不同的名称?

【原文】 岐伯曰:九针者,天地之大数也,始于一而终于九。故曰:一以法天,二以法地,三以法人,四以法四时,五以法五音,六以法六律,七以法七星,八以法八风,九以法九野。

【解读】 岐伯说:九针的产生,取法于天地的大数。天地的数理,从一起始,到九而终止,这是事物普遍的自然发展规律。所以说九针实际上相应于各种自然现象:第一针取法于天,第二针取法于地,第三针取法于人,第四针取法于四时,第五针取法于五音,第六针取法于六律,第七针取法于七星,第八针取法于八风,第九针取法九野。

【原文】 黄帝曰:以针应九之数奈何? 岐伯曰:夫圣人之起天地之数也,一而九之,故以立九野,九而九之,九九八十一,以起黄钟数焉,以针应数也。

【解读】 黄帝说:为什么针和九数相应呢? 岐伯说:古代的圣人,创立了天地的数理,是从一到九,因此把大地定为九个分野,若九与九相乘,九九等于八十一,从而建立黄钟之数,九针正与此数相应。

【原文】 一者,天也。天者,阳也。五脏之应天者,肺也。肺者,五脏六腑之盖也,皮者,肺之合也,人之阳也。故为之治针,必大其头而锐其末,令无得深入而阳气出。

【解读】 一数比象于天,天属阳。在人体五脏中,肺主呼吸,外与天气相应;又肺位最高,为五脏六腑的华盖。犹如天空覆盖万物一样。肺,外合皮毛,皮毛浅在体表,属于阳分,因此制成镵针,针的式样,必须针头大,针尖锐利,适于浅刺而限制深刺,用于治疗邪在皮肤的病症,以开泄阳气、解表退热。

【原文】 二者,地也。地者,土也。人之所以应土者,肉也。故为之治针,必筩其身而员其末,令无伤肉分,伤则气竭。

【解读】 二数比象于地,地属土,在人体应于肌肉。因此制成圆针,针的式样,取其针身又圆又直,如竹管状,针尖呈卵圆形,适用于治疗邪在肌肉的病症,刺时不得损伤分肉,损伤了就会使脾气衰竭。

【原文】 三者,人也。人之所以成生者,血脉也。故为之治针,必大其身而员其末,令可以按脉勿陷,以致其气,令邪气独出。

【解读】 三数比象于人。人能够维持生命,赖于血脉输给营养。所以为了适应治疗血脉的病症,应采用锓针,取其针身大,针尖圆而钝,可以按摩穴位,疏通血脉,引导正气得以充实,使邪气自然外出,不致因刺入过深,而引邪内陷。

【原文】 四者,时也。时者,四时八风之客于经络之中,为瘤病者也。故为之治针,必筩其身而锋其末,令可以泻热出血,而瘤病竭。

【解读】 四数比象于四时。若四时八方的风邪,侵入人体的经络中,能使血脉留滞瘀结,而渐成顽固性的病症,因此刺治时,必用锋针,取其针身长直,针尖锋利,用以刺络放血,泻其瘀热,能使顽固的疾病得以根除。

【原文】 五者,音也。音者,冬夏之分,分于子午,阴与阳别。寒与热争,两气相搏,合为痈脓者也。故为之治针,必令其末如剑锋,可以取大脓。

【解读】 五数比象于五音。音为五数,位于一、九两数的中间。一数,代表冬至一阳初生之时,月建在子,九数,代表夏至阳气极盛之时,月建在午。而五数正当一到九数的中央,暑往寒来,阴阳消长的变迁,由此可分。在人体如果寒热不调,两气搏结,形成痈肿化脓,所以适用铍针,取其针头锋利如剑,可以刺破痈疽,排出脓血。

【原文】 六者,律也。律者,调阴阳四时而合十二经脉。虚邪客于经络而为暴痹者也。故为之治针,必令尖如牦,且员且锐,中身微大,以取暴气。

【解读】 六数,比象于六律。六律调节声音,分为阴阳,应于四时、十二辰,合于人体十二经脉。如虚邪贼风,侵入人的经络,使阴阳失调,气血壅闭,就会暴发痹症。因此采用圆利针,取其针状如长毛,圆而锐利,针身略粗大,适于刺治急性病。

【原文】 七者,星也。星者,人之七窍。邪之所客于经,舍于络,而为痛痹者也。故为之治针,令尖如蚊虻喙,静以徐往,微以久留,正气因之,真邪俱往,出针而养者也。

【解读】 七数比象于七星,在人体应于七窍。人的通身孔窍很多,类如天空星辰密布,若邪从穴孔侵入经络之间,久留不去,就能发生痛痹。所以适用毫针,取其针尖微细,好象蚊虻咀那样。刺治时,要静候其气,慢慢地进针,轻微地提插,留针的时间要长,从而使正气得到充实,邪气一经消散真气也就随着恢复,出针以后,还要继续疗养。

【原文】　八者,风也。风者,人之股肱八节也。八正之虚风,八风伤人,内舍于骨解腰脊节腠理之间,为深痹也。故为之治针,必薄其身,锋其末,可以取深邪远痹。

【解读】　八数,比象于八风,在人应于八处大关节。如果四时八节的虚邪贼风侵袭人体,就会深入而留止在骨缝腰背关节与腠理之间,而成为邪深在里的痹症,所以选择针具,一定要用针身薄而针尖锋利的长针,这样就可以刺治邪深病久的痹症。

【原文】　九者,野出。野者,人之节解皮肤之间也。淫邪流溢于身,如风水之状,而溜不能过于机关大节者也。故为之治针,令尖如梃,其锋微员,以取大气之不能过于关节者也。

【解读】　九数,比象于九野,在人应于周身关节骨缝和皮肤之间。如邪气过盛蔓延于身,出现浮肿,状似风水病,这是由于水气流注,不能通过关节,以致肌肤积水为肿。因此要采用大针,取其针形如杖,针锋微圆,针身粗大,用它通利关节,运转大气,以消除积水。

【原文】　黄帝曰:针之长短有数乎? 岐伯曰:一曰镵针者,取法于巾针,去末半寸,卒锐之,长一寸六分,主热在头身也。

【解读】　黄帝问:针的长短有一定度数吗? 岐伯说:第一种叫镵针,摹仿巾针的式样制成,其针头大,在距离针的末端约半寸许,就尖锐突出,状如箭头,针的长度共一寸六分,适用于浅刺,以通泻在表皮的阳气,主治热在头身的病症。

【原文】　二曰员针,取法于絮针,筒其身而卵其锋,长一寸六分,主治分间气。

【解读】　第二种叫员针,摹仿絮针的式样制成,针身圆直如竹管状,针尖卵圆形,长一寸六分,主治邪在分肉间的疾病。

【原文】　三曰锓针,取法于黍粟之锐,长三寸半,主按脉取气,令邪出。

【解读】　第三种叫锓针,仿照黍粟的形状,圆而微尖,长三寸半,用它按摩经脉,行气活血,以驱邪外出。

【原文】　四曰锋针,取法于絮针,筒其身,锋其末,长一寸六分,主泻热出血。

【解读】　第四种叫锋针,摹仿絮针的式样制成,针身圆直,针尖锋利,长一寸六分,取它泻热,刺络放血。

【原文】　五曰铍针,取法于剑锋,广二分半,长四寸,主大痈脓,两热争者也。

【解读】　第五种叫铍针,摹仿剑锋制成,宽二分半,长四寸,主治寒热两气搏结,形成痈肿化脓的病症,可用作切刺排脓,以清除热毒。

【原文】　六曰员利针,取法于牦针,微大其末,反小其身,令可深内也,长一寸六分,主取痈痹者也。

【解读】　第六种叫员利针,摹仿长毛的形状制成,针尖稍大,针身反小,能使深刺,长一寸六分,主治痈肿和暴发性的痹症。

【原文】　七曰毫针,取法于毫毛,长一寸六分,主寒痛痹在络者也。

【解读】　第七种叫毫针,摹仿毫毛的纤细形态制成,长一寸六分,主治邪气在络的寒痛痹。

【原文】　八曰长针,取法于綦针,长七寸,主取深邪远痹者也。

【解读】　第八种叫长针,摹仿綦针的式样制成,长七寸,主治邪深病久之痹症。

【原文】　九曰大针,取法于锋针,其锋微员,长四寸,主取大气不出关者也。针形皆矣。此九针大小长短之法也。

【解读】　第九种叫大针,针的形式,是摹仿梃的形状制作,针尖略圆而粗大如梃,长四寸,主治大气不能通利关节,积水成肿的病症。

以上所述,就是九针的形状及其大小长短的法度。

【原文】　黄帝曰:愿闻身形应九野奈何? 岐伯曰:请言身形之应九野也,左足应立春,其日戊寅己丑;左胁应春分,其日乙卯;左手应立夏,其日戊辰己巳;膺喉首头应夏至,其日丙午;右手应立秋,其日戊申己未;右胁应秋分,其日辛酉;右足应立冬,其日戊戌己亥;腰尻下窍应冬至,其日壬子。六腑及膈下三脏应中州,其大禁,大禁太一所在之日,及诸戊己。凡此九者,善候八正所在之处。所主左右上下身体有痈肿者,欲治之,无以其所直之日溃治之,是谓天忌也。

【解读】　黄帝问:人的身形怎样和九野相应呢? 岐伯说:请让我说说身形应九野的情况。春夏属阳,阳气从左而升,自下而上,所以人的左足应艮宫(东北方)在节气应于立春,在日辰正当戊寅、己丑;左胁应于震宫(正东方),在节气应于春分,在日辰正当乙卯;左手应于巽宫(东南方),在节气应于立夏,在日辰正当戊辰、己巳;前胸、咽喉、头面应于离宫(正南方),在节气应于夏至,在日辰正当丙午,这是阳气极盛的时候;秋冬属阴,阴气从右而降,自上而下,所以右手应于坤宫(西南方),在节气应于立秋,在日辰正当戊申己未;右胁应于兑宫(正西方),在节气应于秋分,在日辰正当辛酉;右足应于乾宫(西北方),在节气应于立冬,在日辰正当戊戌、己亥,腰、尻、下窍,应于坎宫(正北方),在节气应于冬至,在日辰正当壬子,这是阴气极盛的时候。六腑和肝、脾、肾三脏,都在膈下腹中的部位,应于中宫。针刺人身各部位时,要注意禁忌日期,凡是正交八节(四立、二分、二至)的那一天,所谓"太一所在之日",以及各个戊日或己日,也就是正当中宫土旺用事的时候,都属于大禁日期。掌握了人体九个部位和九个方位的相应关系,就可以测候八方当令节气的所在,及其相应于形体左右上下的各部位,从而也就明角了刺法上的禁忌日期。例如:身体某个部位发生了痈肿,如果正当太一所在及戊己所值之日,就不能用溃破法治疗,这叫做天忌日。

【原文】 形乐志苦,病生于脉,治之以灸刺。形苦志乐,病生于筋,治之以熨引。形乐志乐,病生于肉,治之以针石。形苦志苦,病生于咽喝,治之以甘药。形数惊恐,筋脉不通,病生于不仁,治之以按摩醪药。是谓五形志也。

【解读】 形体安逸而精神苦闷的人,生病多在于脉,治法宜于针灸。身形过于劳苦,但精神愉快的,生病多在于筋,宜用温熨导引的治法。形体和精神都很舒适,好逸恶劳的人,生病多在于肌肉,宜用针砭刺治。形体劳苦,精神也苦闷的人,生病多发生咽喝,宜用甘药调治。屡受惊恐神形不安的,易使筋脉之间气血不通,以致肢体麻木不仁,宜于按摩和药酒治疗。这就是五种形志生病各自的特点和治法。

【原文】 五脏气:心主噫,肺主咳,肝主语,脾主吞,肾主欠。

【解读】 五脏之气失调,各有所主的病症:心气不舒,发为噫气,肺气不利,发为咳嗽,肝气郁结,发为多语,脾气不和,发为吞酸,肾气衰惫,发为呵欠。

【原文】 六腑气:胆为怒,胃为气逆为哕,大肠小肠为泄,膀胱不约为遗溺,下焦溢为水。

【解读】 六腑之气失调,各有所主的病症:胆气郁而不舒,易于发怒;胃失和降,气逆于吐,为哕。小肠化物清浊不分,大肠传导不固,则为泄泻;膀胱气虚,不能约束,则为遗尿;下焦水道不通,则积水为肿。

【原文】 五味所入:酸入肝,辛入肺,苦入心,甘入脾,咸入肾,淡入胃,是谓五入。

【解读】 五味入胃后,按其属性各归其所合的脏腑:酸味属木入于肝,辛味属金入于肺,苦味属火入于心,甘味属土入于脾胃,咸味属水入于肾。这就是五味各自之所入。

【原文】 五并:精气并肝则忧,并心则喜,并肺则悲,并肾则恐,并脾则畏,是谓五精之气并于脏也。

【解读】 五脏精气相并各有其所生的病症:精气并入于肝,则肝气抑郁,而生忧虑,并于心,则心气有余,而生喜笑,并于肺,则气郁胸窄,而生悲哀,并于肾,则水盛火衰,而心悸善恐,并于脾,则痰盛中虚,往往胆怯生畏。这就是五脏精气并于一脏所发生的各种病症。

【原文】 五恶:肝恶风,心恶热,肺恶寒,肾恶燥,脾恶湿,此五脏气所恶也。

【解读】 五脏之所恶:肝脏厌恶风,心脏厌恶热,肺脏厌恶寒,肾脏厌恶燥,脾脏厌恶湿,这就是五脏之气的所恶。

【原文】 五液:心主汗,肝主泣,肺主涕,肾主唾,脾主涎,此五液所出也。

【解读】 五脏化生五液:心主于汗,肝主于泪,肺主于涕,肾主于唾,脾主于涎,这是五液分别出于五脏的情况。

【原文】 五劳:久视伤血,久卧伤气,久坐伤肉,久立伤骨,久行伤筋,此五久劳所病也。

【解读】 五种劳逸过度所致的损伤:久视劳神,则伤心血;久卧阳气不伸,则伤肺气;久坐脾气不运,则伤肌肉;久立伤骨,劳损在肾;久行则伤筋,劳损在肝。这是五种久劳所伤。

【原文】 五走:酸走筋,辛走气,苦走血,咸走骨,甘走肉,是谓五走也。

【解读】 五味各有走向:酸味入肝,肝主筋,故酸走筋,辛味入肺,肺主气,故辛走气,苦味入心,心主血脉,故苦走血,咸味入肾,肾主骨,故咸走骨;甘味入脾,脾主肌肉,故甘走肉。这就是五走。

【原文】 五裁:病在筋,无食酸;病在气,无食辛;病在骨,无食咸;病在血,无食苦;病在肉,无食甘。口嗜而欲食之,不可多也,必自裁也,命曰五裁。

【解读】 饮食的五裁:酸性收敛,病在筋不喜收,所以不能多食酸味;辛能发散,病在气不喜散,所以不能多食辛味;咸能软坚,病在骨不喜软,因此不能多食咸味;苦能化燥,病在血不喜燥,因此不能多食苦味;甘能壅满助湿,病在肉不喜壅滞,所以不宜多食甘味。即使因嗜好而欲食,也不可多食,必须自己加以节制,适可而止,这叫做五裁。

【原文】 五发:阴病发于骨,阳病发于血,以味病发于气,阳病发于冬,阴病发于夏。

【解读】 五病之所发:阴之为病,发骨疼等,阳之为病,发血痹等,五味为病,发于气不调,冬天阳气在内,所以阳病发于冬,夏天阳气在外,阴气在内,所以阴病发于夏。

【原文】 五邪:邪入于阳,则为狂;邪入于阴,则为血痹;邪入于阳,抟则为癫疾;邪入于阴,抟则为喑;阳入于阴,病静;阴出之于阳,病喜怒。

【解读】 邪扰五脏的病变:阳邪入于阳分,阳盛热极,能使神志受扰,昏乱为狂;阴邪入于阴分,阴盛则寒,能使血脉凝涩,发生痹症;头为诸阳之会,气逆上升,这是邪入于阳,邪气抟聚于上,就发生头部巅顶疾患;五脏经脉通于喉舌之间,阳邪入于阴,抟聚而不去,就会伤阴,导致喑哑;阳主动,阴主静,阳气敛降,入于阴分,其病态喜于静默;阳气上逆,由阴出阳,其病态激动易怒。

【原文】 五藏:心藏神,肺藏魄,肝藏魂,脾藏意,肾藏精志也。

【解读】 五脏各有所藏:心藏神,为生命活动的主宰。肺藏魄,体现为形体动作的感应能力;肝藏魂,体现为精神意识的感应能力;脾藏意,体现为人的思想活动能力;肾藏精与志,精能化髓,髓通于脑,脑为志所居,体现为人的记忆能力。

【原文】 五主:心主脉,肺主皮,肝主筋,脾主肌,肾主骨。

【解读】 五脏功能,各有所主:心主脉,以载运营血,输养全身;肺主皮毛,以布散卫气,保护体表;肝主筋,以约束关节,维持肢体活动;脾主肌肉,以充实形体;肾主骨,骨腔为藏髓的库所,骨干为身躯的支柱。

【原文】 阳阴多血多气,太阳多血少气,少阳多气少血,太阴多血少气,厥阴多血少气,少阴多气少血。故曰:刺阳明出血气,刺太阳出血恶气,刺少阳出气恶血,刺太阴出血恶气,刺厥阴出血恶气,刺少阴出气恶血也。

【解读】 六经气血的多少,各有不同,因此,凡用针刺时,根据各经的具体情况,只可泻其多,不可泻其少。一般的常规是:阳阴多血多气,刺宜出其气血;太阳多血少气,刺宜出血,不宜出气;少阳多气少血,刺宜出气,不宜出血;太阴多血少气,刺宜出血,不宜出气;厥阴多血少气,刺宜出血,不宜出气;少阴多气少血,刺宜出气,不宜出血。

【原文】 足阳明太阴为表里,少阳厥阴为表里,太阳少阴为表里,是谓足之阴阳也;手阳明太阴为表里,少阳心主为表里,太阳少阴为表里,是谓手之阴阳也。

【解读】 阳明胃经与太阴脾经相为表里,少阳胆经与厥阴肝经为表里,太阳膀胱经与少阴肾经为表里,这是足三阴经与足三阳经的表里配合;阳明大肠经与太阴肺经为表里,少阳三焦经与厥阴心包经为表里,太阳小肠经与少阴心经为表里。这是手三阴经和手三阳经的表里配合。

岁露论第七十九

【原文】 黄帝问于岐伯曰:经言夏日伤暑,秋病疟。疟之发以时,其故何也?岐伯对曰:邪客于风府,病循膂而下,卫气一日一夜,常大会于风府,其明日日下一节,故其日作晏。此其先客于脊背也,故每至于风府则腠理开,腠理开则邪气入,邪气入则病作,此所以日作尚晏也。卫气之行风府,日下一节,二十一日下至尾底,二十二日入脊内,注入伏冲之脉,其行九日,出于缺盆之中,其气上行,故其病稍益至;其内搏于五藏,横连募原,其道远,其气深,其行迟,不能日作,故次日乃蓄积而作焉。

黄帝曰:卫气每至于风府,腠理乃发,发则邪入焉。其卫气日下一节,则不当风府,奈何?岐伯曰:风府无常,卫气之所应,必开其腠理,气之所舍节,则其府也。

黄帝曰:善。夫风之与疟也,相与同类,而风常在,而疟特以时休,何也?岐伯曰:风气留其处,疟气随经络沉以内搏,故卫气应乃作。帝曰:善。

黄帝问于少师曰:余闻四时八风之中人也,故有寒暑,寒则皮肤急而腠理闭;暑则皮肤缓而腠理开。贼风邪气,因得以入乎?将必须八正虚邪,乃能伤人乎?少师答曰:不然。贼风邪气之中人也,不得以时,然必因其开也,其入深,其内极病,其病人也卒暴。因其闭也,其入浅以留,其病也徐以迟。

黄帝曰:有寒温和适,腠理不开,然有卒病者,其故何也?少师答曰:帝弗知邪入乎?虽平居,其腠理开闭缓急,其故常有时也。黄帝曰:可得闻乎?少师曰:人与天地相参也,与日月相应也。故月满则海水西盛。人血气积,肌肉充,皮肤致,毛发坚,腠理郄,烟垢著。当是之时,虽遇贼风,其入浅不深。至其月郭空,则海水东盛,人血气虚,其卫气去,形独居,肌肉减,皮肤纵,腠理开,毛发残,膲理薄,烟垢落。当是之时,遇贼风则其入深,其病人也卒暴。

黄帝曰:其有卒然暴死、暴病者,何也?少师答曰:三虚者,其死暴疾也;得三实者,邪不能伤人也。黄帝曰:愿闻三虚。少师曰:乘年之衰,逢月之空,失时之和。因为贼风所伤,是谓三虚。故论不知三虚,工反为粗。帝曰:愿闻三实。少师曰:逢年之盛,遇月之满,得时之和,虽有贼风邪气,不能危之也。黄帝曰:善乎哉论!明乎哉道!请藏之金匮,命曰三实。然此一夫之论也。

黄帝曰:愿闻岁之所以皆同病者,何因而然?少师曰:此八正之候也。黄帝曰:候之奈何?少师曰:候此者,常以冬至之日,太一立于叶蛰之宫,其至也,天必应之以风雨者矣。风雨从南方来者,为虚风,贼伤人者也。其以夜半至也,万民皆卧而弗犯也,故其岁民少病。其以昼至者,万民懈惰而皆中于虚风,故万民多病。虚邪入客于骨而不发于外,至其立春,阳气大发,腠理开,因立春之日,风从西方来,万民又皆中于虚风,此两邪相抟,经气结代者矣。故诸逢其风而遇其雨者,命曰遇岁露焉。因岁之和,而少贼风者,民少病而少死,岁多贼风邪气,寒温不和,则民多病而死矣。

黄帝曰:虚邪之风,其所伤贵贱何如?候之奈何?少师答曰:正月朔日,太一居天留之宫,其日西北风,不雨,人多死矣。正月朔日,平旦北风,春,民多死。正月朔日,平旦北风行,民病多者,十有三也。正月朔日,日中北风,夏,民多死。正月朔日,夕时北风,秋,民多死。终日北风,大病死者十有六。正月朔日,风从南方来,命曰旱乡,从西方来,命曰白骨,将国有殃,人多死亡。正月朔日,风从东方来,发屋,扬沙石,国有大灾也。正月朔日,风从东南方行,春有死亡,正有朔,天利温不风,糴贱,民不病;天寒而风,糴贵,民多病。此所谓候岁之风,伤人也。二月丑不风,民多心腹病。三月戌不温,民多寒热。四月巳不暑,民多瘅病。十月申不寒,民多暴死。诸所谓风者,皆发屋,折树木,扬沙石,起毫毛,发腠理者也。

【解读】 黄帝问岐伯说:医经中说,夏天被暑邪所伤,到秋天就发疟疾,发作有时间规律,这是什么原因?岐伯回答说:邪气从风府穴侵入后,沿着脊椎两旁向下行。卫气循行一日一夜后,均大会于风府穴,因邪气每天向下行一节脊椎,所以第二天疟疾的发作时间就向后推迟。由于邪气先客于脊背之内,卫气每次循行到风府时,腠理即开张,邪气乘机深入,疟疾即发作。这就是疟疾发作的时间每天向后延的原因。卫气每日大会于风府,而疟邪每日向下深入一节,第二十一天就下循到尾骶部,第二十二天进入脊内,注入伏冲之脉而向上行,循行九天后,向上出于左右缺盆的中间,由于疟邪每日向上行,所以疟疾发作的时间就一天比一天早。邪气深入搏击于五脏,横连于募原之间,其循行的道路已远,所在部位已深,循行速度已缓慢,因此疟疾不能每日发作,要积到第二天才发作。

黄帝说:卫气每次循行到风府,腠理就开张,邪气则乘机而入,使疟疾发作。但是卫气与疟邪每天在下一节脊椎相遇,并不在风府穴,为什么仍然发作?岐伯说:风邪所居部位并不固定,如果遇到卫气,正邪相争,必然使腠理开张,所以凡是邪气所侵犯的地方,就是发病的部位。

黄帝说:讲得好。风邪与疟邪是相类似的病邪,但风邪所致的证候常常持续出现,而疟疾的证候却只见按时发作与停止,这是为什么呢?岐伯说:风邪常停留于身体某处,疟邪则随经络深入,搏结于中,到了卫气与疟邪相遇出现正邪斗争的反应时,疟疾才发作。黄帝说:讲得好!

黄帝问少师:我听说四时的八风侵犯人体,是因为寒暑变化异常而引起的。寒冷使人体皮肤致密,腠理闭密,暑热使人体皮肤松弛,腠理开泄。贼风邪气是在这种情况下乘机而入的呢?还是必须遇到四时八风反常气候才能伤害人体呢?少师回答说:不一定这样,有些贼风邪气侵犯人体没有时间规律,但一定要在人体肌腠开张时,才能乘虚深入,并很快侵入内脏,发病骤急,病情严重。如果人体腠理致密,邪气只能侵入浅表部位,发病比较缓慢。

黄帝说:有些时候天气寒温适度,人体腠理并不开疏。但仍有突然发病的,这是什么原因呢?少师回答说:你还不知道邪气侵犯人体的规律吧。虽然气候、起居正常,但腠理的开合疏密,是有一定的时间规律的。黄帝说:可以讲给我听听吗?少师:人与自然界是密切相关的,人的生理活动与日月的运行是相应的。所以当月亮圆满时,海水盛于西方,人体气血旺盛,肌肉充实,皮肤致密,毛发坚韧,腠理闭固,皮脂布溢。这时虽然遇到贼风侵害,也是浅而不深的。到月亮亏缺的时候,海水盛于东方,人体气血偏虚,卫气不能固表,形体不得温煦,肌肉消减,皮肤弛缓,腠理开泄,毛发残落,肌肤纹理疏薄,皮脂剥落减少。这时若遇到贼风侵害,邪气就会深入于内,发病急暴。

黄帝说:有的突然死亡,有的人突然发病,这是什么原因?少师回答说:由于病人正气不足,又遇到三虚的影响，所以出现暴病暴死的情况；若是在三实的环境，就不会受邪气的侵害。黄帝说：希望听你讲讲三虚。少师说：在岁气不及的虚年，遇上月缺不全的日子，又逢上时令气候的反常，就容易受邪风伤害，这就是三虚。因此在医学理论方面如果不懂三虚致病的知识，就会成为治疗错误的粗工。黄帝说：希望听你讲讲三实。少师说：在岁气旺盛的年份，遇上月亮圆满的日子，再逢上调和的气候，虽有贼风邪气，也不能危害人体，这就是三实。黄帝说：你讲得很好！道理讲得很明白！请让我把这些理论藏在金匮之中。不过，上述只是指一个人的发病情况而言。

黄帝说：一年中有许多人得相同的病，我想听你说说是什么原因。少师说：这需要观测八方气候的变化才能弄清。黄帝说：怎样观测呢？少师说：观测的方法，通常以冬至这一天为始起，这时斗柄指向正北方向，这天必有风雨来临。如果风雨是从南方来的，是为虚风，也即能残贼伤人的邪气。如果虚风是在夜半袭来的，此时人们均卧于室内，不易受到侵犯，所以这一年生病的人就少。如果虚风是白天袭来的，这时人们劳倦懒怠，卫外不固，多被虚邪所侵犯，所以生病的人就很多。如果冬季虚邪侵犯机体，深伏于骨而不发病，到立春时，机体阳气发泄，腠理开张，再加上受西方来的虚邪侵袭，伏邪与新邪搏击于体内，留结于经脉，交替着贼害人体。因此，在一年中屡受风雨侵袭而生病，就叫做遇岁露。如果一年四季气候调和，很少有贼风伤人，生病的人就少，因病死亡的人也少。如果一年中常有贼风邪气出现，气候寒温不调，患病和因病死亡的人就多。

黄帝说：虚邪贼风伤人的程度怎样？应当怎样判断？少师回答说：在正月初一日，北斗星的斗柄指向东北方，这一天如果刮西北风而不下雨，人们多会生病死亡。正月初一这一天清晨刮北风，到春天人们多会生病死亡，死亡的可达十分之三。若这天中午刮起北风，到了夏季，人们多生病死亡。若这一天傍晚刮起北风，到秋天人们多生病死亡。若该日整天刮北风，得大病而死者可达十分之六。正月初一日，若风从南方刮来，叫做旱乡，风从西方刮来，叫做白骨。这两种情况预示国家将面临大的灾难，人们将大批死亡。正月初一日，若风从东方刮来，掀翻房屋，飞沙走石，预示国家将有大的灾祸。正月初一日，风从东南方刮来，到春天人们可能会生病死亡。正月初一日，天气温和，不刮风，是年景丰收、粮食价贱的征兆，人们生病少。如果这天天气寒冷而起风，是年景欠收、粮食价贵的征兆，人们多会生病。这些就是预测一年之中虚风贼邪伤害人体的情况。如果二月丑日不起风，人们多会患心腹病。三月戌日不温暖，人们多得寒热病。四月巳日不炎热，人们多患瘅热病。十月申日不寒冷，人们多患急病而突然死亡。上述各种风邪，都是指毁损房屋，折断树木，飞沙走石的狂风，因此能使人毫毛竖起，腠理开泄而患病。

大惑论第八十

【原文】 黄帝问于岐伯曰：余尝上于清冷之台，中阶而顾，匍匐而前，则惑。余私异之，窃内怪之，独瞑独视，安心定气，久而不解，独转独眩，披发长跪，俛而视之，后久之不已也。卒然自止，何气使然？

【解读】 黄帝问岐伯说：我曾经攀登很高的清冷之台，走到台阶中层，向四处观望，再伏身前行，就感到眼花迷乱，我内心觉得奇怪，尽管自己闭目宁神，然后再张目试看，平心静气，力求镇定下来，但很久不能解除，仍然头转目眩，虽然披开头发，赤脚而行，力求形体舒缓，使精神轻快，但当向下俯视时，眩晕仍经久不止。可是这种症状在突然之间却又自动地消失。这是什么原因造成的呢？

【原文】 岐伯对曰：五脏六腑之精气，皆上注于目而为之精。精之窠为眼，骨之精为瞳子，筋之精为黑眼，血之精为络，其窠气之精为白眼，肌肉之精为约束，裹撷筋骨血气之精而与脉并为系，上属于脑，后出于项中。故邪中于项，因逢其身之虚，其入深，则随眼系以入于脑，入于脑则脑转，脑转则引目系急，目系急则目眩以转矣。邪其精，其精所中不相比也则精散，精散则视歧，视歧见两物。目者，五脏六腑之精也，营卫魂魄之所常营也，神气之所生也。故神劳则魂魄散，志意乱，是故瞳子黑眼法于阴，白眼赤脉法于阳也。故阴阳合揣而精明也。目者，心之使也，心者，神之舍也，故神分精乱而不揣。卒然见非常之处，精神魂魄，散不相得，故曰惑也。

【解读】 岐伯回答说：五脏六腑的精气，都上注于眼部，从而产生精明视物的作用。所以眼窝内精气的结晶，便形成为眼睛，其中骨之精主于肾，注于瞳子部分，筋之精主于肝，注于黑眼部分，血之精主于心，注于内外眦络脉部分，气之精主于肺，注于白眼部分，肌肉之精主于脾，注于眼胞部分，上下眼胞包裹着筋、骨、血、气的精气，与脉络合并，而形成目系，上连属于脑，后出于项部的中间。若邪气侵入项部，乘人体虚弱，它就能够随着目系深入脑部，邪入于脑，便发生头昏脑转,从而引起目系紧急,出现两目眩晕的症状。由于眼斜不正,眼睛所看到的东西,影象不相统一,以致精神分散,出现视岐,把一物看成两物。人的眼睛,即是脏腑的精气所形成,也是营、卫、气、血、精、神、魂、魄经常通行和寓藏的所在,其精明视物的功能,主要出于神气的生养。所以人在精神过于疲劳的时候,就会使魂魄意志散乱,眼睛也就没有神气。眼的瞳子属肾,黑眼属肝,二者都是阴脏的精气所生;白眼属肺,赤脉属心,二者都是阳脏的精气所在。由于阴阳精气抟合,所以目能清晰地视物。特别是眼睛的视觉活动,主要受心的支配,这是因为心主藏神的缘故。所以精神散乱,阴阳精气便不相抟合。因此,人在居高临下的时候,突然见到异常的情景,就会引起心神散乱,魂魄不安,所以发生眩惑。

【原文】 黄帝曰:余疑其然。余每之东苑,未曾不惑,去之则复,余唯独为东苑劳神乎?何其异也?岐伯曰:不然也。心有所喜,神有所恶,卒然相感,则精气乱,视误,故惑,神移乃复,是故间者为迷,甚者为惑。

【解读】 黄帝说:我怀疑你所说的道理。因为我每次去东苑登高游览,没有一次不发生眩晕迷惑的,离开那里,就恢复正常,难道说我唯独在东苑的地方才劳神吗?为什么会出现这种异常的情况呢?岐伯说:不是这样。偶而登高游览,心情本是愉快的,但遇到异常的情景,往往使精神觉得厌恶,由于突然间喜恶交感,使精神一时散乱,所以视觉不正常而发生眩惑。待离开了当时的环境,精神也就转移,恢复正常状态。总之,出现这种症状,较轻的仅是精神一时迷糊,有如不辨方向之感,较重的眼花缭乱,即所谓眩惑。

【原文】 黄帝曰:人之善忘者,何气使然?岐伯曰:上气不足,下气有余,肠胃实而心肺虚。虚则营卫留于下,久之不以时上,故善忘也

【解读】 黄帝说:人若健忘,是什么原因使得这样呢?岐伯说:上气不足,是心肺虚;下气有余,是肠胃实。由于心肺气虚,就会使营卫之气留滞于肠胃间,经久不能及时向上宣达,因而神气失养不能周全,所以发生健忘。

【原文】 黄帝曰:人之善饥而不嗜食者,何气使然?岐伯曰:精气并于脾,热气留于胃,胃热则消谷,谷消故善饥。胃气逆上,则胃脘塞,故不嗜食也。

【解读】 黄帝说:人若容易饥饿而不想饮食,是什么原因使得这样?岐伯说:饮食入胃,化生精气,归并于脾,阳热之气则稽留于胃。如胃中燥热过盛,消化力就增强,所以容易饥饿;再由于胃气上逆,失于和降,则胃脘滞塞,难以受纳,所以不欲饮食。

【原文】 黄帝曰:病而不得卧者,何气使然?岐伯曰:卫气不得入于阴,常留于阳,留于阳则阳气满,阳气满则阳跷盛,不得入于阴则阴气虚,故目不得瞑矣。

【解读】 黄帝说:因病而不能安眠的,是什么原因引起这样呢?岐伯说:卫气昼行于阳,则神出于目而入醒;夜行于阴,则神敛于脏而入睡。如果卫气不得入于阴分,常留在阳分,就会使在外的阳气充满,相应的,阳跷脉也就偏盛;卫气既不得入于阴分,就形成阴气虚,阴虚不能敛阳,所以不能闭目安睡。

【原文】 黄帝曰:病目而不得视者,何气使然?岐伯曰:卫气留于阴,不得行于阳,留于阴则阴气盛,阴气盛则阴跷满,不得入于阳则阳气虚,故目闭也。

【解读】 黄帝说:因得病而目不得视物,是什么原因引起的?岐伯说:由于卫气留滞在阴分,不得外行阳分,留滞在阴分就使阴气偏盛,阴跷脉因此而盛满,卫气既不得行于阳分,便形成阳虚,以致阴盛于内,阳虚于外,所以喜闭目而不欲开目视物。

【原文】 黄帝曰:人之多卧者,何气使然?岐伯曰:此人肠胃大而皮肤涩,而分肉不解焉。肠胃大则卫气留久,皮肤涩则分肉不解,其行迟。夫卫气者,昼日常行于阳,夜行于阴,故阳气尽则卧,阴气尽则寤。故肠胃大,则卫气行留久;皮肤涩,分肉不解,则行迟。留于阳也久,其气不精,则欲瞑,故多卧矣。其肠胃小,皮肤滑以缓,分肉解利,卫气之留于阳也久,故少卧焉。

【解读】 黄帝说:有的人多嗜睡,是什么原因所致?岐伯说:这一类人肠胃较大,而皮肤滞涩,分肉之间不滑利。由于肠胃较大,卫气稽留的时间就比较长久;皮肤滞涩,分肉不滑利,卫气运行于外也就迟缓。卫气循行的常规,是昼行于阳,夜行于阴。当卫气行于阳分已尽,由表入里时,人便入睡;卫气行于阴分已尽,由里出表,人便觉醒。既然人的肠胃道较大,卫气在内稽留的时间,就比较长久;再兼皮肤滞涩分肉不滑利,因此卫气运行于体表也就迟缓。由于卫气久留阴分,阳气内敛,使精神不能振作,所以闭目嗜眠,困倦多卧。至于肠胃较小的人,皮肤滑润松缓,分肉之间通利,因此,卫气行于阳分的时间也比较长久,阳气外张,使精神易于振奋,所以人少睡眠。

【原文】 黄帝曰:其非常经也,卒然多卧者,何气使然?岐伯曰:邪气留于上膲,上膲闭而不

通，已食苦饮汤，卫气久留于阴而不行，故卒然多卧焉。

【解读】 黄帝说：有的人不是经常好睡，而是突然多喜睡眠，这种现象是什么原因所致？岐伯说：这是因为有邪气留滞在上焦，使上焦闭阻不通，又因饱食之后，暴饮汤水，迫使卫气留滞在肠胃之内，卫气久留于阴分，而不能外行于阳分，所以突然多卧嗜睡。

【原文】 黄帝曰：善。治此诸邪。奈何？岐伯曰：先其脏腑，诛其小过，后调其气，盛者泻之，虚者补之，必先明知其形志之苦乐，定乃取之。

【解读】 黄帝说：讲得很好。上述这些病症怎样治疗呢？岐伯说：治疗这些病症，首先观察脏腑，辨明病变的所在，虽然邪微病轻，也必须先除其邪，随后再调理其营卫之气，邪气盛的用泻法，正气虚的用补法。对于患者形体的劳逸，情志的苦乐，必先了解清楚，然后作出诊断，有了定见，才可着手治疗。

痈疽第八十一

【原文】 黄帝曰：余闻肠胃受谷，上焦出气，以温分肉，而养骨节，通腠理；中焦出气如露，上注溪谷，而渗孙脉，津液和调，变化而赤为血。血和则孙脉先满溢，乃注于络脉，皆盈，乃注于经脉。阴阳已张，因息乃行，行有经纪。周有道理，与天合同，不得休止。切而调之，从虚去实，写则不足，疾则气减，留则先后。从实去虚，补则有余，血气已调，形气乃持。余知血气之平与不平，未知痈疽之所从生，成败之时。死生之期，有远近，何以度之？可得闻乎？岐伯曰：经脉留行不止，与天同度，与地合纪。故天宿失度，日月薄蚀，地经失纪，水道流溢，草萱不成，五谷不殖，径路不通，民不往来，巷聚邑居，则别离异处。血气犹然，请言其故。夫血脉营卫，周流不休，上应星宿，下应经数。寒邪客于经络之中则血泣，血泣则不通，不通则卫气归之，不得复反，故痈肿。寒气化为热，热胜则腐肉，肉腐则为脓。脓不写则烂筋，筋烂则伤骨，骨伤则髓消，不当骨空，不得泄泻，血枯空虚，则筋骨肌肉不相荣，经脉败漏，薰于五藏，藏伤故死矣。

黄帝曰：愿尽闻痈疽之形，与忌、日、名。岐伯曰：痈发于嗌中，名曰猛疽。猛疽不治，化为脓，脓不写，塞咽，半日死。其化为脓者，写则合豕膏，冷食，三日而已。

发于颈，名曰夭疽。其痈大以赤黑，不急治，则热气下入渊腋，前伤任脉，内熏肝肺。熏肝肺十余日而死矣。

阳留大发，消脑留项，名曰脑炼。其色不乐，项痛而如刺以针。烦心者，死不可治。

发于肩及臑，名曰疵痈。其状赤黑，急治之，此令人汗出至足，不害五藏。痈发四五日，逞炳之。

发于腋下赤坚者，名曰米疽，治之以砭石，欲细而长，疏砭之，涂以豕膏，六日已。勿裹之。其疽坚而不溃者，为马刀、挟瘿，急治之。

发于胸，名曰井疽。其状如大豆，三四日起，不早治，下入腹不治，七日死矣。

发于膺，名曰甘疽，其状如谷实萝䓖，常苦寒热，急治之，去其寒热，十岁死，死后出脓。

发于胁，名曰败疵。败疵者，女子之病也，灸之，其病大痈脓，治之，其中乃有生肉，大如赤小豆，到葌翘草根各一升，以水一斗六升，煮之，竭为取三升，则强饮，厚衣坐于釜上，令汗出至足也。

发于股胫，名曰股胫疽。其状不甚变，而痈脓搏骨，不急治，三十日死矣。

发于尻，名曰锐疽。其状赤坚大，急治之，不治，三十日死矣。

发于股阴，名曰赤施。不急治，六十日死。在两股之内，不治，十日而当死。

发于膝，名曰疵痈。其状大痈，色不变，寒热，如坚石，勿石，石之者死，须其柔，乃石之者生。

诸痈疽之发于节而相应者，不可治也。发于阳者百日死，发于阴者三十日死。

发于胫，名曰兔啮。其状赤至骨，急治之，不治害人也。

发于内踝，名曰走缓。其状痈也，色不变，数石其输，而止其寒热，不死。

发于足上下，名曰四淫。其状大痈，急治之，百日死。

发于足傍，名曰厉痈。其状不大，初如小指发，急治之，去其黑者，不消辄益，不治，百日死。

发于足指，名脱痈。其状赤黑，死不治；不赤黑，不死。不衰，急斩之，不则死矣。

黄帝曰：夫子言痈疽，何以别之？岐伯曰：营卫稽留于经脉之中，则血泣不得行，不行则卫气从之而不通，壅遏而不得行，故热。大热不止，热胜则肉腐，肉腐则为脓，然不能陷，骨髓不为焦枯，五藏不为伤，故命曰痈。

黄帝曰：何谓疽？岐伯曰：热气淳盛，下陷肌肤，筋髓枯，内连五藏，血气竭，当其痈下，筋骨良肉皆无余,故命曰疽。疽者,上之皮夭以坚,上如牛领之皮;痈者,其皮上薄以泽。此其候也。

【解读】 黄帝说:我听说肠胃受纳谷物,卫气从上焦出发,散布到体表,以温润肌肉,涵养骨骼关节,开通腠理。营气从中焦出发散布并营养全身,就象雨露滋润草木一样,它上行注入溪谷,即分肉之间的会合处,渗透到细小的孙脉里,津液和调,于是变化成为红色的血液。血行和顺,首先充满孙脉。然后注入络脉,络脉注满之后,才注入经脉。阴阳经脉营卫血气已经变得充实,才能随着呼吸的节奏运行。营卫血气的运行有一定的秩序,周游循环有一定的规律,与天体的运行一致,周而复始,永无休止。应当专注地调理虚实,用泻的方法治实证,泻得过份将导致正气不足。快刀针可使邪气减退,久留针可补正气不足。用补的方法治虚证,补得过分将导致邪气反盛。血气虚实调和,形体和精神才能互相保守而不相失。我已经知道血气平衡与不平衡的道理,但还不知道痈疽生成的原因,治疗成败的时机,死生远近的期限,怎么才能断得准确呢? 可以说来听听吗?

岐伯说:经脉的流动,永无休止,与天体的运行同一规律,与大地的转动一个道理。所以,天上的日月星辰失去了固有的运行规律,就会出现日食月食这些异常的天象;大地的大江河失去了原来的通道,就会水流泛滥,草木不生,五谷不长,路途不通,人民不能互相往来,里巷村落,被洪水分割包围,别离异处。人体的血气也是这样,请让我讲讲其中的道理。血液经脉营气卫气,循环不止,上与星宿相应,下与江河相合,邪气滞流在经络之中,血液就凝涩,血液凝涩就不通,血液不通,血气就蕴积不畅,血液不能往来流动,所以痈疽。寒气久郁转化为热气,热气太盛就会腐烂肌肉,肌肉腐烂就化成脓,脓不能排泄就腐烂筋,筋腐烂就伤骨,骨受伤,骨髓就消失。如果痈肿不在骨节的空隙处,骨中的热毒不能排泄,因而血液日益枯竭空虚,使筋骨肌肉得不到营养,经络坏死,脉气泄漏,热毒薰蒸五脏,五脏受到损伤,人也就死了。

黄帝说:希望详细了解痈疽的形状,患痈疽的死生忌日以及痈疽的名称。岐伯说:痈疽长在咽喉里面的,因势势猛烈,名叫猛疽。猛痈不治愈,就化成脓,脓不排出,就会堵塞咽喉,半天就会死人。如果已经化脓,把脓排除之后,再把猪油含在口里,不要急忙吞下,使疮口得到滋润,三天就会好。

痈疽长在左右颈上耳后一寸三分致命之处,难治易死,名叫夭疽。如果痈疮较大而呈赤黑色,不及时治疗,热毒就会下行走入腋下三寸的渊腋穴,前面会伤及任脉,里面会薰蒸肝肺,薰蒸肝肺,十几天就会死人。

热邪大发,滞留在项部,能消烁脑髓,名叫脑烁。病色深沉,项部剧痛如用针刺,如果心情烦躁,是不能治愈的死症。

痈疽长在肩胛和上臂,浮浅如疵,名叫疵痈。呈赤黑色,应及时治疗。这种痈疽,能使人出汗直至足部,但不会伤害五脏。发病后五天即可治愈,应尽快用灸法治疗。

痈疽长在腋下,色赤而坚硬的,名叫米疽。应当用石针治疗,针要细而长,细不伤肉,长能深刺,稀稀地针刺患处,然后用猪油涂上,六天就会好,不必包裹。如果痈疮坚硬而不溃散的,这是马刀挟瘿,应尽快治疗。

痈疽长在胸部,名叫井疽。形状如象大豆,三四天即发病,不及早治疗,就会下行至腹部,再不治疗,七天就会死人。

痈疽长在膺部,即两乳之间,名叫甘疽。病色发青,形状象穀实和瓜蒌,时常发寒发热得厉害,应当赶快治疗,排除寒热,不治愈,十天就会死,死后出脓。

痈疽长在胁部,名叫败疵。败疵是女子的病,时间长了,痈疮较大而且化脓,中间长出肉芽,大的象赤小豆。治疗时,用切断的菱角、连翘的根各一升,用水一斗六升煮,煮干到只剩三升时,强迫饮下,加厚衣服,坐在盛有热汤的锅上,使汗水流出直到脚背,即可痊愈。

痈疽长在大小腿上,名叫股胫疽。形状不会发生大的变化,痈疽化脓贴近骨骼,不尽快治疗,三十天就会死人。

痈疽发生在屁股骶骨名叫锐疽,又叫鹳口疽,色赤、坚硬、肿大,应赶快治疗。不治疗,三十天就会死人。

痈疽发生在阴股,即大腿内侧,因有火毒,名叫赤施,不赶快治疗,六十天就会死人。如两阴股都长疽,不治疗,十天就会死人。

痈疽长在膝盖上,名叫疵疽。形状较大,颜色不变,发寒发热而且坚硬,不要用砭石刺治。如果用砭石刺治,会死人的。要等到痈疮变软时,再用砭石刺治,就可得救。

长在关节上的各种痈疽,如有内外、上下、左右的反应的,是不治之症。长在三阳经经过的部位,毒浅在腑,百天之内会死人;长在三阴经经过的部位,毒深在脏,三十天就会死人。

痈疽长在小腿上,名叫兔啮,外形红肿,毒深至骨,应赶快治疗,如不治疗,会危及生命。

痈疽长在内踝上,因邪留在脉上不移动,所以名叫走缓。形状是痈,但肉色不变。应当用石针多次刺穴位,使发寒发热的症状消退,没有死人的危险。

痈疽长在脚背和脚心上,名叫四淫。形状像大痈,如不赶快治疗,一百天就会死人。

痈疽长在脚的旁边,名叫厉痈。形体不大,初发生时如小指。发病后,应赶快治疗,消除其黑色。如黑色不消退,就会一天天加重,那就没法治了,一百天就会死人。

痈疽长在脚趾上,名叫脱痈。如呈赤黑色,是不能治愈的死症;如没有赤黑色,就不会死人。经过治疗无好转,应赶快砍断患病的足脚,如不砍断,毒气危及脏,会死人的。

黄帝问:先生讲痈疽,痈和疽怎么区别呢?岐伯说:营气稽留在经脉之中,血就凝涩而不流通。血不流通,卫气因而也不流通,被堵塞住而不能运行,所以发生毒热。如毒热不消退,热气太盛,肌肉就腐烂,肌肉腐烂就化成脓。但这种热毒还只是停留在表浅部位,没能深入骨髓,骨髓不会变枯焦,五脏也不会受到伤害,所以名叫痈。

黄帝问:什么叫疽?岐伯说:热毒重而大,深陷至肌肤之下,筋髓枯萎,连及五脏也随之萎缩,血气枯竭。正当痈疮的下面,筋骨好肉不复存在,所以名叫疽。疽的特征是,上面的皮肤暗淡无光,坚硬,状如牛颈项上的皮;痈的特征是,上面的皮肤薄而光泽。这就是痈和疽的区别。